Neonatal Anesthesia

Jerrold Lerman

新 生 儿 麻 醉

主　编　〔美〕杰罗尔德·雷曼

主　译　赵　平　左云霞

天 津 出 版 传 媒 集 团

天津科技翻译出版有限公司

版合同登记号:图字:02-2016-196

图在版编目(CIP)数据

新儿麻醉/(美)杰罗尔德·雷曼
(Jerrold Lerman)主编;赵平,左云霞主译.—天津:
津科技翻译出版有限公司,2018.6
书名原文:Neonatal Anesthesia
ISBN 978-7-5433-3811-1

Ⅰ.①新…　Ⅱ.①杰…　②赵…　Ⅲ.③左…　①新生儿
麻醉　Ⅳ.①R726.14

中国版本图书馆 CIP 数据核字(2018)第 051948 号

权单位:Springer-Verlag GmbH
　出版:天津科技翻译出版有限公司
版 人:刘 庆
　地址:天津市南开区白堤路 244 号
政编码:300192
　电话:022-87894896
　真:022-87895650
　址:www. tsttpc. com
印刷:山东鸿君杰文化发展有限公司
发行:全国新华书店
本记录:889×1194　16 开本　29 印张　800 千字
　　2018 年 6 月第 1 版　2018 年 6 月第 1 次印刷
　　定价:158.00 元

发现印装问题,可与出版社调换)

译者名单

主　译　赵　平　左云霞

副主译　薛　杭　佟冬怡　王　皓　方利群

译　者（按姓氏笔画排序）

丁旭东（中国医科大学附属盛京医院）

丁萌萌（中国医科大学附属盛京医院）

刁玉刚（原沈阳军区总医院）

于威威（中国医科大学附属盛京医院）

万玉骁（中国医科大学附属盛京医院）

马　铃（中国医科大学附属盛京医院）

王洪乾（原沈阳军区总医院）

王　皓（锦州医科大学附属第一医院）

方利群（四川大学华西医院）

尹　红（中国医科大学附属盛京医院）

左云霞（四川大学华西医院）

田　悦（中国医科大学附属盛京医院）

冯姗姗（中国医科大学附属盛京医院）

刘一铭（中国医科大学附属盛京医院）

刘　飞（四川大学华西医院）

刘永达（中国医科大学附属盛京医院）

衣　卓（原沈阳军区总医院）

孙　楠（中国医科大学附属盛京医院）

李　璐（中国医科大学附属盛京医院）

吴子怡（中国医科大学附属盛京医院）

佟冬怡（中国医科大学附属盛京医院）

张　伊（中国医科大学附属盛京医院）

张雅涵（中国医科大学附属盛京医院）

林　静（四川大学华西医院）

罗　贞（四川大学华西医院）

季海音（中国医科大学附属盛京医院）

金　莺（浙江大学医学院附属邵逸夫医院）

赵　平（中国医科大学附属盛京医院）

赵雨意（四川大学华西医院）

赵晓春（中国医科大学附属盛京医院）

姜　倩（中国医科大学附属盛京医院）

祖剑宇（中国医科大学附属盛京医院）

柴　军（中国医科大学附属盛京医院）

徐　莹（中国医科大学附属盛京医院）

高秋实（中国医科大学附属盛京医院）

陶炳东（中国医科大学附属盛京医院）

韩　宁（沈阳安联妇婴医院）

韩　光（中国医科大学附属盛京医院）

薛　杭（中国医科大学附属盛京医院）

编者名单

Brian J. Anderson, PhD, FANZCA, FJFICM Department of Anaesthesiology, University of Auckland, Auckland, New Zealand

Adrian Bosenberg, MB, ChB, FFA (SA) Department Anesthesiology and Pain Management, Seattle Children's Hospital, University Washington, Seattle, WA, USA

Claire Brett, MD Department of Anesthesia and Perioperative Care, University of California, San Francisco, CA, USA

Jeffrey P. Burns, MD, MPH Division of Critical Care, Boston Children's Hospital, Boston, MA, USA

Susan M. Carden, MBBS, FRANZCO, FRACS, PhD Department of Paediatrics, University of Melbourne, Melbourne, VIC, Australia

Department of Ophthalmology, Royal Children's Hospital, Melbourne, VIC, Australia

Department of Ophthalmology, Royal Victorian Eye and Ear Hospital, Melbourne, VIC, Australia

Isabelle Constant, MD, PhD Department of Anesthesiology, Armand Trousseau Hospital, Paris, France

Kate Cross, FRACS Great Ormond Street Hospital NHS Trust, London, UK

Andrew J. Davidson, MBBS, MD, FANZCA Department of Anesthesia and Pain Management, Murdoch Children's Research Institute, Royal Children's Hospital, VIC, Australia

John E. Fiadjoe, MD University of Pennsylvania School of Medicine, The Children's Hospital of Pennsylvania, Philadelphia, PA, USA

Geoff Frawley, MBBS, FANZCA Department of Anaesthesia and Pain Management, Royal Children's Hospital, Parkville, VIC, Australia

Erin A. Gottlieb, MD Department of Pediatrics and Anesthesiology, Baylor College of Medicine, Texas Children's Hospital, Houston, TX, USA

Walid Habre, MD, PhD Paediatric Anesthesia Unit, Geneva Children's Hospital, Geneva, Switzerland

Christopher Heard, MD Department of Anesthesiology, Division of Pediatrics, Women and Children's Hospital of Buffalo, Buffalo, NY, USA

Richard F. Howard, BSc, MB, ChB, FRCA, FFPM Department of Anaesthesia and Pain Medicine, Great Ormond Street Hospital for Children, NHS Foundation Trust, London, UK

Pablo Ingelmo, MD Department of Anaesthesiology, Montreal Children's Hospital, Montreal, QC, Canada

Monica Kleinman, MD Department is Anesthesia, Perioperative and Pain Medicine, Division of Critical Care, Boston Children's Hospital, Boston, MA, USA

Pete G. Kovatsis, MD Department of Anesthesiology, Perioperative and Pain Medicine, The Division is Critical Care, Boston Children's Hospital, Boston, MA, USA

C. Dean Kurth, MD Cincinnati Children's Hospital Medical Center, University of Cincinnati College of Medicine, Cincinnati, OH, USA

Satyan Lakshmi, MD Division of Neonatology, Department of Pediatrics, Women and Children's Hospital of Buffalo, Buffalo, NY, USA

Peter Larsson, MD Department of Physiology and Pharmacology, Section of Anaesthesiology and Intensive Care, Karolinska Institute, Solna, Sweden

Jerrold Lerman, MD, FRCPC, FANZCA Department of Anesthesia, Women and Children's Hospital of Buffalo, State University of New York at Buffalo, Buffalo, NY, USA
University of Rochester Medical Center, Rochester, NY, USA

Ronald S. Litman, DO University of Pennsylvania School of Medicine, The Children's Hospital of Pennsylvania, Philadelphia, PA, USA

Nicolas Louvet, MD Department of Anesthesiology, Armand Trousseau Hospital, Paris, France

Thomas J. Mancuso, MD Division of Critical Care, Boston Children's Hospital, Boston, MA, USA

John McAuliffe, MD Department of Anesthesiology, Division of Neurobiology, Cincinnati Children's Hospital Medical Center, University of Cincinnati College of Medicine, Cincinnati, OH, USA

Wanda C. Miller-Hance, MD Department of Pediatric Anesthesiology and Pediatric Cardiology, Baylor College of Medicine, Texas Children's Hospital, Houston, TX, USA

Pablo Motta, MD Department of Pediatric Anesthesiology, Baylor College of Medicine, Texas Children's Hospital, Houston, TX, USA

Reema Nandi, MBBS, MD, FRCA Royal Children's Hospital, Melbourne, VIC, Australia

Mario Patino, MD Cincinnati Children's Hospital Medical Center, University of Cincinnati College of Medicine, Cincinnati, OH, USA

David Robinowitz, MD UCSF Benioff Children's Hospital, San Francisco, CA, USA

Nada Sabourdin, MD Department of Anesthesiology, Armand Trousseau Hospital, Paris, France

Jonathan Smith, FRCA Great Ormond Street Hospital NHS Trust, London, UK
Portex Department of Paediatric Anaesthesia, Institute of Child Health, University College London, London, UK

David J. Steward, MBBS, FRCPC Department of Anaesthesia, University of British Columbia, Vancouver, BC, Canada

Paul A. Stricker, MD University of Pennsylvania School of Medicine, The Children's Hospital of Pennsylvania, Philadelphia, PA, USA

Isabeau A. Walker, FRCA Portex Department of Paediatric Anaesthesia, Great Ormond Street Hospital NHS Trust, Institute of Child Health, University College London, London, UK

中文版序言

在人口老龄化社会,国家倡导的二胎政策将母婴医学健康再次提到前所未有的高度,其中,新生儿健康的重要性不言而喻。一个多世纪以来,新生儿麻醉经历了从无到有的历程,随着现代麻醉技术和新生儿外科的发展,人们已经充分认识到新生儿麻醉的特殊性和重要性,从新生儿尚未具备感知疼痛能力的错误认知,到依托于与时俱进的医疗技术手段形成的一整套新生儿麻醉管理体系,新生儿麻醉学已成为儿科麻醉学发展中重要的专业化亚学科,越来越多的新生儿专科医生和儿科麻醉医生致力于新生儿麻醉的研究与探索,提升了新生儿麻醉管理救治的整体水平。

关于新生儿麻醉的研究和书籍虽多,我谨此推荐由 Jerrold Lerman 教授主编的《新生儿麻醉》,因为这是 20 世纪新生儿麻醉学科发展以来,对新生儿麻醉知识阐释得最为详尽的一本著作,可谓新生儿麻醉学界的经典教科书。Jerrold Lerman 教授目前就职于美国布法罗妇女儿童医院,他不仅是一位优秀的儿科麻醉医生,还是一位杰出的儿科药理学和新生儿麻醉学研究的专家,他带领的撰写团队涵盖麻醉科、新生儿外科、新生儿内科、重症监护学科和疼痛学科等相关学科。本书共设有 17 章,涵盖新生儿麻醉生理学、解剖学、药理学、围术期管理、镇静镇痛以及各种类型新生儿手术麻醉实施等,内容全面详尽,深入浅出,图文并茂。该书自 2015 年出版以来,受到国际儿科麻醉学界的广泛认可。

我国新生儿麻醉学的发展始于 20 世纪 90 年代后期,尽管有大批麻醉学界学者致力于新生儿麻醉学的研究并取得可喜的成就,但在新生儿麻醉学理论体系的建立上仍然任重道远。《新生儿麻醉》中文版的问世,将有助于为各级麻醉医生提供一本有益的读物,强化新生儿麻醉专业知识的培训,不失为一本难得的国际品牌的参考书。当然,我们期待着在不远的将来,能够有中国专家们自己编著的新生儿麻醉学专著问世。

这本译著由中国医科大学附属盛京医院赵平教授和四川大学华西医院左云霞教授主持翻译完成。翻译成员主要是年轻的临床一线业务骨干,皆基础理论扎实,临床实践经验丰富。感谢他们在繁忙的临床麻醉工作之余,为这本书的问世付出的辛勤劳动。期待读者开卷有益,你们的肯定将是对他们的最好回报。

中国是世界上最大的发展中国家,人口众多,每年众多新生儿的降临将为我们国家的未来注入新的活力,可以预见,每年新生儿出生数量会持续攀升,我国新生儿医学包括新生儿麻醉学将面临更大的考验与挑战。相信《新生儿麻醉》中文版必将为我国新生儿麻醉学的发展尽微薄之力甚或洪荒之力,谨此祝贺。

北京协合医院麻醉科主任,教授

黄宇光

2018 年 4 月 12 日

中文版前言

　　《新生儿麻醉》是由美国罗彻斯特大学医学中心、布法罗妇女儿童医院麻醉科 Jerrold Lerman 教授主持编写。他带领的编写团队包括有新生儿麻醉、新生儿外科以及新生儿重症监护等领域的顶级专家。该书对新生儿麻醉及其相关知识，包括新生儿生理学、新生儿发育学、新生儿麻醉药理学、新生儿麻醉技术和新生儿监护等内容，进行了详尽的阐述。当我们首次拜读这本原著时，便萌生出将其翻译成中文版的念头。因为我们相信，该书中译本的问世一定会为中国的儿科麻醉医生，提供更多有关新生儿麻醉的指导和参考。因此，我和左云霞教授带领译者团队，着手主持翻译这本新生儿麻醉专著。在多位麻醉界同仁的大力帮助下，该书终于在 2018 年面世。

　　目前，全球每年有数百万的新生儿在外科手术和影像学检查中接受麻醉。新生儿作为一类特殊群体，各器官发育尚不完善，生理发育特点、药物代谢机制等与较大年龄儿童存在差异。同时，新生儿麻醉的难度和风险极大，这给麻醉医生带来一定的挑战，要求新生儿麻醉医生扎实地掌握新生儿麻醉专业知识，具备娴熟的麻醉操作技能。希望本书能够更加开阔我国新生儿麻醉医生的视野，对提高新生儿麻醉医生的业务水平起到一定的指导作用。这也是本书译者的初衷和希望所在。全体译者希望尽我们之所能，为我国的儿科麻醉事业的发展尽一份绵薄之力。

　　由于参与本书翻译的工作人员较多，某些词汇的翻译可能会出现不够统一的情况，虽然尽可能贴近原著，但是仍有某些表达可能不够顺畅，敬请广大读者谅解。

　　最后，感谢黄宇光教授百忙之中为本书作序，感谢各位专家同仁为本书顺利出版的辛勤付出！

中国医科大学附属盛京医院麻醉科

赵平

2018 年 3 月于沈阳

序　言

"新生儿麻醉医生……是那些由于不可避免的困难，需要花费半个小时甚至更多的时间来使婴儿入睡的人，是那些不为自己在此期间动作缓慢作解释的人，是不以多么惊心动魄的抢救来博取外人注目或讨好焦急的外科医生的人。对那些被托付于手术室救治的孩子来说，这是无价的礼物。"

Willis J. Potts，《外科医生与小儿》，1959

可以说，我们当中有权实施新生儿麻醉的人，是和我们的外科医生保持特殊关系的人。我们也不得不面对要求最高的麻醉亚专业的挑战。在实践中，我们在技术方面需要达到精准水平并且注意细节，这是其他麻醉领域所不能比拟的。成功的新生儿围术期管理，需要专注的监测以及基于全方位的新生儿生理学和药理学知识采取快速、恰当治疗策略的能力。新生儿麻醉医生承担着令人敬畏的责任——他的患者正处于发育关键时期，孩子们的精彩人生才刚刚拉开序幕。

从 1847 年开始，有人开始给新生儿实施麻醉，但直到 20 世纪中期，新生儿麻醉的历史才有了真正的开端。1967 年，我在世界知名的加拿大儿童医院开始接受儿科麻醉培训。一天我被派去协助一例麻醉，该患儿是一名导管前型主动脉狭窄的新生儿。我被告知，该患儿的麻醉处理是给予大剂量的右旋筒箭毒碱和给氧通气。我的监护设备包括食管听诊器、心电示波器、脉搏描记器和一个直肠体温探头。在过去的 40 年左右的时间里，我们走过了多么漫长的道路啊！

出版一本专注于新生儿麻醉的综合性书籍恰逢其时。在过去的几十年，我们逐步积累了大量的相关知识。精心设计的研究已经完成，新生儿麻醉可以在循证医学的指导下进行。此外，与时俱进的医疗技术发展提供了新的高效的手段，从各个方面改善了对小婴儿的照料。这一切引发了新生儿管理策略的飞速变革。新生儿麻醉医生可以非常安全地运用一系列方式预防疼痛、优化围术期生理状态，这对手术成功的意义重大。

Lerman 教授是一位有着丰富个人经验的新生儿麻醉医生，先执业于以繁忙的新生儿外科著称的多伦多儿童医院，随后转至布法罗妇女儿童医院和罗彻斯特大学。作为一名研究者，他对学术的贡献巨大。为了给从业者编写这本图书，他招募了一个杰出的国际编著团队，每个人在其领域都是专家。

David J. Steward
内外全科医学士（MBBS）
加拿大皇家内科医师学会成员（FRCPC）
于加拿大卑斯省（BC，Canada）

致谢

我要感谢我的妻子 Robin 和我的女儿 Ashley 和 Courtney，她们在我编写本书时给予了无尽的支持和耐心。

还要感谢 Robert E.Creighton 博士和 David J. Steward 博士，在塑造我成为儿科麻醉医师的学术生涯中所给予的引领和指导。

最后，我没有一天不在反复回想这两位麻醉医生，George Gregory 博士和 E. I. Enger II 博士，他们的教导、建议、影响和指引，为我的儿科麻醉学术生涯设定了轨迹，没有他们这一切将无法实现。

谢谢诸位。

Jerrold Lerman，医学博士

加拿大皇家内科医师学会成员（FRCPC）

澳大利亚和新西兰麻醉医师协会成员（FANZCA）

目录

第 1 章　新生儿麻醉史 ··· 1

第 2 章　足月儿和早产儿的生理和发育 ···················· 15

第 3 章　麻醉及辅助药物与新生儿 ···························· 61

第 4 章　新生儿麻醉技术的选择 ································· 121

第 5 章　新生儿气道管理 ··· 143

第 6 章　新生儿监护：基础科学 ································· 161

第 7 章　新生儿监测：临床实践 ································· 177

第 8 章　足月儿和早产儿围术期代谢管理 ················ 183

第 9 章　新生儿机械通气 ··· 199

第 10 章　胸腹部手术与普外科手术 ························· 209

第 11 章　新生儿麻醉：神经外科及眼科 ················· 251

第 12 章　新生儿心脏手术麻醉 ································· 269

第 13 章　手术室外麻醉 ··· 329

第 14 章　疼痛评估和管理 ··· 351

第 15 章　区域麻醉 ·· 369

第 16 章　新生儿麻醉并发症 ····································· 389

第 17 章　伦理学和法医学问题 ································· 405

索引 ··· 411

第1章　新生儿麻醉史

作者：David J.Steward

译者：薛杭

审译：赵平

早期新生儿麻醉

早在 1842 年，Crawford Long 就曾在手术中使用乙醚，但是直到 1846 年，William G. Morton 在麻省总医院公开演示使用乙醚进行外科手术麻醉并取得成功后，乙醚用于全身麻醉才得到推广应用。然而，术中应用麻醉并没有立即得到广泛应用，1846 年后的很长时间里，内外科医生达成的一致观点认为："人们对麻醉所带来的益处并没有像医生那样感受真切"。1847 年，在 Morton 演示乙醚的医院，即麻省总医院，1/3 的外科手术仍是在无麻醉下进行的 [1]。而麻醉只是选择性地应用于那些对痛觉敏感的人群，一般是那些富有的白人，特别是其中的女性患者。那时认为，婴儿是不能感知疼痛的，甚至 Abel Pierson 博士认为："婴儿即便在手术中也能安稳地睡觉。"[1] Henry J. Bigelow 认为，婴儿和那些低等动物一样，尚未具备能感知疼痛的神经支配能力 [2]。而这种对新生儿感知疼痛的错误认知一直持续到 20 世纪 ①。

在 19 世纪后半期和 20 世纪早期，对于是否给予新生儿麻醉以减轻手术疼痛的观点尚未统一。原因可能是实施麻醉的基本方法不太引人注意、新生儿手术量的稀少而且小婴儿在术中确实很容易被约束（从而使人们产生新生儿不会感知疼痛的观点）。医学杂志上经常可见无麻醉下实施的治疗新生儿"直肠闭锁"[4]、绞窄性腹股沟疝甚至脊髓脊膜膨出 [5] 手术的报道。

然而与此同时，医学杂志上关于月龄内婴儿应用麻醉技术也有相关报道。John Snow 对氯仿颇为青睐，并在 1855 年记录道："氯仿可以作为各个年龄段患者的首选麻醉用药，这一点我已经在 10 天到 3 周不等的婴儿中展示过。"[6] 他同时写道："氯仿非常适合应用于婴幼儿。并且，它也从未导致过 15 岁以下孩子的死亡，这一点我深信不疑。"当时，新生儿最常见的择期手术是唇裂修补术，这是"在人生命初期"② 最常见的手术。1857 年 7 月 4 日（星期六），在 John Snow 记载病例的书籍中曾有这样一则报道："在国王学院医院，一名 8 日龄的婴儿在 Fergusson 医师开始唇裂手术前接受了氯仿麻醉。由于面罩过大，氯仿对患儿所起到的效果不大。"鉴于此，Snow 之后行氯仿吸入麻醉时，改用较小的面罩装置，不过，对于新生儿来说，面罩型号仍较大。Snow 称，与之前使用海绵或手绢的麻醉诱导方法相比，吸入面罩的应用使药物诱导的麻醉技术得到缓步提升 [6]。

在此之前的方法是用海绵对婴儿实施氯仿麻醉。"对于任何器官的手术，Greenhalph 医生均倾向于用海绵实施麻醉诱导。他将氯仿成功应用于许多病例，

---

① 1976 年，一所美国大学医院在某著名英国杂志上报道了在实施动脉导管结扎的早产儿术中实行"麻醉"技术，而此前这种手术中不会涉及任何麻醉或镇痛药物。作者称："没有给予早产儿任何术前用药。必要时，在手术开始前给予可使身体麻痹的琥珀胆碱，剂量为 1mg/kg。同时不给予其他麻醉或镇痛药物……我们已经避免使用那些我们认为并不需要的药物。"[3]

② 如今，唇裂修补术（"兔唇"）是一项需要术前精密规划手术方案，细致的皮瓣对位和缝合，耗时 1 小时以上的精细手术。而在 19 世纪 50 年代，这种修复一般只是需要 3~5 分钟的时间缝合 3~5 针而已。

其中之一便是：一个 3 周大的接受唇裂手术的婴儿"[8]。

在 19 世纪后半期，新生儿手术多局限于浅表的病灶。腹部的手术也多局限于腹股沟嵌顿疝之类的急诊手术。低位的肛门闭锁通常在非麻醉状态下直接切开，但同时也有对于接受高位肛门闭锁手术的新生儿实施氯仿麻醉的成功病例报道。不过，在当时尚无人使用氯仿进行胸科手术麻醉。但也正是在此期间，基本外科手术技术与无菌观念都得到显著提高。人们开始意识到消毒及无菌观念的重要，并使之得到普及应用。很多先天性疾病都始于人们的好奇而被发现，此后进一步被认清而进入新生儿外科医生的诊断及治疗范围[9]。

正是在此期间，第一部关于儿科手术的书籍正式发行，人们还陆续建立了儿童专科医院。英国伦敦大欧蒙德街儿童医院于 1852 年正式成立。效仿英国的大欧蒙德街儿童医院，美国于 1882 年也成立了波士顿儿童医院[9]。与此同时，欧洲与北美的一些城市也纷纷建立了自己的儿童医院。在成立初期，"儿科手术"主要集中在骨科，新生儿手术是极为少见的。但是，儿童医院的纷纷建立为婴儿外科的发展提供了基础，并起到了巨大的推动作用。

19 世纪末，新生儿及早产儿护理方面取得巨大发展。人们发现，保温可以极大地提高早产儿的生存率。法国一位名为 Stephane Tarnier 的产科医生发明了第一台新生儿恒温箱，并在巴黎妇产科医院组装成功。恒温箱的发明灵感源于 Tarnier 在动物园里见过的家禽饲养箱[10]。这项发明后来被 Pierre Budin 加以改进，并在 1896 年的柏林世界展览会上由他的研究助手 Martin Couney 展示，展示中的婴儿是当地一位名为 Czerny 的儿科医生的患者。后来，Couney 还曾在伦敦、纽约以及布法罗的全美展览会上展示过，他还曾在康尼岛游乐场举办展览，展览一直持续到 1943 年。此外，其他一些地方也曾展出过新生儿恒温箱。令人难以置信的是，当时，公众需要花 25 美分才能看到新生儿恒温箱。但是恒温箱一经展出，便被许多医院一抢而空。

20 世纪新生儿麻醉

在 1905 年，一名 5 岁儿童的简短手术应用氯乙烷来麻醉，应用的吸入装置如下[9,11,12]：

"由于塑料面罩能够让麻醉医生清楚地观察到患者，并且比橡胶更能抵抗水蒸气的侵蚀，因此受到人们的青睐。对于几天或数周的婴儿来说，我会在开始时将 3cm³ 的氯乙烷充入吸入装置内进行麻醉，对于 6 个月或者更大一些的孩子，在开始吸入时我给 5cm³ 的剂量。开始时，先不要将面罩直接扣压在婴儿面部，而是慢慢靠近，婴儿可以先呼吸几口空气与挥发出的麻醉药的混合气体，这样才能排净气囊内本身存在的所有空气，几秒后孩子就会睡着。当确定麻醉深度足够并且主刀医生准备开始手术前，可以将面罩移除，让孩子呼吸空气即可。如果需要延长麻醉时间，面罩就不能移开时间过久，只能让孩子偶尔呼吸空气。当患儿呼吸表明麻醉变浅后，可再加入几立方厘米的氯乙烷；这样麻醉时间便可以无限期地延长了。"

在 20 世纪之交，自缓解幽门狭窄的手术开始，婴幼儿腹部外科逐渐建立。缓解幽门狭窄最初采用胃肠吻合的方法，之后演变成幽门成形术[13]，最后形成了 Ramstedt 式幽门肌切开术[14]。尽管大多数患儿年龄较大，也有些新生儿患幽门狭窄需要手术。人们当时倾向于用氯仿麻醉，并且已经意识到术中需要保持适当及持续的麻醉深度。Cautley 和 Dent 在 1902 年的 Lancet 杂志上曾报道过幽门成形术的成功案例并这样写道："除非患者处于足够深度的氯仿麻醉下，否则小肠非常有可能鼓出，严重影响手术操作。另一方面，对于小儿的腹部手术来说，诱导及维持都需要很细心，否则麻醉过深会导致突发及危险状况。手术过程中任何原因所致手术中断都是非常严重的，因为如果患者麻醉深度不够，就非常有可能突然惊醒而哭闹挣扎。这样的情况一旦发生，患者小肠有可能突然鼓出并且张力很大。Stern 病例中记载过以下突发状况：手术开始后患儿出现呼吸暂停；由于对麻醉药物耐受极差，手术操作完成后即停止吸入，结果导致小肠大面积鼓出，以致延长手术时间造成严重后果[13]。"术后，接着自己的麻醉医生便盛赞他们："我们手术的成功主要应归功于麻醉医生所倾注的心血与精湛技术，第一个病例要感谢 H.Menzies 医生，第二个病例要感谢 G.P.Shunter 医生。外科医生总是收获成功手术案例的所有赞美，然而，这其中绝大部分功劳都与麻醉医生密不可分[13]。"人们逐渐意识到，应对新生儿麻醉给予特殊重视。

新生儿的麻醉监护主要靠观察患儿的肤色及呼吸类型，年龄大一些的患儿还可以触及脉搏。在没有任何仪器设备的情况下，麻醉医生需要掌握多种技能来保持患儿呼吸道通畅，确保麻醉深度适宜平稳，并且避免呼吸循环抑制。因此，当时婴儿死亡率高也不足为奇。但是，后来人们陆续报道了一些非常有挑战性的成功麻醉病例，其中之一就是切除一名 3 周龄新生儿的颈部巨大畸胎瘤[15]。麻醉是通过海绵吸入氯仿诱导及维持的。"手术时间自然是重要的一方面，由于肿瘤囊壁完整，医生们希望尽最大能力将其核除。手术正如医生们预计一样顺利，并且只用了 12 分钟，尽管术中每隔几秒还需停下来让患儿呼吸一下。为了缩短手术时间以及减少休克的发生，医生开始尝试连续弦线缝合并且除去多余表皮"[15]。

以上是早期新生儿手术前后几点情况。然而很多先天性畸形的治疗仍需要围术期麻醉管理的进一步发展，其中巨大飞跃之一就是气管内麻醉的出现以及与其相伴的控制性通气。

新生儿气管插管

1880 年，MacEwen 在成年患者中应用气管插管通过声门替代气管切开[16]。1909 年，Elsberg 应用挥发性麻醉药演示了气管插管技术[17]。采用气管内吸入麻醉技术时，一般应用较细的气管导管以便留出适当的空间排出呼出气体。实际上，当时普遍的做法是麻醉医生会再插入一根气管导管来排出呼出气体。这提示了 C.Langton Hewer，一年后，写下了第一本英国的儿科麻醉教材。在 1924 年，他声明："气管内麻醉在以下情况中属于禁忌：——未满 1 岁的婴儿。因为 1 岁以下的婴儿声门非常狭窄，不能容许插入气管导管使挥发性麻醉药进入或呼出气排出。"[18] 但是同样在 1924 年，Ivan Magill 描述出一种拥有 5 种型号的附带排出呼出气体装置的气管导管——可配置 9F（French）号气管导管使用的最小型号导管（导管外径为 3mm）[19]。呼出气体装置是一个锥形的金属管，可置于声门水平，另一端可接管延长。Magill 后来还曾报道，将此导管应用于"不到 2 岁的儿童"。

1928 年，Magill 已经将适宜管径气管导管常规用于小儿通气装置。1920 年他首次应用这种装置[20]。Magill 导管用红色橡胶制成，最小型号为 00 号，外径

为 4mm，相当于现在的 3.5mm 内径塑料导管，但是 Magill 00 号导管的内径只有 3mm。

Gillespie 在 1939 年描述了婴儿常规气管插管的方法[21]。他强调，虽然目前气管插管的好处及安全性被广泛认可，但需认识到婴儿气管插管本身更加困难，没有经验的人员实施的气管插管对患儿来讲是十分危险的。他个人推荐的麻醉方案是，将笑气、氧气与乙醚混合，同时加入 5% 纯二氧化碳以导致过度通气加快诱导。当自主呼吸规律均匀、下颌松弛、无声门痉挛的征象后，可考虑插管（当然，那时还没有肌松药）。他还曾将最小号的 Chevalier Jackson 喉镜加以改良，并以"Shadwell 喉镜"命名（图 1.1）。改良的目的就是使医生不用手掌而用手指就能使用喉镜，从而使医生们意识到要避免暴力。

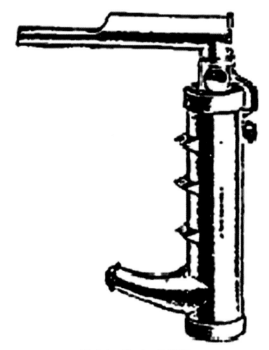

图 1.1　Shadwell 喉镜。

Gillespie 还指出，新生儿的会厌与成人相比较长，并且会厌会随着呼吸向前移动，导致会厌经常不在视野内；而加深麻醉使患儿松弛会很容易导致患儿呼吸循环衰竭。他同时还强调，插管动作一定要轻柔，任何暴力行为都可能导致相关并发症，小到义膜性咳嗽大到急性喉水肿。在他所报道的 2 岁以内的 70 例患儿病例中，几乎没有并发症出现。他还特别指出，插管时，应选择所能允许的最大管径气管导管。他所关心的是当术中患者自主呼吸时，插管操作最好

不会使患者气道变窄。但同时,他又强调插管动作一定要"轻柔"。

气管内插管也并不是不存在任何问题,曾有病例报道术后发生喉水肿以及极少见的声门下狭窄。那时,麻醉医生们及时地意识到气管导管应该要能轻松通过声门及声门下区域,并且在麻醉气体循环增压时应有余留缝隙不致压力过高。Eckenhoff[22] 在 1951年的经典文章中就描述了婴儿喉结构的三维立体解剖,并强调应注意不要损伤环状软骨环区域的黏膜。然而,有时气管插管也会遭遇实际操作方面问题,很多外科医生,特别是美国医生,由于担心操作会对手术预后造成不良影响,曾抵制对其患者进行气管插管。麻醉医生被要求使用面罩进行复杂的新生儿手术麻醉,如气管食管瘘或主动脉缩窄。但是,儿科麻醉的先行者们坚持认为,如果要继续进行新生儿手术的话,就必须要接受气管插管,因为这样患儿的安全才有保障。

20 世纪中期,红色橡胶导管普遍被塑料导管代替。然而,取代过程并不是一帆风顺。人们发现塑料材质中的刺激性化学成分(有机锡)可能刺激局部组织反应导致纤维化[23]。对于塑料耗材强制检验程序的建立使得气管导管从材质到生产工艺都得到巨大提升,术后并发症也相应降低。

1945 年,Cole 描述了一种新型婴儿气管导管。这种导管近端较宽以减少气流阻力,远端较窄以便轻松通过声门。此外,气管导管的开口近端突起(套囊)可以防止导管插入过深或误入支气管。但事实上,人们发现 Cole 式导管比相应的相同内径其他导管的阻力要大[24]。这是因为 Cole 式导管内产生了气体湍流。比这更严重的是,人们证实导管的开口近端突起,如果经过声门裂能够引起喉损伤[25]。后来,在日常麻醉中,Cole 式气管导管已被摒弃,只在某些中心进行新生儿心肺复苏时使用,原因是人们认为应用 Cole 式气管导管时,即使业务水平并非精湛的麻醉医生也可对新生儿进行插管。

加长气管插管作为代替气管切开的方法之一是由 Bernard Brandstater 在 1962 年的第一届欧洲麻醉年会上提出的[26]。他将自己所经历的新生儿至 4 岁的病例经验向大家做了汇报。在此之前,只要新生儿需要机械通气辅助,常规都会接受气管造口[27]。气管造口的导管与造口并非完全契合,而声门处余留的空隙会使通气的持续压力水平难以维持,特别是那些肺顺应性降低的患者。不过幸运的是在此期间的北美呼吸机都是压力循环模式(第八代"鸟"牌),因此在一定程度上可以缓解上述困难。在 20 世纪 60 年代中期,如同心脏术后患者需要改善并治疗呼吸功能不全一样,人们逐渐开始对呼吸窘迫综合征新生儿采用间歇正压通气(IPPV)的治疗方案[28]。1965 年,Reid 和 Tunstall 报道了一例被成功救治的病例,该患儿患有呼吸窘迫综合征,1800g 的早产儿,该病例使用 2.5mm ID 导管经鼻插管并给予间歇正压通气的治疗方案[29]。同一年,澳大利亚的墨尔本皇家儿童医院的 McDonald 和 Stocks 报道了很多接受加长经鼻气管插管的婴儿病例[30]。他们描述了其中的许多并发症,包括插管后声门下狭窄,并且介绍了降低这些并发症发生率的方法。到 20 世纪 60 年代末,加长气管插管已经取代了气管造口作为需要辅助通气的婴儿的治疗方案。

20 世纪 60 年代和 70 年代时期,在麻醉前给婴儿做清醒气管插管是非常普遍且近乎常规的。这样可以最大限度降低反流误吸风险并可以加快诱导速度[31]。此外,即使气管插管失败,由于气道开放,保留了自主呼吸,因此婴儿不会有危险。新生儿清醒气管插管一直被广泛应用到 20 世纪末,后来出于新生儿可能会存在生理应激的考虑,人们开始重新考量这种操作[32]。此外人们还证实,在麻醉状态下对新生儿成功实施气管插管,所用尝试次数更少、时间更短[33]。

新生儿气管插管后,麻醉主要侧重呼吸道管理。这会使胸内进行的先天性缺陷手术更顺利地进行。此外,插管后给予患者肌松药,能为腹部手术提供较好手术视野并可以减少高浓度吸入麻醉药的应用。

肌松药

20 世纪 40 年代,人们开始在临床麻醉中应用右旋筒箭毒碱,50 年代时开始应用琥珀胆碱。两种药物都在新生儿诱导后立即给予,但初期人们对于新生儿使用肌松药并不十分感兴趣。在欧洲,一位新生儿麻醉学先驱 Jackson Rees 医生在 1950 年这样写道:"人们已经证实,对新生儿来说,不使用肌松药且将麻醉维持在一个较浅水平将更有利于控制呼吸:肌松药并不是提供良好手术术野的关键,并且不使用肌松药也未发现任何不良事件发生。基于以上原因我们认为新生儿是不能应用肌松药的,并且我个人在此类麻醉中已经不再使用肌松药。"[34]

在美国,Beecher 和 Todd 在 1954 年[35]发表的研究证实,使用肌松药与死亡率增加有关,特别是对于新生儿、婴儿及幼年儿童。有病例曾报道,婴儿使用肌松药在术后出现呼吸困难[36]。1955 年,Stead 曾报道新生儿对非去极化肌松药敏感而对琥珀胆碱之类的去极化肌松药是耐受、不敏感的[37]。这也为后来肌松药在婴儿中存在残余肌松效应提供了佐证。然而,纽约的 Rackow 和 Salanitre 医生却报道了他们关于肌松药的研究经验[38],并指出,新生儿术后呼吸抑制只见于那些药物过量及低体温患儿;而后者在当时已不多见。人们已经证实低体温后的保温会增强肌松药的残余效应[39],所以术后处于抚育器复温的婴儿是存在肌松药残余阻滞效应风险的!这项观察结果鼓励人们尝试在新生儿手术中保持其正常体温(见下文)。

20 世纪 60 年代,麻醉医生将肌松药普遍应用于新生儿,并应用加热毯及头部加温装置保持新生儿正常体温。Rees 曾这样写道:"儿童插管后,在间歇正压通气模式下,笑气会迅速弥漫并达到饱和。此后,可以给予肌松药。这样可以营造一个良好的术野,更大的优势是可以消除更多麻醉过程中的有毒物质。"[31]这就是所谓的"利物浦技术",并在英国及其他地区广泛应用。对于一些简短手术,也有一些人会反复注射琥珀胆碱来维持肌松作用。

1982 年,Fisher 终于解决了关于新生儿是否对右旋筒箭毒碱敏感的问题[40]。事实上,新生儿的神经肌肉接头对右旋筒箭毒碱是敏感的,但对此年龄组来说,大量的神经肌肉接头被不断增加分布容积的药物所占据[40]。

麻醉环路及控制性通气

T 管系统被认为是适合新生儿的麻醉环路系统。它不仅轻便、简单,而且环路内无效腔量少、气道阻力低。控制性通气通过用手指间断封闭呼出气口的下端就可以简单实现。利物浦的 Jackson Rees 还通过在呼气口末端接一个末端开口袋将此系统进行了改良[34]。人们在袋子的末端装了一个橡胶阀,以便使袋子可以保持充盈,还可以排出多余的呼出气体。于是人工控制通气便可应用此装置轻松实现。然而,需要有分钟通气量 2~2.5 倍的新鲜气流才能防止呼出气体的重复吸入。这样的流量浪费了大量的麻醉气体,虽然当时麻醉气体很便宜,但这也造成了严重的空气污染(到 20 世纪 70 年代人们才认识到这一点)。人们认为使用较低流量的新鲜气体就能达到防止重复吸入的目的,在呼出末端连接小型钠石灰罐来吸收 CO_2,但是这种方法要应用于小婴儿却并不容易。事实上,Leigh 和 Belton 在 1950 年曾这样写道:"对于出生仅几个月的患儿来说,采用吸收装置是不切实际的,这对患者、外科医生及麻醉医生都没有明显的益处。"[41]

利物浦团队为婴儿选择的通气模式是非常有趣的。Jackson Rees 医生一直鼓励将快速浅通气应用于新生儿。他承认,这种通气模式经常导致过度通气和低碳酸血症,但他认为这对新生儿影响不大[34]。当后来证明需要预防低碳酸血症时,他则在吸入气体中增加低浓度 CO_2(Rees GJ,个人交流)。然而,当时所使用的通气模式是趋向于限制呼气相时间并维持持续正压,其目的都是为了缓解麻醉和肌肉松弛期间肺容量减少,以促进肺内气体交换。Rees 医生感到非常欣慰,因为后续临床研究中所定义的婴儿麻醉中相关的肺部并发症,也正是他的研究技术所要缓解改善的。

由于新生儿手术逐渐复杂,手术时间越来越长,手术中实现机械通气是必然趋势。也正是在这个时期,通气设计技术取得巨大进展。第八代鸟牌呼吸机及 Ohio Ventimeter 呼吸机都可轻松实现间歇阻断 T 管系统装置的呼气端。

T 管系统需要分钟通气量 2~3 倍的新鲜气流以防止重复吸入,作为它的替代备选之一,麻醉医生更推崇非重复吸入的活瓣。这样只要气流量与分钟通气量相等即可。Ronald Stephen 和 Harry Slater 医生在 1948 年阐述了他们的非重复吸入活瓣装置。它由两片橡胶瓣组成,呼吸时阻力低,无效腔量可忽略不计。控制性通气可以通过用手指按压吸气活瓣同时按压储气袋来实施,作者还声称已将此方法试用于 3 周龄婴儿且持续 90 分钟[42]。1948 年,Digby Leigh 描述了另一种类似的活瓣,也可以应用于婴儿[43]。之后,George Lewis 改良了 Leigh 活瓣,不使用指压吸气活瓣就可以实现控制通气。Lewis/Leigh 活瓣是一个活盖,当贮气囊被挤压时,活盖能关闭吸气口 [44]。

然而,T 管系统及非重复吸入活瓣存在的问题就是输送的气体过于干燥。在美国,由于担心新生儿吸入气体过于干燥,环路系统得到进一步改良。Foregger 公司研发出 Bloomquist 婴儿环路系统并配有钠石灰罐。然而,一项关于这种环路系统的湿度结果的实验室报告指出,此系统并没有比湿化的 T 管系统体现出明显优越性,并且更为笨重 [45]。人们将哥伦比亚活瓣改良升级,使得成人湿化环路配套装置适用于婴儿;这种活瓣阻力低,无效腔量小,只有 0.5mL [46]。这种活瓣允许新鲜气体和呼出气体一起经过钠石灰罐以达到最大湿化程度(Rackow H,个人交流)。在英国和加拿大 T 管系统及它的各种改良版应用于几乎所有新生儿;而在美国,非重复吸入活瓣及各种环路吸收装置更为常见。

近些年,儿科麻醉医生在术中尝试使用各种类型新生儿呼吸机。最终麻醉机的发明使人们通过一套小直径管路就能对小婴儿实施麻醉,这是巨大的进步。

监护

如同上文曾提过的那样,早期的监护主要包括观察胸廓起伏、皮肤颜色以及触摸脉搏。事实上,这种监护模式一直持续到 20 世纪。Bell 在 1965 年麻醉杂志上描述新生儿胸腔手术时这样写道:"我发现的比较实用的全麻管理经验如下:

患儿肤色粉红且脉搏有力——状态良好。

患儿肤色苍白,脉搏有力或肤色粉红,脉搏未触及——状态合格,需进一步观察通气情况及血液循环情况。

患儿肤色苍白,未触及脉搏——状态差。

我并不认为听诊器(因为胸科手术中可直视心脏活动)、血压计、脉搏监测、心电图监测能从更多角度提供患儿状况;相反,有时它们会分散我们的注意力。" [47]

我不能断定这就是当时对监护的普遍态度,但实际确实是这样记录的。

1960 年之前几乎没有提及新生儿麻醉监护 [31,34,36]。而事实上,有效的新生儿血压监测技术直

到 20 世纪 50 年代末期才得以应用。因为在小婴儿身上血压袖带远端的触诊及听诊是非常困难的。当时已经有脉冲法无创测量血压,不过并不是完全可靠。因此,即使是对于较大一点的婴儿也不是常规监测血压。这个时期的麻醉记录通常只有婴儿心率。1950 年,CR Stephen 在麻醉杂志上撰写了一篇关于幽门切开手术的麻醉报道,记录中的生命体征只包括心率和呼吸频率 [48]。

1939 年,通过直接与动脉内置管对比,精确测量新生儿血压的袖带宽度(1 英寸 =2.54cm)得以确定 [49]。然而,就像之前提到的那样,这项监测在临床实践中并未得到普遍应用。袖带远端测量脉搏时,绝大多数还是靠脉冲法测量。而要想发现示波形的微小偏差还要经常靠"经验丰富的肉眼"。在胸科手术或其他大手术中,这项工作的实施可能是非常繁琐而重要的;这一点我记忆犹新。

1969 年,开始有关于多普勒流量计监测血压袖带远端桡动脉流量并据此测量婴儿术中血压的报道 [50]。由此,这种电子"Parks 多普勒流量计"迅速得到广泛应用并减轻了人们对新生儿麻醉的担忧。它可以用来测量血压,还可以作为持续声学信号监测脉量,并在早期发现不良反应时予以提醒。

新生儿直接动脉压测量最初是通过脐动脉;然而这会导致严重并发症(如肠坏死)的风险增加,并且这项监测只能用于刚出生的新生儿。到 1975 年,人们认为,新生儿经皮穿刺桡动脉置管是一种较安全的代替方案 [51,52]。同时,也有人建议使用颞动脉进行动脉监测 [53],但后来,由于发现此项操作有可能与逆行的脑栓塞有关时,颞动脉监测就被人们普遍摒弃 [54]。当时偶尔也曾应用股动脉置管,但在新生儿,股动脉置管后缺血并发症的发生率要高于桡动脉置管 [55]。

麻醉中对血氧饱和度的监测始于 1950 年蒙特利尔的研究团队 [56]。他们将二战时为研究位于不同高度的飞行员而研制出的听筒作为仪器研发的基础。当然,他们所用的设备要更为精细,并且操作人员为专业技师。1972 年,人们开始对新生儿进行连续的经皮氧含量(TcpO₂)监测 [57],但最初几年却并没有立即成为新生儿护理常规。尽管 TcpO₂ 能够预示变化趋势,但当皮肤血流下降时,个体化读数缺少准确性 [58]。电极需要经常关注并周期性移动以防烧伤。人们发现麻醉中,吸入性麻醉药会干扰电极并降低准确性,但影响并不严重 [59]。

1983 年，脉搏血氧测量仪开始应用于临床[60]并迅速成为新生儿手术和急重症的常规监测；它比 $TcpO_2$ 电极更简单易操作。现在可以在手术中持续显示血氧水平并对不良反应及时处理，并且它可以提供两个探头：一个放置于导管前，另一个置于导管后。而目前人们开始质疑维持早产儿导管前氧饱和度水平的安全性以及这样的氧饱和度水平是否会增加早产儿视网膜病变（ROP）的风险。近年来的研究结果显示，一些中心试图将早产儿血氧饱和度维持在 85%~93% 范围内[61]，但这并没有降低严重 ROP 的发生率[62]。

20 世纪 80 年代，呼吸末二氧化碳的监测成为麻醉常规监测。当应用于新生儿时，CO_2 分析时的主流及旁流分析方法都出现了问题[63]。主流分析时，增加的无效腔量可能导致小婴儿的重复吸入，而旁流分析时取样位置、流速、取样管长度等都成为取样有效性的关键点。

术中体温管理

随着新生儿手术时程不断增加，人们逐渐意识到术中低体温的问题[64]，并意识到低体温可能导致术后发病率和病死率增加[38, 65-67]。在一组 12 名新生儿患者中，5 名死亡患儿中有 2 名的死亡是低体温导致[65]的。在另一组 67 名婴儿的观察中，12 名死亡；其中 7 名死因归咎于术后低体温[67]。人们意识到，体温降低与手术时长有直接关系并且对小婴儿的影响更大。人们推测小婴儿的这种对热量流失的敏感性可能与大的体表面积与体重比有关[68]。而在 20 世纪 50 年代，人们对于维持新生儿术中体温正常基本上无作为，甚至有些人认为术中低体温是有益的。

20 世纪 60 年代，人们开始对低体温的不良生理反应有了进一步的了解。在术中给患儿保温要比术后努力复温容易得多。人们还认识到，低体温所导致的耗氧降低[69]、儿茶酚胺[70]及酸碱失衡[71]的副作用。新生儿的氧消耗主要和皮肤与环境之间的温度差相关，因此对婴儿保温非常重要。至此，人们开始致力于术中维持婴儿正常体温。人们开始在婴儿身边放置热水瓶，但不幸的是有时会致婴儿烫伤。Leigh 和 Belton 在 1960 年出版的《儿科麻醉》第 2 版中描述过所提到的手术室用电热毯[72]。1968 年，Smith 曾提议用棉絮包裹患儿肢体并用毯子包裹婴儿维持一个 40℃的环境。人们同时发现，对于维持小婴儿正常体温来讲，使用加热毯是非常有效的，这得益于婴儿的体表面积与体积比较大[73]。在 20 世纪 60 年代末和 70 年代，术中加用的头顶热辐射装置以及麻醉气体的湿化被认为是完美的患者麻醉管理方案要素[74]。到 20 世纪 90 年代，强力暖风机被广泛应用，并且在维持正常体温方面作用明显[75]。

新生儿麻醉：代表性手术及其发展史

食道闭锁和气管食管瘘的修复

第一例食道闭锁手术是 1888 年由英国伦敦的 Charles Steele 完成的[76]。当婴儿"第一次哺喂"困难并出现面色青紫时，即诊断为食道闭锁；经嘴的发声传播距离小于 5 英寸（约 12.7cm）。手术在"婴儿对氯仿适应良好"的第二天就进行了。医生经腹部切口切开胃，并尝试利用一根橡胶导管穿破那层膜逆行进入食管，但没有成功。最终医生们不得不放弃手术，婴儿在 24 小时后死亡。尸检时发现上下段食管之间并不连接，还有 1.5 英寸（3.8cm）的距离。不过，尸检并没有提到相关瘘的问题。

1943 年，Haight 成功报道了第一例气管食管瘘修复手术，同时还进行了食管闭锁的吻合[77]。手术的第一部分是在局麻下进行的；为保障手术术野条件良好，食管吻合时，采用的是开放式乙醚麻醉，整个手术过程保持自主呼吸。1947 年，在英国，Franklin 记载了两例成功的气管食管瘘（TEF）行食管吻合患者的手术[78]；手术均是在单纯局部浸润（1% 普鲁卡因）胸壁切口的麻醉下完成的。手术过程中，"婴儿始终靠橡胶热水瓶保温"。

正如之前提到的那样，在早期，许多外科医生是反对给患者行气管插管的。Swenson 是一位非常受人敬仰的儿外科医生，他曾在 1943 年报道了一例 TEF 患者，并建议，术中应用与面部贴合紧密的面罩吸入环丙烷即可[79]。1940—1956 年，Kennedy 和 Stoelting 报道了一系列印第安纳大学医院的 86 例 TEF 患者[80]。1948 年以前，17 例患者在局麻没有插管条件下复合开放性吸入乙醚成功接受了手术，死亡率为 88%，其中两名患者于术中死亡。1948 年后，所有 69 例新生儿均接受气管插管,术中无死亡患儿,最终死亡率为 42%。这种进步与许多因素有关,不过其中离不开气管内插管及支气管灌洗的重要作用。1953 年 [81],Zindler 和 Deming 报道了清醒气管插管后通过非重复吸入活瓣吸入环丙烷进行控制呼吸实施全麻的病例。他们还强调不断吸引气管的重要性。

气管食管瘘手术及麻醉管理的巨大进步要追寻到多伦多的那些经验。一篇 [82] 综述显示,1959—1964 年手术整体死亡率达 36.5%,对于体重低于 2500g 的婴儿来说,死亡率达 57.5%。早产、合并先天性畸形表现(特别是心脏畸形)以及存在广泛肺部疾病(延迟诊断)均为易致死亡因素。后来一项 1964—1968 年的回顾结果 [83] 显示,手术整体死亡率达 22%,而体重低于 2500g 婴儿的死亡率达 40%。

麻醉医生极为关注术中气体经瘘口入胃后引起的胃扩张,特别是已有报道称其可导致严重通气困难甚至心搏骤停 [84]。一些医生都倾向于在瘘吻合前采用自主呼吸模式(或者适度辅助呼吸)。另有医生建议,为防止此并发症出现,可以先在局麻下行胃造口术 [85];对于患儿特别是那些病情危重者,外科医生比较推崇实施这种分期修复。将气管插管(无侧孔)直接插入支气管,然后回退直到能听到双侧呼吸音时停止;同时,固定导管时,斜面要朝前 [86]。这样可使气体直接进入肺,而较长斜面的那侧可保护瘘管(然而,有时瘘管位置处于隆突水平)。此外,还有一些其他更为复杂的固定气管导管位置及预防胃扩张的方法。如果行胃造口术,建议胃造口的导管一端置于烧杯内的水中,这有助于确定气管导管插入至超过瘘口位置 [87],不再有气泡!存在呼吸窘迫综合征的早产儿,术中会需要更大的气道压力,这也会增大瘘的缝隙。Karl 曾建议,将一个带球囊的导管经胃置于下端食管以控制缝隙 [88]。另有一些人建议,应该用纤维支气管镜将动脉血柱导管或肺动脉导管插入瘘部 [89]。在许多研究中心,对此类早产儿行早期瘘结扎已成为常规,这样可避免很多可能出现的问题。

20 世纪 80 年代,医生们开始在术中对瘘进行内镜检查 [90],并在一些研究中心已经常规应用 [91]。当时还建议,术前确切了解瘘的大小以及位置以方便手术,同时内镜下还可以插入带套囊导管将缝隙封闭。另一些人则主张手术简单化,不推崇使用内镜术中检查 [92]。

先天性膈疝

先天性膈疝(congenital diaphragmatic hernia,CDH)是 1757 年由伦敦一些内科医生从一名出生不到 2 小时便死于呼吸窘迫的婴儿尸检中发现的疾病 [93]。早期关于 CDH 手术相关的医学文献始于 20 世纪 30 年代 [94] 和 40 年代 [95],但是这些新生儿均是出生 20 小时以上的,有些甚至更大,就是说,他们已经建立了完善的肺功能以度过新生儿最早期。1946 年,Rober Gross 报道了出生 22 小时到 7 岁不等的 7 例 CDH 患儿,他同时还介绍了推荐的麻醉方案 [95]:

"麻醉药及给药途径的选择需经过认真思考,特别是对那些合并发绀且呼吸窘迫明显的患儿,可以考虑使用乙醚,并且可以用面罩进行诱导。采用密闭环路更好,以便将高浓度氧输送给患儿,避免双侧胸膜腔相通时双肺塌陷。在目前的病例中,使用环丙烷的效果是非常令人满意的。当然,这需要谙熟婴儿麻醉且具有制作适用于婴儿面部尺寸面罩技能的麻醉医生。需要强调的是,患儿出现发绀并非手术禁忌,因为吸入含高浓度氧的麻醉气体后会改善患儿肤色。此外,手术本身将脏器从胸腔内纳回腹部也会缓解患儿呼吸困难。术中并不需要气管插管;事实上,插管后更容易导致术后 24 小时内喉水肿。所以我们在此报道的病例均未行气管插管,而是采用紧密贴合的面罩实施麻醉。"[95]

先天性膈疝为外科急诊手术 [96],并且一经诊断就会建议立即手术,特别是出现呼吸窘迫的情况下。1950 年的一例病例证实了以上观点 [97]。一名出生 5 天的男婴,医生考虑存在呼吸窘迫症状并且需要持续吸氧,因此立即决定给予急诊手术。"麻醉药采用乙醚。备好的麻醉物品包括一个小的开放式面罩、一个婴儿型号的金属口咽通气道、Kreiselman 呼吸囊配置的婴儿型号的橡胶面罩、弯头插座、小号螺纹管、一个 Peterson 乙醚滴杯、贮气囊以及红色橡胶玩具球。"然而,在手术过程中,由于与液体乙醚接触,两个红色橡胶球均裂解了,此后人们换用橡胶套代替!由于此团队的努力,婴儿最终得以存活。①

20 世纪 50 年代,人们报道了关于肺发育不全与先天性膈疝关系的相关研究 [98]。在此期间以及之后

---

① 关于此病例的另一个明显问题就是,报道中的机构是否具备实施此类手术的资格。然而在 1950 年,儿童及新生儿服务的地域化概念在欧洲及北美都尚未形成。

的 20 世纪 60 年代,医疗护理的进步以及重症新生儿器官移植 [99] 手术的发展,使更多先天性膈疝患儿可以进行 CDH 急诊手术。之前,此类新生儿可能因为未经手术而死亡,而现在可能死于术后继发的肺部疾病。CDH 修补术后的高死亡率使临床医生及研究者们开始探索完善术后肺功能的方法。其中包括不同模式控制通气以及减少肺血管阻力的各种措施(PVR)[100]。并且人们认为,导致这些病例中婴儿死亡的原因不单是肺发育不良,还包括肺血管阻力的可逆性改变 [100]。因此,这期间经过几次讨论,对于先天性膈疝患儿的麻醉管理标准为,必要时控制肺血管阻力,包括不用贮气囊和面罩通气,对患儿进行气管插管、避免使用笑气以及避免气道压力过大。

一个困扰新生儿先天性膈疝麻醉管理的问题是,一些新生儿术后几乎无任何问题,而另一些则面临死亡危险。因此,人们急切想知晓哪些症状可提示医生应该给予新生儿必要的有创治疗以降低死亡风险。费城的 Raphaely 和 Downs 根据术中及术后肺泡动脉氧压差制订了相应评分系统 [101]。在多伦多,Desmond Bohn 和他的团队根据术前动脉血 CO_2 分压及通气指数(平均气道压 × 通气频率)制订了预估肺不良程度的评分系统 [102]。Bohn 等人还曾建议,考虑非手术方法治疗 CDH 以便使那些肺发育不良导致的肺功能损伤得以改善 [102]。在同一年,也就是 1987 年,多伦多的另一项研究显示,手术修补 CDH 非但未改善反而加重了呼吸系统损伤 [103]。至此,先天性膈疝的手术管理从一个外科急诊手术管理演变成需要新生儿特护医生和有时需要术前体外膜肺氧合治疗的综合性管理。此后,CDH 手术均在呼吸状态平稳之后实施。

腹壁缺损

医学文献中有关脐疝的报道源自中世纪,但报道中记载婴儿很快死亡,通常是由腹膜炎引起的。然而在一些病例中,保守治疗方案中伤口处抗菌剂的使用导致了肉芽组织生成以及残余处上皮组织形成。20 世纪 40 年代之前的手术操作通常是致命的 [104]。1948 年,人们报道了一例成功的外科手术 [105],1949 年,另一项手术成功实施,麻醉方法是通过"蘸了糖和威士忌的滤网奶嘴"实施的 [106]。然而,术后恢复因腹膜炎而变得复杂,不过最后患者仍得以康复并于术后第 75 天出院。这要归功于液体治疗周期的延长。在此期间,人们意识到脐疝患儿通常还可能合并其他严重的先天性畸形。人们还注意到,快速预估预后的方法是可以通过覆盖脏器的包膜是完整还是破裂来决定。如果包膜不完整,那么死亡率很高 [107]。1953 年,一例成功应用开放式乙醚麻醉的病例被这样记载:"医生将患者的肠管艰难地送回腹腔,并将腹壁单层缝合。术中麻醉需要保证足够深度才能使腹壁肌肉松弛。这需要一位技术熟练的麻醉医生来操作。"[107] 人们意识到,在将肠管还纳回腹腔之前,应当先插入胃管进行吸引对于开腹手术来说,显然这是一项严密考虑的问题。

到 20 世纪 70 年代,人们开始意识到保温、液体治疗、预防感染以及术后迟发肠梗阻等问题并成功解决 [108]。外科医生还是会经常使用局部浸润麻醉并需要"麻醉医生在旁保驾护航"。这使得医生在 1979 年版《儿科麻醉手册》的注意事项中写道 [109]:首先要注意计算外科医生注入局麻药的总量,其次要做好气管插管准备,预防胃内容物反流所致误吸。气管插管以及控制性通气极大地方便了全麻管理,但是随之而来的另一个问题就是婴儿是否能够承受术后增加的腹内压力(IAP)。术后可以继续实施控制通气,并且可以选择对皮肤只进行单纯缝合还是先用聚酰胺纤维(silon)袋套住延期缝合。人们一致认为,腹内压增加不但会影响通气和循环系统,而且会严重影响内脏及肾的血流灌注。1989 年,Yaster 等人建议,应该在移动腹腔脏器时,监测胃内压(IGP)或中心静脉压(CVP)。胃内压的极限是 20mm/Hg,中心静脉压增加超过 4mm/Hg 时,应予以处理 [110]。

到 20 世纪末,随着产前诊断以及麻醉管理、重症医学和静脉营养理念等的不断进步,患者死亡率和发病率都大大降低。腹裂的死亡率不足 10%。同时,那些脐疝患儿的死亡率与是否合并相关系统畸形密切相关。

新生儿心血管手术

心脏及大血管手术开始于 20 世纪四五十年代,但最初几乎没有新生儿相关手术。1939 年,Robert Gross 为一名儿童实施动脉导管结扎术,从此,开始了儿科心血管手术。Robert 早期的大部分患者年龄均较大,不过他确实在 1951 年记录过曾为一位 3 周大的婴儿进行血管环分离手术 [111]:

"这些手术的麻醉均采用封闭环路,麻醉药选择的是乙醚或环丙烷。在所有病例中,均实施气管插管,气管导管最好为软塑料材质。这样的导管能够维持足够通气,特别是此前提到的前四种畸形,每种都存在气道显著狭窄,并且可能需要不断尝试换管,直至气管导管能够通过最狭窄处为止。"[111]

1953 年,William Mustard 在多伦多为一名患有主动脉缩窄的新生儿进行了手术[112]并且远期预后良好。关于麻醉部分是这样记录的:"诱导采用的是每磅(1 磅 =0.454 千克)5mg 的硫苯妥钠及每磅 0.01mg 的碘化癸烷双胺混匀置于同一注射器中。在给予每 5 磅 1mg 的琥珀胆碱后进行经口气管插管。术中维持采用 50% 至 75% 笑气混合氧气,并在间断给予小剂量琥珀胆碱的情况下维持机械通气。"[112] 术中,Code Smith 医生负责控制麻醉药剂量。也是他第一个描述了经食道听诊器的应用[113]。这种听诊器利于小儿胸科手术术中监测心脏及呼吸音。

心外科手术

新生儿心肺转流术(CPB)下进行心脏外科手术的开始阶段死亡率非常高。1963 年,曾有记录这样写道:"显然转流术是可以应用于小婴儿的,但是现阶段小婴儿应用转流术,除非在迫不得已的特定情况下,否则是无益处的。"[114] 作者还报道了当时体表面积 0.2m² 婴儿的死亡率高达 66%。人们认为,死亡率与先天性心脏病的严重程度相关,也与"婴儿心肺系统边缘状态"的术后并发症相关。然而,由于婴儿过小,实施心肺转流时,也会经常出现各种技术问题。婴儿实施心肺转流时的各种问题使人们开始探索通过表面降温及复温的方法实施深低温停循环(18℃~20℃)进行心肺转流[115]。这种技术起源于日本,后被北美一些研究中心采纳。术中使用乙醚维持麻醉,人们认为这样可以在降温过程中预防室颤[115]。使用此技术后总体死亡率为 42%[115]。随着心肺转流技术的迅速发展,乙醚可燃性使很多团队不再接受此麻醉风险。心肺转流中对新生儿降温技术应用日益普遍。

20 世纪 60 年代及以后,深低温停循环(PHCA)技术被广泛应用于新生儿心脏外科手术。省去静脉插管操作后,简化了动脉内修复。然而,关于长时程深低温停循环与持续灌注之间的安全性比较的争议迅速出现[116]。同时还有很多关于心肺转流降温过程中管理 pH 值及其他参数的讨论涌现出来[117]。

区域麻醉

Bier 在 1898 年提出了脊麻技术,不过在此 15 年前 Corning 就曾成功应用过此技术。1912 年,曾有报道记载一名刚出生 24 小时患有先天性脐疝最终致肠梗阻的婴儿,手术前接受了蛛网膜下隙阻滞麻醉技术[118]。应用此技术的正是 Tyrell Gray 医生,其为大奥蒙德街儿童医院的医疗负责人,曾广泛研究过婴幼儿进行脊麻的相关课题[119]。应用的药物有斯妥伐因(0.012G)混合葡萄糖。斯妥伐因(阿米洛卡因)是最早合成的局部麻醉药并且被广泛应用于脊麻,其毒性小于可卡因。当时应用的剂量可维持麻醉效果达 1 小时。在 20 世纪前叶,一些研究中心曾报道婴儿腹部及会阴部手术时应用脊麻作为麻醉手段。

在 20 世纪 60 年代,外科医生对一系列患有开放性脊髓脊膜膨出患儿进行校正手术并对伤口进行直接局麻药浸润麻醉[120]。注射液使用的是 1% 利多卡因,足以产生修复所需的满意的麻醉效果,因为修复通常在 1 小时内完成。局部麻醉后未发现任何不良反应,而且注射局麻药后引起血压下降是很轻微的。应用此技术主要原因在于,它比技术熟练的麻醉医生所实施的全身麻醉毒性作用小。

对患有腹股沟疝的早产儿实施脊麻在 20 世纪开始流行,因为,当时人们认为脊麻后的呼吸系统并发症少于全麻[121]。同时研究也证实对低龄婴儿来说,脊麻对血流动力学影响较小[122]。这也引起了一些研究中心对脊麻应用于腹部及胸部手术的兴趣。

正如本章贯穿始终提及的那样,人们经常将局部浸润麻醉应用于新生儿手术。在 1930 年,大奥蒙德街医院的外科医生 Denis Browne,对小婴儿接受局麻和全麻时可以应用的限制装置进行了描述说明(图 1.2)[123]。这项装置在英国广泛应用了许多年,他这样写道:"术中对婴儿进行操作当然会遇到很多特殊问题。由于婴儿体重轻而且经常扭曲身体,因此使婴儿保持不动而不影响手术非常困难,所以需要根据所选麻醉药种类及他们的身材,小心约束婴儿。在这些病例中,作为术者兼麻醉者,我发现了这种简易装置可以牢固束缚婴儿,防止寒战并且可以进行局部麻醉,减少全麻药剂量,效果显著。它为'十字架'形,最初的模型是一个简单的 T 形木条,横向木条长 18 英寸(1 英寸 =2.54 厘米),纵向木条长 24 英寸。但由于带进私人住宅时木架搬运起来笨重,并且外观寓意不吉利,因此我设计了一个可折叠的硬铝材质的模型,并用橡胶海绵填充,结果非常完美。"[123]

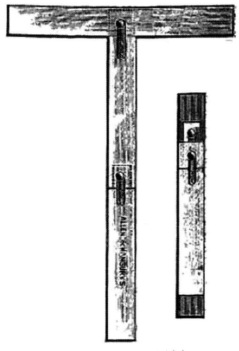

图 1.2 Denis Browne 固定架。

新生儿区域化服务

现代新生儿手术的发展开始于 1945 年第二次世界大战后。1949 年,伦敦儿童医院有 58 例新生儿手术,其中 27 例(46%)患儿死亡 [124]。利物浦的奥德黑医院所提供的结果及相似的数据使 Peter Rickham 产生如下思考:"在这个国家,如果我们要提高先天畸形患儿的生存率,那么必须要建立有效的新生儿围术期服务体系。"[124] 这一时期,各类先天性畸形被认为是美国新生儿死亡的第三常见原因,但 Rickham 却在 3 个研究中心(波士顿、佛罗里达、芝加哥)观察到一些新生儿手术的较好预后:"术中管理与技术几乎没有差别。美国新生儿手术麻醉比利物浦差很多。最大差别在于术后管理。在美国医院会有更多高质量医务工作者提供全天候高质量服务……"

Rickham 先生作为主要提议人员参与了 1953 年奥德黑儿童医院"世界第一个新生儿救治单位"的建立 [125]。在 20 世纪后半叶,新生儿服务的区域化在英国及欧洲其他国家稳步发展。新生儿救治单位人员及设备配备的标准以及向这些治疗单位转运患者的组织流程都是严密把控的。一些单位的患者数量保

证了医务人员可以集中获取更多医疗资源及工作经验,确保患者预后良好,同时还能培养下一代医务人员。在加拿大,很多省的儿童医院都积聚了大量复杂的新生儿手术,因此也形成区域化。

在美国,新生儿服务区域化以及与患者密集程度相关的各地区治疗单位的建立并不是贯穿始终的 [126]。其中存在许多地理上的问题,并且许多小医院希望拥有自身的新生儿救治平台并提供相应的儿外科服务。有时,这会给专业医疗服务的实施带来困难 [127],甚至影响预后。不过,在大部分地区,新生儿应急转运系统还是非常有效的,它能将大量患儿高效率地指引到相应新生儿救治平台 [128]。同时,美国儿科学会还将患有重大先天性畸形患儿就医程序化并制订了相关指南 [129]。

新生儿麻醉的研究进展

1960 年以前,新生儿麻醉医生整天忙于临床工作,几乎没有开展相关研究 [126],新生儿麻醉技术主要靠临床经验丰富的老师传授。不过,早期关于新生儿麻醉药理学的研究已经开始。Stead 在 1955 年报道了新生儿肌松药的相关研究 [130]。Rackow 和 Salanitre 就婴儿的吸入麻醉药的药代动力学进行相关研究,并于 1969 年报道了研究结果 [131]。直到 20 世纪 80 年代,根据年龄严格分组的相关实验结果呈现 [132],新生儿吸入麻醉药剂量需求才相对清晰。Ledez 和 Lerman 不久后又进行了早产儿的相关研究 [133]。20 世纪的后 20 年涌现出大批儿科麻醉研究工作者,同时还有相关的学术研究成果,新生儿麻醉的科学研究逐渐步入正轨。不过,同时需要关注的是实施婴儿研究过程中的伦理问题 [134],特别是儿科麻醉过程中的伦理问题。

新生儿麻醉的伦理问题

婴儿接受麻醉后可能会有远期不良影响的观点逐渐引起人们关注。在 20 世纪 70 年代,医生们认为,接受过麻醉的婴儿远期发生哮喘以及呼吸道高敏感性概率会增加 [135]。但随后的研究却未能证实这种相关性 [136]。在 20 世纪末,有研究显示,接受过全麻的儿童会有学习能力障碍 [137]。然而,荷兰一项超过 1100 对同卵双胞胎的实验结果证实,双胞胎经不同实验条件处理后(即一个接受麻醉,另一个未接受麻醉),在后续 10 年的跟踪报道发现,他们的 IQ 值是

相同的[138]。此后,关于大量啮齿类及猿类的研究结果表明,大多数全麻药物对发育期脑有毒性作用[139],这又开始引起人们的担忧。不过这些研究中并未涉及手术或炎性疼痛等因素。但有意思的是,在给皮下注射甲醛后应激的新生啮齿类动物随机注射氯胺酮后发现,注射氯胺酮的啮齿类动物的认知障碍有所减轻[140]。尽管没有证据能够证实麻醉药对新生儿是完全无毒的,但这项研究在一定程度上为之前婴儿期镇痛不足会导致近期及远期不良反应的观点提供了依据[141]。最近,多数研究支持给予麻醉药物预防新生儿疼痛及术后生理应激是符合伦理的。

儿科麻醉的未来发展之路在于追求用最理想的麻醉药物和技术,保证对我们珍贵的新生儿不良影响降至最低并确保达到最好效果及预后。新生儿麻醉的历史远不止如此,更精彩的未来还等待我们去创造。

参考文献

1. Pernick MS. "A calculus of suffering: pain, professionalism and anesthesia in 19th C. America. New York: Columbia University Press; 1985.
2. Bigelow HJ. Trans AMA. 1848; 1: 211
3. Lippmann M, Nelson RJ, Emmanouilides GC, Diskin J, Thibeault DW. Ligation of patent ductus arteriosus in premature infants. Br J Anaesth. 1976;48(4):365–9.
4. Pickop J. On an instance of impervious rectum in a newly born infant, successfully treated by operation. Lancet. 1850;55:146.
5. Odell R. A case of spinal meningo-myelocele in an infant aged 13 days; recovery. Lancet. 1902;160:508.
6. Snow J. On the employment of chloroform in surgical operations. Lancet. 1855;66:361–63.
7. Ellis RH. The case books of Dr John Snow, vol. Medical History Suppl#14. London: Wellcome Institute for the History of Medicine; 1994. p. 493.
8. Reports of Westminster Medical Society, Lancet. 1855: 312
9. Touloukian RJ. Pediatric surgery between 1860 and 1900. J Pediatr Surg. 1995;30:911–16.
10. Editorial. The use of incubators for infants. Lancet. 1897: 1490–91.
11. Kingsford AB. New inventions. Lancet. 1904: 837
12. Murray F. Ethyl chloride as an anaesthetic for infants. Lancet 1905; 1542
13. Cautley E, Dent CT. Congenital hypertrophic stenosis of the pylorus and its treatment by pyloroplasty. Lancet 1902: 1679–85
14. Rammstedt C. Zur Operation der angeborenen Pylorusstenose. Med Klin. 1912;8:1702–5.
15. McGregor AN, Workman C. A large teratoma of the neck successfully removed from an infant three weeks old. Lancet. 1906;167:433–35.
16. MacEwen W. Clinical observations on the introduction of tracheal tubes by the mouth instead of performing tracheotomy or laryngotomy. Br Med J. 1880;2:163–5.
17. Elsberg C. New York medical record; 1910
18. Hewer CL. The endotracheal administration of nitrous oxide-oxygen-ethanesal as the routine anaesthetic of choice for major surgery. Br J Anaesth. 1924;1:113–22.
19. Magill IW. An expiratory attachment for endotracheal catheters. Lancet. 1924: 1320
20. Magill IW. Endotracheal anaesthesia. Proc R Soc Med. 1928;22:83–8.
21. Gillespie NA. Endotracheal anaesthesia in infants. Br J Anaesth. 1939;12:2–12.
22. Eckenhoff JE. Some anatomic considerations of the infant larynx influencing endotracheal anesthesia. Anesthesiology. 1951;12:401–10.
23. Editorial. Toxic substances in endotracheal tubes. Br Med J. 1968;2;566–7.
24. Hatch DJ. Tracheal tubes and connectors used in neonates – Dimensions and resistance to breathing. Br J Anaesth. 1978; 50:959–64.
25. Mitchell MD, Bailey CM. Dangers of Neonatal intubation with the Cole tube. BMJ. 1990;301:602–3.
26. Brandstater B. Prolonged intubation: an alternative to tracheostomy in infants. In: Proc First Europ Congress Anaesth, Vienna, Paper 106. 1962.
27. Deliveria-Papadopoulos M, Swyer PR. Intermittent positive pressure respiration as a treatment in severe respiratory distress syndrome. Arch Dis Child. 1964;39:481.
28. Brown K, Johnston AE, Conn AW. Respiratory failure and its treatment following paediatric cardiovascular surgery. Can Anaesth Soc J. 1966;13:342–60.
29. Reid DHS, Tunstall ME. Treatment of respiratory distress syndrome of the newborn with nasotracheal intubation and intermittent positive pressure ventilation. Lancet. 1965;I:1196–7.
30. McDonald IH, Stocks JG. Prolonged nasotracheal intubation. A review of its development in a paediatric hospital. Br J Anaesth. 1965;37:161–72.
31. Rees JG. Neonatal anaesthesia. Br Med Bull. 1958;14:38–41.
32. Duncan HP, Zurick NJ, Wolf AR. Should we reconsider awake neonatal intubation? A review of the evidence and treatment strategies. Paediatr Anaesth. 2001;11:135–45.
33. Cook-Sather SD, Tulloch HV, Cnaan A, et al. A comparison of awake versus paralysed tracheal intubation for infants with pyloric stenosis. Anesth Analg. 1998;86:945–51.
34. Rees JG. Anaesthesia in the newborn. Br Med J. 1950;2:1419–22.
35. Beecher HK, Todd DP. A study of deaths associated with anesthesia and surgery based on a study of 599,548 anesthetics in 10 institutions. Ann Surg. 1954;140:2–34.
36. Wilton TNP. Anaesthesia and the neonate. Br J Anaesth. 1960;32:116–24.
37. Stead AL. Response of the newborn infant to muscle relaxants. Br J Anaesth. 1955;25:124.
38. Rackow H, Salanitre E. Respiratory complications associated with the use of muscle relaxants in young infants. Anesthesiology. 1961;12:194–8.
39. Zaimis E, Cannard TH, Price HL. Effects of lowered muscle temperature upon neuromuscular blockade in man. Science. 1958;128:34.
40. Fisher DM, O'Keeffe C, Stanski DR, Cronnelly R, Miller RD, Gregory GA. Pharmacokinetics and pharmacodynamics of d-tubocurarine in infants, children, and adults. Anesthesiology. 1982;57:203–8.
41. Leigh MD, Belton MK. Special considerations in the selection and employment of anesthetic agents and methods in infants and children. Anesthesiology. 1950;11:592–8.
42. Stephen CR, Slater H. A non-resisting, non-rebreathing valve. Anesthesiology. 1948;9:550–2.
43. Leigh MD, Kester HA. Endotracheal anesthesia for operations on

cleft lip and cleft palate. Anesthesiology. 1948;9:32–41.

44. Cullen SC. Current comment and case reports. Anesthesiology. 1956;17:618–30.

45. Ramanathan S, Chalon J, Turndorf H. Humidity output of the Bloomquist Infant Circle. Anesthesiology. 1975;43:679–82.

46. Rackow H, Salanitre E. A new pediatric circle valve. Anesthesiology. 1965;29:833–4.

47. Bell HE. Neonates and chest surgery. Thorax. 1965;20:1–7.

48. Stephen CR. Anesthesia in Infants and young children for major surgical procedures. Arch Surg. 1950;60:1035–44.

49. Robinow M, Hamilton WF, Woodbury RA, Volpitto PP. Accuracy of clinical determinations of blood pressure in children: with values under normal and abnormal conditions. Am J Dis Child. 1939;58:102–18.

50. Kirby RW, Kemmerer WT, Morgan JL. Transcutaneous Doppler measurement of blood pressure. Anesthesiology. 1969;31:86.

51. Todres ID, Rogers MC, Shannon DC, Moylan FMB, Ryan JF. Percutaneous catheterization of the radial artery in the critically ill neonate. J Pediatr. 1975;87:273–75.

52. Adams JM, Rudolph AJ. The use of indwelling radial artery catheters in neonates. Pediatrics. 1975;55:261–65.

53. Gauderer M, Holgersen LO. Peripheral arterial line insertion in neonates and infants: a simplified method of temporal artery cannulation. J Pediatr Surg. 1974;9:875–7.

54. Prian GW, Wright GB, Rumac CM, et al. Apparent cerebral embolization after temporal artery catheterization. J Pediatr. 1978;93:115–6.

55. Glenski JA, Beynen FM, Brady J. A prospective evaluation of femoral artery monitoring in pediatric patients. Anesthesiology. 1987;66:227–9.

56. Johnson AL, Stephen CR, Sekelj P. Clinical use of the oximeter. Can Med Assoc J. 1950;63:552–5.

57. Huch R, Huch A, Lubbers DW. Transcutaneous measurement of blood Po2 (tcPo2) – Method and application in perinatal medicine. J Perinat Med. 1973;1:183–91.

58. Clarke T, Mannino F, Baird K, Gluck L. Experience and problems in the first six months of transcutaneous PO2 (tcPO2) monitoring in routine neonatal intensive care. Acta Anaesth Scand Suppl. 1978;68:83–7.

59. Tremper KK, Barker SJ, Blatt DH, Wender RH. Effects of anesthetic agents on the drift of a transcutaneous oxygen tension sensor. J Clin Monit. 1986;2:234–6.

60. Yelderman M, New Jr W. Evaluation of pulse oximetry. Anesthesiology. 1983;59:349–52.

61. Anderson CG, Benitz WE, Madan A. Retinopathy of prematurity and pulse oximetry: a national survey of recent practices. J Perinatol. 2004;24:164–8.

62. Vanderveen DK, Mansfield TA, Eichenwald EC. Lower oxygen saturation alarm limits decrease the severity of retinopathy of prematurity. J AAPOS. 2006;10:445–8.

63. Kirpalani H, Kechagias S, Lerman J. Technical and clinical aspects of capnography in neonates. J Med Eng Technol. 1991;15:154–61.

64. Bigler JA, McQuiston WO. Body temperatures during anesthesia in infants and children. JAMA. 1951;146:551–6.

65. France GG. Hypothermia in the newborn: Body temperatures following anaesthesia. Br J Anaesth. 1957;29:390–96.

66. Hercus V. Temperature changes during thoracotomy in children, infants and the newborn. Br J Anaesth. 1960;32:476–80.

67. Farman JV. Heat losses in infants undergoing surgery in air conditioned theatres. Br J Anaesth. 1962;34:543–57.

68. Bruck K. Temperature regulation in the newborn. Biol Neonat. 1961;3:65.

69. Adamsons K, Gandy GM, James L. The influence of thermal factors upon O2 consumption in the newborn. J Pediatr. 1965;66:495–508.

70. Stern L, Lees MH, Leduc J. Environmental temperature, oxygen consumption, and catecholamine excretion in newborn infants. Pediatrics. 1965;36:367–73.

71. Schultz K, Soltesz G, Molnar D, Mestyan J. Effect of hypothermia on plasma metabolites in preterm newborn infants with particular references to plasma free amino acids. Biol Neonate. 1979;36:220–4.

72. Leigh MD, Belton MK. Pediatric anesthesiology. New York: Macmillan; 1960. p. 433.

73. Goudsouzian NG, Morris RH, Ryan JF. The effects of a warming blanket on the maintenance of body temperatures in anesthetized infants and children. Anesthesiology. 1973;39:351–3.

74. Gauntlett I, Barnes J, Brown TC, Bell BJ. Temperature maintenance in infants undergoing anaesthesia and surgery. Anaesth Intensive Care. 1985;13:300–4.

75. Kurz A, Kurz M, Poeschl G, Faryniak B, Redl G, Hackl W. Forced-air warming maintains intraoperative normothermia better than circulating-water mattresses. Anesth Analg. 1993;77:89–95.

76. Steele C (1888) Case of deficiency of oesophagus. Lancet II: 764

77. Haight C, Towsley HA. Congenital atresia of the esophagus with tracheo-esophageal fistula. Extrapleural ligation of fistula and end-to-end anastomosis of esophageal segments. Surg Gynecol Obstet. 1943;76:672–88.

78. Franklin RH. Congenital atresia of the oesophagus: Two cases successfully treated by anastomosis. Lancet. 1947;2:243–4.

79. Swenson O. The diagnosis and treatment of atresia of the esophagus and tracheoesophageal fistula. Pediatrics. 1948;1:195–204.

80. Kennedy RL, Stoelting VK. Anesthesia for surgical repair of oesophageal atresia and tracheoesophageal fistula. Can Anaesth Soc J. 1958;5:132–6.

81. Zindler M, Deming M. The anesthetic management of infants for the surgical repair of congenital atresia of the esophagus with trachea-esophageal fistula. Anesth Analg. 1953;32:180–90.

82. Johnston AE, Conn AW. The anaesthetic management of tracheo-oesophageal fistula: a review of five years' experience. Can Anaesth Soc J. 1966;13:28–39.

83. Calverley RK, Johnston AE. The anaesthetic management of tracheo-oesophageal fistula: a review of ten years' experience. Can Anaesth Soc J. 1972;19:270–8.

84. Baraka A, Slim M. Cardiac arrest during IPPV in a newborn with tracheoesophageal fistula. Anesthesiology. 1970;32:564–5.

85. Myers CR, Love JW. Gastrostomy as a gas vent in repair of tracheoesophageal fistula. Anesth Analg. 1968;47:119–21.

86. Salem MR, Wong AY, Lin YH, Firor HV, Bennett EJ. Prevention of gastric distention during anesthesia for newborns with tracheo-esophageal fistulas. Anesthesiology. 1973;38:82–3.

87. Dierdorf SF, Krishna G. Anesthetic management of neonatal surgical emergencies. Anesth Analg. 1981;60:204–15.

88. Karl HW. Control of life threatening air leak after gastrostomy in an infant with respiratory distress syndrome and tracheoesophageal fistula. Anesthesiology. 1985;62:670–2.

89. Filston HC, Chitwood WR, Schkolne B, et al. The Fogarty balloon catheter as an aid to management of the infant with esophageal atresia and tracheoesophageal fistula complicated by severe RDS or pneumonia. J Pediatr Surg. 1982;17:149–51.

90. Filston HC, Rankin JS, Grimm JK. Esophageal atresia: prognostic factors and contribution of preoperative telescopic endoscopy. Ann Surg. 1984;199:532–37.

91. Reeves ST, Burt N, Smith CD. Is it time to reevaluate the airway management of tracheoesophageal fistula? Anesth Analg. 1995;81:866–9.

92. Diaz LK, Akpek EA, Dinavahi R, Andropoulos DB. Tracheoesophageal fistula and associated congenital heart disease: implications for anesthetic management and survival. Paediatr Anaesth. 2005;15:862–9.

93. Macaulay G. An account of a child whose abdominal viscera were chiefly found within the cavity of the thorax. Med Observ Inq. 1757;1(25).

94. Truesdale PE. Diaphragmatic Hernia in children with a report of thirteen operative cases. NEJM. 1935;213:1159.

95. Gross RE. Congenital hernia of the diaphragm. Am J Dis Child. 1947;74:370–1.

96. Baumgartner CJ, Scott RF. Surgical emergency of diaphragmatic hernia in infancy. Arch Surg. 1950;61:170–82.

97. Gardiner JMC. Repair of diaphragmatic hernia in an infant: a case report. Anesthesiology. 1950;11:377–8.

98. Campanale RP, Rowland RH. Hypoplasia of the lung associated with congenital diaphragmatic hernia. Ann Surg. 1955;142:176.

99. Eckstein HB, Glover WJ. Transport of neonatal emergencies. Lancet. 1964;1:427–8.

100. Collins DL, Pomerance JJ, Travis KW, Turner SW, Pappelbaum SJ. A new approach to congenital posterolateral diaphragmatic hernia. J Pediatr Surg. 1977;12:149–56.

101. Raphaely RC, Downes Jr JJ. Congenital diaphragmatic hernia: prediction of survival. J Pediatr Surg. 1973;8:815–23.

102. Bohn D, Tamura M, Perrin D, Barker G, Rabinovitch M. Ventilatory predictors of pulmonary hypoplasia in congenital diaphragmatic hernia, confirmed by morphologic assessment. J Pediatr. 1987;111:423–31.

103. Sakai H, Tamura M, Hosokawa Y, Bryan AC, Barker GA, Bohn DJ. Effect of surgical repair on respiratory mechanics in congenital diaphragmatic hernia. J Pediatr. 1987;111:432–8.

104. Bradshaw-Isherwood PA. Two cases of exomphalos. Lancet. 1896;148:748–9.

105. Adams FH. Omphalocele. J Pediatr. 1948;32:304–7.

106. Burgess CM, Palma J, Myers WA. Omphalocele. Pediatrics. 1951;7:627–31.

107. Smithells RW. Management of omphalocele. Lancet II. 1953:431–2

108. Ryan DW. Anaesthesia for repair of exomphalos; Problems associated with immediate repair in the neonate. Anaesthesia. 1973;28:407–14.

109. Steward DJ. Manual of pediatric anesthesia. New York: Churchill Livingstone; 1979.

110. Yaster M, Scherer TLR, Stone MM, et al. Prediction of successful primary closure of congenital abdominal wall defects using intraoperative measurements. J Pediatr Surg. 1989;24:1217–20.

111. Gross RE, Neuhauser EBD. Compression of the trachea or esophagus by vascular anomalies. Pediatrics. 1951;7:69–88.

112. Mustard WT, Rowe RD, Keith JD, Sirek A. Coarctation of the aorta with special reference to the first year of life. Ann Surg. 1955;141:429–36.

113. Smith C. An endo-oesophageal stethoscope. Anesthesiology. 1954;15:566.

114. Baffes TG, Riker WL, DeBoer A. Open Heart Surgery for Infants and Small Children; Mortality and Morbidity. Arch Surg. 1964;88:675–80.

115. Wong KC, Mohri H, Dillard D, et al. Deep hypothermia and Diethyl ether anesthesia for open-heart surgery in infants. Anesth Analg. 1974;53:765–71.

116. Newburger JW, Jonas PA, Wernovsky G, et al. A comparison of the perioperative neurologic effects of hypothermic circulatory arrest versus low-flow cardiopulmonary bypass in infant cardiac surgery. NEJM. 1993;329:1057–64.

117. Amir G, Ramamoorthy C, Riemer RK, Reddy VM, Hanley FL. Neonatal brain protection and deep hypothermic circulatory arrest: pathophysiology of ischemic neuronal injury and protective strategies. Ann Thor Surg. 2005;80:1955–64.

118. Waugh GE. Enterectomy under spinal anaesthesia for acute intestinal obstruction in an infant 24 hours old; Survival for one month. Lancet. 1912;1:427–8.

119. Tyrrell GH. A study of spinal anaesthesia in children and infants. Lancet. 1909;2:913–7.

120. Calvert DG. Direct spinal anaesthesia for repair of myelomeningocele. Br Med J. 1966;2:86–7.

121. Welborn L, Rice LJ, Hannallah RS, et al. Postoperative apnea in former preterm infants: Prospective comparison of spinal and general anesthesia. Anesthesiology. 1990;72:838–42.

122. Dohi S, Naito H, Takahashi T. Age related changes in blood pressure and duration of motor block in spinal anesthesia. Anesthesiology. 1979;50:319–23.

123. Browne D. An aid to operations on babies. Lancet. 1930;1:624.

124. Rickham PP. Neonatal surgery: early treatment of congenital malformations. Lancet. 1952;1:333–9.

125. Rickham PP. Thoughts about the past and future of neonatal surgery. J Pediatr Surg. 1992;27:1–6.

126. Smith RM. The Pediatric Anesthetist 1950-1975. Anesthesiology. 1975;43:144–55.

127. Macario A, Hackel A, Gregory GA, Forseth D. The demographics of inpatient pediatric anesthesia: Implications for credentialing policy. J Clin Anesth. 1995;7:505–11.

128. Battaglia JD. Neonatal surgery: changing patterns 1972-1980. J Pediatr Surg. 1982;17:666–9.

129. Surgical Advisory Panel, American Academy of Pediatrics. Guidelines for referral to pediatric surgical specialists. Pediatrics. 2002;110:187–91.

130. Stead AL. The response of the newborn infant to muscle relaxants. Br J Anaesth. 1955;27:124–30.

131. Salanitre E, Rackow H. The pulmonary exchange of nitrous oxide and halothane in infants and children. Anesthesiology. 1969;30:388–94.

132. Lerman J, Robinson S, Willis MM, Gregory GA. Anesthetic requirements for halothane in young children 0-1 month and 1-6 months of age. Anesthesiology. 1983;59:421–4.

133. LeDez KM, Lerman J. The minimum alveolar concentration (MAC) of isoflurane in preterm neonates. Anesthesiology. 1987;67:301–7.

134. Anand KJ, Aranda JV, Berde CB, Buckman S, et al. Analgesia and anesthesia for neonates: study design and ethical issues. Clin Ther. 2005;27:814–43.

135. Johnstone DE, Roghmann KJ, Pless IB. Factors associated with the development of asthma and hay fever in children: the possible risks of hospitalization, surgery, and anesthesia. Pediatrics. 1975;56:398–403.

136. Jones A, Steward DJ, Donsky GJ, Orange RP, Milko T. Incidence of respiratory allergy not increased after anesthesia in infancy. Anesthesiology. 1976;45:29–30.

137. Wilder RT, Flick RP, Sprung J, et al. Early exposure to anesthesia and learning disabilities in a population based birth cohort. Anesthesiology. 2009;110:796–804.

138. Bartels M, Althoff RR, Boomsma DI. Anesthesia and cognitive performance in children: No evidence for a causal relationship. Twin Res Hum Genet. 2009;12:246–5.

139. Istaphanous GK, Loepke AW. General anesthetics and the developing brain. Curr Opin Anaesthesiol. 2009;22:368–73.

140. Rovnaghi CR, Garg S, Hall RW, Bhutta AT, Anand KJS. Ketamine analgesia for inflammatory pain in neonatal rats: a factorial randomized trial examining long term effects. Behav Brain Funct. 2008;4:35.

141. American Academy of Pediatrics. Prevention, management of pain, stress in the neonate. American Academy of Pediatrics Committee on fetus and newborn, Committee on drugs, Section on Anesthesiology, Section on Surgery, and Canadian Paediatric Society, Fetus and newborn committee. Pediatrics. 2000;105:454–61.

第2章 足月儿和早产儿的生理和发育

作者：Claire Brett，David Robinowitz
译者：高秋实
审译：祖剑宇

围生期损伤、早产和（或）先天异常对存活儿及其家庭和社会在身体、心理、情感和经济上都造成了短暂和（或）长期的影响。生命统计年度摘要（2007）[1]和国家生命统计报告（2010年4月30日）都将"与低孕龄有关的异常和低出生体重"列为婴儿死亡的第二大原因（16%~17%），仅次于先天性畸形和染色体异常（19.7%~21%）。然而，对非西班牙裔黑人和波多黎各女性来说，低出生体重是首要原因[2]。2011年，在美国的395万活产儿中有11.7%（即462 570例）为早产儿（胎龄<37周），8.1%（320 241例）为低出生体重儿（<2500g），1.44%（56 932例）为极低出生体重儿（<1500g）[3]。同年，23 910例婴儿中2/3死于新生儿期（婴儿死亡率为6.05‰），其中45%死于先天畸形和染色体异常（21%）、早产或低出生体重（17%），以及婴儿猝死综合征（7%）。在2006年，54%的死亡婴儿胎龄小于32周（2%），36%的婴儿死亡于"早产相关疾病"[1]。

晚期早产儿（胎龄34~36周）的死亡率是足月儿的3倍，常与分娩期并发症（如胎盘和脐带损伤）及产后并发症（如呼吸系统疾病、脓毒血症及低体温、低血糖等代谢紊乱）有关。由于基数巨大（9%，即388 540例），晚期早产儿的发病率和死亡率十分惊人[1]。

极低出生体重儿（ELBW）的转归需要严密的观察。英国的一项以早产儿胎龄、出生体重和性别建立的预测模型显示：胎龄23周的早产儿存活率为28%或34%（男孩和女孩），而32周的早产儿可达99%以上[4]。尽管调查结果不尽相同，但两份报告指出，

短期并发症的降低滞后于ELBW存活率的改善[5, 6]。重要的是，主要并发症（慢性肺疾病、早产儿视网膜病、脑损伤、脑室内出血、脑室周围白质软化）会造成明显的神经发育损伤或死亡[7, 8]。如果出现1、2或3种主要并发症，18个月时婴儿的不良预后会分别增加2、3或5倍[8]。感染（脓毒血症、脑膜炎）似乎比三大并发症对预后的影响要少一些。宫内和生后早期问题会影响远期生存、健康及功能。制订策略预防早产和干预治疗宫内及出生后异常一直是重中之重。

在过去的20年间，一篇重要的流行病学文献指出了"健康和疾病发育学起源"的重要性。也就是说，在胎儿期或生后发育早期的关键时期，环境因素的损害（如营养不良或过剩、感染、心理应激）可能会"触发"长期的生理学改变，从而增加成年后多种疾病的患病风险。最初，Barker在英国赫特福德郡进行的队列研究发现，冠状动脉疾病死亡率的增加与出生时低体重相关[9]。他的"节约表型假说"（营养不良胎儿的存活要求首先将营养供给脑组织等重要器官，而导致在肌肉、胰腺等其他组织中发生胰岛素抵抗）[10, 11]为胎儿期不良环境（如慢性胎盘功能不全）引发的保护适应性反应提供了一个框架，即：胎儿在不良环境下会以消耗其他脏器（如肾脏）为代价来适应性保护心、脑等重要脏器，引起与高血压、2型糖尿病和高脂血症有关的长期生理重建，从而易出现代谢综合征及心血管疾病[12-15]。值得注意的是，葡萄糖耐受不良已经证实与低出生体重儿伴随生后体重的迅速增加相关[16,17]。除此之外，胎儿宫内生长受限与肾单位数量减少有关，这是公认的继发出现肾衰及高血

压的途径。与胎儿宫内发育迟缓相似,早产儿也伴有肾单位的生长停滞,以及继发的高血压和胰岛素抵抗 [18,19]。

最近,"节约表型假说"转变为"发育可塑性理论"[20, 21],涵盖更广泛多样的早期异常对成年后疾病的影响,包括小于胎龄儿 [22]、大于胎龄儿 [23] 及早产儿 [24-27]。因此,Barker 最初的报告已经衍生出一套完整的研究热点和模型,即"健康与疾病的发育学起源"[21, 28-30]。"节约表型假说"和(或)"发育可塑性理论"在已经很完善的早产儿及先天异常相关的诊断方面的全面和(或)协同作用有待进一步确定。

心血管功能

过渡期循环

胎儿血液循环的特点是肺血管阻力高、肺血流量少(图 2.1)、体循环阻力低,以及通过未关闭的动脉导管和卵圆孔形成右向左分流(图 2.2)。胎儿期,回心血量同时来自胎儿本身和胎盘,与此相似,心脏对器官和胎盘的血供也由两个心室同时完成,因此胎儿循环与成人不同。此外,在宫内期间,左右心室的输出量不同,因此心输出量代表复合心室输出量,即两个心室射血量总和。例如,在绵羊胚胎中,右心室射血量为 300mL/(min · kg)(或 66% 的复合心室输出量),而左心室射血量为 150mL/(min · kg)(或 33%的复合心室输出量)。超声研究显示,人类胎儿的右心室 [250mL/(min · kg)] 输出量和左心室 [200mL/(min·kg)] 更相近 [33]。

脐静脉入肝门后分为三支:一支直接供血给肝左叶;另一支由弓形大分支汇入门静脉供血给肝右叶;最后一支为静脉导管,向头侧汇入下腔静脉(图2.3)。脐静脉血流汇入下腔静脉后,首先通过卵圆孔进入左心房,然后进入左心室。因此,从胎盘流出的高氧含量血液绕过肝脏直接供应心肌和脑,而来源于上腔静脉和腹腔静脉的低氧含量血流汇入右心房和右心室,经由动脉导管回流进入胎盘。房间隔的多种解剖特点(如卵圆孔缘、腔静脉瓣)和静脉导管进入下腔静脉入口的角度都会促进这种方式的血液流动[33]。

尽管孕期人类胎儿的肺血流量全程减少,但是其

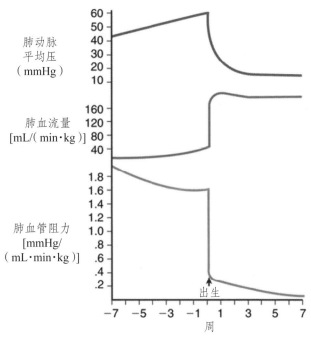

图 2.1 胎儿血液循环的特点是高肺动脉平均压、高肺血管阻力以及肺血流量少。出生时,肺血管阻力的显著降低,伴有肺动脉压的平行降低和肺血流量的增加。值得注意的是,肺血管阻力在出生后的前 6 周逐步降低(Rudolph[31])。(见彩图)

所占比例依然会从妊娠中期复合心室输出量的 13%增加到 30 周时的 25%[35]。此外,妊娠 31 周之后,胎儿肺血流阻力受到母体氧供(FIO$_2$=0.60)的调控[36]。羊胚胎中相似的研究表明,胚胎的血液循环对高氧和缺氧都有迅速的反应,这种反应在妊娠晚期表现得更加明显(图 2.4)[38]。妊娠期,肺循环受血管舒缩的调节,然而,当存在先天性心脏缺陷使得肺脏氧供异常(如主动脉 - 肺动脉转位)。而严重影响血管形态发育时,这种调节机制可能被干扰[37]。出生过程中,当胎盘剥离时,肺循环阻力会显著降低,而由于氧张力快速增加而肺泡通气启动,导致肺血流量增加(图2.1)。与此同时,体循环血管阻力和左房压力升高,消除了经卵圆孔右向左的分流。然而,在出生后 48h 内正常足月儿仍旧可能存在经由动脉导管的双向分流。正常过渡期后,才会建立明确分离的肺循环和体循环。

产后,低氧引起肺循环血管收缩反应仍旧存在,pH 值改变也显著影响肺血管的阻力(图 2.5)[39]。这可能部分归因于出生后几周的婴儿与较大的婴儿相比,肺循环阻力持续增加,尽管在出生时肺循环阻力显著降低(图 2.1)。肺血管系统的反应性是惊人的,新生儿期,动脉低氧和酸中毒会使肺动脉收缩引起肺

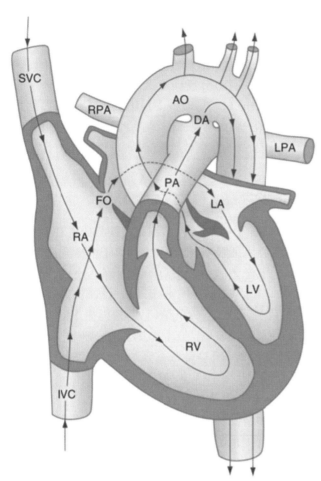

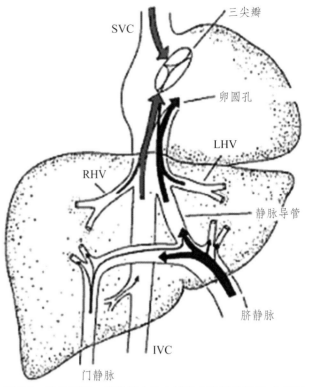

图 2.3 胎儿循环。脐静脉中的血液进入静脉导管后,先通过卵圆孔进入左心房及左心室,然后进入脑循环(Rudolph[34])。

图 2.2 胎儿循环。来自上腔静脉的低氧合血液,首先流经右心室进入肺动脉,然后通过动脉导管经降主动脉回流入胎盘。相应地,来自静脉导管的高氧合血液进入下腔静脉,并优先经卵圆孔进入左心房、左心室,汇入脑循环(Marx[32])。(见彩图)

动脉高压,阻碍血液流动,促使血流异常通过卵圆孔和(或)动脉导管产生右向左分流。这种重新恢复胎儿循环的模式,最终导致胎儿循环持续存在或新生儿持续性肺动脉高压(PPHN),进而加剧低氧和酸中毒的恶化。PPHN 可能独立存在或成为各种临床现象的一部分,包括胎粪吸入、脓毒血症、红细胞增多症和膈疝。对于存在持续性肺动脉高压症状和体征的婴儿应常规行超声心动图检查以确诊排除结构性发绀型心脏疾病 [40]。

　　虽然肺循环的调控,尤其是从胎儿期到出生后的时期,十分复杂且依赖于各种介质、因子、受体和神经、内分泌,以及血管控制机制的相互作用,但是氧化亚氮(NO)在氧介导的血管舒张作用中无疑起到关键的调节作用 [41],其中还有其他的机制参与(如在肺血管平滑肌上的氧敏感性 K+ 通道)[42]。尽管大量研究

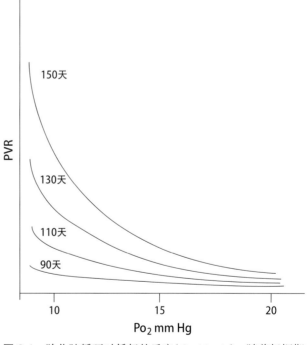

图 2.4 胎儿肺循环对低氧的反应(fetal lamb)。随着妊娠期进展,肺循环对血氧饱和度降低的反应越来越显著(Rudolph[37])。

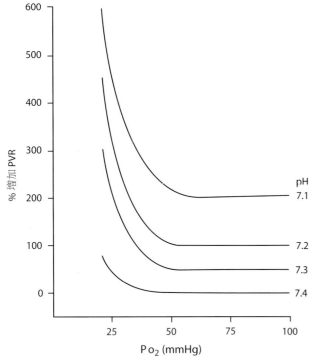

图 2.5 新生儿肺循环对低氧和酸中毒的反应（lamb）。氧饱和度的降低而反应性引起肺血管阻力明显增加的突破点显著依赖于 pH 值（Rudolph 和 Yuan[39]）。

都关注这个问题，但是现在仍没有单一的因子被确认为出生时产生肺血管舒张的主要触发因子，并且尚不清楚内皮细胞和平滑肌细胞是否为主要的靶细胞[43]。

大量治疗方法和药物（过度通气和血管活性药物）已经被发现并用于治疗 PPHN，但只有 NO 是选择性扩张肺循环的血管舒张剂。在许多病例中，吸入 NO 能够选择性、快速、有效地降低肺循环阻力，而不影响体循环血管阻力[43]。在低剂量使用时，毒性作用很小。遗憾的是，超过 40% 患有 PPNH 的婴儿对 NO 无反应。NO 作为一种抗氧化剂和抗炎物质（在动物实验中）[46]，它对死亡率的影响、引起支气管肺发育不良以及神经发育缺陷使其应用产生了争议[44,45]。内源性 NO 对未成熟肺的肺泡和血管发育起作用[47,48]。由于 NO 的产生和代谢受多阶段的调控，它在足月和早产儿的临床有效性仍存在争议。例如，NO 产生依赖内皮氧化亚氮合酶的活性（eNOS；肺 eNOS 是Ⅲ型），eNOS 有还原和氧化结构域，当它的底物 L- 型精氨酸充足时，氧化 NADPH 和氧化亚氮合酶产生 NO。另一方面，当底物浓度或辅助因子（如热休克蛋白 90）减少时，NOS 解偶联，代替 NO 产生的是活性氧或活性氮，如过氧亚硝酸盐。事实

上，氧化应激可能对 PPNH 的发生起作用[49]。与此相似，平滑肌细胞上可溶性鸟苷酸环化酶和 cGMP 特异性磷酸二酯酶（PDE5）的活性增强 NO 促进 cGMP 产生的作用。PDE5 通过水解 cGMP 来调控 cGMP 的效能和作用时间。PDE5 抑制剂，如西地那非，可以促进肺血管舒张。尽管 PPNH 在新生儿中治疗经验较少[50]，但在成人肺动脉高压治疗中已经广泛使用。

心肌的发育

心肌细胞：胎儿的心肌细胞舒缩与成人相似。也就是说，心肌细胞兴奋，胞质内钙离子浓度升高，发生心肌收缩；随着胞质内钙离子浓度降低，心肌细胞随之舒张。在成熟过程中，心室通过抵抗阻力和随着舒张（充盈）而后产生的负荷（收缩／射血）得到发育。胎儿的心肌也同样存在着成人心肌细胞中控制钙离子流动及钙离子反应性收缩系统的细胞膜。然而，与收缩力（肌节、肌原纤维）有关的结构、控制钙离子流动的部分（内质网和其他膜成分包括受体、离子通道、交换体、转运体、泵等）、心肌顺应性（细胞外基质／细胞骨架）和交感神经分布等都随年龄发生了质量及数量的变化。某种程度上，与年龄相关的心血管功能、钙离子和药物的反应性方面的不同均源于心肌系统解剖和功能的发育状态。

在胎儿和新生儿阶段，心肌细胞显著分化，并且数量和大小得到增长，这与它的力学性能，即收缩性能显著改变有关。在围生期，心肌细胞完成"最终分化"并且丧失了增殖能力，这是通过单核到双核的转换来证实的（不伴细胞分裂的最终核分裂）[51]。同时，心肌细胞的大小和形状发生改变，从球形逐渐重建为成人时期的更类似矩形的形态。由于长轴的显著缩短，成人的心肌细胞（成人与新生儿心肌比较，长度为 150μm∶40μm，宽度为 5μm∶25μm）与新生儿心肌细胞相比，反应速度更快，且幅度增大[52]。

近期有关人类[53]和动物[51]胚胎方面的研究证实，妊娠晚期随着心肌细胞大小和数量的增长，胎儿心脏显著发育，这与左心室的容积和心肌收缩力增加相关。这一发现可能对先天性心脏病（如单心室伴肺动脉或主动脉闭锁）的发生有重要意义。现已发现左右心室发育差异显著，其中右心室的心肌细胞相对来说数量更少而体积更大[51]。

亚细胞成分：除了与年龄相关的心肌细胞数量的

增长之外,亚细胞成分的变化也促使兴奋收缩、心肌细胞肌力发育和心血管功能方面的成熟化。不但每个横截面上的心肌细胞数量发生增长,而且肌原纤维的分布也随年龄发生显著的变化[52]。在未成熟的心肌细胞中,肌原纤维出现在浅层,细胞核和线粒体成群地、混乱地聚集在细胞中央。与此相反,在成熟的成人心肌细胞中,肌原纤维与线粒体(和内质网)为平行的成行交错排列。胎儿与成人心肌收缩性相比,功能降低源于未成熟心肌细胞中线粒体和肌原纤维的杂乱排列。

除了大体解剖上与年龄有关的影响之外,调控钙离子流动的细胞膜的变化也对心肌收缩力发挥重要作用。细胞膜(肌膜)和细胞内的内质网调控了胞内钙离子的升高,有利于细胞收缩和发育。在成人,少量的通过 L 型钙通道的钙内流刺激内质网内钙离子释放,即钙触发钙释放(CICR)。CICR 启动依赖于 C 型钙离子通道、雷尼丁受体和 t 小管(内质网凹陷)之间错综复杂的耦联[54, 55]。尽管不同种族之间存在一定的差异,但总体来说,未成熟心肌内的肌浆网数量有限且 T 管发育不完善[56,57],因此 CICR 在产生细胞兴奋性收缩只起次要因素。近期,研究关注于 Na⁺-Ca⁺ 转换通道和雷尼丁受体关联产生的年龄限定性 CICR 逆转效应[58, 59]。随着心肌细胞的成熟,受 CICR 调节的 L 型钙通道的作用越来越重要,尽管其分子机制尚不清楚。

在发育的心肌细胞中(包括肌浆网、T 管、各种离子通道和调节蛋白)与临床有关的进展变化十分普遍。也就是说,肌浆网的容量和泵钙能力(钙摄取、纵行肌浆网摄取;贮存和释放、连接肌浆网储存和释放)在妊娠期和出生后都是升高的。此外,不同亚型的肌浆网功能在未成熟的心肌中分化不明显。所以,未成熟的心肌与成熟心肌相比,对于钙离子通道阻滞剂更加敏感[60],并且最大收缩程度对细胞外钙离子浓度的依赖程度更大[61]。

与成人心肌细胞相比,未成熟心肌细胞的肌小节收缩速度和幅度降低,这可能是与年龄相关的各种收缩蛋白的表达变化有关,如肌钙蛋白[62]。肌钙蛋白复合体由三个亚单位组成(结构蛋白:肌钙蛋白 C、I、T),与肌原纤维的细肌丝结合后,通过调控钙离子依赖性的肌动蛋白活化和肌球蛋白的相互作用而产生收缩力。肌钙蛋白 I 和 T 随着发育调控存在多种亚型。例如,特异性慢骨骼肌亚型(ssTnI)在胚胎、胎儿

和新生儿的心肌中表达,而在成人心肌中主要表达心肌亚型(cTnI)。慢骨骼肌亚型的肌钙蛋白 I 在心肌中的表达对于未成熟的心肌可能尤为重要,因为这与未成熟心脏的酸中毒耐受性相关[63]。未成熟心肌对交感神经刺激的反应同样与慢骨骼肌型肌钙蛋白 I 的表达相关。心肌型而非慢骨骼肌型肌钙蛋白,在 β-刺激时出现磷酸化,这可能与新生儿在舒张功能上的差异有关[64]。这种磷酸化降低了钙离子敏感性,使心肌细胞易于舒张。

TnT 亚型在不同物种以及不同发育阶段中存在很大差异。人类心肌包含四个 TnT 亚型(cTnT1~4),cTnT1 在胎儿期表达最高,而成人只表达 cTnT3。钙离子敏感性与肌钙蛋白 T 亚型的表达变化相关[62]。肌钙蛋白 T 特异性亚型的表达与肌纤维对钙离子的反应性紧密相关。

尽管心肌肌钙蛋白常用于评估和监测儿童及成人心肌损伤,但近年来人们才认识到它在重症监护中的重要性[65]。肌钙蛋白与心肌纤维细肌丝结合,但在心肌急性损伤时,结合的肌钙蛋白从损伤组织中释放出来,2~4h 后,首先出现在血液中,可持续 21 天。新生儿肌钙蛋白亚型 cTnT 和 cTnI 的正常浓度范围都有报道。脐带血样肌钙蛋白的浓度在不同性别、分娩方式和检验方法中有所不同。尽管不同的研究中有所差异,但在窒息相关心肌损伤中,cTnT 和 cTnI 浓度都会升高。对于儿童和成人来说,损伤的实验室证据往往是其他心功能评估方法(如超声心动图)的辅助措施。例如,婴儿窒息后新生儿比正常的足月儿 cTnT 的浓度更高,这与超声心动图显示的心肌损伤相关。尽管如此,心输出量在窒息和非窒息的新生儿中通常是相似的。早产儿的肌钙蛋白含量往往整体升高,而使用强心药物治疗与足月儿和早产儿的 cTnT 浓度升高相关。因此,尽管新生儿的肌钙蛋白浓度可能成为评估足月儿和早产儿围生期损伤的完善指标,但它对预后和治疗的特异性还有待确定。

心肌顺应性:细胞外基质/细胞骨架。细胞骨架包括收缩蛋白和泰坦(一种能够延展至 1/2 肌节的大蛋白),以及微丝、中间纤维和微管。这个复杂的复合体提供了细胞内外连接的结构框架,能够使单个肌节的收缩运动转变为有效的收缩和舒张。也就是说,细胞骨架能够提供机械信号系统,检测未成熟肌节的一般状况,提供了发育早期组织中急剧变化的概况。在未成熟的心肌细胞中,A 带和 I 带更加不规则,M

带缺失、Z 带宽度变化不一。一些蛋白、微丝、中间纤维和微管在出生后发育，对于介导，如细胞生长、迁移、黏附，以及适应出生后过渡期循环的信号重建十分关键[33]。例如，索蛋白，一种重要的连接肌纤维 Z 带的蛋白，能够强化肌纤维与线粒体的连接，促进收缩机制。胶原的数量和种类通过不同的亚型表达，能够改善心肌的静息负荷状态和顺应性。例如，I 型亚型与发育的硬度紧密相关，而 III 型亚型与弹性关系更密切，而且这两者的比例与心肌顺应性相关。随着发育逐渐成熟，心肌的胶原更加排列有序，III 型亚型的数量增多，最终与 I 型相同或者超过 I 型[66]。也就是说，在足月儿和早产儿中，I 型和 III 型亚型的比值有所增加，并一直持续到 6 岁后才开始下降，在成年后该比值降至 0.5 左右[66]。

交感神经分布：交感神经系统调节细胞的生长分化，以及钙离子敏感性和分布。例如，在出生后早期 α- 肾上腺素能受体的增加对于刺激左心室发育至关重要[67]。此外，支配心肌的肾上腺素能纤维网的增加诱导了各种收缩系统的广泛发育和表达（如收缩蛋白的表达、钙通道的效能、肌球蛋白 ATP 酶亚型的表达）。最后，作为一种参与细胞内 β 型刺激传导的重要酶类，腺苷酸环化酶的活性与儿茶酚胺浓度平行增高[33]。

早产儿

对于极低出生体重儿（VLBW，<1500g）及超低出生体重儿（ELBW，<1000g）来说，过渡期循环系统的典型改变是不明确的。在胎龄小于 30 周时，动脉导管多数未闭合，体循环和肺循环阻力相对高于胎盘循环，而且在出生后的前 24 小时甚至更长时间里，心输出量常无明显升高。由于 ELBW 生理学上的特殊性，测量心输出量并建立血压和心率的"正常"参考值范围变得十分复杂，进而给低血压下定义也变得困难（见下文）[68]。因此，儿科重症监护室的诊断和治疗方案尚不能基于大量明确的循证数据而建立。

在发育的任何阶段，心室功能都受相同的因素影响：前负荷、后负荷、收缩性及心率。然而，在新生儿中，尤其是对 ELBW 来说，对这些干扰因素的代偿功能十分有限。早产儿（如某些情况下的孕中期胎儿）未成熟的心肌和周围循环系统呈现出显著的不足，在出生时，低阻力的胎盘突然被高阻力的肺循环血管床和体循环血管床所代替，此时推荐给予正压通气和强

心支持等干预措施。早产儿对心率的变化更加敏感。通过卵圆孔和动脉导管的血流量的显著变化也增加了监测早产儿心血管系统功能的复杂性。

血压、心输出量以及全身血管阻力之间的关系始终是恒定不变的：BP=CO×SVR。也就是说，血压虽然不等于血流量，但是两者通过阻力（或 SVR）相关联。因此，血压处于某个范围时，器官血流量的增加、减少或保持不变与阻力有关。尽管血压的正常范围与胎龄有关[69,70]，低血压的定义仍然难以确定。由于平均动脉压 <30mmHg 超过 1 小时（于出生后第 1 天 5 小时开始测量）与颅内损伤[71]或脑血流量减少[72]有关，因此多将早产儿低血压值设定为 30mmHg。然而，也有些人坚持认为，在出生后的前 3 天里，大多数早产儿的正常平均动脉压 <30mmHg（图 2.6）[73]。也有人建议，将低于相应胎龄儿平均动脉压 10% 的血压定义为低血压[74]。尽管已有研究报道低血压与脑室内出血有关[75,76]，却始终没有明确的因果关系。也就是说，在前瞻性研究中，积极治疗低血压并不足以影响发病率、死亡率[68]或远期转归[77]。不幸的是，判定特异性强心药与脑血流的改变及转归之间的关联仍然只是一种估测。尚无研究显示，"某种强心药能够改善任何有意义的长期或短期的临床转归"[78]。

因此，相同胎龄或出生后年龄的婴儿血压和心率"正常值"的变化，对临床治疗造成了一种两难的处境，特别是手术中通常存在不稳定因素的情况下。此外，在尚无可靠的测量重要器官（如脑）灌注方法的情况下，制订出精准的新生儿"低血压"治疗指南几乎是不可能的。

一些研究者[79, 80]已经提出了用于早产儿出生后几天的过渡期循环时监测脑血流量的新方案。要认

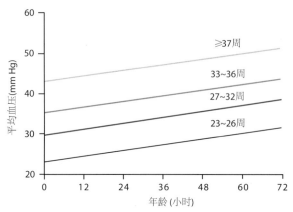

图 2.6　新生儿的平均血压预示了更低的限制值（出生后前 72 小时）（Nuntnarumit 等[73]）。

识到、对早产儿来说，血压[79, 80]和毛细血管再充盈时间[81]与左心室输出量的相关性能不确切，测量上腔静脉内的血流可用于估算全身血液流向脑（和上半身）的部分。监测上腔静脉内的血流量可以不必考虑经动脉导管或卵圆孔的分流[82]。在这些研究中，平均动脉压与上腔静脉血流的联系十分微弱（图2.7）。与之相似的是，有研究表明，在出生后的前48小时，血压与降主动脉、上腔静脉或左右心室内的血流量都没有关联[80]。事实上，如果说上腔静脉内的血流量在某种程度上与血压相关，那么正如早期研究中报道的那样，最准确的描述应该是"负相关"[84]。有趣的是，当上腔静脉内血流量减少时，多巴胺和多巴酚丁胺都不能增加其收缩性[85]。

测量上腔静脉血流（及其他血流）可以确保充足的氧供、营养物质输送，尤其是对脑组织的供给，并且可以监测治疗的有效性。例如，已经证实，上腔静脉血流与脑室出血发病率和神经发育转归有关[83, 86]。不幸的是，"功能性脑电图"需要复杂的设备和丰富的经验，因而不能作为常规床旁监测手段。

因此，我们没有办法准确测量新生儿的心输出量和特定器官（如脑）的血流量（图2.7），只能根据早产儿的血压、心率和血气、乳酸、电解质等代谢指标，以及临床状态变化趋势来推测心血管系统状态。然而事实上，报道上腔静脉血流意义的研究者们也建议通过上述这些常用的心血管指标来进行合理的临床治疗[78]。通常，像血压这样的参数必须同其他更广泛的临床和诊断数据联系在一起。例如，即使测量上腔静脉血流，数据也应该与 MRI 和近红外光谱仪关

联 [见"监测脑血流量：近红外光学成像技术（Near-infrared Spectroscopy，NIRS）"章节] 以确定合理的治疗方法。

临床意义和小结

在所有年龄段中，新生儿单位体重的心输出量是最大的 [~300mL/(kg·min)]，新生儿静息状态心输出量的升高限制了其应对氧需升高或适应前后负荷变化的能力。也就是说，新生儿不易代偿由前负荷不足或后负荷、心率或心肌收缩力差引起的血流量不充足。例如，未扩张的心脏通过增加每搏输出量来应对前负荷升高的能力是有限的[87, 88]。尽管容量负荷能增加未成熟心室心输出量，但其作用与年长儿相比更弱。同样，与年长儿相比，未成熟的心肌对于后负荷增高的耐受能力更差。胶原成分的增加，以及 Ⅰ 型与 Ⅲ 型胶原比例的升高可能是新生儿相对心脏顺应性差的原因。由于通过动脉导管和卵圆孔的显著血流变化，这些因素在 ELBW 婴儿中的作用更明显。最后，新生儿的正常心率较快，虽然心率的增加不一定增加心输出量，但是心率的降低可能明显减少心输出量。一些观点认为，静息状态下新生儿心肌与儿童和成人相比处于较高"β- 肾上腺素能张力"水平，在出生后一周到数月的时间里，这种 β- 肾上腺素能张力逐渐减弱，肾上腺素能刺激在心脏中的作用表现得更有效[89]。

由于心肌纤维减少、交感神经支配降低、β- 肾上腺素能受体水平降低、肌浆网结构和功能不成熟、钙摄取、释放和储存机制的特异性成熟、多种收缩性 / 非收缩性的蛋白结构、通道、交换器和酶结构亚型谱特异性表达，胎儿（如早产儿）和新生儿可能存在心室功能损伤。在出生后的前几个月，心肌收缩能力逐渐增强，使其在前后负荷大幅波动时能维持心输出量不变。同样，收缩蛋白的增加、多种亚型结构表达的转变、肌浆网和 T 小管的发育及肾上腺素能神经支配都参与了一系列复杂的变化，包括收缩力的增强、钙摄取以及转运使心肌对应激和氧需增加做出更有力应答。

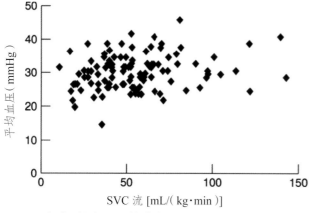

图 2.7　超声测量的上腔静脉内血流量已被证实可评估脑血流量。需注意 SVC 血流量与同步测量的平均动脉血流量之间缺乏相关性（Kluckow 和 Evans[83]）。

中枢神经系统功能

继心血管系统之后讨论中枢神经系统的功能是

因为未发育成熟脑在生理上易损伤的特性与年龄相关的血流动力学功能密不可分,围生期脑损伤的根本原因无疑是循环系统不成熟。在新生儿期,血流动力学不稳定(尤其是早产儿)十分常见,并且在足月儿和早产儿中,常与缺血和出血性脑损伤相关联。不幸的是,脑血管损伤常表现有终身的功能障碍,包括运动功能失调、学习/发育迟缓、癫痫和继发性并发症(如反流误吸性肺炎引起的慢性肺疾病)。预防围生期损伤造成的神经系统并发症或将其影响最小化,需要全面了解发育期脑对于窒息、缺氧和(或)炎症反应应答的细胞和分子机制。迄今,这些相关机制尚不完全清楚,早期损伤的程度和性质不能明确预测远期转归。

发育期脑损伤一般包括由缺氧、炎症和(或)缺血引起的原发损伤,以及再灌注后导致的兴奋毒性递质和一系列细胞因子释放引起的继发性损害[90]。最近,Volpe 引入了"广泛性脑病"[91]和"未成熟性脑病"[92-94]的概念,来强调早产引起的脑白质和灰质的原发损伤不只表现为单纯的脑组织缺失,而且明显地损害了后续的脑发育。Volpe 强调,"一定要认识到新生儿脑损伤及伴随其后产生的临床和解剖学改变是一种发育障碍和功能紊乱的综合表现。"Kinney 赞同"未成熟性脑病"的概念,强调"在早产儿中,远期存活者的认知,运动和情感的兴奋神经丛障碍反映了白质和灰质损伤和发育程序停滞的特定模式,该模式取决于损伤的严重程度、时间、慢性损伤以及个体混合因素。"[95]

中枢神经系统的正常发育

在脑部胚胎发育中,孕期发育较早的结构为 3~4 周时发育的神经管(未来的脑和脊髓)和 2~3 个月发育的前脑(未来的前脑)[96]。早期神经管发育异常十分严重且常常危及生命,如:先天无脑畸形、颅骨脊柱裂、脊髓脊柱裂和脑膨出。同样,严重的前脑发育异常(如前脑无裂畸形)大多也是致命的,尤其是合并染色体异常[如 13~15 三体、三体(斜体)、环状体、18 染色体缺失]。

严重程度稍差的神经管闭合异常和脊柱裂[发病率(3~7)/10 000 出生儿]因其常影响婴儿存活并造成终生障碍,所以在临床上更为重要。脊柱裂根据其缺损的严重程度分为四种主要类型[96]。在隐性脊柱裂中,椎弓分离、脊髓和脑脊膜被皮肤覆盖,皮肤上有明显的毛发,并形成骶骨小窝。在囊性脊柱裂中,神经组织及其覆盖物突出于未完全成型的椎弓,形成囊状结构。在脑脊髓膜突出中,神经管处于正常位置,但脑脊膜突出于缺损部位并被皮肤覆盖。第四种类型是脊髓脊膜突出,即脊髓和脑脊膜都突出且无皮肤覆盖。这些损伤可能发生在脊柱的任意部位。尽管脑积水常伴有脊髓脊膜突出[60% 枕、颈、胸或骶部,胸腰段、腰段和(或)腰骶部为 90%][97],在脊髓脊膜突出闭合前,由于脑脊液会通过开放的损伤处漏出并减轻脑室压力,脑积水通常不明显。

阿-奇畸形(Arnold-Chiari malformation)是一种后脑畸形,常发生于患有脊髓脊膜突出的患者中。延髓扁平细长且沿第四脑室穿过枕骨大孔,并伸入椎管。髓质下移牵拉脑桥和延髓上部,且可能压迫脑干核和颅神经。如果小脑扁桃体移位穿过枕骨大孔,会引发中脑导水管狭窄和脑积水。严重的异常可引发呼吸暂停、声带麻痹和(或)中枢和梗阻性通气障碍,需要尽早纠正[98]。重要的是,大约 20% 的脊髓脊膜突出婴儿患有睡眠呼吸障碍[99]。

胼胝体和透明隔发育不全常与神经元迁移异常和明显的临床畸形有关。胼胝体发育异常通常伴有其他综合征(如 Aicardi 综合征或者 Andermann 综合征)或染色体异常[11, 14, 16, 18, 21]。大约 80% 无胼胝体的患者合并有其他的脑部畸形,并且他们通常还伴有非中枢神经系统畸形[100, 101]。脑局部发育异常大多发生于发育的后期,与神经迁移和结构异常的临床综合征相关。透明隔发育异常不独立存在,常与视神经发育障碍一同发生(中隔-视神经发育不良)。

在妊娠晚期,皮质中的灰质和白质容量增加 4~5 倍[93, 94],源于轴突和树突的生长和分化、神经胶质细胞的增殖、突触发生和髓鞘形成(图 2.8)[102]。小脑的增殖甚至比大脑皮质更快,其特点是多种细胞的迁移增强(图 2.9)[104-106]。与脑实质的迅速增长相平行,孕晚期脑血管网发育也非常迅速,长短不一的穿透孔道延伸并呈树枝状分布,降低了边缘/底部区域的血流量。

年龄相关的损伤模式

除了孕晚期大脑整体的迅速发育外,特异性的过渡细胞类型决定了早产儿脑对于缺血、炎症、兴奋毒性递质和自由基损伤独特的敏感性。大量的不同种类细胞对于形成脑内通路十分重要,同时对于损伤也

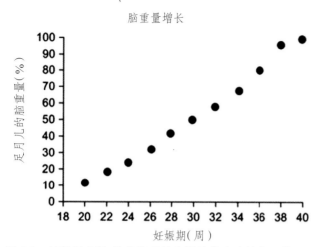

脑重量增长

图 2.8　妊娠后半程,胎儿脑重量占足月儿脑重量的百分比。胎龄 34 周的脑重量只有足月儿的 65%(Kinney[102] 图.1,p.82)。

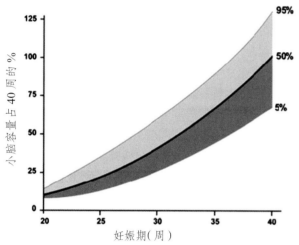

图 2.9　妊娠后半程,胎儿小脑容量占足月儿小脑容量的百分比(5%,50%,95%)。胎龄 34 周的小脑容量只有足月儿的 65%(Volpe[103])。

极其敏感。这种特异性细胞群在不同发育阶段(24~28 周、28~32 周、32~37 周、足月儿)有选择易感性,形成了可以预见的病理学模型。有三个例证获得了新生儿神经病理学专家高度重视(见"易感细胞群"一节)。

总体上讲,早产儿最易发生脑白质损伤,而足月儿易损伤的是深灰质核(如基底生发中心和丘脑)。有证据表明,早产儿脑室周围白质选择性地对低血压产生的缺血敏感 [107]。发生围生期缺血缺氧性脑损伤的足月儿和早产儿存活后其临床缺陷也有所不同。最新证据支持向增强 MRI(如高分辨 MRI,光谱成像,扩散张量成像)获取的有关脑发育过程的新认

识,提出了"灰白质的交界模糊不清"的现象 [108],越来越多的足月儿白质损伤和早产儿灰质损伤被认识。此外,将磁共振成像确定的损伤部位解剖细节和细胞种群的选择易损性相结合,可用于估算脑发育过程中"连接性"损伤的发育转归,并将这些模式与长期随访确认的临床转归相关联。

尽管谷氨酸在发育期细胞的增殖、分化、迁移过程中扮演重要角色,但其在缺血缺氧性损伤中过量释放会造成"兴奋毒性"状态并导致细胞死亡。当谷氨酸受体(NMDA、N- 甲基 -D- 天冬氨酸、α- 氨基羟甲基恶唑丙酸、红藻氨酸)被过度刺激时(尤其是特定亚型),细胞内钙蓄积并激活 caspase-3,而导致细胞异常凋亡。NDMA 受体主要介导活化,与其他亚基相比,亚基(NR2B)在妊娠早期可导致灭活作用减慢,从而延长作用时间 [109]。

除兴奋毒性作用外,氧化应激似乎是新生儿脑损伤的根源。有趣的是,脑中表达 NMDA 受体的区域也表达神经元型(nNOS)和诱导型氮氧合酶(iNOS)[110]。当内皮型氮氧合酶(eNOS)诱导脑部血管舒张时,由缺血缺氧 iNOS 介导产生的过量 NO 成为活性氮簇(自由基)。由于缺血缺氧或游离铁离子(当过氧化氢遇到游离的铁离子时,Fenton 反应产生羟自由基)[111, 112] 能够产生过量的氧和氮自由基,不仅与出血耗竭内源性抗氧化系统相关,而且还会损伤细胞膜并可导致细胞死亡。氧化应激似乎通过调节谷氨酸受体增强了兴奋毒性 [113]。值得注意的是,在新生儿脑中抗氧化系统(如 Mg 和 Cu 超氧化物歧化酶、过氧化氢酶、维生素 A 和 C)也未发育完全 [109]。

脆弱细胞群　早产儿:两种独特类型的细胞(底板神经元和前少突胶质细胞)构成孕中期的胎儿脑白质,它们对缺血缺氧性为敏感,并表达谷氨酸受体。底板神经元位于皮质下白质区,孕 10 周前首次出现,在第 24~32 周时达到高峰 [109, 114],此时,底板区是皮质层厚度的 4~5 倍。直到其在皮质中的位置最终确定,底板区一直是细胞和丘脑皮质轴突的等候区 [115]。通过表达多种多样的神经递质和生长因子,该区域编排了神经上皮胚层细胞向远隔位点(如胼胝体、基底生发中心、丘脑)的迁移,并刺激突触的形成。这些神经元具有大量兴奋性氨基酸(如谷氨酸)受体,兴奋性氨基酸是正常神经发育的重要调节介质,但缺血缺氧会刺激递质过量释放,产生兴奋毒性和白质损伤。最近的体外研究显示,相对于其他皮质细胞,底

板神经元对谷氨酸更敏感[116]。底板区的损伤可能会破坏重要位点的轴突发育（如丘脑皮质区），阻碍关键的神经分布和互联，中断皮质丘脑间的反馈，并导致长期功能性损害。在脑发育的关键时期，除早产儿外，其他新生儿的行为、认知和其他复杂的高级皮质功能（如执行功能）所对应的特定区域缺陷，经推测与各种远距离结构间的关联有关[105, 117-120]。在人类中，底板区于孕晚期开始退化，出生后6个月完全消失。因此，底板神经元是一种过渡期细胞种群，调节基本的丘脑皮质发育。

在髓鞘形成以前，脑室周围白质软化（PVL）易感性达到高峰（23~32周）期间（见"脑白质损伤"章节），晚期的少突胶质细胞前体细胞（前少突胶质细胞）是皮质下白质的主要组成细胞。虽然成熟的少突胶质细胞相对具有抵抗力，未成熟的少突胶质细胞对氧化和兴奋毒性应激尤为敏感，受损后无法发育成熟，导致弥漫性低髓鞘化和轴突破坏。因此，前体细胞的损伤会抑制其发育成熟，导致表现兴奋毒性的细胞种群持续存在，而且不能产生形成髓鞘的成熟少突胶质细胞[121]。

最后，小胶质细胞是一种独特的巨噬细胞，最初在正常脑髓鞘发育中发现。它们在孕晚期聚集在脑皮质的白质区，在孕37周后迅速减少[122]。尽管小胶质细胞在脑正常发育（凋亡、轴突发育、血管发育）中十分重要，但感染/炎症对其异常激活会促成细胞因子和谷氨酸的释放，导致活性氧和氮簇的产生[112]。

因此，在神经管和前脑发育建立以后，中枢神经系统的发育主要为增殖和迁移。脑室和脑室旁神经元的增殖涉及神经系统发育的每个过程。在孕期的第二到第四个月，大部分增殖的细胞是神经元。从第五个月开始直至成年，主要则为胶质细胞。干扰迁移（如从底板区迁移）、异常的活化（如小胶质细胞）和（或）不能增殖/成熟（如前少突胶质细胞），这些都是发育期脑损伤的病理生理学关键因素。

全身性疾病，如慢性肺疾病[123]和坏死性结肠炎[124]，增加了白质损伤和神经发育异常的风险。此外，由于药物治疗、通气支持、感染、抽搐和血流动力学不稳定等因素使新生儿治疗变得十分复杂，多种因素相互作用决定了最终转归。

脆弱细胞群　足月儿：一些临床因素[胎盘损伤（胎盘早剥、梗死）、产伤、脐带脱垂或受压]造成的足月儿缺血缺氧损伤，与常见的其他相似因素（炎症或感染）造成的早产儿损伤截然不同。总体上说，足月儿缺血缺氧脑病主要损伤靶点在深灰质核团，尤其是基底生发中心。而在早产儿中，选择易损性与特定谷氨酸受体（尤其是NDMA）及其多种亚型（如NR-2B>NR2A）的过度表达有关。在基底生发中心中，这些受体与大量表达nNOS的神经元共存，因此形成了损伤的敏感区。此外，出血后，因缺血缺氧和游离铁离子反应（当过氧化氢遇到游离的铁离子时，Fenton反应产生羟自由基）产生的自由基也可能导致氧化损伤[125]。

与通常认为足月儿损伤多与宫内慢性损害（炎症或感染）有关的传统观点相反，大多数发育期脑病似乎来自于生后前几周（或前几个月）的围生期损伤[126-128]。由于损伤属于相对急性且会持续很长时间，神经保护性治疗对于改善长期的转归十分重要。例如，低温疗法已经进入了足月儿中重型缺血缺氧性脑病的标准治疗范围[129]。然而，尽管已有证据证明其有效性，但是低温疗法对预防新生儿脑病远期并发症来说并非万能之策。相对于单一的治疗方法，更为推荐多模式围生期神经保护或治疗，这对改善转归十分重要[111]。

增强MRI识别出了足月儿脑损伤的两种主要模式[93,108,125]。第一种是分水岭模式，指在严重损伤后，白质的血管末端区域也可能延伸到皮质灰质层。总体上讲，与运动功能相比，分水岭型损伤与认知功能关系更紧密。第二种是基底核（基底生发中心或丘脑）模式，指严重损伤波及深灰质核，可能蔓延至整个皮质，即这种模式常包括弥漫性皮质损伤。据报道，这些新生儿常表现为更严重的临床异常，包括强化复苏、严重脑病和癫痫。总体来说，这种损伤模式通常比分水岭型表现出更严重的认知和运动功能障碍。然而，即使一种模式占主导地位时，其他区域通常也会受到严重程度略轻的损害[127]。因此，MRI显示的损伤模式与损伤的范围相关，但远不止与单一部位的损伤严重程度有关。

先天性心脏病（简称先心病）：十多年前我们已经知道，超过50%患有先天性心脏病的新生儿合并小头畸形和神经系统缺陷，并伴有远期神经发育异常[130]。最近，先天性心脏病足月儿的脑发育和代谢损伤已能够在术前被确认，其模式与早产儿相似，在复杂发绀（左心发育不全综合征或单心室和主-肺动脉异位）型先天性心脏病患儿中尤为明显。发育迟缓会使这些婴儿易患与早产儿相似的白质损伤[131-134]，其转归反映了脑损伤病灶与其对脑发育长远影响之间的复杂联系。尽管子宫内发育延迟的机制还不甚明确，胎儿循环紊乱伴发的氧和其他代谢物质的脑输送量减少可能是其根本原因[33, 135]。虽然复杂的发绀型心脏病是造成发育迟缓的高危因素，但发育迟缓在有 / 无发绀的儿童中都很常见，特别是在出生后几天就经历外科手术治疗的患儿中更为明显[136]。

小结：人大脑的重量在 34 周胎龄时只有足月儿的 65%（图 2.8）[102]，这意味着正常胎儿在最后一个月中脑发育十分迅速。早产儿 [脑室周围白质软化（PVL）和基底生发中心 - 脑室内出血（GM-IVH）] 与足月儿的常见损伤（缺血缺氧性脑病、动脉卒中）具有病理生理上的重叠，这并不令人惊奇。在某种程度上说，这种重叠可以用发育期脑选择性易损区和脑血流调节失衡对损伤的反应这两个方面来解释。

脑血流的自主调节：脑血流的自主调节作用可以使脑血流量在较大范围的体循环压力（成人平均动脉压为 60~150mmHg）变化中保持恒定[137]。这种现象意味着，血管通过收缩和舒张以适应灌注压变化来维持血流的稳定。多种血管活性因子参与脑血流调节（如氢离子、钾离子、腺苷、前列腺素和渗透压和钙离子）[111]。"被动压力"的意思是指打破了这种现象，即血压的变化改变脑血流量。被动压力下的脑血流被认为是新生儿（尤其是早产儿）中枢神经系统损伤和损害神经发育的重要危险因素。尽管自主调节机制在正常胎儿、早产儿、足月儿以及足月动物中已经完善，但其调节范围相对于发育成熟后的个体更为狭窄。正常血压在孕晚期显著增加，但是自主调节机制的上限并不改变，胎龄越小，早产儿的正常血压与自主调节机制的下限越相近[138-140]。动脉血压的迅速增加会破坏未成熟脑中脆弱的血管（见"基底生发中心 - 脑室内出血"一节），而低血压和低灌注压则会导致局部缺血。因此，早产儿的脑血流在低血压和高血压的环境下都很脆弱。

Greisen 认为，重症新生儿的脑血流自主调节机制应该是"不完整"的，并非"全或无"现象，即不是单纯的存在或者缺失。也就是说，这种自主调节机制的平台期并非完全平缓，而是向上倾斜的。这段曲线倾斜的斜率决定了自主调节紊乱的程度（图 2.10）[141]。尽管自主调节机制作用的阈值还没有完全确定，足月

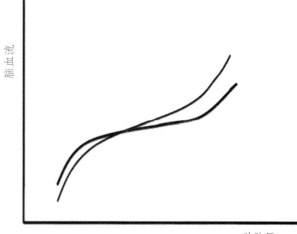

图 2.10　新生儿脑血流自主调节机制理论概念。粗线平坦部分表示脑血流自主调节机制完整，在此范围内脑血流量在一定动脉压范围内改变极小。在曲线下降段，脑血流量随动脉压降低而降低。与此相似，在曲线平坦段以上，脑血流量随血压增高而增加。Greisen 认为，自主调节机制的平坦部分也不是完全水平，而且曲线的形状会根据多种临床状况而改变，其倾斜角度可能由重要的临床因素决定。他认为，自主调节机制不应该单纯地用"有"或"无"来衡量，而应该定量分析（Greisen[141]）。

儿的范围为 25~50mmHg（平均动脉压），而早产儿的范围相对狭窄。同样，生后年龄和其他因素也会影响自我调节机制的范围[111]。在复杂的情况下，新生儿中常见的代谢异常（如缺氧、高碳酸血症）会损伤脑血流的自主调节[139, 142-144]。例如，Lou 的系列报告显示，在多种临床情况下，新生儿脑血流量减少 [即 20mL/（100g·min）]，脑血流量随血压的变化而变化（自我调节紊乱）[139-143]。

具有完善自主调节功能的发育期婴儿（可自主呼吸或机械通气 48 小时后），脑血流量对二氧化碳变化（$PaCO_2$ 每改变 1mmHg，脑血流量变化为 4%）的反应强于对血压变化（血压每改变 1mmHg，脑血流量变化 1%）的反应[145, 146]。然而，自主调节严重受损时，如新生儿严重窒息[147]、癫痫[148] 以及早产儿小幅度机械通气，尤其是生后第一天行机械通气[149, 150] 的情况下，这种反应不能得到有效预估。尽管这样，脑血流量对 $PaCO_2$ 变化的反应也随着孕龄、生后年龄、神经损伤、全身疾病和代谢异常而改变，低碳酸血症和高碳酸血症仍被认为对脑血流有显著影响[151]。事实上，在新生儿中，高、低碳酸血症都与严重的神经损伤有关[152, 153]。此外，高碳酸血症还会直接抑制早

产儿（500~1500g）的脑血流自主调节[152]。同样，在发育的不同阶段，低氧和低血糖也直接影响脑血流[154]。

因此，常规治疗手段（机械通气、气道吸引）、代谢失调（低血糖，高、低碳酸血症，低氧血症，高、低钠血症和低钙血症）、动脉导管未闭和其他损伤（癫痫、脓毒血症）都可能显著影响新生儿对血流动力学和脑血管状态异常的代偿能力。

脑血流监测

近红外光谱仪（NIRS）：NIRS 是一种用于测量局部脑血氧饱和度的无创监护仪。在早产儿（胎龄 <32 周）和足月儿中，尽管测量值可能存在 18% 的变化，但是脑血氧饱和度十分稳定可靠，且在脑内各区域相对一致[155]。

目前尚无可持续监测脑血流量的床旁设备，而"正常"血压不能准确反映充足的脑灌注（图 2.7）（见"心血管功能"一节）[79, 156]。近来，有人认为，NIRS 能反映脑氧合和血流动力学状态[157, 158]。NIRS 利用氧合血红蛋白和脱氧血红蛋白（HbD）红外光吸收度的差异来测定脑血流的变化。然而，脑血流量、全身氧合状态和脑代谢率也会影响 HbD。因此，尽管大多数时候 HbD 随脑血流量改变，但其他测量参数 [组织氧合指数（TOI）、脑局部氧饱和度（rScO$_2$）及脑局部组织氧摄取度（cFTO）] 使 NIRS 的测量结果更加准确。

替代的方法是，一些专家通过连续动脉压监测和 NIRS 结果相结合的方式来定量测定"脑被动压力（cerebral pressure passivity）"[159]。自主调节机制丧失是指 HbD 直接随血压的变化而变化。在一项对出生时间在 12h 到 5 天，体重 <1500g 婴儿的研究中，被动压力脑循环的均值时间为均值的 20%，而对 ELBW 婴儿来说，该时间则高达 50%。同样，低血压在 ELBW 婴儿中也最为常见（有时可超过 80%）。因为监测是连续的，作者记录了脑血流被动压力的波动性，指出低动脉压并不总是与被动压力相关（反之亦然），也就是说，血压和脑被动压力并不完全一致，血压的绝对值也不能预测脑被动压力。反之，有些人认为低血压与自主调节机制丧失有关[160]。尽管脑被动压力与基底生发中心 - 脑室内出血（GM-IVH）无关，但是一项研究对 HbD 数据进行了复杂的"结合性和转导功能分析"，认为"高 MAP-HbD 水平"和 GM-IVH 的发病率相关[161]。由于血压和脑被动压力之间

复杂的相关性，研究者通过测量脑被动压力的大小来预测 GM-IVH（颅内超声图像）。

因此，尽管这种方法推动了脑灌流过程监测的进展，但目前 NIRS 仍被认为是"半定量的"，是一种发展趋势，但仍不足以成为一种"可靠的定量"检测方法[162]。例如，体动会人为干扰长期连续的 HbD 测量，而其他参数，如 TOI、rScO$_2$ 或更复杂的 O'Leary 参数，可能会更可靠[163, 164]。大多数人都认为，可靠、操作简单、便携的脑血流量监测仪对重症监护治疗和手术是非常重要的。

脑白质损伤

脑室周围白质软化（PVL）会造成局部的囊性和非囊性变[112]，发病率与胎龄呈负相关。近十年里，这种局灶性损伤在 VLBW 婴儿中的发病率 <5%，常发生在深部的脑室旁白质处，显微镜下可见局灶性坏死，最后形成经颅超声下显示的清晰的囊性影像。而 PVL 的弥漫性非囊性改变则更多分布于中央白质区，占早产儿脑白质损伤的绝大部分。首先损伤前少突胶质细胞，包括星形胶质细胞和小胶质细胞，形成局部的镜下坏死且颅内超声不能轻易分辨[112, 165, 166]。通过增强 MRI 技术显示，50% ELBW 存在脑白质损伤[165]。此外，弥漫性脑白质异常的发病率随生后年龄增加而增高，其发病率由 21% 升高到 53%，而出生后第一周到相当于足月的时间里，甚至达到 79%[167]。

尽管数十年前就已经发现了早产儿的白质损伤，但近十年里，随着增强 MRI 技术的发展，灰质发育异常才被熟知。容量分析显示，神经 / 轴突疾病最常发生于丘脑、基底生发中心、脑皮质和小脑。这些损伤在相当于足月时就可以在 MRI 上显示，并持续至成年后[91, 118]。虽然 PVL 的局灶囊性坏死病灶似乎与运动功能缺陷相关，但只有更大范围的伤害才会引起非 ELBW 婴儿更为广泛的神经损伤。非囊性 PVL 白质损伤与极低早产儿认知功能障碍有关，不过注意力缺陷和社会（行为）功能障碍与轴突（灰质）损伤相关性更大。Volpe 强调，这种"早产儿广泛性脑病"（如白质和灰质损伤）的最终临床转归不仅与原始损伤有关，更重要的是与其后续发育过程中的严重畸形有关[93,94]。

发育期脑对白质损伤的易损性是由许多因素引起的，包括缺血、自主调节失衡、感染或炎症。因未发育完善的长短穿支贯穿入白质中，发育期脑血液循环

的边缘区存在缺血风险[168]。事实上，PVL 深局部坏死灶存在于长贯通血管的边缘区，此血管是大脑中动脉的分支。此外，特别是出生后 1~2 天，白质内的极低血流量也增加了其易损性[169]。全脑血流量大约为 15mL/（100g·min）[相比而言成年则为 40~50 mL/（100g·min）]。重要的是，白质和灰质中的血流差异显著。某研究显示，白质内的血流只有基底生发中心或丘脑的 17%[169]，尤其是，白质的脑血流量大约是皮质区的 25%，其范围为 1.6~3.0mL/（100g·min）[112]。在新生小狗中，因低血压导致的脑血流量降低在脑内各区域有所不同，但白质是最易受损的部位[170]。

在出生后 48 小时的循环系统过渡期内，除了大量发生的早产儿低血压外，自主调节功能紊乱（见"脑血流的自我调节"一节）也增加了低或高灌流损伤的风险。

虽然低血氧和（或）缺血会刺激炎性细胞因子的释放，但感染（如细胞因子、自由基的产生）和 PVL 之间的关联尚不清楚。尽管如此，已有文献明确记载了在抗氧化机制衰竭且铁离子存在的情况下，前少突胶质细胞对自由基损伤（活性氧簇和活性氮簇）的易感性与发育成熟度相关（见"脆弱细胞种群：早产儿"一节）[112]。因此，PVL 的发生受多因素的影响，包括复杂的发育期心血管作用、感染（新生儿败血症）或慢性炎症（绒毛膜羊膜炎）反应时产生的神经和免疫（及其他）相关因子。

基底生发中心 – 脑室内出血（GM-IVH）

足月儿颅内出血的病因，一般包括外伤、凝血功能障碍、解剖异常（动脉瘤、动静脉畸形）和围生期窒息。然而，最常见的颅内出血、基底生发中心 – 脑室内出血（GM-IVH）多发生于早产儿，且胎龄越小，发病率越高，同时病情更加严重。

GM-IVH 按其严重程度、损伤范围和临床转归被分成几大类；也可按 CT 结果分级[171]。Ⅰ级是指室管膜下出血，不伴或伴有极小的 IVH（即仅限基底生发中心）；Ⅱ级是指 IVH 进入侧脑室但不扩散；Ⅲ级是指脑室内出血，脑室扩大。在这种分类中，Ⅳ级出血包括了脑室扩张，同时出血进入脑实质。

这种分级方式在结合矢状面颅内超声显示的侧脑室出血严重程度和 GM-IVH 之间的关系后进行修订。Ⅰ级中出血仅限于基底生发中心，脑室扩张小于 10%；Ⅱ级中，出血占脑室的 10%~50%；Ⅲ级中，出血

超过脑室的 50%，且伴侧脑室扩张；Ⅳ级被删除，取而代之的是继发于出血的脑室旁实质回声增强，包括区别于 GM-IVH 的脑室旁出血性梗死（PVHI）[172]。因此，实质内的损伤被标记为Ⅳ级 GM-IVH，认为 IVH 从侧脑室扩张蔓延至脑白质。修订后的分级方法强调 PVHI 的病理生理学实质是出血性静脉梗死（见下文），而不仅仅是重度 GM-IVH。这种方法进一步将 PVHI 按照以下三种影响因素：大小（局部或广泛）、单双侧以及中线偏移的严重程度进行分级[172,173]。

GM-IVH 的总体发病率为 7%~23%[174]，但在 ELBW 婴儿中则可高达 30%（750~1000g）到 40%（501~750g）[5]。在 NICHD 新生儿研究网络的同一个大队列分析中，重度 IVH（Ⅲ级和 PVHI）（2000—2002 年间）的发病率分别为 16% 和 24%。在小队列中，GM-IVH 的总体发病率由早期两组（1982—1989 年和 1990—1999 年）的 42% 降低至当时（2000—2002 年）的 22%，重度 IVH 的发病率也由 15% 降低至 2%[175]。

尽管患有 PVHI 的婴儿死亡率很高（约 50%），Ⅰ级和Ⅱ级出血的死亡率却并未增加[176]；且Ⅰ级和Ⅱ级 IVH 的近足月儿神经发育迟缓并不明显，但据报道，其仍然存在发育功能减退[173]，而且 MRI 显示灰质较预测值低 16%[177]。虽然Ⅰ级和Ⅱ级损伤不伴有严重的神经系统后遗症，但 PVHI 却是破坏性的损伤。最近的报告显示，2/3 的 PVHI 存活患儿遗留有运动迟缓，1/2 有认知功能障碍，1/3 有视野异常，而且 20% 出现癫痫。90% 的 PVHI 患儿神经发育转归极差[178]。此外，需行脑室腹腔分流的脑出血后脑积水（IVH 的又一并发症）是儿童（78% 的Ⅲ级损伤组和 92% 的 PVHI 患儿）早期严重神经认知功能障碍发生率最高的疾病[174]。

GM-IVH 的病理生理与发育期脑结构部分相关，发育期神经血管结构对 GM-IVH 独特的易损性使得静脉回流相较动脉系统迟缓。未成熟的静脉壁薄，血管床也容易塌陷。由于表浅静脉未发育完全，脑静脉回流主要依赖于引流基底生发中心和大部分脑白质的深静脉系统。

依据基底生发中心的解剖学特点，病变出血部位（通常在室间孔水平的尾状核和丘脑中间）[172]均与早产儿的高出血危险性相关。增生的基底生发中心脑室和室管膜下区于胎龄 10~20 周时产生神经母细胞和胶质母细胞，细胞和血管分布密集，但呈凝胶状，

对血管网支持作用很弱。这种性状随胎龄增加逐渐减少，至足月时几乎全部消失。自大脑前、中动脉和前脉络膜动脉发出而形成的密集血管网进入未成熟的大量不规则毛细血管样血管床，最终流入脑内的深静脉系统。静脉在近尾状核头部形成"U"形转弯，汇入 Galen 静脉，形成终末静脉。于是，"终末静脉"便穿过基底生发中心，并在 GM-IVH 的常见部位处发生突变。由于其独特的解剖结构，大面积的 GM-IVH 可能会阻塞终末静脉，导致静脉瘀滞、缺血和破裂，产生 PVHI。因此，PVHI，无论伴发或继发于 GM-IVH，都绝不会进展为大面积 GM-IVH，而且，如果 GM-IVH 是双侧的，那么，PVHI 通常发生于出血较多的一侧 [172]。

发育期脑出血的主要位置是静脉与毛细血管的连接处，而非动脉或小动脉与毛细血管的交汇处。胎龄 24~28 周时，基底生发中心主要位于尾状核体部；在 28~32 周时，则在尾状核头部水平；在 36 周时退化 [172-179]。当出血由基底生发中心蔓延至脑室时，弥漫整个脑室系统的血液可能会引起蛛网膜炎和阻塞性脑积水。缺氧／缺血损伤产生的其他自由基以外，血红蛋白释放的游离铁离子可能会释放羟基自由基（Fenton 反应，见"年龄相关的损伤模式"一节）[125]。理想状态下，抗氧化系统（如超氧化物歧化酶，谷胱甘肽过氧化物酶，过氧化氢酶，维生素 A、C、E、β 胡萝卜素和谷胱甘肽）可以强有力地清除自由基。然而，当自由基产生过量时，抗氧化物则会被耗尽。这种情况会导致细胞膜破裂，细胞内钙浓度升高，并最终导致细胞死亡。在氧耗增加合并全身抗氧化物浓度降低时，新生儿脑损伤风险增加 [180]。与过渡期循环波动频率一致，生后前几天血流动力学不稳定，50% 的 GM-IVH 患儿在出生后第一天被诊断，到出生后第 4 天，诊断率为 90% [179]。事实上，被动压力脑循环的高发生率与 GM-IVH 有关（见"脑血流的自主调节"一节）[161]。脑室旁白质和基底生发中心都位于动脉末端区域，在被动压力脑血流存在条件下，脑灌注降低时两个区域缺血危险性增高，高灌注时会导致血管破裂，缺血再灌注可能导致兴奋毒性损伤 [181]。

因此，在自主调节机制紊乱时，有害刺激（如气道吸引、外科手术等疼痛刺激）、快速静脉输液、代谢紊乱（低血糖）和高碳酸血症 [144] 等都可能使动脉和（或）静脉压迅速升高，导致 GM-IVH。相反，由多种原因（如窒息、麻醉药、脓毒血症、低碳酸血症）导致

的低血压会使脑血流量降低和再灌注交替发生。正压通气或气胸会造成静脉压骤升，阻止脑静脉回流，会增加静脉出血的风险。

尽管 PVL（非出血性、对称性）和 GM-IVH（出血性、非对称）的病理生理学特点不同，但它们的发病机制却有所交叉，且都与发育期心脑血管解剖结构易损性和年龄相关的代谢特点相关，所以一次 MRI 检查常能同时诊断 PVL 和 GM-IVH 并不足为奇。

小脑损伤

除继发于 PVL 和 GM-ICH 的新生儿大脑皮质、丘脑和基底节的广泛神经元或轴突损伤外，近期，小脑也被证实是损伤的敏感区域。"胎龄 24~40 周时，小脑的增长速率与脑其他区域几乎都不平行"（图 2.9），皮质的表面积在这段时间里增长超过 30 倍 [103]。在胎龄 20~30 周期间，小脑的加速发育对早产儿而言特别重要。

与其他新生儿神经损伤一样，小脑损伤的发病率与胎龄呈负相关，这取决于两种病因：破坏性损伤（出血或梗死）和发育障碍。在 GM-IVH 的病例中，小脑出血大多是单侧的，且 77% 伴有小脑幕上损伤（大多为白质损伤）[103]。其发病机制与脑血管自主调节功能障碍有关。例如，在患有脑瘫的一组非 ELBW 婴儿中，64%（32/50 患儿）存在小脑实质缺失并伴有囊性 PVL 和（或）脑白质损伤，一般源于常见病因（如缺血、感染或炎症）[182]。破坏性损伤可仅限于小脑，婴儿直到出生后的数月甚至数年时间里因发育迟缓而出现显著症状 [183]。在严重的破坏性损伤患者中，功能缺陷十分明显，包括痉挛 – 共济失调 – 运动障碍性脑瘫、严重认知障碍、小头畸形和癫痫 [184]。

在其他病例中，MRI 显示小脑发育不全（单侧或双侧小脑容量缺陷）不伴有破坏性损伤 [185]，而伴有小脑幕上损伤 [即 PVL 和（或）GM-IVH]。颗粒细胞损伤（如继发于出血后的游离铁离子损伤）[185] 的原因不仅是细胞数量的减少，还因中断其他细胞（如浦肯野细胞）的兴奋传入而导致小脑传导通路紊乱 [103]。小脑发育不全和小脑幕上损伤的联系提示"远程回路交界神经元间的多重相互作用" [103]。例如，单侧的 PVHI 可能不仅合并预期的同侧脑容量丢失，同时也合并对侧小脑容量丢失；同样，单侧小脑出血合并有同侧小脑容量减少，也合并对侧脑容量降低。原发双侧大脑损伤会造成继发性的双侧小脑损伤，反之亦

然。Volpe 认为："小脑和大脑间完整的相互反馈通路对关键时期脑正常生长发育十分重要。"[103] 患儿小脑发育损伤的远期后遗症状包括空间视觉功能损伤、行为能力和语言能力缺陷[186]。此外还包括语言和社交障碍[187]。

因此，小脑损伤与显著神经运动障碍、智力缺陷，以及学习、语言和社会行为缺陷有关。也就是说，小脑损伤可能导致认知和情感障碍，包括社交困难和自闭症状[188]。最终，患有小脑损伤的大龄儿童和成年都有"认知和情感障碍"（行为、空间视觉、语言和情感缺陷）的记述[189]。因此，极低早产儿小脑发育异常可能导致认知、语言和社会情感障碍。

临床意义和小结

发育期神经系统的诸多特点使新生儿在能预知的不稳定手术期间易受伤害。在围生期，血流动力学和呼吸状态不稳定、自主调节功能紊乱，并且存在大量脆弱细胞。由于没有可靠监测脑灌流情况的方法，这要求新生儿麻醉医生手术前要重点确定每个婴儿的"正常"状态，并在手术期间尽力维持这种状态。这说起来容易，但要避免血压、$PaCO_2$ 以及 PaO_2 的大幅度波动是十分困难又极其重要的，尤其是在心肺功能都不稳定的手术中。出血时，需要快速地补充晶体和胶体，但却极易造成神经学损伤。NIRS 是一种有

价值的监测趋势，但假性结果非常常见。

呼吸系统

从胎儿到出生后的过渡是一个急剧的适应过程，需要在几秒钟内从完全依赖胎盘转换为通过肺的充气灌注完成气体交换。对于早产、窒息或是合并心肺功能障碍相关异常情况（如先天性膈疝、气管食管瘘、某些先天心脏疾病）的婴儿来说，手术，吸入性麻醉药以及其他药物、正压通气和感染的叠加作用，虽然能降低远期患病率，但也会对短期内维持生理稳定性带来严峻的挑战。

胚胎学

肺部系统的发育过程，根据形态学变化可分为五期（胚胎期、假腺管期、小管期、囊状期、肺泡期）[190]（图 2.11）。熟知这一系列发育过程可以预估母婴因素（如羊水过少）、遗传因素或是发育受损[191] 相关的先天畸形发生时间[192]。

胚胎期（胎龄 0~7 周）：在胚胎 3~4 周时，喉气道丛最先以憩室形式从原始前肠中出现，覆盖内胚层上皮细胞[192]。在胚胎期，随着上皮细胞从前肠最终侵入间质形成气管，至此大气道出现，并在上皮细胞和

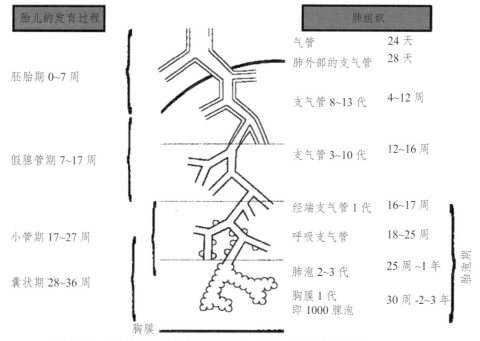

图 2.11　正常肺发育的各个时期以及各时期气道结构的发育（Kotecha[191]）。

间质细胞的相互作用下[194]，气道发育出一系列分支[193]。到胚胎发育第 5 周，分支已经进展到肺叶和肺段支气管水平[193]，由 5 个肺叶形成。到胚胎期末，18 个主要小叶已清晰可见[195]。尽管这一时期肺泡上皮与食管上皮相似，但在整个发育过程中，原始内胚层细胞通过分化发育成熟会形成大量具有成人肺组织特征的上皮细胞[193]。在胚胎期，肺部脉管系统的发育也同步进行。在胚胎 4 周时，发育中肺芽周围的内皮祖细胞最终形成内皮细胞管，并连续不断地合并形成肺内动脉[196]。与胚胎期发育进程相关的先天畸形可累及大气道和（或）全部肺段，包括肺发育不全、异位肺叶、肺叶性囊肿、发育不全、畸形、狭窄或软化，以及血管畸形[192]。

假腺管期（胎龄 7~17 周）：假腺管期气道的分支速度最快，随着上皮细胞的分裂，其周围腺管样间质团块[191, 193]对分支进行调节，间质抑制气管的分化，却诱导支气管分级[197]。到胎儿 14 周时，形成出生后 70% 的气道。到 17 周时，总气道、终末细支气管和原始腺泡已经完全建立[191]。在假腺管期，血管结构伴随气道发育的同时，迅速分支形成肺动脉与肺静脉，该结构源于间质组织并与气道并行[192, 196]。气道的假复层上皮进一步分化，近端逐步被柱状细胞取代，远端被立方细胞取代。在 11~16 周期间，纤毛上皮出现，气道黏液首次合成[193]，立方细胞最终发育成熟为 II 型肺泡细胞。在肺部发育的这一时期发生的损伤会改变支气管的生长模式，造成以肺部生长不良（肺发育不全）、隔离损害以及囊性腺瘤样畸形为特征的损害[192]。

在肺部生长的这一关键时期，呈圆顶状的膈膜肌腱开始发育，它不仅能形成原始的呼吸肌，而且能分离胸膜腔与腹膜腔，并能促进肺脏的生长[198]。在胚胎第 3 周末，膈膜由许多中胚层组织构成，形成的横膈将胸膜－心包腔从腹膜腔中分离出来。值得注意的是，胸－腹膜管能允许这两个腔之间进行有限但持续的交通[198, 199]。横膈在胚胎第 6 周从枕骨和上颈节（C3）水平向下迁移到胸节水平，第 8 周至 L1 水平[198]。在下降的过程中，C3-C5 的神经组织穿过中胚层并最终发育为膈神经。大约在这一时期，左右胸腹膈膜关闭胸膜腔与腹膜腔之间的连通[198]。正如在小鼠模型中阐明，肌肉前体细胞向侧面迁移形成原始膈膜的边缘，然后伴随着新膈神经的分支放射性发育为整个膈膜[199]。

先天性膈疝（CDH）是由于胸膜腔和腹膜腔未能完全分离所造成的。胎儿 10~12 周时，肠管从羊膜（妊娠早期肠管所在位置）回到腹腔之前，膈膜完全关闭。如果两个体腔的隔离不完整，肠管很容易进入胸腔，那么肠管将占据肺部生长所需的空间。后外侧先天性膈疝（胸腹膜裂孔疝）由胸－腹膈膜关闭不全所致，占膈疝发生率的 95%（占活产新生儿的 1/2000~1/4000）[200, 201]，通常为单侧发病（左侧为 78%，右侧为 20%，2% 为双侧），但常与同侧严重肺发育不全伴对侧肺发育异常相关[202]。除肺发育异常外，其他常伴膈疝发生的异常（如先天性心脏病、中枢神经系统异常）并不与其直接相关[200]。先天性膈疝的病因并未完全清楚，但其基因相关性已经受到重视（如非整倍染色体突变）[203,204]。

宫内暴露于致畸物会影响视黄酸酶途径，在胚胎早期第 5~7 周时，原始非肌肉膈组织的异常引发一系列事件导致孕晚期后外侧壁关闭不良，进而诱发先天性膈疝[199, 205]。值得注意的是，在转基因鼠实验中诱导出肺部发育不良但不伴先天性膈疝的鼠，提示先天性膈疝是原发疾病[206,207]。

小管期（胎龄 17~27 周）：在小管期，远端气道发为主腺泡，包括呼吸性细支气管、肺泡管和初级肺泡，周围毛细血管同步发育[195]，形成最初的气体交换单位。

上皮细胞分化为 I 型和 II 型肺泡细胞，I 型细胞参与构成最初的肺泡－毛细血管屏障。表面活性物质大约在 24 周时能被检测到，而在 26~28 周开始活跃地生成。在胎儿 26 周后，呼吸小囊与肺毛细血管联系紧密，提高了充分气体交换的可能性，这对于子宫外的生存至关重要。在这一发育阶段之前，气体交换由于肺泡表面面积以及肺间质和（或）脉管系统功能的不足而处于不完善状态[190]。例如，在小管期出生的婴儿能否存活一定程度上取决于肺泡表面活性物质的缺乏程度（呼吸窘迫综合征）（见下面"呼吸窘迫综合征部分"所述）。尽管输注外源性肺泡表面活性物质能够改善新生儿的肺功能，但由早产儿生命支持（如辅助供氧、机械通气、感染）产生的损害经常会导致肺发育不全或肺泡发育不良[192]及后期的支气管肺发育不良。

囊状期（胎儿 28~36 周）：气体交换表面积的增加是肺发育囊状期的主要特征[192]。随着腺泡扩张和腺泡壁变薄，肺周围面积扩大。由于 II 型肺泡细胞越来越多地分化为 I 型细胞且毛细血管与其并行发育，使气体交换更加容易[195]。

肺泡期（胎儿 36 周直到 2~3 岁）：在肺泡期，随着肺泡分离和数目增加，气体交换的表面面积逐步增大，这个过程会持续到 3 岁[191、196]。II 型肺泡细胞增殖并在胚胎 34~36 周之后占据主导地位。II 型肺泡细胞的关键特征是具有嗜酸性片状小体，其特异性的腺泡可以储存和释放表面活性物质的脂质和蛋白质[208]。在这一时期，健康婴儿的肺泡总数仅为 2~5 千万[195]，2~3 岁时增至 3 亿，可达到成年人的水平[209、210]。肺泡期的发育异常可导致呼吸窘迫综合征、慢性肺疾病（见下文）以及肺泡或肺泡毛细血管发育不良[192]。尽管罕见，但一些遗传缺陷也对肺部发育产生不良影响，如表面活性蛋白系统的突变[195]。

调控肺部发育的分子学基础尚未完全清楚，但此过程中有很多转录和生长因子起到关键性作用[192]。除此之外，周围间质似乎对上皮细胞的发育具有直接作用，且间质－上皮之间的相互作用似乎是正常发育的必要条件[195]。多种机械性因素在宫内和生后都影响着肺部发育[192]。例如，在动物模型中，继发于羊水过少导致的胎儿肺部液体不足可以引发肺发育不全[211、212]；在人类中，继发于肾发育不全的排尿过少而出现的羊水过少症（波特综合征）中有明显的肺发育不全[213]。同样，继发于慢性羊水渗漏的羊水过少也会干扰肺部发育[214]。最后，在微管期和囊状期，维持充足肺部液体容积在促进肺部生长发育中的作用是针对先天性膈疝诱导肺部发育而实施的各种胎儿干预性治疗（如在宫内气管封堵）的基础[192、215]。

胎儿的呼吸对于维持肺部有效容积也有所帮助，而这可能通过激活牵张介导释放的生长因子来促进肺发育[192]。在动物中，当胎儿的呼吸被阻断时，肺部生长减慢[216]。胎儿呼吸动作减小可能是一些神经功能障碍、腹壁缺损和在子宫内暴露于某些物质（如慢性暴露于安定和母亲吸烟）相关的肺部发育不全的发生基础[217]。尽管一些占据了胸腔内空间的损害（如先天性膈疝、先天囊性淋巴组织畸形），以及继发于机械因素的胸部骨骼缺陷可以阻碍肺部发育，同时，这些异常也会损害胎儿的呼吸，使原发的胸腔占位性损害更加恶化[217]。

出生后肺部的发育

出生后肺部的发育包括完善肺泡期发育[218]，以

实现气道和微血管的发育成熟（从出生至 2~3 岁）。换而言之，肺泡－毛细血管微结构实现从双毛细血管网到单一毛细血管网的转变[219]。出生后，应用糖皮质激素治疗会阻断这一进程，进而损害肺部发育[192]。出生后两年直到青春期后期，肺部通过细支气管和肺泡的增长而不断发育[220]。后期的肺泡化是否在幼儿期（以及之后）持续存在，以及它的机制目前仍存在争议[219]。

早产和（或）感染能显著影响肺部的发育，尤其是肺泡化[191]。例如，肺部炎症标记物已证实宫内感染（如绒毛膜羊膜炎）与肺部发育不良为特征的慢性肺疾病发生率增加相关[221、222]。除此之外，经常应用于早产儿的生命支持治疗（例如机械通气、辅助供氧）已被报道会对正常的肺部发育造成损害，导致肺泡化异常[223]。特别是氧化应激，也已被证实与肺部发育异常有关（见下文的"氧疗"一节）。其他与早产相关的生理问题，如动脉导管未闭和免疫功能紊乱也与之有关[191]。如同正常发育期肺实质与脉管系统的紧密联系，早产相关的治疗也同时会对肺部脉管系统造成叠加损伤。例如，慢性肺疾病的早产儿伴有肺部动、静脉平滑肌增多，在孕龄 27 周前出生的婴儿常会存在肺泡毛细血管的发育不全和发育不良[196]。因此，近期新生儿临床救治的调查研究着重于在提供机械通气和辅助供氧等必要治疗的同时，将远期肺损伤的发病率降至最低[224]。

营养不良状态和环境暴露，如母亲在怀孕期间吸烟，与全身的生长不良和早产风险相关。除此之外，母亲吸烟也与婴儿期长期存在呼吸系统疾病有关。这些呼吸问题可能会在之后的儿童期得到改善，但也可能持续到成年，随着正常的年龄增长，肺功能降低愈发显著[225-227]。出生前后，暴露于二手烟都会对肺部发育过程中的结构改变造成影响，同时会改变气道解剖结构和大小。肺部感染时，喘息增加，同时不同程度地降低用力呼气流量，并可能提高气道反应性，或产生支气管痉挛，以及增加气道阻力[225]。

气道解剖

新生儿气道解剖与成人不同，这对于麻醉医生来说具有重要意义（见第 5 章新生儿气道管理）。新生儿的头相对较大，枕骨突出，气道细小且具有良好的顺应性（即易于压缩），在颈部弯曲和过伸时都有可能发生气道阻塞[228]。由于气道直径小，当存在上气

道湍流（R ∝ 1/r⁵）和下气道（第 5 级支气管分支远端）层流时，根据泊肃叶定律：$R \propto (\eta L)/r^4$ 可知气流会遇到更大的抵抗阻力，式中 R 是气道对气流的阻力；η 是黏度系数；L 是长度；r 是气道半径，也就是说，气道阻力在气管支气管树的不同部分与气道半径的四到五次方成反比。值得注意的是，在上气道环状软骨的环形区域，气道半径减少 50%（如气道感染或创伤导致的气道水肿），气道阻力和呼吸功增加五次方，即增至 36 倍。

婴儿经常被称为"强制性鼻呼吸"，由于先天性异常（如双侧后鼻孔闭锁）、气道炎症或感染导致的黏液水肿和分泌物增多，以及一些治疗操作（如放置鼻胃管）而阻塞鼻通道时，其常难以维持足够的通气。另一种描述方法提出"鼻呼吸优先"，因为许多鼻道阻塞的新生儿会转为经口呼吸，通过腭帆提肌和腭垂肌参与完成这一过程[229]。尽管如此，在鼻气道阻塞时，还是可能发生氧气饱和度下降，甚至在成功转换为经口呼吸之后，也会因疲劳而继发呼吸衰竭[230]。

新生儿的喉部结构与儿童及成人不同。基于尸体气道重建发现，新生儿的喉部形状习惯上称为"漏斗形"，随着年龄增长更加接近圆柱形（即成人型）。然而，近期在体影像学报告已证明，新生儿喉结构实际上与成人相似，呈圆柱形[231-233]。婴儿镇静状态下，声门开放的部位表面上是小儿上气道最狭窄的部位，但环状软骨仍是气道"功能"上最狭窄的部位，这种误区也许是由于 MRI 在给声门摄像时无法获取吸气相图像产生的。尽管僵硬的环状软骨不易变形，但声带可以从静息状态微微张开，适应如气管导管一样僵硬的结构[231]。新生儿的喉前部比后部更尖，形成一个椭圆形，横轴比前后径更窄[232, 233]。当用力将紧密契合气管的圆形气管导管通过声门时，会在前后轴产生额外的压力，导致黏膜缺血、声门下水肿、短期或长期的喘鸣，以及气道瘢痕或狭窄[231]。

新生儿气道的其他特点在实施气管插管时也一定要考虑在内[234]。新生儿颈部相对较短并且喉的位置较于成人（C4-C6）也更靠近头部（C3-C4）（值得注意的是，喉的位置是更靠上，而不是更靠前）。狭窄的会厌可能为 Ω 或 U 形，喉镜镜片直接上提很困难。相对肥大的舌头、易受通气操作人手指压迫的柔软的下颌结构、环状软骨压迫都使新生儿易于发生上呼吸道梗阻。新生儿气管由于软骨、平滑肌和可收缩的成分较少，其顺应性更高，但同时气流阻力更大[235]。早

产儿上气道尤其容易塌陷，这是因为稳定颈部的筋膜还未发育完全，以及稳固咽部的控制上气道肌肉还未发育成熟[236]。

与上气道的情况类似，下气道顺应性高并且极易塌陷，气流峰值降低，同时气道阻力与呼吸功增加。可闻及的喘息与急性支气管痉挛可能相关或并无关联。由于喘息在新生儿中与除支气管痉挛之外的许多病因均有关，新生儿对于支气管扩张剂的反应性不可预测也就不足为奇了[237]。

胸壁解剖结构和呼吸机械运动

胸壁是由肋骨轮廓、腹部（尽管专业术语为"胸壁"）和相连的肌肉组织构成，具有呼吸泵功能并提供呼吸系统的框架结构。相较于大龄儿童和成年人，新生儿的呼吸泵功能因其解剖、机械结构及组织学特点不同，功能相对较差[238]。与成人肋骨结构相比，新生儿肋骨架构相对柔软、角度呈水平位，潜在地限制吸气时胸腔的向外向上运动[239]（图 2.12）。

胸廓软骨的顺应性（C_{CW}）要远大于肺顺应性（C_L）[240]。尽管在出生时胸壁的柔软性十分有益，但在出生后，这一特性却是不利因素。尽管整个呼吸系统的顺应性（C_{RS}）主要由 C_L 决定，但较大的 $C_{CW}:C_L$ 比值预示着新生儿静息肺容量较小[243]。而且，胸壁顺应性使其在自主吸气时会向内凹陷，产生无效的胸壁运动，显著降低吸气的机械效率，即胸壁扭曲变形造成能量浪费[240, 244, 245]。羊实验模型显示[242, 246]，胸

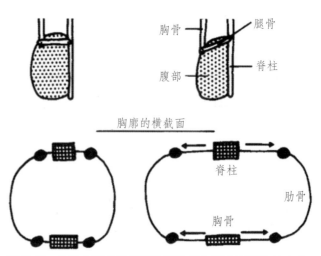

图 2.12　从婴儿到儿童早期胸廓构型和横截面形状的变化。上图：婴儿和成人肋骨的构架。下图：肋软骨连接处的肋骨生长以及后部肋脊角解释胸廓横截面形状的变化（Openshaw 等[239]）。

壁可能是通过肋骨架构的钙化和（或）胸壁肌肉张力的增加，逐渐发育成熟、变硬（与直立姿势相适应），使得 C_{CW} 降低接近于 C_L 水平[240]。

在发育过程中，呼吸肌的结构、分子生物学和功能都有所改变。在胎儿期间，呼吸肌受到胎儿呼吸的锻炼，因此在足月出生时，虽然其储备有限但已可以提供呼吸所需动力[247]。同成人相比，新生儿的呼吸泵功能还不能耐受较强的呼吸负荷，因此很容易出现呼吸衰竭[238, 239]。与其他肌肉系统一样，呼吸肌（主要是膈肌）的特点，可用前负荷、后负荷和肌纤维特性来定义。新生儿膈肌和肋间肌易发生呼吸疲劳，这通常与 I 型细胞的缺乏有关[248]。也就是说，I 型肌细胞的特征是慢周期性、有氧代谢、耐疲劳，以上似乎非常适合呼吸运动。早产儿膈肌只有大约 10% 的 I 型细胞，到足月时，这个比例上升到 25%~30%，而在整个婴儿后期，I 型细胞的数量增加到成年人比例，即 55%[248]。然而，当考虑到其他结构特点 [如肌球蛋白重链亚型（Myosin Heavy Chain Isoform，MHC）的表达、MHC 蛋白含量] 和功能特性（如最大特异性收缩力、痉挛收缩时间），新生儿膈肌实际上被认为更具抗疲劳能力[249]。独特的肌球蛋白重链亚型的发育，对能量需求降低，使其通过减少能量消耗防止新生儿膈肌疲劳[249],[250]。同样，在近期一项较长发育时间（孕中期到出生后 2 个月）的羊膈肌模型研究中，胚胎后期膈肌的疲劳易感性降低，但在足月分娩后大约 1 周时升至最高[251]，然后随出生年龄增加而逐渐降低。值得关注的是，特异性收缩力在足月产前 2 周内增加了两倍，且与胎儿的呼吸运动相关，最大特异性收缩力的增加与 MHC 成分升高有关。与早期研究结果相似，MHC1 成分的升高与氧容量增加有关。另一方面，体外对疲劳耐受性的变化应考虑到发育期膈肌的固有特性，包括膈肌厚度降低、力量－频率、长度－张力、力量－速度功能的有效性较差[252]，这些都会增加呼吸衰竭的危险性[249]。显而易见，横膈膜疲劳易感性的概念十分复杂，除发育对肌肉成熟的作用外，还可能受到包括激素水平（如皮质醇、甲状腺素）和氧化状态（如营养状态、脓毒血症和酸中毒）等生理环境的影响。继发于呼吸肌本身特性和前、后负荷的不利因素，呼吸泵尚没有足够的能力来维持稳态[253]。能够影响肌肉本身功能状态的因素包括代谢失调（电解质紊乱）、低氧血症和休克[253]。肺过度通气导致充气量增加而改变前负荷。胸壁机械效能降低（见上）、上呼吸道通气阻力增加（源于气道大小和易塌陷的特点）、肺顺应性改变导致出现呼吸窘迫综合征、肺水肿和其他肺疾病，从而使后负荷（即呼吸做功）增加。中枢和周围神经系统中控制呼吸泵的成分也会导致呼吸衰竭（见下文，呼吸控制）。新生儿呼吸衰竭可表现为呼吸窘迫（如呼吸急促、凹陷、辅助呼吸肌运动）、高碳酸血症、呼吸性酸中毒、低氧血症和（或）呼吸暂停。除给予适当的干预治疗（给氧、机械通气包括连续正压通气、营养支持）外，甲基黄嘌呤（如茶碱）有时可用于改善膈肌功能[254,255]。

功能残气量

在被动状态（指无呼吸肌活动）下，残余肺内的气体容积称为功能残气量（Functional Residual Capacity，FRC）。FRC 的大小与向内的肺回缩力与向外的胸壁弹性回复力的净作用相关。新生儿静息时，胸膜内压力为 $0cmH_2O$，而成人为 $-5cmH_2O$[256]。在胸壁顺应性的作用下，新生儿潮式呼吸呼气末肺容积接近 FRC，导致小气道塌陷[257]、肺不张、通气血流比失调和低氧血症的发生风险显著升高。新生儿通过以下几种方式来保持和代偿 FRC：加快呼吸频率缩短呼气时间[258, 259]，"喉制动作用"（通过声门关闭介导的内源性呼气末正压）[247,258]，稳定胸壁的肋间肌张力[247]，以及当肺容量减少时打鼾[260]。

由于呼吸储备有限及通过呼气的动态改变在 FRC 基础上增加呼气末容积的特点，新生儿呼吸做功增加和呼吸系统的神经支配损伤导致呼吸衰竭的风险增加。这些情况包括全身麻醉（伴或不伴神经肌肉阻滞）、快动眼（REM）睡眠[238, 261, 262]、全身感染和休克。除其对肋间肌功能作用的影响导致不协调、无效的呼吸运动外，中枢神经抑制使上呼吸道肌肉松弛增加气道阻力和呼吸做功。FRC 降低和继发肺不张时，膈肌需求增强，肺顺应性的降低也使呼吸做功和肺泡复张[243]的能量需求增加。急性肺部疾病伴有肺顺应性降低、气道阻力增加（如肺水肿）或横膈功能下降会加重麻醉、睡眠、多种新生儿异常（如感染）以及发育障碍（如肺发育不全）对呼吸的影响。持续气道内正压（如 CPAP）[263]能够在合并肺或其他疾病的早产儿麻醉和睡眠过程中维持 FRC 和机械通气有效性。正压通气可以维持和恢复 FRC，尤其在使用 PEEP 时（见第 9 章 "新生儿机械通气"）。胸外负压（$-18\sim-14cmH_2O$）技术现在已经很少应用，它会增加早产儿的 FRC[264]。

肺功能检查

一些成人的肺功能检查（PFT）技术也被应用于新生儿和较小的婴儿。用于检测新生儿 PFT 的设备必须能够处理更小的潮气量和无效腔容积，而不损失精准性或增加气流阻力。其他的挑战包括婴儿镇静、缺乏年龄相关的正常参考值（表 2.1），以及其他多种疾病状态下的数据。适用于新生儿和较小婴儿的技术包括全身体积描记法、气体稀释法、闭合技术、食管测压法、体重肺活量测定法和阻断器技术[265-268]。由于鼻腔气道阻力占全部气道阻力的 50%，鼻饲管引起的鼻腔阻塞会增加 50% 的气道阻力。因此，在有关肺功能的研究中，鼻饲管应放置在较窄鼻孔侧来保证较粗侧鼻孔能提供最大的气流[269]。

按标准化体重而言静息容量 [如 FRC 和潮气量（V_t）] 大体与成人相似，新生儿与成人解剖无效腔占潮气量的比值相似（即约为 25%V_t）。尽管气道装置（如 LMA）增加的无效腔对成人来说几乎可以忽略不计，但新生儿解剖无效腔较小，其影响更大。婴儿的闭合容量（~35mL/kg）可以超过 FRC（约 30mL/kg），可导致气道闭合。

出生时，肺泡表面积（VA）是 2.8m²，成年时增加至 75m²，它与体表面积的增加呈线性相关[270]。然而，因为相对成人来说，婴儿单位体质量的代谢率和氧耗量（VO₂）较大，VA 和 VO₂ 的比值降低会增加婴儿气体交换障碍的危险，尤其是在疾病导致 VA 受限的情况下，如肺不张、通气血流比（V-Q）失调（即肺泡塌陷导致肺内分流）常引起缺氧，且分流可以通过肺泡和动脉氧分压差来定量分析（也可反映弥漫障碍）。

V-Q 比值失调在合并肺疾病的婴儿中更为严重[271]。新生儿增加的肺泡通气量（V-dot A）[136~168mL/（kg·min）] 是成人 [约 60mL/（kg·min）][272-274] 的 2~3 倍，这反映更高的氧耗（VO₂）[6~10mL/（kg·min），而静息时成人约为 3.5mL/（kg·min）] 和 CO_2 的产生。一项对麻醉诱导（在"饱腹"状态下快速诱导）十分有意义的研究发现，当发生窒息时（30s 内）[275]，高氧耗伴肺不张和肺内分流可迅速导致缺氧。

分钟通气量随较大的 V_t 或通气频率（f）而增加，抑或随两者而增加。当给定肺泡通气量时，最适 f 和 Vt 可以使耗能降至最低[276-277]。新生儿中尽管单位体质量的 Vt 与成人相似，但是正常呼吸速率（30~60 次 / 分）却快于成人（18~22 次 / 分）。也就是说，在呼吸频率增加的情况下，健康新生儿为获得足够的分钟通气量呼吸做功降至最小[256, 278, 279]，尽管如此，新生儿（尤其是早产儿）与成人相比还是将更大比例的全身氧耗用于呼吸（即呼吸氧耗），这种现象在合并有肺部疾病时更加恶化[280,281]。

表 2.1 健康个体肺功能的参考值

参数	早产	新生儿	1 岁	7 岁	成年
体重（kg）	1	3	10	25	70
身高（cm）	35	50	75	120	175
与呼吸有关的比率（min⁻¹）	60	45	30	20	15
气量（mL）	7	21	70	180	500
组织间隙（mL）	3	6	20	50	150
FRC 的最大容量（mL s⁻¹）	80	150	300	—	—
FRC（mL）	25	85	250	750	2100
肺顺应性（mL kPa⁻¹）	15	50	150	500	2100
气道阻力（kPa L⁻¹ s）	8	4	1.5	0.4	0.2
特殊顺应性（kPa⁻¹）	0.6	0.6	0.6	0.7	0.8
特异性传导率（s⁻¹ kPa⁻¹）	5	2.9	2.7	2.7	2.3

将肺顺应性和特殊顺应性除以 10 得到以 cmH_2O 为单位的数值，阻力乘以 10 得到以 $cmH_2OL⁻¹s$ 为单位的数值；将特异性传导率除以 10 得到以 $s⁻¹cmH_2O⁻¹$ 为单位的数值。

新生儿与成人相比,增加的肺泡通气量和恒定的 FRC 使得 FRC 的"缓冲"作用更小[282]。然而,肺泡和血浆内气体浓度变化能更快地反映吸入气体成分的改变(如氧气、麻醉气体)。

肺表面活性物质

内源性肺表面活性物质,或"肺表面活性剂"用以维持肺容量。这种泡沫样的产泡物质是一种大分子聚合物,可以降低肺泡表面张力,降低肺萎陷的趋势,增加肺顺应性[283, 284]。在胎龄约 20 周时,胎儿呼吸有关的机械力刺激表面活性物质相关基因表达[285]。然而,在不进行治疗的情况下,表面活性物质对自主通气的支持作用,只有在胎龄大于 32 周时才足够有效。在一些早产儿中(通常胎龄小于 32 周),表面活性物质不足表现为呼吸窘迫综合征(见下文)。胎儿肺成熟度可通过羊水中肺表面活性物质成分卵磷脂和鞘磷脂的比例(L∶S 比例)来评估。该比例可用于预估胎肺的状态。L∶S>2.0 时,RDS 的危险性较低,而 L∶S<2.0 时,RDS 的危险性较高[286]。表面活性物质的代谢循环或结构遗传缺陷(如 SP-B 遗传缺陷)会导致致命性或慢性肺疾病,如肺泡蛋白沉积症[208]。表面活性物质损害可诱发多种新生儿期外的肺疾病,包括成人型呼吸窘迫综合征。

Ⅱ 型肺泡细胞在肺泡中具有多种重要功能,包括作为 Ⅰ 型肺泡细胞(肺泡上皮细胞主要种群)的前体细胞进行损伤后上皮细胞修复,以及产生和分泌表面活性物质[208]。表面活性物质储存于细胞器板层小体中,通过局部分泌作用释放,最终在肺泡表面形成单层膜结构,减少肺泡表面气 - 液界面张力[287]。表面活性物质包含多种成分,如管状磷脂、液滴、单层膜结构,这些结构各司其职,包括分散在肺泡表面形成单层膜、在单层膜破坏(如氧化)时储存活性物质,以及在呼气时抵抗回缩和快速重吸收[288]。局部环境(如在呼吸周期中机械力和钙浓度的变化)以及多种磷脂成分和表面活性相关蛋白(SPs)形成了一种特别的表面活性分子[208, 287],会影响表面活性物质的表象。因此,与循环或降解(被肺泡巨噬细胞吞噬)高度相关的复杂通路已经演化为这种重要分子的能量和底物的强烈活性[208]。约 85% 的表面活性物质成分可通过 Ⅱ 型肺泡细胞的重吸收再生成[289-292]。

表面活性物质由脂质(90%)、蛋白质(10%)和碳水化合物的乳剂组成[293]。脂质大多是磷脂(PLs),包括磷脂酰胆碱,如二棕榈酰磷脂酰胆碱(DPPC),占哺乳动物表面活性物质成分的 40%~45%(质量)[287]。异质磷脂混合物对实现快速覆盖肺泡表面(水相)和抵抗萎陷是必要的[294]。表面活性蛋白(SP-A、SP-B、SP-C 和 SP-D)具有多种功能[295]。SP-B 和 SP-C 都是小疏水性蛋白,与表面脂质作用紧密,能降低表面张力,以及在呼吸周期机械力改变时稳定表面活性物质[296]。SP-A 和 SP-D 是较大的结合蛋白家族成员,可以在肺内结合感染性粒子,易化免疫系统识别,清除肺内病原体。这些蛋白不只对新生儿免疫系统很重要,在鼠模型中,它们还可以调节肺泡吞噬能力。SP-A 和 SP-D 可以调节表面活性物质的摄取,但具体的作用还有待阐明[293,297]。

表面张力模型是球形的,可用 Laplace 法则 $P=2\gamma/r$ 计算,P 是肺泡内压或肺泡的"塌陷压"(即必要的抵抗气液界面分子间作用力的压力 - 向内缩短球体半径,促进塌陷的作用力)[298]。该公式阐明膨胀压力与表面张力(γ)成正比,与肺泡半径成反比(r)。吸气时,由于呼吸泵产生的作用力,肺泡半径增加,因此,塌陷压呈降低趋势。呼气末,在没有表面活性物质作用的情况下,需要较大的膨胀压力来防止肺泡塌陷。在肺泡表面膜中,表面活性物质可以产生很大的表面压力,降低肺泡回缩时的表面张力。当肺泡膨胀时,表面单层膜很薄的分布于肺泡表面,由于半径加大,表面活性物质作用减弱[299]。当肺泡较小时(如呼气时),表面活性物质被压缩,更好地减少较小半径肺泡的表面张力。因此,表面活性物质在很大范围内发挥缓冲表面张力的作用。

然而,肺泡不独自存在,而是组成一团一团的腺泡[300]。肺实质包括肺泡本身,它们可通过牵拉作用直接影响相邻气道[301]。当肺容量大时,如正压通气情况下,肺泡表面积与肺容量的比值与表面张力无关(与组织间相互作用有关)[302]。在这种情况下,表面活性物质的治疗作用可能被人工增加的肺容量掩盖[287]。宏观上看,如上述积极的控制呼吸治疗时,肺泡和气道的塌陷会被肺和胸壁的弹性回缩力抵消。

呼吸窘迫综合征

新生儿呼吸窘迫综合征(Respiratory Distress Syndrome, RDS),也被称为透明膜病,大多是由于早产时表面活性物质生成不足引起的,也可以在表面活性物质合成或释放延迟时产生,如母体患有糖尿病,或继发性表面活性物质失活,如胎粪吸入综合征。未经治疗的 RDS 临床特点归因于肺顺应性差、呼吸做功增加、FRC 减少、V-Q 比值失调、气体交换差、经动脉导管和(或)卵圆孔的右向左分流、气压性及容量性肺损伤、氧化损伤和炎症[303]。RDS 的表现包括呼吸急促或呼吸暂停、吸气费力、打鼾、乏氧、呼吸和代谢性酸中毒。RDS 在胸部放射线检查时的典型表现是弥漫的网状片影,或毛玻璃样变、不透明样变,支气管充气征表现为大气道充气伴随肺泡不张[304]。在出生后几天里,症状有加重的趋势,随后伴着内源性表面活性物质的产生增加呼吸功能得以改善。合并有正压通气(如慢性肺疾病、气胸、感染)、并存病(如脓毒血症)和早产[如包括脑在内的其他器官损伤(见"CNS"一节)]时,患有 RDS 的婴儿发生严重并发症的风险较高。新生儿会在产后即刻表现出症状,因为新生儿出生后前几次呼吸时,有效的表面活性物质功能对建立气体充盈的 FRC 十分重要。

RDS 相关肺部并发症(如慢性肺疾病)的严重程度,可通过气管导管给予人工合成或动物来源的外源性表面活性物质治疗而减轻[305]。通常,单次负荷量使用表面活性物质可导致一过性缺氧。气管阻塞、肺出血和不慎造成的容量性肺损伤(顺应性改善后)很少干扰肺表面活性物质应用[306]。临床症状和 X 线影像表现会在数小时内改善[304],最佳的用药原则(如预防用药 vs 早期治疗,用药的时间和剂量)仍有待确定[306]。目前,妊娠 24~34 周胎儿的标准用药方案为分娩前 7 天,每 24 小时给予 2 次的倍他米松[307]。其他 RDS 治疗方案包括早期在分娩室内使用鼻 CPAP(nCPAPcpap),尽量避免插管和正压通气所带来的潜在损害[308]。

母体给予类固醇(倍他米松)用于宫内早产儿治疗,能加速胎儿肺成熟,增加表面活性剂的产生和释放[309]。值得注意的是,与单独使用表面活性剂相比,产前联合给予类固醇能提供累加效应,并减少 RDS 相关的肺部后遗症的发生。此外,IVH 的发病率降低似乎也与联合应用相关[305]。

尽管在过去的几十年里,护理水平有了很大进步,但仍有约 20% 的 RDS 患儿会进展为慢性肺疾病,尤其是支气管肺发育不良(BPD),该病特点是出生后 28 天内需持续氧供。对小于 <32 周胎龄出生胎儿,需在胎龄 36 周时进行 BPD 分级[310]。应用表面活性剂治疗的 BPD 不同于以往典型的 BPD,后者常见于应用高水平正压通气和氧疗的相对成熟早产儿[311]。典型 BPD 的特征是过度充气(顺应性正常的肺部区域暴露于正压通气状态)、肺不张、广泛纤维化和严重的上皮、内皮损伤[312]。新型 BPD 在婴儿中的演变继发于现代 RDS 的治疗手段,最常见于 ELBW 婴儿,具有不同的病理表现,即单个肺泡扩张,伴有间质增厚[313]。新型 BPD 表现为一种不仅由表面活性物质缺乏阻断肺发育导致的发育紊乱[314]。尽管患有 BPD 的新生儿在监护下会有良好的肺部表现,但在婴儿和儿童期仍会表现为非哮喘性阻塞性气道疾病,可能使通气支持、麻醉护理和术后过程变得更为复杂[311]。虽然新型 BPD 的长期预后尚未知,但早期正常肺发育的干扰可能会引起呼吸储备功能降低,并可能影响远期生活。当发生与衰老、吸烟和其他呼吸系统损伤并存的肺功能衰减时,这种影响会表现得更加明显[315]。

氧毒性

尽管氧是人类生命必需的代谢底物,它还可以通过活性氧簇(ROS)的产生对新生儿造成毒性作用。ROS 作为一种第二信使的同时,也是对生长发育十分重要的转录因子,对免疫功能和包括动脉导管在内的血管床调节都起到关键作用[317]。然而,暴露于 ROS 也是有害的,会导致线粒体细胞色素 C 和其他凋亡因子的释放,降低信号转导,直接改变蛋白质结构,损伤蛋白合成,修饰核酸包括 DNA 碱基和序列损伤,从而影响细胞生长发育。某些机制(硫醇化合物,如硫氧还原蛋白、谷胱甘肽、尿酸、胆红素、抗氧化酶)则能维持氧化 - 还原稳态[316,317]。

由于在进化过程中大气的氧浓度越来越接近或低于目前的浓度,因此真核生物进化形成了低氧而非高氧环境的适应机制[318]。除此之外,正常胎儿宫内发育期间与生后相比是处于一种生理性低氧环境,受精卵处于几乎完全缺氧的条件下,直到妊娠晚期,PaO_2 仅达到 20~30mmHg。人类已经进化到宏观水平(颈动脉体反射)和细胞线粒体水平形成可以紧密调节氧浓度的机制,这涉及缺氧诱导因子 1(HIF-1)[318],这种蛋白质复合物与促红细胞生成素相互作用,调控对缺氧的一系列反应,包括从有氧代谢到无氧代谢的转换[319-320]。动物研究证实,HIF-1 对于血管生成(通过 VEGF)、干细胞增殖和 CNS 以及肺泡发育(通过相关的 HIF-2α)等相关重要基因产物起活化作用[318]。

暴露于氧气中会降低 HIF 的活性，影响发育信号传导，以及通过这种途径影响早产儿子宫外发育的生长轨迹[318]。出生时，胎儿的氧分压迅速增加，如果 FIO_2 大于 0.21，氧分压可达到最高水平。也就是说，如果子宫内发育算是"缺氧"环境，那么早产儿在其生长发育的关键时期会出现 PO_2 增高。

由于明显视力损伤，氧气在早产儿视网膜病变（ROP）中的作用机制很早便被发现。尽管除高氧外，还有其他因子影响 ROP 的严重程度和进展，氧气的作用还是与发育中 VEGF 诱导的视网膜变化具有很大关联。除了对视网膜的毒性之外，最近的研究强调，仅在短暂接触（如新生儿复苏）之后，氧对其他器官也可产生有害影响。在多系统评价中，使用 100% 氧复苏可引起动物[321, 324]和人类[325]氧化应激反应，动物[326]和人类的神经损伤[327]，动物肺、心脏和脑的炎症反应[328-330]，动物的肺血管阻力和平滑肌反应性增加[331]，人类肾脏和心肌细胞损伤[332]，以及新生儿死亡率增加[327,333,334]。

新生儿复苏临床指南在过去 10 年中发生了根本性改变，因为国际和国家医学协会已经对越来越多的与过度氧治疗毒性相关的证据做出反应。目前，对于复苏的建议包括：应用插管前脉搏血氧饱和度指导氧治疗，充分认识到宫外过渡期间，充足的通气而非高

氧的重要性[335, 336]。在生后的前 5~10 分钟内，健康新生儿的血红蛋白氧饱和度常 <90%（图 2.13）。因此，如果婴儿需要最初的通气支持，则应避免给予 100% 的氧。在大多数研究中，接受滴定氧气辅助达到氧饱和度 <93% 的早产儿，与保持过度氧饱和度（如 95%~98%）的早产儿相比，ROP 和肺损伤的发生率降低[338, 339]。然而，对于长期护理来说，SpO_2 的最佳指标尚待确认，尽管高氧的毒性作用现在被广泛认识，但一项进行性研究表明，当目标 SpO_2 为 85%~89% 时，与 91%~95% 相比，极低早产儿的死亡率相对增加[340]。

控制通气

发育期中枢神经系统对通气的调控可能在新生儿呼吸暂停和心动过缓[341]，以及术后窒息[342]中发挥作用。呼吸调节反射的成熟过程始于胎儿期，并延续到出生后。如上所述，胎儿呼吸对于肺生长和呼吸泵功能训练起到了关键作用。虽然胎儿呼吸在某些方面会持续到生后，但健康新生儿对低氧、高碳酸血症和其他呼吸刺激因素的反应更为敏感[343]。在孕早期，胎儿的呼吸是连续的，受脊髓控制；随着发育进程，胎儿呼吸更多受控于中枢。到孕晚期，胎儿呼吸随睡眠不同阶段（例如，在羊胚胎中，非 REM 睡眠期间通过脑干抑制核抑制呼吸）变得十分复杂[343, 344]。在动物中，高碳酸血症刺激胎儿呼吸深度变化[345-348]。人类胎儿胎龄 24 周以后会出现相似反应[348]。像成人一样，降低 CO_2 分压会减弱胎儿呼吸，相反，缺氧同样会减弱胎儿呼吸。有假说认为，在氧气获得受限，"呼吸"不能有效完成气体交换时，胎儿会消除呼吸做功以减少氧耗[343]。胎儿呼吸减弱以及喘息都是胎儿窘迫的迹象，是产科"生物物理特征"的组成部分，并与胎儿健康异常相关[349-351]。由于新生儿分娩后的存活依赖于肺部气体交换，此时，出现呼吸运动抑制是危及生命的，必须逆转。逆转这些途径的确切机制尚不清楚[343]。

虽然新生儿比在子宫内时更加成熟，但对高碳酸血症、缺氧和传入刺激的反应仍然不完善，特别是早产儿。在新生儿期，未成熟的中枢化学感受器介导的高碳酸性通气反应斜率相对平坦；随着胎龄和生后年龄的增加，斜率增大接近成人水平[352]。在动物研究中，对 CO_2 的通气反应未成熟表现在不能够增加呼

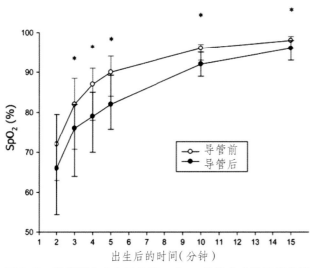

图 2.13　健康婴儿出生后的第一个 15 分钟内动脉导管前后血氧饱和度水平（中位数；四分位数）。动脉导管后，血氧饱和度水平在 3、4、5、10 和 15 分钟时，明显低于动脉导管前的血氧饱和度水平。*：$P \leq 0.05$。肺早期的血氧饱和度中，动脉导管前的血氧饱和度在右手测量；导管后的在足部测量（Mariani 等[337]）。

吸频率,不过未成熟和成熟动物对高碳酸血症都能够反应性增加潮气量[353](参见图2.14)。早产儿由于中枢神经系统功能障碍对高碳酸血症反应较弱[343]。然而,有呼吸暂停病史的早产儿表现为平缓的CO_2通气反应曲线,其斜率甚至小于同等无呼吸暂停症状的早产儿[354-356]。

早产儿对缺氧的通气反应也未成熟。早产儿和小于1周龄的足月儿在缺氧时会产生1~2min的通气增加。然而,与成人和大多数足月新生儿能维持这种反应不同,早产儿和出生后1周的足月儿的通气做功随即衰减至基线以下,称为"低氧通气抑制"(HVD)现象[343, 357, 358]。缺氧的第一阶段反应可能由颈动脉体中的外周化学感受器介导,因为去除动物颈动脉体就消除了这种反射[358]。在动物研究中,通气量增加的特征是随着潮气量的增加呼吸频率逐渐降低。在HVD第二阶段,潮气量增加仍旧存在,但呼吸频率持续下降,导致每分钟净通气量减少[359]。

HVD的机制尚未完全明确[360],但被认为与CNS下行抑制束有关,因为动物实验表明,脑桥病变引起的抑制作用较小[361]。许多神经递质参与中枢的缺氧反应,导致包括腺苷、内啡肽、GABA,以及神经激肽-1和μ-阿片在内的受体之间的失衡;对以上这些物质的药理调节作用也能治疗HVD[343, 362]。HVD中枢起源的更多证据包括:在近足月婴儿中发现,缺氧使CO_2反应曲线向右偏移且斜率降低(即缺氧减弱CNS对高碳酸血症的反应)[363]。

由气道、肺和胸壁传入神经介导的通气调节反射在早产儿和小婴儿中还未成熟。例如,在早产儿中,对咽喉的机械或化学刺激会降低通气,而且在某些极端病例中会发生窒息[364]。动物研究数据表明,其相关机制与喉上神经抑制性刺激导致呼吸中枢活动减弱、CNS抑制或呼气通路增强相关[365,366]。

Hering-Breuer肺扩张反射是一种在新生儿,特别是早产儿中观察到的呼吸控制机制[367],包括肺膨胀时抑制通气,它由慢适应肺牵张感受器(SARs)介导,在REM睡眠期间消失,并于出生后几周内逐渐减弱。Hering-Breuer扩张反射可以在弹性负荷改变时稳定通气[368]。

脑的异常反射是一种与肺扩张反射关系密切的现象,即当肺扩张时引起吸气做功增加,导致肺容量增大,这是少见的生理学正反馈机制的例子。反射伴随补偿性吸气收缩[369, 370],新生儿中表现为被动正压吸气[371],而且受快适应肺牵张感受器(RARs)介导(此时所谓的Hering-Breuer肺萎陷反射有关,表现为肺的快速萎陷刺激吸气)。脑的这种异常反射在胎儿生命过渡时期[371]对于建立FRC和(或)在新生儿胸壁顺应性条件下(胸壁具有良好顺应性的条件下)维持肺容量十分重要[372]。

新生儿呼吸暂停

新生儿呼吸系统调控和结构功能的不成熟导致了呼吸活动异常,如新生儿呼吸暂停。早产儿呼吸暂停的定义有所不同,但通常为时间大于20s或短暂的呼吸暂停伴有缺氧的临床表现,如发绀或心动过缓[373]。然而,呼吸暂停的时间小于20s同样可以导致缺氧的临床症状,相反,健康足月儿也可观察到大于30s的呼吸暂停。新生儿呼吸暂停根据其功能异常的机制分为阻塞型、中枢型(无呼吸驱动)和最常见的混合型呼吸暂停,即同时拥有阻塞和呼吸运动暂停。

呼吸暂停可伴有心动过缓(通常称为As和Bs),伴或不伴血红蛋白脱饱和作用,这表明两种现象有共同的作用机制(如迷走神经抑制)[365]。随着血红蛋白脱饱和,直接的颈动脉体作用可能导致进一步的心动过缓,最终使得氧气输送降低(图2.14)。

新生儿、特别是早产儿的呼吸暂停常伴有各种异常,如脓毒血症、脑内出血、贫血、动脉导管未闭、神经系统异常、气管异常或其他全身性疾病。早产儿呼吸暂停的标准治疗包括:咖啡因-通过阻断抑制性神经

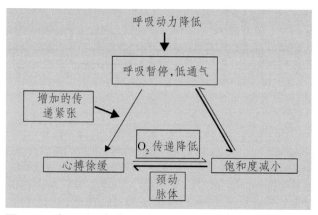

图2.14　由于呼吸暂停(或低通气)导致脱氧饱和与心动过缓各种组合方式产生的一系列事件的图示(Martin和Abu-Shaweesh[365])。

元直接刺激中枢神经系统,以及使用高流量鼻插管实现持续正压通气[341]。虽然 Cochrane 评价报道,咖啡因显著降低了麻醉后呼吸暂停的风险,但研究的患者数量甚少,而且报道缺乏关于呼吸暂停严重程度的详细信息。因此,对于没有明显呼吸暂停的早产儿,不常规推荐咖啡因的治疗方法[374]。

由未发育成熟而产生的呼吸暂停应该和其他的新生儿呼吸模式相区别,例如,周期性呼吸是常见的生理模式,包括由于高频通气导致呼吸控制中枢的反馈失调造成的呼吸短暂停顿,通常于足月儿 1 月龄时缓解消失[375, 376]。在早产儿、足月儿和极低早产儿中,呼吸暂停与麻醉和外科手术相关,早产儿的危险性在 5%~49% 之间不等[342, 377-379]。麻醉造成的呼吸暂停常与呼吸中枢抑制有关,会降低呼吸泵效率,引起 V-Q 比值失调。术后呼吸暂停相关的危险因素,包括受孕后时间和孕龄、呼吸暂停史、贫血(通常在早产儿中出现)、神经疾病(如脑室内出血史)、慢性肺疾病和氧需求量[380]。由于腹股沟疝在早产儿中十分常见,且通常在出院前进行修复以避免嵌顿的风险,所以对行腹股沟疝修补术的患儿通常进行麻醉后呼吸暂停的评估[377]。尽管现在建议使用局部神经阻滞麻醉来避免这类患儿出现术后呼吸暂停[380],但2003 年,Cochraner 回顾报道发现,尚无充分的证据来推荐用局部阻滞麻醉代替全身麻醉[381]。预防麻醉后,呼吸暂停取决于需要进行术后监测的患儿范围的确定,孕后 <60 周的极低早产婴儿应在麻醉后监测呼吸和血流动力学,直至 12 小时内未发生呼吸暂停为止[380]。

肝功能

尽管肝脏在胎儿代谢中起到关键的作用,但在宫内时胎盘和母体肝脏在肝功能方面起重要作用。然而,在出生后短期内,新生儿肝脏在代谢方面的能力就需要达到成人水平,这一过程很大程度上要在数小时内就完成。要为新生儿提供最佳治疗,必须了解胎儿、新生儿与成人肝脏生理方面的不同。

解剖

肝脏独特的体系结构和细胞组成反映了它在代谢、止血、激素调节、生物合成和清除内源性物质等方面的重要作用。出生后,肝脏具有双重血供。肝动脉将富含氧的动脉血输送至肝脏。门静脉将从消化道吸收的各种物质输送至肝脏,包括消化的食物成分(如游离脂肪酸、氨基酸、葡萄糖等)、大分子蛋白质、胃肠激素(如胰高血糖素)、微生物、免疫细胞和信号分子等[382]。胆小管是肝细胞紧密连接形成的管网,并汇集形成肝管。胆汁被主动分泌进入胆小管,并且在正压作用下,从胆道系统流入小肠[383]。由于肝脏的独特结构,肝细胞同时与血液(肝动脉 / 门静脉)和肠道(胆小管)联系,因此,在肠道、胎盘和血流之间起媒介作用。肝细胞有时可以通过胆道系统处理加工吸收营养物质,应答胃肠道激素和清除血中外源性物质(如药物)。功能受损(如发生脓毒血症时)会导致胆汁淤积、肝细胞损伤和巨细胞肝炎[382]。

宫内发育

异质性肝实质的特征性组织学特点,包括肝血窦及其中伸展的肝细胞紧密连接形成的胆小管,是由一系列复杂的过程形成的。这一过程包括细胞凋亡、信号形成、增殖、肝细胞极化,涉及许多来自不同胚胎组织类型的细胞[382]。在妊娠 3~4 周,肝原基从后前肠的内胚层上皮分化而来。这些原始的前肝细胞折叠进膈膜中胚层间质细胞群,形成了来自内胚层和中胚层混合细胞群[384]。在宿主转录因子的调控下,内胚层的干细胞分化成能够进一步形成胆管或肝细胞的祖细胞[382, 385, 386],而中胚层的细胞形成血管、Kupffer 细胞、窦内皮、纤维和结缔组织。同时,形成肝静脉和门静脉系统的祖细胞来源于卵黄囊[387]。胆管细胞进一步分化成胆道系统的肝内部分和肝外部分。参与胆道系统形成过程中的多种转录因子均得到确认[385,386]。

胆总管最早是作为连接肝管和十二指肠之间的桥梁出现的,胆囊和胆囊管随后产生。妊娠前 3 个月时,肝外的胆管被内胚层细胞封闭着。如果这些胆管不重新开放的话,将发展为胆道闭锁,有时会导致新生儿生后几个月内出现肝衰竭(见下文的胆道闭锁)。同样,肝内胆管形成受阻也可能导致婴儿期肝衰竭。例如,Alagille 综合征的特点为小叶内肝管缺失,同时合并心脏、眼、血管以及脊椎等多系统畸形[388]。相关的基因包括 Jag-1 和 NOTCH 信号通路,在小鼠中发现该通路对肝内胆管形成起调控作用[389-392]。另外,许多肝功能异常疾病也与一些其他信号通路受干扰相关,如 α1 抗胰蛋白酶缺乏症、囊性纤维病、Gilbert 病、Dubin-Johnson 综合征和 Zellweger 综合征等[382]。

人类在妊娠大约 14 周时就可以检测到胆红素。与生后不同,宫内时胎盘清除大部分的胆红素,胎儿的肝脏胆汁通路只清除了一小部分(见下文"黄疸与高胆红素血症")。人类胎盘允许游离胆红素的双向转运[393]。动物模型中,胎盘能够通过脐动脉[394]和羊水有效清除胆红素[395]。

在妊娠第一个月末时,体内就能检测到最初的肝细胞功能(蛋白合成和分泌)[396, 397]。在胎儿早期,循环中的主要蛋白是甲胎蛋白。从孕 5~6 周开始至孕中期,肝脏增大 40 倍来完成主要的造血功能。在孕早期,肝脏包含比肝细胞更多的造血细胞。孕晚期时,骨髓成为造血的主要场所,但是肝脏的髓外造血功能可以持续到出生之后[398]。

妊娠的 2~3 个月时,清蛋白的合成开始,并在足月时就能达到成人的清蛋白的血浆浓度。妊娠第 10 周开始合成糖原,胆管分泌的胆汁量在 12 周时达到了成人的 50%~60%[382]。

出生后早期肝功能:解剖

在妊娠期间,胎儿通过复杂的主动和选择转运机制调节胎盘经脐静脉吸收的葡萄糖、氨基酸、脂质和小分子物质[399]。出生前,约 50% 的脐静脉血流入肝脏,其余部分经静脉导管流入下腔静脉和右心房。这种分流使得富含氧的血液从右心房经过未闭的卵圆孔进入左心循环和脑,在缺氧时,分流可能会增加[400]。流入肝脏的富含氧的血液虽在流量上有所变化,但其中大部分直接流入左叶,流入右叶的血液中 50% 也由脐静脉供应,右叶剩余部分血供主要来源于门脉循环[401](图 2.3)。

脐带被夹闭后,肝脏不再接受由胎盘提供的富含氧和营养物质的血液,由门静脉取而代之成为提供来源于肠道营养物质的主要途径,而且肝动脉为肝脏提供氧含量更高的动脉血。餐后,门静脉血流增加,达到肝动脉血流的两倍。出生后 2 周内静脉导管功能性关闭[402]。新生儿心输出量的 1/4 直接供应肝脏,肝脏重量占新生儿体重的 4%,而成人只占 2%,这反映了肝脏在新生儿生理功能上的重要作用[382]。

出生后早期肝功能:合成

由于不能继续通过脐静脉直接从母体摄取各种

基础物质,新生儿必须通过消化食物、肝糖原分解、糖异生等途径维持血糖稳定。妊娠晚期储存在心脏和肝脏的糖原在胰高糖素、儿茶酚胺等激素调节下分解成葡萄糖直到喂养建立。分娩过程中,应激反应或者患病会加速储存糖原的消耗,进而导致低血糖。值得注意的是,由于这些糖原是在妊娠晚期合成并储存的,早产儿尤其容易发生低血糖。此外,早产儿由于代谢需求更高,主要是脑代谢,其单位体重的葡萄糖消耗量比足月儿更大[403]。在胎儿时期,尽管关键酶已经有表达,但糖异生并不活跃。然而,在出生后 4~6 小时,糖异生就在维持血糖稳定中起到重要作用[404],甚至在早产儿也是如此[405]。

新生儿不能够通过肠内途径获得充足热量,就必须接受外源性葡萄糖支持来预防低血糖(血浆葡萄糖浓度 40~90mg/dL)发生,一般采用静脉注射的方式(见第 8 章)。新生儿,包括早产儿,血糖浓度升高会反应性产生胰岛素,从而促进糖摄取,用于立即供能或能量存储(甘油三酯或糖原)。重要的是突然减少或中断外源性葡萄糖供应(如中断静脉补充葡萄糖、胎儿从血糖高的妊娠期糖尿母体分离、长时间禁食而未补充静脉葡萄糖)会增加低血糖发生风险。低血糖的其他危险因素包括肝功能障碍(如休克或脓毒血症)、先天性代谢异常等。

门脉循环携带的氨基酸和肝动脉携带的血浆蛋白运送到肝脏,通过尿素循环降解或者作为肝脏合成血浆蛋白的原料。这些肝脏产生的蛋白质包括免疫球蛋白以外的大部分循环蛋白质[382]。营养不良或者肝脏疾病时,可能表现有循坏蛋白(如清蛋白和铜蓝蛋白)浓度的降低,相反,在急性炎症时,肝脏代谢和更新蛋白质效率降低,从而导致某些循环蛋白质(如纤维蛋白原、急性反应蛋白)浓度增高。健康的早产儿通常合并有相关的低蛋白血症,这主要是由氨基酸的摄入减低和清蛋白丢失(肾、肠道损失或者是第三间隙渗透增加)引起的,而不完全是由于肝脏不能合成大量清蛋白[399]。异常的低蛋白血症常与水肿(如第三间隙)、腹水、充血性心衰互为因果。

在进食后(或者是静脉营养期间),肝细胞调节游离脂肪酸的代谢,使它们以甘油三酯的形式沉积在肝脏中或形成脂肪组织。禁食期间,这些富含能量的分子转化为酮体为神经元和其他细胞供能。酮体生成障碍与代谢途径上潜在的致命缺陷有关(如一种脂质氧化的重要酶——长链 3 羟酰脱氢酶的缺乏)[406,407]。

出生后早期肝功能:代谢

当肝脏转化为胆汁排泄的主要器官时,胆汁转运酶系统也随之活化。胆汁包括胆红素(血红素降解的最终产物)和清洁剂样的胆汁酸(由胆固醇合成的两性甾醇分子)。除了作为多种合成途径的重要分子阻断剂之外,胆汁酸在脂肪消化途径中也是必不可少的,包括乳化部分消化的脂滴、吸附脂溶性维生素(A、E、D、K)、活化关键的内源性消化酶和母乳脂酶(也称为胆盐刺激性脂肪酶)[408]。

肝肠循环是机体保留胆汁的关键机制。大约 95% 分泌到肠道的胆汁酸通过门脉循环重吸收,并且通过一系列特殊胆汁酸转运蛋白被肝细胞摄入[409]。尽管在胎儿第 14 周时就能检测到胆汁酸生成[410],但新生儿和早产儿体内的合成机制还不成熟,这增加了他们发生胆汁障碍性脂肪痢("婴儿腹泻")、维生素缺乏和热量营养不良(见下文 "黄疸和高胆红素血症")的风险。

出生之后,肝酶活性迅速增加。例如,虽然乳酸浓度在脐带血[411]和新生儿中通常是升高的(平均值为 3.8~4.6mmol/L)[412,413],但是在产后 24 小时之内就迅速降低至成人水平(平均为 2.08,成人正常上限为 1.8)[413]。血浆乳酸浓度持续性升高提示乳酸生成增加(低灌注和无氧代谢)、肝功能障碍、线粒体代谢缺陷[414]。

通过第一阶段(氧化还原反应和水解)、第二阶段(与葡萄糖醛酸和其他物质聚合反应)和第三阶段(通过肝脏 / 胆道系统排泄)反应的方式,肝脏在生物转化、外源性物质和药物的解毒方面也起关键作用(见第 3 章　麻醉及辅助药物与新生儿)。细胞色素酶 P450 系统介导第一阶段的反应,并且在出生时就已经受到不同程度诱导[415]。50% 的药物经 CYP3A 亚族代谢。重要的是,这些蛋白质的调节基因呈发育相关性表达[416,418]。例如,在宫内时 CYP3A7 的活性非常高,而出生时则降为阴性。与之相反,CYP3A4 在宫内活性很低,而在生后 6 个月时活性已经达到成人的 50%。第二阶段也呈年龄相关性模式,例如,吗啡的葡萄糖醛酸化作用直到出生后 2~6 个月才能达到成人水平[418]。这些不成熟的代谢途径与两个明显的临床现象有关。第一,发育期肝脏可能因不能排出

高浓度的化合物而产生毒害作用[419];第二,未成熟肝脏清除能力不足,为了避免药物血清浓度过高产生毒副作用(如某些肌松药、麻醉药[420-423]、咖啡因[424]、茶碱和异丙酚[425] 等),用药的剂量也应随年龄而变化。

生后早期肝脏功能:常见的新生儿肝脏疾病和新生儿出血性疾病

出生时,肝脏合成的循环系统中凝血级联蛋白迅速增加(出生后几天内就达到成人水平的凝血因子 Ⅷ 除外)。尽管它们在肝内合成的维生素 K 羧基化依赖性的凝血因子(Ⅱ、Ⅶ、Ⅸ 和 Ⅹ)需要具备成熟的消化系统才能实现正常功能。首次肠道喂养伴随正常菌群肠道内定植,这是维生素 K 的重要来源。在肠道微生物菌群成熟和脂溶性维生素吸收能力增强之前,体内维生素 K 的含量可能不足以防止病理性出血(如颅内出血)[426]。基于这一原因,目前指南(美国)建议健康新生儿出生后不久接受 0.5~1mg 的肠外(肌注)维生素 K,这样能够大大降低继发于维生素 K 缺乏的早期或晚期出血风险[427]。另一方面,除非存在影响维生素 K 合成(如影响肠道菌群的抗生素治疗)或者脂溶性维生素吸收(如肝脏疾病,包括肝炎、α-1 抗胰蛋白酶缺乏等)的情况,健康婴儿不需要进一步补充维生素 K[428,429],出生 6 周之后出现维生素 K 缺乏就十分罕见了[382]。

生后早期肝脏功能:常见的新生儿肝脏疾病、黄疸、高胆红素血症

新生儿黄疸是指由于过多的胆红素沉积在皮肤从而导致肉眼可见的皮肤黄染 [总胆红素 >5 mg / dL(85 mmol / L)][430]。出生后 1 周之内,大约 65% 正常婴儿由于血清间接胆红素浓度升高(实验室中与重氮试剂间接反应而得名),肉眼可观察到黄疸,这是一过性的正常现象[431]。黄疸发展的全程与胆红素的绝对水平有关,但是这一估测方法并不可靠。例如,当血胆红素浓度 < 5 mg / dL 时,黄疸主要表现在面部,但随着浓度增加,黄疸逐渐出现在胸部和腹部,但是不能定量预计病情进展。然而,如果没有黄疸表现,那就可以排除病理性胆红素升高[432,433]。

所谓的新生儿生理性黄疸(通常低于 12 mg/dL)与胎儿出生后的过渡期生理性肝功能不成熟有关。首要问题在于,胎儿体内含有较大量的红细胞,而且由于胎儿血红蛋白原因导致红细胞寿命相对较短,使

得新生儿需要面临继发于胎儿红细胞破裂产生的巨大胆红素负荷。此外，大量存在于胎粪中的胆红素可以重吸收进入门脉系统（即肠肝循环）和肝细胞中，尤其是当肠道异常[如肠闭锁和（或）肠梗阻]和肠道功能障碍（肠梗阻伴脓毒血症或坏死性小肠结肠炎）导致排便受限时[434,435]。

最后，肝脏功能不成熟将提高新生儿高间接胆红素血症发生的风险。肝脏对胆红素的摄取效率低，部分是由于连接蛋白（一种肝细胞胞质结合蛋白）表达水平低的缘故[436]。在肝细胞中，亲脂性胆红素由尿苷二磷酸葡萄糖醛酸基转移酶催化与一到两个葡萄糖醛酸分子结合，转化为具有极性、亲水性的适合从尿中排泄的物质（结合或直接胆红素），这种酶在新生儿体内活性很低，1~2个月时可提高到成人水平[437]。新生儿的无菌性肠道缺乏肠道细菌介导的将胆红素转化为尿胆原的功能，因此结合胆红素存留于肠道内，并由β-葡萄糖醛酸酶催化发生解离反应。游离胆红素可以通过肝肠循环再吸收，进一步降低了胆红素排泄的效率。

生后预期内的胆红素升高称为"生理性黄疸"。新生儿肝肠系统发育应当"跟上"增加的胆红素负荷，并在出生后2周内提高清除率，到那时血清胆红素浓度应降至成人水平。由于胆红素"正常"值的范围在不同种族、母乳喂养和奶瓶喂养，以及其他流行病学的因素下有所变化，这给胆红素的生理性浓度和病理性浓度的区分带来了困难。血清胆红素浓度是动态变化的，而且没有可以区分生理性与病理性的绝对血清浓度[438]。新生儿高胆红素血症的产生机制和鉴别诊断如表2.2所述。由于胎盘能有效地清除胆红素，存在病理性黄疸相关因素（如溶血）的新生儿出生时通常不会马上出现黄疸表现，而是出生后会发展为严重的或者持续性的胆红素浓度增高。

母乳相关性黄疸（母乳性黄疸）是一种良性的、自限性状态。虽然具体的原因尚不能确定，但是已发现成熟母乳中的有些物质确实能够促进肝肠循环中胆红素的摄取[439-441]。它本质上需要与"母乳喂养不足"引起的黄疸相鉴别，即喂养少、排便次数少和体重不增加。虽然在用配方奶粉喂养期间也有类似的经口摄入不足的情况出现，但是与母乳喂养有关的黄疸需要对产妇因素和喂养技术进行仔细评估。为了防止出现脱水和高胆红素血症的恶化，需要建立充足

的肠内营养或者替代性补水治疗（如输液）直至识别并消除经口摄入不足的原因[442]。

表2.2　新生儿黄疸的机制

新生儿生理性黄疸
血红素分解代谢
胎儿红细胞裂解
肌红蛋白、细胞色素、过氧化氢酶
肝细胞的摄取降低和排出较少
新生儿结合蛋白，细胞内结合蛋白浓度较低
新生儿UDP-葡萄糖醛基转移酶（UDGPT）活性低
非生理性黄疸
血红素分解增加
先天性溶血性贫血（如葡糖-6-磷酸酶缺乏、球形红细胞增多症）
免疫介导的溶血（如Rh型溶血和ABO血型溶血）
血浆外渗（挫伤、骨折、颅内出血）
胆红素结合和分泌降低
UDGPT基因缺陷（Crigler-Najjar综合征、Ⅱ型Arias、Gillbert）
肝胆疾病（新生儿肝炎、肝内、外胆管闭锁）
胆红素肝肠循环增加
肠内容物减少[如肠闭锁、坏死性小肠结肠炎、禁食、营养不足（母乳性黄疸）]
肠道内游离胆红素增加（母乳性黄疸）

结合反应酶异常、胆道系统的解剖畸形（如胆道闭锁）及闭塞（新生儿阻塞性纤维硬化胆管病）[443, 444]都会损伤胆道功能，常常导致出生后几个月内出现黄疸。长期（如2~3周）和（或）严重的高胆红素血症、进展的直接高胆红素血症和（或）肝功能障碍的其他表现（如肝大、无胆汁便、发育停止）均需要仔细评估诊断。例如，确诊后的几个月内应用手术方式治疗胆道闭锁（Kasai术：切除纤维化肝外胆道系统并建立一个肝-门脉-肠造口）能够极大地增加小儿肝移植的可能性[445]。值得注意的是，即使及时进行Kasai术，70%~80%的患者仍会发展为终末期胆汁性肝硬化，所以胆道闭锁仍是导致儿童慢性终末期肝病的最常见原因[443, 446]。因此，1个月的小儿黄疸评估应提醒我们考虑肝脏疾病，包括胆道闭锁和其他胆道疾

病,并且可能需要请儿科胃肠病学专家和(或)外科医生共同评估。

肝脏功能障碍 [如结合型(直接)高胆红素血症] 或肝损伤常伴有血流动力学损害,这与缺氧、缺血、脓毒血症,或原发性肝源性感染有关。在这种情况下,血清肝酶浓度的增高反映了肝细胞的损伤。重要的是,肝细胞损伤损害了肝脏合成功能,表现为血浆清蛋白浓度降低和(或)凝血功能异常(即凝血酶原时间延长,纤维蛋白原水平降低)[447-450]。暴发性肝衰竭可能由革兰阴性菌(如大肠杆菌)、脑膜炎球菌或病毒感染(如单纯疱疹病毒、腺病毒、艾柯病毒)引起 [451, 452]。通过及时恢复灌注或有效治疗感染,转氨酶水平(所谓的肝功能测试)通常会降低,但是高胆红素血症可能会持续数周 [382]。

肠外营养期间发生的肝损伤是新生儿胆汁淤积的常见原因,并且在这种情况下,直接胆红素浓度升高与发病率增加显著相关 [453, 454]。早产儿对多种原因引起的肝损伤更加敏感,包括缺血缺氧发生率增高、肠道上皮细胞不成熟所致的胃肠道和全身感染,以及对肠外营养的需求增加 [382, 455]。炎症触发因子,如降低 T 细胞介导的免疫调节相关的脂多糖引起的免疫应答反应过度,也使新生儿在全身感染期间更容易发生肝损伤 [456]。

除了作为肝脏疾病的标志之外,高胆红素血症也能直接损伤神经组织,导致神经病理综合征,也称为核黄疸,这个术语指尸检时发现大脑深部神经核被黄染。核黄疸 [胆红素诱导性神经功能障碍(BIND)] 包括非特异性急性脑病(嗜睡、拒奶、声调异常、颈强直、哭声尖利)、脑电图和脑干听觉反应改变、MRI 中显示苍白球、丘脑底核异常和死亡 [457, 458]。慢性胆红素脑病(经典核黄疸)的特点是不同程度的临床四联症:运动障碍(手足徐动症、肌张力障碍、痉挛状态和张力减退)、听觉神经病变、眼球运动障碍和恒牙牙釉质发育不全 [457]。

血脑屏障阻止了水溶性的结合胆红素以及与清蛋白联结的胆红素进入脑组织 [456, 460]。因此,除了胆红素浓度升高(即非结合的亲脂性胆红素)外,低清蛋白血症也会增加核黄疸的风险。此外,血脑屏障功能受损(如缺氧、呼吸性酸中毒、低体温、脓毒血症、创伤和早产)会导致进入脑内的胆红素增多,使高胆红素血症更易引起主要的中枢神经系统损伤 [461-464]。

新生儿高胆红素血症与多种酶基因缺陷有关,这些基因缺陷增加了溶血的发病风险(如非洲裔美国人普遍存在的遗传性 G-6PD 缺陷 [465])。UDP- 葡萄糖醛基转移酶(UD-PGT)活性的降低还会增加血中结合胆红素的浓度,尤其是在早产、脓毒血症或者血红蛋白和胆汁代谢缺陷时。Gilbert 病的发病率约为 1%,该病的特点是 UD-PGT 活性轻微降低,但合并感染或新生儿窒息产生生理应激时,其活性显著受损 [466]。相反,Crigler-Najjar 综合征是一种继发于多种基因突变而发生的 UD-PGT 活性降低(Ⅱ型)或 UD-PGT 活性丧失(Ⅰ型)[467, 468],如果不治疗将导致高间接胆红素血症和不可逆的神经功能损伤 [469]。其他遗传和环境因素(如 UDP-GT1A1 多态性)可能在较低的胆红素浓度下增加核黄疸的风险,抑或在高胆红素血症时防止核黄疸发生 [470-473, 474]。美国儿科学会关于足月儿和近足月儿高胆红素血症的管理指南强调:通过一级预防(即建立合理营养来减少胆红素的肠肝再循环)、二级预防(即通过检测胆红素水平早期发现高危儿)(见图 2.15),以及特殊方案如启动光疗和血液置换来防治核黄疸 [475,477]。

在 1958 年,光疗法第一次被证实可以降低血清胆红素浓度 [478],随后在 20 世纪 60 年代末成为了全美国公认的治疗方法 [479]。光疗法通过将脂溶性的胆红素转化为可溶性更大的分子异构体(光红素)或者结合异构体,使其易于以非结合依赖的方式排泄,从而降低血清胆红素浓度 [462, 480-483]。由于光疗可以迅速将胆红素转化为更具极性的光学异构体,也许可以降低胆红素相关的中枢神经系统损伤。也就是说,光疗通过产生神经毒性更低的光学异构体,减少进入血脑屏障的胆红素量或者改变总胆红素中游离胆红素的比例而起效 [484, 485]。为了避免温度过高以及临床上检测发绀的需要(在脉搏血氧饱和度测定时代就变得不太重要了),现代光疗技术使婴儿暴露在波长 450nm 的人造光(蓝光)中,而不是直接接触阳光 [486]。总体来说,我们的目标是将血胆红素浓度降低到核黄疸发病相关的临界值之下 [健康足月儿约为 20 mg / dL(340 mmol / L)] 来降低核黄疸的发生风险。即使在高胆红素血症中胆红素浓度降低的情况下,与足月儿相比,早产儿和近足月儿出现核黄疸的风险更大 [487, 488]。治疗方案(即何时启动光疗、持续时间、血液置换适应证等)应该基于多因素考虑,包括胆红素绝对浓度变化趋势、胆红素增加速度(每小时浓度变化趋势)和可预测的危险因素 [如胎龄和生后年龄、

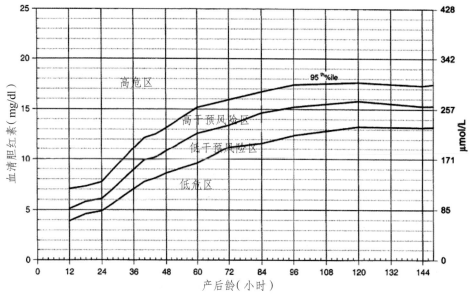

图 2.15 本图表显示了 2840 个胎龄 ≥ 36 周的出生体重 ≥ 2 000 克或者胎龄 ≥ 35 周的出生体重 ≥ 2 500 克的健康新生儿特定时间测得的血清胆红素值。值得注意的是,本表可以用来预测此后的胆红素发展水平(可信度超过 95%),但是不能表示新生儿高胆红素血症的自然发展进程(Bhutani 等 [475,476])。

溶血、机体状态(酸中毒、脓毒血症)],从而使治疗更加准确和有效 [475]。光疗法也可以用作 Ⅰ 型 Crigler-Najjar 综合征患者肝移植前的过渡治疗 [489]。最后,如果 UD-PGT 的活性不足(如 Ⅱ 型 Crigler-Najjar 综合征),可应用苯巴比妥来诱导 UD-PGT 活性。

随着光疗法的不断改善,新生儿黄疸的血液置换治疗(在 1951 年被首次证明有效 [490])的需求几乎消失了 [462, 491]。如果需要血液置换,则需要放置 1~2 根中心静脉导管,胎儿体内少量血液被清除,替换为由供体红细胞(不含胆红素)和血浆(或清蛋白)组成的混合液体。在换血之前输注清蛋白可能会提高换血过程中胆红素的清除总量 [492]。除了可以降低血胆红素浓度之外,换血还可以降低溶血时循环中的抗体浓度。大约 2% 接受血液置换治疗的患者会发生严重的并发症 [493],包括中心静脉置管相关问题(血栓形成和坏死性小肠结肠炎 [494])、电解质紊乱、血小板减少等。目前血液置换只推荐用于急性胆红素脑病或对光疗耐受的患者,推荐应用血液置换的总胆红素浓度水平因相关危险因素(异体免疫溶血性疾病、G-6PD 缺乏症、脓毒血症或窒息体征、胎龄和生后年龄、胆红素与清蛋白比例等)而有所不同 [475]。

临床意义和小结

新生儿肝功能不成熟和(或)异常对麻醉和手术提出了诸多挑战。一些药物(如头孢曲松、呋塞米和苯唑西林,但不含甲氧西林)与胆红素竞争清蛋白的结合位点。如果与清蛋白分离,那么未结合或 "游离" 的胆红素的浓度比例增加,这样就加重了该分子透过血脑屏障产生神经毒性的风险 [495, 496]。值得注意的是,在某些情况下,防腐剂或其他添加剂而非药物本身可以从清蛋白(静脉用安定的苯甲酸钠)中置换胆红素 [497]。

酸血症主要通过影响胆红素溶解度以及降低质子化胆红素与清蛋白的结合来加重胆红素的神经毒性 [461, 462, 498]。此外,一定水平的胆红素引起的神经损伤因控制进出脑组织的相对转运保护机制的有效性而发生变化,也就是说,从脑将胆红素主动转运至血液可能缓解损伤,但酸中毒可能会抑制这一活性效果 [498]。与此相似,由于发育期大脑存在明显的凋亡和坏死风险,特别是存在感染或其他应激情况下,发育期脑组织损伤的严重程度取决于非结合胆红素持续的时间和浓度 [457]。

因此,新生儿麻醉医生必须认识到,重症疾病新生儿发生血流动力学和呼吸不稳定,以及相关的呼吸或代谢性酸中毒、低清蛋白血症和肝功能障碍的风险更高,这也增加胆红素神经毒性的危险。此外,肝功能障碍和不成熟会干扰药物的正常代谢,包括常规使用的麻醉药物(如肌松剂)。最后,术前必须仔细评估凝血状态,并在术中进行积极监测和治疗。

肾功能

在子宫内,胎盘维持胎儿代谢和电解质平衡。肾脏在胚胎第 5 周出现,并且第 8 周内开始在近端区域和皮质中出现肾单位。基因 [如 Wilms 肿瘤基因 1 (WT1)和生长因子(神经营养因子, GDNF)] 的复杂相互作用协调这个过程[499, 500]。20 周胎龄时, 1/3 肾单位已经发育[501];胎龄 35~36 周,肾单位的数量等于正常的年轻成年人[502];直到产后相当于胎龄 34~35 周对早产儿才停止发育新的肾单位。当肾单位全部形成后,肾脏通过增加肾小球和肾小管大小来完成成熟发育。血管的生长发育与肾单位呈平行关系。

尽管如此,成熟健康的足月儿中肾单位的数量变化高达 5 倍[503],遗传和环境因素都能成为肾单位数量减少的原因[18, 19, 504]。例如,RET 基因的多态性与肾单位数量减少有关[505],而另一个基因, PAX2 常见的变异则伴有出生时肾脏体积较小[506]。值得注意的是,早产和子宫内生长迟缓都对出生后肾脏生长有负面的影响[18, 19, 507]。最后,在成年大鼠中发现,新生儿期的氧化损伤与毛细血管密度降低和肾单位减少相关。

尿液最初在胎龄 10 周时形成,并且尿量从胎龄 20 周的 2~5mL/h 增加到 30 周时的 10~12mL/h, 35 周时为 12~16mL/h 和胎龄 40 周的 35~50mL/h[509]。胎儿肾产生大量维持正常羊水体积所必需的低渗尿液,尤其是在妊娠 18 周后,而且大量胎儿尿是正常肺发育所必需的。例如,少尿导致羊水过少,这与特异性面容、畸形足、肢体挛缩,以及在严重病例中的肺发育不全(Potters 症或羊水过少症)相关。

全身水分布的发育变化

胎龄 16 周时,体内的总水量占体重的 94%;胎龄 32 周时为 82%,足月时大约占 75%。细胞外液所占比重从胎龄 24~25 周时的 65% 减少至足月时的约 50%。同时,细胞内液则从妊娠早期的 34% 增加到 50%[510, 511]。在生后的前 3~7 天内,健康足月婴儿体重减少 5%~10%,主要是细胞外液的减少。经皮肤的体液流失与胎龄有关,在 ELBW 婴儿中可达 60~100 mL/(kg・d)。最初的 5 天内,胎龄在 25~27 周的婴儿体液丢失量急剧下降 [从 45g/(m² ・ h)到约 19g/(m² ・ h)][512]。裸露的早产儿比足月儿蒸发水量损失多达 15 倍[513]。裸露的 VLBW 婴儿在最初 24 小时内可通过蒸发损失体重的 10%。

肾功能

肾小球滤过率(GFR)和血流:胎儿和新生儿肾功能特点是肾血流量、肾小球滤过率(GFR)、固体排泄和浓缩能力降低。某种程度来说,由于肾血管阻力增加,宫内期的肾血流量减少。出生后,由于动脉血压增加和肾血管阻力降低,肾血流显著增加,使得心输出量中流向肾脏的比例增加(宫内为 2%~4%, 1 周龄为 10%,成年后为 25%)。肾血流量在胎龄 30 周时约为 20 mL/(min・1.73m²),35 周时为 45 mL/(min・1.73 m²),足月时为 80mL/(min・1.73 m²),生后 8 天时为 250 mL/(min・1.73 m²),5 月龄时为 770 mL/(min・1.73 m²)[514]。同样,随着肾单位数量的增长,宫内期 GFR 迅速增加。因为胎儿肾脏生长从髓质深部开始,所以髓旁肾单位在出生时比其他肾单位更成熟,并且具有比外皮层和内皮层肾单位更长的肾小管。由于肾小球分布均匀,“管球不平衡”使新生儿近端肾小管对物质的重吸收不足。

早产儿的 GFR 是孕龄和生后年龄的功能体现。生后前 24 小时,胎龄 25 周之前出生的婴儿的 GFR 可能低至 2 mL/(min・1.73 m²);胎龄 25 和 28 周之间出生的婴儿,其 GFR 为 10~13 mL/(min・1.73 m²);胎龄 34 周后出生的婴儿为 20~25 mL/(min・1.73 m²),已接近足月儿水平[515]。尽管在 ELBW 婴儿中 GFR 增加的速率较慢,但所有无获得性肾功能不全的新生儿在 2 周龄时 GFR 都增加 1 倍,在 3 个月龄时达到 3 倍。此后, GFR 的增加速率更为缓慢。来自法国的多中心研究报道了胎龄 27~31 周婴儿在出生后第一个月获得的 GFR 测量数据[516] 显示 GFR[mL/(min・1.73m²)] 的准确数值与以往研究不同,但是总体增加趋势是相似的,即在出生后第一个月的第 7 天到第 28 天里 GFR 增长大约 1 倍(第 7 天, 18.5 ± 12.6;第 14 天, 20.6 ± 13.1;第 21 天, 22.2 ± 11.7;第 28 天, 26.2 ± 19.6),增长量与胎龄呈反比。

GFR 的数值在 12~24 个月时达到成人水平。由于出生后肾脏迅速发育成熟,超过 27 周胎龄的 3 周大早产儿可能比 6 小时的足月胎儿的肾脏功能更成熟。肾脏的成熟显然是满足"需求"（从胎盘中分离以及溶质暴露）的结果。肾脏的过滤和浓缩能力在暴露于溶质时增加[517]。

出生时，血清肌酐反映母体肌酐值（因为胎盘在维持代谢中占主导地位，而非胎儿肾脏），并且高于正常 1~2 周龄的足月新生儿（0.4mg / dL）。在出生后的前 4 周里，早产儿血清肌酐浓度大于足月儿[518]。有趣的是，27 周前出生的胎儿和 31~32 周胎龄时出生的胎儿，其出生时血清肌酐浓度相同，并且在出生后前 3 天内两者皆升高，然后逐渐降低至 <0.5 mg/dL[519]。然而，有报道称，大多数早产儿的最大肌酐浓度更高且出现得更晚（生后第 3.5 日比第 1 日）。肌酐清除率皆增加，但是 <27 周胎龄婴儿增加得较为缓慢。GFR 和肌酐清除率的变异度受孕龄和生后年龄影响，这表示依靠肾脏清除的药物，其半衰期在生后的数周到数月间可变。

肾小管功能：细胞外液量、水平衡，以及钠和其他电解质浓度是相互关联的，并且在出生后发生显著变化。除了肾单位总数、肾小球功能和肾血流量的显著发展之外，肾小管在整个胎儿期和出生后逐渐成熟。值得注意的是，必需底物（如葡萄糖和氨基酸）重吸收的不足与肾小管的不成熟有关。快速生长发育的代谢需求和（或）新生儿合并肾功能疾病使液体管理和营养支持更为复杂。

肾小管细胞与其他上皮细胞一样具有极性。也就是说，独特的通道、转运蛋白和其他蛋白质聚集于顶部（尿液侧），而基底侧膜（血液侧）提供了溶质从管腔到毛细血管（重吸收）和毛细血管到小管的转运（分泌）。蛋白质在每个膜上的分布限定了肾小管不同部位在解剖学和功能上的不同，并且使肾脏可以在近曲小管重吸收肾小球滤液中大部分的物质，以及在更远端小管摄取水和溶质成分。例如，虽然在肾小管全程重吸收钠，但是近端小管重吸收 60%~80% 的肾小球滤过钠和水。此外，葡萄糖、磷酸盐和大多数氨基酸主要都在近曲小管被重吸收。髓袢、远曲小管和集合管浓缩尿液和泌钾，还有 10%~15% 的钠在远曲小管（醛固酮应答）和集合管（抗利尿激素决定了尿渗透压）被重吸收。远曲小管管液中钠离子含量部分取决于近曲小管转运的效率。

从肾小球滤出的原尿中重吸收氨基酸、葡萄糖、碳酸盐、磷酸盐的膜蛋白（转运体）位于近曲小管的顶部细胞膜上，它们均是"主动"转运蛋白（即需要耗

能才能逆浓度跨膜转运物质）。顺电化学梯度的钠离子移动的同时为逆浓度物质转运提供了能量。例如，葡萄糖、氨基酸和钠离子协同跨膜转运，其他物质都是交换转运（如 H^+-Na^+ 交换体），即钠离子和物质的跨膜转运方向相反（即交换机制）。而后钠离子的浓度梯度需要依赖钠钾泵来重新建立。在所有真核细胞中，钠钾泵对于维持钠离子浓度梯度的代谢作用是至关重要的。钠钾泵位于肾小管细胞膜的基底侧，其活性约占全肾耗氧量的 70%。

钠依赖性转运功能的发育：出生后，由于钠钾泵活性增强[520]，近曲小管对钠离子的重吸收增加 5~10 倍，这部分继发于 β 亚单位调节的发育变化。也就是说，胎儿的 β2 亚型（在细胞顶端和基底膜侧均有表达）在出生后表达下调，而 β1 亚型表达上调并只分布在基底膜侧[521]。成熟的功能性酶（钠钾泵）由 α1 和 β1 的异二聚体组成。糖皮质激素促进包含这两个亚基的酶 mRNA 表达，母体应用倍他米松可以在早产儿出生前促进胎儿肺成熟，同时也可以促进胎儿肾功能成熟。

远曲小管的吸收能力随着胎龄的增长而增强，对于胎龄小于 30 周的婴儿，5% 的滤过钠从尿中排出体外，而在足月儿中仅有 0.2% 被排出[522]。缺氧、呼吸窘迫和高胆红素血症可能会增加部分钠排出。同样，新生儿尿液浓缩能力比成人更有限（早产儿为 245~450mOsm/L；足月儿为 600~800mOsm/L；成人为 1200~1400mOsm/L）。相反，胎龄大于 35 周的新生儿尿液稀释能力接近成人水平（约 50 mOsm/L），小于 35 周的新生儿约为 70 mOsm/L 左右[523]，但是这两者都不能像年长儿童那样快速排泄水负荷。即应用 DDAVP 之后达到的最大尿渗透压，在胎龄为 30~35 周婴儿中仅有约 520 mOsm/L，在足月出生的 4~6 周婴儿中可达 570 mOsm/L，而 6 个月婴儿在应用 DDAVP 之后尿液浓缩到 1300~1400 mOsm/L[515]。绝大多数婴儿在出生后 6~12 个月时，还不能最大程度地浓缩尿液。

未成熟肾脏的浓缩能力有限与抗利尿激素（ADH）缺失无关。实际上，不管是早产儿还是足月儿体内的 ADH 水平都是增高的，但在出生之后 ADH 水平迅速降低（详见"肾素醛固酮系统"）[524]。未成熟的皮质髓质渗透梯度和低 GFR 可能导致了最大程度浓缩和稀释尿液的能力受限。

新生儿尤其是早产儿的血浆电解质浓度反映了

肾小管的不成熟性。例如,新生儿血浆碳酸盐浓度的降低(极低体重新生儿中为 12~16mEq/L,胎龄为 30~35 周的新生儿为 18~20 mEq/L,足月儿为 20~22 mEq/L,成人为 25~28 mEq/L)[525] 是由碳酸盐从尿液丢失引起的,导致尿 pH 值偏碱并引起轻度代谢性酸中毒。钠氢反向转运体(NHE)碳酸盐交换的泌氢经历了明显的发育成熟变化。尽管目前已经确认的 NHE 至少有 6 种不同亚型,但在生后肾功能成熟时,NHE-3(位于近曲小管和髓袢升支粗段)重吸收的碳酸盐约占总量的 90%,而在围生期只有不到 60%[526]。糖皮质激素[527] 和甲状腺激素[528] 都能促进其发育成熟。年龄相关的 NHE 变化会导致新生儿、年长儿或成人的酸碱失衡。氢离子是主动分泌的,分泌的氢离子与碳酸盐反应从而产生碳酸和 CO_2。这些物质通过碳酸酐酶的作用进入肾小管细胞,除了年龄相关的 NHE 功能不足,碳酸酐酶也可能未发育成熟。

葡萄糖在近曲小管通过钠 - 葡萄糖协同转运体(SGLT-2)重吸收,与其他协同转运体相似,SGLT-2 也随发育而改变[529]。早产儿的肾小管重吸收减少,故尿糖很常见。新生儿的肾小管对葡萄糖的重吸收能力和转运极限(T_m)都相对低下(足月儿只有 150mg/dL,成人和年长儿为 180 mg/dL)。相对于足月儿来说,胎龄小于 34 周的早产儿的葡萄糖排泄分数较高而最大重吸收值较低[530]。最后,钙离子的吸收主要以被动扩散形式在近曲小管进行,但是肾内大量的钠离子排出增加了尿中的钙排泄。患病的新生儿,尤其是早产儿,需要静脉补充钙来维持正常钙离子浓度。

新生儿血浆钾离子浓度超过 5.0mmol/L 是相当常见的,尤其是早产儿同时伴有轻微代谢性酸中毒。非少尿型高钾血症(无肾衰竭情况下血浆钾离子浓度超过 6.5mmol/L)的特点是出生后 1~3 天内血钾浓度快速升高,并且在 ELBW 中发生频繁。与较大婴儿、儿童和成人相反,这种高血钾并不是由钾离子排泄异常或过多摄入导致的,而更像是与胞内钾迅速外移[531, 532] 和 RBC 内钠钾泵活性异常有关[533]。在年长儿童和成人中,高血钾的治疗包括输注胰岛素及葡萄糖、钙或碳酸氢盐、利尿剂、沙丁胺醇、腹膜透析和离子交换树脂等,新生儿还可以考虑进行血浆置换[532]。

肾素血管紧张素系统

新生儿体液和电解质稳态受到复杂的激素调节作用,而且在某些方面与年长儿和成人相比具有其独特性。其中肾素血管紧张素系统起到至关重要的作用。肾素在孕 17 周时就可以被检测出来,血浆肾素活性(PRA)与胎龄呈负相关 [30 周时为 60mg/(mL·h);足月时为 10~20ng/(mL·h)][534],但是新生儿体内的 PRA 至少是成人的 3 倍[535, 536]。与成人相比,大量的 PRA 与血浆中醛固酮的增高有关[537]。此外,缺氧[538] 和血容量减少[539] 能增加血浆肾素和 AngII 含量。尽管 PRA 在围生期的特殊作用目前尚不清楚,但不能否定其重要性,因为母体 ACEI 的应用与胎儿尿道闭锁、肺发育不良、生长迟缓和肾小管发育不良有关[540]。

前列腺素在维持肾小球滤过率和肾血流量上的作用,主要是通过与 RAS 系统在血管收缩作用上相互制衡实现的。早产儿 PGE2 的分泌量和前列环素代谢产物是足月儿的 5 倍、年长儿的 20 倍[541]。重要的是,应用吲哚美辛治疗动脉导管未闭所致的肾衰竭和这些激素导致的血管收缩相关。

在新生儿中,垂体后叶素 [抗利尿激素(ADH)] 的血浆浓度比此后的任何时候都要高,尤其是在顺产之后[542],这被认为是分娩后第一个 24 小时内尿量减少的原因,至少是原因之一。在某种程度上,垂体后叶素可能导致了出生后细胞外液减少,而且促使吲哚美辛诱发早产儿肾衰竭。缺氧、肺不张、脑室内出血和 BPD 会增加足月儿和早产儿尿 ADH 浓度[543]。

临床意义和小结

新生儿体液和电解质的管理需要考虑到肾脏生理发育,尤其关系到钠离子和水的排泄,以及葡萄糖稳态。钠、钾、钙和葡萄糖的需要量分析对术前评估维持输液和术中实验室指标监测十分必要。由于心肺和中枢神经系统的不成熟和易感性,术前维持正常的血容量和血浆电解质浓度能够提高术中的稳定性。尽管术中常需要快速补充晶体液和(或)胶体液,但最大限度地维持术前稳态也能够使手术期间血压的波动最小化。

为新生儿提供一个温暖、湿润的环境,术中吸氧,使运送过程中经皮肤丢失的液体达到最小化(如塑料罩、头罩）是液体和电解质管理的必要方面，这对于 ELBW 尤其重要。

参考文献

1. Heron M, Sutton PD, Xu J, et al. Annual summary of vital statistics: 2007. Pediatrics. 2010;125(1):4–15.
2. Mathews TJ, MacDorman MF. Infant mortality statistics from the 2006 period linked birth/infant death data set. Natl Vital Stat Rep. 2010;58(17):1–31.
3. Hamilton BE, Hoyert DL, Martin JA, et al. Annual summary of vital statistics: 2010-2011. Pediatrics. 2013;131(3):548–58.
4. Manktelow BN, Seaton SE, Field DJ, et al. Population-based estimates of in-unit survival for very preterm infants. Pediatrics. 2013;131(2):e425–432.
5. Fanaroff AA, Stoll BJ, Wright LL, et al. Trends in neonatal morbidity and mortality for very low birthweight infants. Am J Obstet Gynecol. 2007;196(2):147e1-8.
6. Eichenwald EC, Stark AR. Management and outcomes of very low birth weight. N Engl J Med. 2008;358(16):1700–11.
7. Bassler D, Stoll BJ, Schmidt B, et al. Using a count of neonatal morbidities to predict poor outcome in extremely low birth weight infants: added role of neonatal infection. Pediatrics. 2009;123(1):313–8.
8. Horbar JD, Carpenter JH, Badger GJ, et al. Mortality and neonatal morbidity among infants 501 to 1500 grams from 2000 to 2009. Pediatrics. 2012;129(6):1019–26.
9. Barker DJ, Osmond C. Infant mortality, childhood nutrition, and ischaemic heart disease in England and Wales. Lancet. 1986;1(8489):1077–81.
10. Hales CN, Barker DJ. The thrifty phenotype hypothesis. Br Med Bull. 2001;60:5–20.
11. Hales CN, Barker DJ, Clark PM, et al. Fetal and infant growth and impaired glucose tolerance at age 64. BMJ. 1991;303(6809):1019–22.
12. Barker DJ, Osmond C, Forsen TJ, et al. Trajectories of growth among children who have coronary events as adults. N Engl J Med. 2005;353(17):1802–9.
13. Ravelli AC, van der Meulen JH, Michels RP, et al. Glucose tolerance in adults after prenatal exposure to famine. Lancet. 1998;351(9097):173–7.
14. Singhal A, Lucas A. Early origins of cardiovascular disease: is there a unifying hypothesis? Lancet. 2004;363(9421):1642–5.
15. Singhal A, Fewtrell M, Cole TJ, et al. Low nutrient intake and early growth for later insulin resistance in adolescents born preterm. Lancet. 2003;361(9363):1089–97.
16. Forsen T, Eriksson J, Tuomilehto J, et al. The fetal and childhood growth of persons who develop type 2 diabetes. Ann Intern Med. 2000;133(3):176–82.
17. Singhal A, Cole TJ, Fewtrell M, et al. Promotion of faster weight gain in infants born small for gestational age: is there an adverse effect on later blood pressure? Circulation. 2007;115(2):213–20.
18. Rakow A, Johansson S, Legnevall L, et al. Renal volume and function in school-age children born preterm or small for gestational age. Pediatr Nephrol. 2008;23(8):1309–15.
19. Huang HP, Tsai IJ, Lai YC, et al. Early postnatal renal growth in premature infants. Nephrology (Carlton). 2007;12(6):572–5.
20. McMillen IC, Robinson JS. Developmental origins of the metabolic syndrome: prediction, plasticity, and programming. Physiol Rev. 2005;85(2):571–633.
21. Gluckman PD, Hanson MA, Pinal C. The developmental origins of adult disease. Matern Child Nutr. 2005;1(3):130–41.
22. Modi N, Thomas EL, Harrington TA, et al. Determinants of adiposity during preweaning postnatal growth in appropriately grown and growth-restricted term infants. Pediatr Res. 2006;60(3):345–8.
23. Catalano PM, Kirwan JP, Haugel-de Mouzon S, et al. Gestational diabetes and insulin resistance: role in short- and long-term implications for mother and fetus. J Nutr. 2003;133(5 Suppl 2):1674S–83S.
24. Uthaya S, Thomas EL, Hamilton G, et al. Altered adiposity after extremely preterm birth. Pediatr Res. 2005;57(2):211–5.
25. Hofman PL, Regan F, Harris M, et al. The metabolic consequences of prematurity. Growth Horm IGF Res. 2004;14(Suppl A):S136–9.
26. Hofman PL, Regan F, Jackson WE, et al. Premature birth and later insulin resistance. N Engl J Med. 2004;351(21):2179–86.
27. Mikkola K, Leipala J, Boldt T, et al. Fetal growth restriction in preterm infants and cardiovascular function at five years of age. J Pediatr. 2007;151(5):494–9, e491–2.
28. Silveira PP, Portella AK, Goldani MZ, et al. Developmental origins of health and disease (DOHaD). J Pediatr (Rio J). 2007;83(6):494–504.
29. Gillman MW, Barker D, Bier D, et al. Meeting report on the 3rd International Congress on Developmental Origins of Health and Disease (DOHaD). Pediatr Res. 2007;61(5 Pt 1):625–9.
30. Warner MJ, Ozanne SE. Mechanisms involved in the developmental programming of adulthood disease. Biochem J. 2010;427(3):333–47.
31. Rudolph AM. Prenatal and postnatal pulmonary circulation. In: Rudolph AM, editor. Congenital diseases of the heart, clinical-physiological considerations. West Sussex: Wiley-Blackwell; 2009. p. 89.
32. Marx JA. Rosen's emergency medicine. Philadelphia: Mosby/Elsevier; 2010.
33. Rudolph AM. The fetal circulation. In: Rudolph AM, editor. Congenital diseases of the heart, clinical-physiological considerations. West Sussex: Wiley-Blackwell; 2009. p. 1–24.
34. Rudolph AM. The fetal circulation. In: Rudolph AM, editor. Congenital diseases of the heart, clinical-physiological considerations. West Sussex: Wiley-Blackwell; 2009. p. 2.
35. Rasanen J, Wood DC, Weiner S, et al. Role of the pulmonary circulation in the distribution of human fetal cardiac output during the second half of pregnancy. Circulation. 1996;94(5):1068–73.
36. Rasanen J, Wood DC, Debbs RH, et al. Reactivity of the human fetal pulmonary circulation to maternal hyperoxygenation increases during the second half of pregnancy: a randomized study. Circulation. 1998;97(3):257–62.
37. Rudolph AM. Congenital cardiovascular malformations and the fetal circulation. Arch Dis Child Fetal Neonatal Ed. 2010;95(2):F132–136.
38. Lewis AB, Heymann MA, Rudolph AM. Gestational changes in pulmonary vascular responses in fetal lambs in utero. Circ Res. 1976;39(4):536–41.
39. Rudolph AM, Yuan S. Response of the pulmonary vasculature to hypoxia and H+ ion concentration changes. J Clin Invest. 1966;45(3):399–411.
40. Peckham GJ, Fox WW. Physiologic factors affecting pulmonary artery pressure in infants with persistent pulmonary hypertension. J Pediatr. 1978;93(6):1005–10.
41. Moore P, Velvis H, Fineman JR, et al. EDRF inhibition attenuates the increase in pulmonary blood flow due to oxygen ventilation in fetal lambs. J Appl Physiol. 1992;73(5):2151–7.
42. Post JM, Hume JR, Archer SL, et al. Direct role for potassium channel inhibition in hypoxic pulmonary vasoconstriction. Am J Physiol. 1992;262(4 Pt 1):C882–890.

43. Kinsella JP, Neish SR, Ivy DD, et al. Clinical responses to pro-longed treatment of persistent pulmonary hypertension of the newborn with low doses of inhaled nitric oxide. J Pediatr. 1993;123(1):103–8.

44. Steinhorn RH. Nitric oxide and beyond: new insights and thera-pies for pulmonary hypertension. J Perinatol. 2008;28 Suppl 3:S67–71.

45. Inhaled nitric oxide in term and near-term infants: neurodevelop-mental follow-up of the neonatal inhaled nitric oxide study group (NINOS). J Pediatr. 2000;136(5):611–7.

46. Issa A, Lappalainen U, Kleinman M, et al. Inhaled nitric oxide decreases hyperoxia-induced surfactant abnormality in preterm rabbits. Pediatr Res. 1999;45(2):247–54.

47. McCurnin DC, Pierce RA, Chang LY, et al. Inhaled NO improves early pulmonary function and modifies lung growth and elastin deposition in a baboon model of neonatal chronic lung disease. Am J Physiol Lung Cell Mol Physiol. 2005;288(3):L450–459.

48. Ballard PL, Merrill JD, Truog WE, et al. Surfactant function and composition in premature infants treated with inhaled nitric oxide. Pediatrics. 2007;120(2):346–53.

49. Brennan LA, Steinhorn RH, Wedgwood S, et al. Increased super-oxide generation is associated with pulmonary hypertension in fetal lambs: a role for NADPH oxidase. Circ Res. 2003;92(6):683–91.

50. Barrington KJ, Finer NN. Inhaled nitric oxide for respiratory fail-ure in preterm infants. Cochrane Database Syst Rev. 2007;(3):CD000509.

51. Jonker SS, Zhang L, Louey S, et al. Myocyte enlargement, differ-entiation, and proliferation kinetics in the fetal sheep heart. J Appl Physiol. 2007;102(3):1130–42.

52. Nassar R, Reedy MC, Anderson PA. Developmental changes in the ultrastructure and sarcomere shortening of the isolated rabbit ventricular myocyte. Circ Res. 1987;61(3):465–83.

53. Pena E, Tracqui P, Azancot A, et al. Unraveling changes in myo-cardial contractility during human fetal growth: a finite element analysis based on in vivo ultrasound measurements. Ann Biomed Eng. 2010;38(8):2702–15.

54. Fabiato A. Calcium-induced release of calcium from the cardiac sarcoplasmic reticulum. Am J Physiol. 1983;245(1):C1–14.

55. Gyorke S, Gyorke I, Lukyanenko V, et al. Regulation of sarcoplas-mic reticulum calcium release by luminal calcium in cardiac mus-cle. Front Biosci. 2002;7:d1454–1463.

56. Klitzner TS. Maturational changes in excitation-contraction cou-pling in mammalian myocardium. J Am Coll Cardiol. 1991;17(1):218–25.

57. Nakanishi T, Seguchi M, Takao A. Development of the myocar-dial contractile system. Experientia. 1988;44(11–12):936–44.

58. Huang J, Hove-Madsen L, Tibbits GF. Ontogeny of Ca2+-induced Ca2+ release in rabbit ventricular myocytes. Am J Physiol Cell Physiol. 2008;294(2):C516–525.

59. Huang J, Hove-Madsen L, Tibbits GF. Na+/Ca2+ exchange activ-ity in neonatal rabbit ventricular myocytes. Am J Physiol Cell Physiol. 2005;288(1):C195–203.

60. Boucek Jr RJ, Shelton M, Artman M, et al. Comparative effects of verapamil, nifedipine, and diltiazem on contractile function in the isolated immature and adult rabbit heart. Pediatr Res. 1984;18(10):948–52.

61. Jarmakani JM, Nakanishi T, George BL, et al. Effect of extracel-lular calcium on myocardial mechanical function in the neonatal rabbit. Dev Pharmacol Ther. 1982;5(1–2):1–13.

62. McCall SJ, Nassar R, Malouf NN, et al. Development and cardiac contractility: cardiac troponin T isoforms and cytosolic calcium in rabbit. Pediatr Res. 2006;60(3):276–81.

63. Solaro RJ, Lee JA, Kentish JC, et al. Effects of acidosis on ven-tricular muscle from adult and neonatal rats. Circ Res. 1988;63(4):779–87.

64. Noland Jr TA, Guo X, Raynor RL, et al. Cardiac troponin I mutants. Phosphorylation by protein kinases C and A and regula-tion of Ca(2+)-stimulated MgATPase of reconstituted actomyosin S-1. J Biol Chem. 1995;270(43):25445–54.

65. El-Khuffash AF, Molloy EJ. Serum troponin in neonatal intensive care. Neonatology. 2008;94(1):1–7.

66. Marijianowski MM, van der Loos CM, Mohrschladt MF, et al. The neonatal heart has a relatively high content of total collagen and type I collagen, a condition that may explain the less compli-ant state. J Am Coll Cardiol. 1994;23(5):1204–8.

67. Robinson RB. Autonomic receptor–effector coupling during post-natal development. Cardiovasc Res. 1996;31(Spec No): E68–76.

68. Short BL, Van Meurs K, Evans JR. Summary proceedings from the cardiology group on cardiovascular instability in preterm infants. Pediatrics. 2006;117(3 Pt 2):S34–39.

69. Hegyi T, Anwar M, Carbone MT, et al. Blood pressure ranges in premature infants: II. The first week of life. Pediatrics. 1996;97(3):336–42.

70. Hegyi T, Carbone MT, Anwar M, et al. Blood pressure ranges in premature infants. I. The first hours of life. J Pediatr. 1994;124(4):627–33.

71. Miall-Allen VM, de Vries LS, Whitelaw AG. Mean arterial blood pressure and neonatal cerebral lesions. Arch Dis Child. 1987;62(10):1068–9.

72. Miranda P. Intraventricular hemorrhage and posthemorrhagic hydrocephalus in the preterm infant. Minerva Pediatr. 2010;62(1):79–89.

73. Nuntnarumit P, Yang W, Bada-Ellzey HS. Blood pressure mea-surements in the newborn. Clin Perinatol. 1999;26(4):981–96.

74. Development of audit measures and guidelines for good practice in the management of neonatal respiratory distress syndrome. Report of a Joint Working Group of the British Association of Perinatal Medicine and the Research Unit of the Royal College of Physicians. Arch Dis Child. 1992;67(10 Spec No):1221–7.

75. Bada HS, Korones SB, Perry EH, et al. Mean arterial blood pres-sure changes in premature infants and those at risk for intraven-tricular hemorrhage. J Pediatr. 1990;117(4):607–14.

76. Watkins AM, West CR, Cooke RW. Blood pressure and cerebral haemorrhage and ischaemia in very low birthweight infants. Early Hum Dev. 1989;19(2):103–10.

77. Cayabyab R, McLean CW, Seri I. Definition of hypotension and assessment of hemodynamics in the preterm neonate. J Perinatol. 2009;29 Suppl 2:S58–62.

78. Evans N. Which inotrope for which baby? Arch Dis Child Fetal Neonatal Ed. 2006;91(3):F213–220.

79. Kluckow M, Evans N. Relationship between blood pressure and cardiac output in preterm infants requiring mechanical ventilation. J Pediatr. 1996;129(4):506–12.

80. Groves AM, Kuschel CA, Knight DB, et al. Relationship between blood pressure and blood flow in newborn preterm infants. Arch Dis Child Fetal Neonatal Ed. 2008;93(1):F29–32.

81. Osborn DA, Evans N, Kluckow M. Clinical detection of low upper body blood flow in very premature infants using blood pressure, capillary refill time, and central-peripheral temperature difference. Arch Dis Child Fetal Neonatal Ed. 2004;89(2):F168–173.

82. Kluckow M, Evans N. Superior vena cava flow in newborn infants: a novel marker of systemic blood flow. Arch Dis Child Fetal Neonatal Ed. 2000;82(3):F182–187.

83. Kluckow M, Evans N. Low superior vena cava flow and intraven-tricular haemorrhage in preterm infants. Arch Dis Child Fetal Neonatal Ed. 2000;82(3):F188–194.

84. Pladys P, Wodey E, Beuchee A, et al. Left ventricle output and mean arterial blood pressure in preterm infants during the 1st day of life. Eur J Pediatr. 1999;158(10):817–24.

85. Osborn D, Evans N, Kluckow M. Randomized trial of dobutamine

versus dopamine in preterm infants with low systemic blood flow. J Pediatr. 2002;140(2):183–91.

86. Hunt RW, Evans N, Rieger I, et al. Low superior vena cava flow and neurodevelopment at 3 years in very preterm infants. J Pediatr. 2004;145(5):588–92.

87. Thornburg KL, Morton MJ. Filling and arterial pressures as determinants of left ventricular stroke volume in fetal lambs. Am J Physiol. 1986;251(5 Pt 2):H961–968.

88. Klopfenstein HS, Rudolph AM. Postnatal changes in the circulation and responses to volume loading in sheep. Circ Res. 1978;42(6):839–45.

89. Teitel DF, Sidi D, Chin T, et al. Developmental changes in myocardial contractile reserve in the lamb. Pediatr Res. 1985;19(9):948–55.

90. Perlman JM. Intervention strategies for neonatal hypoxic-ischemic cerebral injury. Clin Ther. 2006;28(9):1353–65.

91. Pierson CR, Folkerth RD, Billiards SS, et al. Gray matter injury associated with periventricular leukomalacia in the premature infant. Acta Neuropathol. 2007;114(6):619–31.

92. Volpe JJ. Encephalopathy of prematurity includes neuronal abnormalities. Pediatrics. 2005;116(1):221–5.

93. Volpe JJ. Brain injury in premature infants: a complex amalgam of destructive and developmental disturbances. Lancet Neurol. 2009;8(1):110–24.

94. Volpe JJ. The encephalopathy of prematurity–brain injury and impaired brain development inextricably intertwined. Semin Pediatr Neurol. 2009;16(4):167–78.

95. Kinney HC. The encephalopathy of prematurity: one pediatric neuropathologist's perspective. Semin Pediatr Neurol. 2009;16(4):179–90.

96. Volpe JJ. Neural tube formation and prosencephalic development. In: Volpe JJ, editor. Neurology of the newborn. Philadelphia, PA: Saunders/Elsevier; 2008. p. 3–50.

97. Lorber J. Systematic ventriculographic studies in infants born with meningomyelocele and encephalocele. The incidence and development of hydrocephalus. Arch Dis Child. 1961;36:381–9.

98. Kirk VG, Morielli A, Brouillette RT. Sleep-disordered breathing in patients with myelomeningocele: the missed diagnosis. Dev Med Child Neurol. 1999;41(1):40–3.

99. Kirk VG, Morielli A, Gozal D, et al. Treatment of sleep-disordered breathing in children with myelomeningocele. Pediatr Pulmonol. 2000;30(6):445–52.

100. Parrish ML, Roessmann U, Levinsohn MW. Agenesis of the corpus callosum: a study of the frequency of associated malformations. Ann Neurol. 1979;6(4):349–54.

101. Jeret JS, Serur D, Wisniewski KE, et al. Clinicopathological findings associated with agenesis of the corpus callosum. Brain Dev. 1987;9(3):255–64.

102. Kinney HC. The near-term (late preterm) human brain and risk for periventricular leukomalacia: a review. Semin Perinatol. 2006;30(2):81–8.

103. Volpe JJ. Cerebellum of the premature infant: rapidly developing, vulnerable, clinically important. J Child Neurol. 2009;24(9):1085–104.

104. Limperopoulos C, Soul JS, Gauvreau K, et al. Late gestation cerebellar growth is rapid and impeded by premature birth. Pediatrics. 2005;115(3):688–95.

105. Limperopoulos C, Soul JS, Haidar H, et al. Impaired trophic interactions between the cerebellum and the cerebrum among preterm infants. Pediatrics. 2005;116(4):844–50.

106. Limperopoulos C, du Plessis AJ. Disorders of cerebellar growth and development. Curr Opin Pediatr. 2006;18(6):621–7.

107. Borch K, Lou HC, Greisen G. Cerebral white matter blood flow and arterial blood pressure in preterm infants. Acta Paediatr. 2010;99(10):1489–92.

108. Miller SP, Ferriero DM. From selective vulnerability to connectivity: insights from newborn brain imaging. Trends Neurosci. 2009;32(9):496–505.

109. McQuillen PS, Ferriero DM. Perinatal subplate neuron injury: implications for cortical development and plasticity. Brain Pathol. 2005;15(3):250–60.

110. Ferriero DM, Holtzman DM, Black SM, et al. Neonatal mice lacking neuronal nitric oxide synthase are less vulnerable to hypoxic-ischemic injury. Neurobiol Dis. 1996;3(1):64–71.

111. Volpe JJ. Hypoxic-ischemic encephalopathy: biochemical and physiological aspects. In: Volpe JJ, editor. Neurology of the newborn. Philadelphia, PA: Saunders/Elsevier; 2008. p. 247–324.

112. Khwaja O, Volpe JJ. Pathogenesis of cerebral white matter injury of prematurity. Arch Dis Child Fetal Neonatal Ed. 2008;93(2):F153–161.

113. Gonzalez FF, Ferriero DM. Neuroprotection in the newborn infant. Clin Perinatol. 2009;36(4):859–80. vii.

114. Kostovic I, Jovanov-Milosevic N. The development of cerebral connections during the first 20-45 weeks' gestation. Semin Fetal Neonatal Med. 2006;11(6):415–22.

115. Leviton A, Gressens P. Neuronal damage accompanies perinatal white-matter damage. Trends Neurosci. 2007;30(9):473–8.

116. Nguyen V, McQuillen PS. AMPA and metabotropic excitoxicity explain subplate neuron vulnerability. Neurobiol Dis. 2010;37(1):195–207.

117. Kapellou O, Counsell SJ, Kennea N, et al. Abnormal cortical development after premature birth shown by altered allometric scaling of brain growth. PLoS Med. 2006;3(8):e265.

118. Boardman JP, Counsell SJ, Rueckert D, et al. Abnormal deep grey matter development following preterm birth detected using deformation-based morphometry. Neuroimage. 2006;32(1):70–8.

119. Counsell SJ, Dyet LE, Larkman DJ, et al. Thalamo-cortical connectivity in children born preterm mapped using probabilistic magnetic resonance tractography. Neuroimage. 2007;34(3):896–904.

120. Dudink J, Kerr JL, Paterson K, et al. Connecting the developing preterm brain. Early Hum Dev. 2008;84(12):777–82.

121. Karadottir R, Attwell D. Neurotransmitter receptors in the life and death of oligodendrocytes. Neuroscience. 2007;145(4):1426–38.

122. Billiards SS, Haynes RL, Folkerth RD, et al. Development of microglia in the cerebral white matter of the human fetus and infant. J Comp Neurol. 2006;497(2):199–208.

123. Anjari M, Counsell SJ, Srinivasan L, et al. The association of lung disease with cerebral white matter abnormalities in preterm infants. Pediatrics. 2009;124(1):268–76.

124. Shah DK, Doyle LW, Anderson PJ, et al. Adverse neurodevelopment in preterm infants with postnatal sepsis or necrotizing enterocolitis is mediated by white matter abnormalities on magnetic resonance imaging at term. J Pediatr. 2008;153(2):170–5, e171.

125. Volpe JJ. Hypoxic-ischemic encephalopathy: neuropathology and pathogenesis. In: Volpe JJ, editor. Neurology of the newborn. Philadelphia, PA: Saunders/Elsevier; 2008. p. 347–99.

126. Chau V, Poskitt KJ, Miller SP. Advanced neuroimaging techniques for the term newborn with encephalopathy. Pediatr Neurol. 2009;40(3):181–8.

127. Miller SP, Ramaswamy V, Michelson D, et al. Patterns of brain injury in term neonatal encephalopathy. J Pediatr. 2005;146(4):453–60.

128. Cowan F, Rutherford M, Groenendaal F, et al. Origin and timing of brain lesions in term infants with neonatal encephalopathy. Lancet. 2003;361(9359):736–42.

129. Edwards AD, Brocklehurst P, Gunn AJ, et al. Neurological outcomes at 18 months of age after moderate hypothermia for perinatal hypoxic ischaemic encephalopathy: synthesis and meta-analysis of trial data. BMJ. 2010;340:c363.

130. Limperopoulos C, Majnemer A, Shevell MI, et al. Neurologic status of newborns with congenital heart defects before open heart surgery. Pediatrics. 1999;103(2):402–8.

131. Miller SP, McQuillen PS, Hamrick S, et al. Abnormal brain development in newborns with congenital heart disease. N Engl J Med. 2007;357(19):1928–38.

132. Licht DJ, Shera DM, Clancy RR, et al. Brain maturation is delayed in infants with complex congenital heart defects. J Thorac Cardiovasc Surg. 2009;137(3):529–36. discussion 536–7.

133. Miller SP, McQuillen PS. Neurology of congenital heart disease: insight from brain imaging. Arch Dis Child Fetal Neonatal Ed. 2007;92(6):F435–437.

134. Limperopoulos C, Tworetzky W, McElhinney DB, et al. Brain volume and metabolism in fetuses with congenital heart disease: evaluation with quantitative magnetic resonance imaging and spectroscopy. Circulation. 2010;121(1):26–33.

135. McQuillen PS, Miller SP. Congenital heart disease and brain development. Ann NY Acad Sci. 2010;1184:68–86.

136. Majnemer A, Limperopoulos C, Shevell MI, et al. A new look at outcomes of infants with congenital heart disease. Pediatr Neurol. 2009;40(3):197–204.

137. Paulson OB, Strandgaard S, Edvinsson L. Cerebral autoregulation. Cerebrovasc Brain Metab Rev. 1990;2(2):161–92.

138. Versmold HT, Kitterman JA, Phibbs RH, et al. Aortic blood pressure during the first 12 hours of life in infants with birth weight 610 to 4,220 grams. Pediatrics. 1981;67(5):607–13.

139. Lou HC, Lassen NA, Friis-Hansen B. Impaired autoregulation of cerebral blood flow in the distressed newborn infant. J Pediatr. 1979;94(1):118–21.

140. Lou HC. Autoregulation of cerebral blood flow and brain lesions in newborn infants. Lancet. 1998;352(9138):1406.

141. Greisen G. To autoregulate or not to autoregulate–that is no longer the question. Semin Pediatr Neurol. 2009;16(4):207–15.

142. Tweed A, Cote J, Lou H, et al. Impairment of cerebral blood flow autoregulation in the newborn lamb by hypoxia. Pediatr Res. 1986;20(6):516–9.

143. Lou HC, Lassen NA, Friis-Hansen B. Low cerebral blood flow in hypotensive perinatal distress. Acta Neurol Scand. 1977;56(4):343–52.

144. Kaiser JR, Gauss CH, Williams DK. The effects of hypercapnia on cerebral autoregulation in ventilated very low birth weight infants. Pediatr Res. 2005;58(5):931–5.

145. Noori S, Stavroudis TA, Seri I. Systemic and cerebral hemodynamics during the transitional period after premature birth. Clin Perinatol. 2009;36(4):723–36. v.

146. Greisen G. Autoregulation of cerebral blood flow in newborn babies. Early Hum Dev. 2005;81(5):423–8.

147. Pryds O, Greisen G, Lou H, et al. Vasoparalysis associated with brain damage in asphyxiated term infants. J Pediatr. 1990;117(1 Pt 1):119–25.

148. Boylan GB, Young K, Panerai RB, et al. Dynamic cerebral autoregulation in sick newborn infants. Pediatr Res. 2000;48(1):12–7.

149. Pryds O. Control of cerebral circulation in the high-risk neonate. Ann Neurol. 1991;30(3):321–9.

150. Pryds O, Greisen G, Lou H, et al. Heterogeneity of cerebral vasoreactivity in preterm infants supported by mechanical ventilation. J Pediatr. 1989;115(4):638–45.

151. Wyatt JS, Edwards AD, Cope M, et al. Response of cerebral blood volume to changes in arterial carbon dioxide tension in preterm and term infants. Pediatr Res. 1991;29(6):553–7.

152. Kaiser JR, Gauss CH, Pont MM, et al. Hypercapnia during the first 3 days of life is associated with severe intraventricular hemorrhage in very low birth weight infants. J Perinatol. 2006;26(5):279–85.

153. Fujimoto S, Togari H, Yamaguchi N, et al. Hypocarbia and cystic periventricular leukomalacia in premature infants. Arch Dis Child. 1994;71(2):F107–110.

154. Liem KD, Greisen G. Monitoring of cerebral haemodynamics in newborn infants. Early Hum Dev. 2010;86(3):155–8.

155. Wijbenga RG, Lemmers PM, van Bel F. Cerebral oxygenation during the first days of life in preterm and term neonates: differences between different brain regions. Pediatr Res. 2011;70(4):389–94.

156. Limperopoulos C, Bassan H, Kalish LA, et al. Current definitions of hypotension do not predict abnormal cranial ultrasound findings in preterm infants. Pediatrics. 2007;120(5):966–77.

157. Tsuji M, Saul JP, du Plessis A, et al. Cerebral intravascular oxygenation correlates with mean arterial pressure in critically ill premature infants. Pediatrics. 2000;106(4):625–32.

158. Soul JS, Taylor GA, Wypij D, et al. Noninvasive detection of changes in cerebral blood flow by near-infrared spectroscopy in a piglet model of hydrocephalus. Pediatr Res. 2000;48(4):445–9.

159. Soul JS, Hammer PE, Tsuji M, et al. Fluctuating pressure-passivity is common in the cerebral circulation of sick premature infants. Pediatr Res. 2007;61(4):467–73.

160. Gilmore MM, Stone BS, Shepard JA, et al. Relationship between cerebrovascular dysautoregulation and arterial blood pressure in the premature infant. J Perinatol. 2011;31(11):722–9.

161. O'Leary H, Gregas MC, Limperopoulos C, et al. Elevated cerebral pressure passivity is associated with prematurity-related intracranial hemorrhage. Pediatrics. 2009;124(1):302–9.

162. van Bel F, Lemmers P, Naulaers G. Monitoring neonatal regional cerebral oxygen saturation in clinical practice: value and pitfalls. Neonatology. 2008;94(4):237–44.

163. De Smet D, Jacobs J, Ameye L, et al. The partial coherence method for assessment of impaired cerebral autoregulation using near-infrared spectroscopy: potential and limitations. Adv Exp Med Biol. 2010;662:219–24.

164. Wong FY, Silas R, Hew S, et al. Cerebral oxygenation is highly sensitive to blood pressure variability in sick preterm infants. PLoS One. 2012;7(8):e43165.

165. Volpe JJ. Cerebral white matter injury of the premature infant - more common than you think. Pediatrics. 2003;112(1 Pt 1):176–80.

166. Dyet LE, Kennea N, Counsell SJ, et al. Natural history of brain lesions in extremely preterm infants studied with serial magnetic resonance imaging from birth and neurodevelopmental assessment. Pediatrics. 2006;118(2):536–48.

167. Maalouf EF, Duggan PJ, Rutherford MA, et al. Magnetic resonance imaging of the brain in a cohort of extremely preterm infants. J Pediatr. 1999;135(3):351–7.

168. Rorke LB. Anatomical features of the developing brain implicated in pathogenesis of hypoxic-ischemic injury. Brain Pathol. 1992;2(3):211–21.

169. Greisen G, Borch K. White matter injury in the preterm neonate: the role of perfusion. Dev Neurosci. 2001;23(3):209–12.

170. Young RS, Hernandez MJ, Yagel SK. Selective reduction of blood flow to white matter during hypotension in newborn dogs: a possible mechanism of periventricular leukomalacia. Ann Neurol. 1982;12(5):445–8.

171. Papile LA, Burstein J, Burstein R, et al. Incidence and evolution of subependymal and intraventricular hemorrhage: a study of infants with birth weights less than 1,500 gm. J Pediatr. 1978;92(4):529–34.

172. Volpe JJ. Germinal matrix-intraventricular hemorrhage of the premature infant. In: Volpe JJ, editor. Neurology of the newborn. Philadelphia, PA: Saunders/Elsevier; 2008. p. 517–88.

173. Bassan H, Limperopoulos C, Visconti K, et al. Neurodevelopmental outcome in survivors of periventricular hemorrhagic infarction. Pediatrics. 2007;120(4):785–92.

174. Adams-Chapman I, Hansen NI, Stoll BJ, et al. Neurodevelopmental outcome of extremely low birth weight infants with posthemorrhagic hydrocephalus requiring shunt insertion. Pediatrics. 2008;121(5):e1167–1177.

175. Wilson-Costello D, Friedman H, Minich N, et al. Improved neurodevelopmental outcomes for extremely low birth weight infants in 2000-2002. Pediatrics. 2007;119(1):37–45.

176. Vohr BR, Wright LL, Dusick AM, et al. Neurodevelopmental and functional outcomes of extremely low birth weight infants in the National Institute of Child Health and Human Development

Neonatal Research Network, 1993-1994. Pediatrics. 2000;105(6): 1216–26.

177. Patra K, Wilson-Costello D, Taylor HG, et al. Grades I-II intraventricular hemorrhage in extremely low birth weight infants: effects on neurodevelopment. J Pediatr. 2006;149(2):169–73.

178. Vasileiadis GT, Gelman N, Han VK, et al. Uncomplicated intraventricular hemorrhage is followed by reduced cortical volume at near-term age. Pediatrics. 2004;114(3):e367–372.

179. Bassan H. Intracranial hemorrhage in the preterm infant: understanding it, preventing it. Clin Perinatol. 2009;36(4):737–62. v.

180. Gonzalez FF, Ferriero DM. Neuroprotection in the newborn infant. Clin Perinatol. 2009;36(4):859–80. vii.

181. Perlman JM. The relationship between systemic hemodynamic perturbations and periventricular-intraventricular hemorrhage–a historical perspective. Semin Pediatr Neurol. 2009;16(4):191–9.

182. Bodensteiner JB, Johnsen SD. Magnetic resonance imaging (MRI) findings in children surviving extremely premature delivery and extremely low birthweight with cerebral palsy. J Child Neurol. 2006;21(9):743–7.

183. Limperopoulos C, Benson CB, Bassan H, et al. Cerebellar hemorrhage in the preterm infant: ultrasonographic findings and risk factors. Pediatrics. 2005;116(3):717–24.

184. Messerschmidt A, Fuiko R, Prayer D, et al. Disrupted cerebellar development in preterm infants is associated with impaired neurodevelopmental outcome. Eur J Pediatr. 2008;167(10): 1141–7.

185. Messerschmidt A, Prayer D, Brugger PC, et al. Preterm birth and disruptive cerebellar development: assessment of perinatal risk factors. Eur J Paediatr Neurol. 2008;12(6):455–60.

186. Allin M, Matsumoto H, Santhouse AM, et al. Cognitive and motor function and the size of the cerebellum in adolescents born very pre-term. Brain. 2001;124(Pt 1):60–6.

187. Limperopoulos C, Bassan H, Gauvreau K, et al. Does cerebellar injury in premature infants contribute to the high prevalence of long-term cognitive, learning, and behavioral disability in survivors? Pediatrics. 2007;120(3):584–93.

188. Limperopoulos C. Extreme prematurity, cerebellar injury, and autism. Semin Pediatr Neurol. 2010;17(1):25–9.

189. Schmahmann JD. Disorders of the cerebellum: ataxia, dysmetria of thought, and the cerebellar cognitive affective syndrome. J Neuropsychiatry Clin Neurosci. 2004;16(3):367–78.

190. Langston C, Kida K, Reed M, et al. Human lung growth in late gestation and in the neonate. Am Rev Respir Dis. 1984; 129(4):607–13.

191. Kotecha S. Lung growth for beginners. Paediatr Respir Rev. 2000;1(4):308–13.

192. Joshi S, Kotecha S. Lung growth and development. Early Hum Dev. 2007;83(12):789–94.

193. Jeffrey PK. The development of large and small airways. Am J Respir Crit Care Med. 1998;157(5 Pt 2):S174–180.

194. Masters JR. Epithelial-mesenchymal interaction during lung development: the effect of mesenchymal mass. Dev Biol. 1976;51(1):98–108.

195. Kotecha S. Lung growth: implications for the newborn infant. Arch Dis Child Fetal Neonatal Ed. 2000;82(1):F69–74.

196. Hislop AA, Pierce CM. Growth of the vascular tree. Paediatr Respir Rev. 2000;1(4):321–7.

197. Merkus PJ, ten Have-Opbroek AA, Quanjer PH. Human lung growth: a review. Pediatr Pulmonol. 1996;21(6):383–97.

198. Schumpelick V, Steinau G, Schluper I, et al. Surgical embryology and anatomy of the diaphragm with surgical applications. Surg Clin North Am. 2000;80(1):213–39. xi.

199. Clugston RD, Greer JJ. Diaphragm development and congenital diaphragmatic hernia. Semin Pediatr Surg. 2007;16(2):94–100.

200. Yang W, Carmichael SL, Harris JA, et al. Epidemiologic characteristics of congenital diaphragmatic hernia among 2.5 million California births, 1989-1997. Birth Defects Res A Clin Mol Teratol. 2006;76(3):170–4.

201. Torfs CP, Curry CJ, Bateson TF, et al. A population-based study of congenital diaphragmatic hernia. Teratology. 1992;46(6):555–65.

202. Areechon W, Eid L. Hypoplasia of lung with congenital diaphragmatic hernia. Br Med J. 1963;1(5325):230–3.

203. Slavotinek AM. The genetics of congenital diaphragmatic hernia. Semin Perinatol. 2005;29(2):77–85.

204. Scott DA. Genetics of congenital diaphragmatic hernia. Semin Pediatr Surg. 2007;16(2):88–93.

205. Meyer CH, Sel S, Horle S, et al. Rosai-Dorfman disease with bilateral serous retinal detachment. Arch Ophthalmol. 2003;121(5):733–5.

206. Babiuk RP, Greer JJ. Diaphragm defects occur in a CDH hernia model independently of myogenesis and lung formation. Am J Physiol Lung Cell Mol Physiol. 2002;283(6):L1310–1314.

207. Arkovitz MS, Hyatt BA, Shannon JM. Lung development is not necessary for diaphragm development in mice. J Pediatr Surg. 2005;40(9):1390–4.

208. Whitsett JA, Wert SE, Weaver TE. Alveolar surfactant homeostasis and the pathogenesis of pulmonary disease. Annu Rev Med. 2010;61:105–19.

209. Ochs M, Nyengaard JR, Jung A, et al. The number of alveoli in the human lung. Am J Respir Crit Care Med. 2004;169(1):120–4.

210. Thurlbeck WM. Postnatal human lung growth. Thorax. 1982;37(8):564–71.

211. Moessinger AC, Harding R, Adamson TM, et al. Role of lung fluid volume in growth and maturation of the fetal sheep lung. J Clin Invest. 1990;86(4):1270–7.

212. Kitterman JA, Chapin CJ, Vanderbilt JN, et al. Effects of oligohydramnios on lung growth and maturation in the fetal rat. Am J Physiol Lung Cell Mol Physiol. 2002;282(3):L431–439.

213. Thomas IT, Smith DW. Oligohydramnios, cause of the nonrenal features of Potter's syndrome, including pulmonary hypoplasia. J Pediatr. 1974;84(6):811–5.

214. Fantel AG, Shepard TH. Potter syndrome. Nonrenal features induced by oligoamnios. Am J Dis Child. 1975;129(11):1346–7.

215. Khan PA, Cloutier M, Piedboeuf B. Tracheal occlusion: a review of obstructing fetal lungs to make them grow and mature. Am J Med Genet C Semin Med Genet. 2007;145C(2):125–38.

216. Wigglesworth JS, Desai R. Is fetal respiratory function a major determinant of perinatal survival? Lancet. 1982;1(8266):264–7.

217. Greenough A. Factors adversely affecting lung growth. Paediatr Respir Rev. 2000;1(4):314–20.

218. Zeltner TB, Burri PH. The postnatal development and growth of the human lung. II. Morphology. Respir Physiol. 1987; 67(3):269–82.

219. Burri PH. Structural aspects of postnatal lung development - alveolar formation and growth. Biol Neonate. 2006;89(4):313–22.

220. Zeman KL, Bennett WD. Growth of the small airways and alveoli from childhood to the adult lung measured by aerosol-derived airway morphometry. J Appl Physiol. 2006;100(3):965–71.

221. Watterberg KL, Demers LM, Scott SM, et al. Chorioamnionitis and early lung inflammation in infants in whom bronchopulmonary dysplasia develops. Pediatrics. 1996;97(2):210–5.

222. Speer CP. Chorioamnionitis, postnatal factors and proinflammatory response in the pathogenetic sequence of bronchopulmonary dysplasia. Neonatology. 2009;95(4):353–61.

223. Hislop AA, Wigglesworth JS, Desai R, et al. The effects of preterm delivery and mechanical ventilation on human lung growth. Early Hum Dev. 1987;15(3):147–64.

224. Van Marter LJ. Strategies for preventing bronchopulmonary dysplasia. Curr Opin Pediatr. 2005;17(2):174–80.

225. Stocks J, Dezateux C. The effect of parental smoking on lung function and development during infancy. Respirology. 2003;8(3):266–85.

226. Blair PS, Fleming PJ, Bensley D, et al. Smoking and the sudden infant death syndrome: results from 1993-5 case-control study for confidential inquiry into stillbirths and deaths in infancy. Confidential Enquiry into Stillbirths and Deaths Regional

Coordinators and Researchers. BMJ. 1996;313(7051):195–8.

227. Cunningham J, Dockery DW, Speizer FE. Maternal smoking during pregnancy as a predictor of lung function in children. Am J Epidemiol. 1994;139(12):1139–52.

228. Reiterer F, Abbasi S, Bhutani VK. Influence of head-neck posture on airflow and pulmonary mechanics in preterm neonates. Pediatr Pulmonol. 1994;17(3):149–54.

229. Rodenstein DO, Perlmutter N, Stanescu DC. Infants are not obligatory nasal breathers. Am Rev Respir Dis. 1985;131(3):343–7.

230. Bergeson PS, Shaw JC. Are infants really obligatory nasal breathers? Clin Pediatr (Phila). 2001;40(10):567–9.

231. Motoyama EK. The shape of the pediatric larynx: cylindrical or funnel shaped? Anesth Analg. 2009;108(5):1379–81.

232. Dalal PG, Murray D, Messner AH, et al. Pediatric laryngeal dimensions: an age-based analysis. Anesth Analg. 2009;108(5):1475–9.

233. Litman RS, Weissend EE, Shibata D, et al. Developmental changes of laryngeal dimensions in unparalyzed, sedated children. Anesthesiology. 2003;98(1):41–5.

234. Dickison AE. The normal and abnormal pediatric upper airway. Recognition and management of obstruction. Clin Chest Med. 1987;8(4):583–96.

235. Cullen AB, Wolfson MR, Shaffer TH. The maturation of airway structure and function. Neoreviews. 2002;3(7):e125–130.

236. Morley C. Continuous distending pressure. Arch Dis Child Fetal Neonatal Ed. 1999;81(2):F152–156.

237. Stocks J. Respiratory physiology during early life. Monaldi Arch Chest Dis. 1999;54(4):358–64.

238. Muller NL, Bryan AC. Chest wall mechanics and respiratory muscles in infants. Pediatr Clin North Am. 1979;26(3):503–16.

239. Openshaw P, Edwards S, Helms P. Changes in rib cage geometry during childhood. Thorax. 1984;39(8):624–7.

240. Papastamelos C, Panitch HB, England SE, et al. Developmental changes in chest wall compliance in infancy and early childhood. J Appl Physiol. 1995;78(1):179–84.

241. Fisher JT, Mortola JP. Statics of the respiratory system in newborn mammals. Respir Physiol. 1980;41(2):155–72.

242. Mortola JP, Piazza T. Breathing pattern in rats with chronic section of the superior laryngeal nerves. Respir Physiol. 1987;70(1):51–62.

243. Frappell PB, MacFarlane PM. Development of mechanics and pulmonary reflexes. Respir Physiol Neurobiol. 2005;149(1–3):143–54.

244. Knill R, Andrews W, Bryan AC, et al. Respiratory load compensation in infants. J Appl Physiol. 1976;40(3):357–61.

245. Anthonisen NR, Engel L, Grassino A, et al. The clinical significance of measurements of closing volume. Scand J Respir Dis Suppl. 1974;85:245–50.

246. Davey MG, Johns DP, Harding R. Postnatal development of respiratory function in lambs studied serially between birth and 8 weeks. Respir Physiol. 1998;113(1):83–93.

247. Davis GM, Bureau MA. Pulmonary and chest wall mechanics in the control of respiration in the newborn. Clin Perinatol. 1987;14(3):551–79.

248. Keens TG, Bryan AC, Levison H, et al. Developmental pattern of muscle fiber types in human ventilatory muscles. J Appl Physiol. 1978;44(6):909–13.

249. Watchko JF, Sieck GC. Respiratory muscle fatigue resistance relates to myosin phenotype and SDH activity during development. J Appl Physiol. 1993;75(3):1341–7.

250. Zhan WZ, Watchko JF, Prakash YS, et al. Isotonic contractile and fatigue properties of developing rat diaphragm muscle. J Appl Physiol. 1998;84(4):1260–8.

251. Lavin T, Song Y, Bakker AJ, et al. Developmental changes in diaphragm muscle function in the preterm and postnatal lamb. Pediatr Pulmonol. 2013;48(7):640–8.

252. Watchko JF, Mayock DE, Standaert TA, et al. Postnatal changes in transdiaphragmatic pressure in piglets. Pediatr Res. 1986;20(7):658–61.

253. Nichols DG. Respiratory muscle performance in infants and children. J Pediatr. 1991;118(4 Pt 1):493–502.

254. Mayock DE, Standaert TA, Woodrum DE. Effect of methylxanthines on diaphragmatic fatigue in the piglet. Pediatr Res. 1992;32(5):580–4.

255. Aubier M. Effect of theophylline on diaphragmatic muscle function. Chest. 1987;92(1 Suppl):27S–31S.

256. Mortola JP. Dynamics of breathing in newborn mammals. Physiol Rev. 1987;67(1):187–243.

257. Williams JV, Tierney DF, Parker HR. Surface forces in the lung, atelectasis, and transpulmonary pressure. J Appl Physiol. 1966;21(3):819–27.

258. Kosch PC, Stark AR. Dynamic maintenance of end-expiratory lung volume in full-term infants. J Appl Physiol. 1984;57(4):1126–33.

259. Martin RJ, Okken A, Katona PG, et al. Effect of lung volume on expiratory time in the newborn infant. J Appl Physiol. 1978;45(1):18–23.

260. Harrison VC, Heese Hde V, Klein M. The significance of grunting in hyaline membrane disease. Pediatrics. 1968;41(3):549–59.

261. Gaultier C, Praud JP, Canet E, et al. Paradoxical inward rib cage motion during rapid eye movement sleep in infants and young children. J Dev Physiol. 1987;9(5):391–7.

262. Stark AR, Cohlan BA, Waggener TB, et al. Regulation of end-expiratory lung volume during sleep in premature infants. J Appl Physiol (1985). 1987;62(3):1117–23.

263. Gregory GA, Edmunds Jr LH, Kitterman JA, et al. Continuous positive airway pressure and pulmonary and circulatory function after cardiac surgery in infants less than three months of age. Anesthesiology. 1975;43(4):426–31.

264. Thibeault DW, Poblete E, Auld PA. Alevolar-arterial O2 and CO2 differences and their relation to lung volume in the newborn. Pediatrics. 1968;41(3):574–87.

265. Merkus PJFM, de Jongste JC, Stocks J. Respiratory function measurements in infants and children. Eur Respir Mon. 2005;31:166–94.

266. Hulskamp G, Pillow JJ, Stocks J. Lung function testing in acute neonatal respiratory disorders and chronic lung disease of infancy: a review series. Pediatr Pulmonol. 2005;40(6):467–70.

267. Stocks J. Lung function testing in infants. Pediatr Pulmonol Suppl. 1999;18:14–20.

268. Gappa M, Pillow JJ, Allen J, et al. Lung function tests in neonates and infants with chronic lung disease: lung and chest-wall mechanics. Pediatr Pulmonol. 2006;41(4):291–317.

269. Stocks J. Effect of nasogastric tubes on nasal resistance during infancy. Arch Dis Child. 1980;55(1):17–21.

270. Dunnill MS. Postnatal growth of the lung. Thorax. 1962;17:329–33.

271. Hand IL, Shepard EK, Krauss AN, et al. Ventilation-perfusion abnormalities in the preterm infant with hyaline membrane disease: a two-compartment model of the neonatal lung. Pediatr Pulmonol. 1990;9(4):206–13.

272. Evans JM, Hogg MI, Rosen M. Measurement of carbon dioxide output, alveolar carbon dioxide concentration and alveolar ventilation in the neonate. Br J Anaesth. 1977;49(5):453–6.

273. Cook CD, Cherry RB, O'Brien D, et al. Studies of respiratory physiology in the newborn infant. I. Observations on normal premature and full-term infants. J Clin Invest. 1955;34(7, Part 1):975–82.

274. Nelson NM, Prod'Hom LS, Cherry RB, et al. Pulmonary function in the newborn infant. I. Methods: ventilation and gaseous metabolism. Pediatrics. 1962;30:963–74.

275. Garcia-Fernandez J, Castro L, Belda J. Ventilating the newborn and child. Curr Anaesth Crit Care. 2010;21(5–6):262–8.

276. Otis AB, Fenn WO, Rahn H. Mechanics of breathing in man. J Appl Physiol. 1950;2(11):592–607.

277. Crosfill ML, Widdicombe JG. Physical characteristics of the chest

and lungs and the work of breathing in different mammalian species. J Physiol. 1961;158:1–14.

278. Gagliardi L, Rusconi F. Respiratory rate and body mass in the first three years of life. The working party on respiratory rate. Arch Dis Child. 1997;76(2):151–4.

279. Mortola JP. Some functional mechanical implications of the structural design of the respiratory system in newborn mammals. Am Rev Respir Dis. 1983;128(2 Pt 2):S69–72.

280. Thibeault DW, Clutario B, Awld PA. The oxygen cost of breathing in the premature infant. Pediatrics. 1966;37(6):954–9.

281. Roze JC, Chambille B, Fleury MA, et al. Oxygen cost of breathing in newborn infants with long-term ventilatory support. J Pediatr. 1995;127(6):984–7.

282. Hansen T, Corbet A. Pulmonary physiology of the Newborn. In: Taeusch HW, Ballard RA, Gleason CA, Avery ME, editors. Avery's diseases of the newborn. Philadephia, PA: Elsevier; 2005.

283. Clements JA, Hustead RF, Johnson RP, et al. Pulmonary surface tension and alveolar stability. J Appl Physiol. 1961;16:444–50.

284. Klaus MH, Clements JA, Havel RJ. Composition of surface-active material isolated from beef lung. Proc Natl Acad Sci USA. 1961;47:1858–9.

285. Liu M, Post M. Invited review: Mechanochemical signal transduction in the fetal lung. J Appl Physiol. 2000;89(5):2078–84.

286. ACOG educational bulletin. Assessment of fetal lung maturity. Number 230, November 1996. Committee on Educational Bulletins of the American College of Obstetricians and Gynecologists. Int J Gynaecol Obstet 1997;56(2):191–8.

287. Parmigiani S, Solari E, Bevilacqua G. Current concepts on the pulmonary surfactant in infants. J Matern Fetal Neonatal Med. 2005;18(6):369–80.

288. Piknova B, Schram V, Hall SB. Pulmonary surfactant: phase behavior and function. Curr Opin Struct Biol. 2002;12(4):487–94.

289. Jobe AH, Jacobs. Catabolism of pulmonary surfactant. In: Robertson B, editor. Pulmonary surfactant. Amsterdam: Elsevier Science; 1984. p. 271–93.

290. Stern N, Riklis S, Kalina M, et al. The catabolism of lung surfactant by alveolar macrophages. Biochim Biophys Acta. 1986;877(3):323–33.

291. Jacobs H, Jobe A, Ikegami M, et al. The significance of reutilization of surfactant phosphatidylcholine. J Biol Chem. 1983;258(7):4159–65.

292. Ikegami M. Surfactant catabolism. Respirology. 2006;11(Suppl):S24–27.

293. Hawgood S, Poulain FR. The pulmonary collectins and surfactant metabolism. Annu Rev Physiol. 2001;63:495–519.

294. Bangham AD. Lung surfactant: how it does and does not work. Lung. 1987;165(1):17–25.

295. Possmayer F. A proposed nomenclature for pulmonary surfactant-associated proteins. Am Rev Respir Dis. 1988;138(4):990–8.

296. Whitsett JA, Weaver TE. Hydrophobic surfactant proteins in lung function and disease. N Engl J Med. 2002;347(26):2141–8.

297. Kingma PS, Whitsett JA. In defense of the lung: surfactant protein A and surfactant protein D. Curr Opin Pharmacol. 2006;6(3):277–83.

298. Sanderson RJ, Paul GW, Vatter AE, et al. Morphological and physical basis for lung surfactant action. Respir Physiol. 1976;27(3):379–92.

299. Clements JA. Surface phenomena in relation to pulmonary function. Physiologist. 1962;5:11–28.

300. Bachofen H, Schurch S, Urbinelli M. Surfactant and alveolar micromechanics. In: von Wichen P, Miller B, editors. Basic research on lung surfactant. Basel: Karger; 1990. p. 158–67.

301. Takishima T, Mead J. Tests of a model of pulmonary elasticity. J Appl Physiol. 1972;33(5):576–81.

302. Davis JM, Veness-Meehan K, Notter RH, et al. Changes in pulmonary mechanics after the administration of surfactant to infants with respiratory distress syndrome. N Engl J Med. 1988;319(8):476–9.

303. Peterson SW. Understanding the sequence of pulmonary injury in the extremely low birth weight, surfactant-deficient infant. Neonatal Netw. 2009;28(4):221–9. quiz 255-228.

304. Agrons GA, Courtney SE, Stocker JT, et al. From the archives of the AFIP: Lung disease in premature neonates: radiologic-pathologic correlation. Radiographics. 2005;25(4):1047–73.

305. Engle WA, American Academy of Pediatrics Committee on, F and Newborn. Surfactant-replacement therapy for respiratory distress in the preterm and term neonate. Pediatrics. 2008;121(2):419–32.

306. Stevens TP, Sinkin RA. Surfactant replacement therapy. Chest. 2007;131(5):1577–82.

307. Jobe AH. Prenatal corticosteroids: a neonatologist's perspective. Neoreviews. 2006;7(5):e259–67.

308. Davis PG, Morley CJ, Owen LS. Non-invasive respiratory support of preterm neonates with respiratory distress: continuous positive airway pressure and nasal intermittent positive pressure ventilation. Semin Fetal Neonatal Med. 2009;14(1):14–20.

309. Liggins GC, Howie RN. A controlled trial of antepartum glucocorticoid treatment for prevention of the respiratory distress syndrome in premature infants. Pediatrics. 1972;50(4):515–25.

310. Bancalari E, del Moral T. Bronchopulmonary dysplasia and surfactant. Biol Neonate. 2001;80 Suppl 1:7–13.

311. Baraldi E, Filippone M. Chronic lung disease after premature birth. N Engl J Med. 2007;357(19):1946–55.

312. Bonikos DS, Bensch KG, Northway Jr WH, et al. Bronchopulmonary dysplasia: the pulmonary pathologic sequel of necrotizing bronchiolitis and pulmonary fibrosis. Hum Pathol. 1976;7(6):643–66.

313. Coalson JJ. Pathology of bronchopulmonary dysplasia. Semin Perinatol. 2006;30(4):179–84.

314. Bancalari E. Changes in the pathogenesis and prevention of chronic lung disease of prematurity. Am J Perinatol. 2001;18(1):1–9.

315. Bhandari A, Panitch HB. Pulmonary outcomes in bronchopulmonary dysplasia. Semin Perinatol. 2006;30(4):219–26.

316. Sola A, Rogido MR, Deulofeut R. Oxygen as a neonatal health hazard: call for detente in clinical practice. Acta Paediatr. 2007;96(6):801–12.

317. Saugstad OD. Oxidative stress in the newborn–a 30-year perspective. Biol Neonate. 2005;88(3):228–36.

318. Maltepe E, Saugstad OD. Oxygen in health and disease: regulation of oxygen homeostasis–clinical implications. Pediatr Res. 2009;65(3):261–8.

319. Semenza GL. Hypoxia-inducible factor 1: master regulator of O_2 homeostasis. Curr Opin Genet Dev. 1998;8(5):588–94.

320. Wang GL, Semenza GL. Purification and characterization of hypoxia-inducible factor 1. J Biol Chem. 1995;270(3):1230–7.

321. Kondo M, Itoh S, Isobe K, et al. Chemiluminescence because of the production of reactive oxygen species in the lungs of newborn piglets during resuscitation periods after asphyxiation load. Pediatr Res. 2000;47(4 Pt 1):524–7.

322. Kutzsche S, Ilves P, Kirkeby OJ, et al. Hydrogen peroxide production in leukocytes during cerebral hypoxia and reoxygenation with 100 % or 21 % oxygen in newborn piglets. Pediatr Res. 2001;49(6):834–42.

323. Stevens JP, Churchill T, Fokkelman K, et al. Oxidative stress and matrix metalloproteinase-9 activity in the liver after hypoxia and reoxygenation with 21 % or 100 % oxygen in newborn piglets. Eur J Pharmacol. 2008;580(3):385–93.

324. Haase E, Bigam DL, Nakonechny QB, et al. Resuscitation with 100 % oxygen causes intestinal glutathione oxidation and reoxygenation injury in asphyxiated newborn piglets. Ann Surg. 2004;240(2):364–73.

325. Vento M, Asensi M, Sastre J, et al. Oxidative stress in asphyxiated term infants resuscitated with 100 % oxygen. J Pediatr.

2003;142(3):240–6.

326. Temesvari P, Karg E, Bodi I, et al. Impaired early neurologic outcome in newborn piglets reoxygenated with 100 % oxygen compared with room air after pneumothorax-induced asphyxia. Pediatr Res. 2001;49(6):812–9.

327. Saugstad OD, Ramji S, Soll RF, et al. Resuscitation of newborn infants with 21 % or 100 % oxygen: an updated systematic review and meta-analysis. Neonatology. 2008;94(3):176–82.

328. Borke WB, Munkeby BH, Halvorsen B, et al. Increased myocardial matrix metalloproteinases in hypoxic newborn pigs during resuscitation: effects of oxygen and carbon dioxide. Eur J Clin Invest. 2004;34(7):459–66.

329. Haase E, Bigam DL, Nakonechny QB, et al. Cardiac function, myocardial glutathione, and matrix metalloproteinase-2 levels in hypoxic newborn pigs reoxygenated by 21 %, 50 %, or 100 % oxygen. Shock. 2005;23(4):383–9.

330. Munkeby BH, Borke WB, Bjornland K, et al. Resuscitation of hypoxic piglets with 100 % O2 increases pulmonary metalloproteinases and IL-8. Pediatr Res. 2005;58(3):542–8.

331. Lakshminrusimha S, Russell JA, Steinhorn RH, et al. Pulmonary arterial contractility in neonatal lambs increases with 100 % oxygen resuscitation. Pediatr Res. 2006;59(1):137–41.

332. Vento M, Sastre J, Asensi MA, et al. Room-air resuscitation causes less damage to heart and kidney than 100 % oxygen. Am J Respir Crit Care Med. 2005;172(11):1393–8.

333. Tan A, Schulze A, O'Donnell CP, et al. Air versus oxygen for resuscitation of infants at birth. Cochrane Database Syst Rev. 2005(2):CD002273.

334. Rabi Y, Rabi D, Yee W. Room air resuscitation of the depressed newborn: a systematic review and meta-analysis. Resuscitation. 2007;72(3):353–63.

335. Kattwinkel J, Perlman JM, Aziz K, et al. Neonatal resuscitation: 2010 American Heart Association Guidelines for Cardiopulmonary Resuscitation and Emergency Cardiovascular Care. Pediatrics. 2010;126(5):e1400–1413.

336. Morley C. New Australian neonatal resuscitation guidelines. J Paediatr Child Health. 2007;43(1–2):6–8.

337. Mariani G, Dik PB, Ezquer A, et al. Pre-ductal and post-ductal O2 saturation in healthy term neonates after birth. J Pediatr. 2007;150(4):418–21.

338. Tin W, Milligan DW, Pennefather P, et al. Pulse oximetry, severe retinopathy, and outcome at one year in babies of less than 28 weeks gestation. Arch Dis Child Fetal Neonatal Ed. 2001;84(2):F106–110.

339. Deulofeut R, Critz A, Adams-Chapman I, et al. Avoiding hyperoxia in infants < or = 1250 g is associated with improved short- and long-term outcomes. J Perinatol. 2006;26(11):700–5.

340. Network, SSGotEKSNNR, Carlo WA, Finer NN, et al. Target ranges of oxygen saturation in extremely preterm infants. N Engl J Med. 2010;362(21):1959–69.

341. Abu-Shaweesh JM, Martin RJ. Neonatal apnea: what's new? Pediatr Pulmonol. 2008;43(10):937–44.

342. Cote CJ, Zaslavsky A, Downes JJ, et al. Postoperative apnea in former preterm infants after inguinal herniorrhaphy. A combined analysis. Anesthesiology. 1995;82(4):809–22.

343. Abu-Shaweesh JM. Maturation of respiratory reflex responses in the fetus and neonate. Semin Neonatol. 2004;9(3):169–80.

344. Johnston BM, Gluckman PD. Lateral pontine lesions affect central chemosensitivity in unanesthetized fetal lambs. J Appl Physiol (1985). 1989;67(3):1113–8.

345. Dawes GS, Gardner WN, Johnston BM, et al. Effects of hypercapnia on tracheal pressure, diaphragm and intercostal electromyograms in unanaesthetized fetal lambs. J Physiol. 1982;326:461–74.

346. Jansen AH, Ioffe S, Russell BJ, et al. Influence of sleep state on the response to hypercapnia in fetal lambs. Respir Physiol. 1982;48(1):125–42.

347. Ioffe S, Jansen AH, Chernick V. Maturation of spontaneous fetal diaphragmatic activity and fetal response to hypercapnia and hypoxemia. J Appl Physiol (1985). 1987;63(2):609–22.

348. Connors G, Hunse C, Carmichael L, et al. Control of fetal breathing in the human fetus between 24 and 34 weeks' gestation. Am J Obstet Gynecol. 1989;160(4):932–8.

349. Manning FA, Platt LD, Sipos L, et al. Fetal breathing movements and the nonstress test in high-risk pregnancies. Am J Obstet Gynecol. 1979;135(4):511–5.

350. Manning FA, Platt LD, Sipos L. Antepartum fetal evaluation: development of a fetal biophysical profile. Am J Obstet Gynecol. 1980;136(6):787–95.

351. Manning FA. Antepartum fetal testing: a critical appraisal. Curr Opin Obstet Gynecol. 2009;21(4):348–52.

352. Frantz 3rd ID, Adler SM, Thach BT, et al. Maturational effects on respiratory responses to carbon dioxide in premature infants. J Appl Physiol. 1976;41(1):41–5.

353. Abu-Shaweesh JM, Dreshaj IA, Thomas AJ, et al. Changes in respiratory timing induced by hypercapnia in maturing rats. J Appl Physiol (1985). 1999;87(2):484–90.

354. Gerhardt T, Bancalari E. Apnea of prematurity: I. Lung function and regulation of breathing. Pediatrics. 1984;74(1):58–62.

355. Rigatto H, Brady JP. Periodic breathing and apnea in preterm infants. I. Evidence for hypoventilation possibly due to central respiratory depression. Pediatrics. 1972;50(2):202–18.

356. Rigatto H, Brady JP, de la Torre Verduzco R. Chemoreceptor reflexes in preterm infants: II. The effect of gestational and postnatal age on the ventilatory response to inhaled carbon dioxide. Pediatrics. 1975;55(5):614–20.

357. Dripps RD, Comroe JH. The effect of inhalation of high and of low oxygen concentration upon human respiration and circulation. Am J Med Sci. 1947;213(2):248.

358. Rigatto H, Brady JP, de la Torre Verduzco R. Chemoreceptor reflexes in preterm infants: I. The effect of gestational and postnatal age on the ventilatory response to inhalation of 100 % and 15 % oxygen. Pediatrics. 1975;55(5):604–13.

359. Martin RJ, DiFiore JM, Jana L, et al. Persistence of the biphasic ventilatory response to hypoxia in preterm infants. J Pediatr. 1998;132(6):960–4.

360. Bissonnette JM. Mechanisms regulating hypoxic respiratory depression during fetal and postnatal life. Am J Physiol Regul Integr Comp Physiol. 2000;278(6):R1391–1400.

361. Gluckman PD, Johnston BM. Lesions in the upper lateral pons abolish the hypoxic depression of breathing in unanaesthetized fetal lambs in utero. J Physiol. 1987;382:373–83.

362. Moss IR, Laferriere A. Central neuropeptide systems and respiratory control during development. Respir Physiol Neurobiol. 2002;131(1–2):15–27.

363. Rigatto H, De La Torre Verduzco R, Gates DB. Effects of O2 on the ventilatory response to CO2 in preterm infants. J Appl Physiol. 1975;39(6):896–9.

364. Pickens DL, Schefft G, Thach BT. Prolonged apnea associated with upper airway protective reflexes in apnea of prematurity. Am Rev Respir Dis. 1988;137(1):113–8.

365. Martin RJ, Abu-Shaweesh JM. Control of breathing and neonatal apnea. Biol Neonate. 2005;87(4):288–95.

366. Abu-Shaweesh JM. Activation of central adenosine A(2A) receptors enhances superior laryngeal nerve stimulation-induced apnea in piglets via a GABAergic pathway. J Appl Physiol (1985). 2007;103(4):1205–11.

367. Breuer J. Self-steering of respiration through the nerves vagus. In: Porter R, editor. Breathing: Hering-Breuer Centenary Symposium. London: Churchill; 1868. p. 365–94.

368. McClelland AR, Sproule BJ, Lynne-Davies P. Functional importance of the Breuer-Hering reflex. Respir Physiol. 1972;15(1):125–39.

369. Head H. On the regulation of respiration: Part I. Experimental. J

Physiol. 1889;10(1–2):152–3.

370. Head H. On the regulation of respiration: Part II. Theoretical. J Physiol. 1889;10(4):279–90.

371. Cross KW. Head's paradoxical reflex. Brain. 1961;84:529–34.

372. Davies A, Roumy M. The effect of transient stimulation of lung irritant receptors on the pattern of breathing in rabbits. J Physiol. 1982;324:389–401.

373. Baird TM. Clinical correlates, natural history and outcome of neonatal apnoea. Semin Neonatol. 2004;9(3):205–11.

374. Henderson-Smart DJ, Steer P. Prophylactic caffeine to prevent postoperative apnea following general anesthesia in preterm infants. Cochrane Database Syst Rev. 2001;(4):CD000048.

375. Hoppenbrouwers T, Hodgman JE, Harper RM, et al. Polygraphic studies of normal infants during the first six months of life: III. Incidence of apnea and periodic breathing. Pediatrics. 1977; 60(4):418–25.

376. Waite SP, Thoman EB. Periodic apnea in the full-term infant: individual consistency, sex differences, and state specificity. Pediatrics. 1982;70(1):79–86.

377. Murphy JJ, Swanson T, Ansermino M, et al. The frequency of apneas in premature infants after inguinal hernia repair: do they need overnight monitoring in the intensive care unit? J Pediatr Surg. 2008;43(5):865–8.

378. Welborn LG, Hannallah RS, Luban NL, et al. Anemia and postoperative apnea in former preterm infants. Anesthesiology. 1991;74(6):1003–6.

379. Malviya S, Swartz J, Lerman J. Are all preterm infants younger than 60 weeks postconceptual age at risk for postanesthetic apnea? Anesthesiology. 1993;78(6):1076–81.

380. Walther-Larsen S, Rasmussen LS. The former preterm infant and risk of post-operative apnoea: recommendations for management. Acta Anaesthesiol Scand. 2006;50(7):888–93.

381. Craven PD, Badawi N, Henderson-Smart DJ, et al. Regional (spinal, epidural, caudal) versus general anaesthesia in preterm infants undergoing inguinal herniorrhaphy in early infancy. Cochrane Database Syst Rev. 2003;(3):CD003669.

382. Beath SV. Hepatic function and physiology in the newborn. Semin Neonatol. 2003;8(5):337–46.

383. Meier PJ. Canalicular bile formation: beyond single transporter functions. J Hepatol. 2002;37(2):272–3.

384. Andres JM, Mathis RK, Walker WA. Liver disease in infants. Part I: Developmental hepatology and mechanisms of liver dysfunction. J Pediatr. 1977;90(5):686–97.

385. Tiao G, Warner BW. Transcription factors and cholangiocyte development. Gastroenterology. 2003;124(1):263–4.

386. Clotman F, Lannoy VJ, Reber M, et al. The onecut transcription factor HNF6 is required for normal development of the biliary tract. Development. 2002;129(8):1819–28.

387. Mitchell B, Sharma R. Embryology: an illustrated colour text. Philadelphia: Elsevier; 2009.

388. Alagille D, Odievre M, Gautier M, et al. Hepatic ductular hypoplasia associated with characteristic facies, vertebral malformations, retarded physical, mental, and sexual development, and cardiac murmur. J Pediatr. 1975;86(1):63–71.

389. Loomes KM, Taichman DB, Glover CL, et al. Characterization of Notch receptor expression in the developing mammalian heart and liver. Am J Med Genet. 2002;112(2):181–9.

390. Li L, Krantz ID, Deng Y, et al. Alagille syndrome is caused by mutations in human Jagged1, which encodes a ligand for Notch1. Nat Genet. 1997;16(3):243–51.

391. McDaniell R, Warthen DM, Sanchez-Lara PA, et al. NOTCH2 mutations cause Alagille syndrome, a heterogeneous disorder of the notch signaling pathway. Am J Hum Genet. 2006; 79(1):169–73.

392. Sparks EE, Huppert KA, Brown MA, et al. Notch signaling regulates formation of the three-dimensional architecture of intrahepatic bile ducts in mice. Hepatology. 2010;51(4):

1391–400.

393. McDonagh AF. Movement of bilirubin and bilirubin conjugates across the placenta. Pediatrics. 2007;119(5):1032–3. author reply 1033.

394. McDonagh AF. Controversies in bilirubin biochemistry and their clinical relevance. Semin Fetal Neonatal Med. 2010;15(3):141–7.

395. Bernstein RB, Novy MJ, Piasecki GJ, et al. Bilirubin metabolism in the fetus. J Clin Invest. 1969;48(9):1678–88.

396. Diehl-Jones WL, Askin DF. The neonatal liver. Part 1: embryology, anatomy, and physiology. Neonatal Netw. 2002;21(2):5–12.

397. Jones CT, Rolph TP. Metabolism during fetal life: a functional assessment of metabolic development. Physiol Rev. 1985;65(2):357–430.

398. Thomas DB, Yoffey JM. Human foetal haematopoiesis. II. Hepatic haematopoiesis in the human foetus. Br J Haematol. 1964; 10:193–7.

399. Van den Akker CH, Van Goudoever JB. Recent advances in our understanding of protein and amino acid metabolism in the human fetus. Curr Opin Clin Nutr Metab Care. 2010;13(1):75–80.

400. Rudolph AM. Hepatic and ductus venosus blood flows during fetal life. Hepatology. 1983;3(2):254–8.

401. Haugen G, Kiserud T, Godfrey K, et al. Portal and umbilical venous blood supply to the liver in the human fetus near term. Ultrasound Obstet Gynecol. 2004;24(6):599–605.

402. Lind J. Changes in the liver circulation at birth. Ann NY Acad Sci. 1963;111:110–20.

403. Hay Jr WW. Strategies for feeding the preterm infant. Neonatology. 2008;94(4):245–54.

404. Kalhan SC, Parimi P, Van Beek R, et al. Estimation of gluconeogenesis in newborn infants. Am J Physiol Endocrinol Metab. 2001;281(5):E991–997.

405. Chacko SK, Sunehag AL. Gluconeogenesis continues in premature infants receiving total parenteral nutrition. Arch Dis Child Fetal Neonatal Ed. 2010;95(6):F413–8.

406. den Boer ME, Wanders RJ, Morris AA, et al. Long-chain 3-hydroxyacyl-CoA dehydrogenase deficiency: clinical presentation and follow-up of 50 patients. Pediatrics. 2002;109(1): 99–104.

407. Saudubray JM, Martin D, de Lonlay P, et al. Recognition and management of fatty acid oxidation defects: a series of 107 patients. J Inherit Metab Dis. 1999;22(4):488–502.

408. Manson WG, Weaver LT. Fat digestion in the neonate. Arch Dis Child Fetal Neonatal Ed. 1997;76(3):F206–211.

409. Alrefai WA, Gill RK. Bile acid transporters: structure, function, regulation and pathophysiological implications. Pharm Res. 2007;24(10):1803–23.

410. Bile acid metabolism during development. In: Polin R, Fox W, editors. Fetal and neonatal physiology. Vol 1. Philadelphia: Saunders; 1998.

411. Dessolle L, Lebrec J, Darai E. Impact of delayed arterial cord blood sampling for lactate assay: a prospective observational study. Neonatology. 2009;95(3):224–9.

412. Groenendaal F, Lindemans C, Uiterwaal CS, et al. Early arterial lactate and prediction of outcome in preterm neonates admitted to a neonatal intensive care unit. Biol Neonate. 2003;83(3):171–6.

413. Nadeem M, Clarke A, Dempsey EM. Day 1 serum lactate values in preterm infants less than 32 weeks gestation. Eur J Pediatr. 2010;169(6):667–70.

414. Durand P, Debray D, Mandel R, et al. Acute liver failure in infancy: a 14-year experience of a pediatric liver transplantation center. J Pediatr. 2001;139(6):871–6.

415. Bars RG, Bell DR, Elcombe CR. Induction of cytochrome P450 and peroxisomal enzymes by clofibric acid in vivo and in vitro. Biochem Pharmacol. 1993;45(10):2045–53.

416. Hines RN, McCarver DG. The ontogeny of human drug-metabolizing enzymes: phase I oxidative enzymes. J Pharmacol Exp Ther. 2002;300(2):355–60.

417. Kearns GL, Abdel-Rahman SM, Alander SW, et al. Developmental pharmacology–drug disposition, action, and therapy in infants and children. N Engl J Med. 2003;349(12):1157–67.

418. de Wildt SN, Kearns GL, Leeder JS, et al. Cytochrome P450 3A: ontogeny and drug disposition. Clin Pharmacokinet. 1999;37(6):485–505.

419. McCarver DG, Hines RN. The ontogeny of human drug-metabolizing enzymes: phase II conjugation enzymes and regulatory mechanisms. J Pharmacol Exp Ther. 2002;300(2):361–6.

420. Fisher DM, O'Keeffe C, Stanski DR, et al. Pharmacokinetics and pharmacodynamics of d-tubocurarine in infants, children, and adults. Anesthesiology. 1982;57(3):203–8.

421. Fisher DM, Canfell PC, Spellman MJ, et al. Pharmacokinetics and pharmacodynamics of atracurium in infants and children. Anesthesiology. 1990;73(1):33–7.

422. Cook DR. Muscle relaxants in infants and children. Anesth Analg. 1981;60(5):335–43.

423. Gauntlett IS, Fisher DM, Hertzka RE, et al. Pharmacokinetics of fentanyl in neonatal humans and lambs: effects of age. Anesthesiology. 1988;69(5):683–7.

424. Hakkola J, Pasanen M, Purkunen R, et al. Expression of xenobiotic-metabolizing cytochrome P450 forms in human adult and fetal liver. Biochem Pharmacol. 1994;48(1):59–64.

425. Allegaert K, Peeters MY, Verbesselt R, et al. Inter-individual variability in propofol pharmacokinetics in preterm and term neonates. Br J Anaesth. 2007;99(6):864–70.

426. Saxonhouse MA, Manco-Johnson MJ. The evaluation and management of neonatal coagulation disorders. Semin Perinatol. 2009;33(1):52–65.

427. Controversies concerning vitamin K and the newborn. American Academy of Pediatrics Committee on Fetus and Newborn. Pediatrics. 2003;112(1 Pt 1):191–2.

428. Hope PL, Hall MA, Millward-Sadler GH, et al. Alpha-1-antitrypsin deficiency presenting as a bleeding diathesis in the newborn. Arch Dis Child. 1982;57(1):68–70.

429. Hussain M, Mieli-Vergani G, Mowat AP. Alpha 1-antitrypsin deficiency and liver disease: clinical presentation, diagnosis and treatment. J Inherit Metab Dis. 1991;14(4):497–511.

430. Hansen TWR. Core concepts: bilirubin metabolism. Neoreviews. 2010;11(6):e316–322.

431. Maisels MJ. Jaundice in healthy newborns-redefining physiologic jaundice. West J Med. 1988;149(4):451.

432. Knudsen A, Ebbesen F. Cephalocaudal progression of jaundice in newborns admitted to neonatal intensive care units. Biol Neonate. 1997;71(6):357–61.

433. Keren R, Tremont K, Luan X, et al. Visual assessment of jaundice in term and late preterm infants. Arch Dis Child Fetal Neonatal Ed. 2009;94(5):F317–322.

434. Stevenson DK, Bartoletti AL, Ostrander CR, et al. Pulmonary excretion of carbon monoxide in the human infant as an index of bilirubin production. II. Infants of diabetic mothers. J Pediatr. 1979;94(6):956–8.

435. Levi AJ, Gatmaitan Z, Arias IM. Deficiency of hepatic organic anion-binding protein, impaired organic amnion uptake by liver and physiologic jaundice in newborn monkeys. N Engl J Med. 1970;283(21):1136–9.

436. Wolkoff AW, Goresky CA, Sellin J, et al. Role of ligandin in transfer of bilirubin from plasma into liver. Am J Physiol. 1979;236(6):E638–648.

437. Kawade N, Onishi S. The prenatal and postnatal development of UDP-glucuronyltransferase activity towards bilirubin and the effect of premature birth on this activity in the human liver. Biochem J. 1981;196(1):257–60.

438. Maisels MJ. What's in a name? Physiologic and pathologic jaundice: the conundrum of defining normal bilirubin levels in the newborn. Pediatrics. 2006;118(2):805–7.

439. Alonso EM, Whitington PF, Whitington SH, et al. Enterohepatic circulation of nonconjugated bilirubin in rats fed with human milk. J Pediatr. 1991;118(3):425–30.

440. Gartner LM, Lee KS, Moscioni AD. Effect of milk feeding on intestinal bilirubin absorption in the rat. J Pediatr. 1983;103(3):464–71.

441. Kumral A, Ozkan H, Duman N, et al. Breast milk jaundice correlates with high levels of epidermal growth factor. Pediatr Res. 2009;66(2):218–21.

442. Preer GL, Philipp BL. Understanding and managing breast milk jaundice. Arch Dis Child Fetal Neonatal Ed. 2011;96(6):F461–6.

443. Schreiber RA, Kleinman RE. Biliary atresia. J Pediatr Gastroenterol Nutr. 2002;35 Suppl 1:S11–16.

444. Balistreri WF, Grand R, Hoofnagle JH, et al. Biliary atresia: current concepts and research directions. Summary of a symposium. Hepatology. 1996;23(6):1682–92.

445. Adkins Jr RB, Chapman WC, Reddy VS. Embryology, anatomy, and surgical applications of the extrahepatic biliary system. Surg Clin North Am. 2000;80(1):363–79.

446. Laurent J, Gauthier F, Bernard O, et al. Long-term outcome after surgery for biliary atresia. Study of 40 patients surviving for more than 10 years. Gastroenterology. 1990;99(6):1793–7.

447. Popovici RM, Lu M, Bhatia S, et al. Hypoxia regulates insulin-like growth factor-binding protein 1 in human fetal hepatocytes in primary culture: suggestive molecular mechanisms for in utero fetal growth restriction caused by uteroplacental insufficiency. J Clin Endocrinol Metab. 2001;86(6):2653–9.

448. Lackmann GM, Tollner U, Mader R. Serum enzyme activities in full-term asphyxiated and healthy newborns: enzyme kinetics during the first 144 hours of life. Enzyme Protein. 1993;47(3):160–72.

449. Shamir R, Maayan-Metzger A, Bujanover Y, et al. Liver enzyme abnormalities in gram-negative bacteremia of premature infants. Pediatr Infect Dis J. 2000;19(6):495–8.

450. Rosenthal P. Assessing liver function and hyperbilirubinemia in the newborn. National Academy of Clinical Biochemistry. Clin Chem. 1997;43(1):228–34.

451. Verboon-Maciolek MA, Swanink CM, Krediet TG, et al. Severe neonatal echovirus 20 infection characterized by hepatic failure. Pediatr Infect Dis J. 1997;16(5):524–7.

452. Lee WS, Kelly DA, Tanner MS, et al. Neonatal liver transplantation for fulminant hepatitis caused by herpes simplex virus type 2. J Pediatr Gastroenterol Nutr. 2002;35(2):220–3.

453. Whitington PF. Cholestasis associated with total parenteral nutrition in infants. Hepatology. 1985;5(4):693–6.

454. Willis TC, Carter BA, Rogers SP, et al. High rates of mortality and morbidity occur in infants with parenteral nutrition-associated cholestasis. JPEN J Parenter Enteral Nutr. 2010;34(1):32–7.

455. Owings E, Georgeson K. Management of cholestasis in infants with very low birth weight. Semin Pediatr Surg. 2000;9(2):96–102.

456. Zhao J, Kim KD, Yang X, et al. Hyper innate responses in neonates lead to increased morbidity and mortality after infection. Proc Natl Acad Sci USA. 2008;105(21):7528–33.

457. Shapiro SM. Definition of the clinical spectrum of kernicterus and bilirubin-induced neurologic dysfunction (BIND). J Perinatol. 2005;25(1):54–9.

458. Volpe JJ. Bilirubin and brain injury. In: Volpe JJ, editor. Neurology of the newborn. Philadelphia: Saunders; 2001. p. 490–514.

459. Ahlfors CE, Wennberg RP, Ostrow JD, et al. Unbound (free) bilirubin: improving the paradigm for evaluating neonatal jaundice. Clin Chem. 2009;55(7):1288–99.

460. Ahlfors CE, Wennberg RP. Bilirubin-albumin binding and neonatal jaundice. Semin Perinatol. 2004;28(5):334–9.

461. Wennberg RP. The blood-brain barrier and bilirubin encephalopathy. Cell Mol Neurobiol. 2000;20(1):97–109.

462. Dennery PA, Seidman DS, Stevenson DK. Neonatal hyperbilirubinemia. N Engl J Med. 2001;344(8):581–90.

463. Ahlfors CE, Herbsman O. Unbound bilirubin in a term newborn with kernicterus. Pediatrics. 2003;111(5 Pt 1):1110–2.

464. Ahlfors CE. Unbound bilirubin associated with kernicterus: a historical approach. J Pediatr. 2000;137(4):540–4.

465. Kaplan M, Herschel M, Hammerman C, et al. Hyperbilirubinemia among African American, glucose-6-phosphate dehydrogenase-deficient neonates. Pediatrics. 2004;114(2):e213–219.

466. Bancroft JD, Kreamer B, Gourley GR. Gilbert syndrome accelerates development of neonatal jaundice. J Pediatr. 1998;132(4):656–60.

467. Kadakol A, Ghosh SS, Sappal BS, et al. Genetic lesions of bilirubin uridine-diphosphoglucuronate glucuronosyltransferase (UGT1A1) causing Crigler-Najjar and Gilbert syndromes: correlation of genotype to phenotype. Hum Mutat. 2000;16(4): 297–306.

468. Sneitz N, Bakker CT, de Knegt RJ, et al. Crigler-Najjar syndrome in The Netherlands: identification of four novel UGT1A1 alleles, genotype-phenotype correlation, and functional analysis of 10 missense mutants. Hum Mutat. 2010;31(1):52–9.

469. Crigler Jr JF, Najjar VA. Congenital familial nonhemolytic jaundice with kernicterus; a new clinical entity. AMA Am J Dis Child. 1952;83(2):259–60.

470. Watchko JF. Vigintiphobia revisited. Pediatrics. 2005; 115(6):1747–53.

471. Watchko JF. Genetics and the risk of neonatal hyperbilirubinemia: commentary on the article by Huang et al. on page 682. Pediatr Res. 2004;56(5):677–8.

472. Kaplan M, Hammerman C, Maisels MJ. Bilirubin genetics for the nongeneticist: hereditary defects of neonatal bilirubin conjugation. Pediatrics. 2003;111(4 Pt 1):886–93.

473. Watchko JF, Daood MJ, Biniwale M. Understanding neonatal hyperbilirubinaemia in the era of genomics. Semin Neonatol. 2002;7(2):143–52.

474. Alencastro de Azevedo L, Reverbel da Silveira T, Carvalho CG, et al. UGT1A1, SLCO1B1, and SLCO1B3 polymorphisms vs. neonatal hyperbilirubinemia: is there an association? Pediatr Res. 2012;72(2):169–73.

475. Management of hyperbilirubinemia in the newborn infant 35 or more weeks of gestation. Pediatrics. 2004;114(1):297–316.

476. Bhutani VK, Johnson L, Sivieri EM. Predictive ability of a predischarge hour-specific serum bilirubin for subsequent significant hyperbilirubinemia in healthy term and near-term newborns. Pediatrics. 1999;103(1):6–14.

477. Maisels MJ, Bhutani VK, Bogen D, et al. Hyperbilirubinemia in the newborn infant >or =35 weeks' gestation: an update with clarifications. Pediatrics. 2009;124(4):1193–8.

478. Cremer RJ, Perryman PW, Richards DH. Influence of light on the hyperbilirubinaemia of infants. Lancet. 1958;1(7030):1094–7.

479. Lucey J, Ferriero M, Hewitt J. Prevention of hyperbilirubinemia of prematurity by phototherapy. Pediatrics. 1968;41(6):1047–54.

480. Lightner DA, McDonagh AF. Molecular mechanisms of phototherapy for neonatal jaundice. Acc Chem Res. 1984;17:417–24.

481. Lamola AA, Blumberg WE, McClead R, et al. Photoisomerized bilirubin in blood from infants receiving phototherapy. Proc Natl Acad Sci USA. 1981;78(3):1882–6.

482. Onishi S, Isobe K, Itoh S, et al. Demonstration of a geometric isomer of bilirubin-IX alpha in the serum of a hyperbilirubinaemic newborn infant and the mechanism of jaundice phototherapy. Biochem J. 1980;190(3):533–6.

483. Onishi S, Kawade N, Itoh S, et al. Kinetics of biliary excretion of the main two bilirubin photoproducts after injection into Gunn rats. Biochem J. 1981;198(1):107–12.

484. Ruud Hansen TW. Phototherapy for neonatal jaundice–therapeutic effects on more than one level? Semin Perinatol. 2010;34(3):231–4.

485. Mreihil K, McDonagh AF, Nakstad B, et al. Early isomerization of bilirubin in phototherapy of neonatal jaundice. Pediatr Res. 2010;67(6):656–9.

486. Maisels MJ, McDonagh AF. Phototherapy for neonatal jaundice. N Engl J Med. 2008;358(9):920–8.

487. Okumura A, Kidokoro H, Shoji H, et al. Kernicterus in preterm infants. Pediatrics. 2009;123(6):e1052–1058.

488. Sarici SU, Serdar MA, Korkmaz A, et al. Incidence, course, and prediction of hyperbilirubinemia in near-term and term newborns. Pediatrics. 2004;113(4):775–80.

489. van der Veere CN, Sinaasappel M, McDonagh AF, et al. Current therapy for Crigler-Najjar syndrome type 1: report of a world registry. Hepatology. 1996;24(2):311–5.

490. Diamond LK, Allen Jr FH, Thomas Jr WO. Erythroblastosis fetalis. VII. Treatment with exchange transfusion. N Engl J Med. 1951;244(2):39–49.

491. Hansen TW. Acute management of extreme neonatal jaundice–the potential benefits of intensified phototherapy and interruption of enterohepatic bilirubin circulation. Acta Paediatr. 1997;86(8):843–6.

492. Odell GB, Cohen SN, Gordes EH. Administration of albumin in the management of hyperbilirubinemia by exchange transfusions. Pediatrics. 1962;30:613–21.

493. Jackson JC. Adverse events associated with exchange transfusion in healthy and ill newborns. Pediatrics. 1997;99(5):E7.

494. Livaditis A, Wallgren G, Faxelius G. Necrotizing enterocolitis after catheterization of the umbilical vessels. Acta Paediatr Scand. 1974;63(2):277–82.

495. Stern L. Drug interactions. II. Drugs, the newborn infant, and the binding of bilirubin to albumin. Pediatrics. 1972;49(6):916–8.

496. Soligard HT, Nilsen OG, Bratlid D. Displacement of bilirubin from albumin by ibuprofen in vitro. Pediatr Res. 2010; 67(6):614–8.

497. Schiff D, Chan G, Stern L. Fixed drug combinations and the displacement of bilirubin from albumin. Pediatrics. 1971;48(1):139–41.

498. Ostrow JD, Pascolo L, Shapiro SM, et al. New concepts in bilirubin encephalopathy. Eur J Clin Invest. 2003;33(11):988–97.

499. Taeusch HW, Ballard RA, Gleason CA. Avery's disease of the newborn. Philadelphia, PA: Saunders/Elsevier; 2004.

500. Dziarmaga A, Quinlan J, Goodyer P. Renal hypoplasia: lessons from Pax2. Pediatr Nephrol. 2006;21(1):26–31.

501. Quigley R. Developmental changes in renal function. Curr Opin Pediatr. 2012;24(2):184–90.

502. Macdonald MS, Emery JL. The late intrauterine and postnatal development of human renal glomeruli. J Anat. 1959;93(pt. 3):331–40.

503. Merlet-Benichou C, Gilbert T, Vilar J, et al. Nephron number: variability is the rule. Causes and consequences. Lab Invest. 1999;79(5):515–27.

504. Lelievre-Pegorier M, Merlet-Benichou C. The number of nephrons in the mammalian kidney: environmental influences play a determining role. Exp Nephrol. 2000;8(2):63–5.

505. Zhang Z, Quinlan J, Hoy W, et al. A common RET variant is associated with reduced newborn kidney size and function. J Am Soc Nephrol. 2008;19(10):2027–34.

506. Quinlan J, Lemire M, Hudson T, et al. A common variant of the PAX2 gene is associated with reduced newborn kidney size. J Am Soc Nephrol. 2007;18(6):1915–21.

507. Keijzer-Veen MG, Devos AS, Meradji M, et al. Reduced renal length and volume 20 years after very preterm birth. Pediatr Nephrol. 2010;25(3):499–507.

508. Yzydorczyk C, Comte B, Cambonie G, et al. Neonatal oxygen exposure in rats leads to cardiovascular and renal alterations in adulthood. Hypertension. 2008;52(5):889–95.

509. Rabinowitz R, Peters MT, Vyas S, et al. Measurement of fetal urine production in normal pregnancy by real-time ultrasonography. Am J Obstet Gynecol. 1989;161(5):1264–6.

510. Friis-Hansen B. Water distribution in the foetus and newborn infant. Acta Paediatr Scand Suppl. 1983;305:7–11.

development of human renal glomeruli. J Anat. 1959;93(pt. 3):331–40.

503. Merlet-Benichou C, Gilbert T, Vilar J, et al. Nephron number: variability is the rule. Causes and consequences. Lab Invest. 1999;79(5):515–27.

504. Lelievre-Pegorier M, Merlet-Benichou C. The number of nephrons in the mammalian kidney: environmental influences play a determining role. Exp Nephrol. 2000;8(2):63–5.

505. Zhang Z, Quinlan J, Hoy W, et al. A common RET variant is associated with reduced newborn kidney size and function. J Am Soc Nephrol. 2008;19(10):2027–34.

506. Quinlan J, Lemire M, Hudson T, et al. A common variant of the PAX2 gene is associated with reduced newborn kidney size. J Am Soc Nephrol. 2007;18(6):1915–21.

507. Keijzer-Veen MG, Devos AS, Meradji M, et al. Reduced renal length and volume 20 years after very preterm birth. Pediatr Nephrol. 2010;25(3):499–507.

508. Yzydorczyk C, Comte B, Cambonie G, et al. Neonatal oxygen exposure in rats leads to cardiovascular and renal alterations in adulthood. Hypertension. 2008;52(5):889–95.

509. Rabinowitz R, Peters MT, Vyas S, et al. Measurement of fetal urine production in normal pregnancy by real-time ultrasonography. Am J Obstet Gynecol. 1989;161(5):1264–6.

510. Friis-Hansen B. Water distribution in the foetus and newborn infant. Acta Paediatr Scand Suppl. 1983;305:7–11.

511. Brans YW. Body fluid compartments in neonates weighing 1000 grams or less. Clin Perinatol. 1986;13(2):403–17.

512. Sedin G, Hammarlund K, Stromberg B. Transepidermal water loss in full-term and pre-term infants. Acta Paediatr Scand Suppl. 1983;305:27–31.

513. Hammarlund K, Sedin G, Stromberg B. Transepidermal water loss in newborn infants. VIII. Relation to gestational age and post-natal age in appropriate and small for gestational age infants. Acta Paediatr Scand. 1983;72(5):721–8.

514. Heisler D. Pediatric renal function. Int Anesthesiol Clin. 1993;31(1):103–7.

515. Svenningsen NW, Aronson AS. Postnatal development of renal concentration capacity as estimated by DDAVP-test in normal and asphyxiated neonates. Biol Neonate. 1974;25(3–4):230–41.

516. Vieux R, Hascoet JM, Merdariu D, et al. Glomerular filtration rate reference values in very preterm infants. Pediatrics. 2010;125(5):e1186–1192.

517. Jose PA, Fildes RD, Gomez RA, et al. Neonatal renal function and physiology. Curr Opin Pediatr. 1994;6(2):172–7.

518. Bueva A, Guignard JP. Renal function in preterm neonates. Pediatr Res. 1994;36(5):572–7.

519. Gallini F, Maggio L, Romagnoli C, et al. Progression of renal function in preterm neonates with gestational age < or = 32 weeks. Pediatr Nephrol. 2000;15(1–2):119–24.

520. Holtback U, Aperia AC. Molecular determinants of sodium and water balance during early human development. Semin Neonatol. 2003;8(4):291–9.

521. Burrow CR, Devuyst O, Li X, et al. Expression of the beta2-subunit and apical localization of Na+-K+-ATPase in metanephric kidney. Am J Physiol. 1999;277(3 Pt 2):F391–403.

522. Vanpee M, Herin P, Zetterstrom R, et al. Postnatal development of renal function in very low birthweight infants. Acta Paediatr Scand. 1988;77(2):191–7.

523. Rodriquez Soriano J, Vallo Λ, Castillo G, et al. Renal handling of water and sodium in children with proximal and distal renal tabular acidosis. Nephron. 1980;25(4):193–8.

524. Rees L, Forsling ML, Brook CG. Vasopressin concentrations in the neonatal period. Clin Endocrinol (Oxf). 1980;12(4):357–62.

525. Schwartz GJ, Haycock GB, Edelmann Jr CM, et al. Late metabolic acidosis: a reassessment of the definition. J Pediatr. 1979;95(1):102–7.

526. Beck JC, Lipkowitz MS, Abramson RG. Ontogeny of Na/H antiporter activity in rabbit renal brush border membrane vesicles. J Clin Invest. 1991;87(6):2067–76.

527. Bobulescu IA, Dwarakanath V, Zou L, et al. Glucocorticoids acutely increase cell surface Na+/H+ exchanger-3 (NHE3) by activation of NHE3 exocytosis. Am J Physiol Renal Physiol. 2005;289(4):F685–691.

528. Gupta N, Dwarakanath V, Baum M. Maturation of the Na+/H+ antiporter (NHE3) in the proximal tubule of the hypothyroid adrenalectomized rat. Am J Physiol Renal Physiol. 2004; 287(3):F521–527.

529. You G, Lee WS, Barros EJ, et al. Molecular characteristics of Na(+)-coupled glucose transporters in adult and embryonic rat kidney. J Biol Chem. 1995;270(49):29365–71.

530. Arant Jr BS, Edelmann Jr CM, Nash MA. The renal reabsorption of glucose in the developing canine kidney: a study of glomerulo-tubular balance. Pediatr Res. 1974;8(6):638–46.

531. Mildenberger E, Oels K, Bauer K, et al. Digoxin-like immunoreactive substance in nonoliguric hyperkalemia of the premature infant. Biol Neonate. 2003;83(3):182–7.

532. Vemgal P, Ohlsson A. Interventions for non-oliguric hyperkalaemia in preterm neonates. Cochrane Database Syst Rev. 2007;(1):CD005257.

533. Stefano JL, Norman ME, Morales MC, et al. Decreased erythrocyte Na+, K(+)-ATPase activity associated with cellular potassium loss in extremely low birth weight infants with nonoliguric hyperkalemia. J Pediatr. 1993;122(2):276–84.

534. Richer C, Hornych H, Amiel-Tison C, et al. Plasma renin activity and its postnatal development in preterm infants. Preliminary report. Biol Neonate. 1977;31(5–6):301–4.

535. Van Acker KJ, Scharpe SL, Deprettere AJ, et al. Renin-angiotensin-aldosterone system in the healthy infant and child. Kidney Int. 1979;16(2):196–203.

536. Robillard JE, Nakamura KT. Hormonal regulation of renal function during development. Biol Neonate. 1988;53(4):201–11.

537. Sulyok E, Nemeth M, Tenyi I, et al. Relationship between maturity, electrolyte balance and the function of the renin-angiotensin-aldosterone system in newborn infants. Biol Neonate. 1979;35(1–2):60–5.

538. Nakamura KT, Ayres NA, Gomez RA, et al. Renal responses to hypoxemia during renin-angiotensin system inhibition in fetal lambs. Am J Physiol. 1985;249(1 Pt 2):R116–124.

539. Gomez RA, Meernik JG, Kuehl WD, et al. Developmental aspects of the renal response to hemorrhage during fetal life. Pediatr Res. 1984;18(1):40–6.

540. Pryde PG, Sedman AB, Nugent CE, et al. Angiotensin-converting enzyme inhibitor fetopathy. J Am Soc Nephrol. 1993;3(9):1575–82.

541. Arant Jr BS. Postnatal development of renal function during the first year of life. Pediatr Nephrol. 1987;1(3):308–13.

542. Pohjavuori M, Fyhrquist F. Hemodynamic significance of vasopressin in the newborn infant. J Pediatr. 1980;97(3):462–5.

543. Wiriyathian S, Rosenfeld CR, Arant Jr BS, et al. Urinary arginine vasopressin: pattern of excretion in the neonatal period. Pediatr Res. 1986;20(2):103–8.

第 3 章　麻醉及辅助药物与新生儿

作者：Brian J.Anderson，Peter Larsson，Jerrold Lerman
译者：张伊
审译：田悦、林静

绪论

　　新生儿是以有限的体重和大小为特征的异质性群体。出生 28 天内均为新生儿，包括早产儿（妊娠期小于 37 周）和足月儿。实际上，"新生儿"这一词汇适用范围已扩及前述的早产儿。停经后月龄（PMA）是从极度早产儿的 22 周至 50 周，而体重范围通常是 0.5~5kg。在新生儿中，年龄、体格大小、并发症、合用药物和遗传多样性是导致广泛的个体间药物代谢动力学（PK）和药物效应动力学（PD）差异性的原因。这些现象使新生儿在主要药理差异上成为区别于年长群体的特殊群体。尽管临床药理学的一般准则也适用于新生儿，但它们的特性使针对新生儿群体的调整显得很有必要。已有证据表明，一些药物用于新生儿这一年龄阶段的恶性效果，如氯霉素（灰婴综合征）和苯甲醇（喘息综合征）。近期出现两例麻醉病例：新生儿长时间应用丁哌卡因的毒性反应 [1] 和急性芬太尼耐受 [2]。

　　有效和安全的药物治疗依赖于对应用的药物的临床 PK 和 PD 内容的理解。除年龄相关的 PK 和 PD 差异性外，还需考虑不良反应的差异性。尽管近几年新生儿药物使用及其效果的可采纳数据已经得到很大的扩充，但许多药物的 PK-PD 相互作用仍不明确。新生儿的临床研究具有多重挑战与困难，伦理问题、高易损性的认知、技术困难、自我评估缺乏、发育不成熟以及特定的处方都是突出的问题。当然，近年来，药物在新生儿中使用的可行性和临床相关性的研究已取得重大进展。研发的模型已用于 PK 和 PD 参数评估来处理广泛的个体间差异和剂量的估算 [3]。以人口为基准的模型工具有助于量化药效动力学 [4]。

　　发育和成熟是两种影响儿童药物动力学作用的考虑因素，尽管其对成人并不重要。这些因素之间的关联十分密切，因此，它们之间的相互作用并非可以通过简单的临床观察得以实现。药物消除可能随体重、身高、年龄、体表面积和肌酐清除率增加而增加。一种方法是在合并成熟度和器官功能的因素之前进行体格大小标准化 [5]。采用这种方法，可以直接比较新生儿与年长儿童和成人的药效动力学变量，从而确定合适的药物剂量。

理解新生儿药代动力学协变量

体格大小

　　异速生长是用来描述体格大小与功能之间非线性关系的专业术语。这一非线性关系表达为：

$$y = a \cdot \text{BodyMass}^{\text{PWR}}$$

其中 y 为兴趣变量（如基础代谢率），a 为异计系数，PWR 为异速生长指数。PWR 值是讨论的焦点。基础代谢率（BMR）是研究的最常见的生理学变量，尽管 PWR 值已被划分为 2/3（如体表面积）或 3/4。

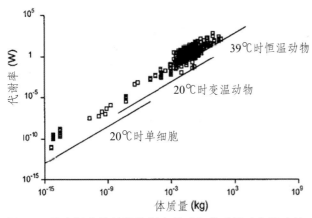

图 3.1 温度标准的整体代谢率关系与体质量功能的比较。"异速生长 3/4 效能模型"适用于单细胞生物、变温动物和恒温动物，未修正的温度也如图所示（Gillooly JF 等.Effects of size and temperature on metabolic rate.Science 2001；293：2248-2251）。

在包括人类的所有物种中，以基础代谢率的对数为纵轴，以体重的对数为横轴可画出一条斜率为 3/4 的直线（图 3.1）。在数学上常用分形几何学解释这一现象 [6,7]。

代谢率 3/4 效能法来自于描述通过分支管的空间分形网络进行必要物质转运的一般模型。很多生理学、结构和事件相关的变量可在体重（W）指数（PWR）分别为 3/4、1 和 1/4 的物种间进行预测测量 [8]。这些指数适用于药代动力学参数，如清除率（clearance，CL）、容积（V）和半衰期 [8]。以一名 70kg 成人为标准，总体药物清除率的大小因素（Fsize），可通过 3/4 效能测量：

$$Fsize = (W/70)^{3/4}$$

成熟度

异速生长本身不能以成人评估法来预测新生儿和婴儿的药物清除率 [9-11]。额外的描述成熟度的模型是必需的。S 型双曲线或 Hill 模型 [12] 可用来描述这一成熟过程（MF）：

$$MF = \frac{PMA^{Hill}}{TM_{50}^{Hill} + PMA_{50}^{Hill}}$$

TM_{50} 描述成熟度半期，Hill 系数与这一成熟度表达谱的斜率有关。拐点可能不对称，额外描述这一不对称的参数可以用来为这一经验函数提供额外灵活性 [13]。

清除率成熟度早在出生前就已经开始，这表明了停经后月龄是个比出生后年龄（PNA）更好的药物消除预测指标。有些特殊模式与特异性异构体的细胞色素 P459 酶（CYP）发展表达相关。例如，CYP2D6 在停经后月龄 25 周的早产新生儿身上即可被检测 [14]。

器官功能

正常生长和发育相关的改变能够与器官功能（OF）的病理改变区分开 [5]。个体药代动力学参数（P）可由大小（Fsize）、成熟度（MF）、器官功能（OF）影响的乘积描述，Pstd 是器官功能没有病理变化标准人小的成人值 [5]：

$$P = Pstd \cdot Fsize \cdot MF \cdot OF$$

器官功能通常在患病时下降。但可以通过药物提高。苯巴比妥，一种常用于治疗新生儿癫痫的药物，可以诱导一系列负责清除酶系统的酶活性 [15]，如 CYP1A2、CYP2C9、CYP2C19、CYP3A4 和 UDP- 葡萄糖醛酸转移酶（UGT）[16-18]。苯巴比妥可以通过 UGT 诱导增加新生儿胆红素清除率 [15]。虽然在年长儿童中已证实了对氯胺酮反应的影响 [19]，但是迄今尚缺乏可对比的新生儿研究。

新生儿药代动力学差异

吸收

麻醉药的应用主要通过静脉和吸入途径，尽管术前用药和术后缓解疼痛可能应用肠内制剂。由于胃排空延迟，新生儿口服后药物吸收比儿童慢（图 3.2）。直到生后 6~8 个月才有可能达到成人吸收率 [20-22]。先天畸形（如十二指肠闭锁）、药物合用（如阿片类）和疾病特性（如坏死性小肠结肠炎）可能进一步影响吸收率差异。胃排空延迟和清除率降低会导致药物用量和重复应用频率的下降。例如，最低大于 10mg/L 的对乙酰氨基酚平均稳态靶向浓度可以通过 30 周的早产儿 25mg/（kg·d）、34 周时 45mg/（kg·d）、停经后月龄 40 周时 60 mg/（kg·d）的口服剂量达到 [23]。因为早产儿胃排空延迟，给药剂量可能只需每日两次 [23]。与此相反，在进行心导管实验或放射治疗镇静时发现，新生儿直肠应用某些药物（如硫喷妥钠、美索比妥）的起效时间比成年人要短。然而，个体间吸收和相关生物利用度差异可能比口服应用更大，使得直肠应用不适用于重复给药 [24]。

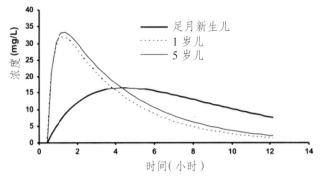

图 3.2 足月儿、1 岁、5 岁儿童给予扑热息痛的模拟平均预测时间 - 浓度曲线图谱。在新生儿，峰值浓度时间由于胃排空延迟和清除率降低而延长（Anderson BJ 等。Anesthesiology 2002；96：1336-45）。

新生儿相对体表面积大、皮肤灌注量多和角质层薄等因素使得局部药物（如糖皮质激素、局麻药乳膏、防腐剂）的全身暴露可能性增加。与年长儿童相比，新生儿高铁血红蛋白还原酶活性低，更容易形成高铁血红蛋白血症，并且胎儿血红蛋白比成人血红蛋白更容易被氧化。在这一群体中，由于经皮吸收率增加，因此，当重复使用局部麻醉药，如恩纳（利多卡因 - 丙胺卡因，EMLA）药膏时，可导致其产生耐药性[25]。与此相类似，在新生儿皮肤上应用碘类防腐剂，可能导致一过性甲状腺功能减退。

吸入麻醉药的转运大部分由肺泡通气量和功能残气量（FRC）决定。与成人相比，新生儿的肺泡通气量与功能残气量比值高，这主要由于高的代谢氧需求，导致肺泡通气量的增加。因此，与儿童和成人相比，肺泡与吸入分数和血液与吸入麻醉药分压在新生儿中更能迅速达到平衡[26]。心输出量越大，心输出量分配至血管丰富组织（即清除率因素）比率越大，组织 / 血液容积（如容积因素）越小，越有助于吸入麻醉药的快速吸入[27,28]。

疾病特征也可能会影响吸入麻醉药的吸收。右向左分流比左向右分流在更大程度上影响吸入麻醉药的吸收。患有发绀型先天性心脏病或肺内分流（右向左）的新生儿，因血液右向左分流可能导致麻醉诱导减慢。这一现象在低溶解度麻醉药（如氧化亚氮、七氟烷）比高溶解度药物（如氟烷）更明显。左向右分流通常对吸入麻醉药的摄取影响很小，因为机体可以通过增加心输出量将系统组织灌注维持在正常水平。

分布

分布是描述药物随着体循环进入体内各器官、组织和细胞的运动过程。分布受机体组成、蛋白质结合、血流动力学（如局部血流量）和膜渗透性影响。疾病过程对药物分布也有影响。

机体组成

全身水含量和细胞外液量（ECF）[29]从胎儿期、新生儿期和儿童期逐步降低（图 3.3），而脂肪占体重的百分比是增加的，1.5kg 的早产儿的脂肪占体重百分比为 3%，足月新生儿时可达 12%，生后 4~5 个月时，则翻倍。这些机体组成的改变本质上影响了药物分布容积。极性药物，如去极化和非去极化肌松药（NMBD）能够快速分布进入 ECF，但进入细胞要慢得多。因此，在新生儿身上应用这些药物时的首次剂量要比儿童和成人大。脂溶性药物也可能在新生儿中具有更大的分布容积。芬太尼的稳态分布容积在新生儿中为 5.9（±1.5）L/kg，成人为 1.6（± 0.3）L/kg[30]。这可能解释了足月儿应用大剂量 10μg/kg 后呼吸抑制发生率低的原因。但是，低清除率、高剂量的治疗（50μg/kg）在新生儿身上可导致作用时间的延长。在丙泊酚的案例中，麻醉诱导后的血浆浓度降低归因于重新分布而非快速地清除。新生儿的体脂含量和肌肉含量均比年长儿童低。因此，更少的丙泊酚被分配至"深"房室，这减弱了丙泊酚的重新分布。如果给予重复剂量的丙泊酚，可能使其在血液和脑中积累并导致苏醒延迟。

血浆蛋白

新生儿血浆 α1- 酸性糖蛋白（AAG）和清蛋白浓度是降低的，尽管此时它们的浓度范围较分散（如，AAG0.32~0.92g/L），但在产后 6 个月时可达到成人水平[31~33]。AAG 是在手术应激后增加的急性期反应产物。这对于低至中等提取率的药物（如与 AAG 结合的丁哌卡因）来说，能够增加其总血浆浓度[34]。

然而，未结合丁哌卡因的药物浓度则不会改变，因为未结合，丁哌卡因的清除率仅依赖肝脏固有代谢能力。任何游离型药物浓度的增加，例如，在长期硬膜外输注的过程，浓度的增加应归因于清除率的减少而非 AAG 浓度的降低[35]。在接受持续硬膜外丁哌卡因输注的新生儿中，术后第一个 24 小时内总体丁

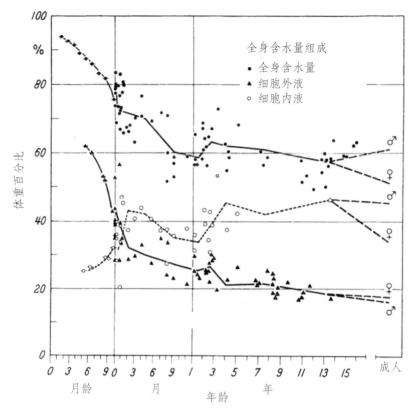

图 3.3 生长过程中全身含水量组成的改变（Friis-Hansen B.Changes in bodywater compartments during growth. In：Linneweh F，editor. Die PhysiologischeEntwicklungdes Kindes.Berlin，german.Springer-Verlag.1959 ）。

哌卡因浓度增加；然而未结合丁哌卡因浓度未被研究。总体丁哌卡因的增加可部分归因于 AAG 的增加。已有关于丁哌卡因用于硬膜外输注时出现儿童癫痫的相关病例报道，并且总体丁哌卡因浓度增加，因此建议在 24h 内停止硬膜外输注。然而，未结合丁哌卡因浓度与中枢神经系统作用相关，且这是由未结合丁哌卡因的清除率决定的。清除率是未结合丁哌卡因消除的关键变量，它在新生儿体内是下降的。此外，清除率存在巨大的个体间差异，这意味着未结合丁哌卡因浓度可能在一些极低清除率的个体中稳步增加。由于每个新生儿个体丁哌卡因清除率的相关数据缺乏，至今尚无丁哌卡因安全输注时间的确切结论[36]。

血浆清蛋白浓度在早产儿中最低，但随年龄稳步增加，在产后 5 个月时达到成人水平。血浆蛋白结合能力在 1 岁时达到成人水平。此外，游离脂肪酸和未结合胆红素与酸性药物（如布洛芬、头孢曲松）竞争清蛋白结合位点。新生儿硫喷妥钠诱导剂量比儿童低。这与新生儿硫喷妥钠的血浆清蛋白结合率降低有关；新生儿未结合率 13%，而成人为 7%[37]。

局部血流量

药物的初相分布情况反映局部血流量的大小。因此，最先分布到脑、心脏和肝脏这些接受大部分心输出量的器官。随后重新分布至其他相对灌注良好的组织，如骨骼肌。长时间药物输注后的三级分布在灌注较差的组织会缓慢很多。除围生期循环改变（如静脉导管、动脉导管）之外，相关器官体积和局部血流量也存在成熟度的差异，且有症状的动脉导管未闭也可能导致分布差异。从心脏至肾脏和大脑的血流量随年龄增加而增多，然而，在新生儿期，流至肝脏的血流量是低的[38]。新生儿大脑和肝脏的体积占体重的百分比要远大于成人[39]。虽然药物在新生儿的起效时间通常快于成人（体格效应），新生儿心输出量和脑灌注的降低意味着静脉诱导后在新生儿预期的起效时间减慢，尽管蛋白质结合率下降可能部分抵消上述情况的出现。因为再分布至灌注良好和深灌注较差组织更为受限，药物的失效时间也延迟。

血脑屏障

血脑屏障（BBB）是限制血液和大脑间化合物经

细胞旁路扩散的紧密连接网状结构。人们对新生儿这一屏障的重要性存在误解,部分是由于早期对吗啡和哌替啶呼吸抑制的研究[40]。早期调查发现,应用吗啡产生的呼吸抑制比应用哌替啶更为严重。这一差异归因于新生儿的血脑屏障发育不完善,导致吗啡脑内浓度过高[40],这是基于血脑屏障对水溶性药物(如吗啡)的渗透性随成熟度变化进行的推断[40]。另外,也观察到应用吗啡产生的新生儿呼吸抑制还可以通过年龄相关的药代动力学改变来解释。例如,足月新生儿 1~4 天的吗啡分布容积(1.3L/kg)与婴儿8~60 天(1.8L/kg)和成人(2.8L/kg)相比是减小的[41]。因此,我们可以预测,新生儿的吗啡初始浓度比成人高,导致前者更明显的呼吸抑制。呼吸抑制可以通过二氧化碳反应曲线或动脉氧分压测量,血液吗啡浓度相同、年龄为 2~570 天的婴儿发生呼吸抑制的概率是相似的[42]。这一特定情况下,血脑屏障理论缺乏强有力的证据。应用吗啡后新生儿呼吸抑制的增加更有可能是由于年龄相关的药代动力学改变。

然而,血脑屏障可能影响其他方面。小分子进入胎儿和新生儿大脑比进入成人大脑更容易[43]。血脑屏障功能逐步提高,可能在足月时发育成熟[43]。例如,核黄疸在早产儿中比在足月新生儿中更常见。与血浆蛋白结合的药物相比,未结合亲脂性药物以被动扩散方式通过血脑屏障并且迅速达到平衡。这可能是丁哌卡因诱发新生儿出现癫痫倾向的原因。新生儿中蛋白质结合率的下降会导致更大比例游离型药物进行被动扩散。

除被动扩散之外,还存在介导活性转运的特殊转运系统。病理性中枢神经系统状况能够导致血脑屏障破坏并改变这些转运系统。芬太尼通过主动转运跨过血脑屏障,属于 ATP 依赖过程,且具有饱和性,而 ATP 结合蛋白如 P- 糖蛋白主动释放阿片类药物(如芬太尼和吗啡)[44]。P- 糖蛋白调控显著影响脑阿片类药物分布和镇痛反应的起效时间、量级与持续时间[45]。调控可能发生在疾病过程中,如发热,或其他药物联合应用时(如维拉帕米、镁)[44]。近期证据证实,早在孕龄 22 周时胎儿脑中即存在 P- 糖蛋白[46]。随胎儿成熟度的增长,P- 糖蛋白的分布和浓度也随之增加。影响 P- 糖蛋白相关基因的多态性可能解释了中枢神经系统内活性药物敏感性差异的原因[47,48]。

消除

药物与其代谢物在体内主要通过肝胆系统、肾脏和肺脏消除。肝脏是绝大部分药物进行消除的主要器官,尽管肺脏在麻醉气体代谢中扮演重要角色。药物代谢酶通常分为Ⅰ相反应和Ⅱ相反应。Ⅰ相反应是非合成反应,如氧化反应、还原反应和水解反应。参与Ⅰ相反应过程的酶家族中,最重要的是细胞色素 P450(CYP)同工酶。Ⅱ相反应把脂溶性药物转化为水溶性化合物,如尿苷二磷酸 - 葡萄糖醛基转移酶(UGT)。代谢可能导致药物转化为活性药物(如可待因通过 CYP2D6 转化为吗啡,丙帕他莫通过酯酶转化为对乙酰氨基酚,吗啡通过 UGT2B7 转化为吗啡 -6- 葡萄糖醛酸)或转化为毒性化合物(氟烷通过 CYP2E1 转化为导致氟烷性肝炎的三氟乙酰氯)。

肝代谢清除率

体质、环境和基因因素都与清除率的差异性有关,但在年幼的新生儿中,年龄是占主导地位的协变量。除了 CYP3A7,绝大部分 CYP 同工酶直到出生前表型活性都很低[49,50]。CYP3A7 在孕期表型活性最高,随后活性稳步下降,直到两岁时无活性[51,52]。CYP2E1 活性在出生后突然增高[53],CYP2D6 在出生 2 周到达成人水平后即可检测到,CYP3A4 和 CYP2C(图 3.4)在出生后第一周即可检测到,然而 CYP1A2是最后出现的[52,54]。新生儿左旋丁哌卡因和咪达唑仑的清除依赖不成熟的 CYP2A4,罗哌卡因清除依赖 CYP1A2,因此应降低这一年龄组硬膜外输注率[1,2,55,56]。

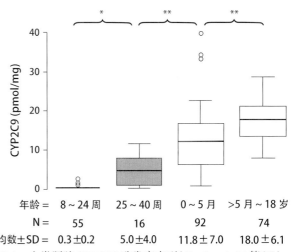

图 3.4 人类肝脏 CYP2C9 酶发育表型(Koukouritaki 等[50])。

新生儿 CYP1A2 活性为成人的 4%~5%，1 岁时达到成人的 50%[22]。曲马多 M1 代谢物的形成能够反映 CYP1D6 的活性 [14]，它在足月时快速形成并在停经后月龄 44 周时活性达到成熟值的 84%。

药物基因组学（PG）是通过结合 PK 和 PD，研究与药物反应相关的 DNA 变异以及 RNA 特征的学科。大的个体间 PK 差异性依赖于编码代谢酶的基因多样性程度 [57,58]。

基因多样性对血浆胆碱酯酶活性和琥珀胆碱作用终止的影响是典型的例子 [59]。另一个是 CYP2D6 单核苷酸多态性（SNP），由常染色体显性遗传，由于活性代谢物吗啡尚未形成，可能导致可待因镇痛效果降低 [58, 60]。PMA 和 CYP2D6 活性分数均解释了曲马多代谢的个体间差异（图 3.5）[51,60]。曲马多清除率的成熟度、M1 代谢产物形成与 M1 浓度对应的成熟肾小球滤过率（及随后的镇痛作用）之间的相互作用如图 3.6 所示 [48]。这一观察结果阐明新生儿药理学多态性的潜在关系。

某些 II 相同工酶在足月新生儿出生时已经成熟（硫酸盐耦合），而其他则尚未成熟（乙酰化、甘氨酸化、葡萄糖醛酸化）[52, 61]。葡萄糖醛酸化在麻醉常用药物（对乙酰氨基酚、吗啡、丙泊酚）的代谢清除过程中发挥重要作用。在新生儿中，葡萄糖醛酸化仅占对乙酰氨基酚 II 相结合的 25%，而在成人中占 75%[22]。阐明吗啡 [63-65] 和对乙酰氨基酚 [66, 67] 药理成熟度的作用需要综合考虑婴儿身体 - 大小比例的异速生长 [8, 62] 以及发育模型。这两种药物均由特殊异构体清除（UGT1A6 和 UGT2B7）[52]。对于以上两种异构

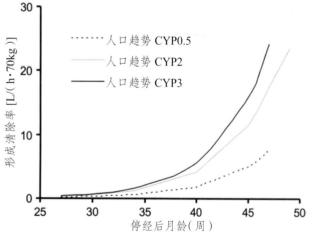

图 3.5　曲马多 M1 代谢产物清除率（CYP2D6）随停经后月龄增加。增加速率随基因型表达变化（Allegaert[14]）。

体，其清除率在停经后月龄 24 周的早产新生儿中尚未发育成熟，在出生一年后发育达到成人水平（图 3.7）。右美托咪定也主要由 UGT 系统清除（UGT1A4 和 UGT2B10）且具有相似的成熟水平 [68]。

葡萄糖醛酸化是丙泊酚的主要代谢途径。虽然这一途径在新生儿体内尚未发育成熟，但多种 CYP 同工酶（CYP2B6、CYP2C9、CYP2A6）也有助于其代谢作用，并产生比单独葡萄糖醛酸化预期更快的成熟水平（图 3.7）[69]。新生儿（出生 11 天，停经后月龄 38 周）快速静脉注射丙泊酚后的尿样分析支持这一论点。尿中代谢物包括丙泊酚葡萄糖醛酸苷和 1- 与 4- 对苯二酚葡萄糖醛酸苷，比例为 1∶2。在新生儿体内，羟基化的对苯二酚具有生物活性 [70]，有助于快速提高此年龄范围内的药物清除率，这将比报道的单独葡萄糖醛酸化途径（如对乙酰氨基酚、吗啡）更快。

疾病特征也能够导致 UGT 相关的清除率差异性。在未经历心脏手术的婴儿中，吗啡清除率的成熟情况要早于心脏术后的婴儿 [71]。对于需要体外模肺氧合 [72] 或正压通气 [64] 的新生儿，清除率也是降低的。与此相似，丙泊酚清除率在心脏手术后的儿童中是降低的 [73]。

代谢清除的肝外途径

很多药物在肝外进行代谢清除。瑞芬太尼和阿曲库铵由组织和红细胞中的非特异性酯酶分解，这些过程在新生儿甚至早产儿中就已发育成熟 [74]。清除率以每千克表达，在年幼儿童中呈增加之势 [75-79]，这可能归因于体格大小，因为如果 70kg 个体应用异速生长模型计算的清除率是相近的 [75]。酯类局麻药由血浆丁酰胆碱酯酶代谢，这种酶被认为在新生儿体内含量较少。体外脐带血中 2- 氯普鲁卡因血浆半衰期是母体血液中的两倍 [80]，但尚无关于年龄对代谢率影响的体内研究。琥珀胆碱清除率在新生儿体内有所增加 [81, 82]，意味着出生时丁酰胆碱酯酶活性是成熟的。

肺消除

肺脏（肺泡通气量、功能余气量、心输出量、溶解度）对麻醉药吸收的决定因素也归因于消除动力学。由于新生儿肺泡通气量与功能余气量比例较大、心输出量流入血管丰富的组织、血液和组织中溶解度较低以及脂肪与肌肉分布较小等原因，因此麻醉药洗出速

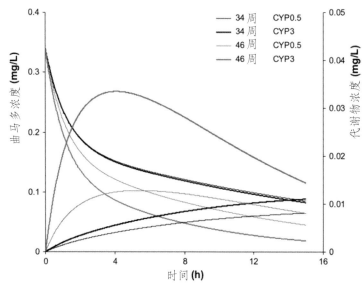

图 3.6 新生儿曲马多和 M1 代谢物的时间浓度表达谱。CYP2D6 活性按照 0~3 分进行分配。母体药物的清除率在停经后月龄 34 周新生儿中比 46 周的有所降低，CYP 活性对表达谱影响甚小。46 周时总体清除率和 CYP2D6 活性均增加，导致不同的表达谱。M1 代谢物由肾功能清除，肾小球滤过率在停经后月龄 40 周左右快速成熟并影响 M1 代谢表达谱，导致峰值浓度和随之而来的下降(Allegaert 等 [14])。

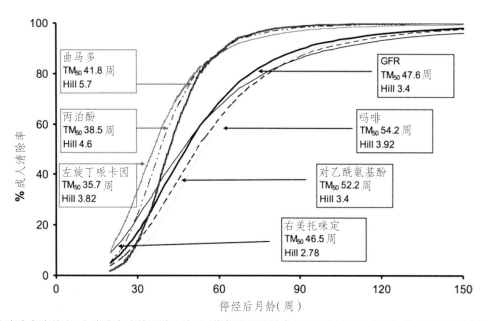

图 3.7 药物的清除率成熟度，由清除率成熟百分比表达，葡萄糖苷酸结合(对乙酰氨基酚、吗啡、右美托咪定)在药物清除过程中起主要作用。这些表达谱与肾小球滤过率变化极其一致。与此相反，细胞色素 P450 同工酶也有助于丙泊酚代谢，并产生比葡萄糖苷酸结合本身预期更快的成熟水平。曲马多清除率成熟度(Ⅰ 相，CYP2D6，CYP3A)同样加速。成熟度参数评估来自文献 [14,56,62,63,68,86,118]。

度更快。另外，与低溶解度麻醉药(地氟烷和七氟烷)相比，小儿(如新生儿)对高溶解度麻醉药(如氟烷)的消除更为迅速。氟烷、小部分异氟烷(1.5%)和七氟烷(5%)通过肝脏代谢。已报道氟烷经肝代谢比例为 20%~25%，但在典型麻醉浓度下，氟烷经过肝脏消除的比例特别低 [83]。

肾脏消除

药物和代谢物的肾脏消除主要通过两个过程：肾小球滤过和肾小管分泌。肾小球滤过率(GFR)在 25

周时仅为成熟值的 10%，足月时为 35%，1 岁时达到成人 GFR 的 90%[22, 84]。氨基糖苷类几乎全部由肾脏消除，且维持剂量可由 PMA 预测，这是由于 PMA 可以预测肾脏成熟度的时程[85]。肾脏同时具有代谢药物的能力；代谢醚类麻醉药的 CYP2E1 在肾脏中激活并大量存在。CYP2E1 与醚类麻醉药分解和肾毒性氟化物的释放有关[86]。

对于控制早产儿麻醉后呼吸暂停，清除途径的不成熟也能够成为我们可以利用的优势。新生儿通过茶碱 N_7- 甲基化产生咖啡因，此途径发育良好，然而负责咖啡因代谢的氧化脱甲基作用（CYP1A2）不完善。茶碱对于控制早产术后呼吸暂停具有良好效果，部分原因是由于它是咖啡因的前体药物，而咖啡因在控制这一年龄群体的呼吸暂停方面具有较高效能，且只能通过未成熟的肾脏进行缓慢清除[87]。

米力农，一种变力扩血管药物，现阶段越来越多用于先天性心脏病术后的儿童。肾脏清除是其消除的主要途径。已有报道表明，患有充血性心力衰竭的成人清除率为 9L/（h·70kg），由于早产儿肾功能相对不成熟，我们可以预测该人群清除率将降低至成人数值的 10%。经证实，停经后月龄 26 周早产儿的米力农清除率为 0.96L/（h·70kg）[88]。与此相似，肌松药（NMBD）右旋筒箭毒碱的清除率与 GFR 直接相关[89]。某些药物如非甾体抗炎药（NSAID）能够降低出生早期的肾脏清除率：布洛芬会将早产儿 GFR 降低 20%，且这种变化与孕龄无关[90,91]。

新生儿药效动力学差异

儿童对药物的反应在发育药代动力学方面与成人有很多共同之处[92]。由于药物在小儿中没有得到充分的研究，加上体格大小和年龄相关的因素以及不同疾病的影响，使人们普遍认为药物在儿童中会产生不同的作用。另外，新生儿也经常出现药效动力学变化。

最低肺泡有效浓度（MAC）常用于描述麻醉气体效能。新生儿中绝大部分气体 MAC 值比婴儿要低（图 3.8）[27]。小于 32 周胎龄的早产儿异氟烷 MAC 为 1.28%（±0.17），32~37 周胎龄的早产儿为 1.41%（±0.18），逐渐增至足月新生儿水平[93]。

同样，足月儿的氟烷 MAC（0.87%）小于婴儿

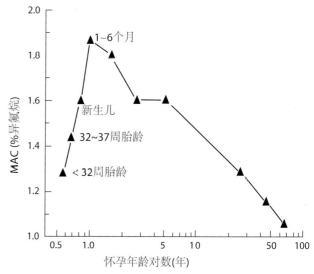

图 3.8 年龄对异氟烷最低肺泡有效浓度（MAC）的影响。MAC 随年龄减小而增加，1~6 个月达到峰值，此前随孕龄减少而降低，直至孕 24 周。

（1.2%），但新生儿与婴儿给予 1MAC 氟烷时，血压的降低情况和低血压的发生率相近[94]。

局部血流量的变化会影响到达脑部的药量。吸入麻醉药被认为通过 γ- 氨基丁酸（GABA$_A$）受体起作用，受体数量或发育变化受到大脑氯离子转运蛋白调节，对麻醉药的反应随年龄改变。咪达唑仑作用于相同受体。出生后至日龄 40 天的啮齿类动物数据表明：镇静剂的发育药效学变化相似于人类儿童[95]。这些模型为我们加深对发育药理学的认识提供了可能性[96]。

新生儿对肌松药作用表现出高敏感性[89]。这一敏感性的原因尚未得知，但研究结果与观察结果一致，即与成年鼠神经相比，幼鼠膈神经的乙酰胆碱释放减少 3 倍[97, 98]。清除率降低以及敏感性增加延长了肌松作用的持续时间。

与年长儿童相比，婴儿酰胺类局麻药局部阻滞作用时间缩短。此外，应用局麻药进行蛛网膜下隙阻滞时，为达到相当的皮区阻滞水平，婴儿需要给予更大体重比例的剂量。这可能部分归因于婴儿髓鞘形成较少、脑脊液容积较大以及郎飞结间隔较大和暴露神经长度的增加。

新生儿肠胃动素受体表达和胃窦收缩的调整具有年龄相关性。促胃肠动力药物对极度早产儿可能无效，对早产儿部分有效，但对足月儿非常有效。与此相似，由于可导致支气管痉挛的支气管平滑肌缺

乏,支气管扩张剂对新生儿无效。

　　新生儿心肌内质网未发育成熟,因而其中钙储备是低的。相对于年长儿童或成人,外源性钙对新生儿心肌收缩力影响大。相反,钙通道阻滞剂(如维拉帕米)能诱发致命的心动过缓和低血压[99]。儿茶酚胺的释放以及对血管活性药物的反应随年龄变化。这些药效动力学差异在某种程度上是以心肌结构的发育变化、心脏神经支配和肾上腺素能受体为基础。例如,未成熟心肌收缩成分较少,因此增强收缩力的能力下降;也使得心肌对控制前负荷的反应较差[100]。多巴胺受体存在于肺血管内,且被认为与早产儿肺部血管收缩有关。但是,观察到的体循环血管收缩比肺循环要强,且这种反应的不同是由于心脏手术术后伴有肺动脉高压的新生儿应用多巴胺所致。新生儿交感神经支配发育不完全,且去甲肾上腺素储备含量减少。引起心血管 α 受体刺激症状的剂量要低于 β 受体,因为在肾上腺素能系统发育期间,β 受体成熟比 α 受体成熟要晚[101]。早产儿的代谢和消除途径尚未成熟,会导致长期输注多巴胺后浓度的增加[101~104]。尽管多巴胺在成人中应用有所下降,但 PK 和 PD 成熟度变化可能是多巴胺在新生儿治疗中持续被应用的原因。

药效动力学检测方法

　　一般而言,与儿童和成人相比,新生儿的疗效判定指标更难评估。麻醉中常规监测包括循环和呼吸抑制、神经肌肉阻滞、麻醉深度以及镇静或镇痛。循环反应可以通过心率和血压评估,尽管更细致的分析需要超声心动图和传导系统的电生理现象。同样,呼吸反应可按照呼吸频率和气体交换(血氧测定法和二氧化碳测定法)评估,但更复杂的作用需要 CO_2 反应曲线和顺应性变化。新生儿和成人拇内收肌的肌电图反应可用于神经肌肉阻滞的相关研究。因为新生儿乙酰胆碱储备有限,新生儿不像年长儿童那样耐受重复刺激。至于新生儿麻醉深度、镇静和镇痛,评估结果变量更为困难。

　　常用麻醉深度评估方法是脑电图(EEG)或改良的脑电波信号(频谱边界频率、脑电双频指数、熵)。成人和儿童的生理研究表明,依赖 EEG 的麻醉深度监控对于觉醒的测量并不精确,且具有药物依赖性。

它们可用于指导麻醉并改善成人预后。生理、解剖以及临床观察结果表明,监测仪性能在年长儿童中与成人相似。然而,氯胺酮提供的评估与脑电双频指数(BIS)测得的麻醉深度不一致。至于七氟烷,儿童 BIS 在呼气末浓度 > 3% 时反常增加[105]。婴儿应用这些监测尚不能被理论或实践支持[106, 107]。在麻醉期间和麻醉外,婴儿 EEG 与年长儿童 EEG 存在本质不同;如果将 EEG 来源的麻醉深度监测应用于新生儿,仍需要特殊的新生儿方法[108,109]。

　　大量镇静或镇痛评分的存在并不意味着能解决所有评估相关问题。大多数经过验证的评分适用于急性期,而对亚急性或慢性疼痛以及应激来说,可靠性较低。多数未成熟婴儿对疼痛做出一致性行为和生理反应的能力有限,但评分系统很少考虑这一点。个体内和个体间的差异性,以及应激或疼痛相关的神经内分泌标志物成为检验评估的依据。未来的研究或许能够给我们提供量化疼痛和镇静的客观工具,但我们不得不将新生儿成熟度相关的具体情况纳入考虑范围内。

诱导药物

　　静脉诱导药物通过达到足够的脑内浓度来发挥麻醉作用,进而阻止非预期反应的发生,如体动。作用终止是由于药物从脑组织向外再分布而不是从体内快速清除,这一作用在新生儿体内可能会出现延迟。因为新生儿体脂和肌肉含量少,被分配至这些"深"区域的药物则更少。在新生儿中,药物的脑内浓度比年长儿童高,导致再分布更为缓慢,这是新生儿应用静脉药物后发生苏醒延迟的原因。

丙泊酚

机制
丙泊酚的催眠作用来源于它与 $GABA_A$ 受体的相互作用[110,111]。

药效动力学
新生儿中,PK-PD 的完整研究严重缺乏,部分原因是缺少一致的效应测量方法。因此,新生儿的麻醉靶向浓度尚未得知。作用区域的平衡半衰期(血浆和效应室之间药物平衡达一半的时间,$T_{1/2}keo$)仍未知,但被假定比成人中已知的 3 分钟[112, 113]要短[109]。

新生儿脑内 GABA$_A$ 受体数量的减少可能会导致产生作用的靶向浓度降低，但这一假说并未得到证实。在一项关于婴儿大型颅面外科手术术后应用丙泊酚镇静的调查中[114]，昼夜节律影响已引起关注，但这一影响对尚未建立昼夜睡眠周期的新生儿来说并未出现。

药代动力学

丙泊酚经肝脏代谢，肝脏摄取率约为 0.9。清除率受到肝血流量的限制，因此儿童在低心输出量情况下清除率下降[73]。清除率主要受 UGT1A9（葡萄糖醛酸化）影响，与葡萄糖醛酸化单独作用相比，在 CYP2B6、CYP2C9、CYP2A6 同工酶的帮助下，清除率成熟速度更快（图 3.7）。

尽管丙泊酚已广泛应用于儿童靶控输注（TCI）麻醉，但通常使用的 TCI 数据集[113, 115~117]，只调查了超过婴幼儿期儿童的丙泊酚药代动力学。为了将新生儿数据与年长儿童的数据库联系起来[118]，Allegaert 利用异速生长和 Hill 方程[62]表明成熟半衰期为 44 周，以及 Hill 系数为 4.9[119]。妊娠 28 周时，清除率仅仅是成年人数值的 10%，而足月儿可达到 38%。足月儿在停经后月龄（PMA）30 周前，清除率即可达到成年人数值 [1.83L（min·70kg）] 的 90%。PMA 是成熟度的主要描述指标，也很有可能在丙泊酚清除率的预测方面具有额外作用[69]。若想阐明成熟度的问题，需要通过检测新生儿个体以获得成长过程中更多的纵向资料来完成。

不良反应

新生儿医师[120, 121]和麻醉医师[122, 123]将丙泊酚应用于气管插管。有报道，当用量达 2~3mg/kg 时[123~125]，应注意在出生后早期存在短暂回归胎儿循环的可能性（反转现象）[126, 127]，这可能是由于血管阻力下降及肺循环阻力升高（与低氧血症和酸中毒有关）。有报道指出，严重的低心输出量合并低氧饱和度的情况下应用常规复苏措施（包括绝大部分强心药）很难纠正[125, 128, 129]。此外，在新生儿重症监护室中，应用 3mg/kg 丙泊酚进行常规镇静的早产儿有出现持续 30 分钟的低血压的报道[130]，不过低血压的严重程度与此前吸入 1MAC 值挥发性麻醉药的报道相似[118]。这些发作性症状是否由低血容量或持续性胎儿循环引起尚未得知，但一项针对出生数小时内的早产儿研究已经开展[125]。在其他有关年长些的早产儿应用丙泊酚的报告中，并未发现低血压的发生[121, 131]。

如果气管插管途中有发生心动过缓和低氧饱和度的风险，我们推荐在给予丙泊酚、静注 0.02mg/kg 阿托品和预充氧之前，先给予这些婴儿 10~20mL/kg 的平衡盐溶液。其他不良反应（如心动过缓、丙泊酚输注综合征、呼吸抑制、免疫功能影响）在新生儿中罕有文献报道，需进一步研究。新生儿在药物注射过程中会伴有注射痛，此时推荐应用利多卡因减轻此不良反应。

硫喷妥钠

机制

硫喷妥钠是戊巴比妥类药物。硫喷妥钠的高脂溶性源于巴比妥酸环状结构中一个硫原子代替了氧原子[132]。新生动物的血脑屏障渗透力比年长动物更强，这可能是因为这一群体的脑血流量更丰富[133]。硫喷妥钠最可能的效应机制是通过结合 GABA$_A$ 受体，进而增加 GABA 介导的氯离子通道的开放时间。

药效动力学

硫喷妥钠 ED$_{50}$ 随年龄变化：新生儿为 3.4mg/kg，婴儿为 6.3mg/kg，1~4 岁儿童为 3.9mg/kg，4~7 岁儿童为 4.5mg/kg，7~12 岁儿童为 4.3mg/kg，12~16 岁青少年为 4.1mg/kg[134, 135]。PK 或 PD 的改变是否能解释新生儿需要量的减少仍有待考证。出于新生儿的大脑皮层功能相对不成熟、树突分支未发育以及突触数量较少的考虑[136]，推断新生儿硫喷妥钠麻醉诱导的效应室浓度会较婴幼儿偏低。然而，尚无新生儿硫喷妥钠的完整 PK-PD 研究来支持或反驳这一假设[137]。根据脑电图得出的成人硫喷妥钠麻醉诱导的血浆浓度是 17.9mcg/mL，新生儿可比性数据尚缺失[138]。成人的 T$_{1/2}$keo 是 0.6 分钟[138]，但新生儿中尚无数据。13~68 个月儿童术前 45 分钟直肠给予硫喷妥钠（44mg/kg）后会进入睡眠状态或血浆浓度达 2.8mcg/mL 以上的充分镇静状态[139]。

药代动力学

在脑内和其他血供丰富器官中，硫喷妥钠会在一个循环周期内达到峰浓度。麻醉恢复的原因是药物再分布。报道的药代动力学参数评估来自于合并有缺氧缺血损害的新生儿癫痫病例。新生儿清除率为 66~320mL/(h·kg)，稳态表观分布容积（Vss）为 3.6~5.4L/kg[137]。由于缺氧缺血损害也会影响清除率，这使多数新生儿清除率评估值小于成人 [200mL/(h·kg)] 的原因变得难以解释[138]。硫喷妥钠的清除是通过氧化反应（CYP2C19）生成非活性代谢物羧酸硫喷妥钠，而新生儿未发育成熟的肝功能会降低氧化能力。晚期妊娠 CYP2C19 微粒体活性大概是成年人数值的 30%，并在出生前后快速提高 [50]。近期一个关于硫喷妥钠清除率成熟度的分析与 CYP2C19 成熟度时间相吻合。清除率在新生儿期快速增加，从停经后月龄 24 周的 33mL/（h·kg）增至足月时的 160mL/（h·kg），据报道，成年人的清除率为 200mL/（h·kg）[144]。出生第一天做手术的新生儿（PMA25.7~41.4 周）产生的消除相半衰期为 8 小时 [四分位距（IQR），2.5~10.8] 和清除率为 92mL/（min·kg）（IQR20100）[145]。硫喷妥钠的肝摄取率很低，表现为容量限制性消除。在成人中，硫喷妥钠每小时代谢率为 10%~12%，而新生儿可比性数据尚缺失。米氏动力学方程可应用于成人长时程输注的病例中，也同样适用于新生儿。新生儿的米氏常数（Km28.3mg/L）也与成人报道的（26.7mg/L）相近。代谢的最大速率（Vmax）从 PMA24 周的 0.44mL/（min·kg）增加到足月的 5.26mL/（min·kg），而成人 Vmax 为 7mL/（min·kg）[144]。

不良反应

硫喷妥钠的不良反应与丙泊酚相似，对血管平滑肌紧张性的直接影响很小。心血管抑制包括中枢介导的交感神经活动抑制和通过影响跨肌膜与肌质网钙流量的直接心肌抑制。注射无痛感。因为硫喷妥钠的药效终止归因于再分布，且代谢过程缓慢，所以输注硫喷妥钠后需要相当长的恢复时间。

氯胺酮

作用机制

氯胺酮的镇痛作用由中枢与外周部位的多重机制介导。N- 甲基 -D- 天冬氨酸（NMDA）受体的拮抗，胆碱能、肾上腺素能、5- 羟色胺能和阿片类通路的相互作用，以及局麻效应对这一性质的作用，仍需完整阐明。

药效动力学

氯胺酮是两种异构体的混合物；S（+）- 异构体比 R（-）- 异构体效价强度高 4 倍。S（+）- 氯胺酮的效能约为外消旋体的两倍。代谢物去甲氯胺酮是原药物效价强度的 1/3。术中催眠和遗忘的血浆浓度是 0.8~14μg/mL；苏醒通常发生在浓度小于 0.5μg/mL 时。痛阈在 0.1μg/mL 开始提高 [147]。新生儿的数据尚缺失。

药代动力学

氯胺酮是快速分布的高脂溶性药物，通过 N- 去甲基化作用形成去甲氯胺酮。外消旋氯胺酮的消除过程非常复杂，因为 R（-）- 氯胺酮异构体会抑制 S（+）- 氯胺酮异构体的消除 [148]。6 个月内儿童的清除率应用异速生长模型进行体格大小校正后与成人相似 [如肝血流量 80L/（h·70kg）][35]。新生儿清除率是降低的 [26L/（h·70kg）][149~151]，而新生儿 Vss 呈增加之势（出生为 3.46L/kg，4 岁为 1.18L/kg，成年为 0.75L/kg[135]）。与 6 岁儿童相比，新生儿较大的 Vss 值导致其需要 4 倍剂量来预防大的肢体运动 [152]。新生儿肝摄取率高，口服、鼻腔和直肠给药的相对生物利用度是 30%~50%。

不良反应

氯胺酮可引起精神运动反应，造成年长儿童不良幻觉。苯二氮䓬类药物可以减轻这些反应。止涎剂对减少胃肠外给药的过量分泌物有效。多次应用可发生耐受。低碳酸血症可减轻氯胺酮介导的颅内压增高。

除了少数右向左分流的先天性心脏病外，氯胺酮很少应用于新生儿。然而，有限的应用也需要格外小心，因为新生动物突触快速生成阶段 NMDA 拮抗剂（如氯胺酮）和 GABAA 激动剂可引起严重的神经细胞凋亡及其他细胞发育不良 [153~155]。只用氯胺酮麻醉，但未接受任何手术刺激或炎症反应的新生鼠，出现广泛的神经细胞凋亡和长期记忆丧失 [156, 157]。7 天鼠出现这些不良反应的严重程度似乎依赖于应用剂量、暴露持续时间和同时应用其他促凋亡化合物。并且，在包括非人灵长类动物在内的其他动物和非氯胺酮的其他麻醉的研究中均有上述发现。近期，预防或减轻新生动物麻醉后神经认知后遗症的干预正在进行 [158~160]。尽管如此，推断这些动物数据与人类新生儿数据可比性仍存在争议 [161,162]。

吸入麻醉药

尽管吸入麻醉药应用于儿童已经有 150 年历史，但新生儿吸入麻醉药理学成为研究主题是在近 50 年内才开始的。研究已经阐明新生儿吸入麻醉药代动力学，在此易感年龄群体中，MAC 值和心肺反应可用来阐明吸入麻醉药理学。这些进展让医师可以在减少不良事件发生率和严重程度基础十提供安全的麻醉。

理化性质

现有的吸入麻醉药的化学结构以卤代醚骨架为基础（有一个特例）：异氟烷和地氟烷是甲基乙基醚麻醉药，七氟烷是甲基异丙基（表 3.1）。醚骨架唯一特例为现在很少应用的氟烷 - 卤化烷烃。地氟烷与它同类的异氟烷不同，仅把异氟烷 α 碳链上一个氯替换成氟原子，而七氟烷则是把异氟烷 α 碳链上一个氯替换成一个三氟甲基。通过小原子替换和结构特异性，给予醚类麻醉药在理化性质和药理特性上以本质区别，表 3.1 将阐明这些区别。

药代动力学

20 世纪 60 年代，研究者就发现新生儿氟烷和氧化亚氮的扭转曲线（图 3.9）比成人的更为陡峭[26, 163]。成人氧化亚氮肺泡 / 吸入分压比率增长迅速，10 分钟内 FA/FI 比率可达 0.8，而新生儿和婴幼儿增长更为迅速，5 分钟即可达 0.9。在新生儿体内，这些麻醉药的潜在药代动力学基本原则是吸入麻醉药在体内不同器官间的转运。在体外，吸入麻醉药存在于浓度和分压可互换的气相中（假设理想气体定律）。当然，在体内，因为这些麻醉药与蛋白质和脂质结合，在任何液态或固态组织中它们的浓度都超过等量分压。另外，这些麻醉药能够毫无障碍地沿着分压梯度而非浓度梯度穿透生物膜 [从功能残气量（FRC）至血液或血液至组织相]。概念上，这与我们理解的体内其他气体，如氧气和二氧化碳的转运过程完全相同。尽管组织中麻醉药浓度不相等，吸入麻醉药穿透生物膜可达到分压平衡。因此，我们只能用体内麻醉药分压来描述吸入麻醉药。

与年长儿童和成人相比，新生儿吸入麻醉药快速吸入的原因可由四个因素解释（表 3.2）。第一个因素是麻醉药向肺部运输。肺泡通气量决定麻醉药向肺部及功能残气量内的转运速率[164]。肺泡通气量运往功能残气量内的比例越高，功能残气量内麻醉药分压增加越快。在新生儿中，这一比例为 5∶1，比成人的 1.5∶1 高 3 倍。其他三个因素通过从肺部摄取麻醉药的作用来解释新生儿麻醉药的快速吸入。尽管心输出量增加本该使麻醉药进入功能残气量内的吸入速度变慢，但新生儿中这一

现象却加快吸入速度。这一现象的原因是新生儿心输出量的增加主要向血管丰富群（VRG）组织（脑、心脏、肾脏、胃肠道和内分泌器官）供血，VRG 在新生儿体内占大部分体重（18%），而儿童和成人仅占 5%。因为接受心输出量的大部分比例，所以 VRG 内麻醉药分压迅速平衡，使回心血液内分压与离心血液分压相似。因此，吸入麻醉药从 FRC 被摄取入肺部血液，FRC 麻醉药量的减少加速了分压增加。与此同时，新生儿吸入麻醉药在血液和组织中的溶解度较年长儿童和成人少（图 3.10，表 3.1）[28, 165, 169]。事实证明，与年长儿童和成人相比，溶解度更高的吸入性麻醉药在新生儿体内溶解度会降低 18%。当然，在应用低溶解度麻醉药的情况下，如七氟烷和地氟烷，新生儿体内溶解度与成人无本质差异[28]。因此，低溶解度吸入麻醉药的血液溶解度差异本质上没有促进新生儿七氟烷和地氟烷的快速吸入。与此类似，在血红蛋白、血清 α-1-酸糖蛋白浓度年龄相关的差异和早产不能显著影响大多数吸入麻醉药在血液中的溶解度[166,167]。因此，不考虑有增无减的 FRC 分压，新生儿血液和组织中麻醉药的摄取是相当少的。

运用一个模型去理解吸入麻醉药吸入量的概念是很有必要的，如用蓄水池（水槽）代表 FRC，水流入蓄水池类比为麻醉药气体被肺泡通气带入 FRC。简单起见，我们将蓄水池这个模型的出口堵住。水平增长率（如麻醉药吸入水平）遵循指数曲线，变量由蓄水池的容量和流入水库的流量决定。描述吸入水平的等式是很简单的一阶指数方程式：

$$C/C_0 = 1-e^{-kt}, k=1/\tau \quad (3.1)$$

τ 是由公式（3.2）计算的时间常数：

$$\tau(min) = \frac{功能残气量(L)}{肺泡通气(L/min)}$$

$$(3.2)$$

在蓄水池模型中，要达到 98% 的麻醉气体平衡压力需要 4 个时间常数。因此，当 FRC 为 0.5L、肺泡通气量为 1L/min 时，τ 等于 0.5 且达到麻醉药吸入与肺泡分压平衡的时间为 2 分钟。

与此相似，组织中麻醉药分压的上升由简单一阶指数曲线决定，这一曲线是麻醉药向组织（组织血流量）的输送和组织达到分压平衡时的容积（组织容量与组织中麻醉药溶解度的乘积）。由一个与公式（3.2）相似的等式表达，如下：

第 3 章　麻醉及辅助药物与新生儿　73

表 3.1　吸入麻醉药的理化性质

药理	氟烷	恩氟烷	异氟烷	七氟烷	地氟烷
化学结构					
分子量	197.4	184.5	184.5	200.1	168
沸点（℃）	50.2	56.5	48.5	58.6	23.5
蒸气压（mmHg）	244	172	240	185	664
饱和浓度（%）	34	24	34	26	93
气味	果香	无明显刺激	无明显刺激	香	无明显刺激
溶解度					
成人血／气分配系数	2.4	1.9	1.4	0.66	0.42
新生儿血／气分配系数	2.14	1.78	1.19	0.66	—
成人脑／血分配系数	1.9	1.3	1.6	1.7	1.2
新生儿脑／血分配系数	1.5	0.9	1.3	—	—
成人脂肪／血分配系数	51.1	—	45	48	27
MAC					
成人 MAC 值	0.75	1.7	1.2	2.05	7.0
新生儿 MAC 值	0.87	—	1.60	3.2	9.2

5 种有效的吸入麻醉药的药理、溶解度和 MAC 值。注意：地氟烷的沸点与室温相近；表中麻醉药血和脂肪溶解度从左至右速减；表中 MAC 值从左至右速增。

MAC：肺泡最低有效浓度（百分比）；λ：分配系数。数据来自于：

1. Lerman J, Gregory GA, Willis MM, Eger EI 2nd. Age and solubility of volatile anesthetics in blood. Anesthesiology 1984;61:139–43.

2. Malviya S, Lerman J. The blood/gas solubilities of sevoflurane, isoflurane, halothane, and serum constituent concentrations in neonates and adults. Anesthesiology 1990;72:793–6.

3. Yasuda N, Targ AG, Eger EI II. Solubility of I-653, sevoflurane, isoflurane, and halothane in human tissues. Anesth Analg 1989;69:370–3.

4. Lerman J, Schmitt-Bartel BI, Gregory GA, et al. Effect of age on the solubility of volatile anesthetics in human tissues. Anesthesiology 1986;65:307–11.

5. Data from Steward A, Allott PR, Cowles AL, Mapleson WW. Solubility coefficients for inhaled anesthetics for water, oil and biological media. Br J Anaesth 1973;45,282–93.

6. de Jong RH, Eger EI II. MAC expanded: AD50 and AD95 values of common inhalation anesthetics in man. Anesthesiology 1975;42,384–9.

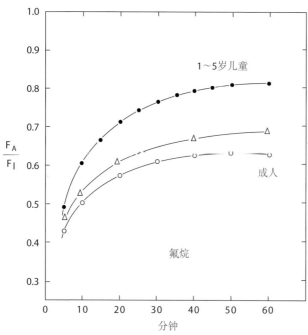

图 3.9　儿童和成人中氟烷的肺泡与吸入分压比率(经许可重新绘制, Salantire 与 Rackow[26])。

$$\tau_{\text{brain}} = \frac{\text{脑容量 (mL)} \times \text{脑 / 血溶解量}}{\text{脑血量 (mL/min)}}$$

（3.3）

理解吸入麻醉药麻醉诱导的药代动力学,对吸入麻醉药进入大脑的认知是关键。假设流入脑血流量是50mL/min 每 100g 脑组织(脑密度 1g/mL),成人特定吸入麻醉药的脑 / 血溶解度为 2.0,时间常数即为:

$$\tau_{\text{brain}} = \frac{100 \text{ mL} \times 2}{50 \text{ mL/min}} = 4 \text{ min}$$

因此,麻醉药分压达 98% 的平衡值的时间为 16 分钟。如果脑 / 血溶解度变成一半为 1.0,就新生儿来说,麻醉药分压达 98% 平衡的时间会减少 50%,变为8 分钟,这将导致新生儿麻醉更快起效以及心肺后遗症的出现。

　　常用吸入麻醉药的成人吸入曲线已有报道 [168]。氟烷肺泡吸入浓度在麻醉开始的 1 分钟内即达到0.35,且不依赖于肺泡通气量(参见图 3.11)。在新生儿体内,氟烷第 1 分钟吸入率接近 0.5,依据是新生儿的氟烷吸入更为迅速 [26]。在氟烷的最大吸入浓度为5% 和新生儿 MAC 值为 0.87% 时,肺泡分压是5×0.5/0.87 或 2.9 倍 MAC 值。如果七氟烷被氟烷代替,第 1 分钟成人和新生儿的吸入率是 0.5(因为七氟烷是不溶性麻醉药)。当吸入浓度为 8%、MAC 值3.3% 时,肺泡分压是 8×0.5/3.3,即 1.2 倍 MAC 值,

表 3.2　婴幼儿吸入麻醉药快速吸入的影响因素

1. 较高的肺泡通气量与功能残气量之比
2. 较高的血管丰富群占心输出量的供血比
3. 降低的组织 / 血液溶解度
4. 降低的血 / 气溶解度

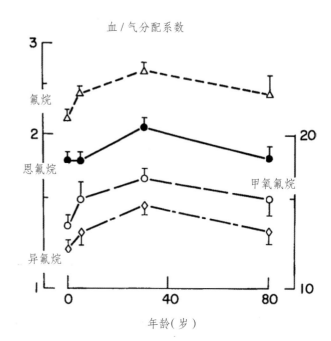

图 3.10　年龄对异氟烷、恩氟烷、氟烷、甲氧氟烷四种吸入麻醉药的血 / 气分配系数的影响。与成人相比,这 4 种药物的溶解度在新生儿体内会降低 18%(经许可重新绘制)。

比氟烷减少一半。因此,与氟烷相比,七氟烷不易在麻醉早期阶段引起新生儿血流动力学损害,但相对的,七氟烷不能在第 1 分钟达到与氟烷一样的麻醉深度。

　　肺泡吸入麻醉药分压比的增加与麻醉药血液溶解度的变化负相关:氧化亚氮>地氟烷>七氟烷>异氟烷>恩氟烷>氟烷>甲氧氟烷(图 3.11)[168]。随着低溶解度麻醉药吸入分压的逐步变化,肺泡分压与新吸入分压快速达到平衡。因为这些麻醉药的洗出同样迅速(参见下文),通过吸入分压降低,吸入分压迅速回到其原始数值。因此,与高溶解度吸入麻醉药相比,低溶解度麻醉药的麻醉深度更易控制。

　　新生儿血管丰富组织的吸入麻醉药溶解度大约是成人的一半(图 3.12)[169]。与成人相比,新生儿以下生理特点导致氟烷、异氟烷、恩氟烷和甲氧氟烷组

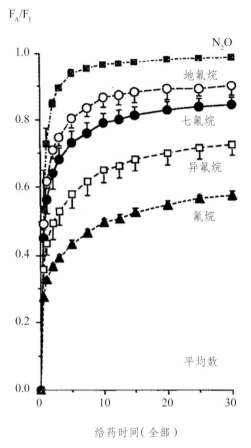

图 3.11 成人 N_2O、地氟烷、七氟烷、异氟烷和氟烷吸入率。吸入率顺序与这些药物血液溶解度平行(经 Yasuda N 等人的 [168] 许可重新绘制)。

织溶解度降低：①含水量较高；②蛋白质和脂质含量低。低组织溶解度减少了组织麻醉药分压平衡所需时间(参见组织时间常数)。尽管组织吸入麻醉药分压在体内不能轻易测量,但可以通过测量呼出或肺泡气体的麻醉药分压来估计。因此,与成人相比,吸入麻醉药的低组织溶解度加速了新生儿麻醉药分压的吸入速率。

前 15~20 分钟内吸入麻醉药的药代动力学主要由血管丰富组织的特性决定,而接下来的 20~200 分钟内,药代动力学则由肌肉群的特性决定 [164]。骨骼肌中吸入麻醉药溶解度直接与年龄成对数关系变化 [169]。年龄对肌肉麻醉药溶解度的这一影响归因于生命前 50 年中年龄介导的蛋白质含量增加和接下来 30 年脂肪含量的增加 [169]。因为新生儿肌肉含量很低,这一影响甚微。

新生儿和成人的这些差异的有效效应是加速肺泡和组织间麻醉药分压的平衡。因此,与成人相比,

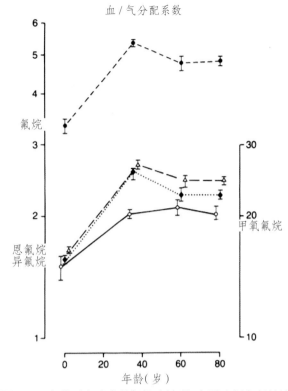

图 3.12 年龄对人脑中异氟烷、恩氟烷、氟烷和甲氧氟烷溶解度的影响。新生儿脑中,所有麻醉药的溶解度均比成人低(经 Lerman J 等人的 [169] 许可重新制作)。

新生儿可溶性麻醉药的吸入分压与肺泡分压的平衡速率更快 [26, 163]。但是与高溶解度麻醉药相比,新生儿与成人间低溶解度麻醉药的吸入速度差异并不明显。

通气

肺泡通气量的变化直接影响吸入麻醉药的吸入率：随着肺泡通气量增加,麻醉药吸入率随之增加(图 3.13)[164]。通气量能够将麻醉药输送至肺部,是影响麻醉药吸入率的首要决定因素。在高溶解度麻醉药上,通气量在吸入中的作用更为明显,如氟烷;在低溶解度麻醉药上并不明显或受到限制,如七氟烷和地氟烷。通气量效应差异的原因取决于麻醉药自身达到分压平衡的运输速度。在血液(和组织)中,高溶解度的麻醉药会更快被血液(和组织)摄取,从而降低吸入速率。相对的,血液中低溶解度的麻醉药被血液摄取的速率减慢,提高了吸入率。

心输出量

心输出量变化对吸入麻醉药吸入率的影响与通

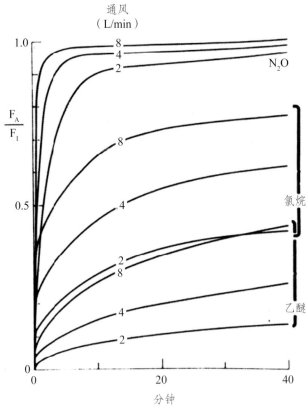

通风
（L/min）

图 3.13　肺泡通气量对可溶性（乙醚），中等溶解度（氟烷），不溶性（氧化亚氮）麻醉药吸入率的影响。通气量改变对高溶解度麻醉药吸入率的影响大于低溶解度麻醉药（经许可重新制作，Eger EI 2nd。麻醉药摄取和作用。Baltimore Williams；1974）[164]。

气量是相反的：流经肺部的心输出量越大，肺部麻醉药移除越迅速，麻醉药的肺泡吸入率越慢[164]。在新生儿中，心输出量的影响是矛盾的，心输出量的增加事实上加速了吸入，因为大部分心输出量直接供给占 18% 的 VRG，这提高了肺泡与吸入麻醉药分压的平衡速率。

诱导

与可溶性麻醉药相比，不可溶性麻醉药的快速吸入通常被认为与快速的麻醉诱导相平行，尽管这一概念可能并不正确。吸入是由药物的药代动力学决定的，麻醉诱导速率取决于如下药代动力学和药效动力学因素：①麻醉药分压平衡速率（由表 3.2 四种因素决定）；②最大吸入浓度；③呼吸道刺激；④ MAC 值。这四种因素的相互作用决定了麻醉诱导的相对速率。

吸入麻醉药入肺的吸入速率与血液溶解度（氧化亚氮＞地氟烷＞七氟烷＞异氟烷＞氟烷＞甲氧氟

烷）变化相反[168]。只有七氟烷和氟烷在经面罩给药时没有呼吸道刺激。尽管与高溶解度麻醉药相比，低溶解度麻醉药吸入功能残气量更为迅速，这一过快作用可被最大吸入浓度（超压技术）和更高的 MAC 值（表 3.1）抵消。利用图 3.11，我们可以解释为什么新生儿在诱导过程中能较早失去意识，但仍频繁地对疼痛刺激产生反应。讨论见下文。

控制麻醉深度

应用吸入麻醉药时，有两种反馈机制调节麻醉深度：呼吸机制和心血管机制。自主呼吸期间，麻醉深度受到呼吸抑制的限制。随着麻醉深度的增加，肺泡通气量降低，麻醉药在血管丰富组织外的再分布使得新生儿从麻醉中苏醒，自主呼吸随之增加。这称之为负反馈作用[170]。这一保护机制是允许应用超过几倍 MAC 值的麻醉药吸入浓度（超压技术）的基础，同时保护机体免受过度循环抑制的伤害。然而，在控制呼吸时，这一保护机制可以忽略。随着心输出量的减少，肺泡／吸入麻醉药分压比会极度上升。心输出量的降低减少麻醉药从肺部排出，从而导致肺泡麻醉药分压的进一步升高。这称之为正反馈作用[170]。在这一情况下，此种螺旋式下降会严重抑制心血管系统，如果这一循环周期不被打破将会进一步导致死亡。在狗的自主呼吸中，氟烷浓度高达 6% 时，也不会出现心血管衰竭，这是因为呼吸抑制的负反馈机制防止肺部浓度过高；反之如果是控制呼吸，氟烷浓度≥ 4% 就会严重抑制心血管系统并导致死亡[170]。高浓度吸入麻醉药（超压技术）常在吸入诱导中通过逐步增加浓度或单次高浓度通气得以应用。高浓度耐受可以通过维持自主呼吸实现。当然，如果通气模式从自主呼吸改为控制呼吸，可能会导致循环衰竭的发生。

以上机制在新生儿中具有特殊相关性。新生儿应用氟烷时，会发生低血压（和心动过缓）；然而，当引入七氟醚后，相似反应并未发生，并且这一新型不溶性麻醉药有更快的吸入效果。原因更多取决于每种药物的可输送 MAC 值而不是药代动力学。应用氟烷最大可吸入浓度 5%，新生儿 MAC 值 0.87%，可输送 5.7 倍吸入 MAC 值的药物。但是，应用七氟烷最大可吸入浓度为 8%，新生儿 MAC 值为 3.3%，仅 2.4 倍吸入 MAC 值的药物可被输送，比氟烷运输量少一半以上。这些计算表明，新生儿应用七氟烷比氟烷具有更高的安全性。

分流

分流存在于两种形式:左向右或右向左。左向右分流指血液再循环至肺部(通常有心脏内缺陷,如室间隔缺损)。右向左分流指静脉血液通过肺部旁路回流至心脏 [如心脏内缺陷(发绀型心脏病)或肺内缺陷(肺炎或支气管插管)]。分流对麻醉药肺泡 / 吸入分压平衡比的影响尚不清楚。通常来说,左向右分流不会显著影响强效吸入麻醉药的药代动力学,心输出量能保持不变。相对而言,右向左分流可以显著延迟吸入麻醉药的摄入 [171]。右向左分流延迟程度由麻醉药的溶解度决定:麻醉药溶解度越低(氧化亚氮、地氟烷和七氟烷),延迟越明显。右向左分流的影响在解剖层面上(心内或肺内)具有独立性(如在支气管插管的病例中)。

为什么右向左分流会影响吸入麻醉药的药代动力学,特别是对于低溶解度麻醉药。一个肺部简化模型对于理解这点很有帮助,每侧肺部由一个肺泡代替,由一条肺动脉灌注(图 3.14)[27]。当气管导管尖端放入主气道水平(图 3.14a),通气量被双侧肺部等分,因此,在双侧肺静脉产生相等的麻醉药分压($P_v=1$)。但是,如果导管尖端过深入右支气管(图 3.14b),所有通气量进入一侧肺部,这一侧的通气量翻倍,而未通气肺侧通气量为零。在这些情况下,

CO_2 分压维持不变。当可溶性麻醉药在图 3.14b 情况下应用时,混合肺静脉麻醉药分压与气管导管内大致相等。出现麻醉药分压相近的原因是通气肺侧增加的通气量在很大程度上弥补了分流,加速麻醉药肺泡 / 吸入分压的上升。然而,当低溶解度麻醉药应用于右向左分流情况时,对吸入麻醉药吸入量的影响却大不相同。这一情况下,通气肺侧增加的通气量提高麻醉药吸入量程度最低(图 3.14c),因为通气量的改变并不从实质上影响不溶性麻醉药的吸入效果(图 3.13)。因此,通气肺侧吸入量的微量增加不能抵消分流的影响。结合部肺静脉的麻醉药分压延迟于双侧肺部通气时的静脉分压。因此,在右向左分流的情况下,应用低溶解度麻醉药的麻醉诱导要慢于无分流情况。地氟烷和七氟烷作为两种低溶解度麻醉药,它们的吸入特性在右向左分流情况下受到显著抑制。

近来有文献报道,对行打孔式改良 Fontan 手术的儿童,在打洞开窗吻合前后的氟烷吸入效果进行评估 [171]。作者记录了闭孔前(存在右向左分流),氟烷摄入决定于动脉 / 吸入分压比,而该指标增加与闭孔后相比有所延迟。闭孔使肺 / 全身血流比从 0.58 增加至 0.88。重要的是,他们记录的氟烷呼末分压的增加与动脉分压并不平行。这一观察结果与已发表证据相一致:对于合并发绀型心脏病的儿童,气体(如二氧化碳)的呼末分压与该气体的动脉分压并无相

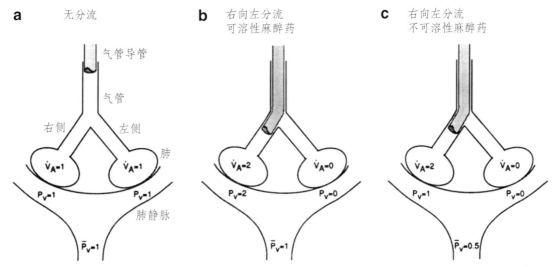

图 3.14　分流对血液麻醉药分压吸入率的影响。(a)阐释无分流的正常吸入量,双侧肺部通气量相等,血碳酸正常。(b)阐释右向左分流(通过支气管插管)对可溶性麻醉药吸入量的影响。血碳酸可维持正常且低氧性肺部血管收缩可忽略不计。插管侧肺部的双倍通气量抵消了分流影响。吸入量与(a)相似。然而,(c)阐释右向左分流对不可溶性麻醉药吸入量的严重影响。因为插管侧增加的肺通气量并未从实质上影响肺部吸入量,当通气侧肺血与分流侧肺血结合后,合成效应为麻醉药吸入量减少(Lerman J[27])。

关性 [172]。

代谢

吸入麻醉药的代谢将在后文的肾脏和肝脏作用中讨论。

苏醒

吸入麻醉药的洗出量呈指数衰减（与吸入曲线相反）[168]。麻醉药洗出顺序与它们的血/气溶解度平行，也就是说，最先被洗出的麻醉药地氟烷，是血液中溶解度最低的药物 [168]。儿童洗出顺序被认为与成人相似。

鼠的运动功能恢复与吸入麻醉药洗出由快到慢的顺序保持一致：地氟烷<七氟烷<异氟烷<氟烷 [173]。值得注意的是，恢复速率随着麻醉时间延长而提高 [173]。在两种或以上吸入麻醉药恢复的对比研究中，呼气末麻醉药浓度维持在大约 1MAC 直到手术结束，然后麻醉会突然中断 [174~176]。在这种模式中，恢复速率正比于洗出速率不足为奇，换句话说，是吸入麻醉药的溶解度成反比。然而，在临床实践中，麻醉药浓度是在接近手术结束时逐步降低的。这一情况减少了先前报道的吸入麻醉药恢复速率间差异。

在新生儿中，吸入麻醉后的恢复在一定程度上滞后于单独预测的洗出曲线。某种程度上说，这一研究区域因新生儿苏醒相关的必要因素缺乏一致性受到束缚 [177]。很多麻醉医生试着解释新生儿在单次吸入麻醉药的短暂麻醉后恢复速率很慢的原因，但至今没有明确答案。

药效动力学

1969 年，氟烷被发现其 MAC 值会随年龄减小而增大 [178]。氟烷 MAC 值在最小年龄组达到最高值（1.1%），包括 2 名新生儿和 4 名 1~6 个月的婴儿。根据 MAC 值测量结果，一项研究警告认为，应限制氟烷在新生儿的使用，因为它可导致比年长婴儿更严重的低血压 [179]。我们假定新生儿对氟烷心肌抑制作用比儿童更为敏感。随后，我们确定新生儿的氟烷 MAC 值与 1~6 个月年长婴儿相比有所不同，前者的 MAC 值为 $0.87 \pm 0.1\%$，比后者的 1.2%MAC 值减小 15%~25% [94]。此外，给予 1MAC 的吸入麻醉药时，新生儿收缩压和心率反应与年长婴儿相似 [94, 180, 181]。目前，应用的足月儿吸入麻醉药 MAC 值为：异氟烷 $1.69 \pm 0.01\%$ [182]，地氟烷 9.0% [180]，七氟烷 $3.3 \pm 0.2\%$ [181]。另外，有证据表明，新生儿对吸入麻醉

药心脏抑制高敏感的首要原因是心血管系统发育不成熟 [183]。超声心动图显示，氟烷和异氟烷在新生儿体内浓度达到 1.5MAC 时，两者的心脏抑制作用高于年长婴儿 [184]。新生儿对吸入麻醉药抑制作用的高敏感性在某种程度上归因于心肌收缩成分的减少，心肌纤维钙敏感性降低 [183] 以及支配心血管系统的交感神经不完整性。有证据也表明，在早产儿和足月儿应用异氟烷时，血压变化的压力反射均受到抑制 [185]。这些数据显示，新生儿吸入 1MAC 麻醉药的心血管抑制程度与报道的年长婴儿超过 1MAC 值浓度时相似，且比年长婴儿更为严重。

为了减弱吸入麻醉药对新生儿的心脏抑制作用，心率应该得到有效维持或预先优化提升。新生儿心肌在出生后第一个月逐步发育，顺应性提高 [186]。因为新生儿依靠快速心率维持心输出量，心血管抑制，尤其是应用氟烷后，可以部分被静脉注射阿托品（0.02mg/kg）逆转或抵消 [184, 187]。为了预先提高心率，可于麻醉诱导前应用平衡盐溶液或清蛋白 5~20mL/kg [93, 184]。由于积极的利尿治疗和（或）第三间隙液体丢失，术前有心肺功能障碍或进入过重症监护室的新生儿，在进入手术室时通常处于脱水状态。在补充液体后但尚未给予变时性药物时，氟烷、地氟烷、七氟烷 1MAC 值时新生儿动脉收缩压比清醒时降低 20%~25%，而心率基本无变化或最小幅度降低 [94, 180, 181]。据报道，这些麻醉药 1MAC 值时在 1~6 个月婴儿身上具有相似作用。

奇怪的是，七氟烷 MAC 值在新生儿和出生 1~6 个月的婴儿中是相似的，分别为 3.3% 和 3.2% [181]。七氟烷 MAC 值和儿童时期年龄的关系与其他吸入性麻醉药不同的原因尚未明确。这是由于七氟烷的构象结构是甲基异丙基醚，是否由于其他理化性质导致的这一独特的七氟烷 MAC 值与年龄的关系尚不明确。

新生儿异氟烷 MAC 值随孕龄减小，至 24 周随之匀速降低（图 3.8）[93]。这一研究不仅显示了早产儿年龄与异氟烷 MAC 值之间的关系，还证实了 24 周孕期的新生儿能够以可预测的方式对伤害性刺激做出反应。尽管几种假说已经用于解释年龄相关性对围生期 MAC 值的改变，包括胎盘传递的雌激素的后遗效应、中枢神经系统 P 物质和中枢神经系统成熟度，但原因尚在推测阶段。

多种原因可减弱新生儿和儿童的吸入麻醉药

MAC 值。脑瘫和严重智力发育迟缓的儿童氟烷 MAC 值比无残疾儿童减小 25% 左右[188]。

同样的情况是否在新生儿中适用尚未明确。短期快速应用巴比妥类和苯二氮䓬类药物可降低 MAC 值[189, 190];长期应用类似药物(如经抗惊厥药物治疗的儿童)并不影响 MAC 值[191]。特殊抗惊厥药物,如丙戊酸和苯妥英钠,在吸入麻醉药 MAC 值上的影响需要除外。黑皮素纯合子的成人,在应用地氟烷时,比棕色人种麻醉药的需要量增加 20% 以上(6.2%:5.2%)[192]。

吸入麻醉药 MAC 值的可相加性(包括氧化亚氮)已完整建立。然而,儿童的可相加性理论并不适用于所有吸入麻醉药:氧化亚氮的附加效应适用于氟烷和异氟烷的 MAC 值[193, 194],但不适用于七氟烷和地氟烷的 MAC 值[181, 195],在 1~3 岁儿童的有效率仅为 24%,地氟烷仅为 22%。同样效应是否适用于新生儿,尚未得知。气管插管 MAC 值反应的其他证据表明,氧化亚氮对儿童七氟醚 MAC 值具有减弱效应[196]。氧化亚氮对儿童吸入麻醉药 MAC 值的不同影响,及其对儿童与成人间七氟烷和地氟烷 MAC 的影响,仍未被阐明。

氧化亚氮常被作为全麻辅助用药。但是,氧化亚氮极少应用于新生儿,尤其需要急诊手术和具有高氧浓度诱发的肺部与视网膜并发症风险的早产儿。同时,普遍认为,应避免给肠梗阻或有充气封闭组织的新生儿应用氧化亚氮[197]。然而,尚未有明确要求避免给具有氧中毒危险的新生儿应用。为预防氧中毒,建议 PaO_2 最大值应该限制为 80mmHg(即 SaO_2 为 93%)。这一数值是氧合解离曲线陡峭下降部分的顶点。如果在低于这一数值情况下应用氧化亚氮维持动脉氧分压,那呼吸道任何问题均可导致血氧饱和度急骤下降。应用氮气代替氧化亚氮能够减轻这一潜在问题,因为前者血液溶解度比后者低 34 倍。在这些情况下,应避免使用氧化亚氮并用空气/氧气混合气体代替。

MAC 对切皮外其他刺激的反应,如气管插管、喉罩置入、拔管和恢复清醒(最低肺泡清醒浓度),也在儿童之中得到证实,尽管它们的新生儿适用性仍未建立[198]。应用氟烷[199,200]、恩氟烷[201]、七氟烷[196,202,203]时,气管插管 MAC 值比切皮 MAC 值高 10%~50%,然而,拔管 MAC 值在异氟烷[204]、地氟烷[205]、七氟烷[206, 207] 大致低 10%~25%。儿童七氟烷麻醉时,MAC 值对气管插管的反应可被佐剂的应用,如可乐定所减弱[203]。这些影响在新生儿身上均未被证实。

中枢神经系统

过去 10 年间,有关麻醉的文献强调了麻醉药对新生儿大脑神经元凋亡影响的主导地位。神经元凋亡将在第 4 章(新生儿麻醉技术的选择)和第 15 章(新生儿麻醉并发症)中讨论,这里不再赘述。

尽管脑血流量(CBF)可自动调节,但平均血压超过 CBF 被动压力时,CBF 仍受到限制。证据表明,当 CBF 小于 20mL/(kg•min)时,神经系统后遗症会增加。然而,在新生儿全身麻醉期间,尚缺乏支持这一观点的证据[208]。

皮质的脑血流量比白质多 3~4 倍,这在某种程度上解释了围生期脑室周围白质软化高易感性的原因。

所有有效吸入麻醉药均对中枢神经系统具有抑制作用,使得脑血管阻力和脑氧代谢率呈剂量依赖性降低。相反,血管阻力降低导致 CBF 自 0.6MAC 开始增加[209]。七氟烷对 CBF 的作用与异氟烷相似,但是,地氟烷的作用却有本质不同。地氟烷可减弱脑自动调节反应[210, 211]。吸入麻醉药有效浓度可增加脑血流量/代谢率之比,其中地氟烷增加最明显。

吸入麻醉药对新生儿与儿童中枢神经系统的作用仍未被完全阐明。原始数据表明,在氟烷麻醉中儿童脑血流速率直接随呼气末二氧化碳分压变化[212]。脑血流速率随氟烷浓度增加而增加[213],但在增加异氟烷浓度时,改变并不明显。

地氟烷和七氟烷的脑电图活动与异氟烷相似[214, 215]。氟烷麻醉中的脑电图(EEG)活动与七氟烷麻醉中的有本质区别[216]。在氟烷病例中,EEG 有慢波叠加快波(α 波和 β 波)的特性,而七氟烷 EEG 则主要由高尖慢波组成。此外,氟烷 EEG 从低频(1~4Hz)至高频(8~30Hz)的能量变化比七氟烷要强。新生儿独特的脑电图轨迹在出生后几个月内迅速发展[217]。在新生儿期,七氟烷高达 2% 时,对 EEG 具有限制作用;然而,在产后日龄 3~5 个月,EEG 对增加的七氟烷浓度有反应。EEG 差别的临床相关性目前仍未知,尽管 BIS 效应来源于 EEG,但应用七氟烷时的 BIS 效应与氟烷完全不同[105, 218]。由于脑监测仪并未应用于新生儿,这一问题并无意义。

有报道表明,应用七氟烷麻醉的儿童中,EEG 会出现以四肢肌肉阵挛性活动表达的癫痫样放电、瞬时峰值与复合波[219~222]。

在两个有癫痫史的儿童中，在 5% 和 7% 的吸入浓度时，EEG 显示弥漫峰值和复合波[220]。第 3 个没有癫痫史的儿童，在脊柱手术七氟烷麻醉期间监测到一个 30s 的棘波爆发和复合波，但是在事后才被识别[222]。3 名孩子中，没有一名显示出癫痫样活动的临床证据。为了确定这些非随意运动是否存在皮质始发点，EEG 成为分析曾接受氟烷或七氟烷麻醉的儿童癫痫样活动时间的证据[216]。没有一名儿童显示出临床或 EEG 证明的癫痫样活动。尽管所有儿童均给予术前用药咪达唑仑，但氟烷和七氟烷的 EEG 波形均很典型。七氟烷麻醉中的肌肉阵挛性活动仍缺乏与癫痫的相关性[223]。一例新生儿七氟醚麻醉后的癫痫病例已被报道[224]。然而，3%~5% 的儿童在儿童期均经历过至少一次癫痫，在小于 1 岁的婴儿中发生率最高[225, 226]。既然癫痫样活动并不预示明显的癫痫发生，七氟烷麻醉期间的临床相关性尚未得知。考虑到特发性癫痫的发生率远高于七氟烷引起的癫痫发生率，这些癫痫的源头应在七氟烷外寻找。

心血管系统

吸入麻醉药通过直接（抑制心肌收缩力、传导系统或扩张外周血管）或间接（影响副交感和交感神经系统平衡，神经体液、肾脏和反射反应）作用影响心血管系统。由于心血管系统成熟度以及麻醉药反应情况的变化，因此儿童心血管对吸入麻醉药的反应更为复杂[183, 186]。尤其新生儿需特别注意，但是极少有针对新生儿心肌收缩力的专题研究。

新生儿和儿童心血管变量的评定给临床医师带来极大困难。血压可以通过有创（动脉置管）和无创方法测量。心电图作为心律失常的常规监测应用于所有年龄组。不同于血压和心电图，心输出量和心肌收缩力的测量方法在这一年龄组更难量化。二维超声心动图和电阻心力测量法已被用于评估婴儿和儿童的心输出量和心肌收缩力[184, 227-229]，尽管超声心动图测量方法受前负荷和后负荷差异性影响。负荷无关的超声心动图变量（压力速度指数和压力缩短指数）已经提高了超声心动图测量心肌功能的准确度并在逐步提高应用[230]。

在新生儿中，多种因素影响血压对吸入麻醉药的反应，包括特殊吸入麻醉药、剂量、婴儿前负荷状态、并存疾病、测量体压（有创与无创）和心功能的方法（超声心动图）。绝大部分研究表明，吸入麻醉药均可轻度降低血压，呈剂量依赖性。在 1MAC 时，应用氟烷时，收缩压可降低 24%，七氟烷可减少 30%，地氟烷可减少 34%[94, 180, 181]。在浓度增至 1.5MAC 时，收缩压进一步降低。极少数据研究 1.5MAC 以上的血流动力学反应。总之，所有吸入麻醉药（浓度高达 1.5MAC）均随剂量增加而适当抑制体循环血压。

吸入麻醉药对新生儿心肌收缩力和心输出量的影响仍未被完全阐明。新生儿在接受 1.0MAC 和 1.5MAC 的氟烷与异氟烷麻醉时，心输出量降低程度相似[184]。已知七氟烷和地氟烷对心肌收缩力的影响有限，这些药物在 1MAC 和 1.5MAC 时，降低心输出量和心肌收缩力的作用要小于氟烷[231]。高浓度七氟烷和地氟烷对新生儿心功能的影响难以得知，因为，这一年龄群很难达到如此高的 MAC 值。静脉注射阿托品和预充平衡盐溶液可部分恢复新生儿循环抑制[187,232,233]。

吸入麻醉药抑制心肌功能的机制尚存争议。动物和人体心肌细胞的研究认为，高效吸入麻醉药，如氟烷、异氟烷和七氟烷可通过降低细胞内钙离子流量直接抑制心肌收缩。吸入麻醉药通过自身激动钙离子通道、离子交换泵和肌质网来降低钙流量[183]。吸入麻醉药也通过电压依赖型 L 型钙通道（负责从肌浆网释放大量钙离子）以减弱心肌细胞收缩力[183,186,234,235]。

在新生与成年鼠、兔、猫不同成熟度的心肌上，实验证据表明，新生儿和婴儿对吸入麻醉药的抑制作用比年长儿更敏感[235-238]。结构差异可以部分解释年龄相关的吸入麻醉药心肌敏感性变化的原因，其中包括新生儿心肌收缩成分的减少、不成熟的肌质网、收缩成分钙离子敏感度的功能性差异、钙离子通道和钠钙泵[183, 234-236, 238-241]。与肌质网相比，新生儿心室肌细胞钙离子稳态更大程度上由跨肌膜 Ca^{2+} 流量决定[183]。这是以成长身体中的实验证据为依据，包括新生儿心肌 Na^+-Ca^{2+} 交换蛋白含量，这一蛋白调节跨肌膜 Ca^{2+} 流量并超过成人细胞的 2.5 倍，其浓度随年龄相关电压依赖型 L 型钙通道含量增加而降低[236]。此外，氟烷能够可逆性抑制不成熟心肌细胞内的 Na^+-Ca^{2+} 交换蛋白[236]。新生儿心肌细胞内肌质网发育不良，这一发现对依赖 Ca^{2+} 的心肌收缩力很不利，因为肌质网是 Ca^{2+} 主要来源。

氟烷[242]和七氟烷[185]均可抑制新生儿压力感受性反射，而前者抑制程度远大于后者。鉴于新生儿和婴儿的低血压发生率远高于年长儿童，完整的压力感受器反射可部分抵消心血管反应。但是，吸入麻醉药可减弱这一反应,使得婴儿对吸入麻醉药的心血管抑制作用更为敏感。预防性抗胆碱能类药物和预先扩容可以减轻吸入麻醉药应用后的心输出量降低。

各种吸入麻醉药对心率的影响不同。氟烷可能会降低心率,在某些情况下,其会导致交界性心律、心动过缓和心搏停止。这些影响与剂量相关。三种机制用于解释氟烷介导的节律障碍:对窦房结直接影响,迷走神经作用,副交感／交感作用失衡。氟烷麻醉过程中,心动过缓的病因也可能是交感作用的解除。心动过缓尤其多发于新生儿,可能因为新生儿心肌的神经支配中副交感影响占主导地位,而交感神经分布稀疏。交界性心律在氟烷麻醉中也很常见。除了高或低碳酸血症的情况外,心房或心室异位冲动极少发生。新生儿氟烷麻醉后,10μg/kg 阿托品可加快心率 50% 以上并促进窦性心率[243]。对于 6 个月以上的婴儿和儿童,这一剂量的阿托品也能够起到提高血压的作用。

氟烷也能够增加心肌对儿茶酚胺敏感性,尤其在低碳酸血症情况下。它可在肾上腺素应用后降低室性期前收缩阈值 3 倍以上[244-246]。相反,在麻醉诱导早期异氟烷、地氟烷和七氟烷能够维持或提高心率[176, 180, 181, 227, 229, 231, 247-250]。麻醉后,新生儿出现心动过缓时,在慎重考虑其他病因(如药物直接作用)之前,首先要考虑缺氧,即使在麻醉期间也是如此。醚类麻醉药,如异氟烷、地氟烷和七氟烷,增加心肌对儿茶酚胺敏感性的程度不及氟烷[244, 245, 251]。窦房结控制自律性的机制尚未完全阐明,但可能包括钾离子电流、超极化激活电流和 T 或 L 型 Ca^{2+} 电流[183]。此外,这些通道的发育性变化会在某种程度上引起吸入性麻醉药对心率的不同作用,同时,这种作用与年龄相关[239]。

呼吸系统

吸入麻醉药以剂量相关方式,通过影响呼吸中枢、胸壁肌肉和反射反应显著影响婴儿呼吸。氟烷通过减小潮气量和减弱二氧化碳反应来抑制呼吸[252-254]。这一抑制作用可部分被呼吸频率的增加所抵消[253, 254]。氟烷通气反应与年龄相关;新生儿分钟通气量降低程度远高于儿童[255]。在新生儿和年幼儿童中,与膈肌相比,肋间肌运动需要更高的浓度才能被抑制[252, 256]。在气管插管代替喉罩时,这一作用在早产儿、足月新生儿和婴儿身上尤为突出[257]。异氟烷、恩氟烷、七氟烷和地氟烷抑制通气驱动和潮气量,并减弱二氧化碳呼吸反应[253, 254, 258-264]。呼吸抑制引起的呼吸频率增

加不能使分钟通气量恢复至麻醉前水平。

七氟烷的呼吸抑制程度与 1.4MAC 氟烷相似,但在成人中,超过 1.4MAC 时,比氟烷抑制呼吸程度高[260]。七氟烷对肋间肌紧张度的降低程度与氟烷不同[256, 260],吸入麻醉药中呼吸频率的代偿性变化也不同;在大于 1.4MAC 的氟烷时,呼吸频率可提高。应用异氟烷时,无变化,但大于 1.4MAC 的恩氟烷,却能够降低呼吸频率[253, 254]。对比 8% 七氟烷与 5% 氟烷时发现,两种药物对分钟通气量和潮气量的降低程度与呼吸频率的增加程度相似[265]。

肾脏

强效吸入麻醉药可以通过以下四种机制影响肾功能:心血管、自主神经、神经内分泌和代谢。尽管前三种机制并未对肾功能造成直接危害,但第四种机制,新陈代谢已成为严重的临床问题,这是因为在应用一些吸入麻醉药后可通过此机制导致肾功能不全或死亡。

吸入麻醉药在体内的代谢程度不同(表 3.3)。氟烷是现今使用的吸入麻醉药中代谢率最高的,但释放极少量的无机氟化物。绝大部分氟烷代谢释放的氟化物以有机态三氟醋酸盐形式存在。这一化合物可导致氟烷性肝炎(参见下文)。吸入麻醉药通过 CYP450 2E21 代谢释放为氟化物[266]。依据代谢程度,七氟烷释放的氟化物最多,其次为异氟烷和地氟烷(表 3.3)。即使在应用 131MAC·h 异氟烷后,累积的无机氟化物浓度仍很低[267]。七氟烷会产生两种代谢产物:无机氟化物和有机氟化物[268]。其中有机态六氟异丙醇(HFIP)能被肾脏快速结合并排出[268],它对人体肾功能并未造成严重危害;但是,这三种醚类麻醉药释放的无机氟化物在吸入麻醉药与肾功能的关系方面获得极高关注。

应用吸入麻醉药后,无机氟化物的血浆浓度峰值遵循与表 3.3 相似的顺序:甲氧氟烷＞七氟烷＞恩氟烷＞异氟烷＞氟烷≈地氟烷[269-273]。以甲氧氟烷为例,产生两种代谢物:无机氟化物和草酸。两种物质均与肾功能不全的发病机制有关,尽管临床上肾脏损伤更多的是与无机氟化物浓度相关,而不是草酸[274, 275]。之后的研究表明,大于 2.5MAC·h 的甲氧氟烷所产生的无机氟化物血浆浓度超过 50μM 时,可导致亚临床肾毒性,大于 5MAC·h 且浓度超过 90μM,则导致明显症状的肾毒性[275a]。这些临床问题导致甲氧氟烷

表 3.3　体内吸入麻醉药代谢率

吸入麻醉药	代谢率（%）
甲氧氟烷	50
氟烷	20
异氟烷	5
恩氟烷	2.4
异氟烷	0.2
地氟烷	0.02

自动退出临床应用。

　　与成人应用甲氧氟烷相反，儿童应用这一麻醉后不具有肾功能不全的特点。甲氧氟烷麻醉后的儿童无机氟化物血浆浓度高峰较同等麻醉暴露的成人显著减小[276]。儿童减小的氟化物血浆浓度归因于以下几种可能的原因，包括甲氧氟烷代谢率下降、骨骼较高的氟化物摄取率、氟离子排泄率增加或儿童氟化物肾脏敏感度降低[276]。另一个儿童无机氟化物血浆浓度降低的可信解释为，肾脏可能存在不成熟的CYP4502E1同工酶系统（参见下文）。

　　接受七氟烷麻醉的儿童中无机氟化物血浆浓度与恩氟烷相似或更高，这引起了对七氟烷长时间应用后可能诱发肾功能不全的关注[277~279]。证据逐步表明，儿童无机氟化物不能成为一个严重的临床问题，这是由于应用七氟烷麻醉后的无机氟化物血浆浓度高峰与成人相似：在约 1MAC·h 暴露后，小于 20μM，麻醉中止 4 小时后，降低至不足 10μM[279]。

　　然而，儿童和成人中无机氟化物血浆浓度高峰均平行于七氟烷暴露 MAC·h[279]。据有关报道，在某些成人中无机氟化物血浆浓度峰值超过了肾毒性阈值（90μM），因此，人们对七氟烷麻醉后肾功能不全危险性的担心有所增加。尽管七氟烷麻醉后无机氟化物血浆浓度很高，但目前仍缺乏肾功能不全的相关证据。

　　对于麻醉引发肾毒性的认识过程中，人们发现降解恩氟烷、异氟烷、七氟烷和甲氧氟烷等麻醉药的初级同工酶是 CYP450 2E1[266, 280~282]；肾脏脱氟作用的次级同工酶包括 CYP450 2A6 和 3A[280]。后来发现，大量 CYP450 2E1 不仅存在于肝脏中（醚类吸入麻醉药脱氟作用产生高浓度无机氟化物的位置），还存在于肾脏内[86]。研究发现，肾脏 CYP450 2E1 对甲氧氟烷亲和力比七氟烷高 5 倍[86]。这进一步表明应用醚

类吸入麻醉药后的肾功能不全可能是由肾髓质内无机氟化物的产生引起，而非过量的无机氟化物血浆浓度。CYP450 2E1 对甲氧氟烷亲和力高于七氟烷，这解释了肾功能不全发生于应用甲氧氟烷而非七氟烷后，并与无机氟化物循环浓度无关的原因[86, 283]。因此，七氟烷应用期间，不需要考虑氟化物介导的肾功能不全。

　　七氟烷通过二氧化碳吸收剂碱石灰后代谢的副产物可以间接影响肾功能。这些副产物有五种，但只有两种具有潜在肾毒性，复合物 A 和 B。复合物 A 的产生浓度可能导致毒性（鼠实验证实），相比之下复合物 B 浓度要小得多。复合物 A 在鼠体内有毒性，但目前与人体肾毒性无关。因此，有些国家在七氟烷应用期间，将新鲜气体流量最小值限制为 2L/min（参见下文），但是否应用不含氢氧化钠和氢氧化钾的吸收剂（如安美西钙石灰）仍存在争议（参见下文）。

肝脏

　　吸入麻醉药的体内代谢率随年龄变化；出生两年内增加至成人水平。代谢的发展变化归因于以下几种原因，肝脏微粒体酶活性降低，脂肪储量减少，以及新生儿、儿童与成人相比吸入麻醉药的快速清除。氟烷、异氟烷、恩氟烷、七氟烷和地氟烷均与术后肝功能不全和（或）肝衰竭相关[284~288]。氟烷和七氟烷也与婴儿和儿童一过性肝功能不全有关，但与新生儿无关[289~293, 749]。曾有几例一过性术后肝衰竭病例报道和一例爆发性肝衰竭的病例，经氟烷诱导肝细胞膜抗体的儿童血清学认证[289]，死亡原因被认定为"氟烷性肝炎"。尽管有些推测认为，使用氟烷后肝功能衰竭是由氟烷代谢物的免疫反应介导，但其确切机制仍不明确。这一推定的毒性代谢物，三氟乙酰卤化物，是由氟烷的氧化代谢所产生。有人认为，该化合物与肝微粒体蛋白通过共价键结合形成免疫活性半抗原来介导肝脏内免疫反应。再次暴露于吸入麻醉药即会刺激肝脏免疫应答[294]。肝酶也可由巴比妥类、苯妥英钠和利福平等早期用药所诱导。尽管临床医师被警告过儿童氟烷重复用药的危险性，但鉴于全球数以百万计的婴儿和儿童无事故的重复氟烷麻醉，现今仍没有足够证据支持这一警告。

临床疗效

诱导方法

尽管醚类麻醉药的理化性质可以预测,此类麻醉药的诱导平稳且速度快于氟烷(表 31)[165, 169],但尚缺乏相关证据。所有甲基乙基醚类麻醉药均刺激儿童上呼吸道并易导致屏气、咳嗽、流涎、兴奋、喉痉挛和血氧饱和度降低[175,247,295~300]。

因此,绝大部分临床医师避免应用这些麻醉药进行吸入诱导。

与甲基乙基醚类刺激呼吸道的作用相反,甲基异丙基醚类麻醉药,七氟烷,在任意浓度下通过面罩给予婴儿和儿童时均具有良好耐受[174, 175, 193, 301~311]。无论通过缓慢浓度递增或单次呼吸法给药,七氟醚吸入麻醉过程中咳嗽、屏气、喉痉挛和血红蛋白氧饱和度降低的发生率均与氟烷诱导期间相似。观察结果表明,在 8% 七氟烷或 5% 氟烷单次呼吸诱导时很少发生呼吸道反射反应,这不禁引起了人们对高浓度吸入麻醉药引发呼吸道反射反应的怀疑[306]。事实上,七氟烷诱导在各年龄段都很平稳,甚至包括新生儿。在新生儿中,常规将七氟烷直接调至 8% 可达到快速麻醉诱导而不引发气道反射。通过直接增加吸入浓度,诱导过程中兴奋和躁动的发生率可降至最低。

静脉与吸入麻醉药均被用于先天心脏病新生儿的麻醉诱导。七氟烷与氟烷相比更适用于择期心脏手术病人的麻醉诱导。七氟烷的心血管稳定性作用较氟烷强,但与异氟烷相似[312~314]。

中枢神经兴奋

在异氟烷或地氟烷吸入浓度快速增加后,已有成人阵发性血压(包括收缩压和舒张压)和心率上升的报道[315~317]。在应用这些药物时,不仅新生儿没有出现神经兴奋反应的报道,任何年龄的七氟烷或氟烷麻醉均无关于此反应的相关报道[317]。异氟烷和地氟烷吸入浓度快速增加引发去甲肾上腺和(或)肾上腺素介导的严重交感反应,导致心动过速和高血压[318, 319]。进一步增加的刺激性药物吸入浓度并不会控制心动过速和高血压的发生,甚至会保持或增加这种反应。为了恢复正常生命体征,必须停止使用刺激性药物并替换为其他吸入或静脉麻醉药。与大剂量浓度增加相比,重复小剂量增加(1%)刺激性吸入麻醉药物浓度可短暂减轻儿茶酚胺爆发和心血管反

应[320, 321]。芬太尼(2μg/kg)、艾司洛尔和可乐定均可有效预防、减轻或终止这些交感神经反应[322~324]。尽管反应的快速性提示肺为首要位点[325],但神经兴奋反应的诱发位点尚未得知。然而,其他相关争论认为交感神经放电由两个位点诱发,肺和血管丰富器官[326]。两个位点中,血管丰富器官被认为参与介导了更强的反应[326]。

苏醒

苏醒或恢复被粗略分为早期(拔管,跟随指令睁眼)和晚期(喝水,离开苏醒室或出院)。尽管绝大部分研究表明,低溶解度麻醉药的早期恢复更迅速[230, 301, 327~329],有小部分研究表明,这些麻醉药晚期恢复也比高溶解度麻醉药快[174, 176, 330, 331]。临床医师一直对幽门狭窄的新生儿或婴儿在纯吸入麻醉后苏醒很慢的原因感到不解。理论上,七氟烷洗出迅速,他们应该很快苏醒;但实际临床情况并非如此。只有地氟烷在不复合应用阿片类药物时,才会快速苏醒。

麻醉苏醒速度应该遵循吸入麻醉药洗出顺序:地氟烷>七氟烷>异氟烷>氟烷>甲氧氟烷[168]。

血液和组织中,低溶解度的麻醉药比高溶解度的清除速率快;与麻醉暴露时间相比,代谢对苏醒的影响甚微。尽管一些人提倡,在临近手术结束时,把高溶解度麻醉药更换为低溶解度麻醉药,从而更加经济节约及加速苏醒,但唯一的证据表明,成人在麻醉结束前 30 分钟将异氟烷更换为地氟烷,并不加快苏醒速度[332]。然而,这些结果依赖于成人特殊的临床情况,可能不适用于所有情况或新生儿。

所有吸入麻醉药在麻醉苏醒期间并发症的发生率均相似,如气道反射反应和呕吐[248, 296, 301, 303, 328~331, 333]。就新生儿而言,气道反射反应极为常见,而呕吐和麻醉后,苏醒期躁动则很少发生。

苏醒期躁动

新吸入麻醉药如地氟烷和七氟烷的引入,使公众对一种叫做"苏醒期躁动"的临床现象恢复兴趣。苏醒期躁动定义为一种意识游离状态,儿童无法安慰、易怒、固执和不合作。儿童通常要求撤掉所有监视设备和绷带并穿上自己的衣服。见识这一持续 10~20 分钟并通常发生于学龄前儿童的短暂状态的家长,通常指出这种行为对他们孩子来说很不寻常。但是,苏醒期躁动在新生儿身上很少见,并无报道。应用异氟

烷、七氟烷和地氟烷后，苏醒期躁动的发生率均相似，但比氟烷发生率高很多 [201, 238, 239, 331, 334~336]。苏醒期躁动的病因尚未得知。尽管疼痛是被认定为引发这一障碍的首要原因，一个七氟烷麻醉后躁动高发生率患者的 MRI 报告显示，疼痛并不是这些新型麻醉药后躁动的首要诱发因素 [337]。吸入麻醉药后躁动的诊断基于小儿麻醉苏醒期躁动评分（PAED）[338]，尽管此评分仍未应用于新生儿。多种预防和干预儿童麻醉后躁动的措施已经被提议 [339]。

神经肌肉接头

吸入麻醉药加强非去极化肌松药作用 [340~342] 并降低神经肌肉传递 [343]，后者只发生在高浓度情况下。降低神经肌肉传递的机制尚未得知，但可能由中枢神经系统抑制作用引起。吸入麻醉药加强非去极化肌松药的机制也尚未得知，但可能是由于吸入麻醉药对神经肌肉接头作用，而不是对药代动力学或中枢神经系统作用。非去极化肌松药增强作用遵循如下顺序：异氟烷≈地氟烷≈七氟烷＞恩氟烷＞氟烷＞氧化亚氮复合麻醉药应用 [340, 344]。然而，这一增强作用可能依赖于非去极化肌松药的类型（长效肌松药影响程度强于中效肌松药）[340, 341, 345] 和吸入麻醉药浓度（低浓度吸入麻醉药期间并无差异，而高浓度可能会展示出不同）[341]。应用 0.6MAC 异氟烷时，0.45mg/kg 罗库溴铵应用 56 分钟后和 0.6mg/kg 罗库溴铵应用 100 分钟后第一个颤搐反应才恢复 75% 基准水平 [346]。

恶性高热

所有吸入麻醉药（氙气除外）均引发易感患者的恶性高热（MH）反应 [347~356]。迄今为止，MH 仍未在新生儿中有报道。尽管如此，有 MH 家族史的新生儿应该按照标准 MH 预防管理。关于 MH 易感患者的管理，读者应该参考 MHAUS 网站（http：//www.MHAUS.org）或当地 MH 网页。

稳定性

吸入麻醉药在应用绝大部分 CO_2 吸收剂时，可能通过多种途径降解为潜在毒性的副产物。恩氟烷、异氟烷和地氟烷（但不包括氟烷和七氟烷）与粉状碱石灰反应产生一氧化碳。经过 CO_2 吸收剂后，氟烷和七氟烷可能被降解产生有潜在器官毒性的化合物（参见下文的坎尼扎罗反应）[357]。两种新型吸收剂可能产生临床风险：分子筛 [358] 和缺少钠钾促进剂的吸收剂（如安美西 ™）[359~361]。安美西 ™ 吸收 CO_2 并不释放一氧化碳或化合物 A[359, 360]。二氧化碳吸收剂组成成分均有差异，因此，其与吸入麻醉药反应的亲和力也不同。碱石灰包含 95% 氢氧化钙，也包含氢氧化钠或氢氧化钾，以水平衡。巴拉林包含 80% 氢氧化钙，20% 氢氧化钡以水平衡。安美西 ™ 包含 70% 氢氧化钙，0.7% 氯化钙，0.7% 硫酸钙，0.7% 聚乙烯吡咯烷酮以水平衡。安美西 ™ 和其他非反应性吸收剂既不包含氢氧化钠，也不包含氢氧化钾这类提高 CO_2 吸收效率的化合物 [360, 362]。

当异氟烷或地氟烷经 CO_2 吸收剂作用，一氧化碳可能被释放进麻醉呼吸回路。如果干燥新鲜气体以足够去除大部分水分的速率（如当非工作时持续 24 小时以上、大于 5L/min）流经吸收罐，CO_2 吸收剂罐可变干燥。如果回路储气袋在新鲜气体流入中与吸收罐分离，那么气体流经吸收罐后由两个出口流出：小部分新鲜气体通过吸收罐吸入端排出，大部分气体逆流过吸收罐并从本该连接的储气袋排出。如果储气袋连接上吸收罐，那么更少的气体逆流吸收罐且吸收剂干燥的时间会显著延长。一旦吸收剂变干，在应用甲基乙基醚吸入麻醉药时，一氧化碳就可能从呼吸回路的吸入端释放 [363~365]。一氧化碳产生量遵循如下顺序：地氟烷≥恩氟烷＞异氟烷≫氟烷＝七氟烷。其他能决定一氧化碳产生浓度的因素包括吸收剂干燥程度、吸收剂类型和吸收剂的温度 [363]。现今，尽管 CO 可以应用质谱分析法检测，绝大部分独立麻醉药分析仪、脉搏血氧仪或血/气分析仪（除了可同时作为血氧仪的款）均不能检测到一氧化碳。这一问题的关键在于预防：每日麻醉结束后，关闭麻醉机，断开吸收罐与新鲜气体管路的连接，保持吸收罐与储气袋的连接，避免干燥的吸收剂与三种醚类麻醉药地氟烷、恩氟烷和异氟烷接触。其他建议，如应用循环回路时，避免应用高流量麻醉药来预防吸收剂的干燥。如果吸收剂过于干燥，有些人推荐加湿吸收剂，但是这存在令人担心的潜在问题（包括吸收剂结块）[366]。如果吸收剂怀疑已经变干，作者建议，在应用吸入麻醉药前更换吸收剂。传统吸收剂的替代品，如分子筛和安美西 ™，可能会很好避免发生在现今吸收剂上的所有反应 [359, 360]。麻醉期间，应用碱石灰作为 CO_2 吸收剂时，一氧化碳中毒发生率非常低。相对而言，安美西 ™ 一氧化碳中毒的发生率为零。

七氟烷在吸收剂作用下通过坎尼扎罗反应被吸

收和降解为五种降解产物[367,368]。尽管初次提出七氟烷被吸收剂降解能够延缓七氟烷吸入，但近期有证据表明，七氟烷降解量对七氟烷吸入速度基本无临床意义[369]。七氟烷和碱石灰产生的五种降解产物，复合物 A 和 B 在呼吸回路吸入端内产生最高浓度。复合物 A，氟甲基 -2,2- 二氟 -1-(三氟甲基)乙烯醚(以聚四氟乙烯为名)在浓度大于或等于 100ppm 时，对老鼠有肾毒性且半数致死浓度为 1100ppm。复合物 B，一种室温下基本无挥发性的甲基乙基醚化合物，在闭合回路中浓度小于 5ppm 且对动物和人类基本无害。其他三种代谢物，复合物 C、D 和 E，在呼吸回路中浓度极低，所以不值得进一步探究。在七氟烷吸入浓度 3.5% 的低流量闭合回路模型中，复合物 A 浓度在麻醉数小时后达到高峰 20~40ppm[369~373]。流量新鲜气体小于 2lpm 时，七氟烷的应用与已有肾功能不全的患者的研究是矛盾的[374]。在儿童中，复合物 A 浓度在应用 5.6MAC·h 七氟烷闭合回路并伴有 2 L/min 新鲜气体流量时，小于或等于 16ppm[375]。已知能增加复合物 A 产生量的因素，包括增加七氟烷吸入浓度，巴拉林大于碱石灰和吸收剂温度的升高[367,368]。

对鼠的研究表明，在低浓度下，复合物 A 有肾毒性[376~378]。

与此相比，人体相似的研究得到不一致的结论[370~372, 379]。复合物 A 诱发的肾毒性机制被认为是 β- 裂解酶依赖的肾毒性氟化物代谢，而这已成为激烈讨论的主题[283,380,381]。最新证据表明，化合物 A 的肾毒性在鼠和人身上的结论差异与物种间代谢途径不同相关[382,383]。

现今，在麻醉回路应用碱石灰时，七氟烷成为某些联邦政府建议的小流量新鲜气体参考指南的唯一吸入麻醉药。小流量新鲜气体在全球范围内仅有五个国家要求超过一个小时的麻醉中新鲜气体流量最低为 2L/min。其他应用七氟烷的国家，对小流量新鲜气体应用于闭合回路并无限制。

镇痛药

对乙酰氨基酚(扑热息痛)

作用机制
对乙酰氨基酚被广泛应用于疼痛管理，但缺乏抗炎作用。对乙酰氨基酚具有激活下行 5- 羟色胺途径介导的中枢镇痛作用。前列腺素 H_2 合成酶(PGHS)是把花生四烯酸代谢为不稳定前列腺素 H_2 的酶。此酶的两种主要形式为基本的 PGHS-1(COX-1)和可诱导的 PGHS-2(COX-2)。PGHS 包含两个位点：环氧酶(COX)位点和过氧化氢(POX)位点。花生四烯酸到前列腺素前体 PGG_2 的转化(图 3.15)，依赖于 COX 位点上的酪氨酸 -385 原子团。POX 位点还原型 Fe^{3+} 产生的高铁原卟啉Ⅸ阳离子是酪氨酸 385 形成活化所必需的。对乙酰氨基酚作为 POX 位点的还原型辅基，能够降低高铁原卟啉Ⅸ阳离子的有效性(图 3.16)。这一作用可被细胞内过氧化物产生的脂氧合酶(过氧化作用)或底物(如 PGG_2)覆盖 POX 位点所降低。过氧化作用和位点覆盖是对乙酰氨基酚缺少外周镇痛作用、血小板作用和抗炎作用的原因。另外，对乙酰氨基酚的作用可能由活化的代谢物(p-氨基酚)介导。P- 氨基酚通过脂肪酰胺水解酶与花生四烯酸结合形成 AM404。AM404 通过大麻素受体发挥作用[384]。

镇痛药效学
对乙酰氨基酚被认为在血清浓度 10~20mg/L 时具有高效解热作用，这些浓度是由提供镇痛药的病例所推断的。然而，10~20mg/L 的解热血清浓度这一常提及的信息，涉及未进行详述的未发表资料[385]。计算得出的术后一天避免补充阿片类药物的直肠对乙酰氨基酚半数有效浓度为 35mg/kg[386]。已有报道，作用高峰比浓度高峰延迟大约一小时[387, 750]。疼痛变化、疼痛类型和安慰剂效应使临床研究的解释更为复杂。人群参数评价口服对乙酰氨基酚的最大效应为

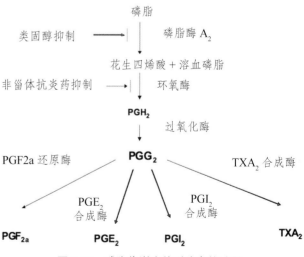

图 3.15 磷脂代谢为前列腺素的过程。

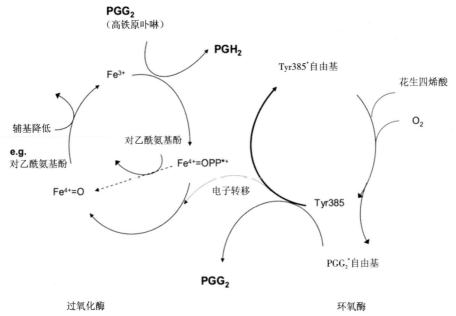

图 3.16 前列腺素 H$_2$ 合成酶（PGHS）是把花生四烯酸代谢为不稳定前列腺 H$_2$ 的酶。位于 COX 位点的酪氨酸 -385 自由基（Tyr385*）行程依赖于 POX 位点的高铁原卟啉Ⅸ阳离子（Fe^{4+}=OPP^{*+}）的减少。对乙酰氨基酚是可以部分降低 Fe^{4+}=OPP^{*+} 的辅基，降低 Tyr385* 再生的可用数量。图片采用自 Aronoff DM、Oates JA、Boutaud O.New 关于对乙酰氨基酚作用机制的文章：两种前列腺素 H$_2$ 合成酶的药理学特点反应抑制水平，Clin Pharmacol Ther 2006；79：9~19。

5.17[最大强度疼痛消除（VAS0-10）相当于最大效应 10],半数有效浓度为 9.98mg/L[388]。当目标效应室浓度为 10mg/L 时，镇痛作用区间的平衡半衰期（T$_{1/2}$keo）是 53 分钟，疼痛缓解度为 2.6/10[387,750]。Ⅳ类对乙酰氨基酚使用评估数据表明：人群参数最大效应为 4.15 疼痛单位，半数有效浓度为 2.07mg/L。然而，镇痛作用区间的 T$_{1/2}$keo 几乎是口服对乙酰氨基酚的 2 倍，为 1.58 小时[389]。

对乙酰氨基酚对新生儿镇痛作用的评估数据较少。现有资料表明一些致痛操作后[390,391]、包皮环切术后[392]和足跟采血[393]口服及直肠给药镇痛作用均较差。这与婴儿及儿童文献记载的镇痛作用相反[386,388,394]。现仍不清楚对乙酰氨基酚镇痛作用在新生儿低下的原因，但可能与血清浓度不足、疼痛刺激类型或辨别疼痛的评估工具有关。静脉注射对乙酰氨基酚已成功应用于围术期的新生儿镇痛[395,396]。

药代动力学

儿童乙酰氨基酚的直肠口服相对生物利用度（直肠/口服）大约为 0.5,但比相同条件下新生儿的相关生物利用度高很多[23]。现阶段有两种静脉注射乙酰氨基酚配方，治疗须选择其中之一[397]。一种是对乙酰氨基酚配方，而另一种配方丙帕他莫（N- 乙酰 - 对 - 氨基苯酚甘氨酸酯），是一种水溶性的对乙酰氨基酚的前体药物，静脉注射时长可超过 15 分钟。它能够迅速羟化为对乙酰氨基酚（1g 丙帕他莫 =0.5g 对乙酰氨基酚）[67]。

对乙酰氨基酚 pKa 为 9.5,在十二指肠的碱性环境中为非电离状态。因此，儿童应用对乙酰氨基酚十二指肠中非电离状态的吸收半衰期很快（T$_{1/2}$abs 为 4.5 分钟）[397]。3 个月以下的婴儿吸收半衰期延迟（T$_{1/2}$abs 为 16.6 分钟）与年幼婴儿胃排空延迟一致[20,21]。直肠吸收率慢且具有差异大的不稳定性，例如，甘油三酯的吸收参数 T$_{1/2}$abs 为 1.34 小时（CV90%）,伴随吸收开始的 8 分钟（31%）后的滞后时间。直肠配方的吸收半衰期在小于 3 个月的婴儿身上与年长儿童相比要延长（1.51 倍以上）[66]。

新生儿体内，硫酸盐代谢是消除的主要途径，而成人体内葡萄糖酸苷（UGT1A6）结合占主导[22]。葡萄糖酸苷与硫酸盐的比率在 28~32 周孕龄的早产儿体内为 0.12，32~36 周孕龄为 0.28[399],小于 2 岁的足月新生儿为 0.34[400]。应用肠内对乙酰氨基酚后，据报道，停经后月龄 28 周时，总体清除率 0.74L/（h·70kg）和足月新生儿总体清除率 4.9（CV38%）L/（h·70kg）,并应用异速生长 3/4 效能模型[66]。出生后第一年清除率增加并在出生后 6 个月达到年长儿童的 80%[23, 62]。有报道评估新生儿静脉注射对乙酰氨基酚后清除率相似,体重占年龄相关清除率变异性的 60%(图 3.7)[401~403, 751]。口服剂型的相关生物利用度为 0.9。对乙酰氨基酚的分布容积为 49~70L/70kg。分布容积随成熟半衰期指数降低,受孕 28 周时 109.7L/70kg[23] 到 60 周的 72.9L/70kg[23] 反映了出生后前几个月胎儿体内成分、水分布的变化。

不良反应

对乙酰氨基酚的毒性代谢物,N- 乙酰 -p- 苯醌亚胺(NAPQI),是由细胞色素 P450 中的 CYP2E1、1A2 和 3A4 形成。这一代谢物与肝脏细胞内大分子结合从而导致细胞坏死或损伤。出生后,年龄小于 90 天的婴儿与年长婴儿、儿童、成人相比,在体外,CYP2E1 的表达活性低[53, 404]。CYP3A4 在出生后第一周内出现[404],而 CYP1A2 出现滞后[54, 404]。新生儿可以产生肝毒性代谢物(如 NAPQI),但新生儿体内低活性的细胞色素 P-450,可能解释了对乙酰氨基酚介导的肝毒性在新生儿中发生率极低的原因。

两个欧洲中心已经发表了新生儿对乙酰氨基酚剂量指南[397, 405],这一药物在英国广泛应用于麻醉。新生儿初步数据[402, 406, 407]认为,现存剂量方案是安全的。但必须强调,这些只是初步数据,仅包含 239 名新生儿。这些病例数对于总结未来肝毒性发生的可能性来说很少;谨慎使用和持续监测给予对乙酰氨基酚的新生儿是至关重要的。两项研究显示,日常剂量随两个原因变化。研究者均报道了令人满意的麻醉效果,所以推荐小剂量方案,其比大剂量方案可能更为安全。清除率变异性和出生后前几日合适的清除率降低标志物的缺乏也支持小剂量的建议[403]。几例报告婴儿意外应用过量 10 倍的对乙酰氨基酚,幸运的没有发生后遗症[408, 409, 748]。给新生儿应用这一药物时,必须引起特殊注意。

非甾体抗炎药

作用机制

非甾体抗炎药(NSAID)是一组具有退热、镇痛和抗炎作用的异质化合物群体。NSAID 通过抑制 PGHS 酶上环氧酶(COX)位点来减少前列腺素生物合成。COX-1 同工酶产生的前列腺素保护胃黏膜、调节肾血流量和诱导血小板聚集。例如,NSAID 介导的胃肠道毒性通过 COX-1 活性阻滞介导,而 NSAID 的抗炎作用则主要由可诱导的异构体 COX-2 介导。

药效动力学

NSAID 常应用于儿童退热和镇痛。此外,NSAID 的抗炎性质已被应用于不同疾病,如幼年特发性关节炎(JIA)、肾或胆绞痛、痛经、川崎病和囊性纤维化。NSAID 药物吲哚美辛和布洛芬也被应用于治疗早产儿动脉导管未闭(PDA)。

目前,尚无关于新生儿和婴儿 NSAID 镇痛或退热的 PK-PD 相关研究。PDA 闭合相关浓度反应的调查显示,靶向血清浓度 3.5mg/L 与 90%PDA 闭合有关。由于清除率随年龄增加,因而剂量随停经后月龄增加,直至达到这一靶向浓度[410]。

NSAID 介导的镇痛已经与其他镇痛药物或镇痛模式形成对比,如儿童骶管麻醉、对乙酰氨基酚或吗啡。这些数据证实,NSAID 在儿童中是有效的镇痛药物,它提高了镇痛质量,但不能量化这一作用。从这些数据中尚不能深入了解剂量 - 效应关系,也不能确定相对等效剂量。镇痛起效时间可能与脑脊液浓度相关。儿童应用酮咯酸、双氯芬酸、布洛芬和吲哚美辛后的脑脊液渗透很快,在静脉注射常规剂量后,大约 30 分钟达到峰值浓度[411~414]。

药代动力学

儿童中,NSAID 口服后会经胃肠道途径快速吸收。口服剂型具的相对生物利用度相似。直肠应用 NSAID 后的吸收率和吸收程度均小于口服途径,如布洛芬、双氯芬酸、氟比洛芬、吲哚美辛和尼美舒利。

成人表观分布容积很小(小于 0.2L/kg),但儿童相对较大。早产儿(孕龄 22~31 周)给予静脉注射布洛芬的分布容积为 0.62(s=0.04)L/kg[415]。PDA 闭合后,早产儿的布洛芬中心容积显著降低(0.244L/kg : 0.171L/kg)[416]。NSAID 是一类具有弱酸性、亲脂性和高蛋白结合性的药物。早产儿和儿童具有很高结合分数,但仍小于成人。常规剂量后变性蛋白的结合作用微弱,因为通过肝脏清除的 NSAID 的肝摄取率很低[417]。

NSAID 在肝内广泛通过 I 相和 II 相酶进行生物

转化,随后排入尿液或胆汁。对常用的 NSAID 来说,肾脏消除不是重要的消除途径。药代动力学参数变异度较大,某种程度上取决于年龄、大小和药物基因组学的协变量作用,如布洛芬由 CYP2C9 和 CYP2C8 亚族代谢。CYP2C 活性表达存在较大的个体差异,CYP2C9 的基因编码的功能多样性已被描述[418]。CYP2C9 在出生后活性很低(成人的 21%),随后 3 个月内快速增长达到峰值,以 mg/(kg·h)表示[52,419]。儿童的清除率 [L/(h·kg)] 通常比成人高,我们期望可以应用每千克的线性模型。布洛芬清除率从孕龄 22~31 周的 2.06mL/(h·kg)[415]、孕龄 28 周的 9.49 mL/(h·kg)[416] 增加至五岁的 140mL/(kg·min)[420]。吲哚美辛有相似数据[421-423]。

很多 NSAID 表现出对映选择性[424]。布洛芬的对映选择性在早产儿(< 28 孕周)中曾有报道。R 型和 S 型布洛芬半衰期分别为 10 小时和 25.5 小时。R 型布洛芬的平均清除率(12.7mL/h)约是 S 型布洛芬(5.0mL/h)的 2.5 倍[425]。

在孕期, NSAID 从母体转运到胎儿血液中很少。非常少量的 NSAID 被分泌到乳汁中。同样的,婴儿通过乳汁暴露于酮咯酸的量经估计只占母体暴露值的 0.4%[426]。

药物相互作用

NSAID 通过改变清除率以及与其他有机酸竞争肾小管分泌活性来介导药物相互作用。大部分蛋白质结合已被提出用来解释 NSAID 与口服抗凝剂、口服降糖药、磺胺类药物、胆红素和其他蛋白质结合药物的药物相互作用。Aggeler 等人[427] 的文章阐述,华法林与保泰松合用在正常志愿者中增加了华法林血浆浓度和凝血酶原时间。保泰松在体外取代华法林的清蛋白结合位点,但这一观察结果不能外推至凝血酶原时间改变的解释。观察效应的产生归因于药物相似代谢清除途径的竞争性改变,而不是蛋白质结合的改变[417]。

不良反应

NSAID 能够潜在引起胃肠道刺激、凝血障碍、肾脏损伤、中性粒细胞功能障碍和支气管收缩;这些作用归因于 COX-1/COX-2 比率,尽管这一概念可能过度简单化。

布洛芬降低早产儿 20% 的肾小球滤过率,影响氨基糖苷类的清除,这一影响与孕龄无关[90]。新生儿应用布洛芬和安慰剂,脑血容量改变、脑血流量改变或组织氧合指数间并无显著差异[428]。

给予短疗程布洛芬的婴儿出现急性胃肠道出血的危险估计为 7.2/100 000(CI 为 2~18/100 000)[429,430],与儿童给予对乙酰氨基酚的患病率无差异。给予 JIA 患儿 NSAID 后,临床意义的胃病的发生率与成人应用长疗程 NSAID 相当[431,432],但随着评估标准(如腹痛、贫血、内镜检查)的应用,胃十二指肠损伤的患病率却明显增高。新生儿的数据尚不明确。

常用的 NSAID 有可逆性抗血小板作用,由抑制血酸素合成介导。出血时间通常略延长,但儿童凝血系统仍维持在正常的范围内。给予预防性布洛芬诱导 PDA 闭合的新生儿,并不增加脑室内出血的发生率[433]。

阿片类镇痛药物

吗啡

吗啡是在新生儿和婴儿中最常用的阿片类药物。吗啡主要镇痛作用是通过激动脊髓 μ_1 受体实现的。当药物通过鞘内注射或硬膜外应用后,脊髓上的 μ_2 受体在镇痛中扮演重要角色[434]。吗啡可溶于水,但与其他阿片类药物相比脂溶性很差。吗啡的低油/水分配系数 1.4 和 pKa8(生理 ph 值下 10%~20% 药物未电离)通过中枢神经系统缓慢渗透作用使峰值动作电位发生延迟。

药效动力学

新生儿和婴儿术后镇痛靶向血浆浓度为 10~20ng/mL[71,435]。机械通气期间诱导所需浓度可能更高(125ng/mL)[436]。由于吗啡药代动力学和药效动力学存在较大差异,因此术后疼痛的新生儿和婴儿需要用缓慢增加滴定剂量(0.02mg/kg)直至发挥作用[437]。成人吗啡的有效区间平衡半衰期($T_{1/2}$keo)为 17 分钟[438],预估足月儿为 8 分钟[439]。吗啡在新生儿监护室护理过程中的应用仍存在争议。即使吗啡血浆浓度高达 400ng/mL 时,也不能够减少气管内抽吸时的疼痛反应[64]。间断静脉注射对乙酰氨基酚可减少新生儿术后吗啡的需要量[396]。

吗啡的主要代谢物,吗啡 -3- 葡萄糖酸苷

（M3G）和吗啡 -6- 葡萄糖酸苷（M6G），均具有药理活性。M6G 的预期作用（镇痛）和非预期作用（恶心、呼吸抑制）是临床争议的焦点[440]。已有证据表明，M3G 具有吗啡拮抗作用，并参与吗啡耐受的形成[441]。

吗啡在内的阿片类镇痛药广泛应用于新生儿镇痛。然而，动物证据表明，这些应用可能导致长期的不良后遗效应。在人类中，新生儿阶段应用吗啡后，到 8~9 岁时，儿童的智力、行为、视觉运动功能测试并未表现出长期作用[442]。

药代动力学

吗啡主要由肝酶 UGT2B7 代谢为 M3G 和 M6G。硫酸化和肾脏清除在成人体内是次要途径，但在新生儿中占主导作用。由于首过效应，高肝脏摄取率清除受灌流限制，口服生物利用率是 35%。代谢物由肾脏清除，部分由胆汁排泄。肾功能异常可导致 M3G 和 M6G 的蓄积。

吗啡清除率在停经后随月龄增长逐渐成熟，在 6~12 个月时，达到成人水平[64]。清除率从停经后月龄 24 周的 3.2L/（h·70kg）、停经后月龄 32 周的 9.3L/（h·70kg）增至足月时的 19L/（h·70kg）（图 3.7）。分布容积在建立通气的早产儿体内（190L/70kg）与未建立肺部通气的足月儿（122L/70kg）相比有所增加[64]。足月新生儿的分布容积从出生时的 83L/70kg，3 个月内增加到成熟水平的 136L/70kg。代谢物（M3G、M6G）清除率随年龄增长，与描述的婴儿肾小球滤过率成熟度类似[63]（图 3.17）。

尽管 5~10mcg/（kg·h）的吗啡输注可在典型足月儿体内达到靶向浓度 10ng/mL，但清除率受到停经后月龄和病理影响[65, 443]。近期证据表明，吗啡输注 4~5mcg/（kg·h）可为出生后年龄小于 10 天的新生儿提供有效镇痛并达到过量危害最小化，吗啡输注 11~23mcg/（kg·h）可为年长新生儿和婴儿提供合理镇痛[444]。通过持续灌注时观察吗啡血清浓度范围发现，吗啡药代动力学参数的个体差异性较大。早产儿的吗啡蛋白质结合很少，并对随年龄变化的分布影响极小。M6G 与吗啡比率也随年龄变化（图 3.18），因为代谢物形成的成熟度和消除途径的不同步，但这一比率的临床作用改变尚未明确。

尽管吗啡在新生儿中常通过静脉方式给予，但也有应用其他方式。在直肠给予吗啡后观察到其镇痛效果差异性显著；这是直肠给药的劣势。尽管常用这

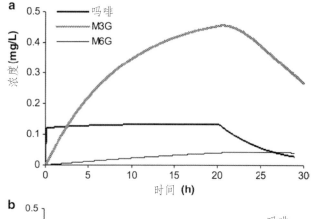

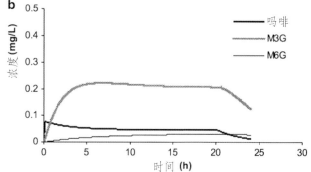

图 3.17　在新生儿体内（a）和 1 岁儿童（b）单次应用吗啡 0.07mg/kg 随后输注 0.03mg/（kg·h）。母体药物浓度和代谢物浓度在两种个体间有差异，因为复合体在形成和消除清除率间的相互作用（数据来自 Bouwmeester NJ，Anderson BJ，Tibboel D，Holford NH）[63]。

一方式[445]，但多重剂量后的吸收延迟有出现呼吸停止的报道[446]。吗啡（25~50mcg/kg）也可以通过骶管麻醉方式给予新生儿[447, 448]。当全身吸收缓慢时，吗啡可以通过脑脊液流至脑干，导致持续 6~18 小时，甚至更长时间的呼吸抑制[449]。

不良反应

新生儿和儿童发生呼吸抑制时的吗啡浓度约为 20ng/mL，但新生儿浓度与反应的关系，特别是早产儿的呼吸暂停的倾向尚未得知。低血压、心动过缓和脸红反映了吗啡的组胺释放特性。在快速静脉推入时，表现更显著[450, 451]。儿童术后呕吐的发生率与吗啡剂量相关。吗啡剂量过量 0.1mg/kg 与 50% 以上的婴儿和儿童呕吐有关[398,452,453]。

对于经常发生哺乳后反胃的清醒健康的新生儿来说，很难量化不良反应。

在停止持续吗啡输注两周后、吗啡输注率大于 40μg/（kg·h）、输注时间小于两周的新生儿中观察到戒断症状。预防吗啡戒断的方法包括应用神经轴索镇痛、护士控制的镇静管理方案、吗啡混合氯胺酮或

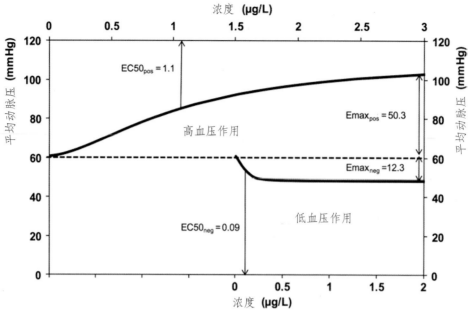

图 3.18　符合 Emax 模型,显示右美托咪定对平均动脉压的高血压或低血压作用(Potts[623])。

纳洛酮输注和耐受性更低的替代药物(如美沙酮)[454,455]。

芬太尼

芬太尼,血流动力学稳定性强于吗啡,起效快速(成人 $T_{1/2}keo6.6$ 分钟),作用时间短。相对增加的脂溶性和小分子构象使其能够有效渗透血脑屏障和重新分配。

药效动力学

芬太尼是高效 μ 受体激动剂,效能比吗啡高70~125 倍。成人全凭静脉麻醉(TIVA)所需芬太尼血浆浓度为 15~30ng/mL,然而,依据脑电图显示,半数有效浓度为 10ng/mL[456, 457]。经证实,芬太尼能够有效预防早产儿的手术应激反应和提高术后疗效 [458]。单剂量芬太尼(3mcg/kg)可以减少早产儿生理和行为监测上与机械通气有关的疼痛和应激 [459]。当血浆浓度相近时,芬太尼在婴儿和成人中的呼吸抑制作用相似 [460]。

药代动力学

芬太尼由氧化 N- 脱烷基化(CYP3A4)代谢为非芬太尼物质和羟基化芬太尼。代谢产物均无活性,一小部分通过肾脏原型消除。以成人标准体重 70kg 为例,足月新生儿芬太尼清除率是成人的 70%~80%,在出生两周内达到成人水平 [大约 50L/(h・70kg)][35]。清除率随着孕龄增加:停经后月龄 25 周时为 7mL/(min・kg)、停经后月龄 30 周时为 10mL/(min・kg)和停经后月龄 35 周时为 12mL/(min・kg)[461]。芬太尼稳态分布容积(Vss)在足月新生儿中是 ~5.9L/kg 且随年龄下降,婴儿期为 4.5L/kg、儿童期为 3.1L/kg、成人为 1.6L/kg[30]。新生儿和婴儿中增加的 Vss 导致单次快速静脉注射后的血液浓度更小。在一项安慰剂控制试验中,婴儿术中应用芬太尼 3mcg/kg,既没有抑制呼吸,也不引起低氧血症 [462,463]。

芬太尼清除率会随肝血流量的减少而降低,例如,新生儿脐膨出修复时,腹内压增加 [464]。合并有发绀型心脏病的婴儿 Vss 降低,输注治疗后,芬太尼血浆浓度较高 [465]。清除率下降 [34L/(h・70kg)] 导致的高血浆浓度,归因于血流动力学紊乱以及肝血流量较少 [466]。

芬太尼分布广泛、作用时间短,这是深层的脂质丰富区再分布的结果。治疗终止后,芬太尼从脂质丰富组织再分布缓慢,导致镇静时间延长及呼吸抑制。尽管 CYP3A4 受慢和快代谢物的单核多态性支配,但是单次剂量治疗后药物作用消除的原因是再分布,而不是药物清除。芬太尼输注 1 小时后的时量相关半衰期(CSHT)是 20 分钟,而成人输注 8 小时后,却增加至 270 分钟[467]。儿童 CSHT 减少 [468],但新生儿尚无数据。替代应用途径(如经皮和经黏膜)的相关研究,在新生儿中尚未开展 [469]。硬膜外注入芬太尼常与酰胺类局部麻醉药联合用于术后镇痛,但在年幼儿中治疗浓度的局部麻醉药联合应用尚缺乏依据[470]。药物扩散范围呈剂量相关，但呼吸抑制并不常见[471, 472]。

不良反应

与吗啡（2 周）和二醋吗啡（大于 2 周）相比，新生儿对人工合成阿片类的耐受性发展更为迅速（3~5 天）[473]。即使新生儿剂量低至 2mcg/kg，芬太尼也有肌肉强直和喉痉挛的倾向[474, 475]。其他由 CYP3A4 代谢的药物（如环孢素、红霉素）可能与芬太尼清除相竞争，并增加芬太尼血浆浓度。

由于 CSHT 延长和（或）结合到胃的酸性环境的芬太尼再循环（高达静脉注射剂量的 20%）或从外周室释放延迟，芬太尼呼吸抑制效应（小时）长于镇痛作用（35~45 分钟）。

瑞芬太尼

瑞芬太尼与芬太尼、舒芬太尼、阿芬太尼化学结构相似。它是选择性 μ 受体激动剂，效能高于阿芬太尼。短暂的消除半衰期（3~6 分钟）意味着通常需要静脉输注[477, 478]。在新生儿中，静脉瑞芬太尼 0.25μg/（kg·min）为安全有效剂量[479, 480]。

药效动力学

喉镜检查时，靶向血浆浓度需达到 2~3mcg/L。开腹手术时，为 6~8mcg/L。消除心脏手术相关的应激反应时，为 10~12mcg/L[481]。镇痛浓度为 0.2~0.4mcg/L。成人 $T_{1/2}$keo 为 1.16 分钟[76]，但新生儿 $T_{1/2}$keo 尚未报道。在瑞芬太尼短持续时间镇痛效果消失时，应给予镇痛代替药物。关于瑞芬太尼 μ 受体的快速耐受性的报道结论不一。δ 阿片类受体的激活可能促进其发展[482]。

药代动力学

瑞芬太尼在组织和红细胞中由非特异性酯酶代谢为碳酸[483, 484]，这些酯酶在早产儿中均已成熟[74]。碳酸通过肾脏排泄。代谢与肝肾功能无关。丁酰 - 胆碱酯酶不足患者的清除率不受影响。

瑞芬太尼清除率在所有年龄群体均可用简单的异速生长模型描述[485]。这一标准化清除率 2790mL/（min·70kg）与其他儿童[77, 486]和成人[76, 483]的报道相似。儿童年龄越小，通过 mL/（min·kg）表达的清除率越大。清除率随年龄降低，小于 2 岁的婴儿清除率为 90mL/（kg·min），2~12 岁儿童为 60 mL/（kg·min），成人为 40 mL/（kg·min）[75, 485, 486]。稳态分布容积在小于 2 个月的婴儿体内（452mL/kg）最大，2

个月至 2 岁儿童降至 308mL/kg，大于 2 岁儿童降至 240mL/kg[77]。消除半衰期是恒定的，为 3~6 分钟，与患者年龄和输注时间无关[77, 476]。静脉瑞芬太尼剂量 0.25μg/（kg·min）在新生儿中安全有效[479, 480]，但这一年龄群的 PK-PD 数据仍十分有限。

尽管异丙酚麻醉时协变量作用（如心脏手术）似乎对 PK 影响不大，但体外循环（CPB）确有影响。由于分布容积的显著改变，在 CPB 期间和之后需调整瑞芬太尼剂量[487]。其他 CPB 期间的 PK 改变与成人数据一致，即温度降低时，代谢下降[488]。有报道表明，CPB 后（代谢增加），清除率高于 CPB 期间[486]。

不良反应

呼吸抑制程度具有浓度相关性[489, 490]。在新生儿插管期间，单次快速静脉注射剂量超过 3mcg/kg，诱发的肌肉强直仍为主要顾虑[491]。瑞芬太尼初始负荷剂量可能导致低血压[492]和心动过缓，提示药物在首次输注时，应使用血浆靶浓度，而不是作用位点浓度。这一低血压反应已经在颅骨整形的儿童中量化。瑞芬太尼稳态浓度 14mcg/L 通常能使平均动脉压（MAP）降低 30%。这一浓度为开腹手术需要量的 2 倍，但很容易通过单次快速静脉注射达到。这种血流动力学作用的 $T_{1/2}$keo 0.86 分钟[493]要低于成人中瑞芬太尼介导的光谱边缘改变（$T_{1/2}$keo=1.34min）[76, 494]。新生儿数据仍十分有限。

因为瑞芬太尼配方中含有抑制性神经递质及甘氨酸，所以不能在脊髓或硬膜外应用[495]。

阿芬太尼

阿芬太尼属于合成阿片类药物，化学性质与芬太尼相关。它起效快速（成人 $T_{1/2}$keo=0.9min），作用持续时间短，效能为芬太尼的 1/4。阿芬太尼脂溶性降低并比芬太尼组胺释放少[496]。早产儿气管插管和吸引的阿芬太尼镇痛剂量为 10~20μg/kg[497-499]。麻醉靶向血浆浓度为 400ng/mL。阿芬太尼通过 CYP3A4 的氧化性 N- 脱烷基化作用和 O- 脱烷基化作用进行代谢，此后结合的终末代谢产物通过肾脏分泌[500]。阿芬太尼血浆蛋白质结合从早产儿的 65% 增加至足月儿的 79%，然后达到成人的 90%[501, 502]。儿童分布容积（Vss）（0.163L/kg）是成人（0.457L/kg）的 1/3[503]。新生儿清除率 [20~60mL/（min·70kg）] 是成人 [250~500mL/（min·70kg）][698] 的 1/10。在早产儿中，半衰期长达 6~9 小时[504, 505]。阿芬太尼在新生儿发生强直的频率高,因此,不能在没有神经肌肉阻滞剂的情况下,单独应用[497,506]。

舒芬太尼

舒芬太尼比芬太尼效能高 5~10 倍,成人 $T_{1/2}$keo 为 6.2 分钟[507]。TIVA 需要 5~10ng/mL 的浓度,镇痛则需要 0.2~0.4ng/mL。新生儿具有药效动力学差异。为抑制手术刺激产生的血流动力学反应,需增加麻醉药物用量。此时,新生儿舒芬太尼的血浆浓度为 2.51ng/mL,明显高于观察到的婴儿、儿童和青少年的浓度,分别为 1.58ng/mL、1.53 ng/mL、1.56ng/mL[508]。

在动物实验中,舒芬太尼通过 O- 脱甲基作用和 N- 脱烷基作用进行消除。与芬太尼和阿芬太尼一样,P-450 CYP3A4 酶负责 N- 脱烷基作用[509]。心血管手术后的新生儿清除率 [6.7 ± 6.1mL/(kg·min)] 与婴儿、儿童、青少年的 18.1 ± 2.7mL/(kg·min)、16.9 ± 3.2mL/(kg·min)、13.1 ± 3.6mL/(kg·min)相比是降低的[508]。在另一项关于心血管手术后的儿童研究中,婴儿清除率 [27.5 ± 9.3mL/(kg·min)] 比儿童 [18.1 ± 10.7mL/(kg·min)] 高[510]。清除过程迅速发育成熟[511],以 70kg 成人为标准,应用异速生长方法表明清除率成熟度与其他依赖 CYP3A4 代谢的药物相似(如左旋丁哌卡因、芬太尼、阿芬太尼)(图 3.7)[512]。在新生儿体内的稳态分配容积(Vss)是 4.15 ± 1.0L/kg,比儿童和青少年的 2.73 ± 0.5L/kg、2.75 ± 0.5L/kg 要大 [508,513]。健康儿童(2~8 岁)的清除率 [30.5 ± 8.8mL/(kg·min)] 高于心脏手术后儿童[513]。肝血流量减少导致清除率下降[513]。

舒芬太尼游离分数随年龄增加而降低(新生儿为 19%,婴儿为 11%,儿童和成人为 8%),且与 α1-酸性糖蛋白血浆浓度密切相关[501]。新生儿和婴儿 α1- 酸性糖蛋白浓度的降低[514]增加了这一年龄群中舒芬太尼游离分数。尽管舒芬太尼、芬太尼、阿芬太尼和瑞芬太尼的蛋白质结合率大于 70%,以及高肝脏(或瑞芬太尼非肝脏)摄取率,但是蛋白质结合能力的变化可能在临床上并不重要[515],这是由于药剂通过滴定起效,而清除率的变异性影响更大。

硬膜外舒芬太尼(0.7~0.75mcg/kg)在儿童中有效持续时间大于 3 小时[516-518],但瘙痒症给患儿带来很大困扰[516]。虽然仍缺乏新生儿的数据,但在儿童中舒芬太尼的鼻腔应用可能具有一定镇静作用[519-521]。

可待因

可待因,或甲基吗啡,是吗啡样阿片类药物,效能为吗啡的 1/10。它主要由葡萄糖醛酸化代谢,但少量经 N- 脱甲基化途径转化为去甲可待因,以及 O- 脱甲基化为吗啡。由于可待因对阿片类受体的亲和力极低,因而可待因镇痛作用主要来自它的代谢物吗啡[522]。可待因是有效的镇痛药物前体,是否将其继续应用于儿科镇痛仍不明确[523],争论的焦点由可待因是一种药物前体引起[524]。CYP2D6 酶催化可待因代谢为吗啡。这种酶的基因多态性导致表现型差异,表现为可待因超速代谢型、快代谢型和慢代谢型[525~527,753]。7%~10% 的欧洲人口被认为是可待因慢代谢型[526,528,529],但这一百分比随种族不同而有所差异[526,528]。在弱代谢型中,可待因几乎没有镇痛作用,但仍存在不良反应[529]。另一方面,在超速代谢型中,因吗啡的高血浆浓度,不良反应(包括呼吸暂停和死亡)的高发生率在预料之中[754]。关于是否应该在给患者应用可待因之前进行 CYP2D6 多态性的基因检测,以及检测后根据基因结果进行后续治疗的共识,指南已经起草[530]。

可待因可以通过肌内注射、口服和直肠途径给药。静脉注射会引起低血压,因此不推荐[531]。由于吸收率不完整、缓慢、差异性更大,直肠应用可待因后,血液浓度比肌内注射要低[532]。可待因通常与对乙酰氨基酚或 NSAID 联用,联合应用可提高婴儿术后疼痛缓解程度[533]。在扁桃体切除术后的儿童中,对乙酰氨基酚(10~15mg/kg)联用可待因(1~1.5mg/kg)的镇痛作用与布洛芬(5~10mg/kg)相当[534]。可待因已作为对乙酰氨基酚或 NSAID 的辅助用药应用于婴儿和新生儿术后(大于 3 个月婴儿的最佳口服可待因剂量为每 4~6h 给予 1~1.5mg/kg,口服对乙酰氨基酚为每 6h 给予 20mg/kg)[535]。当瑞芬太尼短效镇痛作用消除时,应该给予有效的镇痛替代药物。由于可待因转为吗啡的转换率有限,早产儿几乎没有镇痛效果。CYP2D6 成熟度与曲马多产生的 M1 一致(图 3.5),这是一种由 CYP2D6 产生的代谢物。这种酶在 PMA40 周后快速成熟,理论上足月儿能够获益,但目前还没有新生儿体内这一药物的研究调查。

尽管可待因在儿童中的应用已经长达数十年,但相关药代动力学阐述极少。成人体内分布容积(V)是 3.6L/kg 和清除率(CL)是 0.85L/h,但几乎没有资料详细阐述小儿药代动力学的发展变化。由于清除机制不成熟，新生儿半衰期（4.5h）远高于婴儿（2.6h）[536]。新生儿应用可待因（尤其是可待因联用抗组胺剂和减充血剂）可能导致中毒[537]。一名新生儿已死于吗啡中毒，原因是他的母亲在哺乳期使用了可待因。这位母亲为超速代谢者（UM），应用可待因时产生了比大多数人过多的吗啡[538, 539]。证据进一步表明，超速代谢者的 CYP2D6 与低表达的 P- 糖蛋白基因 ABCB1 结合可以预测 87% 的婴儿和母体中枢神经系统的可待因抑制，此基因负责编码将可待因（和其他化合物）转运至中枢神经系统外[530]。当遵循指南以提高哺乳期可待因安全性时，基因型不能预测新生儿镇静作用。也就是说，新生儿镇静（2.1%）仅发生于母亲可待因摄入量超过推荐指南的情况[540]。

可待因的不良反应与其他阿片类药物极为相似。低剂量下不良反应与血浆吗啡浓度直接相关，但高剂量时由可待因引起[541]。这表明可待因与其他阿片类药物相比，引起不良反应的可能性更小，如镇静和呼吸抑制，但是没有证据支持这一观点。可待因的镇痛作用依赖于吗啡的转换量，因此，其他竞争 CYP2D6 酶的药物（如奎尼丁）可能降低可待因的镇痛作用。

哌替啶（杜冷丁）

哌替啶是一种弱阿片类药物，主要激动 μ 受体，效能为吗啡的 1/10。成人静脉注射 5 分钟内镇痛作用起效，10 分钟内达作用峰值[542, 543]。哌替啶由 N- 脱甲基化作用代谢为哌替啶酸和去甲哌替啶。婴儿和儿童哌替啶清除率为 8~10mL/（min·kg）[506, 544]。新生儿的清除率显著降低，通过胎盘转运接受哌替啶的新生儿中消除半衰期比成人高 2~7 倍[545]。婴儿的稳态分布容积 CVssC 为 7.2（3.3~11）L/kg，高于 2~8 岁儿童的 2.8 ± 0.6L/kg [544]。

哌替啶最初是作为抗胆碱能药物合成的，但很快被发现具有镇痛效能。尽管哌替啶的抗胆碱能作用在体外得以证实，但在体内胆道和泌尿系统的抗胆碱能作用尚未证实。已明确证实，哌替啶与选择性 μ 型阿片类药物相比，对胆道和泌尿道痉挛的治疗并无更好疗效[546]。因为吗啡可在更少的不良反应前提下得到更好的镇痛效果，哌替啶作为镇痛药并无特殊优势[547]。代谢物去甲哌替啶的积累导致癫痫和焦虑[548]，但新生儿体内哌替啶代谢为去甲哌替啶的量比成人低 7 倍[545]。

肌内注射哌替啶过去常用于儿科患者，但因疼痛明显且可导致无菌性脓肿，这一给药途径现今很少应用。哌替啶作为镇静物，曾参与多种"冬眠合剂"组成，此混合药物可通过直肠或口服方式给药，在临床应用数年。但由于这些混合物的安全性受到质疑，特别是对新生儿来说，因此现在应用较少[549]。哌替啶的局部麻醉效能已被发现在硬膜外技术中有效[550]。

美沙酮

美沙酮是镇痛效能与吗啡相似的人工合成阿片类药物，但分布更快而消除更为缓慢，在阿片成瘾的成人中可作为预防戒断的维持药物应用。因为经肠内给药途径后美沙酮是具有高生物利用率的长效合成阿片类药物，因而存在有益作用。同时，它还具有 N- 甲基 -D- 天冬氨酸（NMDA）受体拮抗活性，这一受体与阿片类耐受和痛觉过敏相关。美沙酮是一种外消旋体且临床作用来源于 R- 美沙酮同分异构体。它的镇痛作用比吗啡高 2.5~20 倍[551]。

尽管关于美沙酮的效能和安全性的数据有限，但美沙酮广泛应用于新生儿和儿童阿片阶段的治疗[454, 552, 553]。静脉注射美沙酮能够有效缓解术后疼痛[554]，在儿童严重持续性疼痛中，作为一线阿片类药物推荐口服给药[555]。减轻儿科肿瘤患者疼痛方面，它也是静脉阿片类药物的安全肠内替代药物[556]。尽管美沙酮在新生儿长期疼痛治疗上的主要作用已经得到证实，但它的应用仍需要通过临床研究评价[455]。

美沙酮具有高脂溶性[557]，儿童和成人的分布容积高达 6~7L/kg[558~560]。1~18 岁儿童的清除率为 5.4 ± 3.2 mL/（min·kg）[560]。而 1 岁以内婴儿的 PK 数据几乎没有。少量的新生儿美沙酮药代动力学数据显示，巨大的个体间差异导致消除半衰期增加（3.8~62h）[455]。增加的消除半衰期可归因于新生儿分布容积的增加。由于 CYP3A7 活化，新生儿清除率与成人相似[755]。以 CYP3A 活性成熟度的生理学为基础的 PK 模型已经提出用于评估新生儿到成人的美沙酮时间 - 浓度表达谱[561]。但在新生儿中还未得到验证。

高脂溶性和作用时间长，使得美沙酮在单次硬膜外应用中具有潜在作用。

镇静剂

苯二氮䓬类

苯二氮䓬类药物可产生抗焦虑、记忆缺失和催眠作用。它们常作为局部麻醉和全身麻醉的辅助药物应用。咪达唑仑是最常见的应用于围术期的苯二氮䓬类药物。它在酸性 pH 载体中可溶于水，但在生理 pH 下有脂溶性，这促进了药物快速进入血脑屏障。咪达唑仑与血浆清蛋白结合率极高（大于 96%）。它是中等提取药物，且血浆蛋白浓度改变对清除率影响很小。但是，在单次快速静脉注射后，低清蛋白浓度将增加未结合分数。

作用机制

苯二氮䓬类结合 GABA$_A$ 受体，进入细胞的氯离子增加。由于受体超极化，产生兴奋抑制作用。

药效动力学

成人静脉注射咪达唑仑的 PK-PD 关系已被描述。当脑电图信号作为效果测量工具时，半数有效浓度为 35~77ng/mL，T$_{1/2}$keo 为 0.9~1.6min[562~564]。年长儿童的 T$_{1/2}$keo 增加且处于低心排状态，但缺乏新生儿的评估。口服咪达唑仑后的 PK-PD 关系更难描述，因为活化代谢物，1-羟基代谢物（1-OHMDZ）大约是母体药物活性的一半[565]。

儿童镇静较难量化。在重症监护时，给予咪达唑仑输注的 2 天至 17 岁儿童尚未能建立 PK-PD 关系。咪达唑仑剂量可以通过有效滴定至镇静理想水平，由 COMFORT 评分评定[566]。与这一发现一致，心脏手术后的儿童可在 100~500ng/mL 的平均血清浓度时，达到理想镇静水平[567~569]。

药代动力学

咪达唑仑主要由肝羟基化（CYP3A4）作用代谢[49]。这些羟基化代谢物通过葡萄糖醛酸化并由尿液排出。CYP3A7 在宫内是显性 CYP3A 酶；它在胎儿肝脏中表达早至怀孕后 50~60 天即有活性。足月新生儿的 CYP3A4 表达在出生后第一周内快速增加。肝脏 CYP3A4 活性在出生一周时急剧增加，一个月时即达到成人表达的 30%~40%[512]。咪达唑仑清除率与 CYP3A4 活性不平行，因为前者也依赖于肝脏大小、肝血流量和环境因素。咪达唑仑肝摄取率的中间范围为 0.3~0.7。代谢清除率依赖于肝脏灌注和酶活性。

新生儿清除率低 [（0.8~2.2mL/（min·kg）]][570~575]，但在停经后月龄 39 周后开始以指数形式增长[573, 576]。中央室分布容积与体重相关（V1 0.591±0.065L/kg），而外周分布容积在 187 名 0.7~5.2kg 新生儿中维持恒定（V2 0.42±0.11L）[573]。人们已证实咪达唑仑通过自身诱导清除[567]。后者在心脏手术后患儿中的观察结果很可能归因于体外循环损害后的肝功能改善。由于循环管道导致咪达唑仑耗损，需要体外膜肺氧合（ECMO）的新生儿在 ECMO 治疗期间 Vss 增加（0.8~4.1L/kg），但清除率 [1.4±0.15mL/（min·kg）] 保持不变[577]。

清除率可在病理状态下减少。有报道指出：在心脏手术循环骤停后，咪达唑仑清除率降低[578]。协变量（如肾衰竭、肝衰竭[569]）与伍用 CYP3A 抑制剂[579] 是儿科重症患者咪达唑仑和代谢物药代动力学改变的重要相关因素[580]。在接受拟交感类药物后，新生儿咪达唑仑清除率降低 30%，可能因此导致潜在血流动力学危害[573]。

不良反应

代谢物在肾衰竭的情况下可以积累，从而延长镇静时长。应用咪达唑仑后，呼吸抑制和低血压很好辨识。咪达唑仑长效镇静的中断可以导致戒断症状，如烦躁、躁动、震颤和失眠。

α-2 激动剂

可乐定

可乐定是 α-2 肾上腺素能受体激动剂，可以产生镇静、抗焦虑、镇痛和低血压的作用。通常用于骶管和硬膜外，可延长大约 3 小时镇痛持续时间[581~586]。

药效动力学

血浆浓度范围 0.3~0.8mcg/L 的可乐定，可为 1~11 岁儿童提供满意的术前镇静，而儿科 ICU 所需镇静则需要更高浓度，为 4~6mcg/L[587, 756]。成人提供镇痛的血浆浓度为 1.5~2mcg/L[588~590]。可乐定介导的镇痛、镇静和抗焦虑作用，在成人中呈剂量相关性[591~593]。

当静脉应用临床相关剂量时，α-2 激动剂对血压有双相作用并导致剂量相关的心率降低。这一双相作用是两个不同位点的 α-2 肾上腺素能受体刺激的结果——在外周血管阻力上的初始直接作用和延迟的抗交感神经作用[594, 595]。在 1~10 岁儿童应用静脉剂量 2.5mcg/kg 后，有效效应为平均动脉压下降 26.3%[596]。

药代动力学

大约 50% 可乐定通过肾脏原型消除且个体间差异显著[593, 597, 598]。非肾脏清除的药物代谢酶仍未明确。可乐定通过肝脏生物转化的准确百分比尚不明确，但已有报道指出，静脉注射后转化率在 40%~60%[593, 597~599]。可乐定主要代谢物为 p- 羟基可乐定，由苯酚环的羟基化形成，尿液浓度小于 10%[597]。CYP2D6 参与这一过程。新生儿药代动力学数据有限，早产儿尚无数据。儿科的合并分析报道，出生时，可乐定清除率为 0.12L/（h·kg），清除率和成人比从 25.7 周的一半成熟到出生后一年的 82%。中央室分布容积（V1）为 62.5（71.1%）L/70kg，室内清除率（Q）157（77.3%）L/（h·70kg），外周室分布容积（V2）119（22.9%）L/70kg。在心脏手术后分布容积增加（V1 123%，V2 126%），而清除率未增加。直肠给药后，吸收开始前的滞后时间为 2.3（CV 73.2%）分钟[600]。硬膜外腔的吸收半衰期比直肠要慢（分别为 0.98 CV 24.5%、0.26 CV 32.3% h）。与静脉注射相比，硬膜外和直肠给予可乐定的相关生物利用率保持一致（F=1）[601]。在一项研究中，36 名戒断综合征的新生患儿给予口服可乐定（出生后年龄 0.5~26 天）确认表观清除率为 0.16L/（h·kg）[602]，与静脉清除率估算一致，口服生物利用率降低；儿童口服生物利用率为 0.55[603]。

右美托咪定

右美托咪定对 α-2 肾上腺素能受体的特异性比可乐定高七倍，是一种特殊的 α-2 肾上腺素能受体激动剂。与传统镇静药物不同，据报道，右美托咪定至少部分通过内源性途径提升睡眠产生镇静作用，且不产生临床明显的呼吸抑制[604~608]。在新生儿重症监护和实际镇静中，右美托咪定的应用增加[609~611]。新生儿和儿童应用右美托咪定已经扩展到苏醒期躁动的预防、术后疼痛和烧灼治疗、有创和无创程序化镇静和阿片类戒断的治疗等方面[604~606, 612~620]。

药效动力学

血浆浓度超过 0.6μg/L 估计可在成人 ICU 患者身上产生满意的镇静作用[621]，儿童的相似靶向浓度已评估，但目前尚缺乏新生儿应用经验[622]。新生儿心脏手术后，单次快速静脉注射右美托咪定能够对平均动脉压产生双相作用（图 3.18）。外周血管加压作用与 $Emax_{pos}$ 50.3（CV 44.50%）mmHg、EC_{50pos} 1.1μ/L 和 $Hill_{pos}$ 系数 1.65 的血浆浓度直接相关。中枢抗交感神经的延迟反应由 $Emax_{neg}$ -12.30（CV 37.01%）mmHg、EC_{50neg} 0.10（104.40%）μ/L 和 $Hill_{neg}$ 系数 2.35 描述。平衡半衰期（$T_{1/2}keo$）为 9.66（165.23%）分钟[623]。这些结果在进行放射操作期间接受镇静的儿童中需要重新制作。这些患者的高血压发生率为 5%；小于 1 岁以及需要追加快速静脉注射以维持镇静的患者中发生率更高[624]。

对于患有或不患有阻塞性睡眠呼吸暂停（OSA）的儿童，右美托咪定剂量（1~3mcg/kg）增加相关的上呼吸道变化量级很小，且没有表现出与临床相关的呼吸道梗阻症状[625, 626]。尽管这些变化很小，但应用右美托咪定进行镇静时，仍需采取管理呼吸道梗阻的预防措施[625]。应用右美托咪定 [2mcg/（kg·h）] 时的上呼吸道变化与丙泊酚镇静相比，具有相同呼吸道支持需求[627]。有关新生儿的研究仍未发表。

药代动力学

两室模型的人群参数预估，清除率为（CL）42.1（CV 30.9%）L/（h·70kg），中央室分布容积为（V1）56.3（61.3%）L/70kg，中央室清除率为（Q）78.3（37.0%）L/70kg，外周室分布容积为（V2）69.0（47.0%）L/70kg。足月新生儿的清除率从出生时的 18.2L/（h·70kg）增至出生后一年达到成熟值的 84.5%。心脏手术后给予右美托咪定输注的儿童与单次快速静脉注射相比清除率下降（83.0%）[622, 628]。其他文献也有相似报道，心脏术后的患儿接受右美托咪定输注后，清除率下降。

不良反应

CT 扫描时，静脉应用右美托咪定与心率和血压的轻微波动有关，但不需要药物干预，且无相关不良事件的报道[629]。尽管研究中需要应用多种辅助药物，但 MRI 扫描结果相似[630, 631]。然而，高剂量右美托咪定 [≥ 2mcg/（kg·h）] 与心率和血压降低（低于儿童已确定的"清醒"状态的正常值）有关，偏差通常在正常值 20% 内，不然一些婴儿会发生严重的心动过缓和低血压。尚无不良后遗症的报道[632]。而电生理实验室得出的结论与此不同。静脉注射 1mcg/kg 10 分钟后，动脉血压显著增加，随后继续以 0.7mcg/（kg·h）持续输注 10 分钟，心率下降。窦房结功能受到明显影响的同时，房室结功能也被抑制[633]。

另一反面，右美托咪定被用于终止室上性心动过速，并与腺苷进行比较[634]。右美托咪定对这一适应证的疗效与腺苷相似，甚至更为高效，不过右美托咪定可应用于电生理手术之前,已有一项前瞻性研究对此进行了证实。右美托咪定也在伴或不伴有肺动脉高压的儿童心脏导管插入术的实验中进行研究[635]。负荷剂量右美托咪定会引起心率降低、平均动脉压增高和系统血管阻力增加。另外,无论是否伴有肺动脉高压,心指数和肺血管阻力均没有明显变化。

局部麻醉药

作用机制

局部麻醉药分为氨基酰胺类(如利多卡因、布比卡因)和氨基酯类(如丙胺卡因、丁卡因)两类,但它们的作用机制相同。局部麻醉药主要通过使神经动作电位启动的快钠通道失活发挥作用。失活发生在细胞内膜上,药物必须先穿过磷脂双层膜后才能够起效。不同药物的作用取决于分子大小、脂溶性、未结合药物有效性及生理 pH 下离子化程度。新生儿的酸性糖蛋白(AAG)浓度降低,这使得未结合浓度高于成人[626, 627]。pH 值降低也会增加血浆未结合浓度。由于局麻药毒性增加继发心脏毒性的敏感性,高代谢率和碳酸氢盐储备减少的新生儿可能更易在惊厥间发生酸中毒。细胞内 pH 值下降也导致局麻药分子活性部分产生离子捕获,从而导致中毒的进一步恶化[638]。

心脏钠通道的敏感性和立体专一性高于神经通道。因此,丁哌卡因 R(+)对映体对心肌细胞的毒性比 S(-)对映体(左旋丁哌卡因)更大[639]。局麻药也影响钾和钙离子通道。心脏传导依赖钙通道活性,影响这一位点会导致节律障碍。新生儿肌浆网细胞内钙离子调节相对不成熟,与成年人相比,新生儿心脏的动力的发育和舒张,更多依赖于跨肌膜钙流量。

无髓纤维比有髓纤维对局麻药作用更为敏感,出生时,髓鞘形成尚未完全。局麻药需要阻滞 2~3 个相邻郎飞结,从而阻滞有髓纤维的传导。细有髓纤维与粗有髓纤维相比,结间距离更短。因此,新生儿和婴儿仅需很小浓度的局麻药即可达到与成人相当的阻滞水平[640]。

药效动力学

小剂量局麻药可作为抗癫痫药物,通过 GABA-谷氨酸调节阻滞钠通道来发挥作用,这一点与苯妥英钠类似。利多卡因在血清浓度小于 5~7μg/mL 时,在婴儿中具有抗惊厥效能[641~643];血清浓度高于 7~10μg/mL 时,可致惊厥;血清浓度高于 15~20μg/mL 时,诱发伴随昏迷和心血管衰竭的全身抑制作用。由于局麻药作用依赖于通道类型、生化与电生理状态以及立体专一性[643],因此钠通道很难量化。神经纤维内钠通道表达的 EC_{50} 为:利多卡因从 100~800μM,丁哌卡因则至 150μM[645~647]。由于神经周围区域渗透率很低,因此体内神经阻滞成功所需浓度要高 200 倍。血管内清除和离子化程度导致仅有一小部分药物可到达钠通道区域。疏水性药物(如丁哌卡因)比亲水性药物(如丙胺卡因)更易穿透神经组织。

药代动力学

利多卡因代谢的活性代谢物为单乙基甘氨酸二甲苯胺和甘氨酸二甲苯胺,主要的肝清除途径是 CYP1A2。利多卡因是一种高摄取且灌注限制清除率的药物。清除率与肝血流量相等,肝血流量的减少可降低清除率。新生儿的利多卡因总体清除率以每千克表达,与报道的成人清除率相似[分别为 0.55L/(h·kg)、0.61L/(h·kg)]。尽管新生儿肝血流量增加[38, 49],但 CYP1A2 活性直到出生后也无法测量。CYP3A4,在成人利多卡因清除中比重极小,在新生儿中也是未成熟的。CYP3A7 在胎儿肝脏中表达且可能有助于清除。在新生儿,绝大部分药物以原型和代谢物通过尿液排出,在成人占总量的 70% 以上,可在新生儿占总量比重不超过 30%[84, 648]。新生儿的肾功能是不成熟的,因此我们可以预测,新生儿的利多卡因清除率是降低的。异速生长范围显示标准清除率为成人的 1/3。CYP3A4 在丁哌卡因和左旋丁哌卡因的清除中占重要地位。丁哌卡因主要由 CYP3A4 代谢为哌啶甲酰胺。丁哌卡因和左旋丁哌卡因具有相似的成熟模式。左旋丁哌卡因清除率在出生后 1 个月为 5.8L/(h·70kg),出生后 6 个月增加至成熟值 22.1L/(h·70kg)的 80%,成熟半衰期为 2.3 个月(图 3.19)。罗哌卡因主要由 CYP1A2 代谢为 3'- 和 4'-OH- 哌啶甲酰胺,而很小程度上由 CYP3A4 代谢为哌啶甲酰胺。在出生后 30 天时,罗哌卡因未结合清除率 120L/(h·kg)是成熟时的 33%[55, 649]。丁哌卡因和罗哌卡因在成人中的摄取率为 35%,因此被认为清除率受容量限制。错误

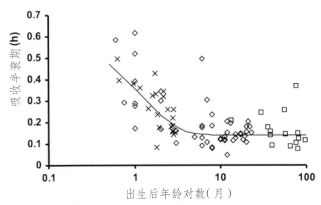

图 3.19　预测个体罗哌卡因吸收半衰期（Tabs）为纵轴,以 70kg 成人为标准,出生后年龄为横轴绘制曲线。实线代表 Tabs 和出生后年龄间的非线性关系（Chalkiadis[654]）。

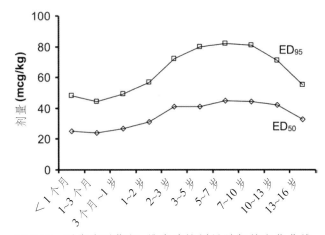

图 3.20　平衡麻醉期间,维库溴铵剂量随年龄变化曲线。ED_{50} 代表 50% 达到最大反应的剂量;ED_{95} 代表 95% 达到最大反应的剂量（Meretoja 等 [676]）。

评估新生儿降低的清除率可导致持续硬膜外输注期间发生惊厥 [650, 651]。根据经验得出:新生儿安全持续硬膜外丁哌卡因输注率为 0.2~0.25mg/（kg·h）（最多 72h）,儿童为 0.4~0.5 mg/（kg·h）[1]。在新生儿和儿童中的这些经验比率推出稳态浓度为 1mg/L 且镜像年龄相关清除率的改变。新生儿利多卡因分布容积是成人的 2 倍（2.75L/kg 比 1.1L/kg）[648],且新生儿罗哌卡因的分布容积也在增加 [652],但丁哌卡因及其对映体左旋丁哌卡因尚无年龄相关容积改变的报道 [56,649,653~655]。

与酰胺类局麻药相比,酯类通过胆碱酯酶更快代谢。成人清除率为 2.37L/min,远超过肝血流量,表明它在肝外大量代谢 [655]。一些患者的血液胆碱酯酶浓度降低,随后清除率即降低。大量血浆胆碱酯酶基因型导致血浆胆碱酯酶活性的广泛差异 [656]。

利多卡因分布可随婴儿和儿童的解剖学差异而改变。在新生儿和年幼婴儿中,硬膜外导管可以很容易从骶骨区域传入胸部区域。解剖学研究表明,在新生儿和年幼婴儿中,硬膜外脂肪为海绵状和胶状,外观上与独立脂肪球间有明显不同区域 [657]。随着年龄增加,脂肪越来越紧密和纤维化。局麻药与硬膜外脂肪相结合。在新生儿组,吸收半衰期（Tabs）（图 3.20）和浓度达峰时间（Tmax）是增加的 [56]。降低的清除率和减慢的吸收均与新生儿 Tmax 增加有关。延长的吸收半衰期与硬膜外脂肪增加一致,而非硬膜外脂肪减少,Tabs 增加可能与硬膜外区域吸收表面积关系更为密切。手术形成的左向右分流的新生羊观察结果显示,利多卡因清除率和分布容积均降低 [658]。这些数据尚未在人体得到证实。

不良反应

利多卡因主要的不良反应与心血管和中枢神经系统有关。被报道的心脏毒性较神经毒性多,且多发生于儿童,但这可能与麻醉期间掩盖了神经毒性症状和体征有关。苯二氮䓬类的应用可能抑制癫痫活动,而吸入麻醉药可能会恶化心血管体征。

成人利多卡因血浆浓度 10mcg/mL 和丁哌卡因浓度 3~5mcg/mL 可能会产生不良反应。然而,不良事件严重程度与总体浓度无关。血浆浓度增加率、蛋白质结合、离子化、动脉血氧分压和血脑屏障成熟度也会影响毒性程度。在新生儿中,由于低蛋白结合率导致的未结合浓度高、血脑屏障（BBB）不成熟、癫痫活动期间的代谢性酸中毒、血氧饱和度呈快速下降趋势和心脏生理机能未成熟,均是不良反应的高危险因素 [659]。

左旋丁哌卡因和罗哌卡因比丁哌卡因心脏毒性小。健康成人左旋丁哌卡因的平均血浆浓度为 2.38mg/L,比浓度为 1.87mg/L 的丁哌卡因心脏抑制作用小 [660],但尚无儿童左旋丁哌卡因"安全"血清浓度的推荐指南。丙胺卡因混合利多卡因是局部麻醉药膏 - 恩纳（EMLA）的常见组成成分。新生儿高铁血红蛋白还原酶活性降低,因此具有形成高铁血红蛋白的倾向,并且胎儿血红蛋白比成人血红蛋白更容易氧化。虽然单次剂量应用是安全的 [661],但这一现象结合新生儿利多卡因 - 丙胺卡因药膏经皮吸收增加,导致重复使用后耐药性的产生 [25]。

肌松药

新生儿生理学

新生儿的神经肌肉接头尚未发育完全,且结构不同,婴儿期骨骼肌性质改变,肌肉占体重比例减小,肌松药(NMBD)分布至细胞外液的含量增加,代谢清除率途径通常未发育完全,并且早期副交感神经张力和交感神经张力间尚未平衡。因此,肌松药在新生儿中的预期反应和不良反应表现差异极大。

胎儿的新生接头后膜乙酰胆碱受体与成人不同[662, 663]。成人受体包括五个亚基,两个 α、一个 β、δ 和 ε 亚基。停经后,月龄小于 31 周的早产儿神经肌肉接头受体由一个 γ 亚基取代一个 ε 亚基[664]。胎儿受体开放时间比成人长,允许更多钠离子进入细胞内,从而带来更高的去极化电位。这一结果增加了乙酰胆碱敏感性,但不同于对肌松药增加的敏感性,这可能弥补神经末梢减少的乙酰胆碱储备[665]。

神经肌肉传递在新生儿和 2 个月内的幼儿中未发育完全[666, 667]。

新生儿对神经强直刺激反应后,乙酰胆碱囊泡储备耗尽的速度比大于 2 个月的婴儿和儿童快[666]。11~28 天鼠的膈神经 - 单侧膈肌数据表明,这一现象归因于新生儿终板电位的乙酰胆碱含量低[98]。新生儿表现出对 NMBD 的敏感性增加,另一个增加敏感性的解释是基于肌松药协同作用观察结果[668, 669]。肌松药在新生儿体内只结合两个 α 亚基受体位点中的一个,而儿童和成人为两个[669],因而新生儿协同作用差。如果此结论是正确的,那么新生儿应用肌松药比儿童更为高效。骨骼肌纤维大体分为两种类型:I 型纤维富含氧化酶,II 型纤维富含糖酵解酶[670]。早产儿对呼吸负荷耐受性差,其膈肌仅包含 10% 的慢收缩 I 型纤维,这一比例足月儿增加至 25%、2 岁时达到 55%[671]。I 型纤维比 II 型纤维对肌松药的敏感性更高,因此新生儿膈肌功能比外周肌肉功能保存更好且恢复更早[672~675]。全身水含量和细胞外液(ECF)[29] 在早产儿中最多且随着妊娠期和产后日龄增长而减少,而脂肪占体重百分比从 1.5kg 早产儿的 3% 增至足月儿的 12%、产后日龄 4~5 个月时的 25%。新生儿肌肉仅占体重的 10%,儿童期结束时占 33%。这些身体组成的改变影响药物分布容积。极

性药物(如去极化和非去极化肌松药)快速分布至 ECF 而进入细胞内速度变慢,因此,这些药物婴儿所需的首次剂量比儿童或成年人要大。增加肌肉体积有助于产生新的乙酰胆碱受体,受体数增长需要更多药物阻断其受体离子通道的活性。

药效动力学

预期神经肌肉阻滞水平与年龄相关的剂量差异,已在硫喷妥钠 -N_2O- 芬太尼的平衡麻醉中应用非去极化肌松药时有所报道。新生儿和婴儿的维库溴铵 ED_{95} 为 47 ± 11mcg/kg,3 至 10 岁儿童为 81 ± 12mcg/kg,13 岁以上患者为 55 ± 12mcg/kg。

有报道表明,其他肌松药也具有相似的表达谱(图 3-20)[675~680]。此外,新生儿的神经肌肉阻滞持续时间比儿童更长[681]。

新生儿剂量需求减小归因于神经肌肉接头发育不完全。细胞外液扩张导致新生儿分布容积增加,这意味着给予新生儿和青少年的首次剂量相似。儿童比成年人剂量需求更大的原因尚不明确,但可能是由于增加的肌肉体积所致。

浓度 - 反应关系的研究有更多启示。新生儿要达到与儿童和成人相同的神经肌肉阻滞水平所需的血浆浓度要少 20%~50%[89, 682~685],这与神经肌肉接头发育不完全一致。所需血浆浓度可被挥发性麻醉药减小[345, 686, 687]。新生儿肌松药起效时间比年长儿童快,两者均比成人快。应用 70mcg/kg 维库溴铵后,起效时间(达到最大效果的时间)在婴儿中(1.5 ± 0.6min)最快,高于儿童(2.4 ± 1.4min)和成人(2.9 ± 0.2min)[681]。

上述观察结果与其他中效和长效肌松药的报道相似[672]。罗库溴铵是目前在儿童中最受欢迎的肌松药,但对新生儿的研究有限。在一项新生儿和婴儿异氟烷麻醉过程中静脉注射 0.45mg/kg 或 0.6mg/kg 罗库溴铵的研究中,新生儿神经肌肉阻滞起效时间非常迅速(15~30s),而年长婴儿为 60s,但新生儿成串刺激(TOF)恢复至 70% 很慢,0.45mg/kg 需 62 分钟、0.6mg/kg 需 95 分钟,而年长儿几乎能达到 50%[346]。在晚期早产儿中,芬太尼镇痛期间应用 0.5mg/kg 罗库溴铵协助气管插管。神经肌肉松弛的起效时间是 55s,但肌松效果是由肉眼观察呼吸和运动是否消失得出,从神经肌肉阻滞中恢复是由呼吸和(或)运动恢复判断的。应用 0.5mg/kg 罗库溴铵后,恢复时间平

均仅为 10 分钟,但范围从 2 分钟至 60 分钟不等[688]。在一项氟烷麻醉后的新生儿、婴儿和儿童静脉注射 0.3mg/kg 罗库溴铵的研究中,神经肌肉阻滞起效时间更短,TOF 大于 70% 频率增加,与 6~24 个月年长婴儿和大于 2 岁儿童相比,新生儿和小于 6 个月婴儿的阻滞持续时间更长[689]。现有数据表明,新生儿罗库溴铵剂量必须严格依据延长的作用时间而按比例减小(至 0.3~0.45mg/kg)。这些药物在新生儿体内更快的起效归因于更高的每千克模型的心输出量[672]。

心输出量是肌肉灌注量的替代测量方法,起效时间是心脏大小的功能体现。一名 70kg 成人,用异速生长 1/4 效能模型标准化后的起效时间大约为 3 分钟。低心输出量或低肌肉灌注量的儿童起效时间延长。神经肌肉松弛的起效时间与 $T_{1/2}keo$ 成比例。已证实,右旋筒箭毒碱 $T_{1/2}keo$ 随氟烷吸入浓度的增加而增加[690]。右旋筒箭毒碱作用延迟的原因可能是由于氟烷是负性肌力药并能降低肌肉血流量[692]。

琥珀胆碱为快速起效的肌松药。肌松剂量(1.0mg/kg)的琥珀胆碱 1mg/kg,起效时间在儿童和青少年中是 35~55s。新生儿给予 3mg/kg 起效时间更快(30~40s)[693]。起效时间依赖于年龄和剂量,年龄越小,剂量越大,起效时间越短。婴儿(2~12 个月)和儿童(1~12 岁)的琥珀胆碱(0.9min)和米库氯铵(1.4min)的起效时间十分相近[694]。因此,在快速气管插管时,是应用大剂量中效肌松药还是琥珀胆碱存在争议。但是,新生儿药物应用剂量的增加也会延长神经肌肉阻滞时间,可能增加不良反应(如注射部位疼痛、心动过速)。II 相阻滞也可由高剂量或重复应用琥珀胆碱所致[695]。琥珀胆碱可在儿童插管时肌内注射[697],最大阻滞起效很慢(4±6min),T1 平均完全恢复发生在注射后 15.6±0.9min[697]。减慢的起效时间限制了这一技术的应用。舌内或颏下途径已用于儿童,但尚无新生儿数据。

药代动力学

不同年龄人群的肌松药剂量依赖于药效动力学和药代动力学因素复杂的相互交织。Fisher 等人[89]阐述了儿童应用右旋筒箭毒碱的一些情况(表 3.4)。分布容积反映细胞外液变化并由异速生长 3/4 效能模型或表面积模型预测,两者均为细胞外液随体重变化。这种情况的发生是由于细胞外液是稳态分布容积(Vss)的主要贡献者。容积改变在去极化(琥珀胆碱)[698~700]和非去极化肌松药[701]中均存在。

右旋筒箭毒碱的清除率以异速生长或表面积模型为标准,在新生儿和婴儿中与年长儿童和成人相比是降低的[89]。年龄相关的清除率改变遵循年龄相关的肾小球滤过的成熟度[84],肾小球滤过是右旋筒箭毒碱的清除方式。其他由肾脏(阿库氯铵)和(或)肝脏(泮库溴铵、哌库溴铵、罗库溴铵和维库溴铵)途径清除的非去极化肌松药的总血浆清除率在新生儿体内均减小[682,684,702~704]。相反,阿曲库铵和顺式阿曲库铵的清除,既不依赖肾脏,也不依赖肝脏,而是依赖 Hofmann 消除、酯水解和其他非特异性途径[705]。当以每千克表达时,这些药物的清除率在新生儿体内是增加的[706~708]。当使用异速生长 3/4 模型来标准化清除率时,阿曲库铵和顺式阿曲库铵的清除率在所有年龄段均相似。琥珀胆碱的清除率,以每千克表达,也随年龄增加而降低[81,82]。琥珀胆碱由丁酰胆碱酯酶水解,这一观察结果与观察到的同样由血浆酯酶清除的瑞芬太尼清除率一致[485]。这些清除途径在出生时就发育完全。右旋筒箭毒碱半衰期对物理时间转换为生理时间有启发作用。在物理时间中,$T_{1/2}\alpha$ 随年龄而增加,但在生理时间中,所有年龄均相同,正如我们由异速生长标准化后的分布相得知的一致。在生理时间中,$T_{1/2}\beta$ 随年龄而减小,与年幼者容积相关降低的清除率一致。$T_{1/2}keo$ 在新生儿和婴儿中较高,儿童中降低,成人进一步降低。其随年龄改变的原因尚未明确,但可能与年长儿童和成人肌肉体积的增加以及继发肌肉灌注量的增加有关。

神经肌肉阻滞拮抗

虽然依酚氯铵起效迅速,但新斯的明对于完全苏醒效果更好,这也是后者被推荐为儿科常规用药的原因[709,710]。新斯的明的稳步分布容积在婴儿(2~10 个月)、儿童(1~6 岁)中和成人(0.5L/kg)相似,然而儿科患者的消除半衰期更短[711]。新斯的明的清除率随年龄增加而降低[婴儿、儿童和 29~48 岁成人分别为 13.6mL/(min·kg)、11.1mL/(min·kg)、9.6mL/(min·kg)][711],这同我们从异速生长效能 ¾ 中得到的结果一样。婴儿和儿童逆转右旋筒箭毒碱阻滞所需的新斯的明剂量比成人(以每千克表达)低 30%~40%,而新斯的明在儿科和成人患者中持续作

表 3.4　右旋筒箭毒碱年龄相关药代动力学（s）

	体重（kg）	清除率 [mL/（min·kg）]	CL 表面积 [mL/（min·m²）]	CL 异速生长 3/4[mL/（min·70 kg）]
（A）全身清除率				
新生儿（1 天~2 个月）	3.5	3.7（2.1）	56（32）	122（70）
婴儿（2 个月~1 年）	7	3.3（0.4）	59（7）	130（15）
儿童（1~12 岁）	22	4（1.1）	110（30）	210（58）
成人（12~30 岁）	60	3（0.8）	115（31）	202（54）

	体重（kg）	Vdss（L/kg）	Vdss 表面积（L/m²）	Vdss 异速生长（效能 1）（L/70 kg）	Vdss 异速生长（效能 3/4）（L/70 kg）
（B）稳态分布容积					
新生儿	3.5	0.74（0.33）	11（5）	52（23）	25（11）
婴儿	7	0.52（0.22）	9（4）	36（15）	21（9）
儿童	22	0.41（0.12）	11（3）	29（8）	22（6）
成人	60	0.3（0.1）	12（4）	21（7）	20（7）

	物理时间（min）			生理时间（min）		
（C）半衰期	$T_{1/2}\alpha$	$T_{1/2}\beta$	$T_{1/2}$keo	$T_{1/2}\alpha$	$T_{1/2}\beta$	$T_{1/2}$keo
新生儿	4.1（2.2）	174（60）	6.3（3.5）	8.7（4.7）	368（127）	13.3（7.4）
婴儿	7.0（4）	130（54）	7.5（3.5）	12.9（7.4）	240（100）	13.9（6.5）
儿童	6.7（2.4）	90（23）	7.9（2.7）	8.9（3.2）	120（31）	10.6（3.6）
成人	7.9（4.1）	89（18）	6.8（1.9）	8.2（4.3）	93（19）	7.1（2.0）

Data taken from Fisher DM et al. Anesthesiology 1982；57：203-8[89]。

用时间相同。其他研究已经证实，当婴儿、儿童或成人泮库溴铵神经肌肉阻滞达 90% 时，可通过 30~40μg/kg 新斯的明拮抗，成串刺激（train-of-four，TOF）率恢复至 0.7 的时间不到 10 分钟 [710,712~714]。新生儿应用新斯的明拮抗后肌力全部恢复的速度明显快于年长儿童 [710,715]。

例如，通过 50μg/kg 新斯的明拮抗的婴儿和儿童阿曲库铵诱导的 90% 神经肌肉阻滞，最小年龄群恢复速度最快 [709]。新生儿和婴儿 TOF 率达 0.7 的时间为 4 分钟，2~10 岁儿童为 6 分钟，青少年为 8 分钟。这些观察结果与异速生长模型一致 [35]。

舒更葡糖是一种可以逆转罗库溴铵和少部分维库溴铵肌松作用的新型药物。它的柱状环糊精结构可以不可逆的压缩罗库溴铵进入药物腔隙。早期儿童舒更葡糖的研究表明，2mg/kg 的舒更葡糖，可逆转罗库溴铵诱导的婴儿、儿童和青少年中度神经肌肉阻滞 [716]。

在出现二次颤搐反应时，TOF 率恢复至 0.9 所需平均时间在儿童、青少年和成人中分别为 1.2min、1.1min 和 1.2min。舒更葡糖通过肾脏系统清除，且已知消除动力学在肾衰竭时会延迟。

虽然新生儿肾小球滤过率尚未发育完全，但这不是最终结果。舒更葡糖已被用于终末肾衰竭的患者 [717~719]，且与正常肾功能的患者具有相同的逆转特性。

不良反应

尽管琥珀胆碱在快速气管插管中有着重要作用 [720~722]，但它仍是最不受欢迎的肌松药。它的分子结构类似于两个乙酰胆碱分子通过一个酯环连接。因此，刺激自主胆碱能受体，与心律失常、流涎增加和气管分泌物有关。肌束震颤也与轻度高钾血症

（0.2mmol/L）、胃内压和眼内压增高、咬肌痉挛和骨骼肌疼痛相关。烧灼、截瘫、创伤或失用性萎缩的患者可诱发严重的高钾血症。这可能与患有某些神经肌肉疾病（如杜兴肌肉营养不良）患者的横纹肌溶解和肌红蛋白血症有关。这些异常不是在所有患病新生儿中均能够得到诊断。例如，新生儿先天性强直性肌营养不良可能伴有呼吸功能不全或喂养困难。然而，这些新生儿对琥珀胆碱的反应均保持为强烈的持续肌肉收缩[723]。琥珀胆碱是恶性高热的引发剂，在丁酰胆碱酯酶缺陷的儿童身上有延长作用，这是一种由于一个或多个异常基因（非典型的、抗氟化物和沉默基因）存在导致的遗传性疾病[656]。另一方面，一种基因变异体，Cynthiana 或 Nietlich 变异体，表现为琥珀胆碱的超速分解[724]。

非去极化肌松药具有各自的治疗优势，同时也都存在不同的不良反应。右旋筒箭毒碱在大剂量和快速应用后，可能产生低血压和支气管痉挛。泮库溴铵由于阻断去甲肾上腺素再摄取出现拟交感神经作用，在新生儿心脏手术诱导期间会诱发心动过速，可能增大心输出量。经证实，在心脏手术中超过 ED95 剂量的罗库溴铵引起迷走神经活性降低增加心率，不过，罗库溴铵在快速注射时，也会引起局部疼痛和过敏反应。阿曲库铵释放组胺能够诱发支气管痉挛和低血压，这些作用在其同分异构体顺式阿曲库铵中有所减弱。

抗胆碱能药物

抗胆碱能药物在胆碱能节后纤维处阻断乙酰胆碱。它们也阻断乙酰胆碱在血管（抗毒蕈碱的）和中枢神经系统内的直接血管扩张作用。它们导致散瞳和心动过速，升高眼内压，抑制出汗，减少唾液分泌，降低下食管括约肌张力，在消化道和泌尿道有相同的张力作用。阿托品、东莨菪碱和格隆溴铵是麻醉中常用的三种抗胆碱能药物。在健康患者中，临床作用差别并不突出[725]。

当这些药物常规应用抗胆碱酯酶以逆转残余神经肌肉阻滞作用时，新生儿麻醉常规应用是减少的[726]。经研究充分论证，在 1 岁以内儿童耳鼻喉科、眼科和内镜手术中，这类药物具有减少分泌物或预防心动过缓的益处[727]，但这依然受到争论[728]。心动过缓和氧饱和度降低使新生儿插管复杂化[729]。抗胆碱能药物以往用于减少氯胺酮相关的唾液分泌，但新生儿氯胺酮的应用下降，其神经元凋亡作用仍在研究中。

阿托品

阿托品在肝脏中由 N- 脱甲基化作用后，经葡萄糖醛酸结合所代谢[730]；两个过程在新生儿体内均发育成熟。大约 50% 药物通过肾脏原型消除。一种检测阿托品中毒的老办法是把一滴受害者的尿液滴入猫眼睛并观察散瞳现象。

虽然新生儿阿托品清除率的相关数据仍未被阐明，但由于新生儿肾功能和肝功能尚未成熟，可预测新生儿阿托品清除率是降低的。经证实，与大于 2 岁的儿童相比，小于 2 岁儿童的稳态分布容积有所增加（3.2 ± 1.5L/kg∶1.3 ± 0.9L/kg）[731]。阿托品的清除率在小于 2 岁 [6.8 ± 5.3mL/(min·kg)] 和大于 2 岁 [6.5 ± 1.6mL/(min·kg)] 的儿童中是相似的。健康成人的消除半衰期为 3h ± 0.9h，而足月儿要高 4 倍[454]，早产儿尚无数据呈现[731, 732]。新生儿阿托品的药效动力学反应已被限制。小于 6 个月婴儿与年长儿相比，在氟烷麻醉期间需要更大剂量阿托品以提高心率[243]，小剂量 5mcg/kg 不能改变心率。此外，大范围阿托品剂量（5~40mcg/kg）对收缩压没有实质性作用。然而，近期儿科文献警告，剂量小于 0.1mg 的阿托品与儿童体重无关[733]，尽管一些文献已经发声批评这一剂量应用[733]。如果坚持此最小推荐剂量，则需要给 1kg 婴儿 100mcg/kg 以起到抗胆碱能预防作用，此剂量已构成严重的抗胆碱能药物过量。这一剂量的应用原理必须以代谢为基础。以往，这一推荐剂量在早期关于应用阿托品的儿童和成人的研究中发现，而这一研究仅有 5 名 6 周至 2.9 岁间的儿童研究对象[735]。他们发现重复阿托品剂量 1.8μg/kg 静脉注射，在年幼组不能同儿童和成人一样提高心率，因此警告在年幼儿童中谨慎使用小剂量阿托品。但是，研究中没有发生心动过缓。近期有报道，在 60 名小于 15kg 的婴儿行七氟烷麻醉时，应用 5mcg/kg 阿托品静脉注射后的电生理反应监测，未发现预期的心动过缓或威胁生命的心律失常[736]。这些数据提供了令人信服的证据，阿托品没有最低剂量，婴儿静脉注射剂量 5mcg/kg 并不引起心动过缓或其他心律失常。

成人最大心率改变和最小唾液流速发生在静脉注射药物后的 7~8min 内，但新生儿尚缺乏相关数据[737]。

东莨菪碱

东莨菪碱是一种比阿托品有更高中枢神经系统作用的叔胺,它能够产生镇静和遗忘作用。中度止吐作用[738]在新生儿中很少使用。与吗啡联合,在以往是较流行的肌注术前用药方法,但不适合在新生儿应用。常规肌注术前用药已经失去价值,且肌注吗啡-东莨菪碱可导致高碳酸血症和血氧饱和度下降[739]。东莨菪碱在心脏迷走神经作用阻滞方面效能很低,抑制分泌作用强于阿托品,尽管在健康患者身上这些临床作用的差异并不显著[725]。成人东莨菪碱血浆浓度和脑电图信号变化的直接关系已有报道,但尚无新生儿数据[740]。

成人东莨菪碱的分布容积为 1.4L/kg[741]。葡萄糖酸苷结合、硫酸盐结合和 CYP3A 家族水解作用参与药物清除[740]。葡萄糖醛酸化和 CYP3A 酶系统在出生时均不成熟且清除率是降低的。东莨菪碱的药代动力学尚未阐明[741]。

格隆溴铵

格隆溴铵是一种低中枢神经系统渗透率的季胺化合物。它有止涎作用[742],但在 1 岁以下的 80 个婴儿身上肌内注射阿托品或格隆溴铵后,在心率、行为或面部潮红方面无差异[743]。

格隆溴铵常用于拮抗新斯的明拟副交感神经作用,且在预防眼心反射方面与阿托品效果相同[744]。它在胃肠道吸收很少(10%~25%)[745]。小于 1 岁的儿童(n=8)清除率为 1.01L/(kg·h)(范围从 0.32~1.85L/kg),Vss1.83L/kg(范围从 0.70~3.87L/kg),但尚无新生儿数据。肾脏系统占消除率的85%[746],清除率预期在新生儿中下降的原因是肾功能未发育成熟[84]。

不良反应

成人抗胆碱药物中毒症状可由以下几句话描述,"热如野兔,盲如蝙蝠,干如枯骨,红如甜菜,疯如公牛"[747],这与口腔干燥、视力模糊、干热皮肤的外周作用有关;中枢作用包括高热、躁动、焦虑、兴奋、幻觉、谵妄和躁狂。严重中毒时,可发生大脑抑制和死亡。局部应用茄科植物(如颠茄)提取物时的眼部散瞳作用,被女性用于诱惑男性追求者,但这可导致女性不

能看清她的情人面部特征。

新生儿迷走神经反应与成人相比差异较大,在新生儿麻醉期间诱发的心动过速可能是有益的,因为他们的心输出量具有心率依赖性。丙泊酚联合应用瑞芬太尼在诱导期间会导致严重的心动过缓,如重复琥珀胆碱剂量,喉部器械,眼、睾丸和空腹脏器的手术操作。在这些情况下,预防性应用阿托品能够防止心动过缓[748]。但是低氧血症作为心动过缓最常见的原因,必须供氧而不是阿托品。

参考文献

1. Berde C. Convulsions associated with pediatric regional anesthesia. Anesth Analg. 1992;75:164–6.
2. Arnold JH, Truog RD, Scavone JM, Fenton T. Changes in the pharmacodynamic response to fentanyl in neonates during continuous infusion. J Pediatr. 1991;119:639–43.
3. Sheiner LB. The population approach to pharmacokinetic data analysis: rationale and standard data analysis methods. Drug Metab Rev. 1984;15:153–71.
4. Sheiner LB, Stanski DR, Vozeh S, Miller RD, Ham J. Simultaneous modeling of pharmacokinetics and pharmacodynamics: application to D-tubocurarine. Clin Pharmacol Ther. 1979;25:358–71.
5. Tod M, Jullien V, Pons G. Facilitation of drug evaluation in children by population methods and modelling. Clin Pharmacokinet. 2008;47:231–43.
6. West GB, Brown JH. The origin of allometric scaling laws in biology from genomes to ecosystems: towards a quantitative unifying theory of biological structure and organization. J Exp Biol. 2005;208:1575–92.
7. West GB, Brown JH, Enquist BJ. A general model for the origin of allometric scaling laws in biology. Science. 1997;276:122–6.
8. Anderson BJ, Holford NH. Mechanism-based concepts of size and maturity in pharmacokinetics. Annu Rev Pharmacol Toxicol. 2008;48:303–32.
9. Johnson TN. The problems in scaling adult drug doses to children. Arch Dis Child. 2008;93:207–11.
10. Edginton AN, Schmitt W, Voith B, Willmann S. A mechanistic approach for the scaling of clearance in children. Clin Pharmacokinet. 2006;45:683–704.
11. Peeters MY, Allegaert K, van Oud Alblas HJB, et al. Prediction of propofol clearance in children from an allometric model developed in rats, children and adults versus a 0.75 fixed-exponent allometric model. Clin Pharmacokinet. 2010;49:269–75.
12. Hill AV. The possible effects of the aggregation of the molecules of haemoglobin on its dissociation curves. J Physiol. 1910;14:iv–vii.
13. Richards FJ. A flexible growth function for empirical use. J Exp Bot. 1959;10:290–301.
14. Allegaert K, Anderson BJ, Verbesselt R, et al. Tramadol disposition in the very young: an attempt to assess in vivo cytochrome P-450 2D6 activity. Br J Anaesth. 2005;95:231–9.
15. Conney AH, Davison C, Gastel R, Burns JJ. Adaptive increases in drug-metabolizing enzymes induced by phenobarbital and other drugs. J Pharmacol Exp Ther. 1960;130:1–8.
16. Perucca E. Clinically relevant drug interactions with antiepileptic drugs. Br J Clin Pharmacol. 2006;61:246–55.
17. Strolin Benedetti M, Ruty B, Baltes E. Induction of endogenous

pathways by antiepileptics and clinical implications. Fundam Clin Pharmacol. 2005;19:511–29.

18. Corcos L, Lagadic-Gossmann D. Gene induction by Phenobarbital: an update on an old question that receives key novel answers. Pharmacol Toxicol. 2001;89:113–22.

19. Eker HE, Yalcin Cok O, Aribogan A, Arslan G. Children on phenobarbital monotherapy requires more sedatives during MRI. Paediatr Anaesth. 2011;21(10):998–1002.

20. Grand RJ, Watkins JB, Torti FM. Development of the human intestinal tract: a review. Gastroenterology. 1976;70:790–810.

21. Liang J, Co E, Zhang M, Pineda J, Chen JD. Development of gastric slow waves in preterm infants measured by electrogastrography. Am J Physiol. 1998;274:G503–8.

22. Funk RS, Brown JT, Abdel-Rahman SM. Pediatric pharmacokinetics: human development and drug disposition. Pedaiatr Clin N Am. 2012;59:1001–16.

23. Anderson BJ, van Lingen RA, Hansen TG, Lin YC, Holford NH. Acetaminophen developmental pharmacokinetics in premature neonates and infants: a pooled population analysis. Anesthesiology. 2002;96:1336–45.

24. van Hoogdalem E, de Boer AG, Breimer DD. Pharmacokinetics of rectal drug administration, Part I. General considerations and clinical applications of centrally acting drugs. Clin Pharmacokinet. 1991;21:11–26.

25. Taddio A, Stevens B, Craig K, et al. Efficacy and safety of lidocaine-prilocaine cream for pain during circumcision. N Engl J Med. 1997;336:1197–201.

26. Salanitre E, Rackow H. The pulmonary exchange of nitrous oxide and halothane in infants and children. Anesthesiology. 1969;30:388–94.

27. Lerman J. Pharmacology of inhalational anaesthetics in infants and children. Paediatr Anaesth. 1992;2:191–203.

28. Malviya S, Lerman J. The blood/gas solubilities of sevoflurane, isoflurane, halothane, and serum constituent concentrations in neonates and adults. Anesthesiology. 1990;72:793–6.

29. Friis-Hansen B. Body water compartments in children: changes during growth and related changes in body composition. Pediatrics. 1961;28:169–81.

30. Johnson KL, Erickson JP, Holley FO, et al. Fentanyl pharmacokinetics in the paediatric population. Anesthesiology. 1984;61:A441.

31. Luz G, Innerhofer P, Bachmann B, Frischhut B, Menardi G, Benzer A. Bupivacaine plasma concentrations during continuous epidural anesthesia in infants and children. Anesth Analg. 1996;82:231–4.

32. Luz G, Wieser C, Innerhofer P, Frischhut B, Ulmer H, Benzer A. Free and total bupivacaine plasma concentrations after continuous epidural anaesthesia in infants and children. Paediatr Anaesth. 1998;8:473–8.

33. Huang Z, Ung T. Effect of alpha-1-acid glycoprotein binding on pharmacokinetics and pharmacodynamics. Curr Drug Metab. 2013;14:226–38.

34. Erichsen CJ, Sjovall J, Kehlet H, Hedlund C, Arvidsson T. Pharmacokinetics and analgesic effect of ropivacaine during continuous epidural infusion for postoperative pain relief. Anesthesiology. 1996;84:834–42.

35. Anderson BJ, McKee AD, Holford NH. Size, myths and the clinical pharmacokinetics of analgesia in paediatric patients. Clin Pharmacokinet. 1997;33:313–27.

36. Bosenberg AT, Thomas J, Cronje L, et al. Pharmacokinetics and efficacy of ropivacaine for continuous epidural infusion in neonates and infants. Paediatr Anaesth. 2005;15:739–49.

37. Russo H, Bressolle F. Pharmacodynamics and pharmacokinetics of thiopental. Clin Pharmacokinet. 1998;35:95–134.

38. Bjorkman S. Prediction of drug disposition in infants and children by means of physiologically based pharmacokinetic (PBPK) modelling: theophylline and midazolam as model drugs. Br J Clin Pharmacol. 2005;59:691–704.

39. Johnson TN, Tucker GT, Tanner MS, Rostami-Hodjegan

A. Changes in liver volume from birth to adulthood: a meta-analysis. Liver Transpl. 2005;11:1481–93.

40. Way WL, Costley EC, Way EL. Respiratory sensitivity of the newborn infant to meperidine and morphine. Clin Pharmacol Ther. 1965;6:454–61.

41. Pokela ML, Olkkola KT, Seppala T, Koivisto M. Age-related morphine kinetics in infants. Dev Pharmacol Ther. 1993;20:26–34.

42. Lynn AM, Nespeca MK, Opheim KE, Slattery JT. Respiratory effects of intravenous morphine infusions in neonates, infants, and children after cardiac surgery. Anesth Analg. 1993;77:695–701.

43. Engelhardt B. Development of the blood-brain barrier. Cell Tissue Res. 2003;314:119–29.

44. Henthorn TK, Liu Y, Mahapatro M, Ng KY. Active transport of fentanyl by the blood-brain barrier. J Pharmacol Exp Ther. 1999;289:1084–9.

45. Hamabe W, Maeda T, Kiguchi N, Yamamoto C, Tokuyama S, Kishioka S. Negative relationship between morphine analgesia and P-glycoprotein expression levels in the brain. J Pharmacol Sci. 2007;105:353–60.

46. Daood MJ, Tsai C, Addab-Barmada M, Watchko JF. ABC transporter (P-gp/ABCB1, MRP1/ABCC1, BCRP/ABCG2) expression in the developing human CNS. Neuropediatrics. 2008;39:211.

47. Choudhuri S, Klaassen CD. Structure, function, expression, genomic organization, and single nucleotide polymorphisms of human ABCB1 (MDR1), ABCC (MRP), and ABCG2 (BCRP) efflux transporters. Int J Toxicol. 2006;25:231–59.

48. Hajj A, Khabbaz L, Laplanche JL, Peoc'h K. Pharmacogenetics of opiates in clinical practice: the visible tip of the iceberg. Pharmacogenomics. 2013;14:575–85.

49. Hines RN, McCarver DG. The ontogeny of human drug-metabolizing enzymes: phase I oxidative enzymes. J Pharmacol Exp Ther. 2002;300:355–60.

50. Koukouritaki SB, Manro JR, Marsh SA, et al. Developmental expression of human hepatic CYP2C9 and CYP2C19. J Pharmacol Exp Ther. 2004;308:965–74. Epub 2003 Nov 21.

51. Allegaert K, van de Velde M, van den Anker J. Neonatal clinical pharmacology. Pediatr Anesth. 2014;24(1):30–8. doi:10.1111/pan.12176.

52. Cuzzolin L. Drug metabolizing enzymes in the perinatal and neonatal period: differences in the expression and activity. Curr Drug Metab. 2013;14:167–73.

53. Johnsrud EK, Koukouritaki SB, Divakaran K, Brunengraber LL, Hines RN, McCarver DG. Human hepatic CYP2E1 expression during development. J Pharmacol Exp Ther. 2003;307:402–7.

54. Kearns GL, Abdel-Rahman SM, Alander SW, Blowey DL, Leeder JS, Kauffman RE. Developmental pharmacology–drug disposition, action, and therapy in infants and children. N Engl J Med. 2003;349:1157–67.

55. Anderson BJ, Hansen TG. Getting the best from pediatric pharmacokinetic data. Paediatr Anaesth. 2004;14:713–15.

56. Chalkiadis GA, Anderson BJ. Age and size are the major covariates for prediction of levobupivacaine clearance in children. Paediatr Anaesth. 2006;16:275–82.

57. de Wildt SN, Kearns GL, Leeder JS, van den Anker JN. Cytochrome P450 3A: ontogeny and drug disposition. Clin Pharmacokinet. 1999;37:485–505.

58. Ma JD, Lee KC, Kuo GM. Clinical application of pharmacogenomics. J Pharm Pract. 2012;25:417–27.

59. Davis L, Britten JJ, Morgan M. Cholinesterase: its significance in anaesthetic practice. Anaesthesia. 1997;52:244–60.

60. Neville KA, Becker ML, Goldman JL, Kearns GL. Developmental pharmacogenomics. Pediatr Anesth. 2011;21:255–65.

61. McCarver DG, Hines RN. The ontogeny of human drug-metabolizing enzymes: phase II conjugation enzymes and regulatory mechanisms. J Pharmacol Exp Ther. 2002;300:361–6.

62. Anderson BJ, Holford NH. Mechanistic basis of using body size

and maturation to predict clearance in humans. Drug Metab Pharmacokinet. 2009;24:25–36.

63. Bouwmeester NJ, Anderson BJ, Tibboel D, Holford NH. Developmental pharmacokinetics of morphine and its metabolites in neonates, infants and young children. Br J Anaesth. 2004;92:208–17.

64. Anand KJ, Anderson BJ, Holford NH, et al. Morphine pharmacokinetics and pharmacodynamics in preterm and term neonates: secondary results from the NEOPAIN trial. Br J Anaesth. 2008;101:680–9.

65. Holford NHG, Ma SC, Anderson BJ. Prediction of morphine dose in humans. Pediatr Anesth. 2012;22:209–22.

66. Anderson BJ, Woollard GA, Holford NH. A model for size and age changes in the pharmacokinetics of paracetamol in neonates, infants and children. Br J Clin Pharmacol. 2000;50:125–34.

67. Anderson BJ, Pons G, Autret-Leca E, Allegaert K, Boccard E. Pediatric intravenous paracetamol (propacetamol) pharmacokinetics: a population analysis. Pediatr Anesth. 2005;15:282–92.

68. Potts AL, Warman GR, Anderson BJ. Dexmedetomidine disposition in children: a population analysis. Paediatr Anaesth. 2008;18:722–30.

69. Allegaert K, Peeters MY, Verbesselt R, et al. Inter-individual variability in propofol pharmacokinetics in preterm and term neonates. Br J Anaesth. 2007;99:864–70.

70. Allegaert K, Vancraeynest J, Rayyan M, et al. Urinary propofol metabolites in early life after single intravenous bolus. Br J Anaesth. 2008;101(6):827–31.

71. Lynn A, Nespeca MK, Bratton SL, Strauss SG, Shen DD. Clearance of morphine in postoperative infants during intravenous infusion: the influence of age and surgery. Anesth Analg. 1998;86:958–63.

72. Peters JW, Anderson BJ, Simons SH, Uges DR, Tibboel D. Morphine pharmacokinetics during venoarterial extracorporeal membrane oxygenation in neonates. Intensive Care Med. 2005;31:257–63.

73. Rigby-Jones AE, Nolan JA, Priston MJ, Wright PM, Sneyd JR, Wolf AR. Pharmacokinetics of propofol infusions in critically ill neonates, infants, and children in an intensive care unit. Anesthesiology. 2002;97:1393–400.

74. Welzing L, Ebenfeld S, Dlugay V, Wiesen MH, Roth B, Mueller C. Remifentanil degradation in umbilical cord blood of preterm infants. Anesthesiology. 2011;114:570–7.

75. Rigby-Jones AE, Priston MJ, Thorne GC, Tooley MA, Sneyd JR, Wolf AR. Population pharmacokinetics of remifentanil in critically ill post cardiac neonates, infants and children. Br J Anaesth. 2005;95:578P–9.

76. Minto CF, Schnider TW, Egan TD, et al. Influence of age and gender on the pharmacokinetics and pharmacodynamics of remifentanil. I. Model development. Anesthesiology. 1997;86:10–23.

77. Ross AK, Davis PJ, Dear Gd GL, et al. Pharmacokinetics of remifentanil in anesthetized pediatric patients undergoing elective surgery or diagnostic procedures. Anesth Analg. 2001;93:1393–401.

78. Kan RE, Hughes SC, Rosen MA, Kessin C, Preston PG, Lobo EP. Intravenous remifentanil: placental transfer, maternal and neonatal effects. Anesthesiology. 1998;88:1467–74.

79. Egan TD. Pharmacokinetics and pharmacodynamics of remifentanil: an update in the year 2000. Curr Opin Anaesthesiol. 2000;13:449–55.

80. Zsigmond EK, Downs JR. Plasma cholinesterase activity in newborns and infants. Can Anaesth Soc J. 1971;18:278–85.

81. Cook DR, Wingard LB, Taylor FH. Pharmacokinetics of succinylcholine in infants, children, and adults. Clin Pharmacol Ther. 1976;20:493–8.

82. Goudsouzian NG, Liu LM. The neuromuscular response of infants to a continuous infusion of succinylcholine. Anesthesiology. 1984;60:97–101.

83. Sawyer DC, Eger 2nd EI, Bahlman SH, Cullen BF, Impelman

84. D. Concentration dependence of hepatic halothane metabolism. Anesthesiology. 1971;34:230–5.

84. Rhodin MM, Anderson BJ, Peters AM, et al. Human renal function maturation: a quantitative description using weight and postmenstrual age. Pediatr Nephrol. 2009;24:67–76.

85. Langhendries JP, Battisti O, Bertrand JM, et al. Adaptation in neonatology of the once-daily concept of aminoglycoside administration: evaluation of a dosing chart for amikacin in an intensive care unit. Biol Neonate. 1998;74:351–62.

86. Kharasch ED, Hankins DC, Thummel KE. Human kidney methoxyflurane and sevoflurane metabolism. Intrarenal fluoride production as a possible mechanism of methoxyflurane nephrotoxicity. Anesthesiology. 1995;82:689–99.

87. McNamara DG, Nixon GM, Anderson BJ. Methylxanthines for the treatment of apnea associated with bronchiolitis and anesthesia. Paediatr Anaesth. 2004;14:541–50.

88. Paradisis M, Jiang X, McLachlan AJ, Evans N, Kluckow M, Osborn D. Population pharmacokinetics and dosing regimen design of milrinone in preterm infants. Arch Dis Child Fetal Neonatal Ed. 2007;92:F204–9.

89. Fisher DM, O'Keeffe C, Stanski DR, Cronnelly R, Miller RD, Gregory GA. Pharmacokinetics and pharmacodynamics of d-tubocurarine in infants, children, and adults. Anesthesiology. 1982;57:203–8.

90. Allegaert K, Cossey V, Debeer A, et al. The impact of ibuprofen on renal clearance in preterm infants is independent of the gestational age. Pediatr Nephrol. 2005;20:740–3. Epub 2005 Mar 23.

91. Allegaert K, Cossey V, Langhendries JP, et al. Effects of co-administration of ibuprofen-lysine on the pharmacokinetics of amikacin in preterm infants during the first days of life. Biol Neonate. 2004;86:207–11.

92. Stephenson T. How children's responses to drugs differ from adults. Br J Clin Pharmacol. 2005;59:670–3.

93. LeDez KM, Lerman J. The minimum alveolar concentration (MAC) of isoflurane in preterm neonates. Anesthesiology. 1987;67:301–7.

94. Lerman J, Robinson S, Willis MM, Gregory GA. Anesthetic requirements for halothane in young children 0-1 month and 1-6 months of age. Anesthesiology. 1983;59:421–4.

95. Koch SC, Fitzgerald M, Hathway GJ. Midazolam potentiates nociceptive behavior, sensitizes cutaneous reflexes, and is devoid of sedative action in neonatal rats. Anesthesiology. 2008;108:122–9.

96. Tobin JR. Paradoxical effects of midazolam in the very young. Anesthesiology. 2008;108:6–7.

97. Meakin G, Morton RH, Wareham AC. Age-dependent variation in response to tubocurarine in the isolated rat diaphragm. Br J Anaesth. 1992;68:161–3.

98. Wareham AC, Morton RH, Meakin GH. Low quantal content of the endplate potential reduces safety factor for neuromuscular transmission in the diaphragm of the newborn rat. Br J Anaesth. 1994;72:205–9.

99. Radford D. Side effects of verapamil in infants. Arch Dis Child. 1983;58:465–6.

100. Steinberg C, Notterman DA. Pharmacokinetics of cardiovascular drugs in children. Inotropes and vasopressors. Clin Pharmacokinet. 1994;27:345–67.

101. Seri I, Tulassay T, Kiszel J, Machay T, Csomor S. Cardiovascular response to dopamine in hypotensive preterm neonates with severe hyaline membrane disease. Eur J Pediatr. 1984;142:3–9.

102. Cuevas L, Yeh TF, John EG, Cuevas D, Plides RS. The effect of low-dose dopamine infusion on cardiopulmonary and renal status in premature newborns with respiratory distress syndrome. Am J Dis Child. 1991;145:799–803.

103. Seri I, Tulassay T, Kiszel J, et al. Effect of low-dose dopamine infusion on prolactin and thyrotropin secretion in preterm infants with hyaline membrane disease. Biol Neonate. 1985;47:317–22.

104. Seri I. Dopamine and natriuresis. Mechanism of action and developmental aspects. Am J Hypertens. 1990;3:82S–6.
105. Kim HS, Oh AY, Kim CS, Kim SD, Seo KS, Kim JH. Correlation of bispectral index with end-tidal sevoflurane concentration and age in infants and children. Br J Anaesth. 2005;95:362–6.
106. Davidson AJ. Measuring anesthesia in children using the EEG. Pediatr Anesth. 2006;16:374–87.
107. Davidson AJ, Huang GH, Rebmann CS, Ellery C. Performance of entropy and Bispectral Index as measures of anaesthesia effect in children of different ages. Br J Anaesth. 2005;95:674–9.
108. Davidson AJ, Sale SM, Wong C, et al. The electroencephalograph during anesthesia and emergence in infants and children. Paediatr Anaesth. 2008;18:60–70.
109. Jeleazcov C, Schmidt J, Schmitz B, Becke K, Albrecht S. EEG variables as measures of arousal during propofol anaesthesia for general surgery in children: rational selection and age dependence. Br J Anaesth. 2007;99:845–54.
110. Solt K, Forman SA. Correlating the clinical actions and molecular mechanisms of general anesthetics. Curr Opin Anaesthesiol. 2007;20:300–6.
111. Grasshoff C, Drexler B, Rudolph U, Antkowiak B. Anaesthetic drugs: linking molecular actions to clinical effects. Curr Pharm Des. 2006;12:3665–79.
112. Billard V, Gambus PL, Chamoun N, Stanski DR, Shafer SL. A comparison of spectral edge, delta power, and bispectral index as EEG measures of alfentanil, propofol, and midazolam drug effect. Clin Pharmacol Ther. 1997;61:45–58.
113. Marsh B, White M, Morton N, Kenny GN. Pharmacokinetic model driven infusion of propofol in children. Br J Anaesth. 1991;67:41–8.
114. Peeters MY, Prins SA, Knibbe CA, et al. Propofol pharmacokinetics and pharmacodynamics for depth of sedation in nonventilated infants after major craniofacial surgery. Anesthesiology. 2006;104:466–74.
115. Kataria BK, Ved SA, Nicodemus HF, et al. The pharmacokinetics of propofol in children using three different data analysis approaches (see comments). Anesthesiology. 1994;80:104–22.
116. Gepts E, Camu F, Cockshott ID, Douglas EJ. Disposition of propofol administered as constant rate intravenous infusions in humans. Anesth Analg. 1987;66:1256–63.
117. Absalom A, Amutike D, Lal A, White M, Kenny GN. Accuracy of the 'Paedfusor' in children undergoing cardiac surgery or catheterization. Br J Anaesth. 2003;91:507–13.
118. Allegaert K, de Hoon J, Verbesselt R, Naulaers G, Murat I. Maturational pharmacokinetics of single intravenous bolus of propofol. Paediatr Anaesth. 2007;17:1028–34.
119. Anderson BJ. Pediatric models for adult target-controlled infusion pumps. Paediatr Anaesth. 2009;20(3):223–32.
120. Ghanta S, Abdel-Latif ME, Lui K, Ravindranathan H, Awad J, Oei J. Propofol compared with the morphine, atropine, and suxamethonium regimen as induction agents for neonatal endotracheal intubation: a randomized, controlled trial. Pediatrics. 2007;119:e1248–55.
121. Papoff P, Mancuso M, Caresta E, Moretti C. Effectiveness and safety of propofol in newborn infants. Pediatrics. 2008;121:448. author reply -9.
122. Veyckemans F. Propofol for intubation of the newborn? Pediatr Anesth. 2001;11:630–1.
123. Westrin P. The induction dose of propofol in infants 1-6 months of age and in children 10-16 years of age. Anesthesiology. 1991;74:455–8.
124. Allegaert K. Is propofol the perfect hypnotic agent for procedural sedation in neonates? Curr Clin Pharmacol. 2009;4:84–6.
125. Welzing L, Kribs A, Eifinger F, Huenseler C, Oberthuer A, Roth B. Propofol as an induction agent for endotracheal intubation can cause significant arterial hypotension in preterm neonates. Pediatr Anesth. 2010;20:605–11.
126. Clarke WR. The transitional circulation: physiology and anesthetic implications. J Clin Anesth. 1990;2:192–211.
127. Williams GD, Jones TK, Hanson KA, Morray JP. The hemodynamic effects of propofol in children with congenital heart disease. Anesth Analg. 1999;89:1411–16.
128. Veyckemans F. Propofol for intubation of the newborn? Pediatr Anesth. 2001;11:629–32.
129. Lerman J, Heard C, Steward DJ. Neonatal tracheal intubation: an imbroglio unresolved. Pediatr Anesth. 2010;20:585–90.
130. Vanderhaegen J, Naulaers G, Van Huffel S, Vanhole C, Allegaert K. Cerebral and systemic hemodynamic effects of intravenous bolus administration of propofol in neonates. Neonatology. 2009;98:57–63.
131. Nauta M, Onland W, De Jaegere A. Propofol as an induction agent for endotracheal intubation can cause significant arterial hypotension in preterm infants. Pediatr Anesth. 2011;21:711–12.
132. Domek NS, Barlow CF, Roth LJ. An ontogenetic study of phenobarbital-C-14 in cat brain. J Pharmacol Exp Ther. 1960; 130:285–93.
133. Mirkin BL. Perinatal pharmacology: placental transfer, fetal localization, and neonatal disposition of drugs. Anesthesiology. 1975;43:156–70.
134. Westrin P, Jonmarker C, Werner O. Thiopental requirements for induction of anesthesia in neonates and in infants one to six months of age. Anesthesiology. 1989;71:344–6.
135. Jonmarker C, Westrin P, Larsson S, Werner O. Thiopental requirements for induction of anesthesia in children. Anesthesiology. 1987;67:104–7.
136. Glantz LA, Gilmore JH, Hamer RM, Lieberman JA, Jarskog LF. Synaptophysin and postsynaptic density protein 95 in the human prefrontal cortex from mid-gestation into early adulthood. Neuroscience. 2007;149:582–91.
137. Norman E, Malmqvist U, Westrin P, Fellman V. Thiopental pharmacokinetics in newborn infants: a case report of overdose. Acta Paediatr. 2009;98:1680–2.
138. Stanski DR, Maitre PO. Population pharmacokinetics and pharmacodynamics of thiopental: the effect of age revisited [see comments]. Anesthesiology. 1990;72:412–22.
139. Lindsay WA, Shepherd J. Plasma levels of thiopentone after premedication with rectal suppositories in young children. Br J Anaesth. 1969;41:977–84.
140. Bonati M, Marraro G, Celardo A, et al. Thiopental efficacy in phenobarbital-resistant neonatal seizures. Dev Pharmacol Ther. 1990;15:16–20.
141. Garg DC, Goldberg RN, Woo-Ming RB, Weidler DJ. Pharmacokinetics of thiopental in the asphyxiated neonate. Dev Pharmacol Ther. 1988;11:213–18.
142. Demarquez JL, Galperine R, Billeaud C, Brachet-Liermain A. High-dose thiopental pharmacokinetics in brain-injured children and neonates. Dev Pharmacol Ther. 1987;10:292–300.
143. Gaspari F, Marraro G, Penna GF, Valsecchi R, Bonati M. Elimination kinetics of thiopentone in mothers and their newborn infants. Eur J Clin Pharmacol. 1985;28:321–5.
144. Larsson P, Anderson BJ, Norman E, Westrin P, Fellman V. Thiopentone elimination in newborn infants: exploring Michaelis-Menten kinetics. Acta Anaesthesiol Scand. 2011; 55:444–51.
145. Norman E, Westrin P, Fellman V. Placental transfer and pharmacokinetics of thiopentone in newborn infants. Arch Dis Child. 2010;95:F277–82.
146. Komai H, Rusy BF. Effect of thiopental on Ca2+ release from sarcoplasmic reticulum in intact myocardium. Anesthesiology. 1994;81:946–52.
147. Grant IS, Nimmo WS, McNicol LR, Clements JA. Ketamine disposition in children and adults. Br J Anaesth. 1983;55:1107–11.
148. Ihmsen H, Geisslinger G, Schuttler J. Stereoselective pharmacokinetics of ketamine: R(-)-ketamine inhibits the elimination of S(+)-ketamine. Clin Pharmacol Ther. 2001;70:431–8.
149. Cook RD, Davis PJ. Pediatric anesthesia pharmacology. In: Lake

CL, editor. Pediatric cardiac anesthesia. 2nd ed. East Norwalk: Appleton & Lange; 1993. p. 134.

150. Hartvig P, Larsson E, Joachimsson PO. Postoperative analgesia and sedation following pediatric cardiac surgery using a constant infusion of ketamine. J Cardiothorac Vasc Anesth. 1993;7:148–53.

151. Chang T, Glazko AJ. Biotransformation and disposition of ketamine. Int Anesthesiol Clin. 1974;12:157–77.

152. Lockhart CH, Nelson WL. The relationship of ketamine requirement to age in pediatric patients. Anesthesiology. 1974;40:507–8.

153. Scallet AC, Schmued LC, Slikker Jr W, et al. Developmental neurotoxicity of ketamine: morphometric confirmation, exposure parameters, and multiple fluorescent labeling of apoptotic neurons. Toxicol Sci. 2004;81:364–70.

154. Paule MG, Li M, Allen RR, et al. Ketamine anesthesia during the first week of life can cause long-lasting cognitive deficits in rhesus monkeys. Neurotoxicol Teratol. 2011;33:220–30.

155. Brambrink AM, Evers AS, Avidan MS, et al. Ketamine-induced neuroapoptosis in the fetal and neonatal rhesus macaque brain. Anesthesiology. 2012;116:372–84.

156. Fredriksson A, Archer T, Alm H, Gordh T, Eriksson P. Neurofunctional deficits and potentiated apoptosis by neonatal NMDA antagonist administration. Behav Brain Res. 2004;153:367–76.

157. Wang C, Sadovova N, Fu X, et al. The role of the N-methyl-D-aspartate receptor in ketamine-induced apoptosis in rat forebrain culture. Neuroscience. 2005;132:967–77.

158. Shih J, May LDV, Gonzalez HE, et al. Delayed environmental enrichment reverses sevoflurane-induced memory impairment in rats. Anesthesiology. 2012;116:586–602.

159. Turner CP, Gutierrez S, Liu C, et al. Strategies to defeat ketamine-induced neonatal brain injury. Neuroscience. 2012;210:384–92.

160. Oz S, Ivashko-Pachima Y, Gozes I. The ADNP derived peptide, NAP modulates the tubulin pool: implication for neurotrophic and neuroprotective activities. PLoS One. 2012;7(12):e51458.

161. Soriano SG, Anand KJ, Rovnaghi CR, Hickey PR. Of mice and men: should we extrapolate rodent experimental data to the care of human neonates? Anesthesiology. 2005;102:866–8.

162. Anand KJ, Hall RW, Desai N, et al. Effects of morphine analgesia in ventilated preterm neonates: primary outcomes from the NEOPAIN randomised trial. Lancet. 2004;363:1673–82.

163. Steward DJ, Creighton RE. The uptake and excretion of nitrous oxide in the newborn. Can Anaesth Soc J. 1978;25:215–17.

164. Eger II EI. Anesthetic uptake and action. Baltimore: Williams & Wilkins; 1974.

165. Lerman J, Willis MM, Gregory GA, Eger II EI. Age and the solubility of volatile anesthetics in blood. Anesthesiology. 1984;61:139–43.

166. Lerman J, Gregory GA, Eger II EI. Hematocrit and the solubility of volatile anesthetics in blood. Anesth Analg. 1984;63:911–14.

167. Sinclair L, Strong HA, Lerman J. Effects of AAGP, local anesthetics and pH on the partition coefficients of halothane, enflurane and sevoflurane in blood and buffered saline (abstract). Can J Anaesth. 1988;35:S99.

168. Yasuda N, Lockhart SH, Eger II EI, Weiskopf RB, Liu J, Laster M, Taheri S, Peterson NA. Comparison kinetics of sevoflurane and isoflurane in humans. Anesth Analg. 1991;72:316–24.

169. Lerman J, Schmitt-Bantel BI, Willis MM, Gregory GA, Eger II EI. Effect of age on the solubility of volatile anesthetics in human tissues. Anesthesiology. 1986;65:63–7.

170. Gibbons RT, Steffey EP, Eger II EI. The effect of spontaneous versus controlled ventilation on the rate of rise of alveolar halothane concentration in dogs. Anesth Analg. 1977;56:32–4.

171. Huntington JH, Malviya S, Voepel-Lewis T, Lloyd TR, Massey KD. The effect of a right-to-left intracardiac shunt on the rate of rise of arterial and end-tidal halothane in children. Anesth Analg. 1999;88:759–62.

172. Burrows FA. Physiologic dead space, venous admixture, and the arterial to end-tidal carbon dioxide difference in infants and children undergoing cardiac surgery. Anesthesiology. 1989;70:219–25.

173. Eger II EI, Johnson BH. Rates of awakening from anesthesia with I-653, halothane, isoflurane and sevoflurane: a test of the effect of anesthetic concentration and duration in rats. Anesth Analg. 1987;66:977–82.

174. Naito Y, Tamai S, Shingu K, Fujimori R, Mori K. Comparison between sevoflurane and halothane for paediatric ambulatory anaesthesia. Br J Anaesth. 1991;67:387–9.

175. Davis PJ, Cohen IT, McGowan FX, Latta K. Recovery characteristics of desflurane versus halothane for maintenance of anesthesia in pediatric ambulatory patients. Anesthesiology. 1994;84:298–302.

176. Sarner JB, Levine M, Davis PJ, Lerman J, Cook RD, Motoyama EK. Clinical characteristics of sevoflurane in children: a comparison with halothane. Anesthesiology. 1995;82:38–46.

177. Bould MD, Sury MR. Defining awakening from anesthesia in neonates: a consensus study. Pediatr Anesth. 2011;21:259–63.

178. Gregory GA, Eger II EI, Munson ES. The relationship between age and halothane requirement in man. Anesthesiology. 1969;30: 488–91.

179. Diaz JH, Lockhart CH. Is halothane really safe in infancy? Anesthesiology. 1979;51:S313.

180. Taylor RH, Lerman J. Minimum alveolar concentration (MAC) of desflurane and hemodynamic responses in neonates, infants and children. Anesthesiology. 1991;75:975–9.

181. Lerman J, Kleinman S, Yentis SW, Sikich N. Pharmacology of sevoflurane in infants and children. Anesthesiology. 1994;80:814–24.

182. Cameron CB, Robinson S, Gregory GA. The minimum anesthetic concentration of isoflurane in children. Anesth Analg. 1984; 63:418–20.

183. Baum VC, Palmisano BW. The immature heart and anesthesia. Anesthesiology. 1997;87:1529–48.

184. Murray DJ, Forbes RB, Mahoney LT. Comparative hemodynamic depression of halothane versus isoflurane in neonates and infants: an echocardiographic study. Anesth Analg. 1992;74:329–37.

185. Murat I, Lapeyre G, Saint-Maurice C. Isoflurane attenuates baroreflex control of heart rate in human neonates. Anesthesiology. 1989;70:395–400.

186. Wolf AR, Humphry AT. LImitations and vulnerabilities of the neonatal cardiovascular system: considerations for anesthetic management. Pediatr Anesth. 2014;24:5–9.

187. Barash PG, Glanz S, Katz JD, Taunt K, Talner NS. Ventricular function in children during halothane anaesthetic: an echocardiographic evaluation. Anesthesiology. 1978;49:79–85.

188. Frei FJ, Haemmerle MH, Brunner R, Kern C. Minimum alveolar concentration for halothane in children with cerebral palsy and severe mental retardation. Anaesthesia. 1997;52:1056–60.

189. Tsunoda Y, Hattori Y, Takatsuka E, et al. Effects of hydroxyzine, diazepam and pentazocine on halothane minimum alveolar anesthetic concentration. Anesth Analg. 1973;52:390–4.

190. Perisho JA, Beuchel DR, Miller RD. The effect of diazepam (Valium®) on minimum alveolar anaesthetic requirement (MAC) in man. Can Anaesth Soc J. 1971;18:536–40.

191. Viegas O, Stoelting RK. Halothane MAC in dogs unchanged by phenobarbital. Anesth Analg. 1976;55:677–9.

192. Liem EB, Lin CM, Suleman MI, et al. Anesthetic requirement is increased in redheads. Anesthesiology. 2004;101:279–83.

193. Murray DJ, Mehta MP, Forbes RB, Dull DL. Additive contribution of nitrous oxide to halothane MAC in infants and children. Anesth Analg. 1990;71:120–4.

194. Murray DJ, Mehta MP, Forbes RB. The additive contribution of nitrous oxide to isoflurane MAC in infants and children. Anesthesiology. 1991;75:186–90.

195. Fisher DM, Zwass MS. MAC of desflurane in 60 % nitrous oxide

in infants and children. Anesthesiology. 1992;76:354–6.

196. Swan HD, Crawford MW, Pua HL, Stephens D, Lerman J. Additive contribution of nitrous oxide to sevoflurane MAC for tracheal intubation in children. Anesthesiology. 1999;91:667–71.

197. Mellor DJ, Lerman J. Anesthesia for neonatal emergencies. Semin Perinatol. 1998;22:363–79.

198. Anderson BJ, Lerman J, Coté CJ, editors. Pharmacokinetics and pharmacology of drugs used in children. A practice of anesthesia for infants and children. 5th ed. Philadelphia, PA: Elsevier; 2013. Chap 6.

199. Yakaitis RW, Blitt CD, Angiulo JP. End-tidal halothane concentration for endotracheal intubation. Anesthesiology. 1977;47:386–8.

200. Watcha MF, Forestner JE, Connor MT, Dunn CM, Gunter JB, et al. Minimum alveolar concentration of halothane for tracheal intubation in children. Anesthesiology. 1988;69:412–16.

201. Yakaitis RW, Blitt CD, Angiulo JP. End-tidal enflurane concentration for endotracheal intubation. Anesthesiology. 1979;50:59–61.

202. Taguchi M, Watanabe S, Asakura N, Inomata S. End-tidal sevoflurane concentrations for laryngeal mask airway insertion and for tracheal intubation in children. Anesthesiology. 1994;81:628–31.

203. Nishina K, Mikawa K, Shiga M, Maekawa N, Obara H. Oral clonidine premedication reduces minimum alveolar concentration of sevoflurane for tracheal intubation in children. Anesthesiology. 1997;87:1324–7.

204. Neelakanta G, Miller J. Minimum alveolar concentration of isoflurane for tracheal extubation in deeply anesthetized children. Anesthesiology. 1994;80:811–13.

205. Cranfield KAW, Bromley LM. Minimum alveolar concentration of desflurane for tracheal extubation in deeply anaesthetized, unpremedicated children. Br J Anaesth. 1997;78:370–1.

206. Higuchi H, Ura T, Taoda M, Tanaka K, Satoh T. Minimum alveolar concentration of sevoflurane for tracheal extubation in children. Acta Anaesth Scand. 1997;41:911–13.

207. Inomata S, Suwa T, Toyooka H, Suto Y. End-tidal sevoflurane concentration for tracheal extubation and skin incision in children. Anesth Analg. 1998;87:1263–7.

208. Vutskits L. Cerebral blood flow in the neonate. Pediatr Anesth. 2014;24:22–9.

209. Eger II EI. Isoflurane: a review. Anesthesiology. 1981;55:559–76.

210. Bedforth NM, Girling KJ, Skinner HJ, et al. Effects of desflurane on cerebral autoregulation. Br J Anaesth. 2001;87:193–7.

211. Holmstrom A, Rosen I, Akeson J. Desflurane results in higher cerebral blood flow than sevoflurane or isoflurane at hypocapnia in pigs. Acta Anaesthesiol Scand. 2004;48:400–4.

212. Leon J, Bissonnette B. Cerebrovascular response to carbon dioxide in children anaesthetized with halothane and isoflurane. Can J Anaesth. 1991;38:817–24.

213. Paut O, Lazzell VA, Bissonnette B. The effect of low concentrations of halothane on the cerebrovascular circulation in young children. Anesthesia. 2000;55:528–31.

214. Scheller MS, Tateishi A, Drummond JC, Zornow MH. The effects of sevoflurane on cerebral blood flow, cerebral metabolic rate for oxygen, intracranial pressure, and the electroencephalogram are similar to those of isoflurane in the rabbit. Anesthesiology. 1988;68:548–51.

215. Rampil IJ, Weiskopf RB, Brown J, Eger II EI, Johnson B, Holmes MA, Donegan JH. I-653 and isoflurane produce similar dose-related changes in the electroencephalogram of pigs. Anesthesiology. 1988;69:298–302.

216. Constant I, Dubois MC, Piat V, Moutard ML, McCue M, Murat I. Changes in electroencephalographic and autonomic cardiovascular activity during induction of anesthesia with sevoflurane compared with halothane or in children. Anesthesiology. 1999;91:1604–15.

217. Hayashi K, Shigemi K, Sawa T. Neonatal electroencephalography shows low sensitivity to anesthesia. Neurosci Lett. 2012;517:87–91.

218. Edwards JJ, Soto RG, Bedford RF. Bispectral Index™ values are higher during halothane vs. sevoflurane anesthesia in children, but not in infants. Acta Anaesthesiol Scand. 2005;49:1084–7.

219. Adachi M, Ikemoto Y, Kubo K, Takuma C. Seizure-like movements during induction of anesthesia with sevoflurane. Br J Anaesth. 1992;68:214–15.

220. Komatsu H, Taie S, Endo S, et al. Electrical seizures during sevoflurane anesthesia in two pediatric patients with epilepsy. Anesthesiology. 1994;81:1535–7.

221. Zacharias M. Convulsive movements with sevoflurane in children. Anaesth Intensive Care. 1997;25:727.

222. Woodforth IJ, Hicks RG, Crawford MR, Stephen JP, et al. Electroencephalographic evidence of seizure activity under deep sevoflurane anesthesia in a nonepileptic patient. Anesthesiology. 1997;87:1579–82.

223. Voss LJ, Sleigh JW, Barnard JPM, et al. The howling cortex: seizures and general anesthetic drugs. Anesth Analg. 2008;107:1689–703.

224. Hsieh SW, Lan KM, Luk HN, et al. Postoperative seizures after sevoflurane anesthesia in a neonate. Acta Anaesthesiol Scand. 2004;48:662.

225. Hauser WA, Annegers JF, Kurland LT. Incidence of epilepsy and unprovoked seizures in Rochester, Minnesota: 1935–1984. Epilepsia. 1993;34:453–8.

226. Friedman MJ, Sharieff GQ. Seizures in children. Pediatr Clin N Am. 2006;53:257–77.

227. Wolf WJ, Neal MB, Peterson MD. The hemodynamic and cardiovascular effects of isoflurane and halothane anesthesia in children. Anesthesiology. 1986;64:328–33.

228. Murray D, Vandewalker G, Matherne P, Mahoney LT. Pulsed doppler and two-dimensional echocardiography: comparison of halothane and isoflurane on cardiac function in infants and small children. Anesthesiology. 1987;67:211–17.

229. Kawana S, Wachi J, Nakayama M, et al. Comparison of haemodynamic changes induced by sevoflurane and halothane in paediatric patients. Can J Anaesth. 1995;42:603–7.

230. Holzman RS, Vandervelde VE, Kaus SJ, et al. Sevoflurane depresses myocardial contractility less than halothane during induction of anesthesia in children. Anesthesiology. 1996;85:1260–7.

231. Wodey E, Pladys P, Copin C, et al. Comparative hemodynamic depression of sevoflurane versus halothane in infants. Anesthesiology. 1997;87:795–800.

232. Friesen RH, Lichtor JL. Cardiovascular depression during halothane anesthesia in infants: a study of three induction techniques. Anesth Analg. 1982;61:42–5.

233. Sagarminaga J, Wynands JE. Atropine and the electrical activity of the heart during induction of anaesthesia in children. Can Anaesth Soc J. 1963;10:328–41.

234. Schmidt U, Schwinger RH, Bohm S, et al. Evidence for an interaction of halothane with the L-type Ca2+ channel in human myocardium. Anesthesiology. 1993;79:332–9.

235. Baum VC, Wetzel GT. Sodium-calcium exchange in neonatal myocardium: reversible inhibition by halothane. Anesth Analg. 1994;78:1105–9.

236. Kanaya N, Kawana S, Tsuchida H, Miyamoto A, Ohshika H, Namiki A. Comparative myocardial depression of sevoflurane, isoflurane, and halothane in cultured neonatal rat ventricular myocytes. Anesth Analg. 1998;87:1041–7.

237. Rao CC, Boyer MS, Krishna G, Paradise RR. Increased sensitivity of the isometric contraction of the neonatal isolated rat atria to halothane, isoflurane, and enflurane. Anesthesiology. 1986;64:13–8.

238. Krane EJ, Su JY. Comparison of the effects of halothane on newborn and adult rabbit myocardium. Anesth Analg. 1987;66:1240–4.

239. Palmisano BW, Mehner RW, Stowe DF, Bosnjak ZJ, Kampine JP. Direct myocardial effects of halothane and isoflurane: comparison between adult and infant rabbits. Anesthesiology.

1994;81:718–29.

240. Murat I, Hoerter J, Ventura-Clapier R. Developmental changes in effects of halothane and isoflurane on contractile properties of rabbit cardiac skinned fibers. Anesthesiology. 1990;73:137–45.

241. Murat I, Ventura-Clapier R, Vassort G. Halothane, enflurane, and isoflurane decrease calcium sensitivity and maximal force in detergent treated rat cardiac fibers. Anesthesiology. 1988;69:892–9.

242. Gregory GA. The baroresponses of preterm infants during halothane anesthesia. Can Anaesth Soc J. 1982;29:105–7.

243. Palmisano BW, Setlock MA, Brown MP, Siker D, Tripuraneni R. Dose-response for atropine and heart rate in infants and children anesthetized with halothane and nitrous oxide. Anesthesiology. 1991;75:238–42.

244. Hayashi Y, Sumikawa K, Tashiro C, Yamatodani A, Yoshiya I. Arrhythmogenic threshold of epinephrine during sevoflurane, enflurane, and isoflurane anesthesia in dogs. Anesthesiology. 1988;69:145–7.

245. Johnston RR, Eger II EI, Wilson C. A comparative interaction of epinephrine with enflurane, isoflurane, and halothane in man. Anesth Analg. 1976;55:709–12.

246. Karl HW, Swedlow MD, Lee KW, Downes JJ. Epinephrine-halothane interactions in children. Anesthesiology. 1983;58:142–5.

247. Taylor RH, Lerman J. Induction and recovery characteristics for desflurane in children. Can J Anaesth. 1992;39:6–13.

248. Piat V, Dubois M-C, Johanet S, Murat I. Induction and recovery characteristics and hemodynamic responses to sevoflurane and halothane in children. Anesth Analg. 1994;79:840–4.

249. Kern C, Erb T, Frei F. Haemodynamic response to sevoflurane compared with halothane during inhalational induction in children. Paediatr Anaesth. 1997;7:439–44.

250. Friesen RH, Lichtor JL. Cardiovascular effects of inhalation induction with isoflurane in infants. Anesth Analg. 1983;62:411–14.

251. Weiskopf RB, Eger II EI, Holmes MA, et al. Epinephrine-induced premature ventricular contractions and changes in arterial blood pressure and heart rate during I-653, Isoflurane, and halothane anesthesia in swine. Anesthesiology. 1989;70:293–8.

252. Lindahl SGE, Yates AP, Hatch DJ. Respiratory depression at different end-tidal halothane concentrations. Anaesthesia. 1987;42:1267–75.

253. Murat I, Chaussain J, Hamza J, Saint-Maurice CL. The respiratory effects of isoflurane, enflurane and halothane in spontaneously breathing children. Anaesthesia. 1987;42:711–18.

254. Wren WS, Allen P, Synnott A, O'Keeffe D, O'Griofa P. Effects of halothane, isoflurane and enflurane on ventilation in children. Br J Anaesth. 1987;59:399–409.

255. Brown KA, Reich O, Bates JHT. Ventilatory depression by halothane in infants and children. Can J Anaesth. 1995;42:588–96.

256. Brown KA, Aun C, Stocks J, Jackson E, Mackersie A, Hatch D. A comparison of the respiratory effects of sevoflurane and halothane in infants and young children. Anesthesiology. 1998;89:86–92.

257. Reignier J, Ben Ameur M, Ecoffey C. Spontaneous ventilation with halothane in children. Anesthesiology. 1995;83:674–8.

258. Doi M, Ikeda K. Respiratory effects of sevoflurane. Anesth Analg. 1987;66:241–4.

259. Murat I, Saint-Maurice JP, Beydon L, Macgee K. Respiratory effects of nitrous oxide during isoflurane anaesthesia in children. Br J Anaesth. 1986;58:1122–9.

260. Doi M, Ikeda K. Postanesthetic respiratory depression in humans: a comparison of sevoflurane, isoflurane and halothane. J Anesth. 1987;1:137–42.

261. Yamakage M, Tamiya K, Horikawa D, et al. Effects of halothane and sevoflurane on the paediatric respiratory pattern. Paediatr Anaesth. 1994;4:53–6.

262. Mori N, Suzuki M. Sevoflurane in paediatric anaesthesia: effects on respiration and circulation during induction and recovery.

Paediatr Anaesth. 1996;6:95–102.

263. Komatsu H, Chujo K, Morita J, et al. Spontaneous breathing with the use of a laryngeal mask airway in children: comparison of sevoflurane and isoflurane. Paediatr Anaesth. 1997;7:111–15.

264. Behforouz N, Dubousset AM, Jamali S, Ecoffey C. Respiratory effects of desflurane anesthesia on spontaneous ventilation in infants and children. Anesth Analg. 1998;87:1052–5.

265. Walpole R, Olday J, Haetzman M, et al. A comparison of the respiratory effects of high concentrations of halothane and sevoflurane. Pediatr Anesth. 2001;11;157–60.

266. Kharasch ED, Thummel KE. Identification of cytochrome P450 2E1 as the predominant enzyme catalyzing human liver microsomal defluorination of sevoflurane, isoflurane, and methoxyflurane. Anesthesiology. 1993;79:795–807.

267. Arnold JH, Truog RD, Rice SA. Prolonged administration of isoflurane to pediatric patients during mechanical ventilation. Anesth Analg. 1993;76:520–6.

268. Kharasch ED, Karol MD, Lanni C, Sawchuk R. Clinical sevoflurane metabolism and disposition I. Sevoflurane and metabolite pharmacokinetics. Anesthesiology. 1995;82:1369–78.

269. Mazze RI, Calverley RK, Smith T. Inorganic fluoride nephrotoxicity: prolonged enflurane and halothane anesthesia in volunteers. Anesthesiology. 1977;46:265–71.

270. Higuchi H, Sumikura H, Sumita S, et al. Renal function in patients with high serum fluoride concentrations after prolonged sevoflurane anesthesia. Anesthesiology. 1995;83:449–58.

271. Frink EJ, Malan TP, Isner J, et al. Renal concentrating function with prolonged sevoflurane or enflurane anesthesia in volunteers. Anesthesiology. 1994;80:1019–25.

272. Munday IT, Stoddart PA, Jones RM, Lytle J, Cross MR. Serum fluoride concentration and urine osmolality after enflurane and sevoflurane anesthesia in male volunteers. Anesth Analg. 1995;81:353–9.

273. Jones RM, Koblin DD, Cashman JN, et al. Biotransformation and hepato-renal function in volunteers after exposure to desflurane (I-653). Br J Anaesth. 1990;64:482–7.

274. Cousins MH, Mazze RI, Kosek JC, et al. The etiology of methoxyflurane nephrotoxicity. J Pharm Exp Ther. 1974;190:530–41.

275. Cousins MJ, Mazze RI. Methoxyflurane nephrotoxicity: a study of dose response in man. JAMA. 1973;225:1611–16.

276. Stoelting RK, Peterson C. Methoxyflurane anesthesia in pediatric patients: evaluation of anesthetic metabolism and renal function. Anesthesiology. 1975;42:26–9.

277. Oikkonen M, Meretoja O. Serum fluoride in children anaesthetized with enflurane. Eur J Anaesth. 1989;6:401–7.

278. Hinkle AJ. Serum inorganic fluoride levels after enflurane in children. Anesth Analg. 1989;68:396–9.

279. Levine MF, Sarner J, Lerman J, Davis P, Sikich N, Maloney K, Motoyama E, Cook DR. Plasma inorganic fluoride concentrations after sevoflurane anesthesia in children. Anesthesiology. 1996;84:348–53.

280. Kharasch ED, Armstrong AS, Gunn K, Artru A, Cox K, Karol MD. Clinical sevoflurane metabolism and disposition: II. The role of cytochrome P450 2E1 in fluoride and hexafluoroisopropanol formation. Anesthesiology. 1995;82:1379–88.

281. Kharasch ED, Thummel KE, Mautz D, Bosse S. Clinical enflurane metabolism by cytochrome P450-2E1. Clin Pharm Ther. 1994;55:434–40.

282. Kharasch ED, Hankins DC, Cox K. Clinical isoflurane metabolism by CYP450 2E1. Anesthesiology. 1999;90:766–71.

283. Gentz BA, Malan Jr TP. Renal toxicity with sevoflurane: a storm in a teacup? Drugs. 2001;61:2155–62.

284. Carey RMT, Van Dyke RA. Halothane hepatitis: a critical review. Anesth Analg. 1972;51:135–60.

285. Lewis JH, Zimmerman HJ, Ishak KG, Mullick FG. Enflurane hepatotoxicity: a clinicopathological study of 24 cases. Ann Intern Med. 1983;98:984–92.

286. Carrigan TW, Straughen WJ. A report of hepatic necrosis and

death following isoflurane anesthesia. Anesthesiology. 1987;67:581–3.

287. Martin JL, Pleverk DJ, Flannery KD, Charlton M, et al. Hepatotoxicity after desflurane anesthesia. Anesthesiology. 1995;83:1125–9.

288. Turillazzi E, D'Errico S, Neri M, et al. A fatal case of fulminant hepatic necrosis following sevoflurane anesthesia. Toxicol Pathol. 2007;35:840–5.

289. Kenna JG, Neuberger J, Mieli-Vergani G, Mowat AP, Williams R. Halothane hepatitis in children. Br Med J. 1989;294:1209–11.

290. Ogawa M, Doi K, Mitsufuji T, Satoh K, Takatori T. Drug induced hepatitis following sevoflurane anesthesia in a child. Masui. 1991;40:1542–5.

291. Watanabe K, Hatakenaka S, Ikemune K, Chigyo Y, Kubozono T, Arai T. A case of suspected liver dysfunction induced by sevoflurane anesthesia. Masui. 1993;42:902–5.

292. Taivainen T, Tiainen P, Meretoja OA, Raiha L, Rosenberg PH. Comparison of the effects of sevoflurane and halothane on the quality of anaesthesia and serum glutathione transferase alpha and fluoride in paediatric patients. Br J Anaesth. 1994;73:590–5.

293. Jang Y, Kim I. Severe hepatotoxicity after sevoflurane anesthesia in a child with mild renal dysfunction. Pediatr Anesth. 2005;15:1140–4.

294. Wark H, Earl J, Chau DD, Overton J. Halothane metabolism in children. Br J Anaesth. 1990;64:474–81.

295. Fisher DM, Robinson S, Brett CM, Perin G, Gregory GA. Comparison of enflurane, halothane, and isoflurane for diagnostic and therapeutic procedures in children with malignancies. Anesthesiology. 1985;63:647–50.

296. Wren WS, McShane AJ, McMarthy JG, Lamont BJ, Casey WF, Hannon VM. Isoflurane in paediatric anaesthesia: induction and recovery from anaesthesia. Anaesthesia. 1985;40:315–23.

297. Phillips AJ, Brimacombe JR, Simpson DL. Anaesthetic induction with isoflurane or halothane: oxygen saturation during induction with isoflurane or halothane in unpremedicated children. Anaesthesia. 1988;43:927–9.

298. Crean PM, Laird CRD, Keilty SR, Black GW. The influence of atropine premedication on the induction of anesthesia with isoflurane in children. Paediatr Anaesth. 1991;1:37–9.

299. Lindgren L, Randell T, Saarnivaara L. Comparison of inhalation induction with isoflurane and halothane in children. Eur J Anaesth. 1991;8:33–7.

300. Zwass MS, Fisher DM, Welborn LG, et al. Induction and maintenance characteristics of anesthesia with desflurane and nitrous oxide in infants and children. Anesthesiology. 1992;76:373–8.

301. Lerman J, Davis PJ, Welborn LG, et al. Induction, recovery, and safety characteristics of sevoflurane in children undergoing ambulatory surgery: a comparison with halothane. Anesthesiology. 1996;84:1332–40.

302. Black A, Sury RJ, Hemington L, Howard R, Mackersie A, Hatch DJ. A comparison of the induction characteristics of sevoflurane and halothane in children. Anaesthesia. 1996;51:539–42.

303. Sigston PE, Jenkins AMC, Jackson EA, Sury MRJ, Mackersie AM, Hatch DJ. Rapid inhalation induction in children: 8 % sevoflurane compared with 5 % halothane. Br J Anaesth. 1997;78:362–5.

304. Ariffin SA, Whyte JA, Malins AF, Cooper GM. Comparison of induction and recovery between sevoflurane and halothane supplementation of anaesthesia in children undergoing outpatient dental extractions. Br J Anaesth. 1997;78:157–9.

305. Baum VC, Yemen TA, Baum LD. Immediate 8 % sevoflurane induction in children, a comparison with incremental sevoflurane and incremental halothane. Anesth Analg. 1997;85:313–16.

306. Agnor RC, Sikich N, Lerman J. Single breath vital capacity rapid inhalation induction in children: 8 % sevoflurane versus 5 % halothane. Anesthesiology. 1998;89:379–84.

307. Morimoto Y, Mayhew JF, Knox SL, Zornow MH. Rapid induction of anesthesia with high concentration of halothane or sevoflurane in children. J Clin Anesth. 2000;12:184–8.

308. Ho KY, Chua WL, Lim SS, Ng AS. A comparison between single- and double-breath vital capacity inhalation induction with 8 % sevoflurane in children. Pediatr Anesth. 2004;14:457–61.

309. Fernandez M, Lejus C, Rivault O, et al. Single-breath vital capacity rapid inhalation induction with sevoflurane: feasibility in children. Pediatr Anesth. 2005;15:307–13.

310. Lejus C, Bazin V, Fernandez M, et al. Inhalation induction using sevoflurane in children the single-breath vital capacity technique compared to the tidal volume technique. Anaesthesia. 2006; 61:535–40.

311. Lee SY, Cheng SL, Ng SB, Lim SL. Single-breath vital capacity high concentration sevoflurane induction in children: with or without nitrous oxide? Br J Anaesth. 2013;110:81–6.

312. Russell IA, Miller Hance WC, Gregory G, et al. The safety and efficacy of sevoflurane anesthesia in infants and children with congenital heart disease. Anesth Analg. 2001;92:1152–8.

313. Dalal PG, Corner A, Chin C, et al. Comparison of the cardiovascular effects of isoflurane and sevoflurane as measured by magnetic resonance imaging in children with congenital heart disease. J Clin Anesth. 2008;20:40–4.

314. Rivenes SM, Lewin MB, Stayer SA, et al. Cardiovascular effects of sevoflurane, isoflurane, halothane, and fentanyl-midazolam in children with congenital heart disease: an echocardiographic study of myocardial contractility and hemodynamics. Anesthesiology. 2001;94:223–9.

315. Ebert TJ, Muzi M. Sympathetic hyperactivity during desflurane anesthesia in healthy volunteers: a comparison with isoflurane. Anesthesiology. 1993;79:444–53.

316. Ishikawa T, Nishino T, Hiraga K. Immediate responses of arterial blood pressure and heart rate to sudden inhalation of high concentrations of isoflurane in normotensive and hypertensive patients. Anesth Analg. 1993;77:1022–5.

317. Ebert TJ, Muzi M, Lopatka CW. Neurocirculatory responses to sevoflurane in humans: a comparison to desflurane. Anesthesiology. 1995;83:88–95.

318. Yli-Hankala A, Randell T, Seppala T, et al. Increases in hemodynamic variables and catecholamine levels after rapid increase in isoflurane concentration. Anesthesiology. 1993;78:266–71.

319. Weiskopf RB, Moore MA, Eger II EI, et al. Rapid increase in desflurane concentration is associated with greater transient cardiovascular stimulation than with rapid increase in isoflurane concentration in humans. Anesthesiology. 1994;80:1035–45.

320. Weiskopf RB, Eger II EI, Noorani M, Daniel M. Repetitive rapid increases in desflurane concentration blunt transient cardiovascular stimulation in humans. Anesthesiology. 1994;81:843–9.

321. Moore MA, Weiskopf RB, Eger II EI, et al. Rapid 1 % increases of end-tidal desflurane concentration to greater than 5 % transiently increases heart rate and blood pressure in humans. Anesthesiology. 1994;81:94–8.

322. Tanaka S, Tsuchida H, Namba H, Namiki A. Clonidine and lidocaine inhibition of isoflurane-induced tachycardia in humans. Anesthesiology. 1994;81:1341–9.

323. Weiskopf RB, Eger II EI, Noorani M. Fentanyl, esmolol and clonidine blunt the transient cardiovascular stimulation induced by desflurane in humans. Anesthesiology. 1994;81:1350–5.

324. Devcic A, Muzi M, Ebert TJ. The effects of clonidine on desflurane-mediated sympathoexcitation in humans. Anesth Analg. 1995;80:773–9.

325. Muzi M, Ebert TJ, Hope WG, Robinson BJ, Bell LB. Site(s) mediating sympathetic activation with desflurane. Anesthesiology. 1996;85:737–47.

326. Weiskopf RB, Eger II EI, Daniel M, Noorani M. Cardiovascular stimulation induced by rapid increases in desflurane concentration in humans results from activation of tracheopulmonary and sys-

temic receptors. Anesthesiology. 1995;83:1173–8.

327. O'Brien K, Robinson DN, Morton N. Induction and emergence in infants less than 60 weeks post-conceptual age: comparison of thiopental, halothane, sevoflurane and desflurane. Br J Anaesth. 1998;80:456–9.

328. Welborn LG, Hannallah RS, Norden JM, et al. Comparison of emergence and recovery characteristics of sevoflurane, desflurane, and halothane in pediatric ambulatory patients. Anesth Analg. 1996;83:917–20.

329. Valley RD, Ramza JT, Calhoun P, et al. Tracheal extubation of deeply anesthetized pediatric patients: a comparison of isoflurane and sevoflurane. Anesth Analg. 1999;88:742–5.

330. Meretoja OA, Taivainen T, Raiha L, et al. Sevoflurane-nitrous oxide or halothane-nitrous oxide for paediatric bronchoscopy and gastroscopy. Br J Anaesth. 1996;76:767–71.

331. Sury MRJ, Black A, Hemington L, et al. A comparison of the recovery characteristics of sevoflurane and halothane in children. Anaesthesia. 1996;51:543–6.

332. Neumann MA, Weiskopf RB, Gong DH, Eger II EI, Ionescu P. Changing from isoflurane to desflurane toward the end of anesthesia does not accelerate recovery in humans. Anesthesiology. 1998;88:914–21.

333. Davis PJ, Greenberg JA, Gendelman M, Fertal K. Recovery characteristics of sevoflurane and halothane in preschool-aged children undergoing bilateral myringotomy and pressure equalization tube insertion. Anesth Analg. 1999;88:34–8.

334. Aono J, Ueda W, Mamiya K, Takimoto E, Manabe M. Greater incidence of delirium during recovery from sevoflurane anesthesia in preschool boys. Anesthesiology. 1997;87:1298–300.

335. Kuratani N, Oi Y. Greater incidence of emergence agitation in children after sevoflurane anesthesia as compared with halothane. A meta-analysis of randomized controlled trials. Anesthesiology. 2008;109:225–32.

336. Sethi S, Ghai B, Ram J, Wig J. Postoperative emergence delirium in pediatric patients undergoing cataract surgery – a comparison of desflurane and sevoflurane. Pediatr Anesth. 2013;23:1131–7.

337. Cravero J, Surgenor S, Whalen K. Emergence agitation in paediatric patients after sevoflurane anaesthesia and no surgery: a comparison with halothane. Pediatr Anesth. 2000;10:419–24.

338. Sikich N, Lerman J. Development and psychometric evaluation of the pediatric anesthesia emergence delirium scale. Anesthesiology. 2004;100:1138–45.

339. Dahmani S, Stany I, Brasher C, et al. Pharmacological prevention of sevoflurane- and desflurane-related emergence agitation in children: a meta-analysis of published studies. Br J Anaesth. 2010;104:216–23.

340. Ali HH, Savarese JJ. Monitoring of neuromuscular function. Anesthesiology. 1976;45:216–49.

341. Rupp SM, Miller RD, Gencarelli PJ. Vecuronium-induced neuromuscular blockade during enflurane, isoflurane, and halothane anesthesia in humans. Anesthesiology. 1984;60:102–5.

342. Chapple DJ, Clark JS, Hughes R. Interaction between atracurium and drugs used in anaesthesia. Br J Anaesth. 1983;55:17S–22.

343. Caldwell JE, Laster MJ, Magorian T, et al. The neuromuscular effects of desflurane, alone and combined with pancuronium or succinylcholine in humans. Anesthesiology. 1991;74:412–18.

344. Kobayashi O, Ohta Y, Kosaka F. Interaction of sevoflurane, isoflurane, enflurane and halothane with non-depolarizing muscle relaxants and their prejunctional effects at the neuromuscular junction. Acta Med Okayama. 1990;44:209–15.

345. Brandom BW, Cook DR, Woelfel SK, Rudd GD, Fehr B, Lineberry CG. Atracurium infusion requirements in children during halothane, isoflurane, and narcotic anesthesia. Anesth Analg. 1985;64:471–6.

346. Rapp HJ, Altenmueller CA, Waschke C. Neuromuscular recovery following rocuronium bromide single dose in infants. Pediatr Anesth. 2004;14:329–35.

347. Lerman J, Relton JES. Anaesthesia for malignant hyperthermia susceptible patients. In: Britt BA, editor. Malignant hyperthermia. Boston: Martinus Nijhoff Publishing; 1987. p. 369–92.

348. Britt BA, Kalow W. Malignant hyperthermia: a statistical review. Can Anaesth Soc J. 1970;17:293–315.

349. Pan TH, Wollack AR, DeMarco JA. Malignant hyperthermia associated with enflurane anesthesia: a case report. Anesth Analg. 1975;54:47–9.

350. Relton JES, Creighton RE, Johnston AE, Pelton DA, Conn AW. Hyperpyrexia in association with general anaesthesia in children. Can Anaesth Soc J. 1966;13:419–24.

351. Joseph MM, Shah K, Viljoen JF. Malignant hyperthermia associated with isoflurane anesthesia. Anesth Analg. 1982;61:711–12.

352. Otsuka H, Komura Y, Mayumi T, et al. Malignant hyperthermia during sevoflurane anesthesia in a child with central core disease. Anesthesiology. 1991;75:699–701.

353. Ochiai R, Toyoda Y, Nishio I, et al. Possible association of malignant hyperthermia with sevoflurane anesthesia. Anesth Analg. 1992;74:616–18.

354. Wedel DJ, Gammel SA, Milde JH, Iaizzo PA. Delayed onset of malignant hyperthermia induced by isoflurane and desflurane compared with halothane in susceptible swine. Anesthesiology. 1993;78:1138–44.

355. Ducart A, Adnet P, Renaud B, Riou B, Krivosic-Horber R. Malignant hyperthermia during sevoflurane administration. Anesth Analg. 1995;80:609–11.

356. Michalek-Sauberer A, Fricker R, Gradwohl I, Gilly H. A case of suspected malignant hyperthermia during desflurane administration. Anesth Analg. 1997;85:461–2.

357. Yamakage M, Takahashi K, Takahashi M, et al. Performance of four carbon dioxide absorbents in experimental and clinical settings. Anaesthesia. 2009;64:287–92.

358. Fee JPH, Murray JM, Luney SR. Molecular sieves: an alternative method of carbon dioxide removal which does not generate compound A during simulated low-flow sevoflurane anaesthesia. Anaesthesia. 1995;50:841–5.

359. Renfrew CW, Murray JM, Fee JPH. A new approach to carbon dioxide absorbents. Acta Scand Anaesth. 1998;41 Suppl 12:58–60.

360. Murray JM, Renfrew CW, Bedi A, et al. Amsorb: a new carbon dioxide absorbent for use in anesthetic breathing systems. Anesthesiology. 1999;91:1342–8.

361. Keijzer C, Perez RSGM, de Lange JJ. Compound A and carbon monoxide production from sevoflurane and seven different types of carbon dioxide absorbent in a patient model. Acta Anaesthesiol Scand. 2007;51:31–7.

362. Versichelen LFM, Bouche MPLA, Rolly G, et al. Only carbon dioxide absorbents free of both NaOH and KOH do not generate compound A during in vitro close-system sevoflurane. Evaluation of five absorbents. Anesthesiology. 2001;95:750–5.

363. Fang ZX, Eger II EI, Laster MJ, et al. Carbon monoxide production from degradation of desflurane, enflurane, isoflurane, halothane and sevoflurane by soda lime and Baralyme. Anesth Analg. 1995;80:1187–93.

364. Moon RE. Carbon monoxide gas may be linked to CO2 absorbent. Anesth Patient Saf Found Newslett. 1991;6:8.

365. Frink EJ, Nogami WM, Morgan SE, Salmon RC. High carboxyhemoglobin concentrations occur in swine during desflurane anesthesia in the presence of partially dried carbon dioxide absorbents. Anesthesiology. 1997;87:308–16.

366. Baxter PJ, Kharasch ED. Rehydration of desiccated baralyme prevents carbon monoxide formation from desflurane in an anesthesia machine. Anesthesiology. 1997;86:1061–5.

367. Hanaki C, Fujui K, Morio M, Tashima T. Decomposition of sevoflurane by sodalime. Hiroshima J Med Sci. 1987;36:61–7.

368. Morio M, Fujii K, Satoh N, et al. Reaction of sevoflurane and its degradation products with soda lime. Toxicity of the byproducts. Anesthesiology. 1992;77:1155–64.

369. Liu J, Laster MJ, Eger II EI, Taheri S. Absorption and degradation of sevoflurane and isoflurane in a conventional anesthetic circuit.

Anesth Analg. 1991;72:785–9.

370. Ebert TJ, Frink Jr EJ, Kharasch ED. Absence of biochemical evidence for renal and hepatic dysfunction after 8 hours of 1.25 minimum alveolar concentration of sevoflurane anesthesia in volunteers. Anesthesiology. 1998;88:601–10.

371. Ebert TJ, Messana LD, Uhrich TD, Staacke TS. Absence of renal and hepatic toxicity after four hours of 1.25 minimum alveolar anesthetic concentration sevoflurane anesthesia in volunteers. Anesth Analg. 1998;86:662–7.

372. Kharasch ED, Frink Jr EJ, Zager R, et al. Assessment of low-flow sevoflurane and isoflurane effects on renal function using sensitive markers of tubular toxicity. Anesthesiology. 1997;86:1238–53.

373. Eger II EI, Gong D, Koblin DD, et al. Dose-related biochemical markers of renal injury after sevoflurane versus desflurane anesthesia in volunteers. Anesth Analg. 1997;85:1154–63.

374. Hideyuki H, Yushi A, Hiroki W, et al. The effects of low-flow sevoflurane and isoflurane anesthesia on renal function in patients with stable moderate renal insufficiency. Anesth Analg. 2001;92:650–5.

375. Frink EJ, Green Jr WB, Brown EA, et al. Compound A concentrations during sevoflurane anesthesia in children. Anesthesiology. 1996;84:566–71.

376. Gonsowski CT, Laster MJ, Eger II EI, et al. Toxicity of compound A in rats: effect of increasing duration of administration. Anesthesiology. 1994;80:566–73.

377. Gonsowski CT, Laster MJ, Eger II EI, et al. Toxicity of compound A in rats: effect of a 3-hour administration. Anesthesiology. 1994;80:556–65.

378. Keller KA, Callan C, Prokocimer P, et al. Inhalation toxicity study of a haloalkene degradant of sevoflurane, compound A (PIFE), in sprague-dawley rats. Anesthesiology. 1995(1220–32).

379. Eger II EI, Koblin DD, Bowland T, et al. Nephrotoxicity of sevoflurane versus desflurane anesthesia in volunteers. Anesth Analg. 1997;85:160–8.

380. Iyer RA, Frink EJ, Ebert TJ, Anders MW. Cysteine conjugate β-lyase-dependent metabolism of compound A (2-[fluoromethoxy]-1,1,3,3,3-pentafluoro-1-propene) in human subjects anesthetized with sevoflurane and in rats given compound A. Anesthesiology. 1998;88:611–18.

381. Martin JL, Laster MJ, Kandel L, et al. Metabolism of compound A by renal cysteine-s-conjugate β-lyase is not the mechanism of compound A-induced renal injury in the rat. Anesth Analg. 1996;82:770–4.

382. Kharasch ED, Schroeder JL, Sheffels P, et al. Influence of sevoflurane on the metabolism and renal effects of compound A in rats. Anesthesiology. 2005;103:1183–8.

383. Kharasch ED, Schroeder JL, Bammler T, et al. Gene expression profiling of nephrotoxicity from the sevoflurane degradation product fluoromethyl-2,2-difluoro-1-(trifluoromethyl)vinyl ether ("compound A") in rats. Toxicol Sci. 2006;90:419–31.

384. Anderson BJ. Paracetamol (Acetaminophen): mechanisms of action. Paediatr Anaesth. 2008;18:915–21.

385. Peterson RG, Rumack BH. Pharmacokinetics of acetaminophen in children. Pediatrics. 1978;62:877.

386. Korpela R, Korvenoja P, Meretoja OA. Morphine-sparing effect of acetaminophen in pediatric day-case surgery. Anesthesiology. 1999;91:442–7.

387. Anderson BJ, Gibb IA. Paracetamol (acetaminophen) pharmacodynamics; interpreting the plasma concentration. Arch Dis Child. 2007;93:241–7, 149.

388. Anderson BJ, Woollard GA, Holford NH. Acetaminophen analgesia in children: placebo effect and pain resolution after tonsillectomy. Eur J Clin Pharmacol. 2001;57:559–69.

389. Allegaert K, Naulaers G, Vanhaesebrouch S, Anderson BJ. The paracetamol concentration-effect relation in neonates. Pediatr Anesth. 2013;23:45–50.

390. Lingen van RA, Deinum HT, Quak CM, Okken A, Tibboel

D. Multiple-dose pharmacokinetics of rectally administered acetaminophen in term infants. Clin Pharmacol Ther. 1999;66:509–15, 152.

391. van Lingen RA, Quak CM, Deinum HT, et al. Effects of rectally administered paracetamol on infants delivered by vacuum extraction. Eur J Obstet Gynecol Reprod Biol. 2001;94:73–8.

392. Howard CR, Howard FM, Weitzman ML. Acetaminophen analgesia in neonatal circumcision: the effect on pain. Pediatrics. 1994;93:641–6.

393. Shah V, Taddio A, Ohlsson A. Randomised controlled trial of paracetamol for heel prick pain in neonates. Arch Dis Child Fetal Neonatal Ed. 1998;79:F209–11.

394. Rod B, Monrigal JP, Lepoittevin L, Granry JC, Cavellat M. Treatment of postoperative pain in children in the recovery room. Use of morphine and propacetamol by the intravenous route. Cah Anesthesiol. 1989;37:525–30.

395. Agrawal S, Fitzsimons JJ, Horn V, Petros A. Intravenous paracetamol for postoperative analgesia in a 4-day-old term neonate. Paediatr Anaesth. 2007;17:70–1.

396. Ceelie I, de Wildt SN, van Dijk M, et al. Effect of intravenous paracetamol on postoperative morphine requirements in neonates and infants undergoing major noncardiac surgery: a randomized controlled trial. JAMA. 2013;309:149–54.

397. Allegaert K, Murat I, Anderson BJ. Not all intravenous paracetamol formulations are created equal. Paediatr Anaesth. 2007;17:811–12.

398. Anderson BJ, Pearce S, McGann JE, Newson AJ, Holford NH. Investigations using logistic regression models on the effect of the LMA on morphine induced vomiting after tonsillectomy. Paediatr Anaesth. 2000;10:633–8.

399. van Lingen RA, Deinum JT, Quak JM, et al. Pharmacokinetics and metabolism of rectally administered paracetamol in preterm neonates. Arch Dis Child Fetal Neonatal Ed. 1999;80:F59–63.

400. Miller RP, Roberts RJ, Fischer LJ. Acetaminophen elimination kinetics in neonates, children, and adults. Clin Pharmacol Ther. 1976;19:284–94.

401. Allegaert K, Anderson BJ, Naulaers G, et al. Intravenous paracetamol (propacetamol) pharmacokinetics in term and preterm neonates. Eur J Clin Pharmacol. 2004;8:8.

402. Palmer GM, Atkins M, Anderson BJ, et al. I.V. acetaminophen pharmacokinetics in neonates after multiple doses. Br J Anaesth. 2008;101:523–30.

403. Anderson BJ, Allegaert K. Intravenous neonatal paracetamol dosing: the magic of 10 days. Paediatr Anaesth. 2009;19:289–95.

404. Hines RN. Ontogeny of human hepatic cytochromes P450. J Biochem Mol Toxicol. 2007;21:169–75.

405. Bartocci M, Lundeberg S. Intravenous paracetamol: the 'Stockholm protocol' for postoperative analgesia of term and preterm neonates. Paediatr Anaesth. 2007;17:1120–1.

406. Wilson-Smith EM, Morton NS. Survey of i.v. paracetamol (acetaminophen) use in neonates and infants under 1 year of age by UK anesthetists. Paediatr Anaesth. 2009;19:329–37.

407. Allegaert K, Rayyan M, De Rijdt T, Van Beek F, Naulaers G. Hepatic tolerance of repeated intravenous paracetamol administration in neonates. Paediatr Anaesth. 2008;18:388–92.

408. Beringer RM, Thompson JP, Parry S, Stoddart PA. Intravenous paracetamol overdose: two case reports and a change to national treatment guidelines. Arch Dis Child. 2011;96:307–8.

409. Nevin DG, Shung J. Intravenous paracetamol overdose in a preterm infant during anesthesia. Pediatr Ancsth. 2010;20:105–7.

410. Shaffer CL, Gal P, Ransom JL, et al. Effect of age and birth weight on indomethacin pharmacodynamics in neonates treated for patent ductus arteriosus. Crit Care Med. 2002;30:343–8.

411. Mannila A, Kumpulainen E, Lehtonen M, et al. Plasma and cerebrospinal fluid concentrations of indomethacin in children after intravenous administration. J Clin Pharmacol. 2007;47:94–100.

412. Kokki H, Kumpulainen E, Laisalmi M, Savolainen J, Rautio J, Lehtonen M. Diclofenac readily penetrates the cerebrospinal fluid in children. Br J Clin Pharmacol. 2008;65:879–84.

413. Kumpulainen E, Kokki H, Laisalmi M, et al. How readily does ketorolac penetrate cerebrospinal fluid in children? J Clin Pharmacol. 2008;48:495–501.

414. Kokki H, Kumpulainen E, Lehtonen M, et al. Cerebrospinal fluid distribution of ibuprofen after intravenous administration in children. Pediatrics. 2007;120:e1002–8.

415. Aranda JV, Varvarigou A, Beharry K, et al. Pharmacokinetics and protein binding of intravenous ibuprofen in the premature newborn infant. Acta Paediatr. 1997;86:289–93.

416. Van Overmeire B, Touw D, Schepens PJ, Kearns GL, van den Anker JN. Ibuprofen pharmacokinetics in preterm infants with patent ductus arteriosus. Clin Pharmacol Ther. 2001;70:336–43.

417. Benet LZ, Hoener BA. Changes in plasma protein binding have little clinical relevance. Clin Pharmacol Ther. 2002;71:115–21.

418. Hamman MA, Thompson GA, Hall SD. Regioselective and stereoselective metabolism of ibuprofen by human cytochrome P450 2C. Biochem Pharmacol. 1997;54:33–41.

419. Tanaka E. Clinically important pharmacokinetic drug-drug interactions: role of cytochrome P450 enzymes. J Clin Pharm Ther. 1998;23:403–16.

420. Scott CS, Retsch-Bogart GZ, Kustra RP, Graham KM, Glasscock BJ, Smith PC. The pharmacokinetics of ibuprofen suspension, chewable tablets, and tablets in children with cystic fibrosis. J Pediatr. 1999;134:58–63.

421. Wiest DB, Pinson JB, Gal PS, et al. Population pharmacokinetics of intravenous indomethacin in neonates with symptomatic patent ductus arteriosus. Clin Pharmacol Ther. 1991;49:550–7.

422. Smyth JM, Collier PS, Darwish M, et al. Intravenous indometacin in preterm infants with symptomatic patent ductus arteriosus. A population pharmacokinetic study. Br J Clin Pharmacol. 2004;58:249–58.

423. Olkkola KT, Maunuksela EL, Korpela R. Pharmacokinetics of postoperative intravenous indomethacin in children. Pharmacol Toxicol. 1989;65:157–60.

424. Lynn AM, Bradford H, Kantor ED, et al. Postoperative ketorolac tromethamine use in infants aged 6-18 months: the effect on morphine usage, safety assessment, and stereo-specific pharmacokinetics. Anesth Analg. 2007;104:1040–51. tables of contents.

425. Gregoire N, Gualano V, Geneteau A, et al. Population pharmacokinetics of ibuprofen enantiomers in very premature neonates. J Clin Pharmacol. 2004;44:1114–24.

426. Brocks DR, Jamali F. Clinical pharmacokinetics of ketorolac tromethamine. Clin Pharmacokinet. 1992;23:415–27.

427. Aggeler PM, O'Reilly RA, Leong L, Kowitz PE. Potentiation of anticoagulant effect of warfarin by phenylbutazone. N Engl J Med. 1967;276:496–501.

428. Naulaers G, Delanghe G, Allegaert K, et al. Ibuprofen and cerebral oxygenation and circulation. Arch Dis Child Fetal Neonatal Ed. 2005;90:F75–6.

429. Lesko SM, Mitchell AA. An assessment of the safety of pediatric ibuprofen. A practitioner-based randomized clinical trial. JAMA. 1995;273:929–33.

430. Lesko SM, Mitchell AA. The safety of acetaminophen and ibuprofen among children younger than two years old. Pediatrics. 1999;104:e39.

431. Keenan GF, Giannini EH, Athreya BH. Clinically significant gastropathy associated with nonsteroidal antiinflammatory drug use in children with juvenile rheumatoid arthritis. J Rheumatol. 1995;22:1149–51.

432. Dowd JE, Cimaz R, Fink CW. Nonsteroidal antiinflammatory drug-induced gastroduodenal injury in children. Arthritis Rheum. 1995;38:1225–31.

433. Ment LR, Vohr BR, Makuch RW, et al. Prevention of intraventricular hemorrhage by indomethacin in male preterm infants. J Pediatr. 2004;145:832–4.

434. Paul D, Bodnar RJ, Gistrak MA, Pasternak GW. Different mu receptor subtypes mediate spinal and supraspinal analgesia in mice. Eur J Pharmacol. 1989;168:307–14.

435. Bouwmeester NJ, Anand KJ, van Dijk M, Hop WC, Boomsma F, Tibboel D. Hormonal and metabolic stress responses after major surgery in children aged 0-3 years: a double-blind, randomized trial comparing the effects of continuous versus intermittent morphine. Br J Anaesth. 2001;87:390–9.

436. Chay PC, Duffy BJ, Walker JS. Pharmacokinetic-pharmacodynamic relationships of morphine in neonates. Clin Pharmacol Ther. 1992;51:334–42.

437. Anderson BJ, Persson M, Anderson M. Rationalising intravenous morphine prescriptions in children. Acute Pain. 1999;2:59–67.

438. Inturrisi CE, Colburn WA. Application of pharmacokinetic-pharmacodynamic modeling to analgesia. In: Foley KM, Inturrisi CE, editors. Advances in pain research and therapy opioid analgesics in the management of clinical pain. New York: Raven Press, 1986. p. 441–52.

439. van Lingen RA, Simons SH, Anderson BJ, Tibboel D. The effects of analgesia in the vulnerable infant during the perinatal period. Clin Perinatol. 2002;29:511–34.

440. Wittwer E, Kern SE. Role of morphine's metabolites in analgesia: concepts and controversies. AAPS J. 2006;8:E348–52.

441. Gong QL, Hedner J, Bjorkman R, Hedner T. Morphine-3-glucuronide may functionally antagonize morphine-6-glucuronide induced antinociception and ventilatory depression in the rat. Pain. 1992;48:249–55.

442. de Graaf J, van Lingen RA, Valkenburg AJ, et al. Does neonatal morphine use affect neuropsychological outcomes at 8 to 9 years of age? Pain. 2013;154:449–58.

443. Taylor J, Liley A, Anderson BJ. The relationship between age and morphine infusion rate in children. Paediatr Anaesth. 2013;23:40–4.

444. Krekels EHJ, Tibboel D, de Wildt SN, et al. Evidence-based morphine dosing for postoperative neonates and infants. Clin Pharmacokinet. 2014;53:553–63.

445. Lundeberg S, Beck O, Olsson GL, Boreus LO. Rectal administration of morphine in children. Pharmacokinetic evaluation after a single-dose. Acta Anaesthesiol Scand. 1996;40:445–51.

446. Gourlay GK, Boas RA. Fatal outcome with use of rectal morphine for postoperative pain control in an infant. BMJ. 1992;304:766–7.

447. Mayhew JF, Brodsky RC, Blakey D, Petersen W. Low-dose caudal morphine for postoperative analgesia in infants and children: a report of 500 cases. J Clin Anesth. 1995;7:640–2.

448. Haberkern CM, Lynn AM, Geiduschek JM, et al. Epidural and intravenous bolus morphine for postoperative analgesia in infants. Can J Anaesth. 1996;43:1203–10.

449. Nichols DJ, Yaster M, Lynn AM, et al. Disposition and respiratory effects of intrathecal morphine in children. Anesthesiology. 1993;79:733–8.

450. Kart T, Christrup LL, Rasmussen M. Recommended use of morphine in neonates, infants and children based on a literature review: Part 2–Clinical use. Paediatr Anaesth. 1997;7:93–101.

451. Kart T, Christrup LL, Rasmussen M. Recommended use of morphine in neonates, infants and children based on a literature review: Part 1–Pharmacokinetics. Paediatr Anaesth. 1997;7:5–11.

452. Anderson BJ, Ralph CJ, Stewart AW, Barber C, Holford NH. The dose-effect relationship for morphine and vomiting after day-stay tonsillectomy in children. Anaesth Intensive Care. 2000;28:155–60.

453. Weinstein MS, Nicolson SC, Schreiner MS. A single dose of morphine sulfate increases the incidence of vomiting after outpatient inguinal surgery in children. Anesthesiology. 1994;81:572–7.

454. Suresh S, Anand KJS. Opioid tolerance in neonates: a state of the art review. Paediatr Anaesth. 2001;11:511–21.

455. Chana SK, Anand KJ. Can we use methadone for analgesia in neonates? Arch Dis Child Fetal Neonatal Ed. 2001;85:F79–81.

456. Scott JC, Stanski DR. Decreased fentanyl and alfentanil dose requirements with age. A simultaneous pharmacokinetic and pharmacodynamic evaluation. J Pharmacol Exp Ther.

1987;240:159–66.

457. Wynands JE, Townsend GE, Wong P, Whalley DG, Srikant CB, Patel YC. Blood pressure response and plasma fentanyl concentrations during high- and very high-dose fentanyl anesthesia for coronary artery surgery. Anesth Analg. 1983;62:661–5.

458. Anand KJ, Sippell WG, Aynsley-Green A. Randomised trial of fentanyl anaesthesia in preterm babies undergoing surgery: effects on the stress response. Lancet. 1987;1:62–6.

459. Guinsburg R, Kopelman BI, Anand KJ, de Almeida MF, Peres Cde A, Miyoshi MH. Physiological, hormonal, and behavioral responses to a single fentanyl dose in intubated and ventilated preterm neonates. J Pediatr. 1998;132:954–9.

460. Hertzka RE, Gauntlett IS, Fisher DM, Spellman MJ. Fentanyl-induced ventilatory depression: effects of age. Anesthesiology. 1989;70:213–18.

461. Saarenmaa E, Neuvonen PJ, Fellman V. Gestational age and birth weight effects on plasma clearance of fentanyl in newborn infants. J Pediatr. 2000;136:767–70.

462. Barrier G, Attia J, Mayer MN, Amiel-Tison C, Shnider SM. Measurement of post-operative pain and narcotic administration in infants using a new clinical scoring system. Intensive Care Med. 1989;15:S37–9.

463. Billmire DA, Neale HW, Gregory RO. Use of i.v. fentanyl in the outpatient treatment of pediatric facial trauma. J Trauma. 1985;25:1079–80.

464. Koehntop DE, Rodman JH, Brundage DM, et al. Pharmacokinetics of fentanyl in neonates. Anesth Analg. 1986;65:227–32.

465. Koren G, Goresky G, Crean P, Klein J, MacLeod SM. Pediatric fentanyl dosing based on pharmacokinetics during cardiac surgery. Anesth Analg. 1984;63:577–82.

466. Koren G, Goresky G, Crean P, Klein J, MacLeod SM. Unexpected alterations in fentanyl pharmacokinetics in children undergoing cardiac surgery: age related or disease related? Dev Pharmacol Ther. 1986;9:183–91.

467. Hughes MA, Glass PS, Jacobs JR. Context-sensitive half-time in multicompartment pharmacokinetic models for intravenous anesthetic drugs. Anesthesiology. 1992;76:334–41.

468. Ginsberg B, Howell S, Glass PS, et al. Pharmacokinetic model-driven infusion of fentanyl in children. Anesthesiology. 1996;85:1268–75.

469. Zernikow B, Michel E, Anderson BJ. Transdermal fentanyl in childhood and adolescence: a comprehensive literature review. J Pain. 2007;8:187–207.

470. Lerman J, Nolan J, Eyres R, et al. Efficacy, safety, and pharmacokinetics of levobupivacaine with and without fentanyl after continuous epidural infusion in children: a multicenter trial. Anesthesiology. 2003;99:1166–74.

471. Goodarzi M. Comparison of epidural morphine, hydromorphone and fentanyl for postoperative pain control in children undergoing orthopaedic surgery. Paediatr Anaesth. 1999;9:419–22.

472. Ganesh A, Adzick NS, Foster T, Cucchiaro G. Efficacy of addition of fentanyl to epidural bupivacaine on postoperative analgesia after thoracotomy for lung resection in infants. Anesthesiology. 2008;109:890–4.

473. Franck LS, Vilardi J, Durand D, Powers R. Opioid withdrawal in neonates after continuous infusions of morphine or fentanyl during extracorporeal membrane oxygenation. Am J Crit Care. 1998;7:364–9.

474. Muller P, Vogtmann C. Three cases with different presentation of fentanyl-induced muscle rigidity–a rare problem in intensive care of neonates. Am J Perinatol. 2000;17:23–6.

475. Fahnenstich H, Steffan J, Kau N, Bartmann P. Fentanyl-induced chest wall rigidity and laryngospasm in preterm and term infants. Crit Care Med. 2000;28:836–9.

476. Reich A, Beland B, van Aken H. Intravenous narcotics and analgesic agents. In: Bissonnette B, Dalens BJ, editors. Pediatric anesthesia. New York: McGraw-Hill; 2002. p. 259–77.

477. Patel SS, Spencer CM. Remifentanil. Drugs. 1996;52:417–27.

478. Duthie DJ. Remifentanil and tramadol. Br J Anaesth. 1998;81:51–7.

479. Davis PJ, Galinkin J, McGowan FX, et al. A randomized multicenter study of remifentanil compared with halothane in neonates and infants undergoing pyloromyotomy. I. Emergence and recovery profiles. Anesth Analg. 2001;93:1380–6.

480. Chiaretti A, Pietrini D, Piastra M, et al. Safety and efficacy of remifentanil in craniosynostosis repair in children less than 1 year old. Pediatr Neurosurg. 2000;33:83–8.

481. Mani V, Morton NS. Overview of total intravenous anesthesia in children. Paediatr Anaesth. 2010;20(3):211–22.

482. Zhao M, Joo DT. Enhancement of spinal N-methyl-D-aspartate receptor function by remifentanil action at delta-opioid receptors as a mechanism for acute opioid-induced hyperalgesia or tolerance. Anesthesiology. 2008;109:308–17.

483. Egan TD. Remifentanil pharmacokinetics and pharmacodynamics. A preliminary appraisal. Clin Pharmacokinet. 1995;29:80–94.

484. Dershwitz M, Hoke JF, Rosow CE, et al. Pharmacokinetics and pharmacodynamics of remifentanil in volunteer subjects with severe liver disease. Anesthesiology. 1996;84:812–20.

485. Rigby-Jones AE, Priston MJ, Sneyd JR, et al. Remifentanil-midazolam sedation for paediatric patients receiving mechanical ventilation after cardiac surgery. Br J Anaesth. 2007;99:252–61.

486. Davis PJ, Wilson AS, Siewers RD, Pigula FA, Landsman IS. The effects of cardiopulmonary bypass on remifentanil kinetics in children undergoing atrial septal defect repair. Anesth Analg. 1999;89:904–8.

487. Sam WJ, Hammer GB, Drover DR. Population pharmacokinetics of remifentanil in infants and children undergoing cardiac surgery. BMC Anesthesiol. 2009;9:5.

488. Michelsen LG, Holford NH, Lu W, Hoke JF, Hug CC, Bailey JM. The pharmacokinetics of remifentanil in patients undergoing coronary artery bypass grafting with cardiopulmonary bypass. Anesth Analg. 2001;93:1100–5.

489. Barker N, Lim J, Amari E, Malherbe S, Ansermino JM. Relationship between age and spontaneous ventilation during intravenous anesthesia in children. Paediatr Anaesth. 2007;17:948–55.

490. Litman RS. Conscious sedation with remifentanil during painful medical procedures. J Pain Symptom Manage. 2000;19:468–71.

491. Choong K, AlFaleh K, Doucette J, et al. Remifentanil for endotracheal intubation in neonates: a randomised controlled trial. Arch Dis Child Fetal Neonatal Ed. 2010;95:F80–4.

492. Penido MG, Garra R, Sammartino M, Silva YP. Remifentanil in neonatal intensive care and anaesthesia practice. Acta Paediatr. 2010;99:1454–63.

493. Standing JF, Hammer GB, Sam WJ, Drover DR. Pharmacokinetic-pharmacodynamic modeling of the hypotensive effect of remifentanil in infants undergoing cranioplasty. Paediatr Anaesth. 2010;20:7–18.

494. Anderson BJ, Holford NH. Leaving no stone unturned, or extracting blood from stone? Paediatr Anaesth. 2010;20:1–6.

495. Thompson JP, Rowbotham DJ. Remifentanil–an opioid for the 21st century. Br J Anaesth. 1996;76:341–3.

496. Olkkola KT, Hamunen K. Pharmacokinetics and pharmacodynamics of analgesic drugs. In: Anand KJ, Stevens B, McGrath P, editors. Pain in neonates. 2nd ed. Amsterdam: Elsevier; 2000. p. 135–58. Revised and enlarged edition.

497. Saarenmaa E, Huttunen P, Leppaluoto J, Fellman V. Alfentanil as procedural pain relief in newborn infants. Arch Dis Child Fetal Neonatal Ed. 1996;75:F103–7.

498. Pokela ML. Effect of opioid-induced analgesia on beta-endorphin, cortisol and glucose responses in neonates with cardiorespiratory problems. Biol Neonate. 1993;64:360–7.

499. Pokela ML, Koivisto M. Physiological changes, plasma beta-endorphin and cortisol responses to tracheal intubation in neonates. Acta Paediatr. 1994;83:151–6.

500. Davis PJ, Cook DR. Clinical pharmacokinetics of the newer intravenous anaesthetic agents. Clin Pharmacokinet. 1986;11:18–35.

501. Meuldermans W, Woestenborghs R, Noorduin H, Camu F, van Steenberge A, Heykants J. Protein binding of the analgesics alfentanil and sufentanil in maternal and neonatal plasma. Eur J Clin Pharmacol. 1986;30:217–19.

502. Wilson AS, Stiller RL, Davis PJ, et al. Fentanyl and alfentanil plasma protein binding in preterm and term neonates. Anesth Analg. 1997;84:315–18.

503. Meistelman C, Saint-Maurice C, Lepaul M, Levron JC, Loose JP, Mac GK. A comparison of alfentanil pharmacokinetics in children and adults. Anesthesiology. 1987;66:13–6.

504. Marlow N, Weindling AM, Van Peer A, Heykants J. Alfentanil pharmacokinetics in preterm infants. Arch Dis Child. 1990;65:349–51.

505. Killian A, Davis PJ, Stiller RL, Cicco R, Cook DR, Guthrie RD. Influence of gestational age on pharmacokinetics of alfentanil in neonates. Dev Pharmacol Ther. 1990;15:82–5.

506. Pokela ML, Olkkola KT, Koivisto M, Ryhanen P. Pharmacokinetics and pharmacodynamics of intravenous meperidine in neonates and infants. Clin Pharmacol Ther. 1992;52:342–9.

507. Hilberman M, Hyer D. Potency of sufentanil. Anesthesiology. 1986;64:665–8.

508. Greeley WJ, de Bruijn NP, Davis DP. Sufentanil pharmacokinetics in pediatric cardiovascular patients. Anesth Analg. 1987;66:1067–72.

509. Tateishi T, Krivoruk Y, Ueng YF, Wood AJ, Guengerich FP, Wood M. Identification of human liver cytochrome P-450 3A4 as the enzyme responsible for fentanyl and sufentanil N-dealkylation. Anesth Analg. 1996;82:167–72.

510. Davis PJ, Cook DR, Stiller RL, Davin-Robinson KA. Pharmacodynamics and pharmacokinetics of high-dose sufentanil in infants and children undergoing cardiac surgery. Anesth Analg. 1987;66:203–8.

511. Greeley WJ, de Bruijn NP. Changes in sufentanil pharmacokinetics within the neonatal period. Anesth Analg. 1988;67:86–90.

512. Lacroix D, Sonnier M, Moncion A, Cheron G, Cresteil T. Expression of CYP3A in the human liver–evidence that the shift between CYP3A7 and CYP3A4 occurs immediately after birth. Eur J Biochem. 1997;247:625–34.

513. Guay J, Gaudreault P, Tang A, Goulet B, Varin F. Pharmacokinetics of sufentanil in normal children. Can J Anaesth. 1992;39:14–20.

514. Lerman J, Strong A, LeDez KM, et al. Effects of age on the serum concentration of a1-acid glycoprotein and the binding of lidocaine in pediatric patients. Clin Pharm Ther. 1989;46:219–25.

515. Benet LZ, Hoener B-a. Changes in plasma protein binding have little clinical consequence. Clin Pharm Ther. 2002;71:115–21.

516. Cho JE, Kim JY, Kim JE, Chun DH, Jun NH, Kil HK. Epidural sufentanil provides better analgesia from 24 h after surgery compared with epidural fentanyl in children. Acta Anaesthesiol Scand. 2008;52:1360–3.

517. Bichel T, Rouge JC, Schlegel S, Spahr-Schopfer I, Kalangos A. Epidural sufentanil during paediatric cardiac surgery: effects on metabolic response and postoperative outcome. Paediatr Anaesth. 2000;10:609–17.

518. Benlabed M, Ecoffey C, Levron JC, Flaisler B, Gross JB. Analgesia and ventilatory response to CO2 following epidural sufentanil in children. Anesthesiology. 1987;67:948–51.

519. Helmers JH, Noorduin H, Van Peer A, Van Leeuwen L, Zuurmond WW. Comparison of intravenous and intranasal sufentanil absorption and sedation. Can J Anaesth. 1989;36:494–7.

520. Henderson JM, Brodsky DA, Fisher DM, Brett CM, Hertzka RE. Pre-induction of anesthesia in pediatric patients with nasally administered sufentanil. Anesthesiology. 1988;68:671–5.

521. Roelofse JA, Shipton EA, de la Harpe CJ, Blignaut RJ. Intranasal sufentanil/midazolam versus ketamine/midazolam for analgesia/sedation in the pediatric population prior to undergoing multiple dental extractions under general anesthesia: a prospective, double-blind, randomized comparison. Anesth Prog. 2004;51:114–21.

522. Williams DG, Hatch DJ, Howard RF. Codeine phosphate in paedi-atric medicine. Br J Anaesth. 2001;86:413–21.

523. Cartabuke RS, Tobias JD, Taghon T, Rice J. Current practices regarding codeine administration among paediatricians and pediatric subspecialists. Clin Pediatr. 2014;53(1):26–30.

524. Tremlett M, Anderson BJ, Wolf A. Pro-con debate: is codeine a drug that still has a useful role in pediatric practice? Paediatr Anaesth. 2010;20:183–94.

525. Chen ZR, Somogyi AA, Bochner F. Polymorphic O-demethylation of codeine. Lancet. 1988;2:914–15.

526. Sindrup SH, Brosen K. The pharmacogenetics of codeine hypoalgesia. Pharmacogenetics. 1995;5:335–46.

527. Koren G, Madadi P. Pharmacogenetic insights into codeine analgesia: implication to codeine use. Pharmacogenomics. 2008;9:1267–84.

528. Williams DG, Patel A, Howard RF. Pharmacogenetics of codeine metabolism in an urban population of children and its implications for analgesic reliability. Br J Anaesth. 2002;89:839–45.

529. Eckhardt K, Li S, Ammon S, Schanzle G, Mikus G, Eichelbaum M. Same incidence of adverse drug events after codeine administration irrespective of the genetically determined differences in morphine formation. Pain. 1998;76:27–33.

530. Madadi P, Amstutz U, Rieder M, et al. Clinical practice guideline: CYP2D6 genotyping for safe and efficacious codeine therapy. J Popul Ther Clin Pharmacol. 2013;20:e369–96.

531. Parke TJ, Nandi PR, Bird KJ, Jewkes DA. Profound hypotension following intravenous codeine phosphate. Three case reports and some recommendations. Anaesthesia. 1992;47:852–4.

532. McEwan A, Sigston PE, Andrews KA, et al. A comparison of rectal and intramuscular codeine phosphate in children following neurosurgery. Paediatr Anaesth. 2000;10:189–93.

533. Tobias JD, Lowe S, Hersey S, Rasmussen GE, Werkhaven J. Analgesia after bilateral myringotomy and placement of pressure equalization tubes in children: acetaminophen versus acetaminophen with codeine. Anesth Analg. 1995;81:496–500.

534. St Charles CS, Matt BH, Hamilton MM, Katz BP. A comparison of ibuprofen versus acetaminophen with codeine in the young tonsillectomy patient. Otolaryngol Head Neck Surg. 1997;117:76–82.

535. Cunliffe M. Codeine phosphate in children: time for re-evaluation? Br J Anaesth. 2001;86:329–31.

536. Quiding H, Olsson GL, Boreus LO, Bondesson U. Infants and young children metabolise codeine to morphine. A study after single and repeated rectal administration. Br J Clin Pharmacol. 1992;33:45–9.

537. Magnani B, Evans R. Codeine intoxication in the neonate. Pediatrics. 1999;104:e75.

538. Ciszkowski C, Madadi P, Phillips MS, Lauwers AE, Koren G. Codeine, ultrarapid-metabolism genotype, and postoperative death. N Engl J Med. 2009;361:827–8.

539. Madadi P, Shirazi F, Walter FG, Koren G. Establishing causality of CNS depression in breastfed infants following maternal codeine use. Paediatr Drugs. 2008;10:399–404.

540. Kelly LE, Chaudhry SA, Rieder MJ, et al. A clinical tool for reducing central nervous system depression among neonates exposed to codeine through breast milk. PLoS One. 2013;8:e70073.

541. Poulsen L, Brosen K, Arendt-Nielsen L, Gram LF, Elbaek K, Sindrup SH. Codeine and morphine in extensive and poor metabolizers of sparteine: pharmacokinetics, analgesic effect and side effects. Eur J Clin Pharmacol. 1996;51:289–95.

542. Koren G, Maurice L. Pediatric uses of opioids. Pediatr Clin N Am. 1989;36:1141–56.

543. Jaffe JH, Martine WR. Opioid analgesics and antagonists. In: Goodman Gilman A, Rall TW, Nies AS, Taylor P, editors. The pharmacological basis of therapeutics. New York: Pergamon Press; 1990. p. 485–531.

544. Hamunen K, Maunuksela EL, Seppala T, Olkkola KT. Pharmacokinetics of i.v. and rectal pethidine in children undergoing ophthalmic surgery. Br J Anaesth. 1993;71:823–6.

545. Caldwell J, Wakile LA, Notarianni LJ, et al. Maternal and neonatal

disposition of pethidine in childbirth–a study using quantitative gas chromatography-mass spectrometry. Life Sci. 1978;22: 589–96.

546. Latta KS, Ginsberg B, Barkin RL. Meperidine: a critical review. Am J Ther. 2002;9:53–68.

547. Vetter TR. Pediatric patient-controlled analgesia with morphine versus meperidine. J Pain Symptom Manage. 1992;7:204–8.

548. Berde CB, Sethna NF. Analgesics for the treatment of pain in children. N Engl J Med. 2002;347:1094–103.

549. Cote CJ, Karl HW, Notterman DA, Weinberg JA, McCloskey C. Adverse sedation events in pediatrics: analysis of medications used for sedation. Pediatrics. 2000;106:633–44.

550. Ngan Kee WD. Intrathecal pethidine: pharmacology and clinical applications. Anaesth Intensive Care. 1998;26:137–46.

551. Sabatowski R, Kasper SM, Radbruch L. Patient-controlled analgesia with intravenous L-methadone in a child with cancer pain refractory to high-dose morphine. J Pain Symptom Manage. 2002;23:3–5.

552. Suresh S, Anand KJ. Opioid tolerance in neonates: mechanisms, diagnosis, assessment, and management. Semin Perinatol. 1998;22:425–33.

553. Tobias JD. Tolerance, withdrawal, and physical dependency after long-term sedation and analgesia of children in the pediatric intensive care unit. Crit Care Med. 2000;28:2122–32.

554. Berde CB, Beyer JE, Bournaki MC, Levin CR, Sethna NF. Comparison of morphine and methadone for prevention of postoperative pain in 3- to 7-year-old children. J Pediatr. 1991;119:136–41.

555. Shir Y, Shenkman Z, Shavelson V, Davidson EM, Rosen G. Oral methadone for the treatment of severe pain in hospitalized children: a report of five cases. Clin J Pain. 1998;14:350–3.

556. Davies D, DeVlaming D, Haines C. Methadone analgesia for children with advanced cancer. Pediatr Blood Cancer. 2008;51:393–7.

557. Berkowitz BA. The relationship of pharmacokinetics to pharmacological activity: morphine, methadone and naloxone. Clin Pharmacokinet. 1976;1:219–30.

558. Kaufmann JJ, Koski WS, Benson DN, Semo NM. Narcotic and narcotic antagonist pKa's and partition coefficients and their significance in clinical practice. Drug Alcohol Depend. 1975;1: 103–14.

559. Gourlay GK, Wilson PR, Glynn CJ. Pharmacodynamics and pharmacokinetics of methadone during the perioperative period. Anesthesiology. 1982;57:458–67.

560. Berde CB, Sethna HF, Holzman RS, Reidy P, Gondek EJ. Pharmacokinetics of methadone in children and adolescents in the perioperative period. Anesthesiology. 1987;67:A519.

561. Yang F, Tong X, McCarver DG, Hines RN, Beard DA. Population-based analysis of methadone distribution and metabolism using an age-dependent physiologically based pharmacokinetic model. J Pharmacokinet Pharmacodyn. 2006;33:485–518.

562. Mandema JW, Tuk B, van Steveninck AL, Breimer DD, Cohen AF, Danhof M. Pharmacokinetic-pharmacodynamic modeling of the central nervous system effects of midazolam and its main metabolite alpha-hydroxymidazolam in healthy volunteers. Clin Pharmacol Ther. 1992;51:715–28.

563. Greenblatt DJ, Ehrenberg BL, Gunderman J, et al. Pharmacokinetic and electroencephalographic study of intravenous diazepam, midazolam, and placebo. Clin Pharmacol Ther. 1989;45:356–65.

564. Buhrer M, Maitre PO, Crevoisier C, Stanski DR. Electroencephalographic effects of benzodiazepines. II. Pharmacodynamic modeling of the electroencephalographic effects of midazolam and diazepam. Clin Pharmacol Ther. 1990;48:555–67.

565. Johnson TN, Rostami-Hodjegan A, Goddard JM, Tanner MS, Tucker GT. Contribution of midazolam and its 1-hydroxy metabolite to preoperative sedation in children: a pharmacokinetic-pharmacodynamic analysis. Br J Anaesth. 2002;89:428–37.

566. de Wildt SN, de Hoog M, Vinks AA, Joosten KF, van Dijk M, van den Anker JN. Pharmacodynamics of midazolam in pediatric intensive care patients. Ther Drug Monit. 2005;27:98–102.

567. Hartwig S, Roth B, Theisohn M. Clinical experience with continuous intravenous sedation using midazolam and fentanyl in the paediatric intensive care unit. Eur J Pediatr. 1991;150:784–8.

568. Lloyd-Thomas AR, Booker PD. Infusion of midazolam in paediatric patients after cardiac surgery. Br J Anaesth. 1986;58:1109–15.

569. Booker PD, Beechey A, Lloyd-Thomas AR. Sedation of children requiring artificial ventilation using an infusion of midazolam. Br J Anaesth. 1986;58:1104–8.

570. Lee TC, Charles BG, Harte GJ, Gray PH, Steer PA, Flenady VJ. Population pharmacokinetic modeling in very premature infants receiving midazolam during mechanical ventilation: midazolam neonatal pharmacokinetics. Anesthesiology. 1999;90:451–7.

571. Harte GJ, Gray PH, Lee TC, Steer PA, Charles BG. Haemodynamic responses and population pharmacokinetics of midazolam following administration to ventilated, preterm neonates. J Paediatr Child Health. 1997;33:335–8.

572. de Wildt SN, Kearns GL, Hop WC, Murry DJ, Abdel-Rahman SM, van den Anker JN. Pharmacokinetics and metabolism of intravenous midazolam in preterm infants. Clin Pharmacol Ther. 2001;70:525–31.

573. Burtin P, Jacqz-Aigrain E, Girard P, et al. Population pharmacokinetics of midazolam in neonates. Clin Pharmacol Ther. 1994;56:615–25.

574. Jacqz-Aigrain E, Daoud P, Burtin P, Maherzi S, Beaufils F. Pharmacokinetics of midazolam during continuous infusion in critically ill neonates. Eur J Clin Pharmacol. 1992;42:329–32.

575. Jacqz-Aigrain E, Wood C, Robieux I. Pharmacokinetics of midazolam in critically ill neonates. Eur J Clin Pharmacol. 1990;39:191–2.

576. Anderson BJ, Larsson P. A maturation model for midazolam clearance. Paediatr Anaesth. 2011;21:302–8.

577. Mulla H, McCormack P, Lawson G, Firmin RK, Upton DR. Pharmacokinetics of midazolam in neonates undergoing extracorporeal membrane oxygenation. Anesthesiology. 2003;99:275–82.

578. Mathews HM, Carson IW, Lyons SM, et al. A pharmacokinetic study of midazolam in paediatric patients undergoing cardiac surgery. Br J Anaesth. 1988;61:302–7.

579. Hiller A, Olkkola KT, Isohanni P, Saarnivaara L. Unconsciousness associated with midazolam and erythromycin. Br J Anaesth. 1990;65:826–8.

580. de Wildt SN, de Hoog M, Vinks AA, van der Giesen E, van den Anker JN. Population pharmacokinetics and metabolism of midazolam in pediatric intensive care patients. Crit Care Med. 2003;31:1952–8.

581. Nishina K, Mikawa K. Clonidine in paediatric anaesthesia. Curr Opin Anaesthesiol. 2002;15:309–16.

582. Bergendahl H, Lonnqvist PA, Eksborg S. Clonidine in paediatric anaesthesia: review of the literature and comparison with benzodiazepines for premedication. Acta Anaesthesiol Scand. 2006;50:135–43.

583. Ansermino M, Basu R, Vandebeek C, Montgomery C. Nonopioid additives to local anaesthetics for caudal blockade in children: a systematic review. Paediatr Anaesth. 2003;13:561–73.

584. Manickam A, Vakamudi M, Parameswari A, Chetan C. Efficacy of clonidine as an adjuvant to ropivacaine for caudal analgesia in children undergoing subumbilical surgery. J Anaesthesiol Clin Pharm. 2012;28:185–9.

585. Engelman E, Marsala C. Bayesian enhanced meta-analysis of post-operative analgesic efficacy of additives for caudal analgesia in children. Acta Anaesth Scand. 2012;56:817–32.

586. Schnabel A, Poepping DM, Pogatzki-Zahn EM, Zahn PK. Efficacy and safety of clonidine as additive for caudal regional anesthesia: a quantitative systematic review of randomized controlled trials.

Paediatr Anaesth. 2011;21:1219–30.

587. Sumiya K, Homma M, Watanabe M, et al. Sedation and plasma concentration of clonidine hydrochloride for pre-anesthetic medication in pediatric surgery. Biol Pharm Bull. 2003;26:421–3.

588. Hall JE, Uhrich TD, Ebert TJ. Sedative, analgesic and cognitive effects of clonidine infusions in humans. Br J Anaesth. 2001;86:5–11.

589. Marinangeli F, Ciccozzi A, Donatelli F, et al. Clonidine for treatment of postoperative pain: a dose-finding study. Eur J Pain. 2002;6:35–42.

590. Bernard JM, Hommeril JL, Passuti N, Pinaud M. Postoperative analgesia by intravenous clonidine. Anesthesiology. 1991;75;577–82.

591. Dollery CT, Davies DS, Draffan GH, et al. Clinical pharmacology and pharmacokinetics of clonidine. Clin Pharmacol Ther. 1976;19:11–7.

592. Milne B. Alpha-2 agonists and anaesthesia. Can J Anaesth. 1991;38:809–13.

593. Davies DS, Wing AM, Reid JL, Neill DM, Tippett P, Dollery CT. Pharmacokinetics and concentration-effect relationships of intervenous and oral clonidine. Clin Pharmacol Ther. 1977; 21:593–601.

594. Kamibayashi T, Maze M. Clinical uses of alpha2 -adrenergic agonists. Anesthesiology. 2000;93:1345–9.

595. Talke P. Pharmacodynamics of alpha2-adrenoceptor agonists. Best Pract Res Clin Anaesthesiol. 2000;14:271–83.

596. Lonnqvist PA, Bergendahl H. Pharmacokinetics and haemodynamic response after an intravenous bolus injection of clonidine in children. Paediatr Anaesth. 1993;3:359–64.

597. Lowenthal DT, Matzek KM, MacGregor TR. Clinical pharmacokinetics of clonidine. Clin Pharmacokinet. 1988;14:287–310.

598. Arndts D, Doevendans J, Kirsten R, Heintz B. New aspects of the pharmacokinetics and pharmacodynamics of clonidine in man. Eur J Clin Pharmacol. 1983;24:21–30.

599. Arndts D. New aspects of the clinical pharmacology of clonidine. Chest. 1983;83:397–400.

600. Lonnqvist PA, Bergendahl HT, Eksborg S. Pharmacokinetics of clonidine after rectal administration in children. Anesthesiology. 1994;81:1097–101.

601. Potts AL, Larsson P, Eksborg S, Warman G, Lonnqvist P-A, Anderson BJ. Clonidine disposition in children; a population analysis. Pediatr Anesth. 2007;17:924–33.

602. Xie HG, Cao YJ, Gauda EB, Agthe AG, Hendrix CW, Lee H. Clonidine clearance matures rapidly during the early postnatal period: a population pharmacokinetic analysis in newborns with neonatal abstinence syndrome. J Clin Pharmacol. 2011;51(4):502–11.

603. Larsson P, Nordlinder A, Bergendahl HT, et al. Oral bioavailability of clonidine in children. Pediatr Anesth. 2011;21:335–40.

604. Ibacache ME, Munoz HR, Brandes V, Morales AL. Single-dose dexmedetomidine reduces agitation after sevoflurane anesthesia in children. Anesth Analg. 2004;98:60–3.

605. Tobias JD. Dexmedetomidine to treat opioid withdrawal in infants following prolonged sedation in the pediatric ICU. J Opioid Manag. 2006;2:201–5.

606. Tobias JD. Dexmedetomidine: applications in pediatric critical care and pediatric anesthesiology. Pediatr Crit Care Med. 2007;8:115–31.

607. Mason KP, O'Mahony E, Zurakowski D, Libenson MH. Effects of dexmedetomidine sedation on the EEG in children. Paediatr Anaesth. 2009;19:1175–83.

608. Mason KP, Lerman J. Dexmedetomidine in children: current knowledge and future applications. Anesth Analg. 2011;113: 1129–42.

609. O'Mara K, Gal P, Ransom JL, et al. Successful use of dexmedetomidine for sedation in a 24-week gestational age neonate. Ann Pharmacother. 2009;43:1707–13.

610. Chrysostomou C, Schulman SR, Castellanos MH, et al. A Phase II/III, multicentre, safety, efficacy, and pharmacokinetic study of dexmedetomidine in preterm and term neonates. J Pediatr. 2013;Pii:S0022-3476(13)01230-4. Epub ahead of print.

611. O'Mara K, Gal P, Wimmer J, et al. Dexmedetomidine versus standard therapy with fentanyl for sedation in mechanically ventilated premature neonates. J Pediatr Pharmacol Ther. 2012;17:252–62.

612. Tobias JD. Controlled hypotension in children: a critical review of available agents. Paediatr Drugs. 2002;4:439–53.

613. Nichols DP, Berkenbosch JW, Tobias JD. Rescue sedation with dexmedetomidine for diagnostic imaging: a preliminary report. Paediatr Anaesth. 2005;15:199–203.

614. Hammer GB, Philip BM, Schroeder AR, Rosen FS, Koltai PJ. Prolonged infusion of dexmedetomidine for sedation following tracheal resection. Paediatr Anaesth. 2005;15:616 20.

615. Walker J, Maccallum M, Fischer C, Kopcha R, Saylors R, McCall J. Sedation using dexmedetomidine in pediatric burn patients. J Burn Care Res. 2006;27:206–10.

616. Koroglu A, Teksan H, Sagir O, Yucel A, Toprak HI, Ersoy OM. A comparison of the sedative, hemodynamic, and respiratory effects of dexmedetomidine and propofol in children undergoing magnetic resonance imaging. Anesth Analg. 2006;103:63–7.

617. Fagin A, Palmieri T, Greenhalgh D, Sen S. A comparison of dexmedetomidine and midazolam for sedation in severe pediatric burn injury. J Burn Care Res. 2012;33:759–63.

618. Schnabel A, Reichi SU, Poepping DM, et al. Efficacy and safety of intraoperative dexmedetomidine for acute postoperative pain in children: a meta-analysis of randomized controlled trials. Pediatr Anesth. 2013;23:170–9.

619. Olutoye OA, Glover CD, Diefenderfer JW, et al. The effect of intraoperative dexmedetomidine on postoperative analgesia and sedation in pediatric patients undergoing tonsillectomy and adenoidectomy. Anesth Analg. 2010;111:490–5.

620. Chen JY, Lia JE, Liu TJ, et al. Comparison of the effects of dexmedetomidine, ketamine, and placebo on emergence agitation after strabismus surgery in children. Can J Anesth. 2013;60: 385–92.

621. Hsu YW, Cortinez LI, Robertson KM, et al. Dexmedetomidine pharmacodynamics: part I: crossover comparison of the respiratory effects of dexmedetomidine and remifentanil in healthy volunteers. Anesthesiology. 2004;101:1066–76.

622. Potts AL, Anderson BJ, Warman GR, Lerman J, Diaz SM, Vilo S. Dexmedetomidine pharmacokinetics in pediatric intensive care–a pooled analysis. Paediatr Anaesth. 2009;19:1119–29.

623. Potts AL, Anderson BJ, Holford NH, Vu TC, Warman GR. Dexmedetomidine hemodynamics in children after cardiac surgery. Paediatr Anaesth. 2010;20:425–33.

624. Mason KP, Zurakowski D, Zgleszewski S, Prescilla R, Fontaine PJ, Dinardo JA. Incidence and predictors of hypertension during high-dose dexmedetomidine sedation for pediatric MRI. Paediatr Anaesth. 2010;20(6):516–23.

625. Mahmoud M, Radhakrishnan R, Gunter J, et al. Effect of increasing depth of dexmedetomidine anesthesia on upper airway morphology in children. Paediatr Anaesth. 2010;20:506–15.

626. Mahmoud M, Jung D, Salisbury S, et al. Effect of increasing depth of dexmedetomidine and propofol anesthesia on upper airway morphology in children and adolescents with obstructive sleep apnea. J Clin Anesth. 2013;25(7):529–41. pii:S0952-8180(13)00203-1. Epub ahead of print.

627. Mahmoud M, Gunter J, Donnelly LF, Wang Y, Nick TG, Sadhasivam S. A comparison of dexmedetomidine with propofol for magnetic resonance imaging sleep studies in children. Anesth Analg. 2009;109:745–53.

628. Su F, Nicolson SC, Gastonguay MR, et al. Population pharmacokinetics of dexmedetomidine in infants after open heart surgery. Anesth Analg. 2010;110:1383–92.

629. Mason KP, Zgleszewski SE, Prescilla R, Fontaine PJ, Zurakowski D. Hemodynamic effects of dexmedetomidine sedation for CT imaging studies. Paediatr Anaesth. 2008;18:393–402.

630. Siddappa R, Riggins J, Kariyanna S, et al. High-dose dexmedetomidine sedation for pediatric MRI. Pediatr Anesth. 2011;21:153–8.

631. Heard C, Burrows F, Johnson K, et al. A comparison of dexmedetomidine-midazolam with propofol for maintenance of anesthesia in children undergoing magnetic resonance imaging. Anesth Analg. 2008;107:1832–9.

632. Mason KP, Zurakowski D, Zgleszewski SE, et al. High dose dexmedetomidine as the sole sedative for pediatric MRI. Paediatr Anaesth. 2008;18:403–11.

633. Hammer GB, Drover DR, Cao H, et al. The effects of dexmedetomidine on cardiac electrophysiology in children. Anesth Analg. 2008;106:79–83. table of contents.

634. Chrysostomou C, Morell VO, Wearden P, et al. Dexmedetomidine: therapeutic use for the termination of reentrant supraventricular tachycardia. Congenit Heart Dis. 2013;8:48–56.

635. Friesen RH, Nichols CS, Twite MD, et al. The hemodynamic response to dexmedetomidine loading dose in children with and without pulmonary hypertension. Anesth Analg. 2013;117:953–9.

636. Coyle DE, Denson DD, Thompson GA, Myers JA, Arthur GR, Bridenbaugh PO. The influence of lactic acid on the serum protein binding of bupivacaine: species differences. Anesthesiology. 1984;61:127–33.

637. Lerman J, Strong HA, LeDez KM, Swartz J, Rieder MJ, Burrows FA. Effects of age on the serum concentration of alpha 1-acid glycoprotein and the binding of lidocaine in pediatric patients. Clin Pharmacol Ther. 1989;46:219–25.

638. Eyres RL. Local anaesthetic agents in infancy. Paediatr Anaesth. 1995;5:213–18.

639. Valenzuela C, Snyders DJ, Bennett PB, Tamargo J, Hondeghem LM. Stereoselective block of cardiac sodium channels by bupivacaine in guinea pig ventricular myocytes. Circulation. 1995;92:3014–24.

640. Hoerter JA, Vassort G. Participation of the sarcolemma in the control of relaxation of the mammalian heart during perinatal development. Adv Myocardiol. 1982;3:373–80.

641. Hellstrom-Westas L, Svenningsen NW, Westgren U, Rosen I, Lagerstrom PO. Lidocaine for treatment of severe seizures in newborn infants. II. Blood concentrations of lidocaine and metabolites during intravenous infusion. Acta Paediatr. 1992;81:35–9.

642. Hellstrom-Westas L, Westgren U, Rosen I, Svenningsen NW. Lidocaine for treatment of severe seizures in newborn infants. I. Clinical effects and cerebral electrical activity monitoring. Acta Paediatr Scand. 1988;77:79–84.

643. Hattori H, Yamano T, Hayashi K, et al. Effectiveness of lidocaine infusion for status epilepticus in childhood: a retrospective multi-institutional study in Japan. Brain Dev. 2008;30:504–12.

644. Vladimirov M, Nau C, Mok WM, Strichartz G. Potency of bupivacaine stereoisomers tested in vitro and in vivo: biochemical, electrophysiological, and neurobehavioral studies. Anesthesiology. 2000;93:744–55.

645. Wang GK, Wang SY. Altered stereoselectivity of cocaine and bupivacaine isomers in normal and batrachotoxin-modified Na+ channels. J Gen Physiol. 1992;100:1003–20.

646. Sheets MF, Hanck DA. Outward stabilization of the S4 segments in domains III and IV enhances lidocaine block of sodium channels. J Physiol. 2007;582:317–34.

647. Chevrier P, Vijayaragavan K, Chahine M. Differential modulation of Nav1.7 and Nav1.8 peripheral nerve sodium channels by the local anesthetic lidocaine. Br J Pharmacol. 2004;142:576–84.

648. Mihaly GW, Moore RG, Thomas J, Triggs EJ, Thomas D, Shanks CA. The pharmacokinetics and metabolism of the anilide local anaesthetics in neonates. I. Lignocaine. Eur J Clin Pharmacol. 1978;13:143–52.

649. Rapp HJ, Molnar V, Austin S, et al. Ropivacaine in neonates and infants: a population pharmacokinetic evaluation following single caudal block. Paediatr Anaesth. 2004;14:724–32.

650. Agarwal R, Gutlove DP, Lockhart CH. Seizures occurring in pediatric patients receiving continuous infusion of bupivacaine.

Anesth Analg. 1992;75:284–6.

651. McCloskey JJ, Haun SE, Deshpande JK. Bupivacaine toxicity secondary to continuous caudal epidural infusion in children. Anesth Analg. 1992;75:287–90.

652. Aarons L, Sadler B, Pitsiu M, et al. Population pharmacokinetic analysis of ropivacaine and its metabolite 2', 6'-pipecoloxylidide from pooled data in neonates, infants, and children. Br J Anaesth. 2011;107:409–24.

653. Tucker GT, Mather LE. Clinical pharmacokinetics of local anaesthetics. Clin Pharmacokinet. 1979;4:241–78.

654. Chalkiadis GA, Anderson BJ, Tay M, et al. Pharmacokinetics of levobupivacaine after caudal epidural administration in infants less than 3 months of age. Br J Anaesth. 2005;95:524–9.

655. Tucker GT. Pharmacokinetics of local anaesthetics. Br J Anaesth. 1986;58:717–31.

656. Galley HF, Mahdy A, Lowes DA. Pharmacogenetics and anesthesiologists. Pharmacogenomics. 2005;6:849–56.

657. Bosenberg AT, Bland BA, Schulte Steinberg O, Downing JW. Thoracic epidural anesthesia via caudal route in infants. Anesthesiology. 1988;69:265–9.

658. Bokesch PM, Castaneda AR, Ziemer G, Wilson JM. The influence of a right-to-left cardiac shunt on lidocaine pharmacokinetics. Anesthesiology. 1987;67:739–44.

659. Mirkin BL. Developmental pharmacology. Annu Rev Pharmacol. 1970;10:255–72.

660. Bardsley H, Gristwood R, Baker H, Watson N, Nimmo W. A comparison of the cardiovascular effects of levobupivacaine and rac-bupivacaine following intravenous administration to healthy volunteers. Br J Clin Pharmacol. 1998;46:245–9.

661. Brisman M, Ljung BM, Otterbom I, Larsson LE, Andreasson SE. Methaemoglobin formation after the use of EMLA cream in term neonates. Acta Paediatr. 1998;87:1191–4.

662. Mishina M, Takai T, Imoto K, et al. Molecular distinction between fetal and adult forms of muscle acetylcholine receptor. Nature. 1986;321:406–11.

663. Jaramillo F, Schuetze SM. Kinetic differences between embryonic- and adult-type acetylcholine receptors in rat myotubes. J Physiol. 1988;396:267–96.

664. Hesselmans LF, Jennekens FG, Van den Oord CJ, Veldman H, Vincent A. Development of innervation of skeletal muscle fibers in man: relation to acetylcholine receptors. Anat Rec. 1993;236:553–62.

665. Jaramillo F, Vicini S, Schuetze SM. Embryonic acetylcholine receptors guarantee spontaneous contractions in rat developing muscle. Nature. 1988;335:66–8.

666. Goudsouzian NG. Maturation of neuromuscular transmission in the infant. Br J Anaesth. 1980;52:205–14.

667. Goudsouzian NG, Standaert FG. The infant and the myoneural junction. Anesth Analg. 1986;65:1208–17.

668. Meretoja OA, Brandom BW, Taivainen T, Jalkanen L. Synergism between atracurium and vecuronium in children. Br J Anaesth. 1993;71:440–2.

669. Meretoja OA, Taivainen T, Jalkanen L, Wirtavuori K. Synergism between atracurium and vecuronium in infants and children during nitrous oxide-oxygen-alfentanil anaesthesia. Br J Anaesth. 1994;73:605–7.

670. Day NS, Blake GJ, Standaert FG, Dretchen KL. Characterization of the train-of-four response in fast and slow muscles: effect of d-tubocurarine, pancuronium, and vecuronium. Anesthesiology. 1983;58:414–17.

671. Keens TG, Bryan AC, Levison H, Ianuzzo CD. Developmental pattern of muscle fiber types in human ventilatory muscles. J Appl Physiol. 1978;44:909–13.

672. Meretoja OA. Neuromuscular blocking agents in paediatric patients: influence of age on the response. Anaesth Intensive Care. 1990;18:440–8.

673. Donati F, Antzaka C, Bevan DR. Potency of pancuronium at the diaphragm and the adductor pollicis muscle in humans.

Anesthesiology. 1986;65:1–5.

674. Laycock JR, Baxter MK, Bevan JC, Sangwan S, Donati F, Bevan DR. The potency of pancuronium at the adductor pollicis and diaphragm in infants and children. Anesthesiology. 1988;68:908–11.

675. Laycock JR, Donati F, Smith CE, Bevan DR. Potency of atracurium and vecuronium at the diaphragm and the adductor pollicis muscle. Br J Anaesth. 1988;61:286–91.

676. Meretoja OA, Wirtavuori K, Neuvonen PJ. Age-dependence of the dose-response curve of vecuronium in pediatric patients during balanced anesthesia. Anesth Analg. 1988;67:21–6.

677. Meakin G, Shaw EA, Baker RD, Morris P. Comparison of atracurium-induced neuromuscular blockade in neonates, infants and children. Br J Anaesth. 1988;60:171 5.

678. Basta SJ, Ali HH, Savarese JJ, et al. Clinical pharmacology of atracurium besylate (BW 33A): a new non-depolarizing muscle relaxant. Anesth Analg. 1982;61:723–9.

679. Woelfel SK, Brandom BW, McGowan Jr FX, Cook DR. Clinical pharmacology of mivacurium in pediatric patients less than off years old during nitrous oxide-halothane anesthesia. Anesth Analg. 1993;77:713–20.

680. Goudsouzian NG, Denman W, Schwartz A, Shorten G, Foster V, Samara B. Pharmacodynamic and hemodynamic effects of mivacurium in infants anesthetized with halothane and nitrous oxide. Anesthesiology. 1993;79:919–25.

681. Fisher DM, Miller RD. Neuromuscular effects of vecuronium (ORG NC45) in infants and children during N2O, halothane anesthesia. Anesthesiology. 1983;58:519–23.

682. Fisher DM, Castagnoli K, Miller RD. Vecuronium kinetics and dynamics in anesthetized infants and children. Clin Pharmacol Ther. 1985;37:402–6.

683. Fisher DM, Canfell PC, Spellman MJ, Miller RD. Pharmacokinetics and pharmacodynamics of atracurium in infants and children. Anesthesiology. 1990;73:33–7.

684. Wierda JM, Meretoja OA, Taivainen T, Proost JH. Pharmacokinetics and pharmacokinetic-dynamic modelling of rocuronium in infants and children. Br J Anaesth. 1997;78:690–5.

685. Kalli I, Meretoja OA. Infusion of atracurium in neonates, infants and children. A study of dose requirements. Br J Anaesth. 1988;60:651–4.

686. Alifimoff JK, Goudsouzian NG. Continuous infusion of mivacurium in children. Brit J Anaesth 1989; 63:520–4.

687. Woelfel SK, Dong ML, Brandom BW, Sarner JB, Cook DR. Vecuronium infusion requirements in children during halothane-narcotic-nitrous oxide, isoflurane-narcotic-nitrous oxide, and narcotic-nitrous oxide anesthesia. Anesth Analg. 1991;73:33–8.

688. Feltman DM, Weiss MG, Nicoski P, et al. rocuronium for nonemergent intubation of term and preterm infants. J Perinatol. 2011;31:38–43.

689. Driessen JJ, Robertson EN, Van Egmond J, et al. The time-course of action and recovery of rocuronium 0.3 mg/kg^{-1} in infants and children during halothane anaesthesia measured with acceleromyography. Pediatr Anesth. 2000;10:493–7.

690. Stanski DR, Ham J, Miller RD, Sheiner LB. Pharmacokinetics and pharmacodynamics of d-tubocurarine during nitrous oxide-narcotic and halothane anesthesia in man. Anesthesiology. 1979;51:235–41.

691. Prys-Roberts C, Lloyd JW, Fisher A, et al. Deliberate profound hypotension induced with halothane: studies of haemodynamics and pulmonary gas exchange. Br J Anaesth. 1974;46:105.

692. Pauca AL, Hopkins AM. Acute effects of halothane, nitrous oxide and thiopentone on upper limb blood flow. Br J Anaesth. 1972;43:326–33.

693. Meakin G, Walker RW, Dearlove OR. Myotonic and neuromuscular blocking effects of increased doses of suxamethonium in infants and children. Br J Anaesth. 1990;65:816–18.

694. Cook DR, Gronert BJ, Woelfel SK. Comparison of the neuromuscular effects of mivacurium and suxamethonium in infants and

695. DeCook TH, Goudsouzian NG. Tachyphylaxis and phase II block development during infusion of succinylcholine in children. Anesth Analg. 1980;59:639–43.

696. Gronert BJ, Brandom BW. Neuromuscular blocking drugs in infants and children. Pediatr Clin N Am. 1994;41:73–91.

697. Sutherland GA, Bevan JC, Bevan DR. Neuromuscular blockade in infants following intramuscular succinylcholine in two or five per cent concentration. Can Anaesth Soc J. 1983;30:342–6.

698. Anderson BJ, Meakin GH. Scaling for size: some implications for paediatric anaesthesia dosing. Paediatr Anaesth. 2002;12:205–19.

699. Cook DR, Fisher CG. Neuromuscular blocking effects of succinylcholine in infants and children. Anesthesiology. 1975;42:662–5.

700. Meakin G, McKiernan EP, Morris P, Baker RD. Dose-response curves for suxamethonium in neonates, infants and children. Br J Anaesth. 1989;62:655–8.

701. Cook DR. Muscle relaxants in infants and children. Anesth Analg. 1981;60:335–43.

702. Matteo RS, Lieberman IG, Salanitre E, McDaniel DD, Diaz J. Distribution, elimination, and action of d-tubocurarine in neonates, infants, children, and adults. Anesth Analg. 1984;63:799–804.

703. Tassonyi E, Pittet JF, Schopfer CN, et al. Pharmacokinetics of pipecuronium in infants, children and adults. Eur J Drug Metab Pharmacokinet. 1995;20:203–8.

704. Meretoja OA, Erkola O. Pipecuronium revisited: dose-response and maintenance requirement in infants, children, and adults. J Clin Anesth. 1997;9:125–9.

705. Fisher DM, Canfell PC, Fahey MR, et al. Elimination of atracurium in humans: contribution of Hofmann elimination and ester hydrolysis versus organ-based elimination. Anesthesiology. 1986;65:6–12.

706. Brandom BW, Stiller RL, Cook DR, Woelfel SK, Chakravorti S, Lai A. Pharmacokinetics of atracurium in anaesthetized infants and children. Br J Anaesth. 1986;58:1210–13.

707. Imbeault K, Withington DE, Varin F. Pharmacokinetics and pharmacodynamics of a 0.1 mg/kg dose of cisatracurium besylate in children during N2O/O2/propofol anesthesia. Anesth Analg. 2006;102:738–43.

708. Reich DL, Hollinger I, Harrington DJ, Seiden HS, Chakravorti S, Cook DR. Comparison of cisatracurium and vecuronium by infusion in neonates and small infants after congenital heart surgery. Anesthesiol. 2004;101:1122–7.

709. Kirkegaard-Nielsen H, Meretoja OA, Wirtavuori K. Reversal of atracurium-induced neuromuscular block in paediatric patients. Acta Anaesthesiol Scand. 1995;39:906–11.

710. Meakin G, Sweet PT, Bevan JC, Bevan DR. Neostigmine and edrophonium as antagonists of pancuronium in infants and children. Anesthesiology. 1983;59:316–21.

711. Fisher DM, Cronnelly R, Miller RD, Sharma M. The neuromuscular pharmacology of neostigmine in infants and children. Anesthesiology. 1983;59:220–5.

712. Meretoja OA, Taivainen T, Wirtavuori K. Cisatracurium during halothane and balanced anaesthesia in children. Paediatr Anaesth. 1996;6:373–8.

713. Meistelman C, Debaene B, d'Hollander A, Donati F, Saint-Maurice C. Importance of the level of paralysis recovery for a rapid antagonism of vecuronium with neostigmine in children during halothane anesthesia. Anesthesiology. 1988;69:97–9.

714. Debaene B, Meistelman C, d'Hollander A. Recovery from vecuronium neuromuscular blockade following neostigmine administration in infants, children, and adults during halothane anesthesia. Anesthesiology. 1989;71:840–4.

715. Bevan JC, Purday JP, Reimer EJ, Bevan DR. Reversal of doxacurium and pancuronium neuromuscular blockade with neostigmine in children. Can J Anaesth. 1994;41:1074–80.

716. Plaud B, Meretoja O, Hofmockel R, et al. Reversal of rocuronium-induced neuromuscular blockade with sugammadex in pediatric

and adult surgical patients. Anesthesiology. 2009;110:284–94.

717. Robertson EN, Driessen JJ, Vogt M, De Boer H, Scheffer GJ. Pharmacodynamics of rocuronium 0.3 mg kg(-1) in adult patients with and without renal failure. Eur J Anaesthesiol. 2005;22:929–32.

718. Staals LM, Snoeck MM, Driessen JJ, Flockton EA, Heeringa M, Hunter JM. Multicentre, parallel-group, comparative trial evaluating the efficacy and safety of sugammadex in patients with end-stage renal failure or normal renal function. Br J Anaesth. 2008;101:492–7.

719. Staals LM, Snoeck MM, Driessen JJ, et al. Reduced clearance of rocuronium and sugammadex in patients with severe to end-stage renal failure: a pharmacokinetic study. Br J Anaesth. 2010;104:31–9.

720. Morell RC, Berman JM, Royster RI, Petrozza PH, Kelly JS, Colonna DM. Revised label regarding use of succinylcholine in children and adolescents. Anesthesiology. 1994;80:242–5.

721. Badgwell JM, Hall SC, Lockhart C. Revised label regarding use of succinylcholine in children and adolescents. Anesthesiology. 1994;80:243–5.

722. Goudsouzian NG. Recent changes in the package insert for succinylcholine chloride: should this drug be contraindicated for routine use in children and adolescents? (Summary of the discussions of the anesthetic and life support drug advisory meeting of the Food and Drug Administration, FDA building, Rockville, MD, June 9, 1994). Anesth Analg. 1995;80:207–8.

723. Anderson BJ, Brown TC. Anaesthesia for a child with congenital myotonic dystrophy. Anaesth Intensive Care. 1989;17:351–4.

724. Lockridge O. Genetic variants of human serum cholinesterase influence metabolism of the muscle relaxant succinylcholine. Pharmacol Ther. 1990;47:35–60.

725. Ali-Melkkila T, Kanto J, Iisalo E. Pharmacokinetics and related pharmacodynamics of anticholinergic drugs. Acta Anaesthesiol Scand. 1993;37:633–42.

726. Johr M. Is it time to question the routine use of anticholinergic agents in paediatric anaesthesia? Paediatr Anaesth. 1999;9:99–101.

727. Rautakorpi P, Manner T, Kanto J. A survey of current usage of anticholinergic drugs in paediatric anaesthesia in Finland. Acta Anaesthesiol Scand. 1999;43:1057–9.

728. Shaw CA, Kelleher AA, Gill CP, Murdoch LJ, Stables RH, Black AE. Comparison of the incidence of complications at induction and emergence in infants receiving oral atropine vs no premedication. Br J Anaesth. 2000;84:174–8.

729. Venkatesh V, Ponnusamy V, Anandaraj J, et al. Endotracheal intubation in a neonatal population remains associated with a high risk of adverse events. Eur J Pediatr. 2011;170:223–7.

730. Hinderling PH, Gundert-Remy U, Schmidlin O. Integrated pharmacokinetics and pharmacodynamics of atropine in healthy humans. I: Pharmacokinetics. J Pharm Sci. 1985;74:703–10.

731. Virtanen R, Kanto J, Iisalo E, Iisalo EU, Salo M, Sjovall S. Pharmacokinetic studies on atropine with special reference to age. Acta Anaesthesiol Scand. 1982;26:297–300.

732. Pihlajamaki K, Kanto J, Aaltonen L, Iisalo E, Jaakkola P. Pharmacokinetics of atropine in children. Int J Clin Pharmacol Ther Toxicol. 1986;24:236–9.

733. Kleinman ME, Chameides L, Schexnayder SM, et al. Pediatric advanced life support: 2010 American Heart Association guidelines for cardiopulmonary resuscitation and emergency cardiovascular care. Pediatrics. 2010;126:e1361–99.

734. Barrington KJ. The myth of a minimum dose for atropine. Pediatrics. 2011;127:783–4.

735. Dauchot P, Gravenstein JS. Effects of atropine on the electrocardiogram in different age groups. Clin Pharm Ther. 1971;12:274–80.

736. Eisa L, Passi Y, Lerman J, et al. Do small doses of atropine cause bradycardia in young children? ASA. 2013. Abstract:A3074.

737. Hinderling PH, Gundert-Remy U, Schmidlin O, Heinzel G. Integrated pharmacokinetics and pharmacodynamics of atropine in healthy humans. II: Pharmacodynamics. J Pharm Sci. 1985;74:711–17.

738. Kranke P, Morin AM, Roewer N, Wulf H, Eberhart LH. The efficacy and safety of transdermal scopolamine for the prevention of postoperative nausea and vomiting: a quantitative systematic review. Anesth Analg. 2002;95:133–43. table of contents.

739. Alswang M, Friesen RH, Bangert P. Effect of preanesthetic medication on carbon dioxide tension in children with congenital heart disease. J Cardiothorac Vasc Anesth. 1994;8:415–19.

740. Renner UD, Oertel R, Kirch W. Pharmacokinetics and pharmacodynamics in clinical use of scopolamine. Ther Drug Monit. 2005;27:655–65.

741. Kanto J, Klotz U. Pharmacokinetic implications for the clinical use of atropine, scopolamine and glycopyrrolate. Acta Anaesthesiol Scand. 1988;32:69–78.

742. Warran P, Radford P, Manford ML. Glycopyrrolate in children. Br J Anaesth. 1981;53:1273–6.

743. Cozanitis DA, Jones CJ, Erkola O. Anticholinergic premedication in infants: a comparison of atropine and glycopyrrolate on heart rate, demeanor, and facial flushing. Pediatr Pharmacol. 1984;4:7–10.

744. Meyers EF, Tomeldan SA. Glycopyrrolate compared with atropine in prevention of the oculocardiac reflex during eye-muscle surgery. Anesthesiology. 1979;51:350–2.

745. Rautakorpi P, Manner T, Ali-Melkkila T, Kaila T, Olkkola K, Kanto J. Pharmacokinetics and oral bioavailability of glycopyrrolate in children. Pharmacol Toxicol. 1998;83:132–4.

746. Rautakorpi P, Ali-Melkkila T, Kaila T, et al. Pharmacokinetics of glycopyrrolate in children. J Clin Anesth. 1994;6:217–20.

747. Cohen LH, Thale T, Tissenbaum MJ. Acetylcholine treatment of schizophrenia. Arch Neurol Psychiatr. 1944;51:171–5.

748. Blanc VF. Atropine and succinylcholine: beliefs and controversies in paediatric anaesthesia. Can J Anaesth. 1995;42:1–7.

749. De la Pintiere A, Beuchée A, Bétrémieux PE. Intravenous propacetamol overdose in a term newborn. Arch Dis Child Fetal Neonatal Ed. 2003;88:F351–2.

750. Khalil S, Glorimar M. Sevoflurane-induced hepatotoxicity? Pediatr Anesth. 2006;16:806.

751. Murat I, Baujard C, Foussat C, et al. Tolerance and analgesic efficacy of a new i.v. paracetamol solution in children after inguinal hernia repair. Paediatr Anaesth. 2005;15:663–70.

752. Allegaert K, Palmer GM, Anderson BJ. The pharmacokinetics of intravenous paracetamol in neonates: size matters most. Arch Dis Child. 2011;96:575–80.

753. Crews KR, Gaedigk A, Dunnenberger HM, et al. Clinical pharmacogenetics implementation consortium (CPIC) guidelines for codeine therapy in the context of cytochrome P450 2D6 (CYP2D6) genotype. Clin Pharm Ther 2012;91:321–6.

754. Kelly LE, Rieder M, van den Anker J, et al. More codeine fatalities after tonsillectomy in North American children. Pediatrics: 2012;129(5);1343–7.

755. Ward RM, Drover DR, Hammer GB, Stemland CJ, Kern S, Tristani-Firouzi M, Lugo RA, Satterfield K, Anderson BJ. The pharmacokinetics of methadone and its metabolites in neonates, Infants and children. Pediatr Anesth 2014: 591–601.

756. Hunseler C, Balling G, Rohlig C, et al. Continuous infusion of clonidine in ventilated newborns and infants: a randomized controlled trial. Pediatr Crit Care Med 2014; 15:511–22.

第 4 章 新生儿麻醉技术的选择

作者：Nada Sabourdin，Nicolas Louvet，Isabelle Constant
译者：金莺
审译：佟冬怡、林静

总论

新生儿麻醉的目标是什么？

为了采取最佳的新生儿麻醉策略，我们首先需要明确麻醉的目标。对新生儿来说，麻醉的目标与成人是一致的，包括：消除意识，防止不良记忆的存储，避免对刺激（疼痛）的过度反应，以及保持患者静止不动使整个手术过程在最适当的条件下得以进行。除了意识，记忆形成与苏醒，新生儿还有许多生理特性需要进一步讨论，这些都将在后文详细阐述。至于疼痛感受和制动，有明确证据显示：疼痛和运动的解剖与生理通路在出生以前已经形成并且具有功能，虽然它们可能不受完全相同的中枢调节。因此，可以通过相似的药效学和药代学特性实现新生儿的镇痛与制动。

人类的意识是物理学家、哲学家、生理学家、医生、神学家、神经生物学家以及解剖学家探索了几个世纪都没有成功的课题。尽管意识这个概念本身并不清晰，但有间接证据可以证明婴儿在出生的第一个月内就存在意识[1]。证据涉及行为学的观察、电生理数据、功能图像等多方面[3]。如果说目前还缺乏早期新生儿存在意识的证据，那可能是因为我们缺少观察和测量意识活动的手段，而不是因为它本身不存在。例如，30 年前，婴儿的意识是一个不可思议的概念，如今却是一个充满争议的话题。尽管目前还没有明确的证据证明新生儿存在意识和认知，但比较保守的方法是在相反的证据被发现之前，假设它们是存在意识和认知的。

关于新生儿记忆的概念存在一些问题。首先，新生儿记忆的生理通路是否已经发育完善？记忆的形成需要复杂的大脑网络共同参与，其中有三个结构起到了至关重要的作用：丘脑、海马和杏仁核。这三个结构之间的相互作用如下：所有上行的感觉刺激都在皮质下水平被丘脑整合，丘脑就像一个控制塔，将这些刺激投射到大脑的特定区域。有些刺激在皮质，如嗅觉皮层和视觉皮层，从而产生有意识的知觉；有些在皮质下，则产生无意识的知觉或反应。皮质的数据在海马被关联和编码，形成记忆，包括如"什么""哪里""什么时候"等信息。边缘系统主要掌管情绪，尤其是杏仁核，负责情绪的调节和放大，引起剧烈情绪反应的事件比平常的事件留下的记忆更为深刻。对于人类，解剖学已经明确杏仁核在新生儿期已经成熟，而海马在 10 岁左右才发育成熟。新生儿的知觉被它们所产生的情绪变化强烈影响。这就意味着新生儿的记忆是"情绪化"的，可感知的。新生儿记忆形成的关键因素从"理解"的平衡转化为"感觉"的平衡，这是由大脑不同结构之间发育速度的差异引起的。

如果新生儿确实存在记忆形成的生理通路，那么我们是否有证据证明这些通路是具有功能性的？已经有大量的证据证明新生儿，甚至是在出生前，就存在一些形式的记忆。新生儿的触觉、图像和声音记忆随着年龄的增长逐渐发育成熟[4-6]。例如,新生儿的嗅觉感知[7-9],对声音[10, 11]及音乐[12, 13]的听觉辨识,可能起源于他们出生前的经历。

记忆基于回忆过程的不同,被经典的分为外显记忆与内隐记忆。外显记忆是可以被有意识的主动的回忆的可陈述性记忆。而内隐记忆适用于在潜意识里回忆,并且潜移默化地改变着行为和情绪。内隐记忆在动物中也存在。尽管在语义上分为两种不同的记忆,但其实记忆只存在一个过程,正如冰山一样,可以看见的(浮在水面上)部分是外显记忆,而不可见的(水面以下)的部分被称为内隐记忆。对新生儿来说,区分外显记忆和内隐记忆是无法实现的。事实上,外显记忆的"可陈述性"在获得语言功能以前是很难证明的。动物实验证实,幼年动物比年长动物对危险环境更为敏感。在人类中,长期内隐记忆已有报道。小儿出生后一年内的重复经历会影响其2岁之后的行为表现[14]。近来,不同的行为模式显示:新生儿期某些回忆被证实与疼痛刺激时是否给予镇痛相关[15]。这些数据表明,新生儿与婴儿有非常活跃的内隐记忆,这是他们对环境行为适应的基础。

最后,避免患儿对围术期的经历,如恐惧、寒冷、饥饿、噪音、灯光、操作、不适体位、不熟悉的声音、面孔和气味,以及疼痛等,产生有意识与无意识的感知,整合与记忆是十分必要的。这不仅能限制治疗期间暂时的不舒适感,还能防止新生儿手术引起的远期行为和情感异常。也就是说,无论是新生儿还是成人,我们都应该提供充分的麻醉效果,消除意识,确保镇痛,防止记忆的形成。

我们需要用哪些药物来达到这些目标?

镇静药物可以消除意识,降低疼痛传导,但针对记忆目前还没有特定的药物。有两条间接途径可以限制记忆的形成。镇静药物能够通过减少大脑皮质的活动阻止与外显记忆相关的皮质整合。相对小剂量的镇静药物即可减少上行外周神经传入整合,从而达到此目的。尽管这些药物的主要靶点是大脑皮质,但当剂量足够大时,它们也可以作用于皮质下层[15]。同样的是,当增加全麻药物(如丙泊酚)的剂量时,通过功能MRI可以观察到豆状核与大脑其他皮质下区域中断,意识水平也逐渐降低[16, 17]。当剂量增加时,镇静药物首先抑制外显记忆和意识,然后抑制手术切皮时的体动(MAC),最后抑制对切皮的血流动力学反应(MAC BAR)。这是药物作用于神经系统的不同水平导致的:分别为大脑皮质、脊髓和脑干。镇静药物还能直接作用于杏仁核,抑制情绪的调节。另外,我们还能通过应用阿片类药物,减少丘脑的外周传入。它们通常优先作用于髓质和皮质下水平,阻止上行痛觉冲动的传入,并且减弱自主反射。随着剂量的增加,阿片类药物还具有镇静作用。

最后,麻醉药物的抑制作用与皮质下区域髓质对无意识情绪刺激的编码和储存之间的平衡导致遗忘的发生。如今,平衡麻醉的概念同其他概念一样也被应用于新生儿。这项技术的优点是将作用于不同靶点的药物联合应用以达到预期的综合效果。这种联合会加强单个药物的作用,减少有效浓度,从而减少每种药物的不良反应。

麻醉药物对新生儿大脑是否有毒性作用?

21世纪初,人们见证了关于麻醉药物对婴幼儿发育期大脑潜在毒性的忧虑的出现。

这种神经毒性的警戒证据源自妊娠大鼠在怀孕期间接受氟烷处理,其分娩的新生鼠会产生突触发生和神经行为的改变[18]。随后,有研究报道,长期接受氯胺酮麻醉的新生鼠会出现广泛的神经元退行性改变(神经元凋亡)[19]。第一次证明了麻醉药物对新生啮齿类动物的中枢神经系统会造成结构和功能上的负面影响[20]。对于新生啮齿类动物,其神经元凋亡在生后第7天被证明是最严重的。所有从啮齿类到非人类灵长类的新生期动物研究均表明,神经系统会对麻醉产生相似的神经元凋亡反应。新生动物在接受一段时间与人类新生儿手术时间不相匹配的麻醉(4~6小时或者更长时间)或一系列不同麻醉药物(表4.1)后,均发生了神经解剖学与神经病理学的变化。但是,某些药物在单独使用时不会引起神经元的凋亡(N_2O、咪达唑仑),而一旦合用之后就会产生神经元凋亡[20-23]。有些药物具有防止凋亡的作用(抗凋亡),有些药物不引起凋亡,有些药物与凋亡之间的关系尚不清楚(表4.1)。另外,促凋亡药物对于新生动物的神经元凋亡具有剂量依赖性,剂量越大,凋亡就越严重;同时也依赖于暴露时长,3小时以上大剂量的氯胺酮麻醉或者1小时以上2%的异氟醚麻醉,才会诱发神经元凋亡[24-26]。事实上,尽管大部分麻醉药物会对新生动物造成伤害,但有一部分是无害的,甚至有一些药物还具有保护作用。在大部分的研究中,神经病理学变化主要表现为神经元密度的降低。

表 4.1　不同药物对新生动物神经认知功能的影响

促凋亡
·　异氟醚、七氟醚、地氟醚、N₂O
·　氯胺酮、丙泊酚、硫喷妥钠、咪达唑仑、地西泮、MgSO₄、地塞米松、CO₂
抗凋亡
·　锂、褪黑激素、可乐定
·　预处理(氯胺酮)、NAP、TRP601
·　维生素 D₃
·　改善环境
与凋亡无关
·　右美托咪定、阿片类、±氙、局部麻醉药
未知
肌松药

术语:

N₂O 为氧化亚氮;MgSO4 为硫酸镁;CO₂ 为二氧化碳;NAP(davunetide)是一种由活性依赖的神经保护蛋白衍生而来的短肽片段(NAPVSIPQ)的缩写;TRP601 是不可逆半胱天冬酶抑制剂,五肽 - 喹啉 -2- 羰 -VD(OMe)VAD(OMe)-CH₂-O(2,6F₂)Ph 的缩写;J.Lerman 2013。

少突胶质细胞的退行性改变,神经发生抑制、突触重构、短期或长期行为以及认知障碍 [22, 27-32](表4.2)。几篇近期发表的综述总结了动物研究、神经病理学数据和临床证据[33-38]。

大量的学者质疑这个问题所采用模型的合理性。①在大部分的实验中,得出结论时只有不到 2/3 的实验动物存活,无法循环论证此模型与人类麻醉的相关性。②大部分实验都没有监测心肺参数,无法确定这些数值变化是否对动物造成伤害。③在这些动物实验中,吸入麻醉药物的 MAC 值是不一致的。最后,这些新生动物在麻醉后的看护可能也是不恰当的 [39]。

尽管麻醉药物对人类产生类似的潜在毒性已经备受关注,但人们对于阻止和预防新生啮齿类动物神经凋亡策略的研究也取得了重大进展。多种药物被证实具有抗凋亡的作用(表 4.1)。预处理(氯胺酮)和维生素 D₃ 分别对减少凋亡有效 [40]。此外,运用 NAP 和 TRP601 的神经保护策略,都能够切实有效的

降低新生动物模型中的凋亡 [41, 42],前者是活性依赖性神经保护蛋白的衍生物 [41],后者是不可逆细胞凋亡蛋白酶的抑制剂 [42]。另外,环境富集,在成年啮齿类动物的恢复中能够减少脑损伤,对于受到麻醉暴露的新生啮齿类动物具有相似的益处 [39,43,44]。

表 4.2　在动物实验中已被证实的与特定麻醉药物相关的功能缺陷

麻醉药物	学习	空间记忆	社会记忆	自主运动	注意力	行为
异氟醚	×	×		×	×	×
七氟醚	×		×			
氧化亚氮	×	×		×	×	×
丙泊酚		×		×		
氯胺酮	×	×		×		
咪达唑仑(鸡尾酒方案的一部分)	×	×		×	×	
巴比妥类	×	×				

数据来自 Dr. Lena Sun。
发布于纽约麻醉医生年会,研究生大会,2011 年 12 月。

麻醉药物会对不成熟的大脑产生毒性反应,但对其作用机制的了解还十分有限。我们知道大部分麻醉药物是通过激活 GABAₐ 受体和(或)抑制 NMDA 受体发挥作用的(可乐定、右美托咪定和阿片类药物除外)。这些神经递质在大脑的神经发育和成熟过程中起到关键作用,尤其是在突触快速形成的易感时期内。在大脑的快速发育期,那些过量的神经元进入休眠期,并且激活细胞凋亡蛋白酶 3。凋亡激活后,多余的细胞退化消失。这种重构能移除脑内多余的神经元,使脑内其余部位的空间扩大。麻醉药物会通过调节 GABA- 和 NMDA- 介导的神经传导抑制神经元的活性,使之处于"睡眠状态",从而扰乱正常的凋亡过程,使本来不计划被消除的神经元也进入了凋亡程序。这种"非正常的神经抑制"会诱导易感神经元的凋亡并且改变正常的突触形成过程[27],引起神经元密度的减低和突触重构。NMDA- 与 GABA- 介导的神经活性之间的平衡也会影响树突棘的发育和神经元之间的联系 [45]。然而,这些理论也需要谨慎对待,例如,GABA 受体的激活,是成熟脑内最重要的抑制性系统之一,但在未成熟的皮质神经元内,却表现

为兴奋性特性[46]。

神经元凋亡与未来的神经系统发育之间有什么联系呢？凋亡是哺乳动物大脑发育中的一个正常过程。对于人类，50%~70% 的神经元在大脑成熟过程中经历了"生理性"凋亡[47, 48]。如果这个过程被抑制，在小鼠模型中就会出现大脑畸形和过早死亡[49]。目前还未明确的是，全麻药物诱导凋亡的靶神经元是否在发育的自然过程中自发死亡，并且是否破坏了本应部分发育为大脑网状结构的神经元。然而，我们甚至并不清楚，这种神经元固定的预定程序是否真实存在，或者中枢神经系统有能力用另一个"保留"的细胞来弥补一个神经元的死亡。

许多人认为，不应该将动物神经元和神经认知研究的结果推理到人类新生儿上。这些问题已经在几篇综述和社论中被提及[50-54]。

假设真的存在人类神经元的易感期，这个时间段仍然未知。目前普遍认为，基于权重分析，人类大脑发育的高峰期从晚期妊娠开始，持续到出生后 3 岁[55-57]。一份细胞计数分析指出，妊娠第 28~33 周是神经发育的高峰期[46]。近期，现代"神经形成"理论，将妊娠 17~22 周到出生后早期的时间，设定为易感性的高峰窗[58]。在这个领域，我们依然缺少强有力的证据来确定人类对麻醉药物神经毒性最易感的"危险期"。

其他问题是关于动物实验中麻醉药物的剂量和作用时长。基于权重或使用相对生长方法，为了达到相同的药效学目标，动物比人类需要更大剂量的静脉药物[59,60]。因此，大部分动物研究所采用的剂量都超过了人类的治疗剂量范围，但对动物模型来说却是合适的[24, 61]。麻醉药物的副作用，例如，在治疗浓度方面，对啮齿类动物的影响比对人类更显著，包括血流动力学和代谢异常，并且可能与神经后遗症互相混淆[52, 59]。吸入麻醉药物的 MAC 值被认为在不同物种都是相对恒定的。在一项关于异氟醚、七氟醚和地氟醚的对比研究中，三种药物麻醉 6 小时后，凋亡的严重程度基本相同[62]。相反的，接受 1 小时异氟醚麻醉的新生鼠神经元凋亡的情况与对照组相似，远少于接受 6 小时异氟醚麻醉的小鼠，尽管一项研究发现 1 小时 2% 的异氟醚也会导致神经元凋亡[25, 26]。然而，最新证据提示，新生鼠七氟醚的 MAC 值随着尾巴钳夹时间的延长而降低，从而提出了关于新生动物等效 MAC 值的问题[39]。许多针对新生动物的研究都在严格控制血流动力学、呼吸以及代谢等变量的条件下完成，与对照组相比，仍然出现了实质性的神经凋亡。另外，组织病理学的发现证明，麻醉药物暴露后相关的神经元死亡与凋亡有关，而非缺氧或兴奋性毒性机制引起。

最后，所有关于麻醉药物引起神经元凋亡的动物研究都不包括手术过程或疼痛刺激，而疼痛和（或）炎症反应本身就会导致神经元凋亡。在手术中，麻醉药物能够减少疼痛刺激的潜在伤害。有两项研究证实了在炎症损害中麻醉药物对神经元功能及整合的作用。这些研究得出的相互矛盾的结论，使这个问题至今仍未解决[63-65]。

目前，关键性的问题是这些体外和动物实验的结果对人类新生儿的参考价值。麻醉药物是否会短暂或持续的改变婴幼儿的神经发育、认知表现或行为特征？几项病例对照研究或队列研究正在寻求这个问题的答案。尽管有几项研究证明了小儿在 3 岁之前接受多次全身麻醉与学习障碍之间的关系，但这些研究由于存在多种混杂因素而难以阐明这个问题[66-72]。有一项针对双胞胎的重要研究表明，年幼时，接受与不接受全身麻醉的双胞胎之间智力表现没有差异。总体来说，目前的临床证据不能证明，年幼时，接受全身麻醉与认知功能障碍之间的关系，这需要前瞻性研究来明确这个问题[73,74]。即便如此，一些人还是抱着极大的信念认为目前对于人类的临床研究会得出相似的结论，并且建议推迟新生儿的择期手术至年长[75, 76]。然而，几乎没有新生儿的手术是完全择期的。因此，局部区域阻滞比全身麻醉要受欢迎，不引起凋亡的药物比引起凋亡的药物受欢迎。另外，围术期环境与干预策略的改善（见上文）能够降低神经认知病理改变的风险。评估反应比推迟所有的新生儿手术更为合适，即父母和监护人在内科医生和手术医生的帮助下，全面了解进行手术与推迟手术和麻醉的风险 - 收益比例。

第二个问题是关于儿童应用吸入性麻醉药物后出现的癫痫样 EEG 活动。相对成熟的大脑皮质而言，未成熟的新生儿大脑皮质对麻醉药物更敏感且更易受损。新生儿的 EEG 基线形式以慢波为特征，反映了未成熟的大脑功能。随着年龄的增长，从新生儿到成年，EEG 的复杂性逐渐增加。有证据表明，新生儿比年长儿达到大脑皮质的抑制状态所需的七氟醚浓度更低（ BIS50 ）[77]。同样，Rigouzzo 等报道，婴儿比年长儿需要更低浓度的七氟醚以达到皮质下抑制的状态（以 EEG 出现爆发性抑制为特征）。综合以上研究，可以认为婴儿对七氟醚造成的皮质抑制更为敏感。

对于手术切皮而言，0~6 个月的小儿比年长儿需要更大的呼气末七氟醚浓度，更高的 MAC 值来抑制体动。这些数据表明，新生儿的皮质下结构，至少在脊髓水平，对七氟醚诱导的抑制是相对不敏感的。

新生儿皮质与皮质下联结的平衡与年长儿或成人不同。如果想要抑制新生儿的皮质下结构来防止体动以及可能导致潜在行为结果的负面潜意识记忆的形成，我们需要更大的呼气末浓度的七氟醚。然而，由于皮质对七氟醚更为敏感，那么高浓度的药物可能会增加神经毒性的风险。所以问题是，我们的目标是什么？什么水平的理论风险是我们可以接受的？

幸运的是，阿片类药物具有皮质下抑制的作用，并且能降低交感神经的活性，因此可以减少镇静药物的剂量，从而降低相关毒性的风险。

如果前面所述都是真实的，那么对麻醉医生的挑战就是找到全麻药物对新生儿的皮质下抑制作用与潜在毒性之间的折中点。阿片类药物能够为平衡麻醉提供一条解决途径，但需要谨慎选择合适的阿片类种类与剂量，既要防止插管延迟，又要防止苏醒延迟。

最佳风险 – 收益比

为寻求新生儿麻醉过程中的最佳风险 - 收益比（如果神经毒性在人类中真实存在），手术麻醉过程中可以通过应用无神经毒性的麻醉药物，给予阻止凋亡的辅助药物（见上），和（或）应用区域阻滞麻醉等临床方法来达到这一目的。

麻醉技术

椎管内麻醉

由于椎管内麻醉对防止早产儿和极度早产儿术后出现呼吸暂停具有潜在的优势，因此，在 20 世纪 80 年代开始开展新生儿的椎管内麻醉 [78, 79]。1998 年，一项具有里程碑意义的研究证实了接受腹股沟疝修补术的早产儿，采用椎管内麻醉与硫喷妥钠和氟烷

全麻相比，术后呼吸暂停的发生率要低很多 [80]。对于早产儿和极度早产儿来说，从出生开始到 60 周矫正胎龄（Post-conceptional Age，PCA），其发生呼吸暂停的风险是逐步下降的，45 周 PCA 时，发生呼吸暂停的风险约为 5%，60 周 PCA 时 <1%[81, 82]。贫血（红细胞压积 <30% ）[83, 84]，低体温 [85]，以及其他的并发症，如神经系统或呼吸功能的损伤，都会增加术后呼吸暂停的风险 [80-82, 86-89]。现阶段已经逐渐达成了共识，对于接受腹股沟区或下腹部比较简短手术的极度早产儿，椎管内麻醉是一种较为推荐的麻醉手段。近 20 年来，尽管已推广水溶性更小的新型吸入麻醉药物，但这种共识并没有改变。

有研究表明，对于术前已经存在呼吸功能损伤的极度早产儿，七氟醚比椎管内麻醉更易诱发循环呼吸系统的并发症，尽管椎管内麻醉不可避免地存在一定的失败率 [90]。在一个题为"早产儿在区域阻滞（椎管内、硬膜外、骶管阻滞）或全身麻醉下接受早期腹股沟疝修补术的比较"的 Cochrane 综述中，作者在 3 个共包含 108 名婴儿的公开研究基础上得出结论："尚无可靠的证据表明，与全身麻醉相比，椎管内麻醉可以减少接受腹股沟疝修补术的极度早产儿发生术后呼吸暂停、心动过缓或血氧饱和度下降的风险"[91]。然而，这些研究中，有些接受椎管内麻醉的患儿也合并应用了镇静药物，最常见的是氯胺酮或苯二氮䓬类药物。作者假设，如果将这些接受镇静药物的患儿排除，椎管内麻醉可能会减少术后不良事件的发生率。

由于术后呼吸暂停的风险显著，小于 60 周 PCA 的早产儿无论是否接受麻醉，在术后都需要进行连续 12 小时的呼吸监测。目前尚无明确的证据证明，椎管内麻醉、单独的七氟醚麻醉或七氟醚麻醉复合区域神经阻滞会延长监测时间。有专家认为，大于 46 周 PCA 的婴儿若没有贫血或其他并发症，如果可以证明他们出现呼吸抑制的风险较低，可以提前撤销监测 [92]。这一提议需进行前瞻性评估。

除了有可能减少新生儿因全麻而发生术后不良事件的风险外，椎管内麻醉在围术期还存在其他优势。它为患儿提供了一种舒适并安全的麻醉方式，因为患儿在术中能够保持自主呼吸；与年长儿不同，椎管内麻醉对新生儿不会造成明显的自主神经功能紊乱。尤其是血压能维持相对稳定 [93, 94]。因此，在椎管内麻醉的条件下，新生儿的循环呼吸状态都保持在较稳定的状态。另外，接受椎管内麻醉的新生儿在手术

过程中通常表现得比较平和,甚至有些患儿已经入睡了。有趣的是,在未应用术前药物的前提下,接受椎管内麻醉的极度早产儿,术中的 BIS 值被记录了下来。在实施椎管内麻醉后最初的 25 分钟, BIS 值下降,最低达到 60,并在接下来的 20 分钟内保持不变,在最后 20 分钟又恢复到 100[95]。为了解释这种反应,作者猜测可能是因为脑内上行感觉神经元传入减少,使患儿进入睡眠状态。

椎管内麻醉的并发症极少,即使在大样本研究中也很少发生 [89, 96-98]。最近的一项研究表明,新生儿轴索镇痛后并发症的发生率约为 0.29%[99]。理论上,发生细菌性或无菌性脑膜炎的风险非常小,仅有 2 例儿童被报道。而这 2 例是否由硬脑膜穿刺造成也不能确定 [100, 101]。如果用药剂量合理并且患儿保持绝对水平状态,由于阻滞平面过高而需要辅助机械通气(在一项研究中发生率为 0.67%)或气管插管(发生率为 0.33%)的情况几乎很少发生。没有患儿发生椎管内血肿的报道,尽管在一例可疑血友病患儿行诊断性腰椎穿刺时曾有相关描述 [102]。对于接受椎管内麻醉的患儿在腰椎穿刺前,凝血指标检测的实用性仍存在争议。因为结果通常会显示异常,尤其是在早产儿中(<45 周 PCA),但临床上并未表现出出血倾向 [103]。

基于成人在椎管内麻醉后会出现短暂或持续性神经症状的临床观察 [104],人们开始怀疑并且研究区域麻醉的直接神经毒性。区域阻滞的神经毒性最初是在动物实验中观察到的 [105],随后在人类体外神经细胞模型中也被观察到 [106]。其机制尚不清晰,而且可能是多因素的。然而,所有的局麻药物,尤其是丁哌卡因和利多卡因,在体外浓度与标准椎管内麻醉后脑脊液的临床观察浓度相似甚至更小的情况下,都能引起体外神经细胞功能障碍,死亡或凋亡,呈剂量依赖性。最新的证据表明,椎管内麻醉不会在出生 7天、14 天和 21 天的新生啮齿类动物引起神经细胞的凋亡 [25]。然而,脊髓后角中突触形成的高峰期在生后 3 天,而不是 7 天,在皮质与基底神经节中也一样 [99]。因此,尽管与现有的证据相矛盾,椎管内麻醉依然有可能诱导新生儿时期的神经细胞凋亡。

对于新生儿椎管内麻醉的主要担忧是它的失败率。所报道的失败率在 3% 和 20% 之间,并且与实施椎管内阻滞的麻醉医生的经验有关 [89,90,98,107-109]。

关于椎管内麻醉的麻醉效能,除了存在个体差异外,镇痛与运动阻滞时间的长短取决于局麻药物的种类和剂量,但通常最短的持续时间为 60 分钟 [89],这就限制了在椎管内麻醉下实施手术的时长。

总的来说,与全身麻醉相比,椎管内麻醉具有诸多优势,但也存在一些并发症。尽管椎管内麻醉对于 PCA<60 周的极度早产儿特别适用,但它似乎对任何接受 60 分钟内结肠系膜下手术的新生儿都适用。最近出现了区域麻醉的潜在神经毒性的相关阐述。但是,其证据全部来自于动物或基础实验,其临床参考价值还有待进一步研究。如果手术的位置和时长符合条件,椎管内麻醉可能是新生儿最理想的麻醉方式。

全身麻醉

在临床上,尤其是饱胃的情况下,优先考虑快速顺序诱导(Rapid Sequence Induction, RSI)。

全身麻醉的 RSI

为了降低胃内容物反流和误吸的风险,所有饱胃的患儿目前都采用 RSI。为了最小化这种风险,非急症手术在诱导前需要有充足的禁食水时间。而禁食水时间不充足是 RSI 最常见的适应证之一。

目前的禁饮禁食原则是基于胃对食物排空的最佳估算时间而制订的。这些规则与年龄无关,尽管有些研究(婴儿配方食物的胃排空)主要针对几个特定的年龄组。清饮在新生儿与所有年长儿童麻醉或手术前的禁饮时间至少为 2 小时 [110-113]。一个关于儿童禁食水时间的 Cochrane 综述认为,手术前 2 小时不限制清饮的摄入可以改善儿童的一般状况,并且不增加反流的风险 [114]。母乳可以在术前 4 小时摄入,而人工奶制品(如牛奶)需在麻醉前至少 6 小时摄入 [112, 113, 115]。如果手术需要在胃完全排空前实施,那么应该采用 RSI。

另外,一些存在功能性或机械性肠梗阻的婴幼儿,无论禁食水时间是否充足,都需要采用 RSI。最常见的消化道病理变化包括:闭锁、梗阻、扭转或穿孔、坏死性小肠结肠炎、脐膨出、腹裂和先天性膈疝。幽门狭窄,常发生于出生后一个月内,是最经典的可以被认为饱胃的情况,尽管有些机构对这些患儿常规采用吸入诱导,且没有造成不良后果。出生一个月内,患有食管裂孔疝、未经治疗或持续存在胃食管反流的婴幼儿,也存在反流的风险,是 RSI 的适用人群。

清醒插管与麻醉后插管的对比

经历 20 多年的争论之后,新生儿常规清醒插管已经被术前用药和麻醉后插管所代替[116]。目前,对于选择性插管,很少有理由进行不使用任何术前药物的清醒插管[117],尽管还是有许多人推荐对于病情危急需要复苏(包括呼吸衰竭的患儿)和有困难气道的新生儿应采用清醒插管[118]。最近,在法国和英国的几项研究表明[119],分别有 80% 和 90% 的新生儿是在全身麻醉的条件下进行选择性插管。另外,也有文章总结了在插管前使用术前用药(如镇静或全身麻醉)的优点和缺点[120, 121]。结论仍然支持应该避免新生儿的清醒插管。清醒插管这个过程造成的生理变化包括[122]:

1. 剧烈疼痛。疼痛对新生儿造成的短期和长期负面影响正在被认识和证实。

2. 动脉血压升高。

3. 颅内压升高,通常以前囟压力来衡量,并且受到脑血流速度的影响[123, 124]。目前没有证据证明清醒插管与脑内或颅内出血有关。

4. 由于剧烈疼痛引起的迷走反射导致心率下降。心动过速也曾被观察到。

5. 血氧饱和度下降。

过去,麻醉医生担心全麻药物会对新生儿的血流动力学造成影响,对新生儿进行氟烷麻醉会出现心动过缓和高血压。而现阶段使用的全麻药物能够很好地维持循环的稳定。在一项对 33 个新生儿进行清醒或全麻下气管插管的研究表明,全麻组不良事件的发生率较低。尤其是心动过缓的发生率,清醒组是44.4%,而全麻组仅为 8.3%,尽管窥喉及插管时间在七氟醚全麻组平均为 16s,清醒组平均 61s[125]。无法在 10s 内完成清醒插管表明新生儿清醒气管插管的技术极不成熟,这也引起了大家对这些研究真实性的怀疑[126]。

有些麻醉医生同样担心失去自主呼吸会使新生儿存在严重低氧血症的风险。如果麻醉医生技术娴熟,对新生儿气道有良好的控制能力,那么面罩供氧足以提供正常的氧合和通气。事实上,患儿在全麻条件下进行气管插管时低氧的发生率低于清醒气管插管[125]。这可能是因为在患儿不挣扎、喘息和哭闹的过程中,有利于 100% 的纯氧吸入进行有效的预充氧,尤其是当窥喉时间较长时。

术前用药为气管插管提供了良好的条件,尤其是对于技术不娴熟的医生。应用了术前药物后,新生儿不存在活动或者抵抗,喉镜也更容易置入[125],声带松弛。另外,术前用药还能缩短插管时间,减少窥喉次数以及与插管相关的气道损伤[127-129]。

预充氧

预充氧是 RSI 必不可少的组成部分。预充氧的目的是最大程度的提供氧储备来耐受最长时间的呼吸暂停而不发生血氧降低,从而防止在插管过程中发生低氧血症。然而,这个问题在儿童中研究较少,尤其是新生儿。然而,一些为数不多的儿科研究包含了年龄小于 1 岁的婴儿这个亚组。我们只能以此将他们的结论推广到 1 个月龄的新生儿。

儿童的年龄越小,从脱离面罩到血氧开始下降的时间间隔就越短。对于双肺手动辅助呼吸的健康婴儿,一旦发生呼吸暂停血氧饱和度从 100% 下降到 95% 的时间大约是 90s,而从 95% 降到 90% 十分迅速(<10s)[130, 131]。对于年长儿童(2~7 岁),2 分钟的预充氧可以使出现呼吸暂停而未发生低氧血症的时间延长 2 倍[132]。而在 2 分钟的基础上,再延长预充氧的时间,则不会对实验结果产生影响。当这种预充氧的模式在 1 岁 3 个月婴儿身上测试时,2 分钟的预充氧使血氧饱和度在 110s 内下降到 95%。而仅在 8s 后就下降到 <90%[133]。

预充氧时,呼气末氧含量的靶浓度设定为 0.9,0~6 个月的婴儿需要的预充氧时间 36 ± 11.4s 或~60s[134]。这个结果表明,将面罩紧扣在婴儿面部,短时间的预充氧即有效。

环状软骨压迫

为了防止胃内容物的反流与误吸,传统上对于接受 RSI 的患者都必须进行环状软骨压迫。然而,一些病例报道了环状软骨压迫引发的临床问题:过度压迫[136]、位置不正确以及压迫的时机不合理。为了达到其有效性又不产生创伤,必须精确实施环状软骨压迫。常规建议是:不考虑年龄的前提下,患儿失去意识后,对环状软骨环施加 30~44N 的外力[137]。然而,最近一个支气管镜的研究表明,50% 的婴儿只需要对环状软骨环施加 5N 的外力[138]。

还有一些人对环状软骨压迫的有效性持怀疑态度[139]。成人的一项 MRI 研究证明,对于超过 90%

的患者,环状软骨压迫并不能使食管腔消失,而是将食管腔后移[140]。相反的,另一 MRI 项研究表明,无论食管的位置和直径如何,环状软骨压迫都可以使食管的咽下腔消失[141]。目前没有一种技术手段可以确定,环状软骨压迫能够可靠地使食管腔消失。

即使实施正确的环状软骨压迫,也没有证据证实 RSI 可以防止胃液的误吸。误吸是发生率极低的不良事件,在 63 180 名在全麻诱导过程中实施环状软骨压迫的患儿中,只有 24 例发生了误吸[142]。此外,环状软骨压迫会影响窥喉过程中暴露声门的视野[143-145]。这一点很重要,因为成人实施环状软骨压迫的手会限制婴儿和新生儿的张口度。其次,对小儿颈部施加一个相对较小的外力还有可能引起声门下梗阻。如果上述任何一项原因对气管插管造成障碍,环状软骨压迫都必须立刻解除,使得气管插管快速成功,这在 RSI 中是最重要的。综上所述,环状软骨压迫已经不再是 RSI 中一个必要的组成部分[139,146]。

胃排空

在 RSI 之前留置一个经口或经鼻的胃管对于胃完全排空来说,既非必要,也非有效。然而,胃管对术前存在肠道或消化道梗阻的患者来说却是有用的。由于新生儿无一例外均喂食液态食物,所以胃管可以显著减少胃内容物的容积,尽管仍有可能发生误吸。如果胃管位置良好,那么,在诱导之前无需拔除[147],同时,它也并不影响环状软骨压迫的效果[143]。不过,麻醉医生通常选择拔除胃管来保证窥喉时视野的清晰。

面罩通气

尽管在 RSI 时不推荐面罩供氧以防止胃胀气和反流,但如果插管之前出现严重的低氧血症,那么不得不采用面罩通气。面罩通气理论上存在肺误吸风险,但绝不能出于此担心而使新生儿出现缺氧。婴幼儿在 RSI 的过程中或诱导后发生肺误吸概率很小,但是出现缺氧以及由缺氧导致的损害事件却很频繁。有人推荐,在新生儿 RSI 的过程中,面罩供氧并将气道压限制在 10cmH$_2$O 以下,既可以提供一个更安全的插管条件,防止低氧血症,又能避免胃的膨胀[148,149]。这对新生儿来说意义重大:健康新生儿在没有预充氧的情况下,呼吸暂停 10 秒之内就会出现严重的低氧血症。而 10 秒之内通常很难完成麻醉诱

导、肌松起效和气管插管。

RSI 的麻醉药物

目前尚没有针对新生儿快速、安全且有效插管的最佳麻醉用药方案。经典的 RSI 通常需要镇静药物和肌松药物,按照预定的剂量,依次快速静脉推注并且迅速起效。其目的是最大程度上缩短上呼吸道失去保护性反射到气管插管之间的时间间隔,这是由于这段时间发生肺误吸的风险最高。大部分成人 RSI 的用药对儿童,甚至新生儿来说,都是同样安全并且有效的。

关于静脉镇静药,硫喷妥钠(3~5mg/kg)或丙泊酚(3~5mg/kg)可以用于快速诱导,尽管对于丙泊酚在幼儿中的应用目前还缺乏研究。硫喷妥钠对于新生儿的 ED$_{50}$(耐受 30s 面罩供氧)为 3.4 ± 0.2mg/kg[150]。丙泊酚对于新生儿的 ED$_{50}$ 目前尚不清楚。

对于新生儿,硫喷妥钠可以提供一个快速且平稳的麻醉诱导,同时保持血流动力学的稳定[151],出生一个月内的新生儿硫喷妥钠的用量比 1~6 个月龄的幼儿少 45%,这可能是由于蛋白结合率较低,血脑屏障的通透性较高,以及脑对硫喷妥钠的敏感性较高等因素造成的[150]。然而,硫喷妥钠在新生儿体内的半衰期超过 14 小时,是咪达唑仑的 2.5 倍[152]。当与氯琥珀胆碱合用时,硫喷妥钠可以明显提高插管的成功率以及缩短插管前的时间间隔[128]。丙泊酚与硫喷妥钠的起效时间相似,但是作用时间要短得多,这对 RSI 来说是一项优势。丙泊酚与硫喷妥钠相比,能更有效的抑制 1~6 个月龄的小儿在窥喉时的气道高反应性,并且缩短拔管前的延迟[153]。丙泊酚有两大优势,它可以降低气道的反应性并且减少颚肌的张力。在 0~3 个月龄行幽门肌切开术的健康幼儿中,丙泊酚与氯琥珀胆碱合用,会引起中等程度的血压下降[154]。由于其降低体循环血管阻力的效果比肺循环更明显,因而丙泊酚还会加重新生儿期的右向左分流(通过未闭的卵圆孔或动脉导管)。这也许可以解释报道的 3 例新生儿出现严重低血压和长期低氧血症的原因[155]。当对早产儿(出生孕周 <30 周,出生后 <8 小时)进行 1mg/kg 剂量丙泊酚的单次推注,平均动脉压下降 33%,从 38(29~42)mmHg 下降至 24(22~40)mmHg[156]。这个循环血压的下降与 1MAC 吸入麻醉药对新生儿造成的血压下降相似[157,158]。在应用丙泊酚(以及吸入麻醉药)之前快速输注

10~20mL/kg 的平衡盐溶液能够避免这种血流动力学的变化。对新生儿静注丙泊酚是通常会引起治时痛，导致肢体的快速回缩。这可能会使静脉通路在麻醉诱导的关键时期突然中断。有几种方法可以有效地防止这种注射痛，如面罩吸入笑气或者用利多卡因做静脉局部麻醉[159-161]。如果缺少这种有效的预防手段，那么，麻醉医生在推注丙泊酚时，要轻柔的固定住患儿的肢体，直到患儿处于深麻醉状态。

对于新生儿的 RSI，不推荐氯胺酮进行麻醉诱导，因为它会可能引起早产儿循环血压和脑血流量的增加。对于血流动力学不稳定的新生儿，芬太尼静脉注射是不错的选择。

氯琥珀胆碱（2mg/kg）是 RSI 首选的肌松药，因为其起效迅速且作用时间短[162]。儿童的年龄越小，应用氯琥珀胆碱之后肌肉松弛的时间越短[163]。所有的肌松药都可能很大程度上改善插管条件[165]，尤其是氯琥珀胆碱[128, 164]。对婴儿静脉给予单次剂量的氯琥珀胆碱可能会引起心动过缓，但提前静脉给予0.02mg/kg 的阿托品即可有效预防。比较严重的是，对可疑患有肌病的新生儿，如 Werdnig-Hoffman 病或肌肉萎缩，应用氯琥珀胆碱，会造成急性高钾血症和横纹肌溶解。尽管这些疾病比较少见，一旦注射氯琥珀胆碱之后，心电监护出现高钾血症的表现，立即静脉注射氯化钙（10mg/kg），而不是丹曲林。恶性高热（Malignant Hyperthermia，MH）是新生儿极其罕见的疾病，有 MH 家族史的新生儿应避免使用氯琥珀胆碱和吸入麻醉药物（除了笑气和氙气）。

当婴儿或儿童存在氯琥珀胆碱使用禁忌时，罗库溴铵是可供选择的中效肌松药。0.9mg/kg 的罗库溴铵静脉注射可以在 1 分钟内，即可使 1 岁以上的儿童达到良好的插管条件[166]。与氯琥珀胆碱不同的是，罗库溴铵的剂量越大，患儿的年龄越小，其作用时间就越长。罗库溴铵用于新生儿诱导的最佳剂量尚未明确。已发表的研究认为，静脉注射 0.45mg/kg 或 0.6mg/kg 的罗库溴铵就能迅速起效，尽管这些剂量的研究都是在符合吸入麻醉药物的情况下[167]。对新生儿应用如此大剂量的罗库溴铵的缺点是苏醒的时间分别为 62 分钟和 95 分钟[121, 167]。如果是像幽门狭窄这样的短小手术，应用大剂量的罗库溴铵会显著延长苏醒和拔管的时间。因此，当选择肌松药及其剂量时，必须要考虑罗库溴铵作用时间延长的特性。

随着丙泊酚在新生儿与 RSI 中应用逐渐增多，抗胆碱能药物起到了至关重要的作用。丙泊酚会增强副交感神经的活性，因此，再用丙泊酚麻醉诱导时，常常会出现心动过缓。对于成人，提前静脉给予 0.5mg阿托品可以有效预防丙泊酚复合瑞芬太尼持续输注的患者出现心动过缓[168]。由于新生儿的心排量很大程度上依赖于心率，所以心动过缓会减少心排量，降低组织的氧合。另外，新生儿在 RSI 的过程中，由于呼吸暂停的时间延长会导致低氧血症。考虑到这些因素，对于接受丙泊酚 RSI 的新生儿应该联合静脉注射阿托品。

择期手术的全麻诱导

以往麻醉医生曾经担心全麻药物会对儿童造成循环呼吸的影响。尤其是氟烷，会引起长时间的低血压，心动过缓，心律不齐以及呼吸暂停。镇静药物，阿片类药物和肌松药，都可能引起低血压、心动过速、心动过缓、节律障碍、胸壁僵硬或者呼吸抑制。以上这些都可能造成婴儿的呼吸循环衰竭。为了将新生儿出现这些不良事件的风险降到最低，临床医生应尽可能地使用最小剂量及最少种类的药物。另外，许多传统的药物都具有剂量依赖性及时间延长的副作用，所以常常需要通过复合用药的方法将这些副作用最小化。

随着受体特异性更高、耐受性更好的麻醉药物的问世，即使是新生儿择期手术的全麻诱导也很少需要像过去一样的担忧。尽管心肺并发症的发病率大幅度降低，但人们开始担心全麻药物对神经系统发育的潜在毒性作用。如今，这些新的担忧不应该阻止麻醉医生通过对新生儿合理使用全麻药物来保证手术安全顺利的进行。

静脉诱导

静脉诱导是新生儿麻醉常用的诱导技术，因为大部分的新生儿手术都在围产期进行，并且患儿往往是饱胃状态，需要 RSI。这些患儿从 NICU 来到手术室时，一般都带有静脉通路（或 PICC 通路）。硫喷妥钠或内泊酚常用于静脉诱导，两者用于 RSI 的剂量和局限性都相似。

静脉单独给予丙泊酚后即可进行有效的气管插管，但是硫喷妥钠或其他静脉药物则无法达到这种效果[169]。丙泊酚的这种特性可能是由于它能有效地抑制喉反射并且松弛口咽肌[170]。与复合应用吗啡，阿托品和氯琥珀胆碱相比，2.5mg/kg 的丙泊酚可以使 63 名接受非急诊手术的早产儿插管完成得更迅速、更成功，低氧时间更短，且苏醒更快[171]。然而，需要注意的是，如果将丙泊酚作为麻醉诱导的唯一药物，大部分麻醉医生会增加其使用剂量，单纯使用丙泊酚与复合使用 3 种药物相比，插管时间分别为 120 秒与 260 秒，时间远远超过了麻醉医生可接受的范围，并且所有的新生儿都是经鼻插管。最后，所有的插管都是由住院医生完成，而非主治医生，因此对于数据的可信度也存在着疑问。在新生儿学著作中，相似的情况也得到证实[126]。当应用丙泊酚进行诱导时，麻醉医生要轻柔的固定患儿的肢体，防止在药物注射完成之前出现肢体的突然回缩。在药物输注完毕之前，静脉通路也必须在麻醉医生的视野范围内。静脉通路的突然中断可能会导致药物剂量不足，从而在窥喉的时候出现气道或血流动力学的反应。注射速度可以稍慢一些，根据新生儿的临床状态选择最佳的剂量。丙泊酚的注射痛对新生儿来说是一个问题，即使在丙泊酚中加入局麻药物也无法完全避免，但是可以通过提前给予阿片类药物来预防（见上文 RSI 的麻醉用药）。

吸入诱导

吸入诱导适用于择期手术的新生儿。在这个年龄段，诱导快速、平稳、易于实施，并且无痛。它最重要的优势是不需要在患儿清醒时建立静脉通路，而对于挣扎的婴儿和麻醉医生来说，这个过程很困难，耗时、痛苦而艰巨。七氟醚是新生儿吸入诱导的首选药物，因为它具有良好的心血管特性。与氟烷不同，高浓度的七氟醚也不会引起严重的循环抑制。然而，对于七氟醚可能会引起的癫痫样 EEG 活动，仍存在理论上的担忧[172]。高浓度的七氟醚会增加引起癫痫样 EEG 活动的风险[173, 174]，而过度通气、咪达唑仑、阿片类药物和笑气的应用，则会降低这种风险[173]。在七氟醚麻醉中和麻醉后，有关强制痉挛性活动的报道较少（少于 20 例），并且只有一例是新生儿[175]。事实上，除了一例成人的报道，七氟醚麻醉过程中癫痫的 EEG 证据还未被证实[176]。严重的 EEG 癫痫样活动通常发生于七氟醚深麻醉时，并且先于爆发性抑制出现。目前，这种癫痫样 EEG 形式的长期发病率尚不明确，但我们知道癫痫样 EEG 对于癫痫的预示作用很弱，考虑到全球有大量接受七氟醚、异氟醚、地氟醚吸入诱导的新生儿、婴幼儿和儿童，以及癫痫与癫痫

样活动的报道极少，癫痫样 EEG 活动的相关风险与不良后果也许非常小。

对于大多数婴儿和儿童而言，单纯七氟醚诱导即可提供良好的插管条件[177]。插管成功最关键的因素是充足的吸入诱导时间，直到达到足够深的麻醉深度，通常以自主呼吸消失为标志[178]。正压通气（10cmH$_2$O）与辅助呼吸都可以加速达到麻醉深度[179]。相反的，如果在吸入诱导的同时辅以静脉药物，如丙泊酚、阿片类药物和肌松药，可以缩短气管插管的时间[180]。这些方法的研究是在儿童中实现的，也许能推广到新生儿，尽管目前尚缺乏相关证据。对新生儿来说，麻醉诱导要求迅速，然而，以 3.2% 的七氟醚吸入诱导，在 1~2 分钟内 MAC 值最多只能达到 1.2（不同的是，氟烷在相同的时间内 MAC 值能达到 2.3）（详情见药理学章节）。因此，为了麻醉迅速加深，可以给予 2~3mg/kg 的丙泊酚静脉注射[180]。

阿片类药物的镇痛效果与不良反应均呈剂量依赖性，但每一种阿片类药物的药效、起效时间和作用时长都是不同的。

芬太尼（1~5ug/kg）是 NICU 气管插管最常用的镇痛药物之一[119, 181]。这种合成阿片类药物的效能是吗啡的 50~100 倍。它的脂溶性和与血浆蛋白的结合率都很高，它的起效时间约为 1 分钟，单次剂量注射后的作用时长为 30~45 分钟。芬太尼具有较高的肝消除率，使得它的作用终止依赖于肝血流量和 CYP450 3A4/7 的活性[182]。然而，一旦肝血流量减少，如在伴随腹内压增高的严重新生儿腹部病变时，它的消除率会大幅度降低（甚至达到 0），并且伴有半衰期的延长[183,184]。

由于快速注射时可能会引起胸壁僵硬，因此芬太尼必须静脉缓慢注射。当它与阿托品及肌松药复合使用时，能够为快速插管提供非常好的条件，并且几乎没有血流动力学的不良反应[121, 165, 185]。无论是单次推注还是持续输注，芬太尼都可以很好的维持血流动力学的稳定[186]。

舒芬太尼是一种合成阿片类药物，其效能为芬太尼 10 倍，脂溶性高，并且与 α-1 酸性糖蛋白紧密结合。在新生儿体内，舒芬太尼的消除半衰期延长。这可能是由于分布容积的增加和清除率的下降引起的[187, 188]。它即使在大剂量注射时，也有良好的血流动力学耐受性[189]。舒芬太尼可以抑制插管时的心血管反应。目前虽然还缺少针对新生儿群体的研究数

据,但对于 2~9 岁的儿童来说, 0.3ug/kg 的舒芬太尼复合 2.5mg/kg 的丙泊酚与罗库溴铵,可以有效地减少气管插管时的心血管反应[190]。随着儿童呼气末七氟醚分压的增加,能够提供良好插管条件的舒芬太尼的 ED_{50} 下降[191]。例如,当吸入 3% 的七氟醚时,舒芬太尼的 ED_{50} 为 0.32μg/kg。然而,考虑到出生 1 个月内药代动力学变化的显著差异,将这些结果推断性的应用于新生儿必须非常谨慎。

尽管芬太尼和舒芬太尼是新生儿窥喉与插管前最常用的阿片类药物,但短效阿片类药物,如阿芬太尼和瑞芬太尼的应用效果,也正在被评估。

阿芬太尼是衍生自芬太尼的合成阿片类药物。由于分布容积减小,它的效能比芬太尼小 5~10 倍,起效时间与作用时长更短。阿芬太尼与清蛋白和 α-1 酸性糖蛋白紧密结合。与年长儿和成人相比,新生儿的血浆分子浓度降低[192],进而游离分数增加,这与舒芬太尼相似。阿芬太尼也主要通过肝酶代谢,并且它的代谢途径在出生时尚未成熟。在新生儿体内,由于清除率下降,它的消除半衰期是婴儿或儿童的 10 倍[193, 194]。这限制了阿芬太尼在新生儿的应用。在成人,推注阿芬太尼可以减少插管时的心血管反射,但当剂量超过 30ug/kg 时,会引起心动过缓[195, 196]。对于 3~10 岁的儿童,暴露于 5% 的七氟醚 1 分钟以后,阿芬太尼的最佳插管剂量为 11.5μg/kg,并且不出现主要的副反应[197]。对于儿童,如果复合丙泊酚,15μg/kg 的阿芬太尼静注就能提供良好的插管条件,并且减少插管过程中的应激反应[198, 199]。然而,阿芬太尼比其他阿片类药物更容易引起肌肉僵直[200]。

瑞芬太尼是最近上市的合成阿片类药物。与其他阿片类药物不同,瑞芬太尼通过非特异性血浆和组织酯酶代谢,这些酯酶的活性在刚出生时就与成人相似。因此,瑞芬太尼的消除十分迅速,并且不依赖于肝肾功能。它的消除半衰期很短,且与剂量无关。其剂量相关半衰期也与儿童的年龄、剂量、输注时间无关,为 3~5 分钟。瑞芬太尼同样存在推注剂量相关的阿片类药物副反应:心动过缓、胸壁僵硬、呼吸抑制、恶心呕吐,以及痛觉过敏[121, 201, 202]。瑞芬太尼的效能是芬太尼的 26~65 倍,主要与 μ 受体结合,其次是 κ 受体与 σ 受体。对于新生儿目前还没有确定的剂量。静脉用药的剂量依赖于复合应用的药物,一般推注时为 1~5μg/kg,持续泵注时为 0.025~5μg/(kg·min)[202]。对于新生儿的非紧急插管,单次静脉推注 3 μg/kg 的

瑞芬太尼提供的插管条件不及应用舒芬太尼和氯琥珀胆碱[203]。对于 3~10 岁的儿童,在 5% 的七氟醚吸入麻醉下,瑞芬太尼达到成功插管条件的最佳单次推注剂量为 0.56ug/kg[204]。瑞芬太尼单次推注也适用于婴儿与儿童丙泊酚静脉麻醉的辅助用药[205]。尽管新生儿没有从婴儿中分离出来成为一个单独的年龄组,但对于新生儿与小于 3 个月龄的婴儿,应用 5mg/kg 丙泊酚,能够提供良好插管条件的瑞芬太尼的 ED50 与 ED95 分别为 3.1 mg/kg 和 5mg/kg[206]。在麻醉诱导时,建议持续输注瑞芬太尼用作对七氟醚的辅助用药。同样,针对新生儿的研究也是缺乏的。对于 3-10 岁的儿童,在瑞芬太尼以 0.2μg/(kg·min)速度持续输注的情况下,七氟醚的 ED50 是 1.81%[207]。在插管前应用阿片类药物镇痛的原则是十分合理的,但对于新生儿来说,具有最优风险使用比的药物种类以及用药剂量与时机都是不明确的。尽管如此,即使不应用镇痛药物,在窥喉时,也应该给予足量的镇静药,如七氟醚,来抑制皮质甚至皮质下水平的疼痛反应。到目前为止,大剂量的镇静药物或镇静药物复合阿片类药物对新生儿进行诱导的效果尚不明确。

用于气管插管的肌松药

所有的肌松药都能改善新生儿的插管条件。然而,在大部分情况下,肌松药不是快速且无应激插管的必备药品。有许多学者倡导,运用合适剂量的镇静与镇痛药物,在不使用肌松药的情况下,对儿童进行气管插管[208]。这些药物可以消除意识,抑制血流动学对疼痛刺激的反应,而且足够的剂量还能防止体动(见下文)。考虑到肌松药的运用可能对婴幼儿带来风险,包括引起过敏和不易拮抗,临床医生需要仔细衡量利弊。

氯琥珀胆碱因其潜在的副作用,只能运用于快速顺序诱导和紧急情况(如喉痉挛)。其他情况下都可以应用非去极化肌松药。

相对于年长儿而言,婴儿对非去极化神经肌肉阻断剂(ND-NMB agents)的敏感性更高:对于婴幼儿,少于 50% 的受体被阻断就能够满足插管条件,而成人需要 90%[209]。因此,为达到目标肌松效果,新生儿需要的氯琥珀胆碱剂量要比年长儿小,而且肌松效果持续的时间也更长[210]。增加静脉注射去极化肌松药的剂量能够缩短达到峰值肌松效果的时间,并且延长其作用的时间[211]。

罗库溴铵的优势是起效迅速：0.6mg/kg 可以在 60s 内使丙泊酚诱导麻醉的儿童达到满意的插管条件[212]。相反的，罗库溴铵对新生儿的作用时间延长而且不可预计[167]。对于罗库溴铵用于新生儿的剂量的详细讨论，见上文。

美维库铵和阿曲库铵的作用时间较短，但起效时间（2~3min）比其他肌松药要长。美维库铵 200μg/kg 静脉注射，在 90s 后，可以使儿童达到良好的插管条件[213]。有研究表明，芬太尼可以减少早产儿与足月新生儿的插管尝试次数，并且减少低氧血症的发生率[185, 214]。肌松作用在 94s 时起效，并且自主运动在 15min 内恢复。插管条件评分为极好。然而，这个麻醉方案不包括镇静药物，目前也没有美维库铵 - 芬太尼与镇静药物 - 芬太尼用于新生儿麻醉的对比研究。

美维库铵由假性胆碱酯酶自发降解，分解产物没有活性。而阿曲库铵为霍夫曼降解，依赖于 pH 值与温度[215]。对于血浆假性胆碱酯酶缺乏的患者（发病率估计为 1/2000），美维库铵的肌松作用会延长。新生儿体内这些酯酶的活性低于年长患儿，约为成年人的 50%，其成熟机制尚不清楚：出生后一个月内假性胆碱酯酶会迅速增加，然后缓慢增至成人水平[216]。一例新生儿病例报道称，静脉注射 0.2mg/kg 美维库铵后肌松作用时间延长，其血浆胆碱酯酶水平没有指导性意义，明确诊断必须依赖分子学检查技术[217]。

顺式阿曲库铵是阿曲库铵的 10 个立体异构体之一[215]。顺式阿曲库铵的组胺释放作用要小于阿曲库铵。0.15mg/kg 的剂量可以在 120s 后使笑气 - 硫喷妥钠 - 芬太尼复合麻醉的婴儿达到满意的插管条件[215]。在同一个研究中，年长儿具有更短的起效时间和恢复时间。

笑气

对于儿童来说，笑气可以加速七氟醚麻醉的诱导，没有臭味，对呼吸和循环的副作用较少[218]。然而，笑气对新生儿麻醉来说并不理想，原因如下：由于新生儿的大部分手术是急诊手术，患儿存在肠梗阻或有肠道扩张的风险，笑气是相对禁忌的。第二，在新生儿麻醉诱导过程中，由于肺内氧消耗与氧储备之比较大，一旦失去气道控制，笑气诱导会加速缺氧的发生。第三，笑气被证明能刺激成人脑内的阿片和肾上腺素能中枢，激活下行抑制性神经元（Descending Inhibitory Neurons，DINS）。这些 DINS 由脑内的脊上中枢传递至脊髓后角。当被激活后，DINS 提供潜在的镇痛作用。在新生儿体内，DINS 尚未发育完善[219]，因此限制了笑气的镇痛作用[220]。第四，尽管尚没有证据证明，笑气对人类存在神经毒性，但笑气会增强其他麻醉药物对动物发育期脑的神经毒性作用[20]。第五，当与丙泊酚或七氟醚合用时，笑气会降低局部组织氧分压，并且可能导致脑内代谢率的失衡[221]。最后，笑气会影响维生素 B_{12}，叶酸，甲硫氨酸合成酶的代谢，从而导致骨髓抑制和巨细胞性贫血[222]，不过这通常需要长时间的暴露。

总的来说，丙泊酚、阿片类药物或肌松药联合吸入诱导能为气管插管提供更好的条件，并且能减少七氟醚的吸入浓度，尽管这些药物对于新生儿的最佳剂量尚不明确。

气管插管：经鼻或经口途径？

新生儿插管途径的选择通常取决于医疗机构或临床医生的偏好，基于当地的实践和经验。

经口气管插管比经鼻插管更简单快捷，从而可以减少呼吸暂停以及气道失去保护性反射的时间。一项关于比较新生儿经鼻或经口插管在 NICU 内行机械通气的 Cochrane 综述，因只包含两项研究，所以没有被确切的推荐。但是他们从一项研究中注意到，在给予镇静与镇痛的前提下，两种插管方式的血流动力学变化相似，但经鼻插管的失败率更高，出现肺不张的概率也更大[224]。

当头部活动时，经鼻插管的移动度比经口插管要小，可以降低意外脱管或气管内插管的发生率。然而，一项 Cochrane 综述（上述）认为，两种插管途径相比，并发症的发生率相似，包括意外脱管。有一项针对新生儿及早产儿（560~2000g）的公开研究认为，颈部旋转 55° 时，经口插管尖端的活动度要小于颈部外展 55°（3.1mm VS 7.4mm)[225-227]。在 15 名年龄为 14 天到 15 个月的新生儿和婴幼儿中，颈部外展导致经口插管的尖端向头侧偏移 6.5mm，几乎是经鼻插管偏移度 3.5mm 的 2 倍[228]。考虑到新生儿气管插管的长度很短（4~4.5cm），经口插管的新生儿颈部外展可能会导致意外脱管。

总的来说，目前没有新生儿插管途径的明确推荐。经鼻插管难度较大，可能会花费更多时间，因此增加了发生低氧血症的风险，但它不易脱管，更加安全可靠。相反的，经口插管更方便快捷，但意外脱管的概率较大。仔细固定气管插管可以最大程度的减少移位，但经鼻插管的移动度更小。最终插管途径的选择还要依赖于临床医生的经验、婴儿的体格大小、手术类型，以及术后是否拔管。

麻醉维持

镇静

短效吸入性麻醉药物是新生儿麻醉维持的理想用药。七氟醚与静脉麻醉药物相比，有以下优势，它适用于吸入诱导，代谢率很低，药代动力学迅速，并且对存在呼吸循环系统疾病的婴儿也很安全。但七氟醚会增强 MNBD 的作用[210]。相反，地氟醚不适用于吸入诱导并且会增加气道阻力[229]，但它具有更优越的药代动力学特性，它在组织与血液的溶解度非常有限，因此与一些溶解度较大的传统药物相比，可以迅速苏醒，恢复自主呼吸。而且它的代谢率比七氟醚更低，对靶器官没有毒性[230]。

而对新生儿进行静脉维持麻醉也存在以下几点担忧[231]。首先，新生儿的静脉通路十分脆弱，在麻醉维持过程中可能出现皮下渗出或者意外脱落。尤其是留置在肘窝的静脉通路，这个问题更为严重。另外，一旦铺上无菌单，手术开始，静脉通路就脱离了麻醉医生的视野和掌控。没有监护报警设备可以提醒麻醉医生静脉通路有无堵塞或脱落。因此，患儿在麻醉过程中可能会苏醒、体动，或者出现疼痛引起的血流动力学紊乱。第二，丙泊酚在麻醉过程中的效应室浓度也无法测量，不像吸入麻醉药物有呼吸参数和气体分析仪。在出生后几周内，丙泊酚的药代学和药效学特性存在较大的个体差异[232]。由于我们缺乏可靠的设备来监测婴儿的麻醉深度，患儿可能出现丙泊酚剂量不足或过量。而对吸入麻醉药而言，其呼气末药物分压与麻醉深度分级在所有年龄段都存在较为统一的量化标准（如 MAC）。最后，没有设备可以实现对小儿的靶控输注，使得丙泊酚的持续输注更易受到剂量计算与输注速度设置的人为失误的影响。未来，如果能够发明出 TCI 设备与充分的监护设备，TIVA 对新生儿来说将会是更安全、更便捷的麻醉维持手段。

丙泊酚输注综合征（Propofol Infusion Syndrome，PRIS）是一种发病率极低，但死亡率极高的并发症。20 世纪 90 年代首次报道，在一例 PICU 中，使用大剂量丙泊酚输注速率 [>5mg/（kg·h）] 进行长期（>48 小时）镇静的患儿。PRIS 的特点是难治性心动过缓、高脂血症、代谢性酸中毒，横纹肌溶解最终恶化为肝肾衰竭，导致心脏骤停。然而，在手术全麻过程中，短时间输注丙泊酚引起成人和儿童 PRIS 的报道也越来越多[233-235]。明确的 PRIS 诱发危险因素包括[235]：低龄、丙泊酚输注剂量大 [>5mg/（kg·h）]，输注时间长（>48 小时）、严重的基础疾病、高脂/低碳水化合物饮食、线粒体脂肪酸氧化的先天异常，以及合并输注儿茶酚胺或类固醇等[235]。一例可疑 PRIS 病例为早产儿（出生周龄 24 周），在 33 周 PCA 时，接受丙泊酚麻醉，出现代谢异常和心动过缓。这名婴儿接受了 2 小时 80mg/（kg·h）和 60 mg/（kg·h）的丙泊酚麻醉[236]。在丙泊酚麻醉过程中，出现无法解释的心动过缓和乳酸酸中毒，就要怀疑 PRIS 的可能性。如果出现这样的情况，就要立刻停用丙泊酚改为其他麻醉药物。另外，除了标准的心血管支持，对于糖储备很少的婴幼儿，应用葡萄糖防止产能过程中的脂肪分解也是十分必要的。如果在输注丙泊酚的同时辅以阿片类镇痛药，那么只需要小剂量的丙泊酚就能对患者起到镇静作用，从而避免 PRIS 的发生。PRIS 的治疗方法包括血液透析除去循环中的脂肪。然而，尚无确切的治疗方法可以成功治愈 PRIS，预防是最重要的策略。对可疑的 PRIS 病例而言，限制丙泊酚输注的剂量与时长，同时辅以阿片类药物或其他药物来进行镇静或麻醉，输注葡萄糖（防止饥饿），血液透析/体外膜肺氧合机和胰高血糖素可能是有效的[235]。

镇痛

30 年前，新生儿几乎在没有任何镇痛的情况下接受手术。20 世纪 80 年代，有研究者发现新生儿存在感知疼痛的能力，并且意识到治疗疼痛的重要性。事实上，进一步的研究表明，新生儿比年长儿对疼痛刺激更为敏感[237, 238]。首先，有几项学术研究报道了疼痛（包括应激反应）对新生儿血流动力学、代谢、躁动以及恢复等方面的短期影响[239, 240]。第二，后续的研究还证明，疼痛会引起长期的行为学改变[241]，如新生儿包皮环切术[241]。这些早期的疼痛经历会导致疼痛敏感性的长期改变[242,243]。

儿童或成人是如何记住新生儿期的疼痛体验的？疼痛敏感性和行为改变主要基于"内隐记忆"。疼痛诱导的神经毒性和神经可塑性能够引起很多症状。未经缓解的新生时期疼痛会引起小鼠皮质及皮质下区域神经元的凋亡，并且导致神经认知发育的异常[63]。有趣的是,在这个模型中还观察到了记忆的受损。早期疼痛刺激引起的变化也表现在周围神经系统:新生鼠皮肤的伤口会引起皮损处长期的神经支配增加[243]。在一项功能 MRI 的研究中发现,新生儿期经历疼痛刺激的早产儿,在 11~16 岁时存在疼痛特异性的皮质和皮质下过度激活[244]。最后,疼痛刺激还可以在麻醉过程中激活杏仁体,增加麻醉觉醒的可能性,尽管是潜意识状态。

旦未经治疗的疼痛刺激所造成的负性结果被证实后,临床医生开始对新生儿进行围术期镇痛。在过去的 10~20 年的时间里,麻醉医生以及其他医生的观念逐渐从对新生儿"不做镇痛"转变为"充分镇痛"。镇痛药物的剂量由镇痛效果与不良反应共同决定,其中新生儿最显著的不良反应为呼吸抑制。

2000 年,初发表的研究结果提出了关于新生儿常规应用镇痛药物优势的新问题。NEOPAIN 研究首先提出的问题是对早产新生儿提前给予吗啡静脉注射与安慰剂相比,既没有减少严重神经系统不良事件的发生率,也没有降低死亡率。另外,间断吗啡推注还可能增加这些并发症的发生[245]。然而,我们不能由于这些研究结果而忽视国际指南的推荐,不给予新生儿充分的镇痛。

鉴于阿片类药物在新生儿体内的药代动力学特点,巨大的个体差异排除了药物浓度与作用部位之间的联系。与成年人相比,儿童体内阿片类药物的蛋白结合率下降,游离的药物比例上升,血脑屏障的通透性增大,分布容积增大,清除率下降,消除半衰期延长,而这些特点在新生儿体内更为明显[245]。从新生儿期到婴儿期,蛋白结合与肝脏代谢急剧变化并逐渐成熟。α-1- 酸性糖蛋白是芬太尼、舒芬太尼和阿芬太尼的主要结合蛋白[245]。新生儿与小婴儿体内的 AAG 含量较低,这或许可以解释这些阿片类药物游离分数较高和分布容积较大的原因[245]。

刚出生时,大部分的代谢途径都是不成熟的,尤其是那些包含肝降解酶的途径。CYP450 3A4 是芬太尼和舒芬太尼代谢途径中最主要的肝酶[249],在刚出生时是没有功能的(取而代之的是胎儿 CYP 3A7 同工酶),但在出生后几周内便发育成熟[250, 251]。另外,许多 P450 细胞色素的活性受遗传多样性的调节[252]。成熟过程,以及遗传多样性,共同导致了新生儿期对阿片类药物反应的个体差异。

对于新生儿,芬太尼和舒芬太尼是麻醉过程中最常使用的阿片类药物。它们都可以维持血流动力学的相对稳定[253]。但它们的药代学和药效学特性使其难以准确应用于年龄过小的患儿。

如果是在插管之前,单次给予静脉推注芬太尼(1~5ug/kg)和舒芬太尼(0.2~0.3ug/kg)都能达到快速起效并且作用时间短的效果。相反的,舒芬太尼的药代学特点使得它更适用于麻醉维持:如果重复静注或持续输注,芬太尼会蓄积在周围组织(脂肪、肌肉),因此,其剂量相关的半衰期会延长[254]。这个现象在新生儿中更为明显,因为他们的代谢途径尚未发育成熟。

由于阿芬太尼的起效迅速、作用时间短,因而单次应用非常适用于短小手术。对于新生儿,幽门狭窄是阿芬太尼的一个很好的适应证。理论上来讲,阿芬太尼也可以持续输注,但它作用时间短的特点与芬太尼或舒芬太尼相比就不再是一种优势。它和芬太尼一样,也会大量蓄积于周围组织,使得剂量相关的半衰期延长[254]。另外,它与芬太尼和舒芬太尼通过相同的细胞色素代谢,所以,由于遗传和发育多样性,它也可能同样存在个体差异。

瑞芬太尼是超短效的阿片类药物,能迅速被组织酯酶(出生时已成熟)代谢。瑞芬太尼一经输注,立即能达到最大的靶器官镇痛效果。这些特性必然使得瑞芬太尼具有恒定的剂量相关半衰期,这与输注的时间长短无关,即使在新生儿与婴儿也是如此[255]。但是,有证据表明,应用瑞芬太尼后,1 周龄以内的新生儿恢复的速度要比 7 天到 3 月龄的婴儿更快[256]。从药效学来说,瑞芬太尼可能会引起心动过缓,这是因为瑞芬太尼具有经典的副交感兴奋特性,进而产生负性变时作用[257]。5μg/kg 瑞芬太尼输注超过 1 分钟后,即可出现心率的下降,在 3~5 分钟时达到高峰,但年龄小于 2 月龄的婴儿表现不如年长儿明显,尽管研究中只包含了 8 名小于 2 月龄的婴儿[258]。

考虑到瑞芬太尼在麻醉维持中的常规应用,目前依然存在一些问题。针对新生儿的药代学相关的电子监测设备还未发明。另外,静脉推注阿片类药物之后,引起的胸壁僵硬和痛觉超敏也让人担忧。

总的来说,新生儿全麻过程中如何选择合适的镇痛模式取决于手术的类型与时长,以及术后期望的管理模式,如立即拔管或持续机械通气。

尽管 NMDA 拮抗剂与 GABA$_A$ 激动剂在动物模型中的神经毒性作用已经引起了广泛的关注,但在针对人类的进一步研究结果发表之前，我们不建议改变临床策略。我们强烈推荐使用如芬太尼和舒芬太尼这样有效的阿片类镇痛药，尽管瑞芬太尼的使用也在增加。随着瑞芬太尼药物特性研究热度的增高，以及大量针对新生儿的临床研究的开展，瑞芬太尼将会在不久的将来即可安全应用于这个年龄段。在可靠的疼痛／镇痛监测设备发明以前，如何区分镇痛"不全"与镇痛"过度"依然是一个难题。

肌松药

在过去，当新生儿的疼痛和回忆还被儿科麻醉医生所忽视的时候，肌松药对于麻醉医生来讲已经司空见惯。但随着现代麻醉学的进步、NMBD 相关的偶发过敏反应病例的出现，以及更安全的阿片类药物与镇静药物的上市，NMBD 反而不如以前流行[259-261]。另外，出于对肌松药的残余作用和对胆碱酯酶不完全拮抗的担忧，许多临床工作者在插管时都不使用肌松药。然而，非去极化肌松药在麻醉维持过程中可以为手术提供更好的操作条件，尽管适应证并不多。如果手术的某些关键步骤需要 NMBD，相比持续输注，更推荐使用单次输注。如果应用了 NMBD，则应该进行肌松检测。当手术过程中腹肌紧张，或肠道无法还纳入腹腔的时候，单次推注丙泊酚经证实具有良好的松弛效果。尽管缺乏实验研究证据，但这种用丙泊酚松弛腹部的方法的确非常有效，并且不影响苏醒。如果要运用 NMBD，那么必须一再强调的是，新生儿所需的剂量较小，即使小剂量药物具有延迟效应且作用持续时间的可预测性降低。

舒更葡糖钠（sugammadex）的上市可能会改变目前麻醉医生不愿对新生儿或婴儿使用罗库溴铵或维库溴铵的现状[209]。舒更葡糖钠能够不可逆的与这两种 NMBD 相结合，并且完全逆转它们的临床作用。舒更葡糖钠几乎没有副作用。无论从药代动力学还是药效学的数据来看，舒更葡糖钠都可以应用于新生儿。

总结

关于新生儿麻醉，目前尚存在较多的争议，但是在这一章中，我们力求探究其中的几项问题。为此，我们列举出各种方法的优点与缺点，已知和未知的证据，以及将来最需要的研究方向。

参考文献

1. Davidson AJ. The aims of anesthesia in infants: the relevance of philosophy, psychology and a little evidence. Paediatr Anaesth. 2007;17(2):102–8.
2. Lewis M. The emergence of consciousness and its role in human development. Ann N Y Acad Sci. 2003;1001:104–33.
3. Tononi G, et al. Investigating neural correlates of conscious perception by frequency-tagged neuromagnetic responses. Proc Natl Acad Sci USA. 1998;95(6):3198–203.
4. Sann C, Streti A. Inter-manual transfer of object texture and shape in human neonates. Neuropsychologia. 2008;46:698–703.
5. Marcus L, Lejeune F, Berne-Audéoud F, et al. Tactile sensory capacity of the preterm infant: manual perception of shape from 28 gestational weeks. Pediatrics. 2012;130:e88–94.
6. Cecchini M, Baroni E, Di Vito C, et al. Newborn preference for a new face vs. a previously seen communicative or motionless face. Infant Behav Dev. 2011;34:424–33.
7. Marlier L, Schaal B, Soussignan R. Bottle-fed neonates prefer an odor experienced in utero to an odor experienced postnatally in the feeding context. Dev Psychobiol. 1998;33(2):133–45.
8. Marlier L, Schaal B, Soussignan R. Neonatal responsiveness to the odor of amniotic and lacteal fluids: a test of perinatal chemosensory continuity. Child Dev. 1998;69(3):611–23.
9. Delaunay-El Allam M, Soussignan R, Patris B, et al. Long-lasting memory for an odor acquired at the mother's breast. Dev Sci. 2010;13(6):849–63.
10. Kisilevsky BS, et al. Fetal sensitivity to properties of maternal speech and language. Infant Behav Dev. 2009;32(1):59–71.
11. Partanen E, Kujala T, Naatanen R, et al. Learning-induced neural plasticity of speech processing before birth. Proc Natl Acad Sci USA. 2013;110(37):15145–50.
12. James DK, Spencer CJ, Stepsis BW. Fetal learning: a prospective randomized controlled study. Ultrasound Obstet Gynecol. 2002;20(5):431–8.
13. Granier-Deferre C, Bassereau S, Ribeiro A, et al. A melodic contour repeatedly experienced by human near-term fetuses elicits a profound cardiac reaction one month after birth. PLoS One. 2011;6(2):e17304.
14. Myers NA, Perris EE, Speaker CJ. Fifty months of memory: a longitudinal study in early childhood. Memory. 1994;2(4):383–415.
15. Antognini JF, et al. Preserved reticular neuronal activity during selective delivery of supra-clinical isoflurane concentrations to brain in goats and its association with spontaneous movement. Neurosci Lett. 2004;361(1–3):94–7.
16. Gili T, Saxena N, Diukova A, et al. The thalamus and brainstem act as key hubs in alterations of human brain network connectivity induced by mild propofol sedation. J Neurosci. 2013;33(9):4024–31.
17. Mhuircheartaigh RN, Rosenom-Lanng D, Wise R, et al. Cortical and subcortical connectivity changes during decreasing levels of consciousness in humans: a functional magnetic resonance imaging study using propofol. J Neurosci. 2010;30(27):9095–102.
18. Uemura E, Levin ED, Bowman RE. Effects of halothane on synaptogenesis and learning behavior in rats. Exp Neurol. 1985;89(3):520–9.
19. Ikonomidou C, et al. Blockade of NMDA receptors and apoptotic neurodegeneration in the developing brain. Science. 1999;283(5398):70–4.
20. Jevtovic-Todorovic V, et al. Early exposure to common anesthetic

agents causes widespread neurodegeneration in the developing rat brain and persistent learning deficits. J Neurosci. 2003;23(3):876–82.

21. Fredriksson A, et al. Neonatal exposure to a combination of N-methyl-D-aspartate and gamma-aminobutyric acid type A receptor anesthetic agents potentiates apoptotic neurodegeneration and persistent behavioral deficits. Anesthesiology. 2007;107(3):427–36.

22. Young C, et al. Potential of ketamine and midazolam, individually or in combination, to induce apoptotic neurodegeneration in the infant mouse brain. Br J Pharmacol. 2005;146(2):189–97.

23. Ma D, et al. Xenon mitigates isoflurane-induced neuronal apoptosis in the developing rodent brain. Anesthesiology. 2007;106(4):746–53.

24. Jr Slikker W, Zou X, Hotchkiss CE, et al. Ketamine-induced neuronal cell death in the perinatal rhesus monkey. Toxicol Sci. 2007;98:145–58.

25. Yahalom B, Athiraman U, Soriano SG, et al. Spinal anesthesia in infant rats: development of a model and assessment of neurologic outcomes. Anesthesiology. 2011;114:1325–35.

26. Johnson SA, Young C, Olney JW. Isoflurane-induced neuroapoptosis in the developing brain of nonhypoglycemic mice. J Neurosurg Anesthesiol. 2008;20:21–8.

27. Briner A, et al. Volatile anesthetics rapidly increase dendritic spine density in the rat medial prefrontal cortex during synaptogenesis. Anesthesiology. 2010;112(3):546–56.

28. Fredriksson A, et al. Neurofunctional deficits and potentiated apoptosis by neonatal NMDA antagonist administration. Behav Brain Res. 2004;153(2):367–76.

29. Paule MG, et al. Ketamine anesthesia during the first week of life can cause long-lasting cognitive deficits in rhesus monkeys. Neurotoxicol Teratol. 2011;33(2):220–30.

30. Yu D, Jiang Y, Gao J, et al. Repeated exposure to propofol potentiates neuroapoptosis and long-term behavioural deficits in neonatal rats. Neurosci Lett. 2013;534:41–6.

31. Ramage TM, Chang FL, Shih J, et al. Distinct long-term neurocognitive outcomes after equipotent sevoflurane or isoflurane anaesthesia in immature rats. Br J Anaesth. 2013;110:i39–46.

32. Briner A, Nikonenko I, De Roo M, et al. Developmental stage-dependent persistent impact of propofol anesthesia on dendritic spines in the rat medial prefrontal cortex. Anesthesiology. 2011;115(2):282–93.

33. Loepke AW, Soriano SG. An assessment of the effects of general anesthetics on developing brain structure and neurocognitive function. Anesth Analg. 2008;106(6):1681–707.

34. Istaphanous GK, Loepke AW. General anesthetics and the developing brain. Curr Opin Anaesthesiol. 2009;22(3):368–73.

35. Istaphanous GK, Ward CG, Loepke AW. The impact of the perioperative period on neurocognitive development, with a focus on pharmacological concerns. Best Pract Res Clin Anaesthesiol. 2010;24(3):433–49.

36. Davidson A, Flick RP. Neurodevelopmental implications of the use of sedation and analgesia in neonates. Clin Perinatol. 2013;40:559–73.

37. Sanders RD, Hassell J, Davidson AJ, et al. Impact of anaesthetics and surgery on neurodevelopment: an update. Br J Anaesth. 2013;110(S1):i53–72.

38. Reddy SV. Effect of general anesthetics on the developing brain. J Anaesthesiol Clin Pharmacol. 2012;28:6–10.

39. Shih J, May LDV, Gonzalez HE, et al. Delayed environmental enrichment reverses sevoflurane-induced memory impairment in rats. Anesthesiology. 2012;116:586–602.

40. Turner CP, Gutierrez S, Liu C, et al. Strategies to defeat ketamine-induced neonatal brain injury. Neuroscience. 2012;210:384–92.

41. Gozes I. Microtubules (tau) as an emerging therapeutic target: NAP (Davunetide). Curr Pharm Des. 2011;17:3413–7.

42. Chauvier D, Renolleau S, Holifanjanianina S, et al. Targeting neonatal ischemic brain injury with a pentapeptide-based irreversible caspase inhibitor. Cell Death Dis. 2011;2:e203. doi:10.1038/cddis.2011.87.

43. Itoh T, Imano M, Nishida S, et al. Exercise inhibits neuronal apoptosis and improves cerebral function following rat traumatic brain injury. J Neural Transm. 2011;118:1263–72.

44. Sim YJ, Kim H, Kim JY, et al. Long-term treadmill exercise overcomes ischemia-induced apoptotic neuronal cell death in gerbils. Physiol Behav. 2005;84:733–8.

45. De Roo M, et al. Anesthetics rapidly promote synaptogenesis during a critical period of brain development. PLoS One. 2009;4(9):e7043.

46. Ben-Ari Y, et al. GABA: a pioneer transmitter that excites immature neurons and generates primitive oscillations. Physiol Rev. 2007;87(4):1215–84.

47. Rabinowicz T, et al. Human cortex development: estimates of neuronal numbers indicate major loss late during gestation. J Neuropathol Exp Neurol. 1996;55(3):320–8.

48. Oppenheim RW. Cell death during development of the nervous system. Annu Rev Neurosci. 1991;14:453–501.

49. Kuida K, et al. Decreased apoptosis in the brain and premature lethality in CPP32-deficient mice. Nature. 1996;384(6607):368–72.

50. Olney JW, et al. Anesthesia-induced developmental neuroapoptosis. Does it happen in humans? Anesthesiology. 2004;101(2):273–5.

51. Anand KJ. Anesthetic neurotoxicity in newborns: should we change clinical practice? Anesthesiology. 2007;107(1):2–4.

52. Jevtovic-Todorovic V, Olney JW. PRO: anesthesia-induced developmental neuroapoptosis: status of the evidence. Anesth Analg. 2008;106(6):1659–63.

53. Loepke AW, Jr McGowan FX, Soriano SG. CON: the toxic effects of anesthetics in the developing brain: the clinical perspective. Anesth Analg. 2008;106(6):1664–9.

54. Perouansky M, Jr Hemmings HC. Neurotoxicity of general anesthetics: cause for concern? Anesthesiology. 2009;111(6):1365–71.

55. Dobbing J, Sands J. Comparative aspects of the brain growth spurt. Early Hum Dev. 1979;3(1):79–83.

56. Dekaban AS. Changes in brain weights during the span of human life: relation of brain weights to body heights and body weights. Ann Neurol. 1978;4(4):345–56.

57. Jr Slikker W, Paule MG, Wright LKM, et al. Systems biology approaches for toxicology. J Appl Toxicol. 2007;27:201–17.

58. Clancy B, et al. Extrapolating brain development from experimental species to humans. Neurotoxicology. 2007;28(5):931–7.

59. Loepke AW, et al. The physiologic effects of isoflurane anesthesia in neonatal mice. Anesth Analg. 2006;102(1):75–80.

60. Green CJ, et al. Ketamine alone and combined with diazepam or xylazine in laboratory animals: a 10 year experience. Lab Anim. 1981;15(2):163–70.

61. Cattano D, Young C, Straiko MMW, et al. Subanesthetic doses of propofol induce neuroapoptosis in the infant mouse brain. Anesth Analg. 2008;106:1712–4.

62. Istaphanous GK, et al. Anesthesiology 2011;114;578.

63. Anand KJS, et al. Ketamine reduces the cell death following inflammatory pain in newborn rat brain. Pediatr Res. 2007;62(3):283–90.

64. Liu JR, Liu Q, Li J, et al. Noxious stimulation attenuates ketamine-induced neuroapoptosis in the developing rat brain. Anesthesiology. 2012;117:64–71.

65. Shu Y, Zhou Z, Wan Y, et al. Nociceptive stimuli enhance anesthetic-induced neuroapoptosis in the rat developing brain. Neurobiol Dis. 2012;45:743–50.

66. Wilder RT, Flick RP, Sprung J, et al. Early exposure to anesthesia and learning disabilities in a population-based birth cohort.

Anesthesiology. 2009;110:796–804.

67. DiMaggio C, et al. A retrospective cohort study of the association of anesthesia and hernia repair surgery with behavioral and developmental disorders in young children. J Neurosurg Anesthesiol. 2009;21(4):286–91.

68. DiMaggio C, Sun LS, Li G. Early childhood exposure to anesthesia and risk of developmental and behavioral disorders in a sibling birth cohort. Anesth Analg. 2011;113:1143–51.

69. Ing C, Dimaggio C, Whitehouse A, et al. Long-term differences in language and cognitive function after childhood exposure to anesthesia. Pediatrics. 2012;130:e476–85.

70. Flick RP, Katusic SK, Colligan RC, et al. Cognitive and behavioral outcomes after early exposure to anesthesia and surgery. Pediatrics. 2011;128:e1053–61.

71. Sprung J, Flick RP, Katusic SK, et al. Attention-deficit/hyperactivity disorder after early exposure to procedures requiring general anesthesia. Mayo Clin Proc. 2012;87:120–9.

72. Block RI, Thomas JJ, Bayman EO, Choi JY, Kimble KK, Todd MM. Are anesthesia and surgery during infancy associated with altered academic performance during childhood? Anesthesiology. 2012;117:494–503.

73. Davidson AJ, McCann ME, Morton NS, Myles PS. Anesthesia and outcome after neonatal surgery: the role for randomized trials. Anesthesiology. 2008;109:941–4.

74. Sun LS, Li G, DiMaggio CJ, et al. Feasibility and pilot study of the Pediatric Anesthesia Neuro Development Assessment (PANDA) project. J Neurosurg Anesthesiol. 2012;24:382–8.

75. Kinsler V, Bulstrode N. The role of surgery in the management of congenital melanocytic naevi in children: a perspective from Great Ormond Street Hospital. J Plast Reconstr Aesthet Surg. 2009;62(5):595–601.

76. Rappaport B, Mellon D, Simone A, et al. Defining safe use of anesthesia in children. N Engl J Med. 2011;364:1387–90.

77. Davidson AJ, et al. Performance of entropy and Bispectral Index as measures of anaesthesia effect in children of different ages. Br J Anaesth. 2005;95(5):674–9.

78. Abajian JC, et al. Spinal anesthesia for surgery in the high-risk infant. Anesth Analg. 1984;63(3):359–62.

79. Kurth CD, et al. Postoperative apnea in preterm infants. Anesthesiology. 1987;66(4):483–8.

80. Allen GS, et al. Postoperative respiratory complications in ex-premature infants after inguinal herniorrhaphy. J Pediatr Surg. 1998;33(7):1095–8.

81. Cote CJ, et al. Postoperative apnea in former preterm infants after inguinal herniorrhaphy. A combined analysis. Anesthesiology. 1995;82(4):809–22.

82. Malviya S, Swartz J, Lerman J. Are all preterm infants younger than 60 weeks postconceptual age at risk for postanesthetic apnea? Anesthesiology. 1993;78(6):1076–81.

83. Welborn LG, et al. Anemia and postoperative apnea in former preterm infants. Anesthesiology. 1991;74(6):1003–6.

84. Zagol K, Lake DE, Vergales B, et al. Anemia, apnea of prematurity, and blood transfusions. J Pediatr. 2012;161:417–21.

85. Henderson-Smart DJ, Steer PA. Caffeine versus theophylline for apnea in preterm infants. Cochrane Database Syst Rev (1):CD000273.

86. Welborn LG, et al. Postoperative apnea in former preterm infants: prospective comparison of spinal and general anesthesia. Anesthesiology. 1990;72(5):838–42.

87. Murphy JJ, Swanson T, Ansermino M, Milner R. The frequency of apneas in premature infants after inguinal hernia repair: do they need overnight monitoring in the intensive care unit? J Pediatr Surg. 2008;43:865–8.

88. Shenkman Z, Erez I, Freud E, et al. Risk factors for spinal anesthesia in preterm infants undergoing inguinal hernia repair. J Pediatr (Rio J). 2012;88:222–6.

89. Frawley G, Ingelmo P. Spinal anaesthesia in the neonate. Best Pract Res Clin Anaesthesiol. 2010;24:337–51.

90. William JM, et al. Post-operative recovery after inguinal herniotomy in ex-premature infants: comparison between sevoflurane and spinal anaesthesia. Br J Anaesth. 2001;86(3):366–71.

91. Craven PD, et al. Regional (spinal, epidural, caudal) versus general anaesthesia in preterm infants undergoing inguinal herniorrhaphy in early infancy. Cochrane Database Syst Rev. 2003;3, CD003669.

92. Walther-Larsen S, Rasmussen LS. The former preterm infant and risk of post-operative apnoea: recommendations for management. Acta Anaesthesiol Scand. 2006;50(7):888–93.

93. Dohi S, Naito H, Takahashi T. Age-related changes in blood pressure and duration of motor block in spinal anesthesia. Anesthesiology. 1979;50(4):319–23.

94. Oberlander TF, et al. Infants tolerate spinal anesthesia with minimal overall autonomic changes: analysis of heart rate variability in former premature infants undergoing hernia repair. Anesth Analg. 1995;80(1):20–7.

95. Hermanns H, et al. Sedation during spinal anaesthesia in infants. Br J Anaesth. 2006;97(3):380–4.

96. Lacroix F. Epidemiology and morbidity of regional anaesthesia in children. Curr Opin Anaesthesiol. 2008;21(3):345–9.

97. Giaufre E, Dalens B, Gombert A. Epidemiology and morbidity of regional anesthesia in children: a one-year prospective survey of the French-Language Society of Pediatric Anesthesiologists. Anesth Analg. 1996;83(5):904–12.

98. Williams RK, et al. The safety and efficacy of spinal anesthesia for surgery in infants: the Vermont Infant Spinal Registry. Anesth Analg. 2006;102(1):67–71.

99. Walker SM, Yaksh TL. Neuraxial analgesia in neonates and infants: a review of clinical and preclinical strategies for the development of safety and efficacy data. Anesth Analg. 2012;115: 638–62.

100. Easley RB, et al. Aseptic meningitis after spinal anesthesia in an infant. Anesthesiology. 1999;91(1):305–7.

101. Luz G, et al. Spinal anaesthesia and meningitis in former preterm infants: cause-effect? Paediatr Anaesth. 1999;9(3):262–4.

102. Faillace WJ, Warrier I, Canady AI. Paraplegia after lumbar puncture. In an infant with previously undiagnosed hemophilia A. Treatment and peri-operative considerations. Clin Pediatr (Phila). 1989;28(3):136–8.

103. De Saint Blanquat L, et al. Preoperative coagulation tests in former preterm infants undergoing spinal anaesthesia. Paediatr Anaesth. 2002;12(4):304–7.

104. Pollock JE. Transient neurologic symptoms: etiology, risk factors, and management. Reg Anesth Pain Med. 2002;27(6):581–6.

105. Selander D. Neurotoxicity of local anesthetics: animal data. Reg Anesth. 1993;18(6 Suppl):461–8.

106. Perez-Castro R, et al. Cytotoxicity of local anesthetics in human neuronal cells. Anesth Analg. 2009;108(3):997–1007.

107. Shenkman Z, et al. Spinal anesthesia in 62 premature, former-premature or young infants–technical aspects and pitfalls. Can J Anaesth. 2002;49(3):262–9.

108. Frumiento C, Abajian JC, Vane DW. Spinal anesthesia for preterm infants undergoing inguinal hernia repair. Arch Surg. 2000;135(4):445–51.

109. Polaner DM, Drescher J. Pediatric regional anesthesia: what is the current safety record? Paediatr Anaesth. 2011;21:737–42.

110. Cook-Sather SD, Litman RS. Modern fasting guidelines in children. Best Pract Res Clin Anaesthesiol. 2006;20(3):471–81.

111. Soreide E, et al. Pre-operative fasting guidelines: an update. Acta Anaesthesiol Scand. 2005;49(8):1041–7.

112. Apfelbaum JL, Caplan RA, Connis RT, et al. American Society of Anesthesiologsts committee on Standard and practice parameters. Practice guidelines for preoperative fasting and the use of pharmacologic agents to reduce the risk of pulmonary aspiration: applica-

tion to healthy patients undergoing elective procedures. Anesthesiology. 2011;114:495–511.

113. Smith I, Kranke P, Murat I, et al. Perioperative fasting in adults and children: guidelines from the European Society of Anaesthesiology. Eur J Anaesthesiol. 2011;28:556–9.

114. Brady MC, et al. Preoperative fasting for preventing perioperative complications in children. Cochrane Database Syst Rev. 2009;4, CD005285.

115. Cavell B. Gastric emptying in infants fed human bilk or infant formula. Acta Paediatr Scand. 1981;70:639–41.

116. Kelleher J, Mallya P, Wyllie J. Premedication before intubation in UK neonatal units: a decade of change? Arch Dis Child Fetal Neonatal Ed. 2009;94:F332–5.

117. Carbajal R, Eble B, Anand KJ. Premedication for tracheal intubation in neonates: confusion or controversy? Semin Perinatol. 2007;31(5):309–17.

118. Kumar P, Denson SE, Mancuso TJ, Committee on Fetus and Newborn, Section on Anesthesiology and Pain Medicine. Clinical report-premedication for nonemergency endotracheal intubation in the neonate. Pediatrics. 2010;125:608–15.

119. Chaudhary R, et al. Use of premedication for intubation in tertiary neonatal units in the United Kingdom. Paediatr Anaesth. 2009;19(7):653–8.

120. Duncan HP, Zurick NJ, Wolf AR. Should we reconsider awake neonatal intubation? A review of the evidence and treatment strategies. Paediatr Anaesth. 2001;11(2):135–45.

121. Barrington KJ. Premedication for endotracheal intubation in the newborn infant. Paediatr Child Health. 2011;16:159–64.

122. Marshall TA, et al. Physiologic changes associated with endotracheal intubation in preterm infants. Crit Care Med. 1984;12(6):501–3.

123. Stow PJ, McLeod ME, Burrows FA, et al. Anterior fontanelle pressure responses to tracheal intubation in the awake and anaesthetized infant. Br J Anaesth. 1986;60:167–70.

124. Millar C, Bissonnette B. Awake intubation increases intracranial pressure without affecting cerebral blood flow velocity in infants. Can J Anaesth. 1994;41:281–7.

125. Hassid S, et al. Randomized controlled trial of sevoflurane for intubation in neonates. Paediatr Anaesth. 2007;17(11):1053–8.

126. Lerman J, Heard C, Steward DJ. Neonatal tracheal intubation: an imbroglio unresolved. Paediatr Anaesth. 2010;20:585–90.

127. Oei J, et al. Facilitation of neonatal nasotracheal intubation with premedication: a randomized controlled trial. J Paediatr Child Health. 2002;38(2):146–50.

128. Cook-Sather SD, et al. A comparison of awake versus paralyzed tracheal intubation for infants with pyloric stenosis. Anesth Analg. 1998;86(5):945–51.

129. Bhutada A, et al. Randomised controlled trial of thiopental for intubation in neonates. Arch Dis Child Fetal Neonatal Ed. 2000;82(1):F34–7.

130. Kinouchi K, et al. Duration of apnea in anesthetized infants and children required for desaturation of hemoglobin to 95 %. The influence of upper respiratory infection. Anesthesiology. 1992;77(6):1105–7.

131. Patel R, et al. Age and the onset of desaturation in apnoeic children. Can J Anaesth. 1994;41(9):771–4.

132. Xue F, et al. Children's development effecting blood oxygen desaturation following apnea. Chin Med J (Engl). 1995;108(6):434–7.

133. Xue FS, et al. Study of the safe threshold of apneic period in children during anesthesia induction. J Clin Anesth. 1996;8(7):568–74.

134. Jr Morrison JE, et al. Preoxygenation before laryngoscopy in children: how long is enough? Paediatr Anaesth. 1998;8(4):293–8.

135. Ho AM, et al. Airway difficulties caused by improperly applied cricoid pressure. J Emerg Med. 2001;20(1):29–31.

136. Francis S, Russell WC, Thompson JP. Complete airway obstruction in a ventilated patient after oesophageal dilatation. Br J Anaesth. 2002;89(3):517–9.

137. Landsman I. Cricoid pressure: indications and complications. Paediatr Anaesth. 2004;14(1):43–7.

138. Walker RW, Ravi R, Haylett K. Effect of cricoid force on airway calibre in children: a bronchoscopic assessment. Br J Anaesth. 2010;104(1):71–4.

139. Lerman J. On cricoid pressure: "may the force be with you". Anesth Analg. 2009;109(5):1363–6.

140. Smith KJ, et al. Cricoid pressure displaces the esophagus: an observational study using magnetic resonance imaging. Anesthesiology. 2003;99(1):60–4.

141. Rice MJ, et al. Cricoid pressure results in compression of the post-cricoid hypopharynx: the esophageal position is irrelevant. Anesth Analg. 2009;109(5):1546–52.

142. Warner MA, et al. Perioperative pulmonary aspiration in infants and children. Anesthesiology. 1999;90(1):66–71.

143. Brimacombe JR, Berry AM. Cricoid pressure. Can J Anaesth. 1997;44(4):414–25.

144. Benumof JL. Difficult laryngoscopy: obtaining the best view. Can J Anaesth. 1994;41(5 Pt 1):361–5.

145. Oh J, Lim T, Chee Y, et al. Videographic analysis of glottic view with increasing cricoid pressure force. Ann Emerg Med. 2013;61:407–13.

146. Ovassapian A, Salem MR. Sellick's maneuver: to do or not do. Anesth Analg. 2009;109(5):1360–2.

147. Vanner RG, Asai T. Safe use of cricoid pressure. Anaesthesia. 1999;54(1):1–3.

148. Weiss M, Gerber A. Rapid sequence induction in children—it's not a matter of time! Or is it? Paediatr Anaesth. 2008;18(10):980.

149. Bordes M, Cros AM. Inhalation induction with sevoflurane in paediatrics: what is new? Ann Fr Anesth Reanim. 2006; 25(4):413–6.

150. Westrin P, Jonmarker C, Werner O. Thiopental requirements for induction of anesthesia in neonates and infants one to six months of age. Anesthesiology. 1989;71:344–6.

151. Tibballs J, Malbezin S. Cardiovascular responses to induction of anaesthesia with thiopentone and suxamethonium in infants and children. Anaesth Intensive Care. 1988;16(3):278–84.

152. Bach V, et al. A randomized comparison between midazolam and thiopental for elective cesarean section anesthesia: III. Placental transfer and elimination in neonates. Anesth Analg. 1989;68(3):238–42.

153. Schrum SF, et al. Comparison of propofol and thiopental for rapid anesthesia induction in infants. Anesth Analg. 1994;78(3):482–5.

154. Dubois MC, et al. Anesthesia in the management of pyloric stenosis. Evaluation of the combination of propofol-halogenated anesthetics. Ann Fr Anesth Reanim. 1993;12(6):566–70.

155. Veyckemans F. Propofol for intubation of the newborn? Paediatr Anaesth. 2001;11(5):630–1.

156. Welzing L, et al. Propofol as an induction agent for endotracheal intubation can cause significant arterial hypotension in preterm neonates. Paediatr Anaesth. 2010;20(7):605–11.

157. Lerman J, et al. The pharmacology of sevoflurane in infants and children. Anesthesiology. 1994;80(4):814–24.

158. Taylor RH, Lerman J. Minimum alveolar concentration of desflurane and hemodynamic responses in neonates, infants, and children. Anesthesiology. 1991;75:975–9.

159. Picard P, Tramer MR. Prevention of pain on injection with propofol: a quantitative systematic review. Anesth Analg. 2000;90:963–9.

160. Jalota L, Kalira V, George E, et al. Prevention of pain on injection of propofol: systematic review and meta-analysis. BMJ. 2011;342:d1110.

161. Beh T, Splinter W, Kim J. In children, nitrous oxide decreases pain on injection of propofol mixed with lidocaine. Can J Anaesth. 2002;49:1061–3.

162. Rawicz M, Brandom BW, Wolf A. The place of suxamethonium in

pediatric anesthesia. Paediatr Anaesth. 2009;19(6):561–70.

163. Meakin G, Walker RW, Dearlove OR. Myotonic and neuromuscular blocking effects of increased doses of suxamethonium in infants and children. Br J Anaesth. 1990;65(6):816–8.

164. Khammash H, et al. Surfactant therapy in full-term neonates with severe respiratory failure. Pediatrics. 1993;92(1):135–9.

165. Lemyre B, Cheng R, Gaboury I. Atropine, fentanyl and succinylcholine for non-urgent intubations in newborns. Arch Dis Child Fetal Neonatal Ed. 2009;94(6):F439–42.

166. Cheng CA, Aun CS, Gin T. Comparison of rocuronium and suxamethonium for rapid tracheal intubation in children. Paediatr Anaesth. 2002;12(2):140–5.

167. Rapp HJ, Altenmueller CA, Waschke C. Neuromuscular recovery following rocuronium bromide single dose in infants. Pediatr Anaesth. 2004;14:329–35.

168. Maruyama K, et al. Can intravenous atropine prevent bradycardia and hypotension during induction of total intravenous anesthesia with propofol and remifentanil? J Anesth. 2010;24(2):293–6.

169. Taha S, Siddik-Sayyid S, Alameddine M, et al. Propofol is superior to thiopental for intubation without muscle relaxants. Can J Anaesth. 2005;52:249–53.

170. Barker P, Langton JA, Wilson IG, Smith G. Movements of the vocal cords on induction of anaesthesia with thiopentone or propofol. Br J Anaesth. 1992;69:23–5.

171. Ghanta S, et al. Propofol compared with the morphine, atropine, and suxamethonium regimen as induction agents for neonatal endotracheal intubation: a randomized, controlled trial. Pediatrics. 2007;119(6):e1248–55.

172. Constant I, Seeman R, Murat I. Sevoflurane and epileptiform EEG changes. Paediatr Anaesth. 2005;15:266–74.

173. Vakkuri A, et al. Sevoflurane mask induction of anaesthesia is associated with epileptiform EEG in children. Acta Anaesthesiol Scand. 2001;45(7):805–11.

174. Yli-Hankala A, et al. Epileptiform electroencephalogram during mask induction of anesthesia with sevoflurane. Anesthesiology. 1999;91(6):1596–603.

175. Hsieh SW, Lan KM, Luk HN, Jawan B. Postoperative seizures after sevoflurane anesthesia in a neonate. Acta Anaesthesiol Scand. 2004;48:662.

176. Pilge S, Jordan D, Kochs EF, Schnieder G. Sevoflurane-induced epileptiform electroencephalographic activity and generalized tonic-clonic seizures in a volunteer study. Anesthesiology. 2013;119:447.

177. Wappler F, et al. Inhalational induction of anaesthesia with 8 % sevoflurane in children: conditions for endotracheal intubation and side-effects. Eur J Anaesthesiol. 2003;20(7):548–54.

178. Politis GD, et al. Factors associated with successful tracheal intubation of children with sevoflurane and no muscle relaxant. Anesth Analg. 2002;95(3):615–20. table of contents.

179. Meier S, et al. The effect of chin lift, jaw thrust, and continuous positive airway pressure on the size of the glottic opening and on stridor score in anesthetized, spontaneously breathing children. Anesth Analg. 2002;94(3):494–9. table of contents.

180. Lerman J, et al. Propofol for tracheal intubation in children anesthetized with sevoflurane: a dose-response study. Paediatr Anaesth. 2009;19(3):218–24.

181. Lago P, et al. Pain management in the neonatal intensive care unit: a national survey in Italy. Paediatr Anaesth. 2005;15(11):925–31.

182. Saarenmaa E, Neuvonen PJ, Fellman V. Gestational age and birth weight effects on plasma clearance of fentanyl in newborn infants. Pediatrics. 2000;136:767–70.

183. Collins C, et al. Fentanyl pharmacokinetics and hemodynamic effects in preterm infants during ligation of patent ductus arteriosus. Anesth Analg. 1985;64(11):1078–80.

184. Koehntop DE, et al. Pharmacokinetics of fentanyl in neonates. Anesth Analg. 1986;65(3):227–32.

185. Dempsey EM, et al. Facilitation of neonatal endotracheal intubation with mivacurium and fentanyl in the neonatal intensive care unit.

186. Hamon I, et al. Effects of fentanyl administration on general and cerebral haemodynamics in sick newborn infants. Acta Paediatr. 1996;85(3):361–5.

187. Davis PJ, et al. Pharmacodynamics and pharmacokinetics of high-dose sufentanil in infants and children undergoing cardiac surgery. Anesth Analg. 1987;66(3):203–8.

188. Greeley WJ, de Bruijn NP. Changes in sufentanil pharmacokinetics within the neonatal period. Anesth Analg. 1988; 67(1):86–90.

189. Moore RA, et al. Hemodynamic and anesthetic effects of sufentanil as the sole anesthetic for pediatric cardiovascular surgery. Anesthesiology. 1985;62(6):725–31.

190. Xue FS, et al. Different small-dose sufentanil blunting cardiovascular responses to laryngoscopy and intubation in children: a randomized, double-blind comparison. Br J Anaesth. 2008;100(5):717–23.

191. Soulard A, et al. Optimal dose of sufentanil in children for intubation after sevoflurane induction without neuromuscular block. Br J Anaesth. 2009;102(5):680–5.

192. Lerman J, Strong JA, LeDez KM, et al. Effects of age on the serum concentration of α_1-acid glycoprotein and the binding of lidocaine in pediatric patients. Clin Pharm Ther. 1989;46:219–22.

193. Marlow N, et al. Alfentanil pharmacokinetics in preterm infants. Arch Dis Child. 1990;65(4):349–51.

194. Davis PJ, et al. Pharmacokinetics of alfentanil in newborn premature infants and older children. Dev Pharmacol Ther. 1989; 13(1):21–7.

195. Pathak D, et al. Effects of alfentanil and lidocaine on the hemodynamic responses to laryngoscopy and tracheal intubation. J Clin Anesth. 1990;2(2):81–5.

196. Martineau RJ, et al. Alfentanil controls the haemodynamic response during rapid-sequence induction of anaesthesia. Can J Anaesth. 1990;37(7):755–61.

197. Kwak HJ, et al. Optimal bolus dose of alfentanil for successful tracheal intubation during sevoflurane induction with and without nitrous oxide in children. Br J Anaesth. 2010;104(5):628–32.

198. McConaghy P, Bunting HE. Assessment of intubating conditions in children after induction with propofol and varying doses of alfentanil. Br J Anaesth. 1994;73(5):596–9.

199. Steyn MP, et al. Tracheal intubation without neuromuscular block in children. Br J Anaesth. 1994;72(4):403–6.

200. Pokela ML, et al. Alfentanil-induced rigidity in newborn infants. Anesth Analg. 1992;75(2):252–7.

201. Allegaert K, Thewissen L, van den Anker JN. Remifentanil in neonates: a promising compound in search of its indications? Pediatr Neonatol. 2012;53:387–8.

202. Penido MG, Garra R, Sammartino M, et al. Remifentanil in neonatal intensive care and anaesthesia practice. Acta Paediatr. 2010;99:1454–63.

203. Choong K, et al. Remifentanil for endotracheal intubation in neonates: a randomised controlled trial. Arch Dis Child Fetal Neonatal Ed. 2010;95(2):F80–4.

204. Min SK, et al. The optimal dose of remifentanil for intubation during sevoflurane induction without neuromuscular blockade in children. Anaesthesia. 2007;62(5):446–50.

205. Crawford MW, Hayes J, Tan JM. Dose-response of remifentanil for tracheal intubation in infants. Anesth Analg. 2005;100(6):1599–604.

206. Hume-Smith H, et al. The effect of age on the dose of remifentanil for tracheal intubation in infants and children. Paediatr Anaesth. 2010;20(1):19–27.

207. He L, et al. Effects of different doses of remifentanil on the end-tidal concentration of sevoflurane required for tracheal intubation in children. Anaesthesia. 2009;64(8):850–5.

208. Morton NS. Tracheal intubation without neuromuscular blocking drugs in children. Paediatr Anaesth. 2009;19(3):199–201.

209. Meretoja OA. Neuromuscular block and current treatment strate-

Arch Dis Child Fetal Neonatal Ed. 2006;91(4):F279–82.

gies for its reversal in children. Paediatr Anaesth. 2010;20(7):591–604.

210. Brandom BW, Fine GF. Neuromuscular blocking drugs in pediatric anesthesia. Anesthesiol Clin North America. 2002;20(1):45–58.

211. Eikermann M, et al. Optimal rocuronium dose for intubation during inhalation induction with sevoflurane in children. Br J Anaesth. 2002;89(2):277–81.

212. Fuchs-Buder T, Tassonyi E. Intubating conditions and time course of rocuronium-induced neuromuscular block in children. Br J Anaesth. 1996;77(3):335–8.

213. McCluskey A, Meakin G. Dose-response and minimum time to satisfactory intubation conditions after mivacurium in children. Anaesthesia. 1996;51(5):438–41.

214. Roberts KD, et al. Premedication for nonemergent neonatal intubations: a randomized, controlled trial comparing atropine and fentanyl to atropine, fentanyl, and mivacurium. Pediatrics. 2006;118(4):1583–91.

215. Meakin GH. Role of muscle relaxants in pediatric anesthesia. Curr Opin Anaesthesiol. 2007;20(3):227–31.

216. Whittaker M. Plasma cholinesterase variants and the anaesthetist. Anaesthesia. 1980;35(2):174–97.

217. Doucet O, et al. Prolonged neuromuscular blockade with mivacurium in a newborn. Ann Fr Anesth Reanim. 1998;17(7):725–7.

218. Dubois MC, et al. Comparison of three techniques for induction of anaesthesia with sevoflurane in children. Paediatr Anaesth. 1999;9(1):19–23.

219. Fitzgerald M. The development of nociceptive circuits. Nat Rev Neurosci. 2005;6(7):507–20.

220. Fujinaga M, et al. Nitrous oxide lacks the antinociceptive effect on the tail flick test in newborn rats. Anesth Analg. 2000;91(1):6–10.

221. Kaisti KK, et al. Effects of sevoflurane, propofol, and adjunct nitrous oxide on regional cerebral blood flow, oxygen consumption, and blood volume in humans. Anesthesiology. 2003;99(3):603–13.

222. Weimann J. Toxicity of nitrous oxide. Best Pract Res Clin Anaesthesiol. 2003;17(1):47–61.

223. Xue FS, et al. The circulatory responses to tracheal intubation in children: a comparison of the oral and nasal routes. Anaesthesia. 2007;62(3):220–6.

224. Spence K, Barr P. Nasal versus oral intubation for mechanical ventilation of newborn infants. Cochrane Database Syst Rev 1999 (2): Art No. CD000948. (updated 2009).

225. Kuhns LR, Poznanski AK. Endotrachel tube position in the infant. J Pediatr. 1971;78:991–6.

226. Todres ID, deBros F, Kramer SS, et al. Endotracheal tube displacement in the newborn infant. J Pediatr. 1976;89:126–7.

227. Rost JR, Frush DP, Auten RL. Effect of neck position on endotracheal tube location in low birth weight infants. Pediatr Pulmonol. 1999;27:199–202.

228. Olufolabi AJ, Charlton GA, Spargo PM. Effect of head posture on tracheal tube position in children. Anaesthesia. 2004;59(11):1069–72.

229. von Ungern-Sternberg BS, et al. Desflurane but not sevoflurane impairs airway and respiratory tissue mechanics in children with susceptible airways. Anesthesiology. 2008;108(2):216–24.

230. Sale SM, et al. Prospective comparison of sevoflurane and desflurane in formerly premature infants undergoing inguinal herniotomy. Br J Anaesth. 2006;96(6):774–8.

231. Lerman J, Johr M. Inhalational anesthesia vs total intravenous anesthesia (TIVA) for pediatric anesthesia. Paediatr Anaesth. 2009;19(5):521–34.

232. Hannallah RS, et al. Propofol: effective dose and induction characteristics in unpremedicated children. Anesthesiology. 1991;74(2):217–9.

233. Fudickar A, Bein B. Propofol infusion syndrome: update of clinical manifestation and pathophysiology. Minerva Anestesiol. 2009;75(5):339–44.

234. Laquay N, et al. [Propofol infusion syndrome]. Ann Fr Anesth Reanim. 2010;29(5):377–86.

235. Diedrich DA, Brown DR. Analytic reviews: propofol infusion syndrome in the ICU. J Intensive Care Med. 2011;26:59–72.

236. Sammartino M, et al. Propofol overdose in a preterm baby: may propofol infusion syndrome arise in two hours? Paediatr Anaesth. 2010;20:973–4.

237. Anand KJ. Consensus statement for the prevention and management of pain in the newborn. Arch Pediatr Adolesc Med. 2001;155(2):173–80.

238. Anand KJ. Clinical importance of pain and stress in preterm neonates. Biol Neonate. 1998;73(1):1–9.

239. Anand KJ, Hickey PR. Pain and its effects in the human neonate and fetus. N Engl J Med. 1987;317(21):1321–9.

240. Anand KJ, Sippell WG, Aynsley-Green A. Pain, anaesthesia, and babies. Lancet. 1987;2(8569):1210.

241. Taddio A, et al. Effect of neonatal circumcision on pain responses during vaccination in boys. Lancet. 1995;345(8945):291–2.

242. Peters JW, et al. Does neonatal surgery lead to increased pain sensitivity in later childhood? Pain. 2005;114(3):444–54.

243. Reynolds ML, Fitzgerald M. Long-term sensory hyperinnervation following neonatal skin wounds. J Comp Neurol. 1995; 358(4):487–98.

244. Hohmeister J, et al. Cerebral processing of pain in school-aged children with neonatal nociceptive input: an exploratory fMRI study. Pain. 2010;150(2):257–67.

245. Anand KJ, et al. Effects of morphine analgesia in ventilated preterm neonates: primary outcomes from the NEOPAIN randomised trial. Lancet. 2004;363(9422):1673–82.

246. Jablonka DH, Davis PJ. Opioids in pediatric anesthesia. Anesthesiol Clin North America. 2005;23(4):621–34. viii.

247. Meuldermans WE, Hurkmans RM, Heykants JJ. Plasma protein binding and distribution of fentanyl, sufentanil, alfentanil and lofentanil in blood. Arch Int Pharmacodyn Ther. 1982;257(1):4–19.

248. Meistelman C, et al. Effects of age on plasma protein binding of sufentanil. Anesthesiology. 1990;72(3):470–3.

249. Tateishi T, et al. Identification of human liver cytochrome P-450 3A4 as the enzyme responsible for fentanyl and sufentanil N-dealkylation. Anesth Analg. 1996;82(1):167–72.

250. Lacroix D, et al. Expression of CYP3A in the human liver-evidence that the shift between CYP3A7 and CYP3A4 occurs immediately after birth. Eur J Biochem. 1997;247(2):625–34.

251. Kearns GL, et al. Developmental pharmacology–drug disposition, action, and therapy in infants and children. N Engl J Med. 2003;349(12):1157–67.

252. Zhou SF, Liu JP, Chowbay B. Polymorphism of human cytochrome P450 enzymes and its clinical impact. Drug Metab Rev. 2009;41(2):89–295.

253. Glenski JA, et al. Comparison of the hemodynamic and echocardiographic effects of sufentanil, fentanyl, isoflurane, and halothane for pediatric cardiovascular surgery. J Cardiothorac Anesth. 1988;2(2):147–55.

254. Egan TD. The pharmacokinetics of the new short-acting opioid remifentanil (GI87084B) in healthy adult male volunteers Anesthesiology. 1993;79(5):881–92.

255. Davis PJ, Cladis FP. The use of ultra-short-acting opioids in paediatric anaesthesia: the role of remifentanil. Clin Pharmacokinet. 2005;44(8):787–96.

256. Wee LH, et al. Remifentanil infusion for major abdominal surgery in small infants. Paediatr Anaesth. 1999;9(5):415–8.

257. Tirel O, et al. Effect of remifentanil with and without atropine on heart rate variability and RR interval in children. Anaesthesia. 2005;60(10):982–9.

258. Ross AK, et al. Pharmacokinetics of remifentanil in anesthetized pediatric patients undergoing elective surgery or diagnostic procedures. Anesth Analog. 2001;93(6):1393–401. table of contents.

259. Sadleir PHM, Clarke RC, Bunning DL, et al. Anaphylaxis to neuromuscular blocking drugs: incidence and cross-reactivity in Western Australia from 2002 to 2011. Br J Anaesth. 2013; 110:981–7.

260. Nel L, Eren E. Peri-operative anaphylaxis. Br J Clin Pharmacol. 2011;71:647–58.

261. Mertes PM, Alla F, Tréchot P, et al. Anaphylaxis during anesthesia in France: an 8-year national survey. J Allergy Clin Immunol. 2011;128:366–73.

262. Weber F. Evidence for the need for anaesthesia in the neonate. Best Pract Res Clin Anaesthesiol. 2010;24:475–84.

263. Hermann C, et al. Long-term alteration of pain sensitivity in school-aged children with early pain experiences. Pain. 2006;125(3): 278–85.

第5章 新生儿气道管理

作者：Paul A.Stricker，John E.Fiadioe，Ronald S.Litman

译者：孙楠

审译：李璐

新生儿气道管理专家共识，要求麻醉医生能够熟知人类发育早期的解剖相关知识，进而能够为新生儿这一特殊群体进行安全有效的面罩通气及气管插管操作。由于大部分临床麻醉培训项目不会把新生儿气道管理作为常规内容，这就需要麻醉医生在几年甚至几十年的临床操作中积累经验。在这一章节，我们将系统地回顾新生儿气道管理所遵循的相关基础知识。目前有关新生儿气道管理的前瞻性研究很少，因此我们的基础知识大都源于病例报告中收集的经验性结论。本章节分为三个部分：①新生儿上呼吸道的解剖和生理特点；②正常新生儿的气道管理；③解剖异常的新生儿的气道管理。

新生儿上呼吸道的解剖特点

新生儿气道管理策略主要由该年龄段特有的上呼吸道解剖特点所决定。新生儿枕骨部分占整个颅骨的比例远比婴幼儿大（新生儿的颅面比约为 8∶1，而 2 岁和 5 岁儿童的颅面比分别为 6∶1 和 4∶1[1, 2]）。这种解剖特点为新生儿在仰卧位时的喉镜置入提供了自然的颈部曲度[3]，但同时却有可能在自主呼吸和面罩通气时造成上呼吸道梗阻[4]。许多新生儿及儿科的教科书都强调经鼻呼吸对于新生儿的重要性，经鼻呼吸可以协调吞咽呼吸机制。虽然偶尔会有新生儿由于先天性后鼻孔闭锁导致危及生命的上呼吸道梗阻[5]，但健康新生儿还是可以通过口鼻协调进行呼吸的[6]。

新生儿气道管理中主要的解剖关注点在于咽部在头部的相对位置（即类似于悬雍垂和会厌的部位），这有利于新生儿的吞咽呼吸机制。新生儿的咽部位于 C2-C3 水平，到 3 岁时下降至 C4-C5，这增加了咽部到下颌骨等面部结构的距离[7]。在儿童时期，会厌根部的位置也从 C2 下降至 C3[8]。新生儿咽部的位置更趋向于头侧，这使得直喉镜片比弯喉镜片能更好地暴露新生儿的声门。

较大的儿童主要依靠胸壁的被动回弹来维持功能残气量（functional residual capacity，FRC），而新生儿胸壁的高顺应性（由于肋骨骨化不全和肋间肌发育不全）使其无法有效回弹。新生儿维持 FRC 的方式是通过将喉内收肌作为呼气活瓣，从而限制呼气量并维持呼气末正压通气，这一过程被称为"喉部制动"[9-11]。

新生儿上呼吸道反射

新生儿上呼吸道反射可以防止异物在吸气时进入下呼吸道。尽管人们目前已在清醒和镇静状态下研究了这些反射，而我们对于麻醉诱导后无意识状态下的上呼吸道反射知之甚少。

对于年龄较大的儿童，其防止异物进入下呼吸道的主要方式是吞咽和咳嗽反射[12]。而在新生儿和较小的婴儿中，中枢性窒息（伴心动过缓）、上呼吸道梗阻[13]、喉痉挛以及觉醒的发生被证明可以起到一定的保护作用[14]。喉反射在发育早期阶段就可以迅速地发育完善[15]。出生后这些适应性反射起到非常重要的作用[13, 16-21]，因而反射异常可能是婴儿猝死综合征（Sudden Infant Death Syndrome，SIDS）的主要原因[22]。在使用镇静药和麻醉药物[23-25]、缺氧[26, 27]、贫血[28] 和呼吸道合胞病毒（RSV）感染 [29, 30] 时，窒息反射（伴心动过缓）延长，而如茶碱类的中枢兴奋剂的应用，可以缩短这类反射 [24]。

新生儿气道管理

新生儿气道管理所面临的挑战与年龄较大的儿童有所不同。新生儿通常需要进行急诊手术，手术的紧迫性会增加气道管理的难度和风险。在这一段中，我们主要介绍在新生儿麻醉前评估、准备以及气道管理常规实施中可能遇到的特殊问题。

麻醉前评估

新生儿麻醉前评估包括对之前气道管理情况的系统回顾。如果事先已经进行了气管插管，则应询问插管医生药物使用情况以及实施插管过程中是否存在插管困难。对于所有新生儿，我们在评估时应该特别注意上下呼吸道相关的疾病诊断和特殊情况，以便在气道管理时根据这些情况随时调整方案。某些与气道并不直接相关的疾病也可能对气道产生间接影响。例如，伴有巨大脐膨出的新生儿在诱导过程中，由于肺脏发育不全以及功能残气量减少可能会出现血氧饱和度迅速降低。同样，患有先天性膈疝的患儿在麻醉诱导时需要严格限制通气压力峰值，以免面罩通气时气体进入肠道或在插管后引发气胸。

气道相关的物理检查需主要关注是否有阻碍面罩通气或喉镜置入的解剖异常存在。如发现小颌畸形这类异常，应引起麻醉医生的注意，并按照困难气道进行相关准备。诊断新生儿小颌畸形是比较复杂的，仔细观察正中位时的面部轮廓，可能会发现相对于上颌骨而言，下颌骨明显发育不全。

术前准备

在患儿进入手术室之前或在 NICU 内，进行麻醉诱导前，应该准备好气道管理中可能用到的所有物品。诱导药和抢救药（按需适当准备）应以单位剂量进行准备，以减少紧急手术时出现用药错误。诱导前应检查所选喉镜片和镜柄能否正常工作。准备探条，合适型号以及相邻大半号、小半号的气管导管，同时准备适当型号的口咽通气道，以免发生上呼吸道梗阻。由于喉罩在紧急情况时具有建立有效通气的重要作用，因此在诱导前也应该准备好。如果出现面罩通气困难或者气管插管困难，需要有额外的设备（见

下文）和人员能够参与协助。

麻醉诱导

面罩通气

新生儿在进行面罩通气以及喉镜置入时，应处于仰卧位。诱导前，应选择好合适型号的面罩。合适型号的面罩应覆盖患儿口鼻且不压迫眼睛或超过下颌。对新生儿有利的面罩设计应能提供最小的无效腔量。传统的 Rendall-Baker 面罩几乎已经被有软垫、低容量的面罩取代，这种面罩能更好地密封口鼻防止气体泄漏。当患儿失去意识后，可以通过提起下颌来缓解上呼吸道梗阻，用左手中指勾住下颌骨，并使颈部伸展就可以顺利地托起下颌（图 5.1）。然而，在新生儿麻醉中，这种手法会使患儿的口闭合，有可能引起上呼吸道梗阻，而简单的伸展颈部可以使其得到一定程度的缓解。此外，在托下颌时对下颌角的手指加压可能进一步加重上呼吸道梗阻。新生儿和低龄婴儿建立气道的正确手法是：将操作者的小指置于下颌骨升支顶部的下颌凹陷处，即外耳道下方，耳郭后部，使颞下颌关节呈半脱位状态，朝发际线方向向上提拉骨节（即 Jaw-thrust 托下颌法）[31]。这种手法在使下颌位置前移的同时旋转颞下颌关节，可以充分打开患儿口腔，并将舌体推离咽后壁，操作者同时用拇指将面罩固定于患儿面部。目前，通常学到的托下颌手法是提下颌角，但是实际效果一般。这种手法使下颌位置前

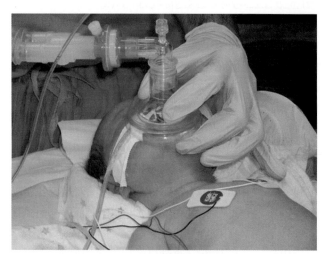

图 5.1 为较小婴儿进行面罩通气时，操作者中指置于下颌部，在提起下颌的同时避免重压下颌角的软组织。（见彩图）

移,但并未分离颞下颌关节,因此,只能部分缓解气道梗阻。由于不能熟练掌握托下颌的手法,很多人更愿意选择另外一种方式——放置口咽通气道。这种方法并不总是有效,因为有时口咽通气道过大会将会厌推至声门,而过小的口咽通气道可能将舌体推至咽后壁。此外,对于困难气道的新生儿,保证口咽通气道的对位准确仍比较困难。因此,与放置口咽通气道相比,调整颞下颌关节能够更好地开放上呼吸道,这一点至关重要。

对大部分新生儿来说,面罩通气吸气峰压小于15cm H_2O,且呼吸频率为 20~40 次 / 分即可保证有效通气。通气过程中维持呼气末正压(5~10cm H_2O)可以促使肺泡开放并改善换气。偶尔也需要手法膨肺(见下文)。

喉罩通气和声门上通气装置

尽管气管插管是急诊手术中气道管理的第一选择,但有些操作者更喜欢在新生儿择期手术中使用声门上通气装置[32]。关于新生儿经典喉罩通气(LMA)的基础研究和临床试验表明:在为新生儿置入喉罩时,有极高的失败率,而且与气道空间相对较大的年长儿相比,新生儿置入的 1 号喉罩的通气有效性也更低[33]。这是由于新生儿气道特有的解剖结构,喉罩的气垫在设计上有一定的不足。虽然新生儿喉罩极易移位,但临床试验表明,为这个年龄段的患儿置入喉罩并不比年长患儿困难。因此,连续观察二氧化碳曲线图是非常有必要的。

在手术室外,与气管插管相比,喉罩在紧急开放气道方面更具优势,因为其操作更为简便,且成功率高,即便是对于经验不足的操作者来说,也是如此[34]。最近有研究表明,儿科住院医师在产房内进行气管插管仍有相当高的失败率[35-38]。有研究显示:尽管并没有完全掌握技术要领,87% 的住院医师在完成培训之后,有信心能够较好或熟练的完成气管插管[38]。有证据表明,对于孕龄大于 34 周的新生儿来说,使用喉罩进行新生儿复苏比气管插管更有效,但是研究中并未与面罩通气的有效性进行比较,因此,这一结论还有待完善[39,40]。对于新生儿复苏气道管理中是否应用喉罩或其他声门上通气装置仍然存在争议[41],但是对于使用面罩通气或气管插管复苏失败的足月或近足月新生儿来说,它们已经被作为首要备选方案[42]。ProSealLMA 双管喉罩是一种罩体更宽并且能够

放置胃管的新型喉罩。1 号双管喉罩可用于体重2~5kg 的新生儿和婴儿[43,44]。前期的研究结果表明,与经典的单管喉罩相比,双管喉罩除了置入成功率为100% 的优势外,其建立气道的质量、密闭性以及最大潮气量均更佳[43,44]。

2 代吸引型喉导管(LTS II;VBM Medizintechnik,Sulz,德国)是另一种声门上通气装置,同时具备适用于新生儿的型号。它同样采用与 LMA 相似的盲探法置入。LTS II 在食道入口与咽腔之间有连通管,这样可以取代胃肠引流管。两管之间有多个孔洞用以实现通气。目前,有一篇病例报告关于 10 例新生儿和婴儿成功应用该导管的报道[32],但尚未见到有关其在新生儿应用中更大样本的安全性和有效性的前瞻性研究。

在新生儿存在困难气道时,喉罩还可以作为气管插管的有效替代装置。在下面的章节中我们将详细阐述。

喉镜和经口气管插管

气管插管的适应证通常是由手术术式、时长、胃内容物反流误吸的风险以及肺功能等因素所决定的。在新生儿麻醉中,使用面罩很难达到令人满意的效果,因为这样无效腔通气量比值较高,进而会出现肺不张。一般来说,气管插管适用于开放性的胸、腹腔手术、颅脑手术以及需要控制动脉 PCO_2 水平的手术。它同样适用于那些麻醉医生术中无法控制气道的手术,如头颈部和非仰卧位的手术。气管插管和机械通气也可以用于新生儿手术,以此来避免长时间麻醉中保留自主呼吸所引起的肺不张。

"Sniffing position"(嗅物位)被视为放置直接喉镜和气管插管时最经典的体位。近期,一些有关成人"嗅物位"的文章报道,其除可使头后仰以外,并无其他优点[45, 46]。而在儿童患者中,与"嗅物位"相比,简单的颈后仰便可更好地使咽喉结构处于一条线上[47]。由于新生儿枕骨相对较大,所以无需推头,其自然状态下就处于"嗅物位"。然而,在某些病例中,在新生儿头下垫枕头或者转动其头部时,其较大的枕骨可能反而会引起气道梗阻。我们尚未发现已发表的有关新生儿喉镜置入和气管插管最适体位的对照研究。

直接喉镜法是新生儿气管插管最常用的方法,但是目前没有证据表明直喉镜片比弯喉镜片易于暴露视野或者更容易气管插管[48-50]。一般来说,Miller 镜

片更适合新生儿，因为新生儿特殊的解剖特点，其咽喉部更趋向头部，而且这种镜片更利于使口腔和咽喉位于一条轴线上[3]。Miller 镜片相对来说，更容易操作，而且可以放置于舌根部，尤其是对于插管困难的患者。小号的 Miller 镜片（Wisconsin 或 Wis-Hipple 0 号喉镜片）可以让操作者更容易将导管经口咽插入气管内，而不会使镜片下的视野变小。当喉镜安装了直喉镜片时，镜片通常会把舌体推向左侧，而自身位于嘴的中线上。然而，在遇到插管困难时，往往建议将喉镜片置于右侧口角而不是中线处，这种方法称为侧入法[51, 52]。镜片沿着右侧口角牙槽进入，直达会厌，挑起会厌暴露声门。因为中线法将镜片置于口腔中部，所以侧入法可以使镜片比中线法更接近会厌，镜片的角度以及到喉部的距离都有所减小。

以往经验认为，Miller 镜片更利于挑起会厌，暴露声门。然而，有些人采用类似弯喉镜片的方法来置入直镜片并挑起会厌。如果用这种方法放置喉镜声门暴露不理想，操作者可以向后退喉镜，这样声门就会暴露在视野中。向后向外轻微的触压喉部或伴有左右移动，可以有效改善声门暴露情况，从而便于插管。对于儿科麻醉医生来说，这种手法应该是一种用以改善声门暴露情况的条件反射性动作。在新生儿插管时，操作者可以用左手小指完成这一动作（图 5.2）。

在分娩室的某些环境下，由于新生儿可能无法耐

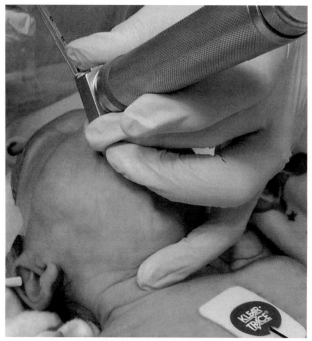

图 5.2 新生儿经口气管插管时，用左手小指压住喉部，给一个向后向外的轻微的压力，易于暴露声门。（见彩图）

受麻醉药或镇静药的心血管抑制作用，或者存在气道受累以及潜在的不安全因素，因此，可能需要在未经治疗的情况下，为新生儿进行气管插管。然而，在未行全身麻醉或给予术前镇静药的条件下进行喉镜操作时，患儿会感受到疼痛并产生心血管（或行为上的）不良反应，如果条件允许的话应该尽可能避免[53-55]。此外，麻醉药、镇静药和肌松药的应用可以改善插管条件并减少可能发生的气道损伤[56-59]。循证医学的新生儿疼痛指南中提出："只有在产房抢救以及情况紧急无法建立静脉通路时，才可以在未给予麻醉药和镇静药的情况下进行气管插管"[54]。在特殊情况下，如面罩通气困难或预期性气管插管困难时，应在给予镇静药后进行气管插管，而非给予全身麻醉之后进行。尽管大部分研究在首选药物上仍旧不能达成共识[64]，但 NICU 已经归纳出非紧急情况下气管插管时使用的不同药物组合[60-63]。

对于非镇静状态下的重症新生儿，气管插管也许是挽救生命的一种方式。尽管大多数情况下应该避免"清醒"气管插管，但是如果病情需要，医生应该了解如何进行操作。在清醒气管插管抢救时，不应由初学者进行操作。当医生决定清醒气管插管时，应确保患儿胃排空（如准备好吸引器装置），然后静脉给予 0.02mg/kg 的阿托品并进行吸氧。气管插管前准备好合适型号的带管芯的气管导管（弯成曲棍状）、镜柄、合适的镜片及备用的吸引器。有经验的助手会同时扶住患儿的肩部，防止插管时其头部和上半身扭动或肩部离开操作台。气管插管应在喉镜置入后的 10~12 秒内完成。喉镜从右侧口角置入，然后将镜片轻柔滑动至中线处。医生操作时，应一手持喉镜，一手持气管导管。为新生儿置入喉镜片时，一旦发生窒息应立即挑起会厌，通过声门裂插入气管导管。监测到二氧化碳波形时，静脉给予异丙酚 2~3mg/kg 或者其他麻醉药物以减轻插管引起的心血管反射，最后调整气管导管位置使其处于合适的深度并固定。

经鼻气管插管

对于新生儿来说，经鼻气管插管比经口气管插管更具挑战性。目前尚未有研究专门报道过新生儿经鼻气管插管，但在较大儿童中经鼻气管插管会导致一些并发症，如鼻出血、咽后壁穿孔、鼻窦炎、菌血症以及鼻甲撕裂[65-70]。尽管如此，大多数情况下本法更适用于实施心脏手术、后颅窝手术和重症监护室内需要

长期留置气管导管的患儿。插管前,可以使用缩血管药物,如 0.025% 的羟甲唑啉滴鼻,预防鼻黏膜出血。事先应该仔细计算好缩血管药物的使用剂量,曾有报道,因疏忽导致去氧肾上腺素[71-74] 和羟甲唑啉[75、76]使用过量,进而发生严重的高血压或反射性的心动过缓甚至心搏骤停。因此,新生儿应该慎用这些药物。通常采用的减少鼻出血的方法是在内镜引导下将气管导管留在胃肠引流管内,然后抽出润滑后的引流管,将气管导管留在鼻腔内[77]。

气管导管型号的选择

小儿无套囊气管导管型号的选择有多种方法,普遍是基于年龄和身高而计算的。然而新生儿气管导管的选择以新生儿的体重估算的。对于小于 1.5kg 的新生儿,我们使用 ID 2.5mm 的无套囊气管导管,体重为 1.6~3.5kg 的新生儿通常选用 ID 3.0mm 的无套囊导管,而对于体重大于 3.5kg 的新生儿,我们选择 ID3.5mm 的无套囊导管。对于出生接近一年,体重 5kg 或更大的患儿,我们使用 ID4.0mm 的导管。对于每个新生儿来说,应该预先评估其疾病状态(如声门下狭窄、唐氏综合征),然后选择合适型号的气管导管并判断是否需要套囊(图 5.3a-c)。

无套囊与带套囊气管导管的比较

考虑到带套囊气管导管可能造成患儿声门下损伤,因此新生儿既往常规使用无套囊气管导管。然而,新型套囊气管导管所带套囊具有高容量低压力的特点,目前新型套囊气管导管的使用不会造成声门下气道损伤且不会提高全麻插管后喘鸣发生率,同时与无套囊气管导管相比,可以减少手术室空气污染及麻醉药的浪费[78-80]。目前,未见有关新生儿长期留置套囊气管导管的研究发表。一项儿科重症监护室的研究表明:留置套囊气管导管 6 天后,并不会引起插管后喘鸣或严重的长期后遗症,但是该研究只收集了有

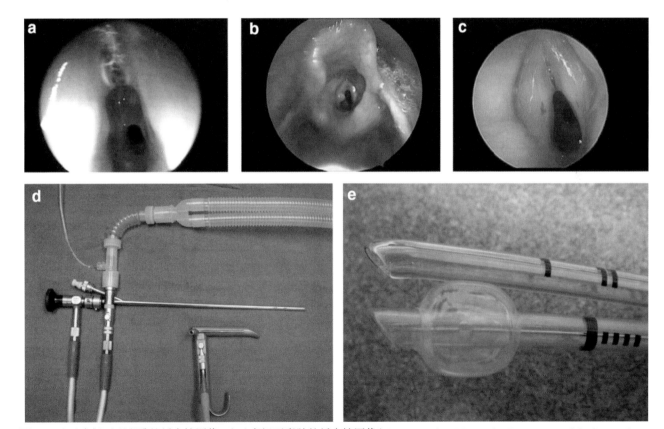

图 5.3 (a)声门下型喉蹼的纤支镜图像。(b)声门下囊肿的纤支镜图像(Courtesy of Dr.M.Benoit,Department of Otolaryngology,Strong Hospital,University of Rochester NY)。(c)长期留置气管导管后声门下狭窄的纤支镜图像(Courtesy of Dr.M.Benoit,Department of Otolaryngology,Strong Hospital,University of Rochester NY)。(d)带有光源和镜头的硬质纤支镜。带有可变形接头的麻醉机呼吸管路连接于纤支镜的通气孔。图片右下角是一个前连合喉镜。(e)无套囊气管导管和充气的 Microcuff 气管导管。小套囊气管导管上黑色的粗线与新生儿声带的位置一致。(见彩图)

限的 21 个病例 [81]。在最近一篇小儿 Microcuff 气管导管的文章中，326 名婴儿中仅有 2.8% 发生了喘鸣 [79]。近期，有文献报道，3 名新生儿在使用 Microcuff 气管导管后发生喘鸣，但他们所使用的导管并未按照其年龄段推荐的型号进行选择 [82]。我们需要关注导管的主要两个问题：①大于 3kg 的足月新生儿至 8 个月大的婴幼儿，应该首选型号为 ID3.0（非 3.5）mm 的 Microcuff 导管；②尽管造成新生儿气管黏膜损伤的准确套囊压力还不清楚，但是对于留置有套囊气管导管的新生儿，麻醉过程中最好对套囊压力进行监测。

使用带套囊气管导管时，套囊充气量应维持最适压力。与传统套囊气管导管相比，Microcuff 气管导管在封闭气道时，对气管黏膜的压力更小。正因如此，留置 Microcuff 气管导管时，调整套囊压力的时间间隔比传统聚氯乙烯套囊气管导管更长 [83]。然而，无论选用何种品牌的气管导管，无论术中是否使用笑气，都应该间隔一段时间给套囊放气、充气并监测套囊压力，以免造成套囊压力过大以及黏膜缺血。

无论在理论上还是实践中，带套囊气管导管都比无套囊气管导管更具有优势。首先，从理论上来讲，大量吸气时套囊对气管具有更好封闭作用（图 5.3e），但是实际上使用无套囊气管导管时，吸入性肺炎的发生率也非常小；而在使用有套囊气管导管时，也有出现误吸的可能性。其次，套囊气管导管支持低流量通气（经济优势）并且减少手术室污染，不过目前在北美地区使用无套囊气管导管时，也会选择低流量通气模式 [80,84]。再次，使用套囊气管导管可以减少为选择合适型号导管而进行反复窥喉的次数，进而降低了因多次插管所引发并发症的发生率，但对于有经验的操作者来说，这种情况很少发生。大部分情况下，插管后声门下损伤与管径过粗、导管留置时间过长、使用套囊气管导管和患者头部活动有一定的相关性 [104]。尽管如此，带套囊气管导管在临床实践中至少有以下两点优势：①就是可以减低肺顺应性，从而改善患者肺通气，如伴有慢性肺疾病的患者；②是对于手术部位靠近气道的术式来说，气囊导管可以减少多余氧气的外泄，从而降低燃烧爆炸的风险。

无套囊气管导管的优势在于，可以保证最大气道通气内径，如自主呼吸时。因为气体湍流的阻力与呼吸道半径的五次方成反比，与同等型号无套囊导管相比，选择有套囊气管导管时，自主呼吸做功会增加。此外，选择较小号的气管导管时，吸痰变得非常困难。

尤其对于早产儿和极低体重儿应用小号气管导管，其管径的区别会产生更加明显的影响。

评估气管导管型号

插管前评估新生儿气道并选择合适管径的气管导管是非常重要的。过粗管径的气管导管会紧贴软骨环，对声门下和气管黏膜产生额外的压力。短期并发症主要是声门下部位疏松的假复层纤毛柱状上皮水肿以及拔管后气道水肿引发的喘鸣，长期并发症为瘢痕及声门下狭窄。

使用无套囊气管导管时，如何选择最适管径的导管主要根据以下两点："漏气试验"和导管通过声门下时的阻力。进行"漏气试验"时，导管位于气管中段，同时关闭 APL 阀，当呼吸环路内的压力增加时，将听诊器置于胸骨上切迹，并记录下听诊到的开始漏气时的压力。有研究表明，对于成人来说，漏气压力应限制在 15~20cmH$_2$O 以减少黏膜水肿和组织损伤 [86]，而新生儿方面的数据不得而知。在进行"漏气试验"时，应该注意避免时间太长，因为其类似于长时间的 Valsalva 动作，会引起循环抑制。

另一个选择导管型号的方法是观察所选导管在通过声门和声门下时有没有过大的阻力。如果导管通过声门下区时有阻力，则应更换小半号的导管；如果导管通过声门下区时非常顺利，则需同时保证导管不会出现明显的漏气，否则需更换大半号的气管导管。

我们推荐体重大于 3kg 的新生儿至出生 8 个月以内的婴儿应选择 3.0mm ID 的 Microcuff 气管导管，大于 8 个月的婴儿应选择 ID 3.5mm 的 Microcuff 气管导管。对于无套囊气管导管，相同年龄的新生儿和婴儿则需选择大半号的导管。在此，我们提醒读者要根据厂家的说明判断导管型号。

气管导管尖端的位置

理想状态下的气管导管尖端应位于气管中段水平。目前，用于预测气管导管最适深度的公式有很多种。在新生儿中，常用的方法是"123-789"法则，即 1kg 患儿导管尖端距切牙的距离约为 7cm，2kg 患儿导管尖端距切牙的距离约为 8cm，3kg 患儿导管尖端距切牙的距离约为 9cm。当套囊刚刚通过声带或者无套囊导管的尖端超过声带 1~2cm 时，记录下牙龈（或切牙）水平的导管刻度。部分操作者将导管推进过深，直到仅剩单侧呼吸音，即右支气管插管，左侧呼吸音消失。呼吸音刚消失时的导管深度就是隆突水平。之后，将导管后退，大约至隆突与声带中点。了解声门深度和隆突深度可以提示操作者移动气管导管的安全距离，以免将导管插入一侧支气管或发生脱管。足月新生儿声门到隆突的距离为 4~5cm[87, 88]。因此，一旦导管插入深度到达隆突的距离，将导管后退 2cm 便使其位于气管中段的位置。某些疾病会造成气管长度缩短（即气管分叉更靠近头侧），如 21- 三体综合征[89] 和脊髓脊膜突出[90,91]。因此，这类新生儿插管时，导管进入右主支气管的可能性更大。即使已经确认导管位于气管中部，一旦出现血氧饱和度轻度下降或者右上肺通气减少时，应警惕导管是否堵住右上叶支气管管口。可以通过拍胸片，或者在胸骨上切迹触及导管尖端或套囊的方法来确定导管是否位于气管中段[92]。

有研究表明，在判断导管尖端位置时，Microcuff 气管导管套囊旁的标记比导管口唇的厘米数标记更可靠（图 5.3e）[93]。由于 Microcuff 气管导管无 Murphy 孔且具有套囊结构，因此，使用导管尖端的标记来判断导管位置比到口唇的距离更为可靠。

新生儿快速诱导插管

传统的不予通气的快速诱导插管（RSI）通常不适用于新生儿，这是由于与较大儿童相比，新生儿氧耗增加，而且新生儿本身残气量较小，无效腔也更大，在窒息期间更容易因氧饱和度迅速下降而缺氧。此外由于新生儿哭闹、气促，难以配合扣紧面罩，所以无法提前进行充分的氧合。这些因素促使儿科麻醉医生发明了一种"改良版"新生儿 RSI[94]。即当患儿失去意识时，进行低气道压（<10~15cm H_2O）面罩通气，这样能够保证有效的肺部通气，进而避免血氧饱和度的降低。

麻醉诱导后，通过压迫环状软骨来防止胃反流的有效性仍然存在争议[95]。尽管此话题不在本章的研究范围内，但是我们尚不清楚压迫环状软骨防止胃反流所需的力度，而大约只需要 5N 的力就可以使婴儿的气道变形[96]，在年幼的患儿中，这种现象更为常见，食管的位置通常向外侧移动[97]。在成人中，使用高达 50N 的力压迫环状软骨，可以使声门的可见率减低 50%[98]。而使用大约 30N 的力压迫环状软骨时，同不进行压迫相比，使用纤维视频喉镜插管过程的时间将会明显延长[99]。虽然目前在新生儿和儿童中快速诱导插管进行环状软骨压迫是否有益还不得而知，但是我们可以肯定的是，环状软骨压迫会限制声门开放，降

低其可见度。在缺少压迫环状软骨可以防止胃反流的有效证据时，我们不建议对新生儿常规进行环状软骨压迫。此外，其他减少胃内容物误吸的方法包括：诱导前下胃管使胃排空，应用麻醉药进行快速诱导插管。如果需要采用环状软骨压迫的方法，应持续压迫直至肌松药完全起效。适当进行环状软骨压迫可以有效减少新生儿和小儿麻醉诱导面罩通气时进入胃内的气体量[100]，这也是支持环状软骨压迫的原因之一。应用环状软骨压迫时，若首次插管失败，应继续进行面罩通气。如果在应用口咽、鼻咽通气道或喉罩等装置的情况下，压迫环状软骨时感觉通气困难，应立即减轻或放弃压迫[101, 102]。在临床工作中，目前还没有可靠证据表明环状软骨压迫可以防止胃反流[85]。

困难气道的管理

新生儿气道的特点与小儿和成人不同。根据流行病学统计，1 岁以下小儿（新生儿困难气道发生率占第二位）、Mallampati 分级 3 或 4 级、ASA 分级 Ⅲ 到 Ⅳ 级、心脏或颅面部手术以及体重指数低的患者困难气道发生率更高[103]。因此，麻醉医生应该极为重视上述人群。气道异常有些为先天畸形，有些为后天获得[104, 105]，根据病因的不同可以分为面罩通气困难和气管插管困难（表 5.1）。

表 5.1 新生儿困难气道

面罩通气困难
上颌骨畸形
克鲁松（Crouzon）综合征
阿佩尔（Apert）综合征（尖颅并指畸形 I 型）
普费弗（Pfeiffer）综合征
后鼻孔闭锁
马歇尔 - 史密斯（Marshall-Smith）综合征
鲁宾斯坦 - 泰比（Rubinstein-Taybi）综合征
喉镜检查 / 插管可能困难
（a）小下颌畸形
皮埃尔罗宾（Pierre Robin）综合征
斯蒂克勒（Stickler）综合征
Smith-Lemli-Opitz 综合征

特柯二氏（Treacher-Collins）综合征
戈氏（Goldenhar's）综合征；半侧颜面短小
第一鳃弓（First-arch）综合征；中期面裂
（b）可能的小下颌畸形和其他面部软组织异常
关节弯曲 8 号染色体三体
9 号染色体三体
13 号染色体三体（Patau 综合征）
18 号染色体三体（Edwards 综合征）
CHARGE 联合畸形
狄兰吉（Cornelia de Lange）综合征
腭心面综合征（Shprintzen 综合征）
佛里门 - 谢尔顿（Freeman-Sheldon）综合征（口哨脸综合征）
（c）巨舌症
贝威二氏（Beckwith-Wiedemann）综合征（脐膨出综合征）
先天性甲状腺功能减退症
唐氏综合征
囊性水囊状淋巴管瘤
舌先天性肿瘤 / 口腔内肿瘤
黏多糖病（Hurler, Hunter, Morquio, and Maroteaux-Lamy 综合征）[a]
类脂蛋白沉积症染色体 4p 三体
韦弗（Weaver）综合征
（d）口腔内 / 气管内疾病
小口畸形
先天性颞下颌关节功能障碍
喉部 / 会厌溪囊肿，喉蹼
喉 - 气管裂
喉部 / 气管血管瘤
气管和声门下狭窄
其他会使气道复杂的缺陷
颈椎固定
关节弯曲
Emery-Dreifuss 肌肉萎缩症
进行性骨化性纤维发育不良综合征

[a] 数据来自：Frawley G, Fuenzalida D, Donath S, Yaplito-Lee J, Peters H. A retrospective audit of anesthetic techniques and complications in children with mucopolysaccharidoses. Pediatr Anesth 2012；22；737-744.

新生儿困难气道对医生来说极具挑战性，而这在较大儿童中也同样存在。困难气道患儿的面部、下颌和颈部结构异常，无法构成支持面罩通气的良好气道结构。面部扁平、下颌发育不全以及克鲁松综合征和阿佩尔综合征患儿的小口畸形，都会增加新生儿气道的困难程度，进而导致气道梗阻。在大多数情况下，口咽通气道和喉罩可以用来缓解气道梗阻，然而，直接喉镜经口气管插管操作并不复杂。当此类疾病的患儿长大后，面罩通气仍然困难，而直接喉镜下插管仍很容易。患有皮埃尔罗宾综合征（图 5.4a）[106]、特柯二氏综合征（图 5.4c）、戈氏综合征的新生儿也伴有困难气道，但其困难程度并非不能克服。由于下颌畸形致使颞下颌关节半脱位，进而影响面罩通气麻醉（图 5.4b）[107]。皮埃尔罗宾综合征的主要体征是小颌畸形，舌下垂，常于生后 24~48 小时，出现呼吸困难。这是由于下颌骨发育长度较短小，直接喉镜插管存在着很大的难度（图 5.4b）[107]。然而，这类患儿到 2 岁时，下颌骨会与上颌骨对齐，困难气道的程度也就随之减轻[108]。相反，患有特柯二氏综合征的患儿，在出生时，插管较为容易，随着年龄的增长，插管难度反而会增加[108, 109]，这可能与下颌骨升支的缩短直接相关[107]。患有皮埃尔罗宾综合征和特柯二氏综合征的患儿，其下颌角（或者下颌骨升支与骨体的角度）比正常新生儿更钝，这可能会增加窥喉的难度。患有 Goldenhar's 综合征的新生儿其气道管理分为两类：50% 不难管理，另外 50% 非常难以管理。同时有趣的是，其气道管理的困难程度与年龄增长无关。

患有声门下先天性喉蹼（图 5.3a）、血管瘤、囊肿（图 5.3b）、肿瘤、喉软骨软化和曾因插管造成声门下狭窄的新生儿（图 5.3c），在进行面罩通气和喉镜插管时，也存在困难[110, 111]。对于这类有缺陷的新生儿，其气道梗阻的程度和麻醉诱导过程中，可能发生的变化通常是难以预料的。

在具有困难气道的小儿实施麻醉之前，应配备专业的助手、合适的术间以及气道管理设备[112]。择期手术中，患有严重畸形的新生儿，以及只有单一开放气道方式的患儿（例如，严重颞下颌关节功能异常限制张口并且无法应用喉罩进行通气复苏的患儿），在全麻诱导前，应由耳鼻喉科医生进行评估。在无创气管插管失败的情况下，需要耳鼻喉医生评估气道找到替代方法进行气管插管（如硬质的支气管镜或气管切开）（图 5.2d）。如果耳鼻喉医生的能力不足以保证迅速一次完成开放

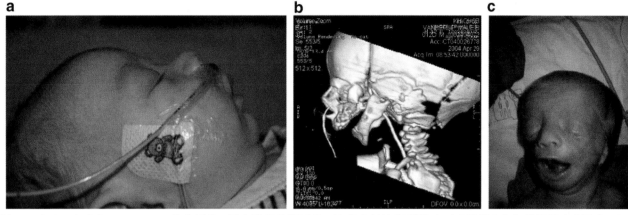

图 5.4 （a）一名患有 Pierre Robin 综合征的 3 周大男患的侧面观。注意患者的小下颌，会对喉镜置入和气管插管造成困难。（b）一名患有 Pierre Robin 综合征的新生儿的三围 CT 重建图。注意患者下颌骨长度发育不全切且下颌角的钝角角度很大（见文中内容）。Courtesy of Dr. J. Girotto，Department of Plastic Surgery，Strong Hospital，University of Rochester，NY.（c）患有特柯二氏综合征的新生儿。注意患者下颌小、外耳畸形、泪滴状眼睑，这些都是该综合征特有的面部畸形。（见彩图）

气道的话，会给后续的气管切开带来困难[113]。

新生儿困难气道评估的方法和年长儿童相似。虽然全麻是保证气道安全性的首选麻醉方式，但在这些特殊患儿中，仍可能将辅助镇静药的局麻和清醒气管插管作为备选方案。进行全麻诱导时，建议保留患儿自主呼吸，因为这样做不仅能够保证患儿的呼吸通畅，同时便于操作者建立气道失败时，及时排出吸入麻醉剂。然而，由于上呼吸道短窄、对吸入麻醉剂较为敏感、胸壁不稳定等非困难气道的因素，患儿（尤其是早产儿和下颌骨发育不全的患儿）难以保留自主呼吸。是否应用肌松药取决于其风险与收益比，因为应用肌松药可能出现肺通气不能，或者可能出现"无法插管亦无法通气"的情况，尽管后一种情况发生率很低[114-116]。在新生儿麻醉诱导时，必须要非常谨慎，避免发生呼吸道梗阻，呼吸道梗阻会导致动脉血氧饱和度迅速降低。

喉镜窥喉时，可以应用气管内局麻药复合镇静药来减轻心肺反射。然而，最近有一篇观察性的研究综述（有关年长儿童）报道，常规气管内局麻不仅不能减轻气道反射，相反还有可能增加喉痉挛的发生率[117]。可以选择静脉给予咪达唑仑、芬太尼、丙泊酚、右美托咪定或氯胺酮进行镇静[57, 63, 118-122]。这些方法都可以在建立气道时起到气道保护作用，联合应用肌松药时，效果更佳。最后要说的是，为了保证困难气道患者的气道安全性，有时需要进行清醒气管插管，特别是在没有耳鼻喉科或其他备用器材支持的情况下。为了迅速而有效的为新生儿建立气道，应严格遵循本

章前面提到的进行清醒经口气管插管的方法。一旦气道建立成功并在气道中检测到二氧化碳，则应立即推注丙泊酚进行全麻诱导。

我们应不断完善自身的插管技术。前文详细描述了对于困难气道的新生儿，医生如何正确应用 Miller 喉镜片。尽管如此，在某些情况下，还是无法用直接喉镜完成气道的建立，并且需要其他替代设备。下文将对这些装置进行介绍。

口咽通气道和喉罩等装置在某些情况下是非常有效的，尤其是对于那些托下颌也只能开放部分气道的面部畸形患儿[31]。喉罩可以作为严重困难气道患儿气管切开前的一种有效的过渡装置[108, 114, 123]。在进行气道相关操作前，应备好合适型号的喉罩以备不时之需，并建立好静脉通路以便及时给予抢救药物。

目前，为了应对新生儿困难气道，我们采用了多种可视化技术[108]。但是关这些设备有效性的依据多数来自成人和年长儿童。因此，结合已发表的报道以及笔者在新生儿中的临床操作经验，总结如下：Storz 视频喉镜（Karl Storz GmbH，Tuttlingen，德国，图 5.5）和 Glide 视频喉镜（Verathon，Bothell，华盛顿，图 5.6）是两种常用于新生儿气管插管的可视喉镜[124, 127]。Storz 视频喉镜由 0 号和 1 号直喉镜片、一个 2.8mm 的镜头和一个不锈钢管状光源组成。该喉镜已经在分娩室内成功地为体重 500g 的新生儿进行了气管插管[125]。屏幕显示的精细图像可以让操作者在直观条件下检查气道，尤其适用于术前怀疑有声带功能障碍、喉裂（图 5.7）以及胃食管反流的患儿。

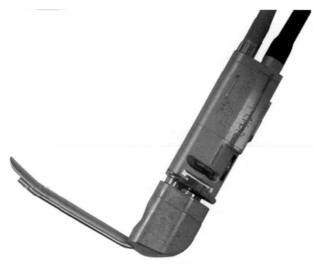

图 5.5　新生儿 Storz 视频喉镜。（见彩图）

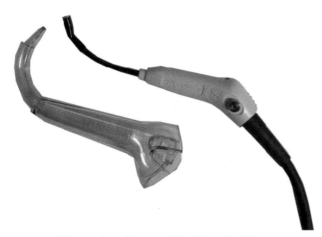

图 5.6　新生儿 Glide 视频喉镜。（见彩图）

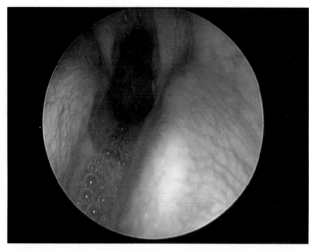

图 5.7　喉裂。（见彩图）

目前，有关 GlideScope 视频喉镜应用于成人和较大儿童的研究较多，但是有关于新生儿和婴幼儿的

相关文献却很少见 [126]。改良的 GlideScope Cobalt 喉镜带有一个"弧"形的塑料镜片，镜片可以安装在镜头上。该喉镜有多种型号，除个别解剖畸形的患儿以外，绝大多数情况下都可以为窥喉提供一个清晰的图像。然而，在使用该喉镜时，我们应该掌握其操作技巧，即当视线集中在屏幕上时，通过调整手法使导管通过声门。一旦掌握这种手法，在患儿张口度可以满足喉镜片置入的前提下，会大大提高该喉镜在大部分头面部畸形新生儿中应用的成功率。实现可视化应该成为气管插管的发展趋势，特别是对于那些口咽腔狭小的患儿，可防止新生儿气道的损伤。

　　新生儿 Airtraq 视频喉镜（Prodol，Vizcaya，西班牙）是一种一次性使用的弯曲喉镜，它利用反射和棱镜将图像从设备的尖端传输至取景器内（图 5.8）[127]。它的侧面有一个用来放置气管导管的凹槽，在喉镜前进时直接就可以将导管送入声门内。Airtraq 视频喉镜已经成功应用于新生儿困难气道的管理，但目前仍未见较为详尽的系统评价 [127-132]。一篇文章报道了两例使用 Airtraq 视频喉镜插管失败的病例（一例为新生儿，一例为婴儿），在这两个病例中声门均暴露良好，而且该喉镜设计了导管凹槽，但是导管却仍难以置入。文章作者认为，这两个病例失败的原因主要是设备镜柄过大限制了医生操作的空间 [133]。当传统方法失败时，可以使用橡胶弹性探条来控制导管的位置从而插管成功。

　　Truview EVO2 视频喉镜（Truphatek，Netanya，Netanya，以色列）带有一个硬性直喉镜片，其内部有一个棱镜（图 5.9）[127]。它同时具备一个侧孔，在插管过程中，可以进行供氧。与 Miller 喉镜相比，Truview 能为操作者更好的暴露视野，但是会延长插管时间，然而其延长的时间并没有太大的临床意义 [135]。曾有关于此喉镜进行气管插管并发皮下气肿的报道，因此，建议应用该设备时，注意氧流量不要过大（建议氧流量小于 3L/ 分）[136]。

　　使用上述任何一种视频插管设备时（Airtraq 视频喉镜除外），事先都应该准备充分润滑的管芯。但是，如果所选设备的镜片有一个向前弯曲的角度，那么就可以直接将导管放置到位，此时管芯并不是必须的。将喉镜从中线或右侧口角置入，直到镜片尖端到达会厌或会厌根部时，气道结构才能完全暴露。在大多数婴儿中，会厌根部有舌会厌韧带，这更利于声门的暴露。偶尔在婴儿和新生儿中，其会厌过长会影响

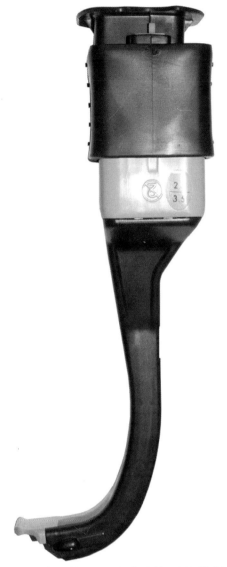

图 5.8　新生儿 Airtraq 视频喉镜。（见彩图）

镜头的视野。这种情况下，应使用镜片轻挑会厌并暴露声门，获得满意的视野后，将导管沿着镜片的长轴置入（与直接喉镜的标准侧面置管有所不同）。这种置管法能保证气管导管始终位于镜头的视野中，从而减少软组织损伤。

　　光棒仍然是新生儿困难气管插管比较可靠的选择 [137, 138]。在手术室中，现有物品能够比较容易的做成一个可供新生儿使用的管芯。可以用纤维支气管镜光纤（20g 光纤，Cat No.MVS1011，Storz，st.Louis，MO，USA）放入选好的气管导管中当做管芯，光纤连接在冷光源上（图 5.10）[138]。从颈部透出的光可用来定位气管导管；然而由于新生儿缺少皮下脂肪，所以当导管位于食管内时，其亮度改变可能并不十分明

显。因此，应用光棒进行新生儿气管插管时，需要手感，同时需要连续观察透过光的亮度。透过光短暂消失后重现，提示可能进入食管，如果看到一束向尾侧的光束，则提示正确的声门位置。

　　可视光棒结合了光棒的硬度和纤维可视技术这两个优点，实现了直视下插管。Shikani 可视光棒（SOS，图 5.11）和 Bonfils 纤维可视喉镜（图 5.12）是目前临床主要的两种设备。SOS 具有一定的柔韧性，而 Bonfils 纤维可视喉镜质硬且带有固定的 40° 角。两者都适用于新生儿气管插管，但在患儿口腔分泌物较多时使用受限。可视光棒可以固定在喉镜前端，也可以配合直接喉镜使用；喉镜将软组织推开，为光棒的置入预留出顺畅的空间 [139]。有学者指出，Bonfils 纤维可视喉镜插管的成功率低于普通喉镜 [140]，还有人质疑它在儿童方面的可行性 [141, 142]。但是，有报道称：Bonfils 纤维可视喉镜已经成功应用于一个直接喉镜插管失败的早产新生儿，为其植入了一个 2.5mm 的气管导管 [143]。

　　目前，可弯曲的纤维支气管镜仍然是新生儿困难气道管理的首选。新生儿纤支镜上带有管路可以有效清除分泌物 [144]。经口鼻插管实施存在困难时，则应考虑经鼻或经喉罩纤维支气管镜插管。这种方法已经成功应用于新生儿阶段的气管插管。对位良好的喉罩可以简化纤支镜气管插管的过程，并且可以为患儿提供持续通气 [145-151]。随着带套囊气管导管广泛应用于儿童患者，操作者发现大部分气管导管不能通过新生儿喉罩，除非使用某些改良的带套囊导管 [152]。Air-Q 喉罩（Mercury Medical，Clearwater，FL）就是一种特殊的喉罩，带套囊气管导管非常容易通过 [153, 154]。对于上呼吸道严重梗阻的新生儿，喉罩非常适合用于清醒、全麻诱导后可视喉镜气管插管的患儿 [155-158]。改良的鼻咽通气管可作为新生儿插管期间吸氧的一种新的选择。对于有潜在的可危及生命的上呼吸道梗阻的患儿（如巨大的颈部囊性水囊状淋巴管瘤），其全麻期间除给予局部麻醉药以外，还可以使用小剂量的氯胺酮和咪达唑仑，之后，逐渐增加剂量，最终达到满意的镇静状态 [159]。

　　新生儿反复气管插管可引起上呼吸道水肿，严重影响通气。如果此时必须进行气管插管的话，应由耳鼻喉科医生进行评估，是否需要气管切开。当发生危及生命的气道梗阻且应用喉罩也无法缓解时，我们建议采用环甲膜穿刺术来建立氧供，即便是未经过外科

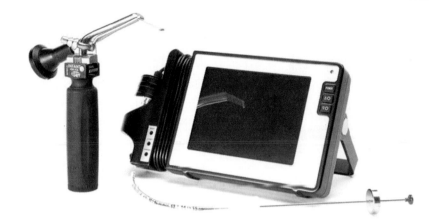

图 5.9　新生儿 Truview EVO2（由 Truphatek 股份有限公司 Dan White 提供）。（见彩图）

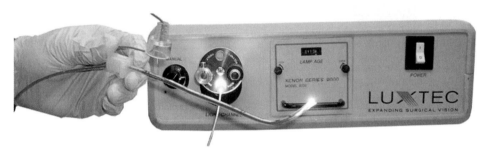

图 5.10　把一根纤维可视光束连接在冷光源上并置于气管导管内可以作为自制的光棒使用。（见彩图）

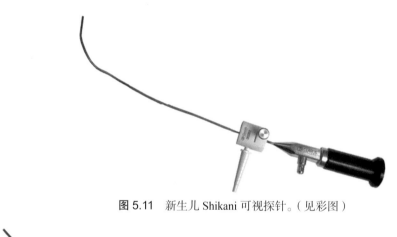

图 5.11　新生儿 Shikani 可视探针。（见彩图）

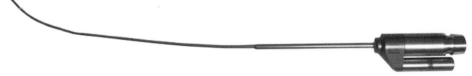

图 5.12　新生儿 Bonfils 纤维可视喉镜。（见彩图）

培训的操作者都可以很快的掌握这项操作。然而,新生儿的环甲膜是呈裂缝状且与环状软骨和甲状软骨部分重叠[160]。新生儿的环甲膜十分狭小,在对新生儿进行尸体解剖时,只能获得一个长 2.61mm 宽 3.03mm 的环甲膜切口,这个切口大小并不足以置入

气管导管[161]。在新生儿环甲膜尝试气管插管或气管切开可能导致喉部骨折或严重的气道损伤。新生儿没有喉结且声门位置高,使得其环甲膜定位比成人更难。确定环甲膜的位置后,可以用 16~18 号的针头或套管针连接带有 3mL 盐水的注射器,向尾侧刺破环

甲膜。回抽注射器内有气泡则证明已进入气管内，拔出针芯留下套管。在进行通气之前，先确认针头或套管在气管内而非气管外，如在皮下或脑脊液中，会导致致命的后遗症。给予供氧及连接套管的方法有多种（包括使用活塞，3mL 的注射器筒，15mm 的连接器等），调整高压氧为 25~35 磅（1 磅 =0.454 公斤）压力后给予供氧 [160]，也可以提供常规氧供的专用设备（如 Enk 氧流量调节器，Cook Critical Care，Bloomington，Indiana）。

新生儿困难气道是麻醉医生临床工作中的最大挑战之一。如果预估存在困难气道，那么就要进行相应的准备。然而，即便是未估计到有困难气道的特殊病例，也应按照困难气道相关处理原则谨慎管理 [112, 162]。成功的保证是充分的准备，熟练应用可视化技术和技能作为助手。

产时宫外治疗气道管理

在某些特殊情况下，新生儿出生即刻就会出现潜在的危及生命的气道异常。这些情况包括（但不仅限于）颈部先天性囊性淋巴管瘤、喉部或气管水平梗阻所致的先天性高气道梗阻综合征（CHAOS）、颈部畸胎瘤（见图 5.13）以及面部、口周或颈部的其他肿瘤等。产前诊断可以提早确定分娩时间，为新生儿产时治疗（exutero intrapartum treatment，EXIT）气道管理相关技术的准备提供了保障 [163-165]。EXIT 是指胎儿未完全娩出，仍然从胎盘循环接受全部氧供时所进行的手术治疗。气道 EXIT 过程包括直接喉镜或支气管镜检查、气管插管、气管切开、肿瘤切除等。图

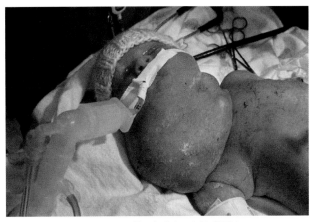

图 5.13　颈部畸胎瘤。（见彩图）

5.14a、b 所示为一名产前诊断为硬腭错构瘤的新生儿及其 MRI 图像。胎儿娩出时，麻醉医生成功进行经口气管插管，EXIT 也由此开始，随后良性肿瘤被切除。大部分医院与我们相似，气道管理完全由外科团队负责。一旦通过气管插管或外科方式（建立气道的方式由梗阻的位置和严重程度决定）成功建立新生儿气道，就可以进行断脐。

胎儿麻醉药的管理包括经胎盘转运的挥发性麻醉药（来自于实施全麻气管插管的产妇），以及子宫切开暴露后对胎儿肌肉注射的阿托品、芬太尼和维库溴铵。给予肌松药会抑制胎儿呼吸，具有一定风险，能够引起胎儿循环向过渡式循环模式的转换。

EXIT 也可用于先天性肺内的肿瘤切除和体外循环膜氧合器（extracorporeal membrane oxygenator，ECMO）支持下的先天性心脏病导管介入手术。EXIT 最初的手术指征就是解除孕中期先天性膈疝胎儿的气管梗阻，以改善其肺部发育 [166]。

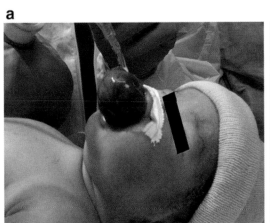
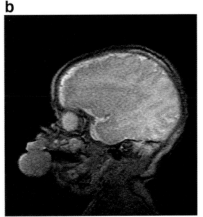

图 5.14　（a）新生儿伴硬腭错构瘤；（b）图 5.14a 的新生儿的 CT 扫描图像，提示明显的鼻咽气道。（见彩图）

参考文献

1. Dorst JP. Changes of the skull during childhood. In: Newton TH, Potts DG, editors. Radiology of the skull and brain. St Louis: Mosby; 1971.
2. Sullivan PG. Skull, jaw, and teeth growth patterns. In: Falkner FTJM, editor. Human growth: a comprehensive treatise. New York: Plenum Press; 1971.
3. Westhorpe RN. The position of the larynx in children and its relationship to the ease of intubation. Anaesth Intensive Care. 1987;15:384–8.
4. Praud JP, Reix P. Upper airways and neonatal respiration. Respir Physiol Neurobiol. 2005;149:131–41.
5. Cozzi F, Steiner M, Rosati D, Madonna L, Colarossi G. Clinical manifestations of choanal atresia in infancy. J Pediatr Surg. 1988;23:203–6.
6. Miller MJ, Martin RJ, Carlo WA, Fouke JM, Strohl KP, Fanaroff AA. Oral breathing in newborn infants. J Pediatr. 1985;107:465–9.
7. Sasaki CT, Levine PA, Laitman JT, Crelin Jr ES. Postnatal descent of the epiglottis in man. A preliminary report. Arch Otolaryngol. 1977;103:169–71.
8. Schwartz DS, Keller MS. Maturational descent of the epiglottis. Arch Otolaryngol Head Neck Surg. 1997;123:627–8.
9. Radvanyi-Bouvet MF, Monset-Couchard M, Morel-Kahn F, Vicente G, Dreyfus-Brisac C. Expiratory patterns during sleep in normal full-term and premature neonates. Biol Neonate. 1982;41:74–84.
10. Mortola JP, Milic-Emili J, Noworaj A, Smith B, Fox G, Weeks S. Muscle pressure and flow during expiration in infants. Am Rev Respir Dis. 1984;129:49–53.
11. Vandam LD. The functional anatomy of the lung. Anesthesiology. 1952;13:130–41.
12. Page M, Jeffery HE. Airway protection in sleeping infants in response to pharyngeal fluid stimulation in the supine position. Pediatr Res. 1998;44:691–8.
13. Pickens DL, Schefft GL, Thach BT. Pharyngeal fluid clearance and aspiration preventive mechanisms in sleeping infants. J Appl Physiol. 1989;66:1164–71.
14. Thach BT. Some aspects of clinical relevance in the maturation of respiratory control in infants. J Appl Physiol. 2008;104:1828–34.
15. Thach BT. Maturation and transformation of reflexes that protect the airway from liquid aspiration from fetal to adult life. Am J Med. 2001;111(Suppl 8A):69S–77S.
16. Perkett EA, Vaughan RL. Evidence for a laryngeal chemoreflex in some human preterm infants. Acta Paediatr Scand. 1982;71:969–72.
17. Pickens DL, Schefft G, Thach BT. Prolonged apnea associated with upper airway protective reflexes in apnea of prematurity. Am Rev Respir Dis. 1988;137:113–8.
18. Davies AM, Koenig JS, Thach BT. Upper airway chemoreflex responses to saline and water in preterm infants. J Appl Physiol. 1988;64:1412–20.
19. Davies AM, Koenig JS, Thach BT. Characteristics of upper airway chemoreflex prolonged apnea in human infants. Am Rev Respir Dis. 1989;139:668–73.
20. Pickens DL, Schefft GL, Storch GA, Thach BT. Characterization of prolonged apneic episodes associated with respiratory syncytial virus infection. Pediatr Pulmonol. 1989;6:195–201.
21. Wennergren G, Hertzberg T, Milerad J, Bjure J, Lagercrantz H. Hypoxia reinforces laryngeal reflex bradycardia in infants. Acta Paediatr Scand. 1989;78:11–7.
22. Wetmore RF. Effects of acid on the larynx of the maturing rabbit and their possible significance to the sudden infant death syndrome. Laryngoscope. 1993;103:1242–54.
23. Donnelly DF, Haddad GG. Effect of graded anesthesia on laryngeal-induced central apnea. Respir Physiol. 1986;66:235–45.
24. Lee JC, Stoll BJ, Downing SE. Properties of the laryngeal chemoreflex in neonatal piglets. Am J Physiol. 1977;233:R30–6.
25. Kurth CD, Hutchison AA, Caton DC, Davenport PW. Maturational and anesthetic effects on apneic thresholds in lambs. J Appl Physiol. 1989;67:643–7.
26. Lanier B, Richardson MA, Cummings C. Effect of hypoxia on laryngeal reflex apnea–implications for sudden infant death. Otolaryngol Head Neck Surg. 1983;91:597–604.
27. Sladek M, Grogaard JB, Parker RA, Sundell HW. Prolonged hypoxemia enhances and acute hypoxemia attenuates laryngeal reflex apnea in young lambs. Pediatr Res. 1993;34:813–20.
28. Fagenholz SA, Lee JC, Downing SE. Association of anemia with reduced central respiratory drive in the piglet. Yale J Biol Med. 1979;52:263–70.
29. Lindgren C, Jing L, Graham B, Grogaard J, Sundell H. Respiratory syncytial virus infection reinforces reflex apnea in young lambs. Pediatr Res. 1992;31:381–5.
30. Lindgren C, Grogaard J. Reflex apnoea response and inflammatory mediators in infants with respiratory tract infection. Acta Paediatr. 1996;85:798–803.
31. Larson Jr PC. Laryngospasm-the best treatment. Anesthesiology. 1998;89:1293–4.
32. Scheller B, Schalk R, Byhahn C, Peter N, L'Allemand N, Kessler P, Meininger D. Laryngeal tube suction II for difficult airway management in neonates and small infants. Resuscitation. 2009;80:805–10.
33. Mizushima A, Wardall GJ, Simpson DL. The laryngeal mask airway in infants. Anaesthesia. 1992;47:849–51.
34. Brimacombe J. The advantages of the LMA over the tracheal tube or facemask: a meta-analysis. Can J Anaesth. 1995;42:1017–23.
35. O'Donnell CP, Kamlin CO, Davis PG, Morley CJ. Endotracheal intubation attempts during neonatal resuscitation: success rates, duration, and adverse effects. Pediatrics. 2006;117: e16–21.
36. Bismilla Z, Finan E, McNamara PJ, LeBlanc V, Jefferies A, Whyte H. Failure of pediatric and neonatal trainees to meet Canadian Neonatal Resuscitation Program standards for neonatal intubation. J Perinatol. 2010;30:182–7.
37. Leone TA, Rich W, Finer NN. Neonatal intubation: success of pediatric trainees. J Pediatr. 2005;146:638–41.
38. Falck AJ, Escobedo MB, Baillargeon JG, Villard LG, Gunkel JH. Proficiency of pediatric residents in performing neonatal endotracheal intubation. Pediatrics. 2003;112:1242–7.
39. Grein AJ, Weiner GM. Laryngeal mask airway versus bag-mask ventilation or endotracheal intubation for neonatal resuscitation. Cochrane Database Syst Rev. 2009; 1: CD003314.pub2
40. Zhu XY, Lin BC, Zhang QS, et al. A prospective evaluation of the efficacy of the laryngeal mask airway during neonatal resuscitation. Resuscitation. 2011;82:1405–9.
41. Zanardo V, Weiner G, Micaglio M, Doglioni N, Buzzacchero R, Trevisanuto D. Delivery room resuscitation of near-term infants: role of the laryngeal mask airway. Resuscitation. 2010; 81:327–30.
42. Micaglio M, Bonato R, De Nardin M, Parotto M, Trevisanuto D, Zanardo V, Doglioni N, Ori C. Prospective, randomized comparison of ProSeal and Classic laryngeal mask airways in anaesthetized neonates and infants. Br J Anaesth. 2009;103:263–7.
43. Lopez-Gil M, Mantilla I, Blanco T, et al. The size 1 ProSeal™ laryngeal mask airway in infants: a randomized, noncrossover study with the Classic™ laryngeal mask airway. Pediatr Anesth. 2012;22:365–70.
44. Adnet F, Baillard C, Borron SW, Denantes C, Lefebvre L, Galinski M, Martinez C, Cupa M, Lapostolle F. Randomized study comparing

the "sniffing position" with simple head extension for laryngo-scopic view in elective surgery patients. Anesthesiology. 2001; 95:836–41.

45. Adnet F, Borron SW, Dumas JL, Lapostolle F, Cupa M, Lapandry C. Study of the "sniffing position" by magnetic resonance imaging. Anesthesiology. 2001;94:83–6.

46. Vialet R, Nau A, Chaumoitre K, Martin C. Effects of head posture on the oral, pharyngeal and laryngeal axis alignment in infants and young children by magnetic resonance imaging. Paediatr Anaesth. 2008;18:525–31.

47. Greenland KB, Eley V, Edwards MJ, Allen P, Irwin MG. The origins of the sniffing position and the Three Axes Alignment Theory for direct laryngoscopy. Anaesth Intensive Care. 2008;36 Suppl 1:23–7.

48. Doherty JS, Froom SR, Gildersleve CD. Pediatric laryngoscopes and intubation aids old and new. Paediatr Anaesth. 2009;19 Suppl 1:30–7.

49. Robertshaw FL. A new laryngoscope for infants and children. Lancet. 1962;2:1034.

50. Henderson JJ. The use of paraglossal straight blade laryngoscopy in difficult tracheal intubation. Anaesthesia. 1997;52:552–60.

51. Achen B, Terblanche OC, Finucane BT. View of the larynx obtained using the Miller blade and paraglossal approach, compared to that with the Macintosh blade. Anaesth Intensive Care. 2008;36:717–21.

52. Anand KJ, Maze M. Fetuses, fentanyl, and the stress response: signals from the beginnings of pain? Anesthesiology. 2001; 95:823–5.

53. Anand KJ. Consensus statement for the prevention and management of pain in the newborn. Arch Pediatr Adolesc Med. 2001;155:173–80.

54. Anand KJS, Phil D, Hickey PR. Pain and its effects in the human neonate and fetus. N Engl J Med. 1987;317:1321–48.

55. Kumar P, Denson SE, Mancuso TJ. Premedication for nonemergency endotracheal intubation in the neonate. Pediatrics. 2010;125:608–15.

56. Roberts KD, Leone TA, Edwards WH, Rich WD, Finer NN. Premedication for nonemergent neonatal intubations: a randomized, controlled trial comparing atropine and fentanyl to atropine, fentanyl, and mivacurium. Pediatrics. 2006;118:1583–91.

57. Lemyre B, Cheng R, Gaboury I. Atropine, fentanyl and succinylcholine for non-urgent intubations in newborns. Arch Dis Child Fetal Neonatal Ed. 2009;94:F439–42.

58. Carbajal R, Eble B, Anand KJ. Premedication for tracheal intubation in neonates: confusion or controversy? Semin Perinatol. 2007;31:309–17.

59. Ghanta S, Abdel-Latif ME, Lui K, Ravindranathan H, Awad J, Oei J. Propofol compared with the morphine, atropine, and suxamethonium regimen as induction agents for neonatal endotracheal intubation: a randomized, controlled trial. Pediatrics. 2007;119:e1248–55.

60. Lemyre B, Doucette J, Kalyn A, Gray S, Marrin ML. Morphine for elective endotracheal intubation in neonates: a randomized trial [ISRCTN43546373]. BMC Pediatr. 2004;4:20.

61. Bhutada A, Sahni R, Rastogi S, Wung JT. Randomised controlled trial of thiopental for intubation in neonates. Arch Dis Child Fetal Neonatal Ed. 2000;82:F34–7.

62. Dempsey EM, Al Hazzani F, Faucher D, Barrington KJ. Facilitation of neonatal endotracheal intubation with mivacurium and fentanyl in the neonatal intensive care unit. Arch Dis Child Fetal Neonatal Ed. 2006;91:F279–82.

63. Lerman J, Heard C, Steward DJ. Neonatal tracheal intubation: an imbroglio unresolved. Pediatr Anaesth. 2010;20:585–90.

64. Tintinalli JE, Claffey J. Complications of nasotracheal intubation. Ann Emerg Med. 1981;10:142–4.

65. Krebs MJ, Sakai T. Retropharyngeal dissection during nasotra-cheal intubation: a rare complication and its management. J Clin Anesth. 2008;20:218–21.

66. Hansen M, Poulsen MR, Bendixen DK, Hartmann-Andersen F. Incidence of sinusitis in patients with nasotracheal intubation. Br J Anaesth. 1988;61:231–2.

67. Oncag O, Cokmez B, Aydemir S, Balcioglu T. Investigation of bacteremia following nasotracheal intubation. Paediatr Anaesth. 2005;15:194–8.

68. Wilkinson JA, Mathis RD, Dire DJ. Turbinate destruction–a rare complication of nasotracheal intubation. J Emerg Med. 1986; 4:209–12.

69. Williams AR, Burt N, Warren T. Accidental middle turbinectomy: a complication of nasal intubation. Anesthesiology. 1999;90: 1782–4.

70. Baldwin FJ, Morley AP. Intraoperative pulmonary oedema in a child following systemic absorption of phenylephrine drops. Br J Anaesth. 2002;88:440–2.

71. Greher M, Hartmann T, Winkler M, Zimpfer M, Crabnor CM. Hypertension and pulmonary edema associated with subconjunctival phenylephrine in a 2-month-old child during cataract extraction. Anesthesiology. 1998;88:1394–6.

72. Groudine SB, Hollinger I, Jones J, DeBouno BA. New York State guidelines on the topical use of phenylephrine in the operating room. The Phenylephrine Advisory Committee. Anesthesiology. 2000;92:859–64.

73. Riegle EV, Gunter JB, Lusk RP, Muntz HR, Weiss KL. Comparison of vasoconstrictors for functional endoscopic sinus surgery in children. Laryngoscope. 1992;102:820–3.

74. Thrush DN. Cardiac arrest after oxymetazoline nasal spray. J Clin Anesth. 1995;7:512–4.

75. Sprung J, Alhaddad ST. Use of anticholinergics to treat bradycardia caused by alpha1-adrenergic agonist overdose is not safe. J Clin Anesth. 1996;8:426–7.

76. Watt S, Pickhardt D, Lerman J, Armstrong J, Creighton PR, Feldman L. Telescoping tracheal tubes into catheters minimizes epistaxis during nasotracheal intubation in children. Anesthesiology. 2007;106:238–42.

77. Murat I. Cuffed tubes in children: a 3-year experience in a single institution. Pediatr Anaesth. 2001;11:748–9.

78. Weiss M, Dullenkopf A, Fischer JE, Gerber AC. Group EPEIS: Prospective randomized controlled multi-centre trial of cuffed or uncuffed endotracheal tubes in small children. Br J Anaesth. 2009;103:867–73.

79. Deakers TW, Reynolds G, Stretton M, Newth CJ. Cuffed endotracheal tubes in pediatric intensive care. J Pediatr. 1994;125:57–62.

80. Sathyamoorthy M, Lerman J, Lakshminrusimha S. Inspiratory stridor after tracheal intubation with a Microcuff tracheal tube in three young infants. Anesthesiology. 2013;118:748–50.

81. Dullenkopf A, Gerber A, Weiss M. The Microcuff tube allows a longer time interval until unsafe cuff pressures are reached in children. Can J Anaesth. 2004;51:997–1001.

82. Luten RC, Wears RL, Broselow J, Zaritsky A, Barnett TM, Lee T, Bailey A, Vally R, Brown R, Rosenthal B. Length-based endotracheal tube and emergency equipment in pediatrics. Ann Emerg Med. 1992;21:900–4.

83. Khine HH, Corddry DH, Kettrick RG, Martin TM, McCloskey JJ, Rose JB, Theroux MC, Zagnoev M. Comparison of cuffed and uncuffed endotracheal tubes in young children during general anesthesia. Anesthesiology. 1997;86:627–31.

84. El Orbany M, Connolly LA. Rapid sequence induction and intubation: current controversy. Anesth Analg. 2010;110: 1318–25.

85. Seegobin RD, Van Hasselt GL. Endotracheal cuff pressure and tracheal mucosal blood flows: endoscopic study of four large volume cuffs. BMJ. 1984;288:965–8.

86. Butz Jr RO. Length and cross-section growth patterns in the human trachea. Pediatrics. 1968;42:336–41.

87. Griscom NT, Wohl ME. Dimensions of the growing trachea related to age and gender. AJR. 1986;146:233–7.

88. Hansen DD, Haberkern CM, Jonas RA, Davis PJ, McGowan FX. Case conference. Case 1–1991. J Cardiothorac Vasc Anesth. 1991;5:81–5.

89. Wells TR, Jacobs RA, Senac MO, Landing BH. Incidence of short trachea in patients with myelomeningocele. Pediatr Neurol. 1990;6:109–11.

90. Wells AL, Wells TR, Landing BH, Cruz B, Galvis DA. Short trachea, a hazard in tracheal intubation of neonates and infants: syndromal associations. Anesthesiology. 1989;71:367–73.

91. Bednarek FJ, Kuhns LR. Endotracheal tube placement in infants determined by suprasternal palpation: a new technique. Pediatrics. 1975;56:224–9.

92. Weiss M, Gerber AC, Dullenkopf A. Appropriate placement of intubation depth marks in a new cuffed paediatric tracheal tube. Br J Anaesth. 2005;94:80–7.

93. Weiss M, Gerber AC. Rapid sequence induction in children – it's not a matter of time! Paediatr Anaesth. 2008;18:97–9.

94. Lerman J. On cricoid pressure: "may the force be with you". Anesth Analg. 2009;109:1363–6.

95. Walker RW, Ravi R, Haylett K. Effect of cricoid force on airway calibre in children: a bronchoscopic assessment. Br J Anaesth. 2010;104:71–4.

96. Dotson K, Kiger J, Carpenter C, Lewis M, Hill J, Raney L, Losek JD. Alignment of cricoid cartilage and esophagus and its potential influence on the effectiveness of Sellick maneuver in children. Pediatr Emerg Care. 2010;26:722–5.

97. Oh J, Lim T, Chee Y, et al. Videographic analysis of glottic view with increasing cricoid pressure force. Ann Emerg Med. 2012;61(4):407–13.

98. Arenkiel B, Smitt M, Olsen KS. The duration of fibre-optic intubation is increased by cricoid pressure. A randomised double-blind study. Acta Anaesthesiol Scan. 2013;57:358–63.

99. Moynihan RJ, Brock-Utne JG, Archer JH, Feld LH, Kreitzman TR. Effect of cricoid pressure on preventing gastric insufflation in infants and children. Anesthesiology. 1993;78:652–6.

100. Landsman I. Cricoid pressure: indications and complications. Pediatr Anaesth. 2004;14:43–7.

101. Mac GP, Ball DR. The effect of cricoid pressure on the cricoid cartilage and vocal cords: an endoscopic study in anaesthetised patients. Anaesthesia. 2000;55:263–8.

102. Heinrich S, Birkholz T, Ihmsen H, et al. Incidence and predictors of difficult laryngoscopy in 11,219 pediatric anesthesia procedures. Pediatr Anesth. 2012;22:729–36.

103. Holzki J, Laschat ML, Puder C. Iatrogenic damage to the pediatric airway, mechanisms and scar development. Pediatr Anesth. 2009;19 Suppl 1:131–46.

104. Wei JL, Bond J. Management and prevention of endotracheal intubation injury in neonates. Curr Opin Otolaryngol Head Neck Surg. 2011;19:474–7.

105. Marston AP, Lander TA, Tibesar RJ, Sidman JD. Airway management for intubation in newborns with Pierre Robin Sequence. Laryngoscope. 2012;122:1401–4.

106. Chung MT, Levi B, Hyun JS, et al. Pierre Robin sequence and Treacher Collins hypoplastic mandible comparison using three-dimensional morphometric analysis. J Craniofacial Surg. 2012;23:1959–63.

107. Sims C, von Ungern-Sternberg BS. The normal and the challenging pediatric airway. Pediatr Anaesth. 2012;22:521–6.

108. Hosking J, Zoanetti D, Carlyle A, Anderson P, Costi D. Anesthesia for Treacher Collins syndrome: a review of airway management in 240 pediatric cases. Pediatr Anesth. 2012;22:752–8.

109. Laya BF, Lee EY. Congenital causes of upper airway obstruction pediatric patients: updated imaging techniques and review of imaging findings. Semin Roentgenol. 2012;47:147–58.

110. Wright CT, Goudy SL. Congenital laryngomalacia: symptom duration and need for surgical intervention. Ann Otol Rhinol Laryngol. 2012;131:57–60.

111. Weiss M, Engelhardt T. Proposal for the management of the unexpected difficult pediatric airway. Pediatr Anesth. 2010;20:454–64.

112. Chen YL, Wu KH. Airway management of patients with craniofacial abnormalities: 10-year experience at a teaching hospital in Taiwan. J Chin Med Assoc. 2009;72:468–70.

113. Wrightson F, Soma M, Smith JH. Anesthetic experience of 100 pediatric tracheostomies. Paediatr Anaesth. 2009;19:659–66.

114. Spencer C, Kapila A. Difficult neonatal airway. Paediatr Anaesth. 2010;20:283–4.

115. Brooks P, Ree R, Rosen D, Ansermino M. Canadian pediatric anesthesiologists prefer inhalational anesthesia to manage difficult airways. Can J Anaesth. 2005;52:285–90.

116. Hamilton ND, Hegarty M, Calder A, et al. Does topical lidocaine before tracheal intubation attenuate airway responses in children? An observational audit. Pediatr Anesth. 2012;22:345–50.

117. Chaudhary R, Chonat S, Gowda H, et al. Use of premedications for intubation in tertiary neonatal units in the United Kingdom. Pediatr Anesth. 2009;19:653–8.

118. Kelleher J, Mallya P, Wyllie J. Premedication before intubation in UK neonatal units: a decade of change? Arch Dis Child Fetal Neonatal Ed. 2009;94:F332–5.

119. Kumar P, Denson SE, Mancuso TJ, Committee on Fetus and Newborn, Section on Anesthesiology and Pain Medicine. Clinical report-premedication for nonemergency endotracheal intubation in the neonate. Pediatrics. 2010;125:608–15.

120. Durrmeyer X, Vutskits L, Anand KJS, Rimensberger PC. Use of analgesic and sedative drugs in the NICU: integrating clinical trials and laboratory data. Pediatr Res. 2010;67:117–27.

121. Shiota M, Oda Y, Taniguchi M, et al. Dexmedetomidine infusion for sedation in the intensive care setting in an infant with airway compromise due to congenital mediastinal neuroblastoma. Pediatr Anesth. 2010;22:581–610.

122. Draskovic B, Uram-Benka A, Kljajic V. Laryngeal mask airway as the only choice for primary airway control in newborn with tracheal stenosis. Med Pregl. 2010;63:275–9.

123. Hackell RS, Held LD, Stricker PA, Fiadjoe JE. Management of the difficult infant airway with the Storz Video Laryngoscope: a case series. Anesth Analg. 2009;109:763–6.

124. Vanderhal AL, Berci G, Simmons CJ, Hagiike M. A videolaryngoscopy technique for the intubation of the newborn: preliminary report. Pediatrics. 2009;124:339–46.

125. Fiadjoe JE, Gurnaney H, Dalesio N, et al. A prospective randomized equivalence trial of the Glidescope Cobalt® video laryngoscope to traditional direct laryngoscopy in neonates and infants. Anesthesiology. 2012;16:622–8.

126. Holm-Knudsen R. The difficult pediatric airway – a review of new devices for indirect laryngoscopy in children younger than two years of age. Pediatr Anesth. 2011;2:98–103.

127. Hirabayashi Y, Shimada N, Nagashima S. Tracheal intubation using pediatric Airtraq optical laryngoscope in a patient with Treacher Collins syndrome. Pediatr Anaesth. 2009;19:915–6.

128. Pean D, Desdoits A, Asehnoune K, Lejus C. Airtraq laryngoscope for intubation in Treacher Collins syndrome. Paediatr Anaesth. 2009;19:698–9.

129. Vlatten A, Soder C. Airtraq optical laryngoscope intubation in a 5-month-old infant with a difficult airway because of Robin Sequence. Paediatr Anaesth. 2009;19:699–700.

130. Xue FS, He N, Liu JH, Liao X, Xu XZ, Zhang YM. More maneuvers to facilitate endotracheal intubation using the Airtraq laryngoscope in children with difficult airways. Paediatr Anaesth. 2009;19:916–8.

131. Hirabayashi Y, Shimada N. Airtraq optical laryngoscope: initial clinical experience in 20 children. J Anesth. 2010;24:148–9.

132. Holm-Knudsen RJ, White J. The Airtraq may not be the solution for infants with difficult airways. Pediatr Anaesth. 2010;20:374–5.

133. Lafrikh A, Didier A, Bordes M, Semjen F, Nouette-Gaulain K. Two consecutive intubations using neonatal Airtraq in an infant with difficult airway. Ann Fr Anesth Reanim. 2010;29:245–6.

134. Singh R, Singh P, Vajifdar H. A comparison of Truview infant EVO2 laryngoscope with the Miller blade in neonates and infants. Pediatr Anaesth. 2009;19:338–42.

135. Sorbello M, Paratore A, Morello G, Merli G, Belluoccio AA, Petrini F. Bonfils fiberscope: better preoxygenate rather than oxygenate! Anesth Analg. 2009;108:386.

136. Krucylak CP, Schreiner MS. Orotracheal intubation of an infant with hemifacial microsomia using a modified lighted stylet. Anesthesiology. 1992;77:826–7.

137. Cook-Sather SD, Schreiner MS. A simple homemade lighted stylet for neonates and infants: a description and case report of its use in an infant with the Pierre Robin anomalad. Paediatr Anaesth. 1997;7:233–5.

138. Handler SD, Keon TP. Difficult laryngoscopy/intubation: the child with mandibular hypoplasia. Ann Otol Rhinol Laryngol. 1983; 92:401–4.

139. Vlatten A, Aucoin S, Litz S, Macmanus B, Soder C. A comparison of bonfils fiberscope-assisted laryngoscopy and standard direct laryngoscopy in simulated difficult pediatric intubation: a manikin study. Pediatr Anaesth. 2010;20:559–65.

140. Baker P, Mahadevan M. The Bonfils fiberscope is not suitable for neonatal intubation. Paediatr Anaesth. 2009;19:418.

141. Houston G, Bourke P, Wilson G, Engelhardt T. Bonfils intubating fibrescope in normal paediatric airways. Br J Anaesth. 2010;105:546–7.

142. Caruselli M, Zannini R, Giretti R, Rocchi G, Camilletti G, Bechi P, Ventrella F, Pallotto R, Pagni R. Difficult intubation in a small for gestational age newborn by bonfils fiberscope. Paediatr Anaesth. 2008;18:990–1.

143. Biban P, Rugolotto S, Zoppi G. Fiberoptic endotracheal intubation through an ultra-thin bronchoscope with suction channel in a newborn with difficult airway. Anesth Analg. 2000;90:1007.

144. Lesmes C, Siplovich L, Katz Y. Fiberoptic bronchoscopy in children using the laryngeal mask airway. Pediatr Surg Int. 2000;16:179–81.

145. Weiss M, Gerber AC, Schmitz A. Continuous ventilation technique for laryngeal mask airway (LMA) removal after fiberoptic intubation in children. Paediatr Anaesth. 2004;14:936–40.

146. Somri M, Gaitini L, Yanovski B, Tome R, Resnikov I, Karsh K, Shaoul R. Flexible upper videoendoscopy through a modified endoscopy mask in infants and young children. Am J Otolaryngol. 2009;49:191–5.

147. Asai T. Increasing the margin of safety during intubation through the laryngeal mask (a reply to Drs Jagannathan and Sohn). Paediatr Anaesth. 2008;18:983–4.

148. Jagannathan N, Sohn LE. Increasing the margin of safety during tracheal intubation through the laryngeal mask airway in neonates and infants. Paediatr Anaesth. 2008;18:898–9.

149. Hinton AE, O'Connell JM, van Besouw JP, Wyatt ME. Neonatal and paediatric fibre-optic laryngoscopy and bronchoscopy using the laryngeal mask airway. J Laryngol Otol. 1997;111:349–53.

150. Baker PA, Aftimos S, Anderson BJ. Airway management during an EXIT procedure for a fetus with dysgnathia complex. Paediatr Anaesth. 2004;14:781–6.

151. Weiss M, Goldmann K. Caution when using cuffed tracheal tubes for fibreoptic intubation through paediatric-sized laryngeal mask airways. Acta Anaesthesiol Scand. 2004;48:523.

152. Kovatsis PG, Fiadjoe JE, Stricker PA. Simple, reliable replacement of pilot balloons for a variety of clinical situations. Paediatr Anaesth. 2010;20:490–4.

153. Fiadjoe JE, Stricker PA, Kovatsis P, Isserman RS, Harris B, McCloskey JJ. Initial experience with the air-Q as a conduit for fiberoptic tracheal intubation in infants. Pediatr Anaesth. 2010;20:205–6.

154. Cain JM, Mason LJ, Martin RD. Airway management in two of newborns with Pierre Robin Sequence: the use of disposable vs multiple use LMA for fiberoptic intubation. Paediatr Anaesth. 2006;16:1274–6.

155. Asai T, Nagata A, Shingu K. Awake tracheal intubation through the laryngeal mask in neonates with upper airway obstruction. Paediatr Anaesth. 2008;18:77–80.

156. Johnson CM, Sims C. Awake fibreoptic intubation via a laryngeal mask in an infant with Goldenhar's syndrome. Anaesth Intensive Care. 1994;22:194–7.

157. Stricker PA, Budac S, Fiadjoe JE, Rehman MA. Awake laryngeal mask insertion followed by induction of anesthesia in infants with the Pierre Robin sequence. Acta Anaesthesiol Scand. 2008;52:1307–8.

158. Bryan Y, Chwals W, Ovassapian A. Sedation and fiberoptic intubation of a neonate with a cystic hygroma. Acta Anaesthesiol Scand. 2005;49:122–3.

159. Mace SE, Khan N. Needle cricothyrotomy. Emerg Med Clin North Am. 2008; 26: 1085–101, xi

160. Navsa N, Tossel G, Boon JM. Dimensions of the neonatal cricothyroid membrane – how feasible is a surgical cricothyroidotomy? Paediatr Anaesth. 2005;15:402–6.

161. Litman RS, Fiadjoe JE, Strikcer PA, Coté CJ. The pediatric airway. In: Cote CJ, Lerman J, Anderson B, editors. A practice of anesthesia for infants and children. Philadelphia, PA: Elsevier; 2013. Figure 12-23.

162. Skarsgard ED, Chitkara U, Krane EJ, Riley ET, Halamek LP, Dedo HH. The OOPS procedure (operation on placental support): in utero airway management of the fetus with prenatally diagnosed tracheal obstruction. J Pediatr Surg. 1996;31:826–8.

163. Bouchard S, Johnson MP, Flake AW, Howell LJ, Myers LB, Adzick NS, Crombleholme TM. The EXIT procedure: experience and outcome in 31 cases. J Pediatr Surg. 2002;37:418–26.

164. Moldenhauer JS. Ex utero intrapartum therapy. Semin Pediatr Surg. 2013;22:44–9.

165. Skarsgard ED, Meuli M, VanderWall KJ, Bealer JF, Adzick NS, Harrison MR. Fetal endoscopic tracheal occlusion ('Fetendo-PLUG') for congenital diaphragmatic hernia. J Pediatr Surg. 1996;31:1335–8.

166. Hofer CK, Ganter M, Tucci M, Klaghofer R, Zollinger A. How reliable is length-based determination of body weight and tracheal tube size in the paediatric age group? The Broselow tape reconsidered. Br J Anaesth. 2002;88:283–5.

167. Cole F. Pediatric formulas for the anesthesiologist. Am J Dis Child. 1957;94:672–3.

第 6 章 新生儿监护:基础科学

作者:Mario Patino, C. Dean Kurth, and John McAuliffe

译者:王皓

审译:韩光

麻醉医生的职责是在手术过程中和病情危重时不断调节并控制调控患者的意识、痛觉、记忆并保护重要脏器功能。为了履行这一职责,我们需要从患者床旁监测中收集信息,并利用其做出临床决策。新生儿出生后前几天内的快速生理变化、神志状态判定方法的缺乏以及因身体体积过小不便安置监护设备等因素,使得新生儿围术期监护格外具有挑战性。这些情况导致手术过程中新生儿的生命及主要器官系统受到威胁。因此,器官功能保护成为新生儿麻醉主要关注点。

监护仪上的数据不能与监护仪输出的信息相混淆。在缺乏对照解析的情况下,数据只是一些无意义的数字,原始数据必须经过解读后才能产生信息。现代设备通过对原始数据运算处理从而提取有用的信息。几乎所有算法都是依据一系列假设达到计算机的可追溯性。收集数据时,假设的有效性决定信息的应用价值。临床医生评估信息时,应该将监测技术的功能及其局限性考虑在内,才能给出恰当的解释,当来自疾病或外科手术过程的信息汇成"诊断"并制订恰当的处置方案,才能使患者达到最佳转归。

本章主要针对 3 个主要器官系统的监护进行详述:呼吸系统、心血管系统和神经系统。监测技术种类繁多,因此,我们将仅仅讨论在 ICU 和手术室应用的床旁非创伤性技术。这些非创伤性的设备可以依据信号分析划分为:光学、电学、机械、声学、化学等,表 6.1 列出利用这些信号进行监护的设备和系统。

在所有手术开始之前,务必明确具体器官系统存在损伤的风险、风险的程度、损伤表现以及损伤对于手术预后的影响。这一过程指导监护系统的选择和监护类型的应用。监护是指整合多种信息源并解释信息的认知过程,区分当前的功能状态的"正常"值和"非正常"值,并提示预后。

呼吸系统

相对于成人而言,新生儿的呼吸代偿能力较差。因此,呼吸系统方面的持续监测在新生儿手术和麻醉过程中尤为重要。监测呼吸系统的主要设备,包括脉搏血氧饱和度仪、氧气和二氧化碳气体分析仪,以及监测通气压力、容量和呼吸频率的设备。

脉搏血氧饱和度仪(Pulse oximetry):在麻醉中使用脉搏血氧饱和度仪监测动脉血氧饱和度是常规监测。脉搏血氧饱和度仪的工作原理是基于 Beer-Lambert 定律,与光源和光吸收浓度、光程长度和吸光系数相关。脉搏血氧饱和度仪所关注的发光团分别是氧合血红蛋白和还原型血红蛋白。这两种光团分别在 660nm 和 940nm 两种波长处的吸光度差异决定了血氧饱和度。新生儿血红蛋白和成人血红蛋白有相同的吸收光谱,因此脉搏血氧饱和度测量方法在新生儿和成人中同样准确。脉搏血氧饱和度监测仪通过搏动和非搏动光信号在两种波长下的光吸收比率得出血氧饱和度,显示为:

$$R = (AC_{660}/DC_{660})/(AC_{940}/DC_{940})$$

AC 是搏动信号,DC 代表非搏动信号,脉搏血氧计通过经验曲线(图 6.1)将 R 转化为血氧饱和度。值得

表 6.1 各器官系统可用的无创监测

器官系统	光学信号	电信号	机械信号	声学信号	化学信号
中枢神经系统	NIRS	aEEG EMG ABR SSEP			
呼吸系统	气体分析仪	阻抗容积描记术	峰压 潮气量 分钟通气量	声流传感器	EtCO$_2$ FiCO$_2$
心血管系统	脉搏血氧仪 Hb 浓度 体积描记指数	ECG 阻抗容积描记术	NIBP	超声心动图	

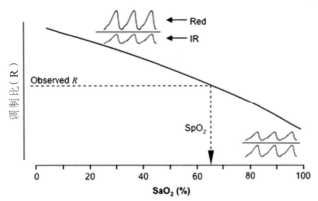

图 6.1 脉搏血氧仪 SpO$_2$ 是由动脉血氧饱和度与 R 值的关系曲线计算得出,R 是红光和红外光处的光吸收值比率。(见彩图)

注意的是, R 与动脉血氧饱和度之间呈曲线关系,但动脉血氧饱和度处于 20% 范围内时,关系曲线接近直线。校正曲线是由健康成人吸入低氧混合气体,并用 R 与血氧定量仪(CO-OXImeter)测得的动脉血氧饱和度比较下建立 [1],这适用于动脉血氧饱和度在 80%~100% 范围内,低于 80% 则由曲线推算,但因为曲度问题结果欠准确。然而,我们可以在与 80%~100% 不同的范围内构建校正曲线,例如,用于先天性心脏疾病的 Masimo "蓝色传感器" 是对 60%~80% 范围进行了校正。

血氧饱和度的测定有血红蛋白分数测定法(fractional oximetry)和功能性血红蛋白测定法(functional oximetry)。血氧饱和度分数测定法是计算氧合血红蛋白占 4 个不同种类血红蛋白的比例:

Fractional SaO$_2$ = O$_2$Hb/(O$_2$Hb+Hb+MetHb+COHb)

Masimo 公司的脉搏血氧定量仪采用此种方法测定,其应用至少 4 种不同的波长测定了 4 种血红蛋白的含量后,计算出血氧饱和度。另一方面,功能性血氧饱和度由传统的仅使用两种波长的脉搏血氧饱和度仪决定:

Functional SpO$_2$= O$_2$Hb/(O$_2$Hb+Hb)

脉搏血氧饱和度监测仪还存在一些局限性。在低温、血管收缩、低血压、运动的情况下,脉搏血氧饱和度的准确性和可靠性会略微受到影响。近年来,信号处理技术的进步改善了这些情况下测量的准确度和可靠性,如将传感器置于接近中央循环处(如耳垂、鼻翼和舌头等处)。红细胞增多症和贫血均不影响脉搏血氧测量的准确性。严重低氧血症时,脉搏血氧饱和度监测仪的测量值高于实际值。然而,在急性氧饱和不足时,血氧仪测量值通常低于实际值。在高铁血红蛋白血症中,由于高铁血红蛋白与血红蛋白吸收光谱相近,无论实际的动脉血氧饱和度如何,SpO$_2$ 都会变为 85%。在一氧化碳中毒时,由于氧合血红蛋白和碳氧血红蛋白对红光的吸收相似,因此,SpO$_2$ 高于实际动脉血氧饱和度。

在新生儿中,脉搏血氧饱和度监测仪对动脉导管前后的动脉饱和度监测尤为重要,特别是那些可能存在持续性胎儿循环的新生儿。相比动脉导管前的 SpO$_2$,动脉导管后的 SpO$_2$ 下降超过 10%,则提示严重肺动脉高压和胎儿循环分流。如果在卵圆孔处发生右向左分流,上述差异则不会出现。由于动脉导管可能较主动脉和左肺动脉粗大,导管前后的 SpO$_2$ 在 PDA 夹闭术时,可以起到指导作用,避免其他大血管的错误结扎。在某些情况下,过渡性循环的维持对于维持肺或全身血流也是至关重要的,如单心室病变、肺动脉闭锁或大动脉转位。监测 SpO$_2$ 估算肺血流与全身血流比(QP / QS),可以用来评估肺血与全身血流的平衡情况。

监测 SpO_2 还可以追踪胎儿到新生儿出生后第一分钟内动脉氧合的变化。胎儿期正常 SpO_2 约 72%。出生后几小时内 SpO_2 快速进行性增长到 95%[2]。在新生儿病房,脉搏血氧饱和度监测仪也作为先天性心脏病的筛查工具。如果出生后两天 SpO_2 达不到 95%,提示发绀型先天性心脏病。研究显示,脉搏血氧饱和度监测仪在诊断发绀型先天性心脏病时特异性为 99%,敏感性为 72%,优于临床评估 [3,4]。早产儿氧中毒可以导致早产儿视网膜病变,使用脉搏血氧饱和度监测仪维持 SpO_2 在 90%~94% 之间,以减小这种风险。虽然饱和度小于 90% 可进一步降低早产儿视网膜病变的风险,但增加死亡率,因此并不推荐 [5]。复苏期间吸入过量氧气也是有害的 [6,7]。在新生儿复苏期间,美国心脏协会建议,监测导管前的 SpO_2 以逐步调整氧气浓度 [8]。

吸入及呼出气体分析:监测氧气、二氧化碳和麻醉药物浓度是麻醉监测的基本要求。起初这些物质浓度通过质谱分析法测量,现如今已被红外分光光度测定法取代,因为 CO_2、N_2O 和吸入麻醉气体在 7~13μm 间有不同的吸收光谱。正如 NIRS 和脉搏血氧饱和度仪一样,气体的浓度也运用 Beer-Lambert 定律计算。氧气浓度不能运用这种技术测量,因为它不能吸收红外光,确切地说,它是通过电化学和顺磁方法测量的。

呼出 CO_2 浓度或呼末 CO_2 浓度(End-tidal CO_2,$EtCO_2$)可以依据时间变化绘制图形显示吸气和呼气过程中 CO_2 浓度变化。$EtCO_2$ 的连续测量是标准麻醉监测技术。测量 $EtCO_2$ 的监测系统有两种:旁流式和主流式二氧化碳描记术。

旁流式二氧化碳描记术通过细小采样管与呼吸回路相连,连续抽取气体样本输送到光学测量室。采样气体流速为 50~500 mL/min。在新生儿中,不应使用高速采样,因为这样会携带吸入气体,从而导致低估 $EtCO_2$,或由于新鲜气流量小而大大降低肺泡通气。其他限制包括:水蒸气冷凝堵塞采样管、分析室泄漏或断开以及 $EtCO_2$ 真实值与监测值之间存在数秒延迟。

主流式二氧化碳描记术将红外线分析仪安置在呼吸回路中,不需要采样管,这使气体分析更加快速。主流式二氧化碳描记术在新生儿中具有一定优势,因为它消除了过度气体采样的风险和无效腔气体抽样的错误。然而,它的缺点包括分析装置的重量可能使气管导管扭曲,需要频繁的校准,水蒸气冷凝可导致错误和不可靠的测量数据。

二氧化碳分析仪在新生儿麻醉期间提供重要的临床信息(图 6.2)。波形分为 1 个吸气相和 3 个呼气相。第一个呼气相由气体流经大气道(解剖无效腔)产生,第二个呼气相由大气道和肺泡气(过渡期)的混合采样产生,第三个呼气相由肺泡气体产生(平台期)。在吸气过程中,$EtCO_2$ 迅速下降至零。由于存在生理肺泡无效腔,正常情况下 $PaCO_2$ 和 $EtCO_2$ 间存在 1~5mmHg 的差距。这种差距在死腔量增加或心输出量减少的情况下将明显增大,新生儿的此类情况包括与先天性心脏病相关的右向左分流、胎粪吸入、呼吸窘迫综合征和休克。在肺泡死腔量增加的情况下,呼吸 III 相将由平台变为向上的斜线。监测 $PaCO_2$- $EtCO_2$ 梯度可用于评估肺功能。例如,支气管

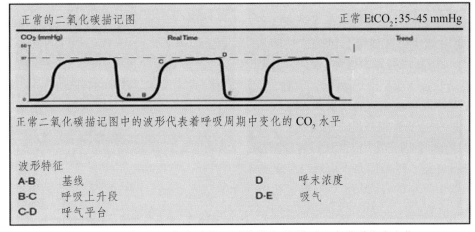

图 6.2　一个典型的二氧化碳描记图说明呼吸周期中二氧化碳张力变化。

痉挛期间,气道阻塞区域二氧化碳分压升高且呼气时间延长,使得Ⅲ相斜率增加。

呼吸暂停监控:这些监控装置可以基于监测胸部运动(胸廓阻抗)、通气(二氧化碳监测)、氧合情况(脉搏血氧饱和度仪),或气流(传声效果)进行分类。在这些监测中,胸廓阻抗和脉搏饱和度仪最常用。通常,胸廓阻抗被植入心电监测。少量电流在一个心电图电极片与另一个心电图电极片之间传递,由胸部扩张或收缩产生阻抗的变化实现呼吸频率测量。由于胸廓阻抗监测的是胸部运动而不是气流,它将会遗漏阻塞性呼吸暂停,进而提供错误的呼吸速率。脉搏血氧饱和度仪对于检测呼吸暂停效果不佳,因为通气停止后,表现出氧合下降需要时间,尤其是在给予吸氧的新生儿。二氧化碳描记法监测呼吸暂停也不可靠,因鼻腔分泌物阻碍气体取样会造成虚假的呼吸暂停报警。应用颈、胸部声学传感器监测气流,相比胸廓阻抗、二氧化碳描记、脉搏血氧饱和度仪而言,更具有理论优势。声学呼吸暂停监测感知大气道湍流产生的振动声音,将声音信号转换为电信号来进行呼吸频率计算。相比二氧化碳描记或阻抗技术,声学呼吸频率监测精度更高、偏差更小[9]。

呼吸力学监测:呼吸力学指标包括吸气和呼气潮气量,气道峰压,气道平均压力,呼气末正压和吸气呼气周期时间。

吸气潮气量是由在呼吸机上的设置而决定的。传统麻醉呼吸机提供的预设潮气量与实际潮气量有很大不同,特别是新生儿,因为呼吸回路的顺应性与肺顺应性、胸壁顺应性以及新鲜气流量相关。因其不可预见性,历来新生儿机械通气中采用压力控制模式,其不依赖于呼吸回路顺应性和新鲜气流量[10,11]。然而,在压力通气模式下,实际潮气量根据总顺应性和气道阻力而变化。因此,如果总顺应性下降或气道阻力增加,潮气量会减少。这种情况包括急性肺水肿、胸部或腹部外科用海绵的置入或牵引器的使用、气管导管阻塞。

麻醉机的改进使得容量控制通气下预设潮气量输送更加可靠。例如,当新鲜气流量或顺应性发生变化时,这些麻醉机监测呼吸回路顺应性并且通过调整输送的潮气量进行补偿。呼吸回路顺应性改变的常见情况是呼吸回路中管路的收缩和扩张。麻醉机顺应性测试作为机器检测的一部分,可以对不同呼吸回路顺应性进行适当补偿调整。因此,顺应性检测在回路更换、收缩或扩张时一定要再次进行。在不同肺顺应性模型中,麻醉机潮气量被设定为容量控制模式,但人们发现先进呼吸机中的容量控制通气更适合新生儿麻醉[12]。无论通气控制模式是容量还是压力模式都存在大量回路泄漏,这是现代呼吸机不能通过补偿机制进行补偿的。在新生儿中,应用带套囊气管导管消除了回路主要泄漏源。

正常呼吸期间,呼气容量相比吸气量少,是因为氧气在肺泡毛细血管膜上的摄取量大于二氧化碳从毛细血管向肺泡内的排除量。呼气量的测量位置接近呼气阀,且常常高估了实际容量。

在新生儿中,监测吸气峰压和潮气量用来提供肺顺应性和气道阻力等信息,可以发现一侧支气管插管、支气管痉挛、气管导管阻塞等情况。监测这些变量也有助于防治手术室内机械通气过程中的肺容积伤和气压伤,特别是对于那些存在肺部疾病或肺未发育成熟的新生儿,小潮气量和低吸气压力能够降低他们支气管肺发育不良的风险,此策略与允许性高碳酸血症相关。在外科手术中,肺顺应性会发生相当大的变化。为避免压力或容量性肺实质损伤,吸气压峰值应当根据情况进行调整。

麻醉回路包含气动或电动装置,用来测量气道压力(图6.3)。传感器位置随麻醉工作站变化,最好靠近气管导管(Y型管)来提高其可靠性。然而,这个位置增加了无效腔量,同时有容易在连接处脱落或气管导管弯折的风险,最常见的位置为接近呼气或吸气阀门。测量装置包含一个连接气道回路的膈膜,它的直径能够随着气道压力变化。一旦达到设定的压力,

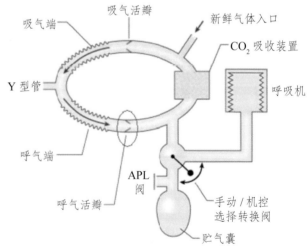

图6.3 麻醉工作站中的麻醉呼吸回路、呼吸机和贮气囊。(见彩图)

膈膜能够激活压力释放阀,而压力释放阀未达到最小阈值压力就释放,则能够发现系统漏气。

心血管系统

心血管系统负责给组织运送底物、在器官间运输激素和其他递质,并将废物从器官内移除。最容易测量的底物是氧气,最容易测量的废物是二氧化碳。定量评估氧供需要测量心输出量、氧饱和度、血红蛋白浓度。低体重和极低体重早产儿体形过小,使得有创监测很难甚至不可能实现,并且极为复杂,因为可变分流可以随着时间推移而不断变化,导致左心室输出量估算有误。

超声心动图:在过去的 10 年里,声学技术有了长足发展。超声心动图使用一维和二维分析,生成图像并在图像上叠加血流信息。彩色多普勒将血流方向和速度信息转换为一种颜色映射,这对于评估分流是很有帮助的。当声波的传播方向与血流方向一致时,多普勒测量是最准确的,这是因为此时声波的作用角为零,观测速度与实际速度的比值是声波作用角的余弦值。

无论是左心室或右心室,血液流出速率具有时间相关性。已知横截面积,可以利用速度 - 时间曲线(VTI)估算每搏输出量。心室输出量为以下结果:

$$输出量 = 心率 × 面积 × VTI$$

横截面积最好在垂直于血流方向测量,这需要一个进行面积测量的第二窗口。导管分流的存在降低了左心室输出的有效性,它是体循环的监测指标。在无心房水平分流或肺静脉异常反流等情况下,右室输出量等于静脉回心血量,因此右室输出量是比左室输出量更好的体循环监测指标[13]。测量肺动脉流出道的横截面积需要高水平的技术,且往往需要在插入肺动脉瓣瓣膜的水平才能完成。

低体重早产儿及呼吸系统有明显问题的新生儿在出生后 24h 内极易出现全身低循环。肺动脉主干峰流速的监测是一个有用的筛查工具。肺动脉峰流速大于 0.45m/s 时,不太可能发生全身低循环状态,而峰值速度小于 0.35m/s 时,就与全身低循环状态明显相关[14]。

对新生儿,特别是早产儿的心功能进行直接测量是非常复杂的,由于其左室前壁的活动度远远低于外侧壁和后壁。测量左室前后径缩短率衡量心功能是不准确的,正是因为这个原因,我们一般取左室短轴面来推导心率校正的环状心肌的收缩速度(Velocity of Circumferential Fiber Shortening, VCFc)。VCFc 和左室壁压力之间的关系已可作为一个与负荷无关的心功能评价指标。室壁压力的计算需要测量收缩末期血压、收缩末期左室后壁厚度和舒张末期左室直径;这些指标中一定要有两个参数是来源于超声影像的,如果绘制 VCFc 与左室壁压的关系曲线,正常体循环血流量(Systemic Blood Flow, SBF)和低 SBF 的新生儿之间会有很大重叠。然而,相比心肌功能正常的新生儿,心肌功能障碍的新生儿随着左室壁压升高,VCFc 会有更明显的下降[15]。当任一壁压值大于 1.0 cirs/s 时,几乎不可能与正常 SBF 值相关[15]。那么, VCFc 的绝对值可以用于心功能不良的筛查,但测量两个不同壁压值,斜率可能是一个更好的监测指标。

超声心动图表现出一些局限性,最明显的问题就是在 ICU 或手术室内需要有经验的新生儿超声心动图方面的专家在场。因此,我们需要一个较少依赖训练有素人员的替补方案:超声心输出量监测设备(Ultrasound Cardiac Output Monitor, USCOM),可以用于新生儿右或左心室的心输出量监测。人们应用 USCOM 设备在无分流的足月儿和一小部分早产儿中进行超声心动图各项指标的测试。在足月儿中,右室和左室输出量可使用 USCOM 和超声测量,而早产儿中只能应用 USCOM 测算输出量。在足月儿, USCOM 得出的右室输出量显著高于超声测得值,而两种测量方法对于左室输出量的测量结果具有很好的一致性[16]。我们得出结论,依据超声的测量方法和 USCOM 是不可互换的。对于足月儿, USCOM 测量的右室输出量明显大于该组早产儿左室输出量,这表明该设备系统高估了右室输出量[17]。随后的报道中, Meyer 等人建议 USCOM 设备需要经过进一步临床对照试验,才可以更广泛地应用于新生儿 ICU[18]。

动脉搏动描记器:一些依据脉搏搏动描记无创性血压(NIBP)的设备。每个设备都利用相同的原理,但各自利用专有算法从袖带的压力搏动信号中提取收缩压、平均压及舒张压。波动振幅随袖带压变化。如果将袖带压的波动振幅制成袖带压力函数,其结果是一个波形图。每个波形图都有一个独特的形状和拐点。目前的一种设计算法是利用波形图中包含的数据流实现收缩压、平均压和舒张压的推算。

脉冲振幅的波动源于袖带内小范围压力变化，这是在血液射入动脉分叉结构时，缠绕袖带的肢端内血管收缩和舒张产生的。一旦脉冲振幅达到峰值后，舒张压与其下降率的衰减有关，收缩压与脉冲振幅超过最小值后的最大增长速率相关。

自动无创血压计（Automated Noninvasive Blood Pressure，NIPB）大大简化了手术室内新生儿的监护工作。然而，NIPB的准确性是存在争议的，尤其对于血压极低的极低体重儿[19-22]，以及易患脑室周围白质软化、脑血流量低和外围灌注不足的人群。研究显示，设备对NIPB测量的平均压力值整体偏高3~8mmHg[23]。关键的问题是"靶器官功能衰竭前的最低压力限度是多少"这个问题在新生儿中很难回答。一项关于极低出生体重儿的研究表明，平均动脉压低于23mmHg与脑功能障碍明显相关[24]。血压的低限值通常随妊娠和产后胎龄的增长不断提高，然而，脑血流量的低限仍有待确定[25]。

血氧定量仪：先进的脉搏血氧监测技术可无创性地检测到血容量减少、低灌注以及贫血等新生儿术中的常见情况。由于新生儿进行动脉置管和采血存在困难，多数情况下很难进行监测。

光学技术，特别是发光二极管（Light Emitting Diodes，LED）的进步，使脉搏血氧定量仪得以发展。传统的脉搏血氧仪诞生于20世纪80年代，分别应用当时市面上能买到的仅有的660nm和940nm两种LED。幸运的是，氧合血红蛋白和还原血红蛋白在这两种波长下的吸收光谱有很大差别，这刚好实现了SpO_2的测量。但碳氧血红蛋白和高铁血红蛋白则没有区别，那么，传统脉搏血氧仪无法确定它们以及总血红蛋白浓度。在近红和红外波段，现市场上供应的多种LED可应用于多波段脉搏血氧仪，用来测量所有种类血红蛋白，也包括总血红蛋白浓度（Total Hemoglobin Concentration，SpHb），其中Masimo公司处于领先地位。此外，血管内容量和灌注状态可以通过容积变化指数（Plethysmograph Variability Index，PVI）和灌注指数（Perfusion Index，PI）进行监测，相比血红蛋白浓度和血氧饱和度，它们运用了不同的信号分析方法。

PI和PVI通过评估心血管和呼吸系统之间的相互关系，检测血流动力学变化，反应循环血容量和外围静脉灌注量。这类似于有创监测动脉波形（图6.4）中随通气产生的脉压呼吸变化。脉压变化取决于通气模式，由于其在自主吸气和正压通气期间对于静脉回流、右心室后负荷、左心室舒张末期容积、左心室后负荷变化等的影响。动脉脉压和收缩压随呼吸的动态变化被认为是一个反应循环血容量的敏感指标，与中心静脉压和肺动脉闭塞压同样准确。

PI和PVI是分别与收缩振幅和收缩振幅变异度相对应的光学信号，在动脉波形中这两种成分都随呼吸变化（图6.4）。PI是搏动和非搏动部分光学信号的振幅差，按照保持恒定的非搏动信号的百分比计算表示如下：

$$PI = AC/DC \times 100\%$$

AC是交替搏动信号的振幅，DC代表直接、非搏动信号振幅。PI与搏动的声学信号强度直接相关，后者与手动脉冲强度有关（图6.4b）。PI值范围从0.02%到20%，不过该值在1%以上通常表示正常生理条件。PVI是通过PI在呼吸周期内的变化测量得来。PVI是由呼吸周期内最大和最小PI值的差值除以PI最大值，如下所示：

$$PVI = PImax\ PImin/\ PImax$$

PVI以百分比表示（0~100%），高PVI值对应的是呼吸周期中高脉搏血氧的振幅波形差异，这种情况与严重血容量减少相关。如果存在低血压，PVI高于12~14%提示血容量减少，需要大量静脉输液提高动脉压。

成人的相关研究用来评价PVI的临床应用效能。Forget等人[26]在腹部大手术全身麻醉期间评价PVI，一组依照PVI指导进行液体管理，另一组不用。接受PVI指导的液体管理组血乳酸值降低且静脉输入晶体液和总液体量更少。Canneson等人[27]通过有创动脉波形显示出PVI与脉压的呼吸变异度之间有很好的相关性。Desebbe等[28]发现，在机械通气的成年患者中，PVI可以预测呼气末正压带来的血流动力学变化。然而，在自主呼吸时，PVI作用不太明确。Keller等人[29]研究发现，在被动抬高下肢时，PVI能够监测到自主呼吸期间的血流动力学变化。然而，在自主呼吸的成人中，PVI并不能在低血压时指导输液。

在新生儿PI的临床效用研究中表明：在出生后即刻，PI能够预测绒毛膜羊膜炎的发展，这是一种具有高发病率和死亡率的疾病。PI对于识别亚临床绒毛膜羊膜炎的阳性预测值为93.7%，阴性预测值为

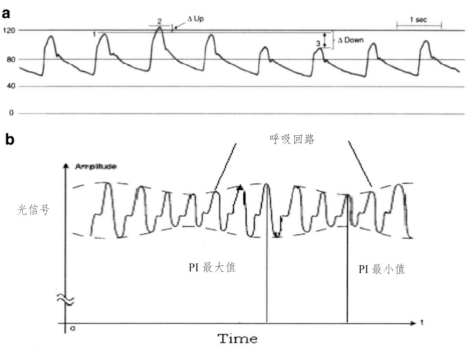

图 6.4 (a)记录来自一机械通气成年人的桡动脉置管。在正压通气吸气相,肺血流入左心室增多,必然造成左心室前负荷增加和左心室后负荷下降,从而导致每搏量和收缩压的增加(ΔUp 2)。呼气相与之相反(ΔDown 3)。通常呼吸造成的收缩压波动不超过 10mmHg,然而,在血容量减少时,此值会增加,即使动脉压和心率仍正常。(b)示意图说明 PI 和 PVI。PI 是搏动与非搏动部位吸光度的比值百分比。PVI 则利用伴随呼吸周期的光学信号变化。注意其与(a)的相似之处。(见彩图)

100%。早期发现绒毛膜羊膜炎,能够早期治疗,降低疾病严重程度并且可以及时送入新生儿重症监护室治疗[30]。同样,PI 也被用于评估和预测新生儿其他疾病的严重程度[31]。PI 与新生儿急性生理机能评分具有明显的相关性,其阳性预测值为 91.2%,阴性预测值为 96.8%。

脉搏血氧定量仪用于手术中检测血红蛋白浓度的变化,比传统采血进行实验室监测更快速,减少了采血次数,同时能够指导输血[32]。与传统的脉搏血氧仪相同的是,在重度高胆红素血症或血管内存在染色剂,如亚甲蓝的情况下会出现测量值错误。通过对健康成人志愿者进行血液稀释来检测 SpHb 的准确性,结果表明 97% 的 SpHb 和采血样的 tHb 之间的偏倚小于 2 g/dL[33]。最近,成人脊柱手术中 SpHb 准确性显示:77% 的患者 SpHb 和 tHb 之间的偏倚小于 2 g/dL[34]。在儿科,SpHb 与实验室血液测量值相比的偏倚及精度,分别为 0.9 g/dL 和 1.5 g/dL[35]。第一次测量经最初体内试验校正后准确度有所提高,而 SpHb 的趋势比血红蛋白浓度的绝对测量值更准确。由于传感器尺寸的改进发展,这项技术将很快应用于新生儿手术中。

神经系统

新生儿神经监测具有特殊的挑战性,因为尚不完善的神经系统限制了监测所获得功能信息的程度。神经系统监测未来的发展的意义在于在重大疾病时保护其功能、监测和及时发现纠正可能会损害健康的因素。神经系统监测需要一个多渠道的方法,包括脑电活动、氧合作用和血流量。

脑电图 EEG 和振幅整合脑电图(Amplitude-integrated EEG,aEEG):EEG 在新生儿重症监护室的应用,有着悠久的历史。由于新生儿头小,成年人的标准测量被简化,用 9 个电极代替原来的 21 个。新生儿 EEG 随妊娠和产后胎龄而发生明显变化。早产儿和足月儿的 EEG 更新图表已于近期发表[36],并对变化进行了总结[37](图 6.5)。考虑到其复杂性,新生儿 EEG 的解读同时需要一位经验丰富的技术人员和一位神经科医生,这样将会使监测限定在一天内有限的几个小时。振幅相关 EEG 是在 19 世纪 60 年代末开发的替代工具,它可以提供连续 EEG 监测,并且可以由一名受过专门培训的护士和非神经科的临床医生在床旁完成。

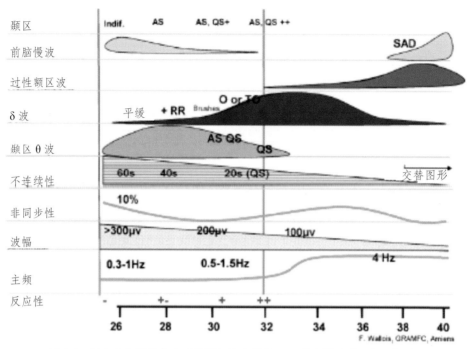

图 6.5　早产儿和足月儿生后的最初几个月的 EEG 特征性变化。（见彩图）

脑功能监测仪是一种利用振幅相关 EEG 的设备，最初的开发和研究是作为一种预测成人心脏骤停预后的工具 [38、39]。自 2003 年《新生儿脑电图的参考图集》出版以来 [40]，aEEG 因其被发现能够在最小干扰的情况下提供连续脑活动信息，在欧洲和北美已经得到普及。

aEEG 依赖于一对（P3 → P4）或两对电极（C3 → P3，C4 → P4）产生的信号。新生儿监测首选中央顶叶位置，因为此处为血管窃血现象及低灌注的高风险区域。双通道监测不建议选择额叶位置，因为这一领域电生理学不发达，且癫痫活动不会传播到额叶部分 [41]。

aEEG 设备轻便、易操作 [41、42]。电极信号被放大、滤过（2~15Hz 通过）、纠正，并显示为峰间电压。当滤过频率超过 15Hz 的信号，肌肉活动和电设备干扰将被消除。滤过频率低于 2Hz 的信号则去除了低频 δ 波。许多算法使 α 波较 θ 波、δ 波占有更高的比重，然而早产儿 EEG 的主导波段在 δ 波和 θ 波范围内。α 波和 β 波出现在妊娠 34 周后。aEEG 慢速显示主要用来揭示趋势。原始脑电图波可以在屏幕上显示，这样可以看到快速脑电波变化，如癫痫活动（图 6.6）[41]。

aEEG 表现为高低电压带。正常 aEEG 电压低值大于 5μv，高值大于 10μv [43]。aEEG 描记中，电压带的低值 < 5μv 且高值 > 10μv 属于中度异常；电压带低值 < 5μv，联合高值 < 10μv 被定义为抑制 [43]。在出生窒息后几个小时内，异常或抑制脑电图对死亡或神经功能失常有非常重要的预测价值（>70%）[43-45]。

aEEG 电压在脑灌注降低或脑新陈代谢减少时会发生变化。例如，给予肺表面活性物质的婴儿出现血压下降和肺内分流增加时，aEEG 振幅记录会出现持续 10~20 分钟的衰减 [46、47]。在接受动脉导管结扎术的婴儿组中，麻醉期间表现出平均血压降低和 NIRS 测量 ScO_2 减少时，记录发现 aEEG 电压也下降（图 6.7）[48]。

自出生后第一天起，振幅整合 EEG 模式与脑灌注相关，这对极早期早产儿和先天性心脏病的足月儿都适用 [49、50]。aEEG 和血压之间的关系不太明确，在有些婴儿中，只有在平均动脉压低于 23mmHg 时，才会出现异常 aEEG 形态 [24]。在轻度体温降低时，aEEG 不会受到不良影响 [52]。总而言之，一系列数据表明，它与手术条件下脑灌注量是否充足有关，aEEG 是一个有用的监测指标。然而，由于人工电子干扰和心电伪差能够破坏描记结果，aEEG 输出一定要检查原始 EEG，详细检查排除伪差 [52]。如果有能够采取电噪音干扰最小化的对策，aEEG 将能够成为手术室内最有价值的监测。

新生儿缺血缺氧会导致脑灌注、新陈代谢以及电活动之间发生重大变化 [53]。aEEG 波形（正常、中度

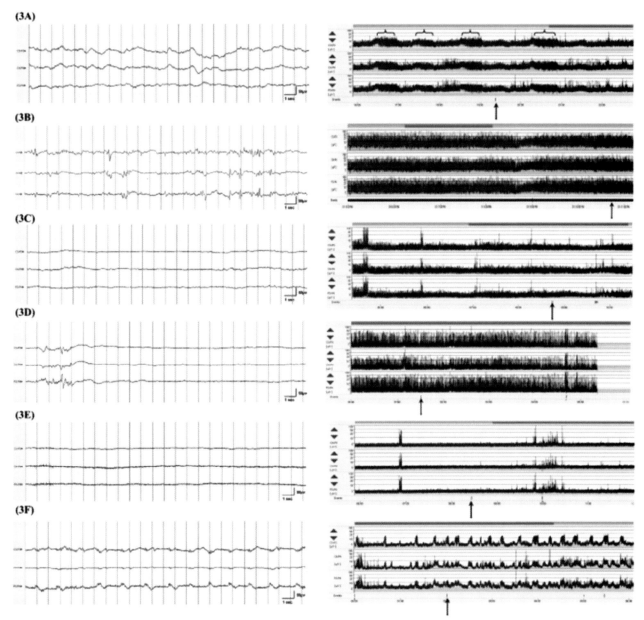

图6.6 不同条件下的振幅 EEG:正常 EEG 描记(a)和一系列非正常描记,其中包括不连续活动(b)、低振幅(c)、爆发抑制(d)、心电伪差的水平描记(e)和癫痫(f)。

异常、抑制)与脑血流量和新陈代谢的变化相关。aEEG 也与出生后窒息时高脑氧饱和度下的氧耗减少有关(如局部氧摄取低)[45]。Thorngren-Jerneck 等研究表明,新生儿缺血缺氧后出现的异常 aEEG 波与在正电子放射断层造影术测得的葡萄糖利用率降低相关,而正常的 aEEG 波形与正常葡萄糖利用率有关[54]。冷却经常作为缺血缺氧婴儿降低远期损伤可能性的方法。在冷却过程中,除非异常 aEEG 波形持续超过 36h,否则这些波形并不预示着神经系统预后不良[55]。

近红外光谱技术(Near-infrared Spectroscopy,

NIRS):近红外光谱技术是一种基于生物组织在近红外光(700~900nm)处相对透过度的光学技术,氧合基团、血红蛋白和细胞色素氧化酶在此区域内具有不同的吸收光谱。尽管理论上可以利用 NIRS 技术通过血红蛋白和细胞色素氧化酶来确定血液和细胞的氧合状态,但有研究表明,在多数情况下,测量不同于血红蛋白的细胞色素氧化酶是较为困难的。因此,在临床上,NIRS 技术应用多集中在氧合血红蛋白的监测上。

NIRS 与脉搏血氧仪对于测定血红蛋白饱和度的

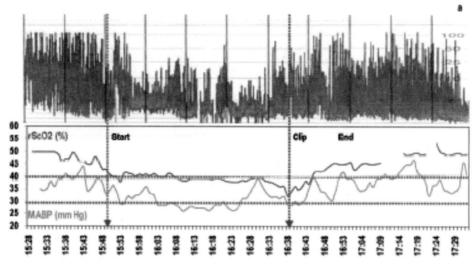

图 6.7　新生儿动脉导管结扎期间的 EEG 振幅、近红外光谱以及动脉压力记录。（见彩图）

不同之处在于以下几个方面：① NIRS 主要探测在小血管（小动脉、毛细血管和小静脉）中的血红蛋白，提供气体交换循环中一个混合的血管血氧饱和度值，而脉搏血氧仪测量评估动脉循环中的血红蛋白。因此，由于静脉血液在组织循环处于主导地位，NIRS 测得的脑氧饱和度（Cerebral Saturation，S_CO_2）在正常情况下为 60%~80%。心脏骤停时，脑组织耗氧造成 S_CO_2 下降，而无脉状态下动脉血氧饱和度保持不变或无法测量。② NIRS 通过观测透过组织的大量光子总信号而获得 S_CO_2，而脉搏血氧仪如同脉搏门控通道一样，选择穿过动脉的一小部分光子来计算 SPO_2。因此，在低灌注期间，当脉冲信号极其微弱时，脉搏血氧仪不能工作，而 NIRS 却没有这种限制。最后一点，NIRS 测量的 S_CO_2 反映了氧供（血流、血红蛋白浓度和动脉血氧饱和度）、新陈代谢（耗氧量）和组织功能之间的平衡关系，而 SPO_2 反映了氧供的一部分和肺功能。S_CO_2 下降可能源于脑血流量减少、动脉血氧饱和度下降、血液血红蛋白浓度下降或脑氧代谢增加，但通常它源于脑血流量减少或动脉血氧饱和度下降。因此，将脉搏血氧仪与 NIRS 结合能够对肺或脑血流量问题进行床旁诊断，并制订适当的治疗方案。

NIRS 和 Fick 方程可以利用氧合血红蛋白与吲哚菁绿作为示踪剂来测量脑血流量。在吸入氧浓度增加至足以使动脉血氧饱和度至少上升 5% 并超过 6s 时，氧合血红蛋白可以作为示踪剂 [56、57]。图 6.8 展示了氧浓度突然增加时，NIRS 通过对氧合血红蛋白、还原血红蛋白和总血红蛋白的测量，可以计算出脑血流量。同样，NIRS 可以通过静脉迅速注入吲哚菁绿

监测脑血流量，这是一种经 FDA 批准，在 800 nm 处有强烈吸收的化合物，可以代替氧合血红蛋白作为示踪剂。

理论物理和光学技术方面的新进展提高了 NIRS 对于监测 S_CO_2 的能力。2008 年以前，监测绝对 S_CO_2 值设备的研发只是出于科研原因，而不是商业目的。商用 NIRS 设备只能测量 S_CO_2 的趋势，而不是绝对 S_CO_2 值。目前，Somanetics、CASMED 和 Nonin 制造的经 FDA 批准的新生儿 NIRS 设备可测定绝对 S_CO_2 值。结果表明，绝对 S_CO_2 值与这些设备传感器密切相关，甚至可能相差几乎 10%~15%，这可能会导致临床研究的解释复杂化 [58]。

对于诊断缺血缺氧性脑病和预测脑损伤方面，S_CO_2 值有何重要价值？对于新生猪，当 S_CO_2 下降低于 45% 时，脑功能开始恶化，表现为 EEG 减缓和组织乳酸积累。S_CO_2 减少到低于 35% 时，大脑发生能量代谢障碍，组织 ATP 减少和等电位 EEG[59]。S_CO_2 正常的值在 60%~80%，存在大约 15% 的缓冲区间，大脑功能开始改变前，S_CO_2 可能会在此范围内降低 [60,61]。众所周知，脑损伤的风险取决于缺血缺氧损伤的严重程度和持续时间。出现等电位 EEG 和组织 ATP 减少的损害时，缺血缺氧不足 30 分钟会造成脑损伤。因此，当 S_CO_2 出现低于 35% 的损害时，需要在 30 分钟内进行干预扭转结局。S_CO_2 在 35%~45% 范围内时，开始的 2 小时内大脑不会表现出损伤的症状，但此后，缺血缺氧每增加 1 小时，脑损伤的风险增加 15%[62]。研究表明，先天性心脏手术后在重症监护室内的新生儿，S_CO_2 持续 3 个小时低于 45% 后脑损

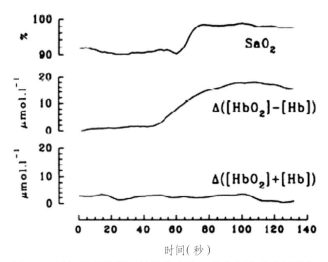

图 6.8 近红外光谱用于计算脑血流。吸入氧浓度突然增加使动脉血氧饱和度提高 5% 时,组织中氧合血红蛋白浓度会增加, NIRS 能够发现这一变化。Fick 方程的应用程序使用氧合血红蛋白作为示踪剂计算脑血流。

伤的风险增加[63、64]。因此,在 S_cO_2 值处于 35%~45% 范围的最初 2~3h 内进行干预是十分必要的。

在许多医疗中心, NIRS 成为新生儿先天性心脏手术麻醉中最常用的监测大脑和外周血氧饱和度的标准监护。大动脉转位球囊房间隔造口术后, NIRS 显示:相比不接受房间隔造口术组, S_cO_2 在 24 h 内有了明显的改善[65]。在危重新生儿手术前后, NIRS 应用于头部、侧腹部或腹部测定 S_cO_2、SkO_2(肾脏)、SIO_2(肝脏)或 SgO_2(肠道),用来指导 ICU 治疗或确定手术时机。提高 S_cO_2 的治疗方法取决于心脏畸形的类型。对于左心发育不良综合征和其他类似的生理机制,以下情况将增加 S_cO_2:降低脑氧代谢;强心药、输血或快速输液导致动脉压和心输出量增加;肺换气不足或使用二氧化碳通气使动脉 PCO_2 脑血流量和心输出量增加;低氧通气降低肺血流量、增加心输出量[66-68]。给氧可以增加或降低 S_cO_2 取决于畸形和生理类型。例如:左心发育不全综合征,增加 FiO_2 能够提高 S_aO_2,潜在地增加 S_cO_2,然而,增加 FiO_2 能够降低心输出量和脑血流量,进而导致 S_cO_2 下降。

NIRS 也被应用在术中麻醉和手术管理。体外循环(Cardiopulmonary Bypass, CPB)前后,麻醉医生使用 NIRS 诊断脑和体循环低灌注、缺血,从而指导治疗将组织恢复氧化,这与 ICU 类似[61、67]。术中, NIRS 显示的特征性变化,可用于体外循环中脑功能监测[68、69]。依据 CPB 的原理, NIRS 可能应用于核对恰当的插管位置,避免 S_cO_2 下降[70]。在体外循环冷却期间,S_cO_2

应增加高于 90%,以反映大脑体温过低。低温选择性脑灌注或低流量 CPB 时,S_cO_2 不应该大幅减低[71]。在深低温停循环后,再灌注或选择性脑灌注期间,S_cO_2 用来显示脑循环状态。该值应该增加 >80%。如果在这些情况下 NIRS 未能达到这个指标,麻醉和手术团队应该寻找原因。

NIRS 也应用于新生儿复苏指导[72]、新生儿 ICU 内循环衰竭期间复苏指导、呼吸窘迫综合征时的通气管理[73]以及膈疝引起呼吸功能不全的体外膜肺氧合[52]。

经颅多普勒超声:当声波从移动物体反射回来,反射波的频率会在入射波基础上发生变化;频率变化取决于物体的速度。如果物体朝着声源移动,频率变高;如果物体是远离声源,频率变低。频移变化现象由克里斯琴·多普勒于 1842 年描述发现,也被称为多普勒频移。现在应用的多普勒系统有三种:脉冲波、连续波和彩色多普勒。脉冲波多普勒要求将粒子速度限定在关注的特定范围内,连续波多普勒没有速度限制但缺乏空间分辨率:监测的速度是整个光路中的最大速度。彩色多普勒将流向和速度信息转换为一个彩色地图。当超声波束与移动粒子恰好在同一直线时,多普勒测量是最准确的。速度测量值呈波束与粒子移动路径描记向量之间夹角的余弦值递减。

连续波形和彩色多普勒仪被用来监测大脑中动脉脑血流速度。连续多普勒设备缺乏空间特异性,而这可由脉冲和彩色多普勒技术实现。获取灰度图像可进一步提高监测质量,进而可以准确测定声波作用角。对于存在低血压或大血管分流风险的婴儿,超声波监测大脑中动脉血流可发现严重脑灌注不足,在这些病例中,可看到 Willis 环附近的大动脉出现反流或舒张期血流减少[74]。"健康"早产儿的脑血流速度标准参数已经公布[75]。在非低血压的新生儿中,收缩期和舒张期脑血流速度都会随怀孕后和产后的年龄影响而增长[75]。

流速转换需要知道动脉横截面积。这个测量是复杂且精确的。然而,影像学数据表明,血管直径在短时间内相对稳定,因而速度变化可能会代表真实的流量变化。实际空间和测量获得的扫描点的局限性使这项应用在 OR(手术室)环境下估测脑血流量很难实现。大量研究检测多普勒在新生儿心肺循环前、中、后期脑血流量的变化[76]。在选择性脑灌注、低流量体外循环和深低温停止循环的情况下,经颅多普勒已应用于检测脑灌注不足,指导体外循环泵流量

表 6-2　SSEP 潜伏期与胎龄和年龄的关系

胎龄 / 年龄	髓鞘形成的途径	"N12"潜伏期（ms）	"N 20"潜伏期（ms）
32 周	ML-PM TCP-UM		68~72
40 周	ML-PM TCP-UM/PM		33~38
6 个月	ML-PM TCP-PM	6	18
12 个月	ML-FM TCP-PM	6	15.5
3 岁	ML-FM TCP-FM	6	15
成人	ML-FM TCP-FM	13	20~21

ML：内侧丘系。

TCP：丘脑皮质投射。

UM：无髓鞘的。

PM：部分有髓鞘的。

FM：全部有髓鞘的。

及手术和麻醉，旨在防止脑缺血[76]。

神经生理学监测：在特定的手术中，需要监测脊髓和周围神经的功能。这是通过监测从周围神经到大脑感觉皮层的感觉信息传导，评估大脑皮层到骨骼肌肉或组织的运动信息传导，以及神经根到肌肉的运动神经元轴突功能状态实现的。监测形式包括体感诱发电位（Somatosensory Evoked Potentials，SSEP）、经颅运动诱发电位（Transcranial Motor Evoked Potentials，TcMEP）和肌电图（Electromyography，EMG）。这三种方法常规应用于外科手术中，如脊髓融合术、复杂的脊髓栓系松解术、桥小脑角肿瘤切除术。以我们的经验，在新生儿中应用一种或多种方法被证明可能是有效的。

早产儿和足月儿在清醒或轻度镇静状态中，给予正中神经[77]和胫后神经刺激[78]后，可以记录 SSEP。与成人相比，新生儿和婴儿正中神经 SSEP 有不同的形态和峰间潜伏期（图 6.2）。这种不同是新生儿与成人外周和中枢神经系统的髓鞘形成程度和其他结构性差异的结果[79]。在新生儿 ICU 中，正中神经和胫后神经 SSEP 对于窒息后早产儿的未来神经认知状况具有预后指导意义[80, 81]。新生儿的皮层 SSEP 信号很容易在麻醉和（或）深镇静情况下被消除。而

欧勃点和颈后的皮层下的记录对麻醉效果有更好的抵抗作用，这在臂神经丛存在损伤风险时，更值得关注。这些结构的信号目前已被记录，其标准参数预计将在以后发布[82]。在我们的经验中，异丙酚 - 瑞芬太尼的麻醉方法对神经生理信号的抑制作用最小。

新生儿的听觉系统可以通过听觉诱发反应（Auditory Evoked Responses，ABR）进行监测，也称为脑干听觉诱发反应。ABR 与 SSEP 类似，它在神经（耳蜗神经）以及远场电位被记录。ABR 是通过在一侧耳给予一系列声音刺激，另一侧耳给予噪音掩蔽，电极放置在两侧乳突和头顶记录诱发电位而获得。为了生成 ABR，记录必须经过刺激后时间锁定、滤过、多倍放大，且由于 ABR 振幅非常低（0.1~0.3μv），需要进行平均信号处理，未经特殊处理容易被更高频率的 EEG 所覆盖。

有意识患者的 ABR 波，由短、中、长潜伏期反应组成。短潜伏期反应，称为波 I ～ V，其因不易在镇静和麻醉状态下抑制而被关注。对于不同年龄，波 I、III 和 V 推测的解剖起源[83]与每个波的潜伏期相同[84]。ABR 波 I ～ V 产生的结构是椎基底系统的分支，因此，ARB 对脑干缺血或低灌注很敏感[83]。

从妊娠 30~32 周开始，早产儿中就能够发现可识别和可重复的同侧 ABR（表 6.9）。妊娠 34 周就能够在对侧发现重复波。对侧波 V 的出现非常重要，ABR 波（波峰）的识别通常先识别波 V，然后再确定其他波。由于听觉传导通路在下橄榄核水平的中线交叉，儿童和成人中波 V 通常在对侧最明显。由短声引发的神经刺激经过同侧和交叉路径形成 ABR。近期，孕 34 周的早产儿中，ABR 对于神经发育评估的理想短声频率确定为 29.9 / s[85]。

构成波的振幅随胎龄增加，波 I、III 和 V 的潜伏期随胎龄增加而降低[86]。虽然早在妊娠 26 周胎儿发展的 ABR 特点已在近期被报道[87]，早产儿的 ABR 分析还是特别具有挑战性。出生后潜伏期和波幅的改变很大。出生后 2~3 年潜伏期达到成人水平（表 6.3），ABR 波幅在 4 岁时达到峰值，其后稍微下降达到成人水平[84]。ABR 波幅对于短声刺激频率也很敏感[83]。婴儿能够在比成人更高的刺激频率下维持 ABR 波幅[86]。

ABR 常用于神经外科手术期间第八对脑神经（CN VIII）和脑干的监测，包括桥小脑角和颅后窝肿瘤切除术。牵拉 CN VII、CN VIII 或耳蜗神经核的血流量

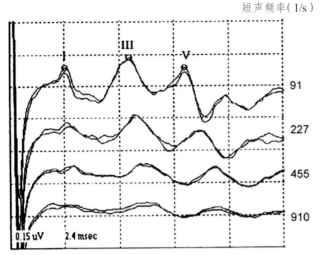

短声频率(1/s)

图 6.9 早产新生儿的听觉诱发电位。妊娠 8~32 周的胎儿在不同短声频率下的 ABR。

表 6.3 ABR:波 Ⅰ、Ⅲ 和 Ⅴ 潜伏期在不同年龄及波发生位置的变化

胎龄 / 年龄	波 Ⅰ 潜伏期（ms）	波 Ⅲ 潜伏期（ms）	波 Ⅴ 潜伏期（ms）
32 周	1.6±0.23	4.37±0.27	6.75±0.44
40 周	1.6±0.23	4.30±0.25	6.63±0.39
6 个月	1.6±0.23	4.06±0.19	6.17±0.27
12 个月	1.6±0.23	3.91±0.17	5.91±0.21
3 岁	1.6±0.23	3.78±0.16	5.66±0.19
成人	1.6±0.23	3.78±0.15	5.66±0.17
生成部位	远端耳蜗	橄榄复合体	对侧下丘

变化会显著影响波 Ⅰ 和 Ⅱ,但也可能导致其他所有波的损耗或振幅衰减。外侧丘系或下丘脑区域缺血会影响波 Ⅴ。波 Ⅴ 振幅下降 50% 或更多,潜伏期改变超过 1 毫秒,可能是脑干低灌注或早期缺血的标志。ABR 对温度也很敏感,温度每下降 1℃潜伏期增加约 7%;26℃的潜伏期是 37℃ 时的两倍[88]。ABR 波幅最初可能随着温度的下降而增加,但在 20℃时,低体温可以消除 ABR [38,88,89]。

ABR 的术中解读需要特殊的设备和训练有素的人员。为了达到一个合理的信号 - 噪音比,单个 ABR 的采集时间就需要 3~4min。但这个模式能够提供有关脑干灌注充分性和听觉通路功能(下丘水平)的有用信息。所有潜伏期变化一定在预估大脑温度的情况下解读。采集 ABR 时,可以应用除笑气之外的挥发气体,因为它们对麻醉非常耐受[90]。

运动诱发电位是由电刺激运动皮层直接或经颅产生,于不同的肌肉组织中记录肌肉动作复合电位(Compound Muscle Action Potentials,CMAP)。CMAP 的生成依赖于多个运动神经元发放或几乎同步发放冲动支配肌肉。为了达到刺激阈值,个体脊髓运动神经元必须接受一个通过皮质脊髓束(Corticospinal tract,CST)同步下传的连串刺激。相比成人 CST,新生儿 CST 组成轴突传导速度慢且变化较大,导致下行信号离散[91,92]。此外,皮质脊髓束到运动神经元的直接突触连接在新生儿中少见,并且随着年龄增长而增加[93]。在麻醉影响下,记录经颅刺激产生的 CMAP 发现新生儿的运动神经元不能同时达到足够数量而达到阈值。

已设计出的特殊刺激方案部分克服了这些限制,最小可使 2 个月大的婴儿能够记录到运动诱发电位[94,95]。极小婴儿的 MEP 对麻醉极其敏感。基于以上原因,当我们想要得到脊髓手术的 MEP 时,可以采用异丙酚 - 瑞芬太尼的麻醉方法[90]。

另一个监测神经系统完整性的有效方式是肌电图(Electromyography,EMG),EMG 监测自发肌肉活动或刺激活动。在自发 EMG 中,运动神经受到机械或热刺激会导致神经肌接头处神经递质的释放,从而产生肌肉动作电位。肌肉动作电位的描记数量是一个有关机械或热刺激变化率的函数[96]。电凝止血的快速升温、突然牵拉或机械创伤可引起一连串的神经放电,表现为爆发或成串的 EMG 活动。相反,缓慢给予机械牵引并不总会导致自发 EMG 活动,因此刺激 EMG,能在存在损伤风险时,用于测试神经功能。

外科医生应用电流刺激 EMG,寻找给定的神经根支配下一个或多个肌肉组织的反应。低阈值的电流下,CMAP 可以辨别该结构是否为神经。在极低电流水平(<1mA),运动神经根能够被刺激产生肌动电位;混合神经可能需要更高的阈值(最高 4mA)。只要不应用神经肌肉阻断剂,EMG 不受麻醉剂选择的影响,神经纤维或神经根周围切开过程中,刺激阈值可以提示神经和切入点之间的距离,或提示外科医生存在功能性神经组织。外科医生为了在某些特定手术中保护神经根,可能会选择使用自发和刺激 EMG 描记。在新生儿中,EMG 监测用于神经功能保护性肿瘤切除和其他畸形,包括脊柱相关的脊髓栓系和脊膜脊髓膨出。

参考文献

1. Mannheimer PD. The light-tissue interaction of pulse oximetry. Anesth Analg. 2007;105:S10–17.
2. Brouillette RT, Waxman DH. Evaluation of the newborn's blood gas status. National academy of clinical biochemistry. Clin Chem. 1997;43:215–21.
3. Valmari P. Should pulse oximetry be used to screen for congenital heart disease? Arch Dis Child Fetal Neonatal Ed. 2007;92:F219–24.
4. Arlettaz R, Bauschatz AS, Monkhoff M, Essers B, Bauersfeld U. The contribution of pulse oximetry to the early detection of congenital heart disease in newborns. Eur J Pediatr. 2006;165:94–8.
5. The BOOST II United Kingdom, Australia, and New Zealand Collaborative Groups. Oxygen saturation and outcomes in preterm infants. NEJM. 2013;368:2094–104.
6. Rabi Y, Rabi D, Yee W. Room air resuscitation of the depressed newborn: a systematic review and meta-analysis. Resuscitation. 2007;72:353–63.
7. Saugstad OD, Sejersted Y, Solberg R, Wollen EJ, Bjoras M. Oxygenation of the newborn: a molecular approach. Neonatology. 2012;101:1315–25.
8. Kattwinkel J, Perlman JM, Aziz K, et al. Neonatal resuscitation: 2010 American heart association guidelines for cardiopulmonary resuscitation and emergency cardiovascular care. Pediatrics. 2010;126:e1400–13.
9. Ramsay MAE, Usman M, Lagow E, et al. The accuracy, precision and reliability of measuring ventilatory rate and detecting ventilatory pause by rainbow acoustic monitoring and capnometry. Anesth Analg. 2013;117:69–75.
10. Tobin MJ, Stevenson GW, Horn BJ, Chen EH, Hall SC, Cote CJ. A comparison of three modes of ventilation with the use of an adult circle system in an infant lung model. Anesth Analg. 1998;87:766–71.
11. Stayer SA, Bent ST, Skjonsby BS, Frolov A, Andropoulos DB. Pressure control ventilation: three anesthesia ventilators compared using an infant lung model. Anesth Analg. 2000;91:1145–50.
12. Bachiller PR, McDonough JM, Feldman JM. Do new anesthesia ventilators deliver small tidal volumes accurately during volume-controlled ventilation? Anesth Analg. 2008;106:1392–400.
13. Evans N. Functional echocardiography in the neonatal intensive care unit. In: Kleinman C, Seri I, Polin R, editors. Hemodynamics and cardiology neonatology: questions and controversies. Philadelphia, PA: Saunders Elsevier; 2008.
14. Evans N. Which inotrope for which baby? Arch Dis Child Fetal Neonatal Ed. 2006;91(3):F213–20.
15. Osborn DA, Evans N, et al. Left ventricular contractility in extremely premature infants in the first day and response to inotropes. Pediatr Res. 2007;61(3):335–40.
16. Patel N, Dodsworth M, et al. Cardiac output measurement in newborn infants using the ultrasonic cardiac output monitor: an assessment of agreement with conventional echocardiography, repeatability and new user experience. Arch Dis Child Fetal Neonatal Ed. 2011;96(3):F206–11.
17. Meyer S, Todd D, et al. Assessment of portable continuous wave Doppler ultrasound (ultrasonic cardiac output monitor) for cardiac output measurements in neonates. J Paediatr Child Health. 2009;45(7–8):464–8.
18. Meyer S, Todd D, et al. Non-invasive cardiac output monitoring in neonates. Arch Dis Child Fetal Neonatal Ed. 2010;95(6):F464.
19. Dannevig I, Dale HC, et al. Blood pressure in the neonate: three non-invasive oscillometric pressure monitors compared with invasively measured blood pressure. Acta Paediatr. 2005;94(2):191–6.
20. Weindling AM, Bentham J. Blood pressure in the neonate. Acta Paediatr. 2005;94(2):138–40.
21. Meyer S, Sander J, et al. Agreement of invasive versus non-invasive blood pressure in preterm neonates is not dependent on birth weight or gestational age. J Paediatr Child Health. 2010;46(5):249–54.
22. Konig K, Casalaz DM, Burke EJ, Watkins A. Accuracy of non-invasive blood pressure monitoring in very preterm infants. Intens Care Med. 2012;38:670.
23. O'Shea J, Dempsey EM. A comparison of blood pressure measurements in newborns. Am J Perinatol. 2009;26(2):113–16.
24. Victor S, Marson AG, et al. Relationship between blood pressure, cerebral electrical activity, cerebral fractional oxygen extraction, and peripheral blood flow in very low birth weight newborn infants. Pediatr Res. 2006;59(2):314–19.
25. Greisen G. Autoregulation of vital and nonvital organ blood flow in the preterm and term neonate. In: Kleinman C, Seri I, Polin R, editors. Hemodynamics and cardiology neonatology: questions and controversies. Philadelphia, PA: Saunders Elsevier; 2008.
26. Forget P, Lois F, et al. Goal-directed fluid management based on the pulse oximeter-derived pleth variability index reduces lactate levels and improves fluid management. Anesth Analg. 2010;111(4):910–14.
27. Cannesson M, Delannoy B, et al. Does the Pleth variability index indicate the respiratory-induced variation in the plethysmogram and arterial pressure waveforms? Anesth Analg. 2008;106(4):1189–94.
28. Desebbe O, Boucau C, et al. The ability of pleth variability index to predict the hemodynamic effects of positive end-expiratory pressure in mechanically ventilated patients under general anesthesia. Anesth Analg. 2010;110(3):792–8.
29. Keller G, Cassar E, et al. Ability of pleth variability index to detect hemodynamic changes induced by passive leg raising in spontaneously breathing volunteers. Crit Care. 2008;12(2):R37.
30. De Felice C, Del Vecchio A, et al. Early postnatal changes in the perfusion index in term newborns with subclinical chorioamnionitis. Arch Dis Child Fetal Neonatal Ed. 2005;90(5):F411–14.
31. De Felice C, Latini G, et al. The pulse oximeter perfusion index as a predictor for high illness severity in neonates. Eur J Pediatr. 2002;161(10):561–2.
32. Jung et al 2013
33. Macknet MR, Allard M, et al. The accuracy of noninvasive and continuous total hemoglobin measurement by pulse CO-Oximetry in human subjects undergoing hemodilution. Anesth Analg. 2010;111(6):1424–6.
34. Miller RD, Ward TAB, et al. A comparison of three methods of hemoglobin monitoring in patients undergoing spine surgery. Anesth Analg. 2011;112(4):858–63.
35. Jou F, Wesseler JB, et al. Absolute and trend accuracy of continuous and noninvasive hemoglobin in pediatric surgery patients. Presented at annual society for pediatric anesthesia meeting; 2011.
36. Andre M, Lamblin MD, et al. Electroencephalography in premature and full term infants. Developmental features and glossary. Neurophysiol Clin. 2010;40(2):59–124.
37. Wallois F. Synopsis of maturation of specific features in EEG of premature neonates. Neurophysiol Clin. 2010;40(2):125–6.
38. Maynard D, Prior PF, et al. A continuous monitoring device for cerebral activity. Electroencephalogr Clin Neurophysiol. 1969;27(7):672–3.
39. Maynard D, Prior PF, et al. Device for continuous monitoring of cerebral activity in resuscitated patients. Br Med. 1969;J4(5682):545–6.
40. Hellstrom-Westas L, de Vries LS, et al. An atlas of amplitude-integrated EEGs in the newborn. London: Parthenon Publishing; 2003.
41. El-Dib M, Chang T, et al. Amplitude-integrated electroencephalography in neonates. Pediatr Neurol. 2009;41(5):315–26.
42. Hellstrom-Westas L, Rosen I, et al. Amplitude-integrated electroencephalogram and cerebral injury. Pediatrics. 2003;112(4):1001–2. author reply 1001-1002.

43. al Naqeeb N, Edwards AD, et al. Assessment of neonatal encephalopathy by amplitude-integrated electroencephalography. Pediatrics. 1999;103(6 Pt 1):1263–71.

44. Shalak LF, Laptook AR, et al. Amplitude-integrated electroencephalography coupled with an early neurologic examination enhances prediction of term infants at risk for persistent encephalopathy. Pediatrics. 2003;111(2):351–7.

45. Toet MC, Lemmers PM, et al. Cerebral oxygenation and electrical activity after birth asphyxia: their relation to outcome. Pediatrics. 2006;117(2):333–9.

46. Hellstrom-Westas L, Bell AH, et al. Cerebroelectrical depression following surfactant treatment in preterm neonates. Pediatrics. 1992;89(4 Pt 1):643–7.

47. Skov L, Hellstrom-Westas L, et al. Acute changes in cerebral oxygenation and cerebral blood volume in preterm infants during surfactant treatment. Neuropediatrics. 1992;23(3):126–30.

48. Lemmers PM, Molenschot MC, et al. Is cerebral oxygen supply compromised in preterm infants undergoing surgical closure for patent ductus arteriosus? Arch Dis Child Fetal Neonatal Ed. 2010;95(6):F429–34.

49. West CR, Groves AM, et al. Early low cardiac output is associated with compromised electroencephalographic activity in very preterm infants. Pediatr Res. 2006;59(4 Pt 1):610–15.

50. ter Horst HJ, Mud M, et al. Amplitude integrated electroencephalographic activity in infants with congenital heart disease before surgery. Early Hum Dev. 2010;86(12):759–64.

51. Horan M, Azzopardi D, et al. Lack of influence of mild hypothermia on amplitude integrated-electroencephalography in neonates receiving extracorporeal membrane oxygenation. Early Hum Dev. 2007;83(2):69–75.

52. Toet MC, Lemmers PM. Brain monitoring in neonates. Early Hum Dev. 2009;85(2):77–84.

53. Ioroi T, Peeters-Scholte C, et al. Changes in cerebral haemodynamics, regional oxygen saturation and amplitude-integrated continuous EEG during hypoxia-ischaemia and reperfusion in newborn piglets. Exp Brain Res. 2002;144(2):172–7.

54. Thorngren-Jerneck K, Hellstrom-Westas L, et al. Cerebral glucose metabolism and early EEG/aEEG in term newborn infants with hypoxic-ischemic encephalopathy. Pediatr Res. 2003;54(6):854–60.

55. Hallberg B, Grossmann K, et al. The prognostic value of early aEEG in asphyxiated infants undergoing systemic hypothermia treatment. Acta Paediatr. 2010;99(4):531–6.

56. Edwards AD, Wyatt JS, et al. Cotside measurement of cerebral blood flow in ill newborn infants by near infrared spectroscopy. Lancet. 1988;2(8614):770–1.

57. Yoxall CW, Weindling AM. Measurement of cerebral oxygen consumption in the human neonate using near infrared spectroscopy: cerebral oxygen consumption increases with advancing gestational age. Pediatr Res. 1998;44(3):283–90.

58. Dix LM, van Bel F, Baerts W, Lemmers PM. Comparing near infrared spectroscopy devices and their sensors for monitoring regional cerebral oxygen saturation in the neonates. Pediatr Res. 2013. doi: 10.1038/pr (Epub ahead of print).

59. Kurth CD, Levy WJ, McCann J. Near infrared spectroscopy cerebral oxygen saturation thresholds for cerebral hypoxia ischemia in piglets. J Cereb Blood Flow Metab. 2002;22:335–41.

60. Bernal NP, Hoffman GM, Ghanayem NS, Arca MJ. Cerebral and somatic near infrared spectroscopy in normal newborns. J Pediatr Surg. 2010;45(6):1306–10.

61. Kurth CD, Steven JL, Montenegro LM, Gaynor JW, Spray TL, Nicolson SC. Cerebral oxygen saturation before congenital heart surgery. Ann Thorac Surg. 2001;72:187–92.

62. Kurth CD, McCann J, Wu J, Miles LL, Loepke AW. Cerebral oxygen saturation-time thresholds for cerebral hypoxia-ischemia injury in piglets. Anesth Analg. 2009;108(4):1268–77.

63. Dent CL, Spaeth JP, Jones BV, Schwartz SM, Glauser TA, Hallinan B, Pearl JM, Khoury PR, Brain KCD, MRI. Abnormalities following the Norwood procedure using regional cerebral perfusion. J Thorac Cardiovasc Surg. 2005;130:1523–30.

64. Kussman BD, Wypij D, Laussen PC, Soul JS, Bellinger DC, DiNardo JA, Robertson R, Pigula FA, Jonas RA, Newburger JW. Relationship of intraoperative cerebral oxygen saturation to neurodevelopmental outcome and brain magnetic resonance imaging at 1 year of age in infants undergoing biventricular repair. Circulation. 2010;122(3):245–54.

65. van der Laan ME, Verhagen EA, Bos AF, et al. Effect of balloon atrial septostomy on cerebral oxygenation in neonates with transposition of the great arteries. Pediatr Res. 2013;73:627.

66. Ramamoorthy C, Tabbutt S, Kurth CD, Steven JM, Montenegro LM, Durning S, Wernovsky G, Gaynor WJ, Spray TL, Nicolson SC. Effects of inspired hypoxic and hypercapnic gas mixture cerebral oxygen saturation in neonates with univentricular heart defects. Anesthesiology. 2002;96:283–8.

67. Hoffman GM, Stuth EA, Jaquiss RD, Vanderwal PL, Staudt SR, Troshynski TJ, Ghanayem NS, Tweddell JS. Changes in cerebral and somatic oxygenation during stage 1 palliation of hypoplastic left heart syndrome using continuous regional cerebral perfusion. J Thorac Cardiovasc Surg. 2004; 127(1):223–33.

68. Kurth CD, Steven JM, Nicolson SC, Jacobs ML. Cerebral oxygenation during cardiopulmonary bypass in children. J Thorac Cardiovasc Surg. 1997;113:71–9.

69. Kurth CD, Steven JM, Nicolson SC. Cerebral oxygenation during pediatric cardiac surgery using deep hypothermic circulatory arrest. Anesthesiology. 1995;82:74–82.

70. Gottlieb EA, Fraser Jr CD, Andropoulos DB, Diaz LK. Bilateral monitoring of cerebral oxygen saturation results in recognition of aortic cannula malposition during pediatric congenital heart surgery. Paediatr Anaesth. 2006;16(7):787–9.

71. Andropoulos DB, Stayer SA, McKenzie ED, Fraser Jr CD. Regional low-flow perfusion provides comparable blood flow and oxygenation to both cerebral hemispheres during neonatal aortic arch reconstruction. J Thorac Cardiovasc Surg. 2003;126(6):1712–17.

72. Fuchs H, Lindner W, Buschko A, et al. Brain oxygenation monitoring I during neonatal resuscitation of very low birth weight infants. J Perinatol. 2012;32:356–62.

73. Milan A, Freato F, Vanzo V, et al. Influence of ventilation mode on neonatal cerebral blood flow and volume. Early Hum Dev. 2009;85:415–19.

74. Deeg KH, Rupprecht T. Pulsed Doppler sonographic measurement of normal values for the flow velocities in the intracranial arteries of healthy newborns. Pediatr Radiol. 1989;19(2):71–8.

75. Romagnoli C, Giannantonio C, et al. Neonatal color Doppler US study: normal values of cerebral blood flow velocities in preterm infants in the first month of life. Ultrasound Med Biol. 2006;32(3): 321–31.

76. Polito A, Ricci Z, et al. Cerebral blood flow during cardiopulmonary bypass in pediatric cardiac surgery: the role of transcranial Doppler–a systematic review of the literature. Cardiovasc Ultrasound. 2006;4:47.

77. Smit BJ, de Visser BWO, et al. Somatosensory evoked potentials in very preterm infants. Clin Neurophysiol. 2000;111(5):901–8.

78. Pike AA, Marlow N, et al. Posterior tibial somatosensory evoked potentials in very preterm infants. Early Hum Dev. 1997;47(1): 71–84.

79. Gilmore R. Somatosensory evoked potentials in pediatrics – normal. In: Holmes G, Moshe S, Jones H, editors. Clinical neurophysiology of infancy, childhood, and adolescence. Philadelphia, PA: Butterworth Heinemann Elsevier; 2006.

80. Harbord MG, Weston PF. Somatosensory evoked potentials predict neurologic outcome in full-term neonates with asphyxia. J Paediatr Child Health. 1995;31(2):148–51.

81. Pike AA, Marlow N. The role of cortical evoked responses in pre-

dicting neuromotor outcome in very preterm infants. Early Hum Dev. 2000;57(2):123–35.

82. Boor R, Goebel B. Maturation of near-field and far-field somatosensory evoked potentials after median nerve stimulation in children under 4 years of age. Clin Neurophysiol. 2000;111(6):1070–81.

83. Møller A. Intraoperative neurophysiological monitoring. Totowa, NJ: Humana Press; 2006.

84. Salamy A. Maturation of the auditory brainstem response from birth through early childhood. J Clin Neurophysiol. 1984;1(3):293–329.

85. Amin SB, Orlando M. Optimum click rate for neurodevelopmental evaluation using auditory brainstem response in premature infants. Am J Perinatol. 2012;29:587–92.

86. Yin R, Wilkinson AR, et al. No close correlation between brainstem auditory function and peripheral auditory threshold in preterm infants at term age. Clin Neurophysiol. 2008;119(4):791–5.

87. Coenraad S, Toll MS, Hoeve HL, Goedegebure A. Auditory brainstem response morphology and analysis in very preterm neonatal intensive care unit infants. Laryngoscope. 2011;121:2245–9.

88. Markand ON, Lee BI, et al. Effects of hypothermia on brainstem auditory evoked potentials in humans. Ann Neurol. 1987;22(4):507–13.

89. Hett DA, Smith DC, et al. Effect of temperature and cardiopulmonary bypass on the auditory evoked response. Br J Anaesth. 1995;75(3):293–6.

90. Francis L, Mohamed M, Patino M, McAuliffe J. Intraoperative neuromonitoring in pediatric surgery. Int Anesthesiol Clin. 2012;50:130–43.

91. Olivier E, Edgley SA, et al. An electrophysiological study of the postnatal development of the corticospinal system in the macaque monkey. J Neurosci. 1997;17(1):267–76.

92. Szelenyi A, de Camargo AB, et al. Neurophysiological evaluation of the corticospinal tract by D-wave recordings in young children. Childs Nerv Syst. 2003;19(1):30–4.

93. Armand J, Olivier E, et al. Postnatal development of corticospinal projections from motor cortex to the cervical enlargement in the macaque monkey. J Neurosci. 1997;17(1):251–66.

94. Journee HL, Polak HE, et al. Conditioning stimulation techniques for enhancement of transcranially elicited evoked motor responses. Neurophysiol Clin. 2007;37(6):423–30.

95. Fulkerson DH, Satyan KB, Wilder LM, et al. Intraoperative monitoring of motor evoked potentials in very young children. J Neurosurg Pediatr. 2011;7:331–7.

96. Julian FJ, Goldman DE. The effects of mechanical stimulation on some electrical properties of axons. J Gen Physiol. 1962;46:297–313.

第 7 章　新生儿监测：临床实践

作者：David J.Steward
译者：张雅涵
审译：徐莹

全面、精准、及时、可靠的监测是实现新生儿外科手术安全有效管理的基本目标。实现此目标需要以下两个要素：

1. 新生儿过小的身材增加了在其身上应用各种设备的难度，尤其是难以建立血管通路。而且，在外科手术过程中，新生儿经常处于被无菌单完全覆盖的状态，使得麻醉医生很难观察或操作。所以，依靠视觉观察新生儿生命体征是很难实现的，这使得麻醉医生更多地依靠设备来监测新生儿生命体征。所有的监测管路、探头、导管均应在术前检查功能无误并应采取措施来防止术中受到影响，如避免来自术者手臂的挤压。由于新生儿的血容量很少，新生儿患者进行呼吸气体或者血液采集也会变得困难。

2. 新生儿的动态生理特点是在特定条件下会产生重要生理指标的迅速变化。此时要求监测系统对这些生理变化快速做出反应，并及时提示麻醉医生采取相应的处理措施。

本章节将对新生儿循环呼吸系统、神经系统以及代谢状态的围术期监测进行介绍和讨论，监测设备种类将从简单无创设备到复杂有创设备。患儿采用的监测设备需要参考外科疾病的严重程度以及即将进行的手术种类来进行个体化选择。

心肺监测

过去监测循环呼吸系统常采用听诊器，包括胸壁听诊器和食管听诊器。如今由于有了动脉血氧饱和度和呼气末二氧化碳浓度（$EtCO_2$）监测，听诊器已相对较少使用。但是，在特殊情况下，听诊器仍具有很好的实用性，因此听诊器应随时常备。听诊器能快速提示由于外科手术操作导致的主气道梗阻，尤其是在支气管食管瘘修补术中。左胸部心前区听诊能早期提示由于患儿位置改变而造成的气管导管移位至支气管，而且还能术中监测心音提供其他信息，如在胸腔镜手术中，心前区听诊能提示动脉导管闭合术是否成功[1]。因此，它仍然是不可替代的监测手段。食管听诊器是一种相对安全的器械，尽管之前曾报道有微小的食管损伤和并发症[2]。对有血管环新生儿，即使已经气管插管，使用食管听诊器也可能引起气道阻塞。在颈部手术中，使用食管听诊器会使术者对食管与气管产生混淆，使用前应该与术者沟通[3]。食管听诊器结构中通常包括用来监测温度的热敏电阻，把听诊器放在心音最强处来保证温度球在心脏的后面用以监测核心温度。

动脉血红蛋白氧饱和度监测

脉搏血氧监测法自 19 世纪 80 年代被应用以来迅速成为新生儿围术期不可替代的监测手段。脉搏血氧监测探头包括两个发光二极管（LED），分别产生红光和红外线，并用一个半导体来作为探测器。这两种光随着动脉搏动而产生周期性变化的波长吸收率被记录下来，并用内部算法算出两者比值。LED和探测器放置的最佳位置应是间隔 5~10mm 组织并垂直相对。如果血氧探头的两个部分未垂直相对会造成读数偏低[4]。在新生儿中,探头放置的常见位置可以是手掌间、脚掌间或者耳垂、颊部和舌头[5]。脉搏血氧测定法虽存在偏差,但在血氧饱和度大于80%时,其误差在±2%~4%或者更少。在低血氧饱和度状态下,脉搏血氧测定法精确度下降,通过脉搏测定血氧饱和度的方法不可取。我们要清楚认识到,氧解离曲线的顶端是平直曲线,在过高血氧饱和度情况下,动脉血氧分压出现很大变化才引起血氧饱和度的微小改变。所以,为早产儿定义一个安全血氧饱和度值来避免高氧所带来的损害一直是个难以解决的问题[6-8]。不同模式的血氧饱和度监测仪对患者生理情况改变做出反应的时间有所不同[9]。总的来讲,新型带有"信号提取技术"(SET)模式监测仪能做出相对更快的反应。

脉搏血氧监测仪在新生儿患者中具有较好的应用性[10],因为低血氧更易发生在这一群体中,但其功能被诸多因素所影响。运动伪差在麻醉维持期间不会造成显著影响,但在麻醉诱导和苏醒期的影响就非常明显。在这种情况下,带有SET模式(如Masimo)的测定仪就变成了更好的选择[9]。外界强光源也能明显影响脉搏血氧监测仪的测定结果。探头应该与外界强光隔离并安装刚性框架保护探头以防被挤压。在低灌流状态下信号过弱以至于仪器无法显示监测结果,带有SET模式的仪器能较好的发挥作用。脉搏血氧监测读数不受红细胞压积、贫血以及胆红素血症影响。但在接受光疗后的灰婴综合征患儿中,动脉血氧饱和度的读数变得不可信[11]。在血氧饱和度小于80%的情况下[5],皮肤色素沉着能造成读数虚低。碳氧血红蛋白增高常引起虚高的读数。高铁血红蛋白的增高甚至能带来高达85%以上的读数误差[5]。

在新生儿麻醉操作中,最好在患儿身上放置两个血氧饱和度监测探头。在某些情况下,应使用双探头共同监测导管前(右臂或头)或导管后氧饱和度,有时第二个探头监测结果仅作为反馈参考[12]。

曾有文献报道与使用血氧监测探头有关的并发症。当在手指上持续使用血氧探头时,应注意防止指夹过紧导致的手指损伤[13],同样持续使用夹耳式探头时,应保证耳夹紧度适中[14]。

血压监测

基础的无创血压监测设备是袖带式血压计。袖带的建议宽度为(0.44~0.55)×袖带围绕肢体周长的一半。对于足月新生儿而言,通常袖带理想宽度最大值为1英寸(1英寸=2.54厘米)[15]。在术中,监测收缩压最精准的方式应为在动脉远端放置多普勒血流探头[15]。使用这类自动示波器来测量血压会显示收缩压以及平均动脉压值偏高,尤其是当患儿处于低血压状态时[16]。近期大量数据表明,在极低出生体重儿(体重小于1000g)身上应用无创监测设备监测上下肢血压出现的误差最大[17];在病重或需要接受大手术的患儿病例中应用无创血压监测设备,结果是不可信的。但在健康婴儿中使用袖带血压计测量上下肢血压结果通常很接近。

动脉内置管法直接测量血压适用于危重新生儿或者需要接受重大手术的新生儿。动脉导管可以在许多位点被置入,每个位点均存在优势和潜在的危险。

对于新生儿来讲,脐动脉是一个相对容易的动脉置管通路,已被广泛应用在新生儿重症监护室。然而,伴随而来的严重血栓栓塞并发症,可能影响到腹腔脏器、下肢甚至脊髓[18]。所以,在选择动脉置管的材料和设计以及液体管理时,应给予高度重视,有一个端孔的硅胶导管是理想的类型。高张碱性液体不应在此管路中应用。在注入液体中,加入肝素能降低管路堵塞风险,但不能降低血栓栓塞发生率[19]。在管理脐动脉置管的新生儿时,麻醉医生应重视回抽采血和管路冲洗。早产儿采血和输注的速率应该小于1mL/30s,超过此速率会严重损害脑血流量和氧供[20]。

桡动脉置管是常被麻醉医生应用于术中的直接动脉压监测。有多种方法来提高新生儿经皮穿刺桡动脉置管的成功率:当见到导管内回血时,旋转针头使斜面向下能提高在新生儿的小动脉内置管的成功率;有些情况下,应用导丝也很有帮助;当动脉搏动不能被触及时,多普勒超声或者新生儿手腕透明照射技术有助于动脉定位[21];在有些置管困难的病例中,需要减小动脉导管型号以实现置管。用于检测侧支循环是否通畅的Allen's试验难以在小婴儿施行,同时由于其在成年人应用时的不绝对可靠性,所以在许多医疗中心并不是常规进行。一旦桡动脉通路成功建立，上肢应固定在夹板上并连接持续可靠的冲洗系统。与葡萄糖溶液相比，生理盐水更适用于所有的监测冲洗管路 [22]。桡动脉管路冲洗应维持低量低速注射，控制逆流至脑循环的冲洗液体积小于 0.5mL [23]。用于实验室检查的采集血样如需回输体内，应经静脉通路而不是动脉通路。

新生儿桡动脉置管的严重并发症相对少见，但仍有少数关于新生儿手部产生缺血性损伤的报道 [23-25]。任何循环障碍和导管远端皮肤改变都是立即撤管的指征。目前，没有证据表明，缩短到达动脉导管的管线距离会增加并发症的发生率 [26]。

当桡动脉穿刺置管不成功时，股动脉置管可作为替代穿刺位点，在某些情况下相对于桡动脉穿刺更能反映真实动脉血压 [27]。就算在新生儿中，股动脉置管也不会增加穿刺处感染的风险。有报道与灌注相关的并发症，所以应密切监测远端循环 [28]。股动脉穿刺置管过程中应高度重视并防止针头损伤髋关节造成无菌性关节炎和股骨头损伤 [29]。穿刺方向在腹股沟韧带高度向骶尾部走行极其重要，高于腹股沟韧带水平进针容易造成腹膜后出血。采用 Seldinger 技术配合无菌操作是较为推荐的动脉置管方法，如使用 3 FR，5cm 型号的聚氨酯导管。穿刺位点应贴透明无菌敷贴并进行定期检查。如果出现肢体循环障碍应立即撤去导管。股动脉或桡动脉导管留置时间超过 5 天易引起败血症 [28]。

在新生儿，通过动脉置管得到的动脉波型和真实血压值在一定程度上受到管路连接的规范性和液体持续冲洗等因素的影响。连续冲洗管路而产生的输液量，在新生儿也是必须考虑的。使用加压控制输液装置（如 Intraflo 或者 Squeezeflow 系统）能提供匀速 3mL/h 冲洗液体量。然而，在某些情况下，当反复使用加速冲洗或出现功能故障时 [30]，这种装置会产生更多的输液量。这将导致液体过负荷或继发于肝素过量的凝血障碍。持续使用晶体溶液冲洗动脉管路可能诱发脑血管意外，特别是经桡动脉穿刺置管时，不含血的晶体液进入颈动脉。相比之下，更推荐使用注射泵，以 1mL/h 的输液量进行持续性动脉管路冲洗 [30]。

还有一些其他的穿刺位点可以用于有创血压监测。腋动脉由于具有较好的侧支循环并易于触及，而被认为是一个较好的选择，在危重新生儿患者中已成功应用，并且没有产生严重并发症 [31]。也有报道，应用肱动脉置管，也没有发生严重并发症 [25]，但对于这种没有良好侧支循环的动脉，在应用时，还是应该严密监测。

中心静脉压监测

中心静脉导管（central venous catheters, CVC）被应用于新生儿以监测中心静脉压，并经此向体内输入强心和高渗溶液。在超声辅助下，经颈内静脉置管降低了新生儿行中心静脉置管的难度 [32]，轻压放置于颈部的超声探头能使颈静脉塌陷使得颈静脉很容易被辨别。轻压患儿肝部能增加静脉回流，使颈静脉直径扩张，便于穿刺。临床上，不经常使用 Trendelenburg 体位，因为新生儿颈静脉过短，头低位倾斜几乎不能增加静脉直径。经常采用新生儿垫肩垫的方式。左锁骨下静脉也是在超声引导下能够精准定位的置管通路 [33]。然而，新生儿锁骨下静脉直径很小，若经其置管伴随着高风险并发症 [34]，尤其是气胸。在新生儿中，很难选择适宜的置管深度。导管尖端不应低于上腔静脉和右心房连接处并且其位置应经影像学确认。如果尖端伸入右心房过深，可能导致包括心律失常、三尖瓣损伤或者心脏穿孔心包填塞等严重并发症。新生儿中心静脉置管操作应保持绝对无菌。当经中心静脉导管向体内输入高营养液时，应高度警惕败血症的发生，因为导管相关性败血症和心内膜炎是常见并发症。

当经上腔静脉通路置管失败时，可以通过股静脉监测下腔静脉压来可靠地反映中心静脉压力。低位下腔静脉压往往只比中心静脉压高一点点 [35]。

新生儿二氧化碳浓度监测

二氧化碳监测能直接反映通气情况并间接反映心输出量、肺血流量和代谢状态，因此成为术中重要的监测手段。通过观察二氧化碳描记波形中的"肺泡平台期"来显示的二氧化碳浓度。波形的改变能提醒麻醉医生及时发现患儿生理状态改变和气道回路的机械故障。$EtCO_2$ 几乎接近于动脉血二氧化碳（以下简称为 $PaCO_2$）水平，但其精准度受很多因素影响。当其数值有绝对重要参考意义时，直接 $PaCO_2$

的测量就非常重要。术中应该精准监测并调整术中 $PaCO_2$，因为不论高碳酸血症或者低碳酸血症都极易引起严重的生理损害。

EtCO2 可以通过旁流式或者主流式气体采样方法测得，两者目前都应用于新生儿监测 [36-37]。新生儿低潮气量和高呼吸频率的特点决定了其不能被精确采集潮气末气休样本。旁流气体取样测量很大程度依赖于取样位点、取样速率以及取样管无效腔体积。对于手术后以及在重症监护室的新生儿，微小气流旁流取样二氧化碳浓度监测（取样流速 50mL/min）和经皮二氧化碳浓度监测均和动脉血 PCO2 有良好的一致性 [38-39]。监测仪器带来的无效腔体积增加和连接气管插管的探测器体积成为主流式气体监测的主要障碍。尽管如此，在极低体重新生儿，使用主流式气体监测测得的 EtCO2 虽然持续偏低，但与脐部动脉二氧化碳分压有较好的一致性，并且在未合并严重肺部疾患的新生儿病例中更准确 [40]。目前，对此的实用性建议是，在麻醉机内建议安装旁流式气体监测仪。

旁流式气体监测是在气管插管连接器水平或者在气管插管顶部经气体样品采样管采集气体样本。如果在连接器水平收集气体，最好使用较低无效腔体积的设备 [41]。在极低出生体重儿，使用低取样速度（50mL/min）、低无效腔体积（0.5mL）气管插管适配器进行的旁流式气体监测采样分析得到的动脉血 PCO2 会偏低，但在出现极高极低的危急值时，检测是有意义的 [42]。在有严重肺部疾病的患儿，从气管插管顶端取样与动脉血 PCO2 有更好的一致性 [43]。有侧支管路的双腔气管插管适用于这种病例，然而，这种导管也存在采样管路易被气道分泌物堵塞的不足。

Mallinckrodt™ 经口／鼻腔无套囊气管插管监测管路号应大于 2.5。在患有严重肺部疾病患儿中，虽然由主流式气体采样分析测得 EtCO2 值通常小于动脉血二氧化碳分压 [44]，但在预测和显著异常值报警中仍能发挥重要作用。尽管对于大多数健康患者 EtCO2 是很有用的监测指标 [44-45]，但如果要精确测量动脉血二氧化碳分压时，动脉血检测是不可替代的方法。

体温监测

新生儿有较高的体表面积／体重比值，较薄的皮下脂肪层，同时没有寒战产热的能力。因此，其产热主要依靠非寒战的、去甲肾上腺素依赖性的和棕色脂肪产热方式（肩胛间和肾周围棕色脂肪）。所以，在新生儿，为保持恒温和避免寒冷应激需要严密监测。尽管如此，还有两点需要特殊考虑到：首先，并没有严格意义的标准正常体温，不同组织在不同代谢状态下会出现不同温度；其次，新生儿即便在冷应激状态下也可保持核心温度正常 [46]。如果要保持新生儿热平衡状态，应保持核心温度为 36.7℃ ~37.3℃ 以及核心温度和体表温度波动小于 0.2℃ ~0.3℃ /h[47]。这两点考虑能指导体温监测方式的选择。

监测新生儿体温的位置有腋下、直肠、皮肤、食管和耳部。

腋下测量体温取决于探头靠近腋动脉的距离和腋下夹紧程度。对于新生儿来说，配合完成的过程比较困难。同时强力空气加热装置能直接加热新生儿腋下温度计探头 [46]。另外，主动非寒战产热会影响该部位测量的温度读数。

直肠温度经常被认为是监测核心温度的金标准，但是测得的温度读数会受到插入深度、直肠内容物、内部代谢状态、新生儿保温毯温度以及下肢回流血液温度影响 [48]。目前认为，比较合适的是将温度计轻柔的插入，深度为 5cm[49]。同时也应该考虑肠穿孔这种罕见并发症发生的可能性 [50]。

皮肤温度相对容易测得，并且如果使用零热流方法，要比使用持续直肠测温更适合 [51]。零热流法测温是将一个隔离探头放置在新生儿皮肤与床垫之间，这就实现了零热流并可以测量深层组织温度 [52]。

当测量食道温度时，在食道低位放置温度探头并保持与左心房之间的距离这一点很重要。这能通过联合应用食道听诊器和温度探头实现，但要考虑温度探头和听诊器之间的距离。测量食道上部温度容易受邻近呼吸道的影响。

对于大多数新生儿来讲，由于耳道过小，所以耳部测温不是理想选择。红外技术的应用能实现间断鼓膜测温，经常适用于术后测温。

血糖监测

新生儿应避免围术期低血糖和过高血糖。利用手持式血糖仪进行间断血糖测量能监测血糖水平并且只需要微量的血液。然而，新生儿严重高血糖 / 低血糖时，血糖水平可能到达手持式血糖仪精准测量阈值范围的边缘[53]。除此之外，血糖仪结果（床旁血糖检测）可能会被氧合水平、红细胞压积、体温和胆红素水平以及甘露醇、多巴胺等药物影响[53-54]。新生儿高红细胞压积水平会导致血糖读数偏低。高动脉血氧分压也会导致应用葡萄糖氧化酶检测技术的血糖读数偏低。为新生儿专门设计的新一代血糖仪已经出现，检测结果更为可信。

为了避免间断性测量的明显缺点，目前已开始采用持续性血糖监测方法，并且已证实在检测未察觉的低血糖发作中具有明显作用[55]。使用皮下电极植入的血糖仪在红细胞压积变化以及使用强心剂后仍能正常工作，然而，皮下电极设备需要频繁校准血样，同时，在低血糖水平时，其精准会降低。但是，由于它是一个连续监测设备，血糖下降趋势会被早期识别[55]。连续血糖监测在新生儿心脏手术中具有较大意义，且在新生儿胰岛素瘤手术中也至关重要。

以上所述的测量被认为是在新生儿围术期间的标准监测。

参考文献

1. Nezafati MH, Soltani G, Kahrom M. Esophageal stethoscope: an old tool with a new role, detection of residual flow during video-assisted thoracoscopic patent ductus arteriosus closure. J Pediatr Surg. 2010;45(11):2141–5.
2. Friedman M, Toriumi DM. Esophageal stethoscope. Another possible cause of vocal cord paralysis. Arch Otolaryngol Head Neck Surg. 1989;115(1):95–8.
3. Schwartz AJ, Downes JJ. Hazards of a simple monitoring device, the esophageal stethoscope. Anesthesiology. 1977;47(1):64–5.
4. Poets CF, Southall DP. Noninvasive monitoring of oxygenation in infants and children: practical considerations and areas of concern. Pediatrics. 1994;93:737–46.
5. Fouzas S, Priftis KN, Anthracopoulos MB. Pulse oximetry in pediatric practice. Pediatrics. 2011;128:740–52.
6. Castillo A, Sola A, Baquero H, et al. Pulse oxygen saturation levels and arterial oxygen tension values in newborns receiving oxygen therapy in the neonatal intensive care unit: is 85 % to 93 % an acceptable range? Pediatrics. 2008;121(5):882–9.
7. Saugstad OD, Sejersted Y, Solberg R, et al. Oxygenation of the newborn: a molecular approach. Neonatology. 2012;101:315–25.
8. Askie LM. Optimal oxygen saturation in preterm infants: a moving target. Curr Opin Pediatr. 2013;25:188–92.
9. Baquero H, Alvis R, Castillo A, Neira F, Sola A. Avoiding hyperoxia during neonatal resuscitation: time to response of different SpO2 monitors. Acta Pediatr. 2011;100:515–18.
10. de Graaff JC, Bijker JB, Kappen TH, et al. Incidence of intraoperative hypoxemia in children in relation to age. Anesth Analg. 2013;117:169–75.
11. Hussain SA. Pulse oximetry interference in bronze baby syndrome. J Perinatol. 2009;29:828–9.
12. Wouters K. Clinical usefulness of the simultaneous display of pulse oximetry from two probes. Pediatr Anesth. 2008;18:345–6.
13. Wille J, Braams R, Van Haren WH, van der Werken C. Pulse oximeter induced digital injury: frequency rate and possible causative factors. Crit Care Med. 2000;28:3555–7.
14. Urquhart C, Bell G. Ear probe pulse oximeters and neonates. Anaesthesia. 2005;60:294.
15. Sonesson SE, Broberger U. Arterial blood pressure in the very low birthweight neonate. Evaluation of an automatic oscillometric technique. Acta Paediatr Scand. 1987;76:338–41.
16. Emery EF, Greenough A. Non Invasive monitoring in preterm infants receiving intensive care. Eur J Paediatr. 1992;151:136–9.
17. Konig K, Casalaz DM, Burke EJ, Watkins A. Accuracy of non-invasive blood pressure monitoring in very preterm infants. Intens Care Med. 2012;38:670–6.
18. Dannevig I, Dale HC, Liestol K, Lindemann R. Blood pressure in the neonate: three non-invasive oscillometric pressure monitors compared with invasively measured blood pressure. Acta Paediatr Scand. 2005;94:191–6.
19. Ramasethu J. Complications of vascular catheters in the neonatal intensive care unit. Clin Perinatol. 2008;35:199–222.
20. Schulz G, Keller E, Haensse D, Arlettaz R, Bucher HU, Fauchere JC. Slow blood sampling from an umbilical artery catheter prevents a decrease in cerebral oxygenation in the preterm infant. Pediatrics. 2003;111:73–6.
21. Cole FS, Todres ID, Shannon DC. Technique for percutaneous cannulation of the radial artery in the newborn. J Pediatr. 1978;92:105–7.
22. Rais-Bahrami K, Karna P, Dolanski EA. Effect of fluids on life span of peripheral arterial lines. Am J Perinatol. 1990;7:122–4.
23. Butt WW, Gow R, Whyte H, et al. Complications resulting from the use of arterial catheters: retrograde flow and rapid elevation in blood pressure. Pediatrics. 1985;76:250.
24. Cartwright GW, Schreiner RL. Major complication to percutaneous radial artery catheterization in the neonate. Pediatrics. 1980;65:139–41.
25. Schindler E, Kowadl B, Suess H, et al. Catheterization of the radial or brachial artery in neonates and infants. Pediatr Anesth. 2005;15:677–82.
26. Sellden H, Nillson K, Larsson LE, Ekstrom-Jodal B. Radial arterial catheters in children and neonates: a prospective study. Crit Care Med. 1987;15:1106–9.
27. Gallagher JD, Moore RA, McNicholas KW, Jose AB. Comparison of radial and femoral arterial blood pressures in children after cardiopulmonary bypass. J Clin Monit. 1985;1:168–71.
28. Glenski J, Beynen FM, Brady J. A prospective evaluation of femoral artery monitoring in pediatric patients. Anesthesiology. 1987;66:227–9.
29. Asnes RS, Arender GM. Septic arthritis of the hip: a complication of femoral venipuncture. Pediatrics. 1966;38:837–41.
30. Morray J, Todd S. A hazard of continuous flush systems for vascular pressure monitoring in infants. Anesthesiology. 1983;58:187–9.
31. Piotrowski A, Kawczynski P. Cannulation of the axillary artery in critically ill newborn infants. Eur J Pediatr. 1995;154:57–9.
32. Alderson PJ, Burrows FA, Stemp LI, et al. Use of ultrasound to evaluate internal jugular vein anatomy and to facilitate central venous cannulation in paediatric patients. Br J Anaesth.

1993;70:145–8.

33. Haas NA, Haas SA. Central venous catheter techniques in infants and children. Curr Opin Anaesthesiol. 2003;16:291–303.

34. Breschan C, Platzer M, Jost R, Stetner H, Likar R. Size of internal jugular vs subclavian vein in small infants: an observational, anatomical evaluation with ultrasound. Br J Anaesth. 2010;105:179–84.

35. Chait HI, Kuhn MA, Baum VC. Inferior vena caval pressure reliably predicts right atrial pressure in pediatric cardiac surgical patients. Crit Care Med. 1994;22:219–24.

36. McEvedy BA, McLeod ME, Mulera M, et al. End-tidal transcutaneous and arterial CO2 measurements in critically ill neonates: a comparative study. Anesthesiology. 1988;69:112–16.

37. McEvedy BA, McLeod ME, Kirpalani H, et al. End-tidal carbon dioxide measurements in critically ill neonates: a comparison of side-stream and mainstream capnometers. Can J Anaesth. 1990;37:322–6.

38. Tingay DG, Mun KS, Perkins EJ. End tidal carbon dioxide is as reliable as transcutaneous monitoring in ventilated postsurgical neonates. Arch Dis Child Fetal Neonatal Ed. 2013;98:F161–4.

39. Singh BS, Gilbert U, Sing S, Govindaswami B. Sidestream microstream end tidal carbon dioxide measurements and blood gas correlations in neonatal intensive care unit. Pediatr Pulmonol. 2013;48:250–6.

40. Trevisanuto D, Giuliotto S, Cavallin F, et al. End-tidal carbon dioxide monitoring in very low birth weight infants: correlation and agreement with arterial carbon dioxide. Pediatr Pulmonol. 2012;47:367–72.

41. Friederich JA, Brooker RF. A pediatric end tidal carbon dioxide sampling port. Anesth Analg. 1994;79:198.

42. Lopez E, Grabar S, Barbier A, Krauss B, Jarreau PH, Moriette G. Detection of carbon dioxide thresholds using low-flow side-stream capnography in ventilated preterm infants. Intens Care Med. 2009;35:1942–9.

43. Kugelman A, Zelger Aginsky D, Bader D, Shorts I, Riskin A. A novel method of distal end-tidal CO2 capnography in intubated infants: comparison with arterial CO2 and with proximal mainstream end-tidal CO2. Pediatrics. 2008;122:e1219–24.

44. Bhat YR, Abhishek N. Mainstream end-tidal carbon dioxide monitoring in ventilated neonates. Singapore Med J. 2008;49:199–203.

45. Rozycki HJ, Sysyn GD, Marshall MK, Malooy R, Wiswell TE. Mainstream end-tidal carbon dioxide monitoring in the neonatal intensive care unit. Pediatrics. 1998;101:648–53.

46. Lyon AL, Freer Y. Goals and options in keeping preterm babies warm. Arch Dis Child Fetal Neonatal Ed. 2011;96:F71–4.

47. Sauer PJ, Dane HJ, Visser HK. New standards for neutral thermal environment of healthy very low birth weight infants. Arch Dis Child. 1984;59:18–22.

48. McIntyre J, Hull D. Axillary and rectal temperature measurements in infants. Arch Dis Child. 1992;67:1059.

49. Togawa T. Temperature measurement. Clin Phys Physiol Meas. 1985;6:83–108.

50. Frank JD, Brown S. Thermometers and rectal perforations in the neonate. Arch Dis Child. 1978;53:824–5.

51. Van der Speck RDG, van Lingen RA, Zoeren-Grobben D. Body temperature measurement in VLBW infants by continuous skin measurement is as good or even better alternative than continuous rectal measurement. Acta Paediatr. 2009;98:282–5.

52. Simbrunner G. Temperature measurements and distribution of temperatures throughout the body in neonates. In: Okken A, Koch J, editors. Thermoregulation of sick and low birth weight neonates. Berlin: Springer; 1995.

53. Beardsall K. Measurement of glucose levels in the newborn. Early Hum Dev. 2010;86:263–7.

54. Steven J, Nicholson S. Perioperative management of blood glucose during open heart surgery in infants and children. Pediatr Anesth. 2011;21:630–7.

55. Harris DL, Battin MR, Weston PJ, Harding JE. Continuous glucose monitoring in newborn babies at risk of hypoglycemia. J Pediatr. 2010;157:198–202.

第8章　足月儿和早产儿围术期代谢管理

作者：Geoff Frawley，Pablo Ingelmo，Satyan Lakshminrusimha
译者：丁萌萌
审译：陶炳东

新生儿机体的水分分布与代谢（图 8.1）

胎儿体内的组成成分会发生急剧的变化。随着妊娠月份的增加，胎儿水占机体重量的比例逐渐降低（图 8.2）。早产儿水占体重的 85%，足月的新生儿水占 75%，年长儿水占 60%[1]。出生后，多余的机体水分被转移并排出体外。早产儿（图 8.2）在体液环境平衡发展成熟之前要经过多个不同阶段：①预利尿阶段（产后第一个 24~48 小时），尿量范围在 0.5~1.5 mL/（kg·h）；②利尿阶段，尿量增加到 3~5mL/（kg·h），并伴随排钠的减少。因此，在出生后的第一个 5~7 天，早产儿体重会降低 10%~15%（体重 < 750 克的早产儿体重减少最高可达 20%）。关于出生后几天内新生儿体液缩减，其明确的内在机制尚不清楚，目前认为可能与肺血流增加牵拉左心房受体从而增加心房利钠肽（atrial natriuretic peptide，ANP）的分泌有关。另一个因素可能与新生儿生后 1 周肾小管对醛固酮不敏感有关 [2,3]。

出生后下丘脑、肾上腺和肾脏的生理变化

心房利钠肽

心房利钠肽减弱肾素 - 血管紧张素 - 醛固酮系统与交感神经系统的活性，抑制垂体后叶素的释放，扩张体循环、肺循环、冠状循环及肾循环，促进排钠及利尿。与出生一段时间的婴儿和儿童相比，新生儿在出生后前几天利钠激素在循环系统中的水平显著升高，这可能与出生后心室后负荷急剧升高有关 [3, 4]。有呼吸系统疾病且伴有持续肺动脉高压的新生儿血浆 B 型利钠肽水平（B-type natriuretic peptide，BNP）显著高于右心室压力正常的新生儿。已知患有先天性心脏病的儿童中，利钠激素与心脏病变的类型和严重程度有关 [5]。

下丘脑 – 垂体 – 肾上腺素系统

出生后，肾上腺组织胎儿期细胞凋亡而发生本区域和其他区域的重构 [6]。新生儿出生时，游离皮质醇水平只有母体水平的三分之一，且皮质醇水平与胎龄成反比，新生儿在出生后 4 天肾上腺体积大小减少 25%。在足月儿与胎龄较大的早产儿中，低浓度的促肾上腺皮质激素、皮质醇和游离三碘甲状腺原氨酸（T3）水平与新生儿肺水潴留和短暂呼吸急促相关（transient tachypnea of the newborn，TTN）[7]。据报道，约 27% 极低体重儿和危重病新生儿（危重病新生儿定义为应激状态无法产生 3 倍以上的皮质醇激素）出现一过性的肾上腺皮质功能不全。这些婴儿对低血压休克反应差，液体复苏和正性肌力药物基本无反应 [8-10]，而静脉给予氢化可的松能有效地提升重症早产儿的正性肌力药物抵抗性低血压，并且不抑制

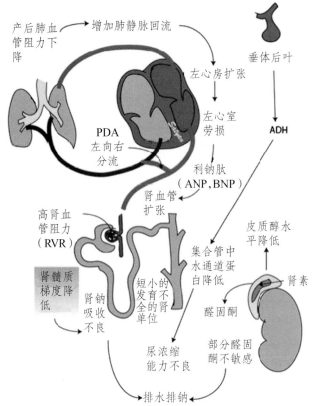

图 8.1　新生儿(特别是早产新生儿)体内液体稳态和调节的变化导致浓缩能力差和钠尿损失。出生后,肺血管阻力的下降增加了左心房肺静脉的回流,从而扩张心房。心房扩张和心室劳损导致利钠肽水平增高,引起肾血管舒张和利尿。尽管存在ADH 分泌,但集合管中的水通道蛋白减少限制了尿浓缩能力,特别是在早产儿中。虽然肾素 - 血管紧张素系统在醛固酮水平正常 / 增高时发挥功能,部分新生儿对醛固酮不敏感仍导致尿钠排泄。导管分流(从左到右分流越过双动脉导管 -PDA 减少肾灌注),增加肾血管阻力,减少髓质渗透梯度,减小未成熟肾单位并且减少皮质醇浓度,可协同限制早产儿保存钠和水。详情请见正文。(见彩图)

肾上腺功能 [9, 11]。然而,对于绝大多数胎龄大于 30 周的早产儿,其应激反应水平和尿皮质醇水平呈正相关 [12],大部分新生儿在出生时皮质醇水平被抑制,而生后 2 周内血浆皮质醇水平恢复到正常水平 [13]。

肾素－血管紧张素－醛固酮系统

　　肾素血管紧张素系统在新生儿出生后第一周非常活跃,引起血管张力和醛固酮浓度增加 [14]。增加血管紧张素原和血浆肾素活性(plasma rennin activity, PRA)水平的因素包括体循环低血压、肾血流量不足、低血钠和出生后细胞外液的减少。肾素 - 血管紧张素 - 醛固酮系统(rennin-amgiotensin-aldosterone, RAA)的活性与妊娠时间呈负相关。由于完整的肾素 - 血管紧张素 - 醛固酮系统尚未形成,胎儿肾脏早期不能有效的控制水钠重吸收。

　　在妊娠 13 周,胎儿肾上腺开始合成醛固酮,并在整个胎儿期稳步增加,出生时通常会超过母体水平。在妊娠 30~41 周,胎儿尿液中的醛固酮水平显著增加 [2]。与足月儿相比,极低体重早产儿肾上腺的醛固酮分泌量相对减少,再加上部分远端小管对醛固酮无反应,使极低体重早产儿出现低钠血症和脱水的风险增加。此机制可能与肾脏盐皮质激素受体的低表达相关 [15]。随着孕期的增长,胎儿醛固酮的水平逐渐增加,远端肾小管对钠的重吸收增加。即使是足月健康的婴儿也会出现肾小管一过性的对醛固酮反应迟缓,从而影响大量或急速排钠的能力 [2]。实际上,在足月时,尽管伴随着低钠血症、高钾血症以及尿钠的流失,胎儿血浆的肾素—醛固酮水平相对于母体仍然是增加的 [14]。醛固酮水平和远端小管对醛固酮的反应在生后一年逐渐趋于正常。

抗利尿激素

　　抗利尿激素(精氨酸加压素 AVP,ADH)在出生时(尤其在经阴道分娩的婴儿中)水平增高 [16]。ADH在应激时(如分娩时、窒息或伴有呼吸窘迫综合征、正压通气、气胸及颅内出血)分泌增加。新生儿容量感受器与渗透压感受器的敏感性与成人类似,但是早产儿远端小管对 ADH 的灵敏度较成人低 [17, 18]。ADH 低反应性使集合管对水的渗透性下降,低渗尿液排入子宫内,这将导致新生儿出生后尿液浓缩能力降低。

　　在子宫内,前列腺素 E2 通过前列腺素 EP3 受体阻断水通道蛋白 [19]。出生后,ADH 通过与集合管的基底外侧膜受体结合,经过一系列反应后,水通道蛋白 2(AQP2)嵌入肾小管顶膜,从而增加了肾小管对ADH 的反应,增加了对水的重吸收 [20]。早产儿在出生时集合管顶膜的水通道蛋白表达降低,出生后 3 天增加并到达峰值,第 7 天恢复到出生时水平 [21]。

　　肾功能:与年长儿相比,新生儿肾功能相对不成熟,并且低孕龄婴儿出现肾功能不全的风险增加 [22,23]。在胎儿 34~36 周时,胎儿肾单位达到成人水平,但肾单位相对较短且功能不全 [20]。对于矫正月龄小于 35 周的早产儿(PMA),肾功能以及液体和电解质的调控能力都低于正常水平。然而,出生后肾功能的成熟

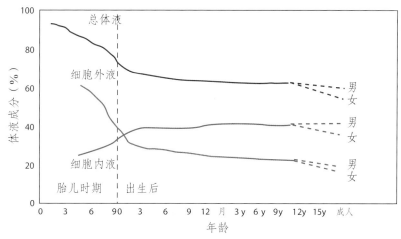

图 8.2　随年龄变化机体总的水分和细胞内、外水分的分布。(见彩图)

速度要高于在母体内的成熟速度,因此早产儿几周后的肾功能可能比足月儿更加完善。出生后,体循环压力增加导致肾血流增加,进而增加肾小球滤过率。但是,新生儿肾脏在快速大量的钠和水代谢时,效率比婴儿和儿童低。

新生儿肾功能

由于婴儿大量的无感液体丢失且肾脏浓缩尿液的能力差,其对液体限制的耐受力极差,易发生脱水。导致浓缩尿液功能减弱的因素包括:髓质渗透压梯度下降,抗利尿激素对集合管的反应性降低导致水的重吸收减少。髓质渗透压梯度减小,肾小管集合管功能不全导致了新生儿对尿液的浓缩能力仅为成人的一半(早产儿 600 mOsm/kg,足月儿 800 mOsm/kg,成人 1200~1400 mOsm/kg)。

肾血流量:由于肾素 - 血管紧张素系统功能上调导致氧张力降低,肾血管阻力(renal vascular resistance,RVR)增高,因此早产儿和足月儿在出生初期肾血流量(renal blood flow,RBF)减少,在 2 岁时达到成人水平。血管紧张素 II 作为一种局部生长因子,能够收缩胎儿肾脏的出球小动脉,因此,在子宫内起到重要作用[19]。RVR 与胎龄呈负相关,在出生后逐渐降低,但持续大于成人水平。动脉导管未闭导致左向右分流也会在新生儿中造成低肾血流量。足月儿出生后 12 个小时内,心输出量的 4%~6% 灌注到肾脏,第一周时灌注量增加到 8%~10%(成人肾脏灌注为心输出量的 25%)[19]。妊娠大于 34~35 周的早产儿具有相似的肾血流模式,同时 RVR 下降程度更大且肾小球滤过率增加更为缓慢[24]。成人中,绝大部分肾血流量灌注到肾皮质,只有 10% 灌注到肾髓质。而新生儿中,大部分肾血流量灌注到近肾小球旁的肾单位。新生儿近肾小球旁肾单位的作用更多是保钠而不是排钠,这就解释了其排钠能力差的原因。

肾小球滤过:肾小球和肾单位在出生时还未成熟,这将导致肾小球滤过低和尿液浓缩能力低下。新生儿肾小球滤过率显著低于成人,分析原因可能是新生儿肾小球基底膜的表面积小,从而影响新生儿排泄水的能力[20]。妊娠 40 周时,胎儿肾小球滤过率是 1.5mL/(kg·min)[20~40mL/(min·1.73m^2)],随着年龄逐渐增加,2 岁时到成人水平 2.0mL/(kg·min)[120mL/(min·1.73m^2)]。胎儿肾小球滤过率与孕期有直接关系。与足月儿相比,早产儿肾小球滤过率更低,且增长缓慢。在极度早产儿中,肾小球滤过率一直维持在较低水平,直到 35 周肾单位发育后,才逐渐增加。出生时,肾小球滤过率低的主要原因是体循环血压低、肾血管阻力增加、超滤压低和用于滤过的毛细血管表面积减少。

肾小管功能:肾小管功能在出生后几个月后逐渐发育成熟,1 岁时达到成人水平。与年长儿相比,新生儿的肾小管重吸收表面积小,溶质转运体少,钠钾 ATP 酶的活性低,氢离子转运能力差。尽管肾小管的其他分泌和重吸收功能尚不完善,但会随着年龄的增长逐渐发育成熟。一般情况下,新生儿和出生不久的婴儿排泄的尿液为等渗液,但在必要的情况下,肾脏可以浓缩尿液,渗透压达到 500~700 mOsmol/kg H$_2$O。随着年龄增长,肾脏浓缩尿液的能力增强,1 岁时肾脏浓缩能力即可达到成人水平(最高为 1200~1400 mOsmol/kg H$_2$O)。由于新生儿近曲小管的主动转运泵功能未发育成熟,新生儿尿中通常会检测出糖和氨基酸。

维持性液体治疗

需水量

低体重儿和足月儿在婴儿期液体需求量有显著的差异(表 8.1),这种差异主要是由于新生儿不同的热量消耗、生长速率、蒸发损失、肾功能成熟程度和体内总水量的不同而造成[26]。足月儿在出生后第一天液体需要量为 60mL/kg,随着需求量的增加,1 周后液体需求量达到每日 150mL/kg。相对于足月儿,早产儿体表面积与体重的比率(S/W)更高,蒸发丢失的液体量更大。因此,早产儿(孕周≤ 26 周)第一天需要的液体量为每日 80mL/kg(比足月儿多三分之一),一周后增长到每日 150~180mL/kg。对于极低体重儿,由于体表面积与体重的比率(S/W)大约是足月儿的 3 倍,因此更多液体通过不感蒸发而丢失。除不感蒸发外,极低体重儿尿液排出增加,肾小管浓缩尿液的能力差,这进一步加重了极低体重儿的液体流失。在应激的状态下,能量消耗和液体需求量会显著增高,比如:手术(增加 30%)、严重脓毒症(增加 50%)、发热(37℃以上每超过 1℃增加 10%)和心力衰竭(增加高达 25%)。

表 8.1　LBW 婴儿出生后 1 周内的平均液体需求 [mL/(kg·d)]

出生后天数	组分	体重			
		750~1000	1001~1250	1251~1500	1501~2000
1	IWL	65	55	40	30
	尿液	20	20	30	30
	总量	85	75	70	60
2~3	IWL	65	55	40	30
	尿液	40	40	40	45
	总量	105	95	80	75
4~7	IWL	65	55	40	30
	尿液	65	65	65	65
	总量	130	120	105	95

IWL 标准无感觉失水 [25]

新生儿出生 24~72 小时内,通常无需补充钠,血钠水平通常可以准确反映新生儿水合状态,液体超负荷会造成低钠血症,脱水时会造成高钠血症。

精细的液体和电解质管理对于新生儿手术是必不可少的。液体不足可引起血容量减少、高渗、代谢异常和肾衰竭,而过度的液体补给可引起全身性水肿、充血性心力衰竭、肺功能障碍。对于极低体重儿,液体过量可能与动脉导管未闭(patent ductus arteriosus, PDA)相关,因液体超负荷会刺激 PGE_2 的产生,影响动脉导管闭合。在伴有严重动脉导管未闭的婴儿中,因主动脉血回流进入肺动脉,使流入降主动脉的血量减少,进而导致肠道血流减少、肠道低灌注、肠道局部缺血和和坏死性肠炎(necrotizing enterocolitis, NEC)。液体超负荷还可能会导致充血性心衰、脑室内出血、坏死性肠炎和肺支气管发育不良(bronchopulmonary dysplasia, BPD)。

钠和电解质需要量

钠是胚胎发育所必需的元素,胎儿 31~38 周时,钠需求量每天增加 1.2 mEq/kg。足月儿和早产儿在出生时,由于 ANP 的改变导致尿钠排泄,从而保持负钠平衡[3]。早产儿的高排钠指数会导致负钠平衡、低钠血症、神经系统紊乱和发育不良。为了改善这些症状,需要每日补给钠 3~5mmol/kg。出生后随着远端小管对醛固酮反应性增加以及集合管主细胞钠钾 ATP 酶活性的快速增高,足月儿的保钠能力逐渐增加。主细胞是保钠排钾的最终决定因素,而排钾主要依赖于钾通道[20]。早产儿由于钠钾 ATP 酶活性降低、细胞外液增加、肾小管对醛固酮的敏感性降低,因此在出生后几周内都保持着负钠平衡。在极度早产儿中,尽管体内总钠含量并不低,但由于血钠浓度低,他们对钠的摄取量是增加的,同时针对极度早产儿补液时,要减少总液体补给。相反,在血钠浓度升高和钠负荷增加时,早产儿并不能迅速增加钠的排出。

临床上,严重的酸碱失衡在足月儿中并不常见,除非摄入过量的蛋白质。血浆碳酸氢盐(HCO_3)的浓度取决于肾 HCO_3 的阈值,而足月儿此阈值较成人低(为 19~23mEq/L),早产儿和极低体重儿(<1300g)则更低[19, 20](分别为 18~22 mEq/L、14~18 mEq/L)。早产儿肾 HCO_3 阈值降低(生理性肾小管性酸中毒 -RTA)可能是由于早产儿生理性容积增加和肾小管转运功能不成熟导致的。对于极小的早产儿,常规

推荐按照 1~2mmol/（kg·day）的剂量来补充碳酸氢钠或更为普遍使用的醋酸钠或醋酸钾。由于肾脏功能发育不成熟，存在正常阴离子间隙性代谢性酸中毒的婴儿，在肠外营养中可能需要补充更多的醋酸盐。

葡萄糖

　　胎儿的胰腺在妊娠第 20 周后能对增加的葡萄糖和氨基酸做出反应而释放胰岛素，尽管此时释放的胰岛素处于一个非激活状态，但到孕中期胎儿糖皮质激素起效后胰岛素开始激活，激活后的胰岛素调节糖原和脂质合成相关的酶的表达。因此，胎儿糖原储备在妊娠 27 周后开始，而后缓慢升高持续到妊娠 36 周。肝糖原在此后迅速增加直到足月时组织含量达到50mg/g。新生儿肝糖原含量占体重的比重不足 5%，它能够在短时间内迅速消耗以满足急剧的能量需求，而这就解释了婴儿在禁食期容易发生低血糖的原因。甘油三酯、游离脂肪酸和甘油可以通过胎盘。在胰岛素的影响下，肝脏合成游离脂肪酸，脂肪组织摄取葡萄糖，进而合成甘油三酯。在孕晚期，胎儿脂肪储存在脂肪组织中，约占体重的 16%，相当于 5000 千卡的能量储备。

出生时内分泌反应

　　分娩与内分泌应激反应相关，其中血浆儿茶酚胺、胰高血糖素和皮质醇激素的含量会出现大幅度增加。胰高血糖素增高时，血浆胰岛素浓度降低，进而引发肝糖原分解、脂肪分解和糖异生。出生时，循环中的儿茶酚胺升高也会出现同样的反应。尽管上述机制会纠正生理偏差，维持机体的动态平衡，然而新生儿血糖仍会在出生后 2 小时出现生理性降低。新生儿进食前，糖原分解和糖异生是葡萄糖来源的唯一途径。通过对足月儿的糖动力学评估，健康的新生儿的葡萄糖合成速度是 5~8mg/（kg·min）（或 28~45 μmol/（kg·min）），这其中的 50%~70% 来自糖异生。在出生 12 小时内，肝糖原从 50mg/g 消耗为5mg/g，之后通过脂肪氧化提供能量，直到肠内营养的建立。甘油或脂肪酸的产生速度可以用来估算脂肪的代谢速度，相当于 6~12 μmol/（kg/min）。

低血糖

　　对于新生儿低血糖尚无一个精确定义（尽管多数认为，血糖浓度低于 47mg/dL 时，定义为低血

糖）[27]，而且并没有一个准确的正常血糖的标准。生理学中血糖浓度的正常范围为 70~100mg/dL（3.9~5.6mmol/L），最低血糖浓度为 60mg/dL（3.3mmol/L）。发育极不成熟（低体重儿或极低体重儿）或者患有某些疾病（如缺血、缺氧或败血症）的婴儿对糖的需求量更大，并且更易发生低血糖。其他具有出生后低血糖危险因素的婴儿包括：母体患有糖尿病婴儿、大于胎龄儿（LGA>90%）或小于胎龄儿（SGA）的婴儿、Wiedemann-Beckwith 综合征或宫内发育迟缓的胎儿（IUGR <10‰）、分娩后窒息（5 分钟Apgar 评分 <5 分）以及孕周小于 36 周的婴儿。通过输注 3~4mg/（kg·min）的葡萄糖可以防止足月儿低血糖，而输注 6~10mg/（kg·min）的葡萄糖可以防止极低体重儿发生低血糖。

　　对于妊娠小于 28 周的新生儿来说，如果出生后几小时未补给葡萄糖，几乎不可避免发生低血糖，其原因包括早产儿糖原存储有限、氨基酸糖异生的能力差、维持血糖平衡的脂质存储不足等。早产儿由于脂肪储备不足（脂肪含量 <2% 体重），酮体生成能力严重受限。尤其对新生儿，不同严重程度的低血糖可以对中枢神经系统产生破坏性作用[28]。低血糖会激活应激反应并改变脑血流和代谢。低血糖时，大脑糖代谢能够降低至基础值的 50%，使得能量来源更加依赖于酮体与乳酸的代谢。不同于足月儿的是，早产儿似乎不能耐受这种变化并提供可替代的能源。即使是轻度的低血糖也可能会造成不利于神经发育的后果，包括思维发育迟缓的危险因素增加。脑损伤不仅是由长时间的低血糖造成，还可以是轻度低血糖合并轻度缺血或缺氧造成。MRI 检测到超过 90% 患有低血糖并且出现症状（血糖水平 <45mg/dL 或 2.6mmol/L）的足月儿会出现脑白质异常[29,30]。

　　高血糖：高血糖（定义为血糖浓度 >125mg/dL 或 >7mmol/L 或血浆糖浓度 >150mg/dL 或 >8.25mmol/L）通常会在胎龄小于 30 周的早产儿生后第一周内发现。应激、糖皮质激素、甲基黄嘌呤治疗以及给予过多的葡萄糖都会造成新生儿高血糖。葡萄糖输入速率常规保持在 4~7mg/（kg·min）来满足新生儿的基本葡萄糖需求。然而，如果给予出生体重大于 1 千克的新生儿输入葡萄糖超过 8 mg/（kg·min）和给予出生体重小于 1 千克的极低体重儿输入平均速率为4~8mg/（kg·min）的葡萄糖都可能会导致高血糖。高血糖通常发生在血浆糖浓度突然大幅度增高时（如

静脉推注 25% 或 50% 的葡萄糖），这会增加脑室出血的风险，但其因果关系还尚未被证实。在局部缺血缺氧时，过量的葡萄糖代谢不足会引起乳酸堆积以及细胞内 pH 值下降，进而严重影响细胞功能，甚至造成细胞死亡[28]。然而，通过大幅度降低葡萄糖输注速率来治疗高血糖会显著减少热量的摄取，这会对生长发育造成远期影响。

肠内营养（营养喂养或少量肠内营养）

相对成熟的早产儿的喂养效率较足月儿低，因为他们更易疲劳，在有效的经口喂养建立前，需要有针对未成熟早产儿的喂养方法促进管饲喂养[31]。胎龄小于 34 周的早产儿吸吮和吞咽的协调性较弱。此外，有些婴儿因为胃肠蠕动和胃排空迟缓，喂食的间隔时间比正常要长。而且，小于 34 周胎龄的早产儿常因麻醉药相关的胃肠动力障碍导致喂食不耐受。

微量肠内营养（营养喂养）

微量肠内营养是指对早产儿进行早期的肠内喂养。起始量变化在 5~25mL/（kg·d），注意增加量要少于 1mL/（kg·d）（起始）。在出生第一周进行微量肠道营养 [无论推注或连续输注 10mL/（kg·d）] 会增加多种酶的活性，诱导黏膜生长，促进胃肠蠕动以及防止细菌穿透肠壁（这是极低体重儿中重点关注的问题），进而激活肠道系统[32]。母乳喂养（初乳）是首选，然而，牛奶与配方奶粉也可以达到相同效果。喂养要维持少量，不论胃内残留量为多少 [通常来说量应该小于 20mL/（kg·d）]。肠道缺氧或肠道血流减少（窒息、低氧血症、低血压）和（或）显著的舒张压降低（动脉导管未闭）时，要慎选肠内营养。在吲哚美辛治疗期间，继续喂养仍存在争议，不同医院之间的临床指征也是不同的。

正常的肠内营养

妊娠晚期，随着肠道长度和表面积的增加（包括小肠绒毛与微绒毛的生长），胎儿肠道发育日趋成熟。母乳是早产和足月儿的首选，因为它具有降低感染性和炎性疾病的发生、增强神经发育等实际优势，从而维持早产儿的健康状态。但如果不加以干预，母乳可能无法提供早产儿足够的营养，特别是由于母乳中蛋白质与脂肪成分存在巨大差异。与足月儿相比，早产儿的母乳中含有更多的蛋白质；最初，蛋白质的

含量为 2.5~3g/100mL（初乳），出生后降低到为 1.5~2g/100mL（过渡乳），最后稳定在 0.9~1.4g/100mL（成熟乳）。在一般情况下，泌乳的第一个月内蛋白质的浓度水平持续增加。此后，早产儿母乳的蛋白质含量下降，接近正常母乳的组成。早产儿摄取强化母乳为 150mL/（kg·d），其中摄取的蛋白质约为 3.5g/（kg·d）。

全肠外营养

越小的婴儿越需要肠外营养，越应尽早启动肠外营养（TPN）。因此，对于出生体重小于 1500g 的婴儿，出生 2~3 天液体量和钠离子达到稳态就应该开始全肠外营养。婴儿需要 90~100cals/kg 的 TPN 或 110~130cals/kg 的肠内营养来优化生长发育。当经胃补充喂养时，TPN 需增长至 150~160mL/（kg·d）以供给生长发育需要的能量。目前，许多新生儿重症病房在出生后尽快使用 "starter" 和 "vanilla" TPN 溶液以补充 3g/kg 蛋白质。在母乳和配方奶粉中，脂类占有总能量的 50%，并且包含必需脂肪酸、亚麻酸和亚油酸。肠外营养给予脂类的主要原因是可以提供必需的脂肪酸，脂肪酸是细胞膜脂类结构和中枢神经系统发育的重要成分。ELBW 婴儿通常是通过注射用脂肪乳剂摄取所需脂肪。有迹象表明，早产儿输注脂质（脂类）可能产生不利影响，例如对氧合反应造成影响，增加肺部疾病的风险，免疫功能受损，增加游离胆红素水平。此外，当有部分脂类被消耗时，一定比例的脂肪被存储而非作为能源被氧化。

体液管理和术前禁食

1. 择期手术：择期手术之前（如早产儿腹股沟疝修补术或膈疝修补），要回顾和优化血清电解质和液体状态。患有 BPD（支气管肺发育不良）的早产儿常应用利尿剂治疗，以优化他们的肺功能状态。常见的异常情况包括：慢性代偿性呼吸酸中毒、低钠血症、低钾或高钾血症。肠内肠外营养补充治疗在术前同样是必不可少的。新生儿禁饮清饮料的时间为 2 小时，母乳为 4 小时，配方奶粉为 6 小时[33,34]。禁食期间的婴儿可能会在手术时出现少量缺水，这种情况通常不需要纠正。当禁食水指南未得到有效实施时，有些婴儿可能在术前已禁食数小时之久。这种情况下，术前液体缺失量是每小时液体需要量与禁食时间的乘积。Murat 建议，在第一个小时补充禁食水所致液体缺失

量的 50%，第二和第三小时各补充 25%[35]。如果新生儿禁食的时间较短或手术之前已经接受静脉输液，第一个小时补充的液体量应适当减少[35]。

2. 急诊手术：急诊手术前，所有新生儿都要立即建立静脉通路。急腹症（坏死性小肠结肠炎后肠扭转或气腹）时，液体通过血管间隙外渗进入腹腔。晶体（等渗盐水或乳酸林格液）、胶体（清蛋白）或血制品（血小板、浓缩红细胞或新鲜冰冻血浆）的使用对恢复血管内容积起到重要作用。呕吐或胃内容物反流（如幽门狭窄、十二指肠闭锁或狭窄）等病症会引起血清钠、钾、碳酸氢盐和氯化物异常。对于幽门梗阻伴有低钾性碱中毒的婴儿，术前液体治疗需要补充足量的钾离子和氯离子。

3. 肠外营养：术前和术中常通过持续 TPN 补给氨基酸和脂类，这能够为手术相关代谢提供良好的营养。关于使用肠外营养实际应用的三个问题如下：

（1）部分肠外营养与喂养：婴幼儿进行限期或择期手术时，多数正在接受部分喂养和部分肠外营养。部分肠外营养液的成分可以包括高浓度的电解质（钠、钙、钾）和葡萄糖，配合小量的矿物质喂养（尤其在母乳中）。但新生儿术前禁食，即停止经口喂养期间，不应将 TPN 增加到全量。可代替使用全量的含有优质葡萄糖和电解质的新 TPN 营养液 [通常为 100~150mL/（kg·d）]。新生儿喂养可以交替使用纯晶体溶液如 5% 葡萄糖溶液（通过 Y 型连接器）来提供部分肠外营养。

（2）肠外营养通常是通过外周血管或中心静脉导管（PICC）给予。这些导管内径小（通常为 1.9 Fr），并且具有较大阻力。它们不适用于紧急输液，并且当使用小容量注射器（规格 1~3mL）快速注射时，造成导管破裂的风险很高，因为增加的压力会在导管内聚集。

（3）Y 形药物配伍肠外营养液：在 2007 年，罗氏实验室更新了其对头孢曲松钠的处方信息：在新生儿中禁止与含钙静脉注射液合用，因为已有新生儿出现肺源性死亡并出现肾沉淀物（罗氏药品说明书）的报道。详细可参考脂类与非脂类的肠外营养药物配伍[36]。表 8.2 指出一些常用的二合一肠外营养（氨基酸氨基酸 + 葡萄糖 / 电解液）和三合一肠外营养（氨基酸 + 脂质 + 葡萄糖 / 电解液）的药物相容性。

4. 类固醇：早产儿间歇性给予糖皮质激素如氢化可的松或地塞米松能够促进拔管的进程，治疗肺部疾

病或难以纠正的低血压。如果类固醇的用量超过间断冲击剂量时，患儿可能会发展成肾上腺皮质功能不全并伴随下丘脑 - 垂体 - 肾上腺素轴抑制。术中应激状态下，肾上腺皮质功能不全可以表现为循环衰竭。这类患儿在术前需补充负荷剂量的氢化可的松预防循环衰竭。

表 8.2　药物与肠胃外营养液的相容性

药物	二合一 TPN	三合一 TPN	评价
阿昔洛韦	I	I	立刻出现白色沉淀
清蛋白	C	I	
前列地尔	C	-	
阿米卡星硫酸	C	数据不一致	
两性霉素 b	I	I	黄色沉淀
氨苄西林	数据不一致		
阿曲库铵	C	-	
布美他尼	C	C	
丁丙诺啡	C	C	
咖啡因柠檬酸	C	-	
头孢唑啉	葡萄糖浓度为 25% 时不相容	C	
头孢噻肟	C	C	
头孢吡肟	C	-	
头孢西丁	C	C	
头孢他啶	C	C	
头孢曲松	I	I	
地塞米松	C	C	
地西泮	C	-	
苯海拉明	C	C	
多巴酚丁胺	C	C	
多巴胺	C	数据不一致	
肾上腺素	C	-	
法莫替丁	C	C	
芬太尼	C	C	

药物	二合一 TPN	三合一 TPN	评价
呋塞米	?		某些配方中 4 小时内出现沉淀
肝素	C	I	
氢化可的松	C	C	
胰岛素	C	C	
异丙肾上腺素	C	C	
哌替啶	C	I	
劳拉西泮	C	C	
甲泼尼龙	C	C	
甲硝唑	C	C	
咪达唑仑	I	I	某些配方中立刻出现白色沉淀
米力农	C	-	
吗啡	C	?	
去甲肾上腺素	C	C	
昂丹司琼	C	I	
苯唑西林	C	C	
青霉素	C	C	
戊巴比妥	C	I	
苯巴比妥	C	I	
苯妥英钠	I	I	
异丙酚	C	-	
雷尼替丁	C	C	
碳酸氢钠	I		某些配方中 1 小时内出现沉淀
万古霉素	C	C	
维库溴铵	C	-	

C：相容；I：不相容。无数据? 数据不可得，二合一（氨基酸＋糖/电解质溶液）和三合一（氨基酸＋脂类＋糖/电解质溶液）。

术中液体需求

维持

液体维持量的计算通常使用 Holiday 和 Segar 制订的公式以及 Oh 的修改公式（表 8.3）[37]。1957 年，

Holiday 和 Segar 描述生理性液体损失和热量消耗之间的关系[37]。他们证明生理性缺水来自于尿液的排出和皮肤呼吸道的不可见丢失，其总量约为每天代谢 100mL/100kcal。对于体重 0~10kg 的婴儿来说，相当于 100mL/kg。Oh 制订了公认的 4+2+1 每小时需水量补给原则（表 8.3）[38]。根据母乳与牛奶的电解质组分制订电解质的补给。建议钾和氯化物的补充剂量为 2mEq/（100cal·d），钠为 3mEq/（100cal·d）[37]。小儿围术期液体管理的 APA 指南共识未能就足月儿出生 3 日后给予的液体类型和液体量达成共识，但大多数新生儿医生建议新生儿液体维持应该给予包含钠 [（3mmol/（kg·d）] 和钾 [2mmol/（kg·d）] 的 10% 葡萄糖液以 4mL/（kg·h）或 [100~120mL/（kg·d）] 的速率输注[39]。

表 8.3 维持体液需求量

体重	Holliday 和 Segar	Oh
新生儿 / 小婴儿 1-10 千克	4mL/（kg·h）	4mL/（kg·h）
婴儿 / 幼儿 10-20 千克	10kg 以上 40mL/h+ 2mL/kg	20+（2x kg 体重）mL/（kg·h）
儿童 >20 千克	20kg 以上 60mL/h+ 1mL/（kg·h）	40+kg 体重 mL/（kg·h）

围术期给予补液的目的是提供液体维持量，维持血糖正常，纠正液体不足以及提供足够容积的液体维持组织灌流。因液体流失的种类和性状不同（体液流失或血浆流失），液体需求也各不相同，这些替换液体可能会影响血管内容积、凝血机制和微循环。出生后小于 48 小时、接受肠外营养或术前输注葡萄糖、胎儿宫内发育迟缓或极低出生体重儿等围术期有低血糖风险的婴儿，应在手术过程中给予葡萄糖。术前接受肠外营养的婴儿，在术中应给予相同的肠外营养液（首选）或含糖的营养液。在手术过程中，多数年长儿可给予无葡萄糖的平衡盐溶液，例如 0.9% 氯化钠或乳酸林格液 / 哈特曼溶液，并在手术期间的监测血糖。

在手术期间维持液中最佳葡萄糖浓度是有争议的。应激或糖皮质激素引起的高血糖在术中较为常见。然而，一些早产儿缺乏应激反应的能力，而且未补给糖溶液的情况下，则可能会有低血糖的风险。长

期严重的低血糖与神经系统广泛性损伤相关。目前的文献报道,即使是短暂的低血糖也会造成新生儿神经损伤[40]。年长儿应当避免使用 5% 的葡萄糖溶液,改用含有 1%~2.5% 葡萄糖的乳酸林格液或生理盐水[41,42]。Wellborn 报道,首选 2.5% 的葡萄糖输注,因为 5% 的葡萄糖经常会导致中度至重度的高血糖[43-45]。已有报道称,婴儿输注不含葡萄糖的哈特曼溶液时,脂肪分解与酮症会导致碱剩余增加,而给予葡萄糖(2%或 5%)的婴儿并未发生[46]。

葡萄糖以 120~300mg/(kg·h)[2~5mg/(kg·min)]速率进行输注时,足以将血糖维持在可接受的范围内,且不增加发生高血糖的风险。联合输注生理盐水时,电解质的种类及渗透压将会非常接近生理胞外水平[35,47-49]。

手术中容量治疗

手术中的液体治疗可以通过两种不同的液体以不同输注速度来达到:① 含糖液(倾向于 TPN)作为维持液体以一定的速率输注[通常 100mL/(kg·d)或 4mL/(kg·h)]的;②另外一种替代液体(晶体液,如乳酸林格液、胶体液或血制品)(图 8.3)

在手术过程中,因为周围环境的不同而产生的不感液体丢失量(第三间隙丢失)存在较大的差异。相对于足月儿来说,早产儿和低体重儿的 S/W(体表面积/体重)比率较大,通过蒸发而丢失的水分更多,从而需要更多的液体治疗。小婴儿通过呼吸道丢失的液体更多,这种丢失方式受到吸入气体潮湿度的影响。

第三间隙丢失

第三间隙液体丢失指的是液体进入非功能的细胞外间隙,此时,细胞外间隙渗透压高于血管内渗透压[50]。这种丢失很难定量,小手术丢失量在 1mL/(kg·h),腹部大手术丢失量为 15~20mL/(kg·h),早产儿坏死性肠炎手术第三间隙丢失量甚至达到 50mL/(kg·h)。腹腔镜手术第三间隙液体丢失量少于常规开腹手术。

所有丢失量都应该根据患儿红细胞压积通过等张液(如 0.9% 氯化钠、乳酸林格液、hartmann 液、胶体或血制品)来补充。通过快速输注胶体液、晶体液(NS 或乳酸林格液、hartmann 液)或血制品来治疗低血容量,维持血红蛋白 10~12g/dL。大剂量输注生理

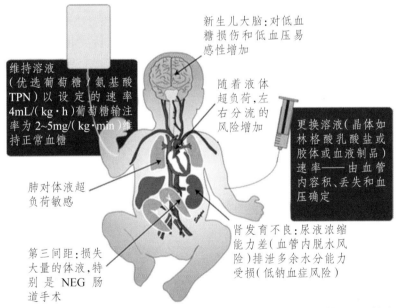

图 8.3　术中液体管理原则。手术室中的液体治疗由两个部分组成:维持液的替代液。维持液由维持非降血糖的溶液(优选相同的术前 TPN 溶液)组成。维持液应与术前相同。替代液应该是平衡的盐溶液,如乳酸林格液或胶体(清蛋白)或血液制品,并用于维持足够的血管内体积和压力,并改善任何已有或持续的损失。有支气管肺发育不良(BPD)和(或)PDA 的早产儿容易受补液过量影响。新生儿的大脑特别容易受到低血糖的损伤。脑循环压力有限的自动调节容易发生低血压。腹部手术(特别是 NBC)可以增加"第三空间"液体损失,需要加大替换液体补给。未成熟的肾脏不能处理增加的水负荷,从而增加低钠血症的风险。详情请见正文。(见彩图)

盐水会导致高氯代谢性酸中毒，而乳酸林格液则不会。在病情稳定的重症患儿中，血红蛋白低于 7g/dL 时，建议输血已经被广泛接受，但是对于小于 3 个月的婴儿，血红蛋白低于多少应进行输血的问题尚无统一共识[51-54]。贫血的早产儿更易出现术后呼吸暂停，所以对于足月和早产儿，建议提高输血的血红蛋白阈值。发绀型先天性心脏病新生儿通常需要偏高些的红细胞压积来维持系统氧和,他们的血红蛋白浓度应该维持在较高的浓度。

婴儿围术期第三间隙液体丢失量在一些研究中遭到质疑:术后功能性液体间隙或不变,或扩大,但不会收缩[55]。由于晶体液的超负荷和医源性恶化血管屏障会导致大量液体聚集在肠间隙[56]。有 BPD 和（或）PDA 的早产儿对容量超负荷更为敏感,更容易导致呼吸功能恶化。因此,在儿科大手术中开放输注等张液可能会造成一系列不利影响。同时,输注少量的晶体液或适量的胶体液会不会降低组织水肿并提高术后恢复,还需要进一步研究证实[57]。

胶体液

术中选择胶体液因机构的不同而存在差异。清蛋白被广泛用于维持婴儿和新生儿的胶体渗透压,并持续被作为血浆扩张剂而使用。然而,由于胶体价格高以及清蛋白难以获得,有些国家开始寻求其他办法。英国和爱尔兰儿科麻醉医师协会推荐使用明胶制品。法国儿科麻醉医师协会推荐使用羟乙基淀粉。然而,在美国,清蛋白仍然作为首选[60-62]。

清蛋白

清蛋白在新生儿麻醉中具有诸多优点。除了保持血浆胶体渗透压（75%）之外,清蛋白还是某些代谢物（如胆红素）、游离脂肪酸和药物的主要结合位点。目前,有两种清蛋白溶液,5% 的清蛋白溶液渗透压和血浆相等,而 25% 的清蛋白渗透压是血浆的 5 倍[63]。在低血压的早产儿中,应用 4.5% 的清蛋白相比 20% 的清蛋白更有效。这提示,在维持或恢复心血管稳定性方面,给予的清蛋白的容量比清蛋白的浓度更重要[64]。呼吸机依赖的低蛋白早产儿在接受清蛋白治疗时,与接受等量的晶体液治疗的婴儿相比,水肿程度和吸入氧浓度均降低[59]。大剂量输入清蛋白会导致血液稀释,可以通过抑制血小板聚集或对抗凝血酶 III 的肝素样作用而造成低凝状态,除此之外,清蛋白

输注的副作用很少[65]。

非蛋白胶体:羟乙基淀粉

羟乙基淀粉（HES）是一类人工合成的以碳水化合物为基础的胶体,其扩张血浆效果持续 2~6 小时。HES 的浓度有 3%、6% 和 10% 三种。第三代 HES 为低分子量和低摩尔取代级,从而其副作用最小,而较大的 C2:C6 羟乙基化比率能延长其作用时间[66]。与 5% 清蛋白相比,对于没有心脏病、肾脏疾病和凝血功能异常的新生儿患者,等容量的 6% HES 并不会增加血清肌酐和出血的发生[67]。然而,对于伴有低心输出量的低血压患儿,HES、等渗盐水、5% 清蛋白在提高心排量方面的作用没有差别[67]。在随机试验中,和生理盐水以及清蛋白相比,HES 130/0.42/6:1 用于新生儿、婴儿和儿童在扩容上是安全的,没有严重副作用[68, 69]。目前报道的 HES 副作用包括低凝、肾毒性和皮肤瘙痒（尽管皮肤瘙痒对于新生儿并不是问题）[70]。同输注清蛋白或者明胶相比,3~15kg 体重范围的新生儿或婴儿给予 15mL/kg 的 HES 130/0.4,血栓弹力图值显著受损[71]。此外,HES 可能会干扰 von Willebrand 因子、III 因子和血小板的功能[72]。对于需要心脏手术的新生儿,HES 的使用存在问题[73]。

明胶是牛胶原降解的多肽,因为能够快速通过组织间隙,迅速被肾小球滤过,被蛋白酶降解,所以作用时间较短。支持婴儿使用明胶的数据很有限。北方新生儿护理计划试验组织（The Northern Neonatal Nursing Initiative Trial Group, NNNIT）并不能指出早产儿预防性静脉应用新鲜冰冻血浆、明胶或葡萄糖在早期发病率和死亡率上有显著差异[74]。与此相反,对成人和儿童的随机对照研究进行系统回顾分析显示,并不能证明明胶是安全和有效的[75]。在动物的感染性休克模型上,明胶和 HES 维持血浆容量的作用比清蛋白更为有效[76]。然而,同新鲜冰冻血浆相比,使用明胶进行早产儿的扩容能增加坏死性肠炎的发生率[77]。国际新生儿复苏指南推荐新生儿使用等张晶体液或 O 型阴性红细胞进行紧急扩容[78]。然而,荷兰新生儿协会推荐临床使用等张盐水,因为等张盐水更为安全、有效,且远比清蛋白便宜[62]。

术后液体维持

在小儿理想的术后液体维持治疗上,APA 指南未能达成共识。一项儿童术后液体治疗的调查显示,

低张液体仍然被广泛用于围术期治疗[79-81]，然而，这样可能会导致严重的后果。麻醉医师皇家学院联合儿科与儿童健康皇家学院针对使用 0.18% 盐水 +4% 葡萄糖的低张液提出警告，因其可能会导致低钠血症，尤其在高抗利尿激素水平的婴儿中。两学院推荐对于术后液体维持，如果不使用 0.9% 盐水或 Hartmann 液，至少应该是 0.45% 盐水。

严重医源性低钠血症造成的死亡率和发病率已经引起了研究者的重视[49]。围术期低钠血症（<115 mmol/L）主要由于抗利尿激素活性增加、肾脏丢失过多的电解质或者给予低张液体引起[82, 83]。低钠血症造成水跨过细胞膜从细胞外进入细胞内，而大脑是低钠血症最容易受累的器官。早期低钠血症，大脑通过钠 - 钾 -ATP 酶机制把钠从细胞内运送到细胞外[84]，一些年龄较小的儿童，因为大脑与颅骨比例较大且脑细胞内钠浓度高（比成人高 27%），而更容易导致低钠型脑病[82]。儿科患者不能耐受过量的水负荷，同时具有较大的大脑／颅骨比例，这解释了出现低钠血症后可以快速发生脑水肿的原因。由于疼痛、应激、低血容量和（或）围术期出血等因素，接受手术的新生儿易出现抗利尿激素升高。抗利尿激素分泌的非渗透压刺激机制包括正压通气、应激、恶心呕吐、高血糖、发烧以及疾病或手术导致的血管内容量减少[18, 85, 86]。窒息的婴儿也可能伴有精氨酸血管加压素（与 SIADH 类似）增高，可以预计这类患儿出现脑水肿的风险增加。脑水肿的立即处理措施是限制液体摄入[如 <60 mL/（ kg·d）]48~72 小时或直到癫痫不发作。一些研究建议，使用等张盐水来降低重症患儿低钠血症的发生率，而非液体限制[86-89]。

针对术后仍然禁食的婴幼儿，Holiday 和 Segar 提出升级后的液体治疗指南，建议采用 2-1-0.5 法则，而不是以前推荐的 4-2-1 法则[90]。然而，这个公式可能因为平衡盐溶液输入不足而导致抗利尿激素分泌减少[91]。1957 年，Holiday 和 Segar 倡导足量维持量[60]，不同的是，其他人则倡导限制术后维持量为足量的 60%~70%，并按需补充额外的等张液，APA 指南并没有给出术后维持液体治疗的指南。早产儿因为无感蒸发丢失更多的水分，可能需要 30mL/（ kg·d）的液体补充，同时需要额外的钠补充 [4 mmol/（kg·d）]。

目前普遍认为，新生儿术后应使用 60%~70% 围术期液体治疗量的全肠外营养（葡萄糖、电解质、氨基酸和脂溶液），同时密切监测血清电解质溶液以预防低钠血症的发生。由于第三间隙丢失的血管内容量应该采用晶体和胶体液来补充。因为围术期毛细血管渗漏和液体输入，常常导致术后患儿体重增加，呼吸功能恶化。伴有肺血管发育不良的早产儿，在血流动力学稳定的情况下，为提高呼吸功能和保证顺利拔除气管导管，采用利尿措施（有时候使用清蛋白）是很必要的。伴随支气管肺发育不良的早产儿心脏手术术后限制液体治疗同样很重要。

新生儿手术中的应激反应

成人代谢研究发现，重症的外科患者静息状态下能量消耗增加，耗能增加情况与疾病严重程度成比例。然而，新生儿和早产儿的这种应激反应和成人相比，在量和质方面都存在差异。新生儿手术诱发的应激反应激素水平上升程度超过成人和儿童，多数情况下都会在 24 小时后恢复到基线水平[92]。48 小时以内的新生儿应激反应小于稍大些的新生儿。一个可能解释这种差别的原因是，48 小时内的新生儿围生期内源性阿片类物质的增多减弱了内分泌和代谢反应[93, 94]。新生儿在大手术时静息状态下能量消耗只增加 20%，并在 12 小时内恢复到正常水平。重症新生儿激活代谢应激反应而静息状态下耗能不增加，其可能的原因是，新生儿处于生长活跃阶段，这一点与成年人不同。仅有约 65% 的新生儿，能量需求优先满足静息能量需要。这种能量代谢方式主要用来维持生长，一小部分用于维持体温和满足日常活动需要。需手术的足月儿每天需要的静脉全营养能量供应是 85 kcal/（ kg·d）。重症新生儿生长停滞，精神状态差，需要在稳定的温度环境中给予护理。因此，能量可以满足因为损伤而诱发的代谢反应，但不会持续影响静息状态能量消耗。其他因素，比如给予镇静能降低静息状态下能量消耗，将更多比例的能量转移给代谢反应。这意味着，常规给予额外的能量并不能保证重症外科新生儿的能量需求，并支持新生儿把用于生长的能量转化为满足应激反应需求的假设[95]。

术后代谢需求

我们应该重视术后能量代谢支持，极低体重儿（<1000 g）的生存率近年来已有所提高，然而生长发育延迟并没有改变。在出生时，只有 18% 的极低体重儿体重和体长低于正常的 10%。在矫正胎龄（也叫校正胎龄）36 周的新生儿中，随着逐渐转出 NICU，

大多数极低体重儿体重和体长都低于正常的 10%。胎龄 26 周、体重 1000g 的婴儿体内蛋白储量为 88 克,而足月儿为 250 克。如果没有蛋白摄入,婴儿每天蛋白丢失量大约为身体总蛋白的 1.5%。如果 3 天没有蛋白摄入,婴儿会丢失 5% 的蛋白,比同龄的胎儿蛋白含量减少 10%。相反,极度早产儿出生后给予更多的脂肪和葡萄糖喂养,而氨基酸和蛋白质摄入相对不足。所以,极度早产儿在达到足月儿相同校正胎龄后体内虽储存了脂肪,但生长仍然缓慢也不足为奇。这种出生后生长限制,对于以后的生长发育和健康有着长期的不良影响。

特殊病例:心脏手术

出生时经历心脏手术的婴儿,在能量需求上需要经过特殊的考虑,以上的能量补给建议都不适用。理想的液体输注速率通常小于上文所描述的速率,为了维持临界的心室功能防止过多的肺血流 [96,97]。行大动脉转换术的新生儿和婴儿,围术期补液量必须减少,因为液体超负荷和肾衰竭会导致死亡率增加 [98,99]。此外,儿科心脏手术术中使用含有葡萄糖的平衡盐溶液仍然存在争议,因为与不使用含糖的平衡盐溶液相比,葡萄糖可能会导致神经损伤。然而在小儿心脏手术中,使用不含葡萄糖的平衡盐溶液有可能造成低血糖。术中适当给予葡萄糖 [2.5 mg/(kg·min)] 并不会造成高血糖,同时,还可以防止低血糖的发生。在新生儿心脏术中应该严密监测血糖,防止血糖升高或降低 [100]。

小儿尤其是极低体重儿中,心脏术后早期限制液体同样被广泛接受,因为这样可以降低肺水肿,改善呼吸功能,防止血管容量超负荷降低多器官衰竭发生率 [101]。由于心肺旁路和手术应激会导致全身炎症反应,毛细血管通透性增加,心肺旁路术后患儿大多存在钠水潴留的趋势。心脏术后,过多的液体给予和机械通气时间延长密切相关,并且是独立的危险因素 [102]。心肺旁路手术后,应该立即将液体摄入限制为正常维持量的 50%。对于非心肺旁路手术,术后液体摄入限制为正常维持量的 60%。这种液体治疗策略应该维持到婴儿气管插管拔除以后。气管插管拔除后,液体给予总量应该每天增加 10%[103,104]。

先天性心脏病的新生儿出现生长发育受阻和营养不良很常见。生长发育受阻的原因是多方面的:高代谢状态、能量摄入不足、吸收不良和遗传因素 [105]。限制液体摄入对维持血流动力学稳定也有促进作用。

先天性心脏病术后心脏和呼吸做功显著增加。新生儿心脏术后可能很难得到充足的肠内营养,但是充足的营养供应对于生长发育、伤口愈合以及维持免疫系统完整很重要。非复杂性心脏病变(如室缺)的儿童与健康婴儿相比,需要额外 50% 的能量供应以满足生长发育需要。单心室修补和主 - 肺动脉分流术的患儿,往往都存在内脏缺血,从而出现坏死性肠炎的风险增加。在大多数病例中,尽管新生儿术后调整了能量摄入,但仍然很难增加体重。为了达到增加患儿体重的目的,我们应该在术后优化能量摄入,如在术后早期使用全肠外营养,使用鼻饲,给予高卡路里(能量)肠内营养等 [106]。

参考文献

1. Hartnoll G, Betremieux P, Modi N. The body water content of extremely preterm infants at birth. Arch Dis Child Fetal Neonatal Ed. 2000;83:F56–9.
2. Martinerie L, Pussard E, Foix-L'Helias L, Petit F, Cosson C, Boileau F, Lombe's M. Physiological partial aldosterone resistance in human newborns. Pediatr Res. 2009;66(3):323–8.
3. Mir T, Laux R, Henning-Hellwage H, Liedke B, Heinze C, von Buelow H, Laer S, Weil J. Plasma concentrations of amino terminal pro atrial natriuretic peptide and amino terminal pro brain natriuretic peptide in healthy neonates: marked rise and rapid increase after birth. Pediatrics. 2003;112(4):896–9.
4. Costello JM, Goodman DM, Green TP. A review of the natriuretic hormone system's diagnostic and therapeutic potential in critically ill children. Pediatr Crit Care Med. 2006;7:308–18.
5. Sanjeev S, Pettersen M, Lua J, Thomas R, Shankaran S, L'Ecuyer T. Role of plasma B-type natriuretic peptide in screening for hemodynamically significant patent Ductus Arteriosus in Preterm Neonates. J Perinatol. 2005;25:709–13.
6. Bolt RJ, van Weissenbruch MM, Popp-Snijders C, Sweep C, Lafeber H, Delemarre-van de Waal HA. Fetal growth and the function of the adrenal cortex in preterm infants. J Clin Endocrinol Metab. 2002;87:1194–9.
7. Atasay B, Ergun H, Okulu E, Mungan Akin I, Arsan S. The association between cord hormones and transient tachypnea of newborn in late preterm and term neonates who were delivered by cesarean section. J Matern Fetal Neonatal Med. 2013; 26(9):877–80.
8. Ng PC. Effect of stress on the hypothalamic-pituitary-adrenal axis in the fetus and newborn. J Pediatr. 2011;158:e41–3.
9. Fernandez EF, Watterberg KL. Relative adrenal insufficiency in the preterm and term infant. J Perinatol. 2009;29:S44–9.
10. Ng PC, Lee CH, Lam CW, et al. Transient adrenocortical insufficiency of prematurity and systemic hypotension. Arch Dis Fetal Neonatal Ed. 2004;89:F119–26.
11. Baker CFW, Barks JDE, Engmann C, et al. Hydrocortisone administration for the treatment of refractory hypotension in critically ill newborns. J Perinatol. 2008;28:412–19.
12. Grofer B, Bodeker RH, Gortner L, Heckmann M. Maturation of adrenal function determined by urinary glucocorticoid steroid excretion rates in preterm infants of more than 30 weeks gestation.

Neonataology. 2010;98:200–5.

13. Ng PC. The fetal and neonatal hypothalamic-pituitary-adrenal axis. Arch Dis Child Fetal Neonatal Ed. 2000;82:F250–4.

14. Stephenson T, Broughton Pipkin F, Elias-Jones A. Factors affecting plasma renin and renin substrate in premature infants. Arch Dis Child. 1991;66:1150–4.

15. Martinerie L, Viengchareun S, Delezoide AL, et al. Low renal mineralocorticoid receptor expression at birth contributes to partial aldosterone resistance in neonate. Endocrinology. 2009; 150:4414–24.

16. Ronconi GF, Ronconi M, Presenti P, et al. Influence of the mode of delivery on the plasma levels of ADH in the mother and newborn infant. Pediatr Med Chir. 1985;7:225–8.

17. Burrows FA, Shutak JG, Crone RK. Inappropriate secretion of ADH in a post surgical paediatric population. Crit Care Med. 1983;11:527–31.

18. Rosendahl W, Schulz U, Teufel T, Irtel vB, Gupta D. Surgical stress and neuroendocrine responses in infants and children. J Pediatr Endocrinol. 1995;8:187–94.

19. Ligi I, Boubred F, Grandvuillemin I, et al. The neonatal kidney: implications for drug metabolism and elimination. Curr Drug Metab. 2013;14:174–7.

20. Quigley R. Developmental changes in renal function. Curr Opin Pediatr. 2012;24:184–90.

21. Iacobelli S, Addabbo F, Bonsante F, et al. Aquaporin-2 excretion and renal function during the 1st week of life in preterm newborn infants. Nephron Physiol. 2006;104:121–5.

22. Drukker A, Guignard J-P. Renal aspects of the term and preterm infant: a selective update. Curr Opin Pediatr. 2002;14:175–82.

23. Aly H, Davies J, El-Dib M, Massaro A. Renal function is impaired in small for gestational age premature infants. J Matern Fetal Neonatal. 2013;26(4):388–91.

24. Yared A, Yoskioka T. Autoregulation of glomerular filtration in the young. Semin Nephrol. 1989;9:94–7.

25. Oh W. Fluid and electrolyte therapy in low birth weight infants. Pediatr Rev. 1980;1:313–16.

26. ESPGHAN. Fluid and electrolytes (Na, Cl and K). J Pediatr Gastroenterol Nutr. 2005;41:S33–8.

27. Sweet CB, Grayson S, Polak M. Management strategies for neonatal hypoglycaemia. J Pediatr Pharmacol. 2013;18:199–208.

28. Sieber FE, Traystman RJ. Special issues: glucose and the brain. Crit Care Med. 1992;20:104–14.

29. Inder T. How low can I go? The impact of hypoglycaemia on the immature brain. Pediatrics. 2008;122:440–1.

30. Burns CM, Rutherford MA, Boardman JP, Cowan FM. Pattern of cerebral injury and neurodevelopmental outcomes after symptomatic neonatal hypoglycaemia. Pediatrics. 2008;122:65–74.

31. Hay WW. Strategies for feeding the preterm infant. Neonatology. 2008;94(4):245–54.

32. Reynolds RM, Thureen PJ. Special circumstances: trophic feeds, necrotising enterocolitis and bronchopulmonary dysplasia. Semin Fetal Neonatal Med. 2007;12(1):64–70.

33. Apfelbaum JL, et al. Practice guidelines for preoperative fasting and the use of pharmacologic agents to reduce the risk of pulmonary aspiration: application to healthy patients undergoing elective procedures. An updated report by the American Society of Anesthesiologists committee on standards and practice parameters. Anesthesiology. 2011;114:495–511.

34. Smith I, et al. Perioperative fasting in adults and children: guidelines from the European society of anaesthesiology. Eur J Anaesthesiol. 2011;28:556–69.

35. Murat I, Dubois M-C. Perioperative fluid therapy in pediatrics. Pediatr Anesth. 2008;18:363–70.

36. Robinson CA, Sawyer JE. Y-site compatibility of medications with parenteral nutrition. J Pediatr Pharmacol Ther. 2009; 14:48–56.

37. Holliday MA, Segar WE. The maintenance need for water in parenteral fluid therapy. Paediatrics. 1957;19:823–32.

38. Oh T. Formulas for calculating fluid maintenance requirements. Anesthesiology. 1980;53:351.

39. APA Consensus Guideline on Perioperative Fluid Management in Children August 2007. http://www.apagbi.org.uk.

40. Dalgic N et al J Pediatr Endocrinol Metab 2002, Kinnala Pediatrics 1999 and Duvanel CB J Pediatrics 1999.

41. Dubois M, Gouyet L, Murat I. Lactated Ringer with 1 % dextrose: an appropriate solution for peri-operative fluid therapy in children. Paediatr Anaesth. 1992;2:99–104.

42. Hongnat J, Murat I, Saint-Maurice C. Evaluation of current paediatric guidelines for fluid therapy using two different dextrose hydrating solutions. Paediatr Anaesth. 1991;1:95–100.

43. Nishina K, Mikawa K, Maekawa N, Asano M, Obara H. Effects of exogenous intravenous glucose on plasma glucose and lipid homeostasis in anesthetized infants. Anesthesiology. 1995; 83:258–63.

44. Berleur MP, Dahan A, Murat I, et al. Perioperative infusions in paediatric patients: rationale for using Ringer-lactate solution with low dextrose concentration. J Clin Pharm Ther. 2003;28:31–40.

45. Geib I, Dubois MC, Gouyet L, et al. Perioperative perfusion in children: evaluation of a new perfusion solution. Ann Fr Anesth Reanim. 1993;12:6–10.

46. Aun CST, Panesar NS. Paediatric glucose homeostasis during anaesthesia. Br J Anaesth. 1990;64:413–18.

47. Berry FA. There is a solution for perioperative fluid management in children. Pediatr Anesth. 2008;18:332–61.

48. Leelanukorum R, Cunliffe M. Intraoperative fluid and glucose management in children. Paediatr Anaesth. 2000;10:353–9.

49. Lonnqvist P. Inappropriate perioperative fluid management in children: time for a solution? Paediatr Anaesth. 2006;17:203–5.

50. Filston HC, Edwards CH, Chitwood R, Larson RM, Marsicano TH, Hill RC. Estimation of postoperative fluid requirements in infants and children. Ann Surg. 1982;196:76–81.

51. Bell EF, Strauss RG, Widness JA, et al. Randomized trial of liberal versus restrictive guidelines for red blood cell transfusion in preterm infants. Pediatrics. 2005;115:1685–91.

52. Kirpalani H, Whyte R. Low versus high haemoglobin concentration threshold for blood transfusion for preventing morbidity and mortality in very low birth weight infants (Review). Cochrane Rev Database Syst Rev 2011;(11):CD000512. Pub2.

53. Morley SL. Red blood cell transfusions in acute paediatrics. Arch Dis Child Educ Pract Ed. 2009;94:65–73.

54. Chen HL, Tseng HI, Lu CC, et al. Effect of blood transfusions on the outcome of very low body weight preterm infants under two different transfusion criteria. Pediatr Neonatol. 2009;50:110–16.

55. Reid DJ. Intracellular and extracellular fluid volume during surgery. Br J Surg. 1968;55:594–6.

56. Chappell D, Jacob M, Hofmann-Kiefer K, et al. A rational approach to perioperative fluid management. Anesthesiology. 2008;109:723–40.

57. Bailey A, McNaull P, Jooste E, Tuchman J. Perioperative crystalloid and colloid fluid management in children: where are we and how did we get there? Anesth Analg. 2010;110:375–90.

58. Robertson NR. Use of albumin in neonatal resuscitation. Eur J Pediatr. 1997;156:428–31.

59. Greenough A. Use and misuse of albumin infusions in neonatal care. Eur J Pediatr. 1998;157:699–702.

60. Schwarz U. Intraoperative fluid therapy in infants and young children. Anaesthetist. 1999;48:41–50.

61. Soderlind M, Salvignol G, Izard P, Lonnqvist PA. Use of albumin, blood transfusion and intraoperative glucose by APA and ADARPEF members: a postal survey. Paediatr Anaesth. 2001; 11:685–9.

62. Boluyt N, Bollen CW, Bos AP, Kok JH, Offringa M. Fluid resus-

citation in neonatal and pediatric hypovolemic shock: a Dutch Pediatric Society evidence-based clinical practice guideline. Intensive Care Med. 2006;32:995–1003.

63. De Gaudio AR. Therapeutic use of albumin. Int J Artif Organs. 1995;18:216–24.

64. Emery E, Greenough A, Gamsu H. Randomised controlled trial of colloid infusions in hypotensive preterm infants. Arch Dis Child. 1992;67:1185–90.

65. Tobias MD, Wambold D, Pilla MA, Greer F. Differential effects of serial hemodilution with hydroxyethyl starch, albumin, and 0.9 % saline on whole blood coagulation. J Clin Anesth. 1998;10:366–71.

66. Kozek-Langenecker SA, Jungheinrich C, Sauermann W, Van der Linden P. The effects of hydroxyethyl starch 130/0.4 (6 %) on blood loss and use of blood products in major surgery: a pooled analysis of randomized clinical trials. Anesth Analg. 2008; 107:382–90.

67. Liet JM, Bellouin AS, Boscher C, Lejus C, Roze JC. Plasma volume expansion by medium molecular weight hydroxyethyl starch in neonates: a pilot study. Pediatr Crit Care Med. 2003;4:305–7.

68. Sumpelmann R, Kretz FJ, Luntzer R, et al. Hydroxyethyl starch 130/0.42/6:1 for perioperative volume replacement in 1130 children: results of an European prospective multicentre observational postauthorization safety study (PASS). Paediatr Anesth. 2012;22: 371–8.

69. (Voluven®) or human albumin in children younger than 2 yr undergoing non-cardiac surgery. A prospective, randomized, open label, multicentre trial. Eur J Anaesth 2008;25:437–45

70. Groeneveld AB, Navickis RJ, Wilkes MM. Update on the comparative safety of colloids: a systematic review of clinical studies. Ann Surg. 2011;253:470–83.

71. Haas T, Preinreich A, Oswald E, Pajk W, Berger J, Kuehbacher G, Innerhofer P. Effects of albumin 5 % and artificial colloids on clot formation in small infants. Anaesthesia. 2007;62:1000–7.

72. Rackow EC, Mecher C, Astiz ME, Griffel M, Falk JL, Weil MH. Effects of pentastarch and albumin infusion on cardiorespiratory function and coagulation in patients with severe sepsis and systemic hypoperfusion. Crit Care Med. 1989;17:394–8.

73. Schortgen F, Lacherade JC, Bruneel F, Cattaneo I, Hemery F, Lemaire F, Brochard L. Effects of hydroxyethylstarch and gelatin on renal function in severe sepsis: a multicentre randomised study. Lancet. 2001;357:911–16.

74. Northern Neonatal Nursing Initiative Trial Group. Randomised trial of prophylactic early fresh-frozen plasma or gelatin or glucose in preterm babies: outcome at 2 years. Lancet 1996;348: 229–32

75. Osborn DA, Evans N. Early volume expansion for prevention of morbidity and mortality in very preterm infants. Cochrane Database Syst Rev 2001:CD002055.

76. Marx G, Cobas Meyer M, Schuerholz T, Vangerow B, Gratz KF, Hecker J, Sumpelmann R, Rueckoldt H, Leuwer M. Hydroxyethyl starch and modified fluid gelatin maintain plasma volume in a porcine model of septic shock with capillary leakage. Intensive Care Med. 2002;28:629–35.

77. Thomas-Rueddel DO, Vlasakov V, Reinhart K, et al. Safety of gelatin for volume resuscitation-a systematic review and meta-analysis. Intensive Care Med. 2012;38:1134–42.

78. Niermeyer S, Kattwinkel J, Van Reempts P, et al. International guidelines for neonatal resuscitation: an excerpt from the guidelines 2000 for cardiopulmonary resuscitation and emergency cardiovascular care: international consensus on science. Contributors and reviewers for the neonatal resuscitation guidelines. Pediatrics. 2000;106:E29.

79. Way C, Dhamrait R, Wade A, Walker I. Perioperative fluid therapy in children: a survey of current prescribing practice. Br J Anaesth. 2006;97:371–9.

80. Davies P, Hall T, Ali T, Lakhoo K. Intravenous postoperative fluid prescriptions for children: a survey of practice. BMC Surg. 2008;8:10–4.

81. Snaith R, Peutrell J, Ellis D. An audit of intravenous fluid prescribing and plasma electrolyte monitoring; a comparison with guidelines from the National Patient Safety Agency. Paediatr Anaesth. 2008;18:940–6.

82. Arieff AI, Ayus J, Fraser C. Hyponatremia and death or permanent brain damage in healthy children. BMJ. 1992;304:1218–22.

83. Cunliffe M, Potter F. Four and a fifth and all that. Br J Anaesth. 2006;97:274–7.

84. Moritz ML, Ayus JC. Prevention of hospital-acquired hyponatremia: a case for using isotonic saline. Pediatrics. 2003;111:227–30.

85. Gueli SL, Lerman J. Controversies in pediatric anesthesia: sevoflurane and fluid management. Curr Opin Anaesthesiol. 2013; 26:310–17

86. Neville KA, Sandeman DJ, Rubinstein A, Henry GM, McGlynn M, Walker JL. Prevention of hyponatremia during maintenance intravenous fluid administration: a prospective randomized study of fluid type versus fluid rate. Pediatrics. 2010;156:313–19.

87. Hoorn EJ, Geary D, Robb M, Halperin ML, Bohn D. Acute hyponatremia related to intravenous fluid administration in hospitalized children: an observational study. Pediatrics. 2004;113: 1279–84.

88. Au AK, Ray PE, McBryde KD, Newman KD, Weinstein SL, Bell MJ. Incidence of postoperative hyponatremia and complications in critically-ill children treated with hypotonic and normotonic solutions. J Pediatr. 2008;152:33–8.

89. Alvarez Montanana P, Modesto I, Alapont V, Perez Ocon A, Ortega Lopez P, Lopez Prats JL, Toledo Parreno JD. The use of isotonic fluid as maintenance therapy prevents iatrogenic hyponatremia in pediatrics: a randomized, controlled open study. Pediatr Crit Care Med. 2008;9:589–97.

90. Holliday MA, Friedman AL, Segar WE, et al. Acute hospital-induced hyponatremia in children: a physiologic approach. J Pediatr. 2004;145:584–7.

91. Holliday MA. Isotonic saline expands extracellular fluid and is inappropriate for maintenance therapy. Pediatrics. 2005;115:193.

92. Anand KJS. Neonatal responses to anaesthesia and surgery. Clin Perinatol. 1990;17:207–14.

93. Schaffer L, Muller-Vincenzi D, Burkhardt T, Rauh M, Ehlert U, Beinder E. Blunted stress response in small for gestational age neonates. Pediatr Res. 2009;65:231–5.

94. McHoney M, Eaton S, Pierro A. Metabolic response to surgery in infants and children. Eur J Pediatr Surg. 2009;19(5):275–85.

95. Jaksic T, Shew S, Keshen T, Dzakovie A, Jahoor F. Do critically ill surgical neonates have increased energy expenditure? J Pediatr Surg. 2001;36(1):63–7.

96. O'Brien F, Walker IA. Fluid homeostasis in the neonate. Pediatr Anesth. 2014;24:49–59.

97. Wolf AR, Humphry AT. Limitations and vulnerabilities of the neonatal cardiovascular system: considerations for anesthetic management. Pediatr Anesth. 2014;24:5–9.

98. Wernovsky G, Wypij D, Jonas R, et al. Postoperative course and hemodynamic profile after the arterial switch operation in neonates and infants. Circulation. 1995;92:2226–35.

99. De Buyst J, Rakza T, Pennaforte T, Johansson AB, Storme L. Hemodynamic effects of fluid restriction in preterm infants with significant patent ductus arteriosus. J Pediatr. 2012;161(3): 404–8.

100. Agus MS, Steil GM, Wypij D, Costello JM, Laussen PC, Langer M, Alexander JL, Scoppettuolo LA, Pigula FA, Charpie JR, Ohye RG, Gaies MG. SPECS Study Investigators: Tight glycemic control versus standard care after pediatric cardiac surgery. N Engl J Med. 2012;367(13):1208–19.

101. Shi S, Zhao ZY, Liu XW, Shu Q, Tan L, Lin R, Shi Z, Fang X. Perioperative risk factors for prolonged mechanical ventilation following cardiac surgery in neonates and young infants. Chest. 2008;134:768–74.

102. Newth CJL, Venkataraman S, Willson DF, Meert KL, Harrison R, Dean JM, Pollack M, Zimmerman J, Anand KJS, Carcillo JA, Nicholson CE. Weaning and extubation readiness in pediatric patients. Pediatr Crit Care Med. 2009;10:1–11.

103. Hazle MA, Gajarski RJ, Yu S, Donohue J, Blatt NB. Fluid Overload in Infants Following Congenital Heart Surgery. Pediatr Crit Care Med. 2013;14(1):44–4.

104. Nicholson GT, Clabby ML, Mahle WT. Is there a benefit to post-operative fluid restriction following infant surgery? Congenit Heart Dis. 2014 Jan 21.

105. Okoromah CAN, Ekure EN, Lesi FEA, Okunowo WO, Tijani BO, Okeiyi JC. Prevalence, profile and predictors of malnutrition in children with congenital heart defects: a case–control observational study. Arch Dis Child. 2011;96:354–360.

106. Schwalbe-Terilli C, Hartman D, Nagle M, Gallagher P, Ittenbach R, Burnham N, Gaynor J, Ravishankar C. Enteral feeding and caloric intake in neonates after cardiac surgery. Am J Crit Care. 2009;18(1):52–7.

第9章 新生儿机械通气

作者：Walid Habre

译者：刘永达

审译：尹红

新生儿适当的肺部机械通气至关重要，因为通气不足或过度通气会造成呼吸系统或全身系统损伤。此外，还会增加小儿麻醉后相关疾病的发病率和病死率[1, 2]。近年来，麻醉医生付诸大量的努力改进新生儿通气策略，如采用"保护性"和"肺开放"策略，目的是使肺部保持最理想的功能残气量（functional residual capacity，FRC）并且预防机械通气导致的肺损伤和支气管肺发育不良。人们逐步认识到，新生儿大潮气量过度通气会使肺内剪切力过高和促炎性细胞因子释放造成所谓的机械通气肺损伤，有肺泡过度扩张的潜在风险，也正因如此，我们应该重新审视机械通气策略[3, 4]。此外，过度通气导致的低碳酸血症可能导致脑血管收缩，甚至促进囊性脑室周围白质软化[5]。另一方面，潮气量不足可能导致气体交换不足、高碳酸血症、低氧血症、自发性脑室内出血风险增加（IVH）[6]。为解决上述问题，可以选择值得关注的通气模式，以便优化潮气量，满足新生儿机械通气需求。尽管下文将介绍几个新的机械通气策略，但是从新生儿麻醉后呼吸系统和神经系统预后来看，没有任何一个机械通气策略优于其他机械通气策略。对于每一种机械通气策略的应用，都应进行实时的呼吸系统监测以便应对呼吸系统顺应性和阻力的突然改变。本章针对新生儿呼吸系统特点、新生儿机械通气模式进行综述，强调了保护性通气以及肺开放通气策略的重要性。

新生儿呼吸系统

新生儿呼吸系统有三个生理特点。第一个特点，因为新生儿肋骨是软骨构成，所以呼吸肌和骨骼组成的胸壁顺应性较好。与大龄儿童呈椭圆形状的胸腔和斗柄状的肋骨不同，婴儿的肋骨呈水平位，其胸腔呈筒状。新生儿由于肋间肌的力量不足，肋间肌主要起到支撑胸壁并且减少胸壁变形的作用，而不像大龄儿童肋间肌可起到提高潮气量的作用。因此，新生儿主要的呼吸肌是膈肌。但是，与大龄儿童相比，新生儿膈肌肌肉量更少，高强度耐力肌纤维更少，而膈肌更加水平地嵌入胸壁[7]。当需氧量增加，产生呼吸窘迫时，新生儿上述胸壁和膈肌的机械劣势就更加明显。在这种情况下，膈肌收缩导致胸腔下段内陷，将减少肺容量，抵消膈肌收缩的效果。综上，大部分肌力消耗在胸壁变形上，且由于肌肉疲劳，肌力迅速减弱，新生儿薄弱的胸壁使得肺泡进行充分的通气受到限制[8]。

新生儿呼吸系统第二个特点是会产生所谓的肺僵直（stiff lung），这是由肺内静态弹性回缩力的增加所致。肺部的回弹力取决于肺组织的弹性纤维数量和肺泡表面的气－液界面产生的表面张力[9]。表面活性物质可以减少肺泡表面张力，并且不受肺泡直径的影响，保持肺泡正常扩张状态[10]。而且，新生儿弹性蛋白/胶原蛋白比例较高，导致肺泡具有塌陷的趋势。虽然有相反的作用力可以抵消肺泡塌陷的趋势，但是因为新生儿胸壁顺应性强，上述两种相反方向作用力可产生呼气末静息肺容量减少的净效果。静息肺容量与功能残气量（FRC）相互一致，反映了呼吸系统静息时的容量。因此，足月新生儿和早产儿即使在肺表面活性物质充足的情况下，功能残气量也较小。然而，当表面活性物质减少或者出现呼吸窘迫综合征时，呼吸道末端呈进一步塌陷的趋势，并且随之会产生肺不张，肺容量减少，通气血流比失调，导致低氧血症。由于早产儿终末气道未成熟以及肺泡分化不完全，不能在支气管肺泡水平产生气流，这一症状将更加明显[11,12]。

第三个特点，和大龄儿童相比，新生儿呼吸系统承受更强的上呼吸道和肺部气道阻力。由于新生儿上气道产生湍流气流，湍流气流阻力随着呼吸道半径减小成五次方增加，所以新生儿气道阻力很大。因此，如果气道半径减少 50%，那么气道阻力会增加 32 倍。与此不同的是，较小的远端气道（四级或五级以上的肺支气管）气流呈层流形式输送。在这些终末气道中气道阻力遵循气流层流的伯肃叶方程式，气道阻力与气道半径的四次方成反比。因此，气道半径是影响气道阻力最重要的变量，这也解释了当存在炎症疾病、呼吸系统感染导致黏膜增厚或者分泌物增多时，为什么新生儿呼吸做功会明显增加。呼吸道阻力随着呼吸道连续分叉导致半径减小而逐渐增加，而更大的气道横截面积可以抵消呼吸道阻力的增加。此外，相关研究一致表明，身高越高呼吸道阻力越小[13, 14]。对于新生儿来说，气道闭合以及肺容量的减少可以增高气道阻力。

整个呼吸系统的阻力中，气管和肺内弹性组织占呼吸系统阻力的 2/3。新生儿选用小号的气管导管会增加呼吸系统阻力，肺内高弹性回缩力会进一步增加呼吸系统的阻力[13]。因此，新生儿机械通气时，通气压力要高于气道阻力产生的摩擦力以及组织的弹性回缩力，高于胸壁顺应性。临床上，新生儿肺部通气状态时常发生改变，这使得我们在临床麻醉工作中保持新生儿有效机械通气困难重重。因此，在表面活性物质不足或先天性膈疝导致肺顺应性下降的情况下，顺利进行正压通气或成为一个严峻的考验[15]。此外，对于可能导致肺内气流阻力增加的其他先天或后天疾病（气管软化、支气管感染、炎症），为减少高气道压力导致的机械通气肺损伤，我们需要选择特定的机械通气模式。

机械通气模式

基于对新生儿呼吸系统病理生理的深入认识以及呼吸机技术的进展，我们将介绍一系列复杂的通气模式，由于缺少随机对照试验，这些通气模式并没有得到充分重视。尽管在新生儿重症监护室（neonatal intensive care unit，NICU）一些通气模式已经常规应用，但是通气模式的术语名称易于混淆，尚不能应用于麻醉工作站。可用的通气模式可以分为定容通气模式（由流量触发）、定压通气模式（由压力触发）或由压力和流量联合触发的双重模式。新型的麻醉呼吸机由于可以允许小儿触发呼吸周期，这使得我们有更多的机械通气策略可以选择[16]。

压力控制通气

临床工作中新生儿麻醉最常用的是压力控制通气（pressure-controlled ventilation，PCV）模式[16]。在 NICU，最基本使用频率最高的是间歇正压通气（intermittent positive-pressure ventilation，IPPV），即在多数麻醉呼吸机上的压力控制通气。该通气模式的特点是提供呈渐减型气流从而产生持续且有限制的吸气压力，该通气模式可以减少吸气压峰值，缓解气管和肺泡压力。另外，压力控制通气可以补偿新生儿麻醉常用的无套囊气管导管导致的漏气。这种渐减型气流结合持续气道压力可以使气管和肺泡压力趋于一致，通过改善气体分布从而提高气体交换效果[17]。然而，应用压力控制通气模式时，选择潮气量应考虑以下三个因素：①吸气压峰值（peak inspiratory pressure，PIP）和呼气末正压（end-expiratory positive pressure，PEEP）的压力梯度；②吸气时间（Ti），该参数取决于和（或）决定吸呼比和呼吸频率；③时间常数，取决于呼吸系统的顺应性和气道阻力，决定气道和肺泡压力平衡的时间。因此，当应用压力控制通气时，除了限制吸气峰压和呼气末正压之外，也要调整吸气时间和呼气时间（T_e），从而产生与生理水平接近的呼吸频率来代替小儿自主呼吸。尽管短暂的 T_i 可能减少漏气并且降低死亡率，但是 T_i 的大小并不影响新生儿慢性肺病的发生率[18]。因此，T_i 通常调整为 0.35~0.5s，T_e 更大，决定呼气频率。然而，麻醉状态下，除了 PEEP 水平升高，T_i 增加也可升高气道压，后者是源于镇静不足致新生儿人机对抗[19]。相反的,对于新生儿来说,更小的 T_i 更有益于脱离呼吸机。为克服这一限制,允许新生儿触发吸气的同步通气模式是目前在 NICU 最常用的通气模式。不同触发同步通气模式的技术中,由置于气管导管和呼吸机连接处的气流感应器触发技术是最为敏感的[20],因此,在临床上应用最广。同步间歇指令通气(synchronized intermittent mandatory ventilation,SIMV),压力控制模式和辅助通气(assist-control,AC)模式,在重症监护的应用是为了通过与小儿呼吸运动同步产生固定呼吸频率(SIMV)或“控制”最少的通气周期数,在正压通气的基础上辅助每一次呼吸(AC),从而减少小儿呼吸做功。如果小儿呼吸急促,初始设置的 T_i 会导致呼吸机辅助每次触发呼吸,可能导致 T_e 的减小,使得有效通气受限于呼气时间不足。在使用大多数新型麻醉机提供的压力支持通气(pressure support ventilation,PSV)模式时,也可能出现上述情况。在压力支持通气模式下,机械辅助通气的开始和终止都由小儿呼吸做功和气流的改变控制。由于机械通气种类不同,机械通气起始过程在吸气气流量减小到最大吸气气流量的 10%~25% 时停止[21]。压力支持通气模式在麻醉中的应用令人关注,已经用于减小较大儿童自主呼吸的呼吸做功,以及抵消小号气管导管导致的气道阻力增加。但是,因伴有呼吸急促的危重症新生儿人机对抗风险增大,PSV 可增加氧气消耗从而导致通气无效。比例辅助呼吸(proportional assist ventilation,PAV)作为新技术来防治这一现象的发生发展。PAV 技术可以进一步减少呼吸功。PAV 通气模式下,肺膨胀程度和吸气压力全部或部分由小儿吸气功控制[22]。由于该模式的通气压力取决于小儿产生的吸气气流,不会产生呼吸不足或者气管导管周围漏气[19]。然而,麻醉机不支持这种通气模式。更加令人关注的是可以依靠小儿呼吸和膈肌运动[23,16]进行辅助通气的神经调节辅助通气(neutrally adjusted ventilator assist,NANV)模式。该通气模式通过位于膈肌水平、安装在鼻饲管上的双极电极来监测吸气做功。由此来对自主吸气功按比例进行通气辅助。尽管神经调控辅助通气模式的通气不受气管导管周围漏气影响,但是在新生儿麻醉中,尤其是呼吸未成熟的早产儿,其实用性尚不明确。应用神经调节辅助通气(NAVA)和压力控制同步间歇指令通气(SIMV-PC)两种通气模式对小于 1500g 早产儿进行机械通气的回顾性研究表明,NAVA 模式下氧和更好,需氧

量增加,并且减少最大吸气压[24]。近期前瞻性交叉研究表明,与 PSV 相比较,NAVA 可以改善人机同步,减小气道压[25]。另外,类似研究表明,与 PCV 相比,NAVA 可以减小最大吸气压,提高需氧量,增加呼吸频率,从而减少二氧化碳分压,提高肺顺应性[26]。

容量控制通气

压力控制通气模式的劣势在于其可变的潮气量(tidal volume,Vt)。这是由于新生儿时常变化的肺顺应性和通气阻力所导致,尤其是在全麻的状态下。因此,一些麻醉医生更喜欢应用容量控制通气(volume-controlled ventilation,VCV),VCV 是基于通过预先设定的呼吸频率输送固定预设的 Vt 的通气模式。VCV 通气模式没有把机械通气时输送目标潮气量需要的最高气道压和气管内的压力大小考虑在内,尤其是在肺顺应性下降或气道阻力增加的情况下。并且,VCV 需要手动调节 Vt 来抵消通气回路中的气体压缩和无气囊导管漏气。对患有慢性肺疾病的新生儿,可以通过设定溢气阀或调整 T_i 来缓解上述情况所致的压力升高。

容量目标通气

随着对直接控制吸气峰压的有效性和应用恒定小潮气量通气益处的认知提升,促进了压力限定容量保证的双通气模式的发展[27]。不断开发带有新通气模式的呼吸机,是为了提供一个既可以选择目标潮气量又可调节压力限制的通气模式,其中可调的压力限制可以让呼吸机自动调节吸气压力(在一定范围内)或设定吸气时间以保证达到目标潮气量。这些机械通气形式在 NICU 已经常规应用,并且正逐步进入手术室。这些通气方法被称为容量目标通气模式,可以测定呼出潮气量保证潮气量输送以及调节吸气峰压,以达到提供目标潮气量的效果[28]。然而,没有证据支持容量目标通气与压力限定通气相比会改善患者预后,如降低慢性肺疾病的发生[29]。尽管如此,与压力限定通气相比,容量目标通气显著减少机械通气时间,降低气胸发生率,降低严重自发性脑室内出血(3 级或 4 级)发生率[29,30]。一些新型麻醉呼吸机已经支持容量目标通气模式。尽管容量通气模式存在优势,但尚缺少关于其在临床麻醉应用价值的研究。

在这些新颖的通气模式中,容量保证通气(volume guarantee,VG)模式才是真正地对压力限定、以

容量为目标的通气模式，也称为流量转换通气（flow-cycled ventilation）模式，并且值得进一步关注。该通气模式通过每次呼吸逐渐减小呼出气量（由呼吸机测量）和预期潮气量（由临床医生设定）间差值而调整机械通气压力。在新生儿，容量保证通气模式也可以与其他标准通气模式联合使用，如SIMV、AC或PSV。设定参数时，不仅应考虑设定预期潮气量，也应考虑设定吸气时间（Ti），从而根据压力控制通气模式的时间常数概念决定呼吸机吹气时间。此外，最大吸气峰压应超过呼吸机工作压力，但应设定一个范围，以保护肺在顺应性突然降低时，免于遭受气压伤。上述通气方式因为吸气压力可以实时调节，所以其易于脱机的优点尤为引人关注[27]。一些麻醉机已经整合出压力调节容量控制通气（pressure-regulated volume control，PRVC）模式，气流频率可随吸气压力改变而改变，从而达到输送目标潮气量的效果[35]。因此，在呼吸机提供压力和气流方面PRVC与压力控制模式相类似，但是输送预设的Vt是以肺顺应性为参考通过调节吸气压峰值来实现的。PRVC已经被证实有效减少极低出生体重儿机械通气时间以及减小其血流动力学的变化[32, 33]，也可减小先天性心脏病手术术后婴儿的气道压力，并且可以维持血流动力学稳定[34]。当联合其他呼吸机功能，满足婴儿有压力支持的自主呼吸，该通气模式被称为"自动模式"（automode），虽然目前部分麻醉机已经支持该模式，但是仍然缺少该通气模式在新生儿麻醉应用方面的研究。

高频通气

应用小潮气量、低平均气道压（mean airway pressure，MAP）的高频通气（high-frequency ventilation，HFV）模式与传统通气模式相比，可以对严重肺疾病的新生儿进行更好的麻醉管理。严重呼吸衰竭婴儿应用该通气模式策略将得到不错的效果，因为HFV可以通过小潮气量通气，减小近端气道压力，避免肺损伤，从而提高肺容量，达到改善气体交换的效果[35]。高频通气通过增加呼吸气体的对流和扩散来改善气体交换。高频通气模式是以肺的自然共振频率为理论基础。实际上，相比传统通气模式，在新生儿应用接近10Hz（1Hz=60bpm）的共振频率（早产儿可能更高）进行机械通气，可以减少气体进出肺部所需的压力。

尽管有许多不同种类的高频通气策略可供选择，再次强调，仍然没有证据表明哪一种高频通气模式更优。第一种通气策略为高频喷射通气（high-frequency jet ventilation，HFJV），是确立已久的麻醉技术，以高频率（最高可达到600次/分钟）喷射短促（非常短的吸气时间）的气流，叠加带有一定PEEP的恒定气流进行机械通气。该通气模式需要特殊气管导管。由于HFJV在新生儿神经系统和呼吸系统预后方面的矛盾结果，无法证明其在临床实践中的益处[36-38]。高频气流阻断（high-frequency flow interruption，HFFI）通气模式，是高压力持续气流被高频率（高达20Hz）阻断从而进行通气的另一种高频通气手段[39]。然而，无法表明该技术改善肺部预后，一些研究指出，HFFI增高早产儿机械通气漏气发生率[40, 41]。当前，最常用的高频通气方法是高频振荡通气（high-frequency oscillatory ventilation，HFOV）。该通气手段基于电磁感应活塞或膈肌震动产生的高频（高达15Hz）双向压力波形进行机械通气。HFOV包括激活的吸气相和呼气相（呼气相包括呼气时近端气道的负压阶段）。HFOV模式下，应调节呼吸比防止由于呼气时间不足导致气体滞留[21]。HFOV提供震荡式小潮气量与可调节的平均气道压结合进行通气。理论上来说，与其他模式相比HFOV可以在保持功能残气量的同时降低平均气道压，当麻醉管理需要保持功能残气量提升肺容量时，HFOV无疑具有优势。伴有慢性肺疾病的早产儿应用HFOV时，震荡容量由潮气量在压力-容积的位置和压力振幅来决定[42]。在先天性膈疝或伴有明显肺顺应性下降的严重呼吸窘迫新生儿中，高频振荡通气模式具有一定优势。尽管如此，近期的meta分析指出，与传统通气方式相比，在急性肺功能不全的幼儿中，将HFOV作为首选模式或者应急模式没有明显优势[43-45]。HFOV或可降低早产儿慢性肺疾病的发生率[44, 46]，但是该结论仍有待证实。

持续气道正压通气和无创通气

大量新生儿获益于持续气道正压通气（continuous positive airway pressure，CPAP）和（或）进行无创通气（noninvasive ventilation，NIV）的无创呼吸支持。经鼻持续气道正压通气（nCPAP）的目标是维持气道通畅、使肺部扩张来维持FRC[47, 48]。该通气模式也减少呼吸做功，降低早产儿发生呼吸暂停的频率[49]。

因此,在临床上,对刚拔管或需要气管插管通气的早产儿、遭受严重呼吸暂停的早产儿、娩出后呼吸窘迫的早产儿常规应用 nCPAP 进行肺部支持通气。除了 nCPAP 以外,一些通气技术也提供正压相通气(压力支持或压力控制通气),有与新生儿呼吸同步的经鼻同步间歇强制通气(synchronized nasal intermittent mandatory ventilation,SNIMV)和非同步的经鼻间歇强制通气(NIMV)[48],也称为经鼻间歇正压通气(nasal intermittent positive-pressure ventilation,NIPPV)[49,50]。过去的 10 年中,NICU 应用 NIV 治疗新生儿急性呼吸衰竭越来越多。最近,NIV 成功应用的预测因素得到明确[51]。

Meta 分析表明,NIV 应用于呼吸窘迫综合征并没有明显收益[52],尽管 NIV 可以防止新生儿拔管失败[53,48]。NIV 减少早产儿重新插管概率,降低有创机械通气概率,减少婴儿娩出后 72 小时内表面活性物质需求量[47,50,54-56]。为了达到该目的,NIV 通常在 PEEP 最低水平维持在 6cm H_2O、PIP 在 10~12cm H_2O 水平后启动。

进行 nCPAP 通气可以通过以下两种方法:①提供不间断的气流和可通过调节呼气截流面积用来改变呼气的装置;②观察通气管路末端浸入水下深度的方法调整 CPAP 大小。后者也被称做气泡 nCPAP。气泡产生可输入到呼吸道的震荡压力。这一现象或通过促进气体扩散从而改善气体交换[57]。气泡 nCPAP 是仅受肺部解剖特点因素影响进行局部分布的通气方式,而与婴儿体位无关[58,2]。nCPAP 通过使用鼻塞(nasal prong)使得呼出流改变方向顺畅排出,能改进为提供可变气流的通气模式。可变气流的 nCPAP 与气泡 nCPAP 相比需要的新生儿呼吸做功更少[59]。另一种提供可变气流的 nCPAP 是双水平 nCPAP 也叫做 BiPAP。有些 BiPAP 系统有腹壁运动感应器,可根据小儿吸气动作辅助提供正压,BiPAP 由儿童吸气触发,在两种水平间进行正压通气。BiPAP 系统与 nCPAP 系统相比,有改善低出生体重儿氧合及通气的优点[60,61]。

nCPAP 和 NIV 的成功应用依赖于特定的呼吸道装置以及它们能保证舒适、优化压力输送。在所有能提供 nCPAP 的装置中,双鼻塞无疑是最佳的设计[62]。鼻塞紧紧贴合于鼻孔,防止漏气。虽然应用鼻塞可能导致鼻外伤发生率升高[21],但是漏气仍然是无创通气主要考虑的问题。漏气可减少肺泡通气,导致人机

对抗,增加鼻腔阻力。nCPAP 在婴儿娩出后即刻应用可减少表面活性物质的需要量,降低慢性肺疾病发生率,降低包括早产儿死亡在内的严重后遗症[63]。

可应用高流量鼻导管通气(high-flow nasal cannula,HFNC)(高流量定义为氧气/空气混合气流量>1 L/min)支持早产儿肺功能,提高氧浓度。气流可以加热加湿处理后输送,也可以不经过处理输送[48]。加湿加热模式通常用来减小鼻黏膜损伤,然而,未加热的 HFNC 也有良好的应用效果。高流量鼻导管通气对早产儿呼吸暂停、慢性肺疾病、呼吸窘迫综合征有利。该通气策略可把鼻咽无效腔的气体排出,从而提高肺泡通气,促进有效呼吸[48]。与 nCPAP 应用的鼻导管不同,HFNC 导管并不能很好贴合鼻腔通道,漏气明显。最初认为,漏气可以减少鼻损伤、鼻黏膜损伤、鼻阻塞及出血,甚至降低院内感染发生率[64,65]。但是,拔管之后,与 nCPAP 相比 HFNC 重新插管的概率更高[55]。甚至有综述表明,高流量鼻导管通气给予早产儿有效通气的证据并不充分[64,65]。

手术室机械通气模式的应用

尽管新型麻醉机层出不穷,并且带有已广泛应用于重症监护病房的通气模式,但是并没有证据支持重症监护病房常用的通气模式可以改善临床全麻预后。然而,上述的通气模式可以帮助临床医生为新生儿提供"肺保护通气",改善气体分布。进行麻醉时,大多数新生儿需要使用神经肌肉阻断药物,因此,在麻醉诱导和脱机时,多使用同步指令通气。

VCV 应用恒定气流通气,且没有将可压缩的气体容量及气管导管的漏气量考虑在内,因此新生儿麻醉采用传统的 VCV 指令通气有诸多劣势。VCV 通气策略的恒定气流导致气道压力(Paw)和肺泡压力(Palv)平衡时间短,即时间常数短,易导致高 PIP。对于新生儿,呼吸回路中可压缩的气体容量是一个重要问题,明确呼吸机能否纠正这部分容量损失是必要的。大部分现代麻醉通气机可以通过工作站自检来纠正这部分容量损失。然而,如果更换呼吸管道,工作站重新自检并对额外的呼吸回路中,可压缩气体容量损失进行纠正就很重要。如果应用老式呼吸机或者压力补偿超过 30cm H_2O 的呼吸机[66],调整目标潮气量要考虑呼吸回路内被压缩的气体量。比如,4kg

新生儿,可压缩气体达到 1 mL/cm H_2O,潮气量设定为 7 mL/kg,呼吸机将产生 25 cm H_2O 的吸气峰压,那么回路中可压缩气体体积为 25 mL。这种情况下应该调整预设潮气量为 13 mL/kg,因为有 50% 或更多的输送气体浪费在供气系统里(没有把呼吸道无效腔和可能存在的漏气计算在内)。临床上要通过听诊胸壁、视诊呼吸相胸壁运动以及观察二氧化碳波形来判断通气是否充足。应用 VCV 通气策略时,溢气阀门应妥善设置以防止术中肺顺应性突然下降产生过高的气道峰压,从而达到肺保护的目的。新生儿,尤其肺顺应性差的新生儿,更适合进行 PCV 通气模式。

PCV 通气模式的特点是用减速气流提供有限、恒定的吸气压力快速达到稳定的平台相,但不增加吸气峰压。PCV 模式可以改善气体分布,减少肺内分流,从而提高氧合。另外,PCV 模式可以对气管导管存在的漏气进行补偿。尽管 PCV 达到保护性通气策略的要求,但是该通气策略中潮气量是可变的,尤其是术中肺顺应性突然下降或呼吸阻力突然增加的时候。我们已明确在 PCV 模式中潮气量有三个决定因素(上文已提及):①最大设定峰压和 PEEP 间的压力梯度;②吸气时间(Ti);③时间常数。时间常数是呼吸系统的机械特性指标,包括呼吸系统总顺应性(Crs)和阻力(Rrs)。将时间常数应用于吸气相意味着设定吸气时间以便有充足的时间让气道和肺泡内的压力达到平衡。因此,如果 Rrs 升高和(或)Crs 降低,压力平衡时间就会增加。而且,呼气气流是呈指数下降的减速气流,需要 3~4 倍的时间常数排除肺内气体,因此,有充足时间来完全呼气很重要。最后,值得一提的是,不是所有麻醉呼吸机都能产生最大吹入气流,一定压力产生的潮气量会根据呼吸机的不同而变化[67]。在新生儿的吸气时间和呼吸频率这些变量中,生理吸气时间不超过 0.5s。然而,新生儿麻醉时,药物导致呼吸肌麻痹,吸气时间可大于 0.5s 以保证肺泡扩张状态。然而,选用 PSV 模式通气,吸气时间的增加可能使血流动力学不稳,进而导致人机对抗。因此,PCV 模式初始通气设定中,可以将 PEEP 设定为 5 cm H_2O,吸气正压设定为 15 cm H_2O,以建立通气压力梯度。呼吸频率由起始设定的吸气时间 0.6s 决定。压力梯度和吸气时间的设定应由呼吸系统顺应性和阻力以及血气分析结果决定。另外,考虑呼气时间也很重要,尤其是有慢性肺部疾病的新生儿(如支气管肺发育不良),呼吸时间常数必须提供充足的

呼气时间,防止机体产生自身呼气末正压和肺泡过度膨胀。

全麻状态下维持膈肌活动可减少通气血流比失调。因此,小儿麻醉常规应用 PSV 模式越来越流行。由于新型麻醉机带有高敏气流触发器可以感应很小的气流变化(如同重症监护呼吸机上的气流触发器),很小的呼吸做功可触发吸气相的开始,所以该触发器应用于小儿机械通气[68]。压力支持基于呼吸机可以产生固定输入气压的递减气流。正因为如此,潮气量可随新生儿吸气运动、压力支持的大小、肺的机械特点改变而改变。目前,只有少数麻醉呼吸机具备该通气模式。假如呼吸机具有固定呼吸周期,当气流小于最大吸气气流的 25% 时,呼吸机将停止送气。这一限制可能对有肺阻塞性疾病的新生儿不利,因为对于此类新生儿呼吸周期发生延迟[69]。尽管没有文献报道 PSV 通气模式应用于新生儿,但是该模式在临床全麻时应用,可以减少呼吸做功,尤其对于新生儿其作用更明显。比如,诱导时,除 PEEP 以外,加用 5 cm H_2O 的压力支持来保持气道通畅,抵消呼吸做功,改善气体交换,可便于吸入诱导。全麻维持阶段,为抵消气管导管和呼吸回路的阻力,保证提供气体交换的理想潮气量,增加支持通气压力(增加到 10 cm H_2O)是必要的[70]。麻醉结束阶段,PSV 可以使得苏醒和脱机更为平顺。不论如何,调整可识别最小呼吸频率防止呼吸暂停的发生是很重要的。另外,调整吸气时间以避免人机对抗导致的呼吸做功增加。最后,一些麻醉呼吸机可以调节供气压力斜率(达到设定的支持压力的时间)。通过增加呼吸机达到设定支持压力的时间(降低压力斜率),我们可以避免心脏活动触发的压力支持通气,这一现象在降低通气触发阈值的新生儿身上很常见[71]。为避免这一现象的发生,尽管有可能增加呼吸做功,但仍要升高 PSV 通气触发阈值。

最近,应用于手术室的一部分新型麻醉机带有自动模式(自动气流)的 PRVC。减速气流联合自主同步压力支持的容量控制通气模式在保证最小潮气量的同时,提供了压力模式的优点。理论上来说,这种通气模式克服了新生儿应用 PCV 和 VCV 的劣势,应用在新生儿麻醉很可能有巨大优势,尤其是在术中(如腹腔镜手术、腹部或胸部开放手术)面对肺顺应性突然变化的时候。为确定初始通气容量,我们建议应用压力控制进行肺部通气,选用合适的潮气量来

保证肺泡充分通气。进行 PCV 模式通气参数设定时,用排出的气体量作为 PRVC 的目标潮气量,设定最大吸气压力为 30 cm H₂O 以防止肺泡过度膨胀。手术室内应用该通气策略还没有被报道,尤其是没有应用于新生儿的报道,因此,PRVC 在临床应用较少,只能凭借临床医生经验应用。

手术室机械通气策略

保持新生儿充分的机械通气极为重要,尤其是处于镇静或麻醉状态下容易发生低氧的新生儿。麻醉诱导时,面罩通气不充分可导致肺泡通气不足,胃充气,胃内容物反流和误吸。此外,胃内气体增加可能危害呼吸功能,影响气体交换,尤其是静息肺容量比闭合气量更小的新生儿。尽管改良的 T 形管(如 Jackson Rees)被认为是最好的通气系统,可以保证充足的通气且维持功能残气量[72, 73]。手动通气时为了避免肺过高的充气压力和胃充气,监测气道压力很重要。低阻力回路系统的技术进步使其在临床广泛应用[74, 75]。但是,为了保证上呼吸道通畅和功能残气量在呼气末应用持续气道正压通气(CPAP)时,低阻力回路系统通气效果欠佳。由此而论,使用柔软的面罩,应用 CPAP 保持平均气道压在 5~10cm H₂O 水平,已经成为麻醉诱导常用的通气策略,即使是在饱胃的情况下,可以避免气道塌陷和保持充足氧合[76, 77]。这种所谓的控制诱导技术达到了手术室新生儿麻醉各个阶段都应该达到的肺开放策略通气标准。

肺开放策略的首要目标是改善全麻导致的严重影响肺内气体交换的肺不张和通气不均。新生儿胸壁(高顺应性)和肺(高肺弹性回缩压)的生理学特点使得气道易于闭合,功能残气量降低。全麻药物、肋间肌麻痹、膈肌顶端的位移导致通气减少,进而出现肺塌陷和肺不张。当 FiO₂ 很高时,肺泡气被吸收加重肺不张。因此,肺开放策略需要常规应用肺复张手法,尤其是损失呼气末正压水平的时候(PEEP 为 0 时)更需要肺复张。在全麻诱导后和断开机械通气吸痰后以及麻醉维持过程中,每 30 分钟以相当于肺活量(或两倍潮气量)的气体容积进行肺复张[78]。在不改变血流动力学的前提下,以 20~30 cm H₂O 的吸气峰压持续 20~30s 来达到肺泡复张。任何情况下,为保持终末气道扩张 PEEP 至少设定为 5 cm H₂O[79]。

并且应用较小的氧气浓度供气达到适当的血氧饱和度。然而,肺顺应性下降或肺不张时,为保持肺泡的复张,需要更高水平的 PEEP。

除上述的肺开放策略,进行"保护性通气"以防机械通气导致的肺损伤也同样重要[80]。手术室中,维持适当的功能残气量前提下,应用小潮气量机械通气很有必要。最优的 PEEP 水平可以增加肺容量,调节吸气时间和呼气时间,尤其是根据时间常数调节 T₁/Tₑ 比值,将保证肺泡充分的膨胀和萎缩。

上述通气策略有可能导致轻微的高碳酸血症,没有颅内压增高和肺动脉高压时,二氧化碳分压大致维持在 6~7kPa(或 45~52.5 mmHg),属于安全范围。证据表明,在此范围的轻微高碳酸血症可以提高脑血氧饱和度,促进皮下组织氧合[81]。小儿麻醉医生应理解氧离曲线位置的临床意义,及其对组织供氧的影响。胎儿血红蛋白与氧气的亲和力比成人高,这也是新生儿氧离曲线左移并且 P₅₀ 很小的原因,过度通气(波尔定律)会加剧这一现象,氧气向组织释放减少[82]。

机械通气的监测

在对新生儿肺进行机械通气时,进行肺功能实时监测才能明确肺功能的改变,才能将麻醉机上各种波形的监测信息与有效气体交换、组织氧合联系起来。应用肺开放的保护性通气策略要求根据实时肺功能检测来调整呼吸机参数。手术室大多数呼吸机都可以显示连续的压力、容量、气流、曲线环路的波形,以及自动得出呼吸参数。经典的肺功能波形以时间为横坐标,压力、容量、气流为纵坐标。机械通气模式经常显示压力和气流曲线。因此,应用 VCV(由于压力是因变量)模式通气时,压力曲线必然显示出来,PCV 模式中因为肺泡通气十分依赖于气流波形,所以关注流量 - 时间曲线尤为重要。流量 - 时间曲线可反映以下问题:①吸气波形的中断说明肺泡与气道压力平衡时间不足,增加肺膨胀不良风险;②不完全的肺排气增加自主呼气末正压水平,导致肺部过度扩张,增加气压伤风险。因此,从气流 - 曲线角度看,调节 T₁ 和 Tₑ(可通过改变 T₁/Tₑ 比值或减少呼吸频率)保证在下一个吸气相或呼气相开始前,气流波形达到零点是很有必要的[83]。

压力－容量环和流量－容量环可以提供机械通气时对呼吸力学的进一步监测,即对呼吸系统顺应性和阻力的监测。流量－容量环对监测吸气和呼气阻力十分有用。比如,气道阻力增加时,流量－容量环表现为呼气气流峰值降低,即呼气相表现为凹陷曲线。而且不完整的流量－容量环提示呼吸环路漏气,这对于常规应用不带气囊气管导管的新生儿尤为实用。由于带气囊气管导管应用于新生儿越来越多,流量－容量环不闭合的情况也越来越少。麻醉机上显示的动态压力－容量(pressure-volume, P-V)环,可反映吸气、呼气时呼吸系统的力学特征。该曲线描述了阻力气流和对流加速气流。因此,动态的 P-V 曲线反映呼吸系统动态肺顺应性趋势(即 P-V 环的曲线斜率),同时反映肺潮气量。尽管有些信息可以从其他曲线环获得,从而有助于调整 PEEP 大小,但是动态吸气相起始阶段提供潮气量通气时肺扩张情况,尤其是应用压力保持不变的 PCV 通气模式时,动态吸气相不受 PEEP 影响[84]。相反,应用 VCV 这类通过恒定气流进行通气的模式时,可以通过观察吸气相 P-V 曲线斜率,即靠上拐点斜率,来判断肺部是否过度扩张。P-V 环下段靠下的拐点斜率反映肺泡扩张起始过程,可以提示气道闭合情况。

麻醉机上显示的呼吸参数应该谨慎理解,因为,这些参数不仅由新生儿呼吸系统决定,麻醉设备(如呼吸管路、气管插管等)也会影响上述参数[85]。这些数值通常通过阻断法获取,阻断法依赖于吸气气流阻断后气道压力减小程度与被阻断之前气流压力的比值。超过 40% 测量结果改变都是由于设备本身的影响。所以,作为临床医生观察麻醉机上显示的参数的时候,要提醒自己这些参数可能不仅仅由于新生儿呼吸系统生理改变而变化。

结论

本文通过大量证据说明新生儿通气将受益于肺保护性通气策略和肺开放策略的应用。过去的 20 年来,技术的进步使得新生儿保护性肺开放通气策略发展应用。然而,比较这些先进的通气模式,哪一种通气模式可以改善新生儿呼吸系统和神经系统预后仍缺少证据支持。没有循证证据支持,许多临床医生只能根据个人经验和理论为某一特定婴儿选择最优的通气模式。但是近来越来越多的随机对照试验的发表已改变这一状况。选择最佳的通气策略以优化肺容量及保证组织氧合,同时不造成肺泡过度膨胀、急性和(或)慢性肺损伤,以及可能导致神经系统和代谢不良预后的严重的血流动力学波动。量化早产儿和足月儿预后是留给我们的挑战。

参考文献

1. Murat I, Constant I, Maud'huy H. Perioperative anaesthetic morbidity in children: a database of 24,165 anaesthetics over a 30-month period. Paediatr Anaesth. 2004;14:158–66.
2. Bhananker SM, Ramamoorthy C, Geiduschek JM, et al. Anesthesia-related cardiac arrest in children: update from the pediatric perioperative cardiac arrest registry. Anesth Analg. 2007;105:344–50.
3. Moloney ED, Griffiths MJ. Protective ventilation of patients with acute respiratory distress syndrome. Br J Anaesth. 2004;92:261–70.
4. Dreyfuss D, Saumon G. Ventilator-induced lung injury: lessons from experimental studies. Am J Respir Crit Care Med. 1998;157:294–323.
5. Wiswell TE, Graziani LJ, Kornhauser MS, et al. Effects of hypocarbia on the development of cystic periventricular leukomalacia in premature infants treated with high-frequency jet ventilation. Pediatrics. 1996;98:918–24.
6. Kaiser JR, Gauss CH, Pont MM, Williams DK. Hypercapnia during the first 3 days of life is associated with severe intraventricular hemorrhage in very low birth weight infants. J Perinatol. 2006;26:279–85.
7. Keens TG, Bryan AC, Levison H, Ianuzzo CD. Developmental pattern of muscle fiber types in human ventilatory muscles. J Appl Physiol. 1978;44:909–13.
8. Muller N, Volgyesi G, Becker L, et al. Diaphragmatic muscle tone. J Appl Physiol. 1979;47:279–84.
9. Nicolai T. The physiological basis of respiratory support. Paediatr Respir Rev. 2006;7:97–102.
0. Macklem PT, Proctor DF, Hogg JC. The stability of peripheral airways. Respir Physiol. 1970;8:191–203.
1. Hjalmarson O, Sandberg K. Abnormal lung function in healthy preterm infants. Am J Respir Crit Care Med. 2002;165:83–7.
2. Menkes H, Gardiner A, Gamsu G, et al. Influence of surface forces on collateral ventilation. J Appl Physiol. 1971;31:544–9.
3. Lanteri CJ, Sly PD. Changes in respiratory mechanics with age. J Appl Physiol. 1993;74:369–78.
4. Sly PD, Hayden MJ, Petak F, Hantos Z. Measurement of low-frequency respiratory impedance in infants. Am J Respir Crit Care Med. 1996;154:161–6.
5. Garcia A, Stolar CJH. Congenital diaphragmatic hernia and protective ventilation strategies in pediatric surgery. Surg Clin N Am. 2012;92:659–68.
6. Brown MK, DiBlasi RM. Mechanical ventilation of the premature neonate. Respir Care. 2011;56:1298–313.
7. Munoz J, Guerrero JE, Escalante JL, et al. Pressure-controlled ventilation versus controlled mechanical ventilation with decelerating inspiratory flow. Crit Care Med. 1993;21:1143–8.
8. Kamlin CO, Davis PG. Long versus short inspiratory times in neonates receiving mechanical ventilation. Cochrane Database Syst Rev 2004: CD004503.
9. Keszler M. State of the art in conventional mechanical ventilation. J Perinatol. 2009;29:262–75.

10. Macklem PT, Proctor DF, Hogg JC. The stability of peripheral airways. Respir Physiol. 1970;8:191–203.

11. Hjalmarson O, Sandberg K. Abnormal lung function in healthy preterm infants. Am J Respir Crit Care Med. 2002;165:83–7.

12. Menkes H, Gardiner A, Gamsu G, et al. Influence of surface forces on collateral ventilation. J Appl Physiol. 1971;31:544–9.

13. Lanteri CJ, Sly PD. Changes in respiratory mechanics with age. J Appl Physiol. 1993;74:369–78.

14. Sly PD, Hayden MJ, Petak F, Hantos Z. Measurement of low-frequency respiratory impedance in infants. Am J Respir Crit Care Med. 1996;154:161–6.

15. Garcia A, Stolar CJH. Congenital diaphragmatic hernia and protective ventilation strategies in pediatric surgery. Surg Clin N Am. 2012;92:659–68.

16. Brown MK, DiBlasi RM. Mechanical ventilation of the premature neonate. Respir Care. 2011;56:1298–313.

17. Munoz J, Guerrero JE, Escalante JL, et al. Pressure-controlled ventilation versus controlled mechanical ventilation with decelerating inspiratory flow. Crit Care Med. 1993;21:1143–8.

18. Kamlin CO, Davis PG. Long versus short inspiratory times in neonates receiving mechanical ventilation. Cochrane Database Syst Rev 2004: CD004503.

19. Keszler M. State of the art in conventional mechanical ventilation. J Perinatol. 2009;29:262–75.

20. Dimitriou G, Greenough A, Cherian S. Comparison of airway pressure and airflow triggering systems using a single type of neonatal ventilator. Acta Paediatr. 2001;90:445–7.

21. Greenough A, Donn SM. Matching ventilatory support strategies to respiratory pathophysiology. Clin Perinatol 2007;34:35–53, v–vi.

22. Schulze A, Rieger-Fackeldey E, Gerhardt T, et al. Randomized crossover comparison of proportional assist ventilation and patient-triggered ventilation in extremely low birth weight infants with evolving chronic lung disease. Neonatology. 2007;92:1–7.

23. Sinderby C, Beck J, Spahija J, et al. Inspiratory muscle unloading by neurally adjusted ventilatory assist during maximal inspiratory efforts in healthy subjects. Chest. 2007;131:711–17.

24. Stein H, Howard D. Neurally adjusted ventilatory assist in neonates weighing <1500 grams: a retrospective analysis. J Pediatr. 2012;160:786–9.

25. Breatnach C, Conlon NP, Stack M, et al. A prospective crossover comparison of neurally adjusted ventilatory assist and pressure-support ventilation in a pediatric and neonatal intensive care unit population. Pediatr Crit Care Med. 2010;11(1):7–11.

26. Stein H, Alosh H, Ethington P, White DB. Prospective crossover comparison between NAVA and pressure control ventilation in premature neonates less than 1500 grams. J Perinatol. 2012. doi:10.1038/jp.2012.136 (Epub ahead of print).

27. Keszler M, Abubakar KM. Volume guarantee ventilation. Clin Perinatol. 2007;34:107–16, vii.

28. Singh J, Sinha SK, Clarke P, et al. Mechanical ventilation of very low birth weight infants: is volume or pressure a better target variable? J Pediatr. 2006;149:308–13.

29. McCallion N, Davis PG, Morley CJ. Volume-targeted versus pressure-limited ventilation in the neonate. Cochrane Database Syst Rev. 2005: CD003666.

30. Wheeler KI, Schmolzer GM, Morley CJ, Davis PG. High-frequency ventilation with the Drager Babylog 8000plus: measuring the delivered frequency. Acta Paediatr. 2011;100:67–70.

31. Singh J, Sinha SK, Donn SM. Volume-targeted ventilation of newborns. Clin Perinatol. 2007;34:93–105, vii.

32. Piotrowski A, Sobala W, Kawczynski P. Patient-initiated, pressure-regulated, volume-controlled ventilation compared with intermittent mandatory ventilation in neonates: a prospective, randomised study. Intensive Care Med. 1997;23:975–81.

33. D'Angio CT, Chess PR, Kovacs SJ, et al. Pressure-regulated volume control ventilation vs synchronized intermittent mandatory ventilation for very-low-birth-weight infants: a randomized controlled trial. Arch Pediatr Adolesc Med. 2005;159:868–75.

34. Kocis KC, Dekeon MK, Rosen HK, et al. Pressure-regulated volume control vs volume control ventilation in infants after surgery for congenital heart disease. Pediatr Cardiol. 2001;22:233–7.

35. Lampland AL, Mammel MC. The role of high-frequency ventilation in neonates: evidence-based recommendations. Clin Perinatol. 2007;34:129–44, viii.

36. Wiswell TE, Graziani LJ, Kornhauser MS, et al. High-frequency jet ventilation in the early management of respiratory distress syndrome is associated with a greater risk for adverse outcomes. Pediatrics. 1996;98:1035–43.

37. Carlo WA, Siner B, Chatburn RL, et al. Early randomized intervention with high-frequency jet ventilation in respiratory distress syndrome. J Pediatr. 1990;117:765–70.

38. Keszler M, Modanlou HD, Brudno DS, et al. Multicenter controlled clinical trial of high-frequency jet ventilation in preterm infants with uncomplicated respiratory distress syndrome. Pediatrics. 1997;100:593–9.

39. Cronin JH. High frequency ventilator therapy for newborns. J Intensive Care Med. 1994;9:71–85.

40. Thome U, Kossel H, Lipowsky G, et al. Randomized comparison of high-frequency ventilation with high-rate intermittent positive pressure ventilation in preterm infants with respiratory failure. J Pediatr. 1999;135:39–46.

41. Craft AP, Bhandari V, Finer NN. The sy-fi study: a randomized prospective trial of synchronized intermittent mandatory ventilation versus a high-frequency flow interrupter in infants less than 1000 g. J Perinatol. 2003;23:14–9.

42. Miedema M, de Jongh FH, Frerichs I, et al. The effect of airway pressure and oscillation amplitude on ventilation in preterm infants. Eur Respir J. 2012;40:479–84.

43. Henderson-Smart DJ, De Paoli AG, Clark RH, Bhuta T. High frequency oscillatory ventilation versus conventional ventilation for infants with severe pulmonary dysfunction born at or near term. Cochrane Database Syst Rev. 2009: CD002974.

44. Cools F, Henderson-Smart DJ, Offringa M, Askie LM. Elective high frequency oscillatory ventilation versus conventional ventilation for acute pulmonary dysfunction in preterm infants. Cochrane Database Syst Rev. 2009: CD000104.

45. Singh SN, Malik GK, Prashanth GP, ct al. High frequency oscillatory ventilation versus synchronized intermittent mandatory ventilation in preterm neonates with hyaline membrane disease: a randomized controlled trial. Indian Pediatr. 2012;49:405–8.

46. Courtney SE, Durand DJ, Asselin JM, et al. High-frequency oscillatory ventilation versus conventional mechanical ventilation for very-low-birth-weight infants. N Engl J Med. 2002;347:643–52.

47. Courtney SE, Barrington KJ. Continuous positive airway pressure and noninvasive ventilation. Clin Perinatol 2007;34:73–92, vi.

48. Shaffer TH, Alapati D, Greenspan JS, Wolfson MR. Neonatal non-invasive respiratory support: physiological implications. Pediatr Pulmonol. 2012;47:837–47.

49. Davis PG, Lemyre B, de Paoli AG. Nasal intermittent positive pressure ventilation (NIPPV) versus nasal continuous positive airway pressure (NCPAP) for preterm neonates after extubation. Cochrane Database Syst Rev. 2001: CD003212.

50. Ramanathan R, Sekar KC, Rasmussen M, et al. Nasal intermittent positive pressure ventilation after surfactant treatment from respiratory distress syndrome in preterm infants <30 weeks' gestation: a randomized, controlled trial. J Perinatol. 2012;32:336–43.

51. Bernet V, Hug MI, Frey B. Predictive factors for the success of noninvasive mask ventilation in infants and children with acute respiratory failure. Pediatr Crit Care Med. 2005;6:660–4.

52. Ho JJ, Henderson-Smart DJ, Davis PG. Early versus delayed initiation of continuous distending pressure for respiratory distress syndrome in preterm infants. Cochrane Database Syst Rev. 2002: CD002975.

53. Davis PG, Henderson-Smart DJ. Nasal continuous positive airways pressure immediately after extubation for preventing morbidity in preterm infants. Cochrane Database Syst Rev. 2003: CD000143.

54. Meneses J, Bhandari V, Alves JG. Nasal intermittent positive-pressure ventilation vs nasal continuous positive airway pressure for preterm infants with respiratory distress syndrome: a systematic review and meta-analysis. Arch Pediatr Adolesc Med. 2012; 166:372–6.

55. Kieran EA, Twomey AR, Molloy EJ, et al. Randomized trial of prongs or mask for nasal continuous positive airway pressure in preterm infants. Pediatrics. 2012;130:e1170–6.

56. Tapia JL, Urzua S, Bancalari A, et al. Randomized trial of early bubble continuous positive airway pressure for very low birth weight infants. J Pediatr. 2012;261:75–80.

57. Pillow JJ, Travadi JN. Bubble CPAP: is the noise important? An in vitro study. Pediatr Res. 2005;57:826–30.

58. Hough JL, Johnston L, Brauer SG, et al. Effect of body position on ventilation distribution in preterm infants on continuous positive airway pressure. Pediatr Crit Care Med. 2012;13:446–51.

59. Liptsen E, Aghai ZH, Pyon KH, et al. Work of breathing during nasal continuous positive airway pressure in preterm infants: a comparison of bubble vs variable-flow devices. J Perinatol. 2005; 25:453–8.

60. Migliori C, Motta M, Angeli A, Chirico G. Nasal bilevel vs. continuous positive airway pressure in preterm infants. Pediatr Pulmonol. 2005;40:426–30.

61. O'Brien K, Campbell C, Brown L, et al. Infant flow biphasic nasal continuous positive airway pressure (BP- NCPAPA) vs. infant flow NCPAP for the facilitation of extubation in infants' ≤1250 grams: a randomized controlled trial. BMC Pediatr. 2012;12:43.

62. De Paoli AG, Davis PG, Faber B, Morley CJ. Devices and pressure sources for administration of nasal continuous positive airway pressure (NCPAP) in preterm neonates. Cochrane Database Syst Rev. 2008: CD002977.

63. Carlo WA. Gentle ventilation: the new evidence from the SUPPORT, COIN, VON, CURPAP, Columbian network, and Neocosur Network trials. Early Human Dev. 2012;88(S2):S81–3.

64. Wilkinson D, Andersen C, O'Donnell CPF, et al. High flow nasal cannula for respiratory support in preterm infants. Cochrane Database Syst Rev. 2011: CD006405.

65. Manley BJ, Dold SK, Davis PG, et al. High-flow nasal cannulae for respiratory support of preterm infants: a review of the evidence. Neonatology. 2012;102:300–8.

66. Jaber S, Langlais N, Fumagalli B, et al. Performance studies of 6 new anesthesia ventilators: bench tests. Ann Fr Anesth Reanim. 2000;19:16–22.

67. Stayer SA, Bent ST, Skjonsby BS, et al. Pressure control ventilation: three anesthesia ventilators compared using an infant lung model. Anesth Analg. 2000;91:1145–50.

68. Aslanian P, El Atrous S, Isabey D, et al. Effects of flow triggering on breathing effort during partial ventilatory support. Am J Respir Crit Care Med. 1998;157:135–43.

69. Tassaux D, Michotte JB, Gainnier M, et al. Expiratory trigger setting in pressure support ventilation: from mathematical model to bedside. Crit Care Med. 2004;32:1844–50.

70. von Goedecke A, Brimacombe J, Hormann C, et al. Pressure support ventilation versus continuous positive airway pressure ventilation with the ProSeal laryngeal mask airway: a randomized crossover study of anesthetized pediatric patients. Anesth Analg. 2005;100:357–60.

71. Odin I, Nathan N. What are the changes in paediatric anaesthesia practice afforded by new anaesthetic ventilators? Ann Fr Anesth Reanim. 2006;25:417–23.

72. Nakae Y, Miyabe M, Sonoda H, et al. Comparison of the Jackson-Rees circuit, the pediatric circle, and the MERA F breathing system for pediatric anesthesia. Anesth Analg. 1996;83:488–92.

73. Von Ungern-Sternberg BS, Saudan S, Regli A, et al. Should the use of modified Jackson Rees T-piece breathing system be abandoned in preschool children? Paediatr Anaesth. 2007;17:654–60.

74. Spears RS, Yeh A, Fisher DM, Zwaas MS. The "educated hand": can anesthesiologists assess changes in neonatal pulmonary compliance manually? Anesthesiology. 1991;75:693–6.

75. Schily M, Koumoukelis H, Lerman J, Creighton RE. Can pediatric anesthesiologists detect an occluded tracheal tube in neonates? Anesth Analg. 2001;93:66–70.

76. Weiss M, Gerber AC. Induction of anaesthesia and intubation in children with a full stomach. Time to rethink! Anaesthesist. 2007;56:1210–16.

77. Eich C, Timmermann A, Russo SG, et al. A controlled rapid-sequence induction technique for infants may reduce unsafe actions and stress. Acta Anaesthesiol Scand. 2009;53:1167–72.

78. Rothen HU, Sporre B, Engberg G, et al. Prevention of atelectasis during general anaesthesia. Lancet. 1995;345:1387–91.

79. von Ungern-Sternberg BS, Regli A, Schibler A, et al. The impact of positive end-expiratory pressure on functional residual capacity and ventilation homogeneity impairment in anesthetized children exposed to high levels of inspired oxygen. Anesth Analg. 2007;104:1364–8.

80. Tobin MJ. Advances in mechanical ventilation. N Engl J Med. 2001;344:1986–96.

81. Akca O, Liem E, Suleman MI, et al. Effect of intra-operative end-tidal carbon dioxide partial pressure on tissue oxygenation. Anaesthesia. 2003;58:536–42.

82. Oski FA. Clinical implications of the oxyhemoglobin dissociation curve in the neonatal period. Crit Care Med. 1979;7:412–18.

83. Becker MA, Donn SM. Real-time pulmonary graphic monitoring. Clin Perinatol. 2007;34:1–17, v.

84. Adams AB, Cakar N, Marini JJ. Static and dynamic pressure-volume curves reflect different aspects of respiratory system mechanics in experimental acute respiratory distress syndrome. Respir Care. 2001;46:686–93.

85. Babik B, Petak F, Asztalos T, et al. Components of respiratory resistance monitored in mechanically ventilated patients. Eur Respir J. 2002;20:1538–44.

第 10 章　胸腹部手术与普外科手术

作者：Kate Cross，Jonathan Smith，Isabeau A. Walker

译者：万玉骁

审译：韩宁

引言

新生儿胸腹部手术对于麻醉的需求使麻醉医师面临着许多特殊的挑战。无论是否进行产前诊断，大部分足月新生儿出生时状况良好，但亦有许多早产、伴或不伴有低出生体重的新生儿存在心血管异常、肺动脉高压和（或）与特殊外科诊断相关的一些并发症。新生儿手术的许多原则将在本书其他部分进行讨论，本章的内容主要涉及新生儿阶段需要进行胸部或腹部手术的各种特殊情况，以及这两类手术对于麻醉和手术的特殊要求。这些管理策略很少是由随机对照试验来指导制订的，大多数都是基于回顾性病例分析或者专家共识。还有，应用越来越普遍的微创技术也会在本章进行讨论。

概述

麻醉并发症在新生儿期更为常见，因此只有那些必要的手术才在这一时期进行[1-4]，手术范围从轻微的择期术式（如新生儿腹股沟疝修补术）到挽救生命的急诊术式（如腹壁缺损修补或食道闭锁修复术）。麻醉医师、外科医师和新生儿科医师团队必须通力合作以确保为患儿做好最充分的手术准备，还要确保团队各成员都要充分理解手术及麻醉方案，更要确保患儿在具有合适的静脉通路及妥善的监护下，以稳定的术后状态被转运回新生儿重症监护病房。

术前评估与术前准备

麻醉评估包括患儿目前病情状况的详细病史、出生史、孕龄、体格检查、实验室检查和影像学检查。心脏缺陷通常可与其他多种先天性缺陷并存。由于食管闭锁/气管食管瘘（esophageal atresia，EA/tracheo-esophageal fistula，TEF）或脐膨出的患儿可能存在心脏缺陷，因此，术前应行超声心动图检查。此外，EA/TEF 这样异常的病例也应该进行肾脏超声检查，早产儿等存在颅内出血风险的病例应行术前经颅超声检查。对于状态不佳的急症患儿或极端早产儿，判断转运至手术室过程中生理状态的稳定性、评估他们对治疗的反应性是非常有用的。

术前，麻醉医师应检查凝血指标确认其在所在实验室新生儿标准值的正常范围内，并确认产后应用了维生素 K。血小板减少症在脓毒症的新生儿中常见，应在术前纠正。新生儿血小板浓度 < 150 000/mm³，在许多研究中心被视为异常，但当血小板计数 > 50 000/mm³，手术中出血是罕见的[5]。尽管在坏死性小肠结肠炎（NEC）的病例中，术前血小板计数经常小于 100 000/mm³，没有明显证据表明，输注血小板可以显著改善失血，但术前如果血小板计数 < 100 × 10⁹/L，应考虑输注血小板 10~20mL/kg。如果术前血小板计数 < 50 000/mm³，大部分医师会毫不犹豫地输注血小板。凝血酶原时间（PT）、部分凝血

活酶时间（APTT）在新生儿期处于动态变化中，由于促凝物质的减少 APTT 在出生即刻是延长的，而在整个新生儿期，其值不断缩短并逐渐趋于正常小儿水平。如果凝血酶原时间（PT）或活化部分凝血活酶时间（APTT）延长大于正常值的 1.5 倍，则建议输注新鲜冰冻血浆（FFP）15mL/kg，输注上述成分后，应立即复查相关指标。除少数短小手术外，术前均应进行交叉配血实验。可能的情况下，母体应筛查不典型红细胞抗体；相应的，新生儿血清应筛查母源抗体 [7,8]。

术前应用镇静药物不是必需的，但阿托品或格隆溴铵可用于减弱迷走神经对插管刺激的反应以及施行支气管镜检查前抑制腺体的分泌。麻醉和围术期镇痛的方案应与家长讨论，并获得麻醉和手术的知情同意。手术开始前应向治疗团队的所有成员进行充分的病情摘要介绍，并依据国际惯例进行适当的安全核查 [9]。

麻醉技术

麻醉技术的选择应根据新生儿的状态、手术的需求以及术后管理的需要。例如，硬膜外镇痛虽然可降低手术应激反应，提供完善的镇痛，降低术后机械通气的需求，但对于长间距食道闭锁修补后要保持 5 天肌肉松弛和控制通气的患儿，应用阿片类药物的镇痛技术（芬太尼 10~50ug/kg）也许更加合适。椎管内麻醉在早产儿中可能减少对术后机械通气的需要，但并不适用于接受腹腔镜手术的患儿。

麻醉时，采用吸入诱导还是静脉诱导取决于麻醉医师的个人偏好以及新生儿的状态。吸入诱导适用于择期手术或难以建立有效静脉通路的新生儿 [11]。然而，在大多数新生儿手术均为急诊伴或不伴有饱胃的情况，这时静脉麻醉诱导显得更为合适。静脉麻醉诱导可采用异丙酚 2~3mg/kg 或氯胺酮 1~2mg/kg，而后者更有利于保持患儿的循环稳定。对于患有坏死性小肠结肠炎的新生儿，很多人更倾向于静脉使用芬太尼进行诱导。如果具有误吸风险并需要进行吸引，应于麻醉诱导前置入鼻胃管。目前，对于诱导前移除还是保留鼻胃管具有一定的争议，我们这里赞同前者，主要是考虑到这样可以清晰地暴露喉部，而对于食管下段括约肌松弛和潜在的反流风险考虑较少。经典的快序列诱导（RSI）方法应避免在新生儿中使用，其原因是即使进行充分的预吸氧，但从麻醉诱导到气管插管过程中如果出现短暂的呼吸停止，也会经

常出现低氧血症。取而代之的是一种"改良型"RSI 的广泛应用，这种方法与经典方式不同，是在麻醉诱导及肌松后仍然进行轻柔的面罩通气（以尽可能小的吸气峰压），直至成功建立人工气道 [13,14]。尽管近期的一些研究证据开始质疑其有效性 [15]，但压迫环状软骨还是 RSI 传统上的一项基本要素。此外，新生儿的环状软骨位置可能很难确定，压迫力度亦不好掌握，环状软骨受压导致的气道扭曲，还可能使气管插管更难实施 [16,17]。因此，许多麻醉医师已不将其作为常规方法使用 [13]（见第 4、5 章）。

稳妥的静脉通路应该在无菌条件下建立，包括必要时在超声引导下建立中心静脉通路（4fr 或 5fr 导管，颈内静脉或股静脉）（见第 7 章）。大手术是动脉穿刺置管的适应证（22G 或 24G 套管，经桡动脉或股动脉）。脐动脉导管（UAC）或脐静脉导管（UVC）可用作短期留置静脉通路（< 5 天）。UAC 尖端理想的位置应止于胸部（第 6~10 胸椎水平的膈肌上方），而 UVC 和中心静脉导管尖端的位置应处于上腔静脉和右心房的交界。如果需要全肠外营养，如腹裂修复术后，应考虑置入经外周静脉中心静脉导管（PICC）或隧道式中心静脉导管。

麻醉中的监测应按照国际标准施行（见第 6、7 章）。有创监测主要适用于大手术和具有严重并发症（如先天性心脏病）的新生儿。动脉导管前和动脉导管后，氧饱和度对于监测新生儿肺动脉高压的风险可能有用（饱和度探头要置于右手和任一脚上）。虽然经皮 CO_2 监测在 NICU 司空见惯，不过在以每次呼吸为基础的呼气末二氧化碳分压监测反应更为灵敏 [18]。若早产儿和足月新生儿使用非高频振荡通气策略且肺部疾病尚不严重，则应采用呼气末二氧化碳波形仪来监测通气情况 [19-21]。移除黏性心电图极片（和黏性敷料）时，应倍加小心，尤其是对于极端早产儿，以免粘掉表皮。

新生儿的体温难于保持恒定。其在寒冷应激的情况下产热能力有限，因此应保持于温度恒定在 36.3℃~37.3℃ 的适宜环境中 [22]。新生儿应激时，主要通过棕色脂肪组织进行非颤抖性产热。为了防止新生儿入手术室后出现低体温，在进入前手术室的温度应提高到 25~28℃ 以尽量减少辐射（39%）和对流（34%）形成的热损失。热损失的其他机制是蒸发（24%）和传导（3%）。充气式保温毯应置于手术床上并于新生儿入室前预热 [23]。术中应使用湿化的

气体和加温的液体。手术冲洗液也应加温,同时暴露的肠管也应加以覆盖以减少蒸发散热。为监测以上加温策略的有效性,术中应从几个相应位点之一连续测量核心体温。我们建议测量食管中段的温度,其直接位于心脏后方。直肠温度是不常用的,因为它随体温变化的速度落后于中央体核温度,特别是对于直肠异常的新生儿尤其不适用。鼻咽部温度可被机械通气的气体冷却,腋窝温度则常被充气加温装置所干扰。

液体管理(见第 8 章)

在生命的最初几天,抗利尿激素(ADH)的血清浓度增加,机体对液体的容量需求很少(正常的60%)。钠的需求亦很小,因此常用低钠溶液维持液体容量。为了防止低血糖,10% 葡萄糖通常在生后第一天输注,开始的数天后随着多尿的发生,应增加补充钠盐并增加输液。监测血清电解质和血糖浓度非常重要,这样可以及时调整补液的成分以适应新生儿的需求。早产儿所需维持液的容量更多以弥补其大量不易察觉的体液丢失。

手术中的液体管理取决于患儿的临床状况和手术术式。例如,新生儿在择期腹股沟疝修补术中的液体需求与接受开腹 NEC 时的需要量截然不同,以上两种情况均缺乏足够的研究用以指导临床实践。维持液应以与术前应用的等张液相同的速率持续输注,以补充术中的液体丢失[24, 25]。术中液体管理的目的是弥补术前的液体丢失量以及术中的继续丢失量,并保持心血管系统稳定性。最新的术前禁食水指南方案已最大程度降低了择期手术前的液体亏欠量:禁饮配方奶为 6 小时,禁饮母乳为 4 小时,禁饮清水则为术前 2 小时[26]。拟行急诊手术的新生儿应于术前静脉给予 10~20mL/kg 的平衡盐液积极地进行容量复苏。术中补液包括如乳酸林格液或复方电解质注射液这样的平衡盐液、血液,或如 5% 清蛋白、明胶、第三代淀粉类溶液这样的胶体液,尽管淀粉类溶液在新生儿治疗的安全性上尚未完全确定[25, 27]。我们的经验是给予单剂量 10~20mL/kg 的乳酸林格液或适量的清蛋白(或血液),并监测容量丢失情况和临床参数,如心率、血压、充盈压和毛细血管再充盈情况。实验室检测包括血红蛋白、碱剩余、血乳酸、电解质以及血糖浓度和凝血状态,这些都是必不可少的。

术中补液的剂量因患儿临床状况的不同而存在差异,如一个简单的 EA / TEF 修复术补液量为 10~20mL/kg,而 NEC 或肠扭转致肠缺血的危重新生儿的补液量会达到 50~100mL/kg。5% 清蛋白溶液在脓毒症的新生儿中应用广泛。输血时机的选择取决于新生儿的出生天数;生后第一天由于存在胎儿期血红蛋白,故输血临界值建议为 12g/dL,存在慢性氧依赖的新生儿为 11g/dL,状态稳定的慢性贫血患儿在出生早期阶段为 7g/dL[7]。如果需要输血,输注 4mL/kg 的浓缩红细胞可增加血红蛋白浓度 1g/dL(如输入 6mL/kg 的全血可使红细胞压积增加 3%);应该将目标血红蛋白浓度设定在略低的水平,以最大程度减少供体暴露(接受多个供体的血液)。快速输血较易导致新生儿低体温和高钾血症的发生;所有血制品均应保温和保鲜,输血过程中新生儿应被严密监护。大容量输血时(如一个循环血量),应考虑同时输注凝血因子。

术中输注葡萄糖的问题一直存在争议;一些机构建议维持液使用低葡萄糖浓度(0.9%)的平衡盐液以 4mL/(kg·h)的速率(体重小于 10kg)输注,以维持血糖浓度并避免脂肪动员[9]。此种溶液不可应用于容量替代治疗,术中应使用乳酸钠林格注射液或复方电解质溶液维持体液平衡。如果患儿在术前需要输注含糖液以维持血糖稳定或是正在接受 TPN 治疗,那么术前不应停止这样的溶液输注;而且,在整个围术期含糖液的输注也应与术前保持在相同的速度并且要持续监测血清葡萄糖浓度。虽然也有人术中习惯降低葡萄糖的输注速度(与术前比较),但这样的策略必须考虑到增加的胰岛素水平可能导致低血糖发生的可能性。这种情况下,一旦术中调整了术前既定的葡萄糖溶液输注速度,围术期应监测血糖浓度的变化。部分新生儿(如患有 Beckwith–Wiedemann 综合征)具有较高的发生低血糖的风险。

新生儿重症监护室内的手术

大部分择期和重大的新生儿手术均在手术室中进行,但对于那些处于危重状态的患儿(如需要正性肌力药物支持或高频通气的患儿),在从 NICU 转入手术室的过程中存在特殊的风险(见第 13 章手术室外麻醉)。手术在新生儿重症监护室(neonatal intensive care unit, NICU)也可成功地进行,而不会增加感染或其他并发症的风险,特别是对于那些伴有 NEC 或肠穿孔的极低出生体重儿(< 1500 g)[28]。手术灯、加温垫和透明敷料的使用改善了外科医师的手术条件,亦为麻醉医师提供了便利。尽管此年龄段患儿是否需要使用催眠类药物还存在质疑,但全凭静脉麻醉和镇痛技术(芬太尼或瑞芬太尼,配伍或不配伍氯胺酮)的使用还是必要的,[29]。大多数 NICU 不使用呼气末二氧化碳分压监测,而是用经皮 PCO_2 监测。为确保对通气变化能做出快速反应(假如不使用 HFOV 的前提下),呼气末二氧化碳波形监视器可以从手术室运至 NICU。便携式屏幕应设定于手术区域适当位置,手术期间非相关人员应远离 NICU 手术区域附近。复杂的、需使用内镜的或涉及气道操作的术式,还有术前不需要机械通气的新生儿的大部分手术,都更适于在手术室内进行。

微创手术

微创手术(minimally invasive surgery, MIS)的好处众所周知,而随着技术的进步, MIS 在新生儿手术中的应用越来越普遍。对于新生儿微创手术存在一个明显的手术和规则学习的曲线,但微创技术确实加速了幽门成形术等术后的恢复速度,降低了手术成本,并且可能降低 EA/TEF 修复术后并发症(如胸壁畸形等)的发生率[30-33]。在专家看来,虽然新生儿微创手术中有心脏骤停事件的发生,但微创手术不良并发症的发生率的确明显低于开放性手术[31, 34-37]。胸腔镜技术已逐渐成为先天性胸部病变的治疗方法,近期的一篇综述显示:新生儿胸腔镜手术是开胸手术的理想替代方式[38]。

麻醉医师和外科医师的密切合作对于减少微创手术的不良并发症至关重要。与腹腔镜手术相关的新生儿生理变化是真实存在的,这些变化取决于许多因素,包括腹腔内充气压力、新生儿体位以及体液状况。新生儿和儿童腹腔镜手术气腹相关的生理变化在其他文献中已有详述[39]。存在先天性心脏缺陷(如主动脉瓣狭窄、先天性心脏病等)的新生儿在腹腔镜手术过程中可能发生包括心脏骤停在内的严重并发症[40, 41]。此类新生儿应进行麻醉前评估,只有那些对心脏病理生理学知识了解透彻的麻醉医师且在可获得充分支持的医疗机构中方可施行麻醉[40-42]。麻醉并发症与患儿体位、近距离对患儿管理减少及与气腹或气胸的影响有关。新生儿可能处于

头高位、头低位或半俯卧位,各类设备和监护仪将患儿包围,无菌手术单的铺盖都使得对静脉通路及气管导管的近距离管理受到限制。因此,手术开始时,检查静脉通路和气管导管并确保固定牢固是十分必要的。

新生儿微创手术中的特定并发症常与下列因素有关:高碳酸血症、低氧血症、低血压、代谢性酸中毒、低体温,并且在胸腔镜手术更为多见 [43]。腹腔镜手术期间人工气腹或气胸是靠持续充入二氧化碳(CO_2)来建立并维持的,由此可导致大量二氧化碳的吸收进入血液循环。胸腔镜手术中高达 30% 的呼出二氧化碳是由充入的二氧化碳造成的,而腹腔镜手术中的这个比例也可达 20%[43]。正是这样,动脉血二氧化碳分压可能达到很高的水平 [44-47]。呼气末二氧化碳的监测数值难以准确反映动脉血二氧化碳的真实水平,因此采用经皮二氧化碳监测或动脉血气分析来精准监测二氧化碳的吸收情况尤为重要 [13, 19]。目前,在这样条件下产生的严重高碳酸血症的不良影响尚不清楚,尽管呼吸性酸中毒和脑血氧饱和度下降已经被证明存在,动物模型中神经细胞凋亡也正在受到关注,但迄今为止尚未有产生特定不良影响的报道 [44, 45]。

二氧化碳充气限压应不超过 8 mmHg,手术时间应限定少于 100 分钟,这样可以减少充气导致的不良心肺后遗症[48-50]。有数例新生儿在腹部充入二氧化碳时就发生了心搏骤停,怀疑为腹部充入二氧化碳骤然产生的血流动力学不稳所导致。腹部充气前,以 10mL/kg 静脉输入平衡盐溶液增加前负荷,可保持血液循环状态平衡。分钟通气量应适当增加以代偿动脉血二氧化碳分压($PaCO_2$)的升高 [46, 51]。尽管目前微创手术已有一整套实施规范,但仍有一些如先天性膈疝修补这样的术式,存在很大程度上改为开放性手术的概率 [31, 34, 52, 53]。

单肺通气

新生儿胸部手术中可能需要单肺通气。单肺通气的绝对适应证很少,因为在开胸手术中肺组织通常很容易被压缩,且在胸腔镜手术中缓慢的充入二氧化碳,既能压缩肺组织,也能维持人工气胸。一些学者建议,单肺通气可用于如先天性肺叶气肿这样的涉及支气管相通的先天性胸部畸形的手术中 [54-56]。

没有合适的双腔气管导管用于新生儿,单肺通气

可通过选择性支气管插管或使用支气管封堵器而实现 [54-56]。

尽管插在右主支气管的概率高于左侧,但是选择性支气管插管还是相对容易操作的。其缺点是手术结束时,导管必须回撤并行双肺通气以检查是否漏气,此时有脱管的风险。外径不超过 2.0mm 的纤维支气管镜适用于 ID 为 2.5mm 的气管导管 [57]。下述几种技术可以实现单肺通气 [54]:

支气管插管

• 以正常方式把导管插入,听诊双肺呼吸音,注意气管导管在牙槽嵴的深度。

• 纤维支气管镜插入导管并引导导管选择性插入支气管。将导管向前推入支气管口并撤回纤支镜。听诊对侧呼吸音是否消失,注意导管的深度。如果插入的是右主支气管,检查右肺上叶呼吸音是否存在。如果没有,退管直到右肺上叶通气。尽管将气管导管插入左主支气管更困难些,但也减少了支气管可能被堵塞的顾虑。

• 手术结束时,小心谨慎地退管到原始位置来进行双肺通气(注意导管深度)并确认。

支气管阻塞器

具有球囊尖端的 3Fr Fogarty 取栓导管、房间隔开口导管、肺动脉导管或 5 Fr Arndt 支气管封堵器可用于堵塞手术侧肺。后两者的优势是中央的管腔可以对肺进行减压。支气管封堵器要沿着气管导管进行放置,因为新生儿气管导管管腔太小,无法容纳封堵器:

• 进行直接窥喉,将支气管封堵器放入气管腔内。

• 将气管导管插入,并将支气管封堵器沿手术一侧放置于气管导管旁。

• 将纤维支气管镜置入气管导管内,直视下将支气管封堵器推送进至手术侧支气管。

• 用生理盐水将支气管封堵器的套囊注满,听诊手术侧呼吸音是否消失。

支气管封堵器的主要缺点在于,它需要一定经验和专业技能来放置,新生儿存在任何呼吸功能障碍都会使置入特别困难。另一个需要关注的问题是支气管封堵器在手术过程中的移位会导致气管完全阻塞,如果用盐水将球囊充分注满,这种情况被认为不太可

能发生 [54]。术中应持续监测血氧饱和度、动脉二氧化碳分压、呼吸音和气道压力。

特殊情况

先天性胸廓畸形

很多先天性胸廓畸形需要在新生儿阶段进行手术治疗。以下描述的三种最常见的缺陷并不是只代表个例,而是代表一系列的疾病 [57]。

先天性囊性腺瘤样畸形

这种罕见的先天性肺疾病是最常见的先天性胸廓畸形,发病率为 1∶25~30 000 [58]。先天性囊性腺瘤样畸形(congenital cystic adenomatoid malforma-tions,CCAM)是一种通常只影响一个肺叶的多囊肺肿块,通常发生在左侧,5% ~15% 双侧发生(图10.1)。虽然它可能与错构瘤产生的过程、局灶性的肺发育不良或细支气管发育的异常有关,但本病病因仍不明确 [22]。多达 18% 的病例伴有其他相关畸形,包括肾发育不良和心脏缺陷(见 II 型)[58]。其预后取决于病变的大小;小的病变可能是无症状的,但大的病变可能与正常肺组织发育不良和肺动脉高压的发生有关。在严重的情况下,纵隔移位可导致心功能不全和非免疫性胎儿水肿 [59, 60]。胎儿水肿是死亡最严

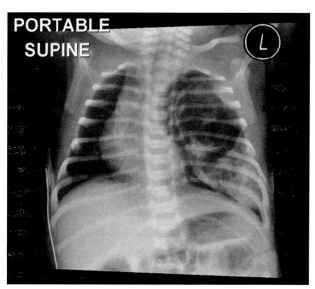

图 10.1　先天性囊性腺瘤样畸形。新生儿胸片显示一个边界模糊的囊性肿块几乎充满了左侧胸腔。心脏显影转移到右侧。右侧肺纹理稍模糊。

重的前兆[61]。首次产前超声检查中,"CCAM 大小与头围的比"可以预测胎儿围生期的发育状况:比值< 0.56 代表出生后状况良好,而比值> 1.6 则代表存在进展性水肿[62]。

表 10.1 先天性囊性腺瘤样畸形(CCAM)的 Stocker 分类

Stocker 0 型(罕见)。这是一个致命的缺陷,其中肺发育不超过假腺期的水平,导致与支气管气道相连的双侧肺发育不良。也称为腺泡发育不良

Stocker I 型(大囊性腺瘤样畸形)(60 % ~70 %)。存在单个或多个大囊肿(直径 > 2cm),其与近端气道和远端肺实质连通。病灶相对局限,大多数婴儿在囊肿切除术后有良好的预后

Stocker II 型(微囊性腺瘤样畸形)(10 % ~15 %)。多个小海绵状囊肿(直径 <1cm)取代远端肺实质。预后较差,并且通常与其他畸形相伴,如肾发育不全及心脏和染色体异常

Stocker III 型(固态囊性腺瘤样畸形)(5 %)。该畸形病变范围较广,常具有遍布整个肺叶甚至全肺的多个无气囊肿。预后较差,更常见于与 CCAM 相关的死胎报告

Stocker IV 型(罕见)。这是一种完全的肺泡性肺部缺陷,其中大囊肿代替了肺表面的无数小肺泡。预后良好

先天性囊性腺瘤样畸形的分类

最初,Stocker 将先天性囊性腺瘤样畸形依据囊肿的大小和生后组织学特点分为三种类型。随后,将 0 型(气管支气管缺失、伴随小的肺组织实变以及支气管气管化)和 4 型(完全性的肺泡萎陷)补充进来完善了此分类。因为 1~3 型通常为类腺瘤样的,而 1、2、4 型为囊性的,Stocker 针对这些缺陷性疾病提出了一个更广义的命名:先天性肺气道畸形(congenital pulmonary airway malformations, CPAM)[58,63]。然而,CCAM 仍然作为这些疾病的基本缩写。对于该畸形史简单的分类方法是:基于解剖和产前超声检查的外观,分为大囊型和微囊型(质硬),但是 Stocker 的分类仍在沿用[58,59,63-65]。

先天性囊性腺瘤样畸形的诊断

先天性囊性腺瘤样畸形通常在妊娠 20 周时通过产前超声得以确诊[66-70]。整个妊娠期对该缺陷的监测依照以下三个过程之一进行:体积增大、没有改变或者自发性消退。对于严重的病例,这种缺陷的程度依赖于母体的类固醇激素水平。有些专家中心指出,对于引起积水的高风险情况要根据妊娠时间、囊肿大小以及母体的健康情况来对胎儿进行干预,包括:独立囊肿的胸膜腔分流、开放的胎儿手术或者分娩过程中的宫外产时手术[59,68,70]。

在新生儿期,患儿表现为呼吸窘迫的症状,如呼吸急促、增加呼吸肌做功以及血氧饱和度下降 30% 或者病变侧肺部过度膨胀。有些患儿可能相对无症状。年长儿中 10% 表现为复发性肺炎或气胸。有一大部分患儿无症状,只是在偶然情况下才被发现。

胸部 X 线片上先天性囊性腺瘤样畸形明显,特别是畸形较大时。微型囊性损伤可能被液体填满,而巨囊性损伤通常呈充气状并且显影困难。CT 造影扫描通常用来描述这种缺损的边界。超声可用来识别血供和排除异常供血动脉。

先天性囊性腺瘤样畸形的管理

初级管理包括必要的呼吸支持和用影像来确定和定义损伤的程度。由于肺发育不良和肺动脉高压的存在,伴随积水的新生儿围术期病死率相当高。这些新生儿在手术干预之前应该维持医学上的稳定状态[61,70]。手术治疗有益于伴有明显呼吸症状和(或)压迫邻近的心脏或主要血管结构的新生儿。对于无症状或小的畸形是否需要手术以及手术时机的选择仍存在争议[60,71-74]。在婴儿期和儿童早期行切除手术越来越强调要避免出现感染并发症和发生恶性转化(该病的 2%~4% 发展为横纹肌肉瘤、鳞状细胞癌、支气管肺泡癌和胸膜肺母细胞瘤),以及促进代偿性肺部再发育。如果没有进行手术,理想情况下,这些新生儿应该被随访至成年,以确保缺损恶变时,能及时干预治疗[74]。

手术的注意事项

手术的目标是保留有活性的肺组织以及减少纵隔移位。标准术式是经后外侧开胸肺叶切除术。对于小的畸形或多肺叶病变可采用肺段切除,但是,与该术式相关的术后漏气发生率较高。也可采用胸腔镜下切除,但是对于大的囊性畸形有一定困难。

麻醉的注意事项

新生儿对开胸肺叶切除的耐受性较好,通常不需要输血,需要全面的有创监测。先天性囊性腺瘤样畸形与支气管树相连,尽管通常不需要单肺通气,但是术前过度胀肺可能导致球瓣样效应。最好避免使用笑气。

伴有严重呼吸窘迫的婴儿术前可能需要高频震荡通气,但是在术后早期通常会为了便于通气管理而

放弃高频振荡通气。通过静脉注射阿片类药物提供镇痛,如芬太尼、瑞芬太尼或者通过骶管置入导管行胸段硬膜外镇痛 [75, 76]。尽管肺发育不良和(或)肺动脉高压的新生儿可能会出现术后通气时间过长,但是大部分新生儿只需要较短时间的通气支持。

肺隔离症

这种畸形由没有支气管交通的无功能肺组织组成,通常有经主动脉直接分支出的异常动脉系统供血,15% 的病变组织不止有一根血管。隔离症可能有一个专门或者非专门的通道与胃肠道连接(如支气管肺前肠畸形)[70]。

肺隔离症的分型

● 小叶内隔离症(intralobar sequestration,ILS)(75%):异常组织主要位于正常肺的下叶(通常左侧多见)。儿童通常无症状,但是年长儿通常表现为咯血、气胸或者反复肺内感染。静脉回流经常是通过肺静脉系统。右侧的小叶内隔离症通常与弯刀综合征的肺静脉回流异常特征有关,手术切除过程中,必须要小心结扎肺静脉。

● 叶外型隔离症(extralobar sequestration,ELS)(25%):该类型通过肺胸膜与肺完全隔离。膈下动脉提供 20% 的血供,且有 3% 的畸形属于膈下型,大部分静脉回流是不成对系统。叶外型隔离症男女比例为 4 : 1,并且常伴有其他异常如:先天性膈疝(congenital diaphragmatic hernia,CDH,16%)、先天性囊性腺瘤样畸形(CCAM,15%)、先天性心脏病、胸壁畸形以及后肠重复畸形。

肺隔离症的诊断

这些畸形可通过产前超声或者生后胸片直接诊断。其系统血供必须使用超声、CT 或者 MRI 来描述。叶外型通常无症状,但是比叶内型更早被发现。两种类型均可在产前发现并处理。有症状并伴有巨大肺隔离畸形的婴儿,可表现为呼吸抑制、喂养困难,如果被隔离的小叶存在动静脉瘘或左向右分流,可能出现心力衰竭[70]。患儿在宫内存在严重的心力衰竭会导致水肿的发生,像先天性囊性腺瘤样畸形一样,肺发育不良和肺动脉高压可能与较大的畸形有关。

肺隔离症的管理

根据需求建立呼吸支持,并且作为第一步要根据影像学检查明确病变部位的血运供应。通常建议以手术切除病灶,要根据临床病情决定手术的时机。一些如感染和由于分流引起的心血管功能不全的并发症,在切除之前,应进行系统治疗。

手术注意事项

与先天性囊性腺样瘤畸形一样,开胸手术是治疗肺隔离症的标准方法,而对于相对较小的肺隔离症可选用胸腔镜切除。位于膈下的肺隔离症需要采用开腹或者腹腔镜手术切除。其他的治疗方法包括射频消融和弹簧圈栓塞等 [77]。

当血流明显变化时,异常的组织血管容易引起破裂。处理时要小心分离,并且小心操作避免出血。当血管起始于横膈膜的反面并走至手术区域(胸内的病变区域由横膈膜内血管供血)时,手术过程中控制异常组织的血供特别重要。如果处理失控将导致血管收缩到手术范围外并导致大出血。所有新生儿都应该进行交叉配血。

麻醉注意事项

与先天性囊性腺样瘤畸形相似,伴有严重肺动脉高压的新生儿,在手术前应该进行充分的药物治疗。

先天性大叶性肺气肿

先天性大叶性肺气肿(Congenital lobar emphysema,CLE)是一种阻塞性过度充气失调性疾病,其发生可能是因支气管肺泡发育缺陷所致。受累肺叶过度充气,挤压临近正常肺组织。尽管新生儿在生后几天内经常会出现呼吸窘迫,但出生后肺叶过度充气却会进一步加重。男性患儿相比于女性更易受累(3 : 1)。左上肺叶更易受累(占 50%),右中叶占 28%,右上叶占 20%,双侧受累的情况比较少见(图 10.2)。CLE 患儿中 20% 患有心脏畸形 [70]。

CLE 的诊断

CLE 可在产前被发现,但是与先天性囊性腺瘤样畸形难以鉴别。患儿产后经常会出现呼吸窘迫和气胸的临床症状。胸部 X 线提示肺叶过度充气、纵隔移位、同侧横膈膜受压。超声可以用于鉴别张力性气胸,如果病情稳定,行 CT 和 MRI 检查可以确定诊断。患儿病情稳定后,术前还应做超声心动图检查。

CLE 患儿的管理

CLE 的治疗首选肺叶切除术,在完整的术前准备之前可能会需要做一些紧急的基本处置。近年来,节段性肺切除被证实不会增加术后保留肺的再发率 [78]。正压通气可能会加重过度充气,如果术前需要呼吸支持,最好选择高频振荡通气方法。禁止放置胸腔引

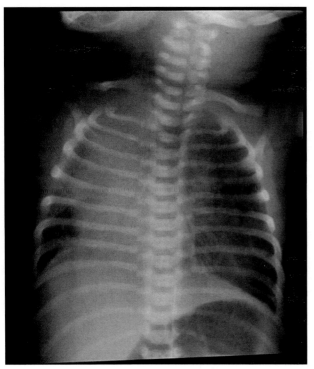

图 10.2 先天性大叶性肺气肿。胸片提示左侧胸腔过度充气,心脏影向右侧偏移,可见胃大泡影。

流,因其会引起异常肺组织的优先通气,从而导致呼吸衰竭。

手术和麻醉中的注意事项

麻醉诱导阶段应用正压通气会因空气潴留而导致病情恶化。如果可能的话,在单肺通气或者是开胸之前,最好保留患儿的自主呼吸。麻醉采用吸入麻醉的方法,在保留自主呼吸的情况下置入气管导管。可以给予肌松剂,但此类患儿吸气压力应尽量最小化[79]。或者可以不应用肌松剂,而是通过吸入麻醉辅助丙泊酚静脉麻醉和利多卡因表麻(3mg/kg)来达到满意插

管的条件[54,80]。应备好开胸器械,且外科医师应做好紧急开胸减压的准备。

食道闭锁 / 气管食管瘘

食道闭锁(EA)和气管食管瘘(TEF)在新生儿中的发生比率是 1:3000~1:4500[81-83]。在怀孕第 4 周时,前肠发育成气管和食管,在此过程中气管和食管间隔发育缺陷可能是导致 EA 和 TEF 发生的原因。有理论提出,气管食管外侧褶或是气管食管间隔的不融合、上皮增生异常或者凋亡、肺芽分叉、脊索的发育异常均可以导致 EA 和 TEF 的发生,但其病因和准确的胚胎学原理仍不确切。动物实验表明,前肠在发育过程中最常出现的发育异常是瘘,所以远端食管有可能是来源于气管[58]。也有证据证明:在分子机制水平上负责气管和食管分隔的特殊靶点与 EA 和 TEF 这样的发育缺陷有关[84]。

分类

首次分类是在 1929 年,1953 年进行修正。根据解剖学情况,EA/TEF 被分成五种类型[81,82,85](见图 10.3,表 10.2)。

表 10.2 EA/TEF 分类和新生儿发病率

EA 伴远端 TEF(80%~85%)
单纯 EA(5%~7%)
单纯 TEF(H 型瘘)(3%~6%)
EA 与近端和远端 TEF(3%~5%)
EA 与近端 TEF(2%)

因气管内瘘管的位置在近端和远端食管之间距

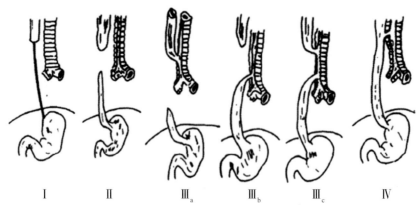

I II IIIa IIIb IIIc IV

图 10.3 食道闭锁和气管食管瘘的 Vogt 分类。I 型:食管闭塞;II 型:仅闭锁无瘘形成;III a 型:闭锁伴近端瘘形成;III b 型:闭锁伴远端瘘形成;III c 型:闭锁伴近端和远端瘘形成;IV 型:气管食管瘘(H 型瘘)。改编于 HolzKi J. 儿科麻醉学,1992; 2: 297–303。

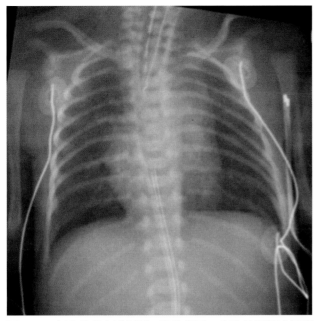

图 10.4　新生儿的食道闭锁。胸片提示一多孔的胃肠减压管（带侧孔）终止于胸正中水平。气管导管尖端位于胸腔入口。脐静脉和动脉导管从下方进入胸腔内；一个终止于 T6-T7，另一个终止于 T8-T9。在本片中未发现胃大泡。

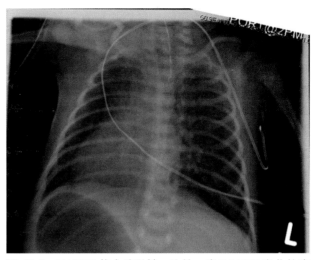

图 10.5　EA/TEF 伴内脏反转。这是一张 EA/TEF 患儿的胸片，带侧孔的多孔胃肠减压管终止于 T3-T4。心影和胃泡反转到右侧。超声心动图已证实存在室间隔缺损，一个巨大的胃大泡与远端的气管食管瘘相一致。

离的长度是变化的，这些解剖变异对手术方法和麻醉管理都有重要的临床意义。某一系列的统计显示，瘘管有 61% 发生在气管内、33% 在隆凸附近、8% 在颈部、1% 在细支气管。3% 患者存在 1 个以上的气管食管瘘[85,86]。在 H 型 TEF 中，瘘管常发生在颈部，然而，EA 近端瘘管常发生在距上部盲端 1~2cm 处[83]。

存在 EA/TEF 的新生儿通常为早产低体重儿[82]（图 10.4）。将近 50% 的 EA/TEF 患儿有相关的发育异常，出生时低体重（<2500g）合并单纯 EA 的患儿发育异常发生率更高。相比之下，存在 H 型瘘管的患儿这些发育异常较少见[82,83,87,88]。EA/TEF 患儿发育异常最常见的为心脏发育异常（29%）、十二指肠闭锁和直肠肛门异常（14%）、泌尿生殖器异常（14%）、肠扭转（13%）、染色体异常（21- 三体，18 和 13q 缺失）（4%）、脊椎和骨骼异常。心脏发育异常中最常见的缺陷是房间隔或室间隔缺损或者是法洛四联症[90]（见图 10.5）。2.5%~5% 的 EA/TEF 患儿存在主动脉弓右偏[91]。

EA/TEF 常伴有几种发育畸形[82]。VATER/VAC-TERL 畸形病因未明，其至少存在以下先天畸形中的三种：脊柱缺陷、肛管直肠异常、心脏发育缺陷、TEF、直肠发育异常、四肢畸形[90,92,93]。约 47% 的 EA 患儿

有 VACTERL 畸形。

尽管脑积水在非 VACTERL 畸形中较常见，但VACTERL-H 畸形却是 VACTERL 畸形伴脑积水。CHARGE 综合征是一种由 7 号染色体突变所致的常染色体显性遗传性疾病。它包括 TEF、眼组织残缺、心脏缺损、后鼻孔闭锁、神经认知和生长发育损伤，生殖器、耳和颅神经发育异常。Potter 综合征包括肾发育不良、肺发育不良、脐膨出、唇腭裂、生殖器发育不良，这些都与 EA/TEF 有关。EA/TEF 还与 CATCH综合征（染色体 22q 缺失，包括心脏发育缺陷、面部异常、胸腺发育不全、唇腭裂和低钙血症）有关[13,20]。在三体综合征中，EA/TEF 经常出现 Edwards 综合征（即 18 三体综合征）。Feingold 综合征（一种常染色体显性遗传性疾病）与 VACTERL 综合征相似，但存在小头畸形和学习障碍[82]。EA/TEF 还合并一些其他综合征，如 DiGeorge 序列、Pierre Robin 序列、Fan-coni 综合征和多脾综合征[58]。

有报道发现，非 VACTERL 异常在 EA/TEF 中的发生率越来越高。非 VACTERL 异常包括单脐动脉、生殖器发育缺陷、神经发育异常和呼吸道发育缺陷[90,94]。

诊断

胎儿存在羊水过多伴有小 / 无胃泡或相关的发育异常，产前可以疑似患有 EA。但是在大部分病例中，这些现象出现在生后。应提示儿科医师对有羊水过多病史的患儿在生后立即置入一个 8~10 号的胃肠

减压管,若胃肠减压管无法通过上段食管即是 EA。在生后前几个小时内,如果胃肠减压管无法通过,并且积存于上呼吸道的黏液不能通过吞咽来消除,那么诊断高度怀疑。如果尝试喂养,此类患儿即会出现发绀甚至窒息。几十年前,由于 EA 诊断延误导致的吸入性肺炎非常多见,但近年来由于现代医学的进步,吸入性肺炎已不常见。

EA/TEF 的诊断需要依赖胸腹部的 X 线平片。卷曲的鼻胃管一般可见于食管的上三分之一处(T2-T4 水平)。胃肠道内的气体可以提示存在远端 TEF 瘘;胃肠道内无气体可以提示不存在远端瘘,但无法排除是否有近端瘘。其他的一些发育异常如椎体发育异常(常发生在下胸部)或者十二指肠闭锁的双泡影也可以在术前的 X 线平片中发现。全面的临床检查对于排除这些发育异常和并存疾病(如早产儿的呼吸窘迫综合征)是非常重要的。强烈建议术前进行超声心动图检查,用以诊断术前是否合并心脏发育异常和确定主动脉弓的位置。如果新生儿已经排尿(可以排除双侧肾脏发育异常),那么肾脏超声可以延迟到术后再做。

H 型 TEF 在新生儿阶段并不常见,但是有连续误吸导致胸部反复感染病史的患儿应给予高度怀疑。

风险分级

对新生儿进行 EA/TEF 的风险分级是非常重要的。最初由 Waterson 提出的分级方法是以出生体重、相关发育缺陷和肺炎的发生为基础的[83]。由于新生儿疾病诊疗的提高,现今的风险分级更独立侧重于出生体重和心脏的发育异常。改善的预后使出生体重大于 1500g 且不存在心脏发育异常患儿的存活率超过 98% 以上,使体重小于 1500g 或存在严重心脏发育异常患儿的存活率超过 82%,也使体重小于 1500g 且同时合并心脏发育异常的患儿存活率达到 50%[88, 89, 95]。近年来更倾向于一种"四部分风险分级"法,可预测体重大于 2000g 且不合并心脏畸形的患儿存活率为 100%;体重小于 2000g 且合并心脏畸形的高危患儿存活率为 40%[95]。

合并有严重心脏畸形的早产儿仍为高危患儿。存在双侧肾发育不全或是严重早产并发症(如脑室内出血四级)患儿的父母可以选择不进行手术治疗[89]。

医学管理

EA/TEF 新生儿最初的管理是应避免在限期手

术前发生口腔分泌物的误吸。此类患儿应插入一个 10 号的带负压的双腔口腔 - 食管 Replogle 管并连续吸引,或者是通过鼻胃管持续吸引清除分泌物。新生儿应该持续静脉补液,以头高 30° 或平卧位哺乳。手术前,要做好交叉配血和备血。如果术前需要机械通气,吸气压应保持为最小,条件允许的情况下,尽量使气管导管的尖端远离瘘管。早产儿应该依据诊疗常规接受表面活性剂治疗。

手术注意事项

手术的目的是恢复食道的连续性并结扎 TE 瘘管。对于病情稳定且不需要呼吸支持的新生儿,在生后第一天或第二天即可进行手术。虽然对于存在严重并存病(如心脏导管发育异常)的患儿更好的手术选择为分离瘘管并行胃造瘘术,但是 EA 合并远端 TEF 患儿进行初级食管吻合术是可能的。初级食管修补术可以在心脏手术后 6~12 周后进行。

存在呼吸窘迫综合征的早产患儿如果需要术前机械通气,那么此类患儿则需进行急诊手术。如果患儿的肺顺应性很差,机械通气的气体很容易通过瘘管进入胃肠道。这会导致胃扩张,使心肺功能状态恶化,更严重者会导致胃破裂。对于有严重胃扩张且心肺功能不稳定的患儿,实施麻醉时应避免发生将气管导管插入瘘管中的错误操作[96]。为了避免胃扩张的发生,一些学者认为,在开胸后,应立即夹闭远端食管。减压胃造瘘术不应作为此类手术的首选术式,因为此术式会造成大量气体通过造瘘口外溢使分钟通气量降低[97]。小儿应急诊行经胸膜瘘管结扎术,择期行瘘管切除术,8~10 天后行 EA 修补术[83]。

单纯 EA 或者是 EA 合并近端 TEF 的患儿,其近端和远端食管末端有一个长间距。行胃造瘘术时,术中通过造影来确定该间距的长度,如果间距长度大于 3 个椎体的垂直长度,上端盲袋应在术后持续吸引直至 12 周龄;如果间距长度大于 6 个椎体的垂直长度,应先行颈部的食管造口术再择期行食管修补术。食管替代手术仅在偶尔情况下需要[83]。

手术开始时,通常要进行食管镜或者支气管镜检查来进一步确诊,评估瘘管的位置并排除多个瘘管的可能[86]。有多种技术可以确诊新生儿气管食管瘘:硬支气管镜、食管镜或者是经气管导管的可弯曲纤维支气管镜。使用细的可弯曲纤维支气管镜的优点是,可以评估气管导管尖端的位置、术中通过瘘管以帮助外科医师辨识瘘管、术后评估气道以排除气管的残留盲端和术后瘘管周围气管软化的严重性[98]。

传统的 EA/TEF 修补方法是在胸外从右后外侧行胸廓切开术,新生儿为侧卧位,胸部垫高以暴露手术区域,从第四、第五肋间隙和胸膜外侧入路到达后纵隔,同时轻微地挤压右肺。传统手术术式精细且耗时,却可以显著降低术后吻合口瘘的发病率。如果术前超声心动图提示存在右动脉弓畸形,手术应考虑为左侧入路,如果为双侧主动脉弓畸形,则应行标准的右侧开胸手术[91]。如果患儿病情不稳定,则应行经胸膜入路手术。

近年来,胸腔镜修补术在专科医学中心里的应用越来越广泛。专家所做的胸腔镜修补术与开胸手术具有相同的并发症发病率,但血气指标更好、手术时间更短,且可以降低术后 ICU 的住院时间[99-101]。由于并未有比较这两种治疗方法的随机对照研究,所以现今的临床治疗指南都是基于大量的临床病例的回顾性结论[34, 35, 102]。使用胸腔镜进行修补手术要求患儿为半俯卧位,胸腔右侧抬高 45°来更好的暴露胸内结构。正如前述,二氧化碳充气可使肺压缩,术中管理时,应注意最小化高碳酸血症的影响。

开胸和胸腔镜手术主要的注意事项包括:对解剖结构精准的识别和由于单肺通气和气管变形所致的心肺功能不稳定。术中可能要求麻醉医师置入一个 Replogle 持续抽吸管来帮助识别定位近端食管盲袋。瘘管闭塞检测可以帮助确认右肺通气良好且重要的结构(肺动脉和主要分支)没有被错误地夹闭。如果患儿不能耐受单肺通气,手术过程中可以间断双肺通气直至患儿血氧饱和度恢复正常,这需要外科医师和麻醉医师良好的沟通。术中可能需要提高吸入氧浓度和进行手动通气,但是瘘管结扎后呼吸功能不全通常会有所改善。修补后气管的完整性可以通过在胸腔倒入温生理盐水并手动膨胀肺观察是否有气体泄漏来验证。手术过程中,应避免下段食管的过度移位,以避免可能导致食管活动性后续问题的血液供应断流的发生。食管吻合术中上端盲袋若出现气体泄漏,提示上端可能存在气管食管瘘。上端盲袋的切除可以帮助确定可能存在的近端瘘管,还可使食管移位以降低吻合口处的张力。如果吻合口处张力过大,新生儿应该在术后保持肌肉松弛状态并进行 5 天左右的机械通气[83]。吻合口完全愈合牢固之前,直视下放置的经吻合口导管可以促进早期喂养的实现,该导管应该明确标记以防止术后意外脱出。

EA/TEF 修补术的早期并发症包括气管软化(20%~40%)、吻合口瘘(15%~20%)、吻合口狭窄(30%~50%)和瘘复发(10%)[103]。气管软化是由于瘘管处的软骨异常,经常导致一种典型的犬吠样咳嗽。在一些危重病例中,患儿会发生反复的胸部感染或因急性气道塌陷导致"濒死"状态,在修补后的最初几个月可能会需要进行紧急主动脉固定术[83]。早期的吻合口漏可能会导致张力性气胸,需要放置引流管并进行漏口的探查和修补。后期并发症包括胃食管反流(40% 为严重反流)和可能与胃食管反流有关的反复胸部感染[82]。包括支气管扩张的长期呼吸系统并发症可能是由于误吸、GERD 和胸壁畸形引起的[104]。新生儿和其父母都存在发生心理和创伤应激(包括创伤后应激障碍)的风险[105],这些长期问题主要包括喂养困难、手术及操作的疼痛、喂养和气道问题等。

麻醉注意事项

麻醉注意事项包括:与新生儿开胸术或胸腔镜手术有关的一般因素及一些高发的合并疾病。具体的注意事项包括:气道管理及存在气管瘘口的情况下气管导管放置的位置。术中通常不要求选择性的单肺通气,因为外科医师可以很容易通过压迫肺到达瘘口。每个新生儿术前都应该做超声心动图用以发现诸如 PDA/ASD/VSD 以及左心发育不全等先天性心脏缺陷。如果没有发现先天性心脏病的存在,那么,在 EA/TEF 修补术的单肺通气麻醉过程中很可能发生灾难性的不良并发症,包括乏氧、低血压和心脏骤停。

主要的麻醉并发症与插管误入瘘口或者经瘘口选择性通气导致胃膨胀和低血氧饱和度有关[95,106,107]。正如前述,瘘口的位置可能不同,其中 2/3 在气管中段,1/3 在靠近气管隆嵴的位置。大多数并发症与巨大的瘘口,特别是位置靠近气管隆嵴有关。

传统的确保新生儿气道安全的方法是清醒状态下插管,并保持自主呼吸直到完成瘘口修补。然而,现在已经不建议使用这种方法。多种麻醉和气道管理新技术已得以广泛应用[82, 98, 106-109]。目前多数观点提倡:可依据个人擅长的技术而选择吸入或静脉诱导,结合使用肌松药,并在气管插管前行轻柔的面罩通气[98,106-108]。

几种可避开食管闭锁处的气管插管方法已被普遍使用,其中一项受肯定的技术是在全麻诱导后故意先把气管导管置入右主支气管,然后,向外退管直到确定左右两侧肺均通气。这样可确保气管导管开口位于瘘口的下方，但当瘘口较大且在气管隆嵴处时，则难以达成[96]。另外，在制订插管策略前，可用硬支气管镜（或插管后使用可弯曲支气管镜）精确定位瘘口的位置（或排除多发瘘口）。如果瘘口在气管中段，建议将气管导管尖端置于瘘口下方并使导管斜面朝向前方（这样可避免经瘘口通气，因为瘘口的起源在气管后壁）进行正压通气。如果瘘口在气管隆嵴处且较小，气管导管可能仍需放置在气管中段水平。置管后，应仔细固定导管，并再次检查导管位置，确保肺通气正常。

在瘘口较大且位于气管隆嵴处导致胃选择性通气的情况下，一些学者建议借助硬支气管镜将一个2Fr 或 3Fr Fogarty 取栓导管通过瘘口置入胃中，然后，将导管球囊充气封闭瘘口。气管导管沿 Fogarty 导管置入[106]。如果患儿发育小且状态不稳定时，那么该方法可能不适用。在这种情况下，外科医师应该尽可能快地开胸结扎瘘口。也可以尽快开胸并在瘘口下方结扎远端食管[97]。如果在瘘口封闭前胃过度膨胀，应该间歇性的断开气管导管，通过气道给胃减压。

可以使用阿片类药物进行镇痛，如术中使用芬太尼、瑞芬太尼，术后静脉应用吗啡，特别是对于闭锁断端距离较长而术后需要维持通气的患儿。通过骶管

置管实现区域镇痛的技术已被应用，其特别适用于可能行术后即刻拔管的低风险患儿。许多儿外科医师更倾向于术后即刻在麻醉状态下进行可控性拔管，以降低可导致吻合口破损的紧急再插管的风险 / 需求。

术中失血通常较少，可经静脉补充晶体液如林格液，补液量为 10~20mL/kg，同时需监测血糖[24]。切皮之前应用广谱抗生素并维持到术后。要确保静脉通路的畅通，对于一些有严重并发症的患儿，还需要建立直接动脉通路以实时监测连续血压，还可在单肺通气时采样做血气分析。相较于无心脏病的新生儿，术前合并心脏疾病的新生儿围术期发生如低氧血症或需要正性肌力药支持这样的高危事件的概率更高，合并动脉导管依赖性先天性心脏病的新生儿在住院期间的死亡率为 57%[87]。这些数据强调了 EA/TEF 患儿在术前做超声心动图以确定有无心脏缺陷的必要性，如果存在心脏缺陷，还应讨论是否建立中心静脉通路。对于存在未纠正的法洛四联症的患儿，术前应备好去氧肾上腺素以治疗 "痉挛小发作" 的出现。

先天性膈疝

先天性膈疝（Congenital diaphragmatic hernia, CDH）的活产儿发生率约为 1/2500，其中男性的发生率略高。先天性膈疝主要有两种类型：Bochdalek 型（后外侧缺损）（如图 10.6a，b）和 Morgagni 型（前侧）

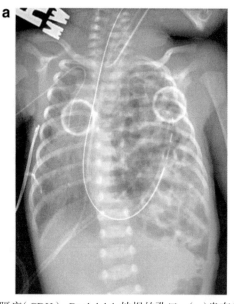
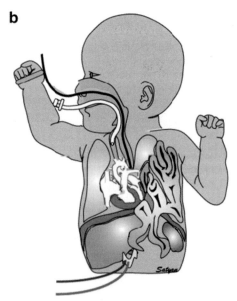

图 10.6　先天性膈疝（CDH）：Bochdalek 缺损的孔口。（a）患有先天性膈疝的新生儿胸片（典型的 Bochdalek 缺损）胃和小肠疝入左侧胸腔，心脏向右侧移位。注意，在食道中的多孔口胃管（一侧有小孔），弯曲向上然后穿过膈肌终止于位于左侧胸腔的胃中。气管导管终止在胸腔入口。PICC 线进入右侧胸腔，终止于上腔静脉。（b）如图所示，一个患有 CDH 的新生儿，小肠出现在左侧胸腔内；右肺被压迫，心脏向右侧胸腔移位（由纽约 Buffalo 妇女儿童医院新生儿科的 Satyan Lakshminrusimha 医生提供）。（见彩图）

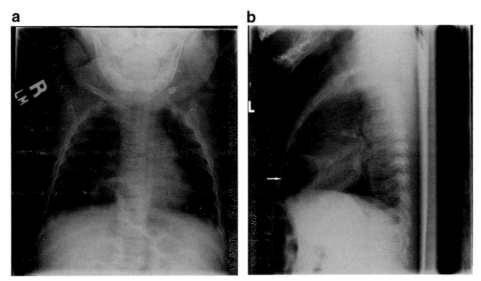

图 10.7　（a，b）先天性膈疝。Morgagni 缺损的孔口。（a）这是患有先天性膈疝的新生儿胸片,小肠环通过膈肌前内侧（胸骨后）缺损（Morgagni 孔）疝入胸腔。（b）这张侧位胸片显示位于胸骨后正中空间的小肠环（如箭头所示）,越过膈肌的前部（由纽约布法罗妇女儿童医院儿外科的 K. Valle 医生提供）。

（如图 10.7a，b）[110]。后外侧疝占 CDH 的 85%~95%,并且大多数在产前就已经被诊断。CDH 与腹部脏器疝入受影响的半侧胸腔有关,同时纵隔向对侧移位（如图 10.6a，b）。发生膈疝一侧的肺脏发育不全,然而,对侧肺脏通常正常（新生儿存活）或者发育不全（新生儿未存活）。肺发育不全的程度和肺高压是影响转归的决定因素,手术修复膈肌对长期预后的影响相对较小。40%~60% 的 CDH 患儿会出现异常情况,包括心脏、神经、染色体、肾和生殖系统异常,以及肺分隔、旋转不良、十二指肠闭锁[111,112]。前侧（Morgagni）缺损仅占膈疝的 2%,位于胸骨后（剑突水平）或膈前正中位置（如图 10.7a，b）。通常不对称,并且可能直到成年后才会被发现[113]。

胚胎学

横膈膜在 4~8 周期间由四个胚胎单元发育而成。Bochdalek 疝是由于在早期胚胎发育时胸腹膜交通未闭合,通常伴随肝脏经缺损处内向生长。CDH 的确切病因尚未知,但可能与基因因素相关,基因异常导致细胞移行、肌生成以及结缔组织形成失败,或者导致在膈肌形成过程中发挥很大作用的维 A 酸信号通路异常。CDH 可能作为一个独立的异常情况（通常与 15q26 染色体异常相关）发生,或者有时与一些综合征并存,如 Pallister-Killian、Fryns 综合征、Cornelia De Lange 或者 Edwards 综合征[111]。有报告显示:染色体核型分析异常存在于 16% 的 CDH 患儿、4% 的

无异常患儿、39% 的异常患儿中[114,115]。

诊断

70% 的 CDH 是通过产前超声显示胸内出现肠环或胃来诊断,通常母体有羊水过多的病史[114, 116]。所有患儿都应被送到专科中心诊治,应当对胎儿（特别是存在预后较差因素的胎儿）进行筛查以发现相关异常,通常应当给该类患儿家庭提供产前咨询[117, 118]。产前 MRI 检查,可进一步提供关于肺容量、肝疝、左心室大小和肺直径的预后信息,但不必常规应用[111]。

出生后,新生儿可能会出现呼吸窘迫恶化,因 CDH 的严重程度不同,症状可能从轻到重均有表现。由于小肠疝入胸腔,患儿出现舟状腹,同时患侧呼吸音减弱。胸腹部 X 线检查可以帮助确诊膈疝,同时也可帮助鉴别其他胸部病变如 CCAM。应在 X 线摄片前放置鼻胃管,因为如果胃疝入胸腔,鼻胃管可能位于膈上或卷曲。应该做超声心动图以发现相关的心脏异常并评估肺高压的严重程度[119]。还应做连续颅脑超声排除颅内出血的情况。

预后

尽管相关的药物和手术治疗措施都取得了很大进步,但膈疝的总体死亡率仍然达到 21%~48%,而在一些此类患者很多的专科中心,其存活率可高达活生婴儿的 80%[120]。单纯型患儿的死亡率主要与肺发育不良、肺高压、严重程度的替代标志物、对 ECMO/

HFOV 或补片修补的需求有关[121]。右侧、两侧或大的缺损、肺 - 头比≤ 1 和肝疝入胸腔均提示预后较差，未成熟、染色体异常、严重心脏缺陷（尤其是大动脉交通或生理性单心室）以及脊柱异常也提示预后较差[122, 123]。为了建立一个标准的评分系统，国际上一致认为膈缺损大小（作为提示肺发育不良和肺高压严重程度的指标）和心脏缺陷的严重程度可能提示预后的情况[124]。ECMO 使用超过 2 周、存在肾脏并发症，或持续性肺高压超过 3 周，这些都与高死亡率相关[117,118,120,121]。

与 CDH 相关的长期不良并发症包括伴随反复感染的持续性呼吸系统问题、与同龄人相比运动能力降低、继发于新生儿缺氧或颅内出血的神经认知功能障碍、可能与重症监护管理相关的视野缺损和耳聋等。胃食管反流常见，并且可能需要药物或手术治疗。有报告显示，CDH 的复发率高达 50%，特别是最初就需要用补片进行修补的病例。另外，脊柱侧突和胸壁发育异常也可能发生 CDH[111]。

产前治疗

CDH 的试验性产前治疗已经取得很大成功。对于预后较差的患儿，在肺功能评估的基础上，最有前景的治疗措施是内镜下利用球囊进行胎儿气管瘘口封堵（fetal endoscopic tracheal occlusion，FETO）。FETO 能防止肺内液体从胎肺中流出，促进肺的生长并可减少血管阻力。导管球囊应在胎儿出生前，在产时宫外治疗（ex-utero intrapartum treatment，EXIT）时取出，或者在胎儿出生后，立即通过气管镜或直接经皮刺破[125, 126]。这方面已有效果满意的报道，但是并发症的发生率相对较高，并可能包括一些之前未认识到的状况，如气管或支气管膨大等[127]。FETO 的不良转归与未足月分娩有关[125]。在一个 FETO 的随机对照试验中，单纯严重 CDH 患儿的生存率有所提高[125,126,128]。

医学治疗

CDH 的医学治疗在近 20 年来变化很大，从急诊手术时早期过度通气以减轻肺高压的策略，现已发展到使用低通气维持循环呼吸系统在最佳状态从而减轻气压伤（包括低吸气压力峰值、维持自主呼吸和允许性高碳酸血症），然后进行有计划的手术干预的策略[129]。

分娩应当在具备儿科手术和 NICU 资质的医学中心内 / 附近进行，以便于获得最佳的产后呼吸支持和及时的手术干预。为了使肺最大程度的成熟，新生儿应当足月再进行分娩。新生儿出生后，应当插鼻胃管给胃减压，需建立中心静脉和动脉通路，准备好保温措施，做好细节工作。肺表面活性物质未被证明对该类患儿有益[130]。

由于多数患儿在出生后需要不同程度的呼吸支持，分娩时进行气管插管是明智的。由于缺乏随机对照试验，各医学中心最初的通气策略（传统的或高频振荡通气）均不相同[131]。需达到的目标是：插入导管前 SpO_2 85% ~95%，插入导管后 SpO_2 大于 70%，动脉血 PCO_2 45~60mmHg，pH>7.25。如果应用传统通气策略，最初的设定应当包括吸入压力峰值（PIP）20~25cmH_2O，呼气末正压（PEEP）2~5cmH_2O，呼吸频率每分钟 40~60 次，最小吸入氧维持氧饱和阈值。避免长期应用肌松剂，新生儿应当在辅助通气中间进行自主通气。如果应用 HFOV，最初的设定应当包括平均动脉压 13~17cmH_2O、频率 10Hz、振幅（ΔP）30~50cmH_2O、I：E 比 1：1。应当避免肺过度通气（胸部 X 线片上健侧＜第 8 肋）。

应做超声心动图评估肺动脉压、跨动脉导管 / 卵圆孔的分流方向、心肌收缩力大小、有无先天性心脏 / 血管缺陷以及对治疗的反应。计算氧合指数（OI）[OI= 平均气道压（cmH_2O）× FiO_2 × 100/PaO_2（mmHg）]。如果 OI>20 或导管前后氧饱和差异>10%，此时，吸入氧化亚氮（iNO）应为 10~20ppm。吸入氧化亚氮的作用目前还是有争议的，应同时用超声心动图来评估其反应。如果对 iNO 无反应，应当考虑使用前列环素或前列腺素 E1（PGEI）。很多医疗机构常规应用 PGI2 来预防动脉导管闭合和减轻右心室负荷。如果是难治性或持续性肺高压，可能应当考虑使用西地那非或米力农[132]，但是可能会导致全身性低血压[130]。内皮素受体拮抗剂（博沙坦）和酪氨酸激酶抑制剂（伊马替尼）的应用目前正处于研究期。如果出现周围灌注不良或低血压，应当补充胶体溶液。如果心血管系统持续不稳定，为了减少通过动脉导管的右向左分流，应当使用强心药把平均动脉压提升到高于正常水平。

如果存在严重的心肺衰竭，一些医疗机构将体外动静脉膜氧合（EMCO）作为暂时性的支持和稳定措施。具体的 ECMO 使用标准在各个医疗中心之间差别很大，目前的欧洲标准包括：不能维持导管前氧饱和度 >85% 或导管后氧饱和度 >70%，存在呼吸性或代谢性酸中毒 pH 值 <7.15,需要过度通气或存在难治性系统低血压[133];新生儿应 >2kg 或 >35 周,无致命性的先天异常,无不可逆的脏器功能障碍(包括神经损伤),无全身抗凝的禁忌证。

手术的注意事项

针对 CDH 进行手术治疗的目的是安全地将疝内容物还纳回腹腔,并且修复缺损。理想状态下,手术应当被推迟直到新生儿状态稳定,即停止强心剂的使用(停止多巴胺)达 24 小时。一些人用所谓的"稳定"做标准去决定新生儿是否适合手术,然而,这些标准可能更适合决定手术时机而不是决定是否适合手术[134]。

尽管早期研究表明,因出血风险更大而可能导致死亡率增加,但新生儿在体外膜肺氧合(extracorporeal membrane oxygenation, ECMO)期间进行手术干预是可行的。虽然,有些人通过限制使用抗凝剂和使用抗纤维蛋白溶解剂而使 ECMO 期间进行 CDH 修补术获得了可接受的死亡率,但是许多医学中心仍仅在新生儿脱离 ECMO 后,才实施手术。对于大的缺损,修补的补片可能需要被制成圆顶形状而不是扁平形状。手术可通过开放技术(通常为开腹手术)或微创技术来进行。

上腹部横向切口的开腹手术可以很好地接近横隔膜的长轴,且必要时可以很容易地进一步延长切口。腹部内容物还纳入腹部,缺陷得以识别。脾脏可能需要温和的手法还纳,而不是简单地对胃和结肠附件的牵引,这样可以避免损伤和出血。在 10% ~20%的病例中,存在的疝囊通常在手术期间被切除。术中在膈上或是膈下亦有可能发现隔离肺,这些也应被切除。通过胸部缺损可以看到同侧发育不良的肺组织。如果可能的话应尽量松解膈肌边缘并使用不可吸收缝线进行无张力间断缝合。如果横膈膜出现侧向缺损,则应用缝线带一部分肋骨或肌肉进行缝合以防止膈疝复发。尽管与短期和长期的不良预后相关,但若缺损不能无张力缝合或缺损面积非常大,则还需要使用补片。包括 Gore-Tex、Marlex、Dacron 和 Silastic 在内的多种不可吸收材料已经开始在临床中使用。不可吸收材料具有成本低、出血较少和容易处理的优点;然而,补片大小不与患儿一起生长成长,实际上还可能随着时间延长而收缩变小。此类材料的应用与术后粘连、复发率增加、胃食管反流症和胸壁变形相关[135]。如嵌入生长因子的胶原网格(Surgisis、Allo-Derm),尽管它可能增加术后小肠梗阻的风险,但这种新的生物合成补片材料正在研发中。参与肌肉收缩的相关技术已有报道,但其研发尚需时日,并可能与出血增加和腹壁变形有关。未来,肌源性补片可能会进一步发展[135]。胸部引流管并不常规使用,因为水面下的引流管可能引起未成熟侧肺的过度膨胀。如果临床上发生显著的胸腔积液,引流管可稍后插入。腹部入路的优点是:如果十二指肠空肠(D-J)弯曲的位置与肠旋转不良一致并且存在旋转不良的可能, Ladd 程序(肠旋转不良的标准治疗)可以同时进行。

应用包括腹腔镜和胸腔镜在内的微创技术(MIS)治疗 CDH,已均有报道。腹腔镜方法能够更加便于器械操作进行膈肌修复。挑战之处在于气腹对疝内容物还纳的阻抗以及还纳后缺乏腹内操作空间。许多人更倾向于使用胸腔镜的原因是:气胸可促进疝内容物的还纳并且在还纳后对于隔膜有良好的暴露视野。由于胸腔的刚性和形状,侧向置入缝合线可能非常困难。初期的胸腔镜修复报道也提示此法具有较高的早期复发率[136]。右侧存在 CDH、CDH相关的肝疝以及需要补片封闭,这些情况可能更适合进行开放性手术。而胸腔镜修复、二氧化碳蓄积和酸中毒都有可能会在 MIS 期间出现问题[101]。有鉴于此,对于合并 CDH 和先天性心脏病的新生儿,需要 ECMO 治疗的新生儿,存在持续全身性右室压或者需要明显的正性肌力药物支持的患儿,开放式可能优于微创式[137]。

在 I 期或者穹顶式补片修补期间,避免"平面"式膈肌修复是至关重要的。当疝入胸腔的内容物还纳到腹腔后,腹腔内压力的增加可能引起"腹腔间隙综合征"。如果术后出现下肢严重的血管充血,则应像腹壁裂修复那样,在手术切口旁留置腹壁仓,该仓可能在数日后关闭。

麻醉注意事项

对于此类新生儿,肺动脉高压和肺功能不全的管理以及手术时长是主要的注意问题。手术修复只能在生理状态稳定的新生儿中进行,理想的状态应是:不再需要正性肌力药物,新生儿已经撤除 ECMO,日龄通常在出生后 2~6 天[120]。如果患儿术前转运途中或入手术室后状态变得不稳定,则应当推迟手术。一些医疗机构在新生儿重症监护室中进行手术,但这种做法仍然存在争议(见第 13 章)[135]。

应用复合麻醉技术 [包括使用阿片类药物,如大剂量芬太尼(20~50mcg/kg)[10]、肌肉松弛剂和吸入麻醉药)] 以避免肺动脉高压危象的出现。应避免使用氧化亚氮。通气策略应与 NICU 相同;如果患儿正在接受 HFOV 或仍然依赖于 ECMO,则需要静脉麻醉。有创监测应自 NICU 转出连续进行,使用经皮二氧化碳监测以提供直接动脉 $PaCO_2$ 检测,特别是对于 MIS 手术。

手术修复通常是平稳的,失血通常有限(如果患儿持续依靠 ECMO,则需采取特别的预防措施)。低血压时,通常负荷使用 10~20mL/kg 平衡盐溶液或者增加正性肌力药物的输注速率。低血压的同时,存在诱导前后 SpO_2 值之间的明显差异,提示术中可能会存在肺动脉高压危象。采取增加 FiO_2、加深麻醉深度、调整阿片类药物剂量和纠正酸中毒这样的简单干预措施通常有效。如果这些措施对肺动脉高压无效,则应吸入氧化亚氮(iNO)。如果氧合在手术中恶化,则必须排除对侧肺(健侧肺)气胸和导管误入支气管的可能性。手术结束时,新生儿应转移回 NICU;术后通气的持续时间由肺发育不全和肺动脉高压的严重程度来决定。

腹部手术

腹股沟疝

腹股沟疝常见于儿童期,发病率为 0.8%~4.4%。男性的发病率是女性的 8~10 倍。早产儿患病的风险增加,<32 周孕龄(GA)出生的新生儿发生率为 13%,出生体重 <1kg 的新生儿发生率为 30%[138]。此群体还有罹患其他并发症的风险,如梗阻和闭锁。腹股沟疝也与囊性纤维化、结缔组织疾病和腹壁缺陷有关。

病理生理学

腹股沟疝是腹膜鞘状突(patent processus vaginalis, PPV)未闭合或闭锁不全引起的,其在睾丸下降过程中开始出现。高达 50%~80% 的新生儿可能有鞘状突的开放且无症状,直到肠或其他腹腔内容物进入这个囊腔。当这种情况发生时,我们将其分类为腹股沟疝。右侧比左侧更易发生(60%),10%~15% 的病例发生在双侧(在婴儿中发生率更高)。

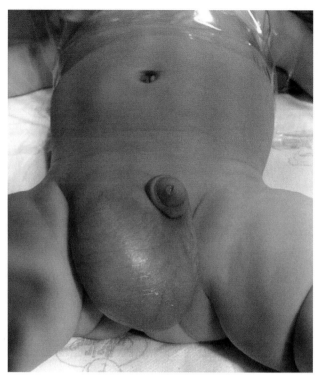

图 10.8　新生儿腹股沟疝。右腹股沟疝的特写镜头(由纽约 Rochester 大学 Strong 医院儿外科的 YH Lee 医生提供)。(见彩图)

诊断

腹股沟疝的临床诊断要依据病史或腹股沟突起的存在(图 10.8)。突起可能延伸到同侧的阴囊。查体时,可触及与腹股沟突起相分离的睾丸。疝内容物可能含有肠管、大网膜或女性的卵巢。查体时,应确定疝是否可还纳;如果疝是不可还纳的(即嵌顿疝),则应立即转为外科急症。大多数(60%)嵌顿的腹股沟疝发生在生后的前 6 个月。

手术管理

腹股沟疝需要手术闭合腹膜鞘状突。在很多医疗机构中,疝修复是以开放手术将疝内容物从输精管和睾丸血管分离后,通过腹股沟切口结扎疝囊。注意必须完全游离和结扎疝囊以防止复发,同时以最小的手术创伤保持输精管和血管的完整性。新生儿腹股沟疝修补术的麻醉和手术持续时间长于年长儿童。新生儿的疝复发或睾丸萎缩的风险更大,特别是在疝发生嵌顿以后。

腹腔镜下修复可使用非可吸收缝合线进行疝环闭合。这种技术允许术中观察以及评估是否需要对侧和双侧修复,如及时发现修复指征则对婴儿特别有益,因为在婴儿中存在 60% 的双侧疝或对侧腹膜鞘状突(PPV)未闭的发病率。因切开的结构较少,可以减少手术创伤；虽然远期预后未知，但总体上腹腔镜疝修补术对于婴儿来说是一种不良并发症发生率较小的术式[139]。即使对于非常小的新生儿，腹腔镜方法也是可行的，只是患儿耐受二氧化碳的能力是重要因素，且该方法在低龄早产儿或低出生体重儿中应用时，在技术上可能更具挑战性。一些人提倡新生儿用无气腹腔镜代替二氧化碳气腹，从而可消除腹膜吸收二氧化碳对心肺功能的影响[140]。

麻醉管理

新生儿疝修复的手术时机仍有争议，特别是对于早产儿；新生儿越小，越易出现术后呼吸暂停以及其他手术并发症。如果手术延迟，则必须考虑发生嵌顿的风险。许多医学中心择期在早产儿接近出院时进行手术，而其他一些机构则延迟手术直到术后呼吸暂停及术后通气时间延长的可能性降低以后[141]。

一项对 20 世纪 80 年代中期和 90 年代末在全身麻醉下进行疝修复的早产儿前瞻性研究数据分析表明：早产儿术后发生窒息的可能性在受孕后周龄（postconceptional age，PCA）56 周时 <1%，而术后窒息风险在 PCA60 周时，可以忽略不计。术后呼吸暂停的危险因素有：出生时的胎龄、受孕后周龄、持续存在的术前窒息和贫血（血细胞比容 <30%）等[142]。可降低全麻后早产儿呼吸暂停发生频率的因素包括：无镇静下的区域阻滞（脊髓麻醉）、髂腹股沟/髂腹下神经阻滞、静脉注入 10mg/kg 的咖啡因、避免应用肌松剂或阿片类药物[143,144]。应用七氟烷和地氟醚麻醉后的呼吸不良事件在早产儿中发生率相似[145]。现有指南建议术后呼吸暂停监测的对象包括：足月但受孕后周龄小于 44，以及出生时早产（如妊娠≤ 37 周）和受孕后周龄不到 60 周的新生儿/婴儿。对于没有术后呼吸暂停的其他危险因素的早产儿，建议可以把这种指导标准放宽到 46 周[146]。

腰麻或骶管硬膜外麻醉作为独立的技术可能相对于全身麻醉术后呼吸并发症更少，但亦有显著的失败率[146,147]。GAS 研究（全身麻醉与椎管内麻醉在接受疝修补术婴儿中的对比）可能会提供进一步的证据来支持在婴儿这一易受影响的人群中用于疝修补术的麻醉方式选择[148]。

幽门狭窄

新生儿幽门狭窄发病率在 1~3∶1000，男性的发病率是女性的 4~5 倍，更常见于第一胎男婴。虽然有证据表明，该疾病与遗传基础、喂养方式、出生后（或出生前）红霉素暴露、睡眠体位（俯卧位的风险增加）以及可能的感染等因素有关，但幽门狭窄的病因学仍然难以确定[149-152]。幽门狭窄的发病率随年龄增大逐渐减少，大多数病例于出生后 2~5 周出现几天的喷射性呕吐症状[153-155]。幽门内平滑肌内层的病理性肥大引起的胃出口阻塞是导致此种喷射性呕吐的原因。

幽门狭窄通常是独立的缺陷，但在许多情况下，这与一些遗传综合征（包括 Cornelia de Lange 综合征和 Smith-Lemli-Opitz 综合征以及染色体 8、17 易位和部分染色体 9 三体综合征）相关[150]。

幽门狭窄的诊断

幽门狭窄的典型症状是非胆汁性喷射性呕吐。尽管幽门狭窄确实可发生在早产儿，但足月新生儿是受到影响的主要对象。诊断可以通过具有可见的胃蠕动和可触及的幽门"肿块"的临床查体来确定，这些症状可以用"喂养实验"来更清楚地证明。经典的生化学表现是由于胃酸的丢失而引发的伴有低氯性代谢性碱中毒的脱水。由于肾脏代偿的作用和肾小管的重吸收作用，氢离子、钠离子和水被钾离子交换重新摄入，因而体内总钾含量被消耗。然而，过去 10 年中越来越多的证据表明，幽门狭窄的新生儿在其疾病早期，电解质失衡并不严重。由于电解质失衡不明显而超声描绘幽门的厚度和长度越来越可靠（灵敏度为 100%，特异性为 98%），超声已取代电解质分析作为诊断幽门狭窄的基本标准[153-155,157]。

内科管理

此疾病首要的处理是内科治疗，而不是外科急症手术。初始管理包括补液和纠正电解质失衡。根据体液和电解质紊乱的严重程度，可能需要 24~48 小时的术前准备，患儿在疾病进程的越早期就医，纠正电解质紊乱所需的时间越少[155,156]。新生儿状态稳定且血浆碳酸氢盐 <28 mmol/L 和氯化物 > 100 mmol/L 之前，不应进行手术干预。严重脱水的婴儿可能需要 20mL/kg 的生理盐水作为初始液体的补充负荷，随后是含有 5%~10% 葡萄糖和 0.45% 盐水的维持液，目的是使血浆钠维持在正常范围内。应进行鼻胃管减压，胃液的丢失用静脉内 0.9% 盐水和 10mmol/500mL 的氯化钾（KCL）等量替代。只有在儿童开始排尿后，才把钾加入维持液中[153]。

手术管理

幽门狭窄的传统手术是 Ramstedt 幽门切开术，

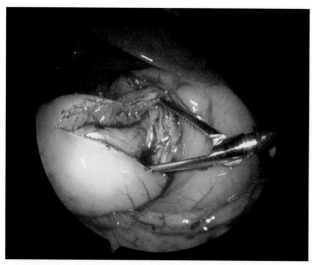

图 10.9　幽门切开术。可以看到幽门增厚的肌肉层，向内切割到黏膜。为了确保肌肉已经完全切开，腹腔镜抓钳分开了肌肉层壁。注意已经从幽门剥离的非常厚的肌肉壁。图片顶部的幽门上方为肝缘。（见彩图）

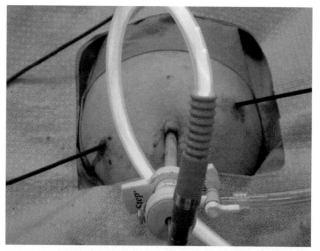

图 10.10　腹腔镜腹部注气。新生儿头部在图的上部，腿在下部。腹腔镜幽门切开术中开三个切口：最大的穿刺套管（5mm 的微型款）通过脐插入，而两个较小的抓持器于两侧横向通过简单的皮肤切口进入。腹腔充入压力为 8mmHg 的二氧化碳。（见彩图）

即将肥大的肌肉外黏膜纵向劈开（图 10.9）。最初报道，此法是使用上中线切口的，但是许多医学中心现在使用脐上入路的方法更为美观。尽管幽门狭窄的腹腔镜治疗术式与开腹术式的比较优势仍存在争议[158]，但腹腔镜幽门切开术已在广泛进行中。最近的随机对照研究和 meta 分析已经证明腔镜技术的一些优点（缩短完全自主进食和医院停留时间），且没有术后不良并发症的增加（图 10.10）[30]。无论多个切口、单个切口还是微腹腔镜（<2mm 直径器械）的方法[159]，腹腔镜手术将成为幽门切开术的未来标准。

麻醉注意事项

只有在容量和电解质浓度（包括 pH）已经纠正之后才应该进行手术；否则，儿童将面临术后呼吸暂停、心律失常和循环不稳定增加的风险。鼻胃管应在麻醉诱导之前放置。在给予阿托品 0.02mg/kg 静脉推注后，一些医疗中心在麻醉诱导前用一个大的红色橡胶导管替换鼻胃管以抽吸仰卧位和半卧位置时的胃内容物，完成后，取出红色橡胶导管。用于幽门切开术的传统诱导方式是改良的快速序列诱导 RSI，即在意识丧失之后避免压迫环状软骨，而是温和的面罩持续通气，纯氧供入直到窥喉开始。对经验丰富的儿科麻醉医师的调查显示，少于 50% 的麻醉医师对幽门狭窄的婴儿应用环状软骨压迫[160, 161]。事实上，环状软骨压迫难以正确应用于年幼的婴儿，反而可能扭曲气道，使窥喉和气管插管变得更加困难[16, 162, 163]。上述的改良 RSI 方式通常应用于饱胃的新生儿和幼

儿，可防止在意识丧失和建立人工气道的间隔期间发生低氧血症。

在新生儿幽门狭窄的麻醉方案中有两种补偿条件：易于快速气管插管和在 30 分钟内从麻醉中恢复，缩短手术进程。静脉麻醉诱导通常使用注射丙泊酚完成，其用量取决于其他辅助用药。如果在麻醉方案中应用琥珀酰胆碱（2mg/kg）（先使用阿托品），则可以使用 2mg/kg 剂量的丙泊酚。在美国食品药品管理局的黑箱警告之后，美国的许多临床医师已避免给予年轻男性琥珀酰胆碱，而是使用非去极化肌松剂或其他药物以便于气管插管。如果使用非去极化肌松剂（最常见的是罗库溴铵），则应小剂量应用，避免短小手术后可能出现的肌松拮抗困难[164, 165]。麻醉催醒剂 Suggamadex（舒更葡糖钠）也许具有有效拮抗肌松药作用，但是其价格昂贵，而且并非任一国家都可以买到。

面对一位幽门狭窄的男性患儿，如果麻醉医生不愿意使用非去极化型肌肉松弛剂，可以使用其他的几种治疗方法。某些医师会给予快速反应的短效阿片类药物，诸如芬太尼 1~2 μg/kg 或瑞芬太尼和大剂量的异丙酚（3–5mg/kg）作为麻醉诱导并确保呼吸道安全。另外也有其他医师在给予新生儿供氧的氧气中加入七氟醚[166]，谨慎注意单剂量静脉丙泊酚（2~4 mg/kg）± 短时效应的阿片的起效时间，以提供优化的插管条件。

准备气管插管时,气管导管要用管芯塑形成曲棍球棒曲线状(3.5 无套囊或 3.0 微套囊)以确保快速成功地进行气管插管,特别是在不应用肌松药的情况下。当呼吸道能够保持通畅,带有开关的胃管可以重新注入 20mL 的空气来扩张幽门以测试底层黏膜的完整性。

幽门狭窄术后延迟出手术室的问题比较常见并令人困扰。这种现象可由多种原因造成,包括术中阿片类药物的使用。应用局部麻醉浸润伤口通常可以充分控制幽门肌切开术的疼痛,避免使用阿片类药物。但是仍有一些麻醉医生愿意使用快速作用的阿片类药物,诸如芬太尼或瑞芬太尼[167],其他人根据所采用的手术方法倾向采用区域阻滞麻醉,诸如腹直肌鞘阻滞或硬膜外阻滞[168, 169]。静脉或直肠应用对乙酰氨基酸在术中和术后也可以提供适度的疼痛缓解,而不会延缓苏醒[28]。但是尽管完全避免使用阿片类药物,许多小儿仍会在术后经历非常缓慢的苏醒过程。一些人将麻醉后缓慢的苏醒过程归咎于非去极化肌松药的使用,但是回顾性的研究指出:与琥珀酰胆碱相比,丙泊酚 / 七氟烷麻醉后[164, 165, 170],0.7 mg/kg 罗库溴铵并不会延迟转运和麻醉恢复的时间。新生儿和婴儿进行气腹,并不一定需要使用非去极化型肌肉松弛药。如果肌松药不是用于气管插管,也不是麻醉方案的一部分,那么气腹时则需要较深的麻醉和控制通气。这通常需要使用可导致苏醒延迟的高浓度吸入麻醉药,除非使用如地氟烷和笑气这样的非可溶性麻醉药维持。在此年龄组的气腹中,至少需要达到 1 个 MAC 的地氟烷(呼气末地氟烷浓度为 9.6%)[171]。如果需要减少吸入麻醉药的浓度,则需要加用瑞芬太尼[167]。

新生儿不适合应用止吐药,因为在这个年龄的患儿术后很少发生呕吐。医生可将持续呕吐作为未完全修补或出现不良并发症的一个信号[172]。外科医生一旦解除气腹,地氟烷的吸入浓度就要减到 3%。当皮肤切口缝合、覆盖后,应停用所有的麻醉药。

肠闭锁

先天的肠闭锁或狭窄会发生在胃肠道的任意节点处。新生儿表现为肠梗阻,其时长和特定的症状均与梗阻的程度有关[173, 174, 265]。

幽门闭锁

幽门闭锁是一种极其罕见的病症(在新生儿中的发生率 1∶100 000),占肠闭锁的 1%。高达 30% 的患者合并有包括大疱性表皮松解症、先天性皮肤发育不全和食管闭锁这样的畸形。其表现为一个非胆汁性呕吐,且腹部 X 线表现为只有一个胃泡及无远端气体。可实施剖腹手术以切除梗阻的膜部或进行旁路手术(胃十二指肠吻合术或胃空肠吻合术),恢复肠连续性,实际操作类似于十二指肠闭锁的手术。

十二指肠闭锁

十二指肠闭锁或狭窄在新生儿中发生的比例为 1∶5000~1∶10 000,且男婴占多数。半数患者存在相关的畸形,通常为 21- 三体病(30%~40%)、肠旋转不良(30%~40%)、心脏畸形(20%)。肛肠和泌尿生殖器的异常、食道闭锁、梅克尔憩室也与十二指肠闭锁有关,罕见合并胆道畸形。高达 45% 的新生儿为早产儿[173]。十二指肠闭锁可以按照表 10.3 给出的方式进行划分。

表 10.3　十二指肠闭锁的划分

类型 I——黏膜性膈膜
类型 II——连接闭锁的十二指肠的两端的短纤维索带
类型 III——十二指肠两端的完全分离

胚胎学

十二指肠闭锁可能因为十二指肠、胰腺、胆道系统的发育异常。发病机制包括十二指肠在 8~10 周时再通失败,以及胰腺腹侧的变异转动导致的环状胰腺形成。在大部分患者中(60%~85%)梗阻是发生在壶腹远端。适用于解释所有闭锁产生的理论是血管存在意外发育的可能性(见下面的空肠回肠闭锁)。

诊断

33%~60% 的孕妇会出现羊水过多,且产前超声可显示"双泡",此时心脏的异常情况也可能被发现。产后大部分新生儿会发生胆汁性呕吐,但如果闭锁畸形接近壶腹处,呕吐可以是非胆汁性的。腹部 X-ray 显示,远端缺少气体的双泡特征。如果闭锁发生在腹部的胰腺与相关器官管路任何一侧的开口处,偶尔也可以看到远端气体。随后,气体可以通过胆系传输到远端肠管。腹部 X-ray 在十二指肠梗阻处的显示并不清晰,梗阻症状会按照梗阻的程度表现出来。十二指肠闭锁的鉴别诊断是肠扭转不良和肠扭结,如果不能及时诊断会造成严重的后果。如果对诊断存有疑问,例如,如果没有远端气体或无生产史,必须立刻进行上部胃肠的对比检验以排除肠扭转不良。如果仍然存疑,需要马上进行剖腹手术。

管理

最终管理是进行手术,但是应该要求患儿神志清醒且状态稳定。鼻饲管用于补充人体消耗所需并通过静脉进行补液,术前检查包括全面的临床检验和超声心动图以排除相关的异常现象。

预后

涉及十二指肠闭锁的报道,病死率和发病率均较低。早期手术的病死率不足 5%,主要死亡原因是存在复杂的心脏畸形,长期存活率是 90%。涉及此情况的死亡原因包括:胃食管反流疾病、胃排空延迟、消化性溃疡疾病、十二指肠淤积症和盲攀综合征或巨十二指肠及粘连性小肠梗阻。这些并发症也许直到生命晚期才会出现。

手术注意事项

开腹手术和十二指肠切除术(端侧吻合或 Kimura 菱形吻合术)是主要的手术方法。手术采用通过脐上横切口或中央(Bianchi)切口的入路。尽管对于幼婴儿和肝脏肿大的患儿肝回缩和十二指肠显露都非常困难,但腹腔镜微创方法仍是可行的,也是安全的,并且一些医学中心已经实施。是否存在次级十二指肠蹼和远端闭锁的检查是非常重要的(占病例的 1%~3%)。另外,还需要检查肠扭转的存在。如果存在肠扭转不良,则需要及时进行矫正。胆囊里应该可以看到胆汁。尽管不进行肠扭转不良矫正操作,全肠内喂养仍可实现,但有些外科医师还是选择将十二指肠管保留在原位。

麻醉注意事项

麻醉注意事项主要是存在上消化道梗阻和并存畸形(特别是复杂的心脏畸形)、早产儿剖腹手术的相关麻醉问题。如果孩子状况良好,麻醉的目标是手术后拔除气管导管。

空肠 / 回肠闭锁

小肠闭锁或狭窄是新生儿常见的肠梗阻原因,发生率在 1∶3000[80]。狭窄是由于内腔的局部化收缩,而肠和肠系膜不会丧失连续性(图 10.11)。小肠闭锁被划分为 4 种主要类型[175,176](表 10.4)。

Ⅱ 和Ⅲₐ 型是最常见的。闭锁(特别是Ⅲ_b 型闭

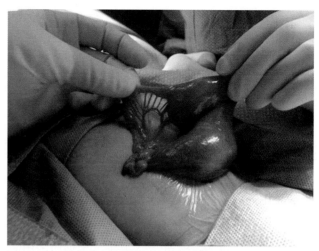

图 10.11　所示的空肠闭锁中,染色体畸形非常少见。剖腹手术中图片右侧的正常空肠被保留。空肠内腔在图片中部的梗阻处变窄,此后的内腔非常狭窄。为空肠提供血供的肠系膜完好(由纽约 Rochester 大学 Strong 医院儿外科的 YH Lee 医生提供)。(见彩图)

锁)的产生有家族遗传的因素。多发闭锁并不常见,高达 67% 的闭锁是空肠闭锁,25% 的回肠闭锁伴有末梢闭锁。相比于十二指肠闭锁,虽然 12% 的回肠闭锁患者伴有囊性纤维化,但染色体异常在远端闭锁并不常见。这些患者应该在术后适当的时间进行遗传筛查和出汗试验。腹裂与小肠闭锁之间具有相关性。

表 10.4　小肠闭锁分类

Ⅰ型膜状或网状
Ⅱ型盲端由纤维索分离
Ⅲₐ型盲端断开
Ⅳ型多节段闭锁("香肠串")

胚胎学

有关闭锁形成最流行的理论是宫内"血管意外"的结果。血液中断供应导致肠管无菌性坏死和影响受累部分再吸收。目前已经提出了血管中断的多种原因包括胎儿肠套叠、肠扭转、肠系膜血栓形成、腹内疝、由于腹壁缺损导致的嵌顿。双胎妊娠时,在羊膜腔穿刺术中应用亚甲基蓝也可能是原因之一。这种损伤发生较晚(11 周后),可通过从吞食的羊膜液体到远端的闭锁发现胆汁、胎毛和鳞状上皮细胞得到证实。

诊断

虽然梗阻端越为远端羊水过多越不常见,但羊水

过多仍可能在产前已经存在。产前检查时,还可以观察到肠扩张。出生后,表现为肠梗阻的症状,包括呕吐(通常是胆汁)、腹胀和不排胎粪。如果腹胀严重,可能会出现呼吸困难,婴儿可能需要术前呼吸支持(以及术后支持)。腹部平片将显示扩大的肠襻(数量取决于梗阻水平)。术前可进行对比灌肠以进行以下鉴别诊断:胎粪性肠梗阻、Hirschsprung 病合并远端闭锁。目前新生儿表现为胎粪性腹膜炎 10% 都是由于产前发生穿孔,腹部 X 线可见钙化或胎粪假性囊肿。

预后

患有回肠闭锁的患者长期生存率为 84%。不良并发症发生和死亡的主要原因是出现需要全肠外营养的短肠综合征或肠衰竭,还存在发生脓毒症和肝脏相关疾病的风险。

医疗管理

对于所有新生儿肠梗阻,最初的目标是通过鼻胃管减压、禁食、静脉补液、液体支持等措施来稳定新生儿的状态。所有的研究需要依照上述进行。

手术注意事项

最常见的外科手术是通过剖腹手术来定位闭锁的位置。一旦被找到,通过初级吻合术切除闭锁。近端和远端闭锁的大小可能会有显著的差异,这使进行端 - 端的初级吻合术具有一定的挑战性。尽管如此,使用精细的技术和 7-0 缝线,可以接受 7:1 的差异。如果肠管长度不是问题,那么可以切除扩张的肠管以找到一个更合适的口径。如果发现一个 IIIB 型"苹果皮"闭锁,必须特别注意避免保留肠边缘动脉到残余远端小肠的逆向血流供给。对于这种类型的闭锁,喂养和短肠综合征的吸收问题也更常见,这与血管损伤的严重程度相关。鉴于存在多个闭锁的高风险,应对远端肠管的连续性进行确认,通过小球囊导管管腔用盐水冲洗后进行吻合。如果新生儿状态不稳定或远端肠管明显受损,那么近吻合口黏膜造瘘是首选的暂时性措施,待新生儿完全恢复后,肠的连续性也会恢复。应测量和记录剩余的小肠长度,以帮助预测和管理新生儿可能出现的短肠综合征。

麻醉注意事项

任何新生儿接受剖腹手术麻醉都是相同的。然而,较长时间的手术和明显的体液转移后,可能需要术后进行呼吸支持。肠外营养需要长期建立合适的血管通路。

结肠闭锁

这是肠梗阻的一个非常罕见的病因,占所有肠闭锁的比例 <10%。这些闭锁可能的原因是血管损伤。在关闭腹壁缺损时会发生,尤其是继发于局部血管中断的腹裂。采用 Grosfeld 分类法,大多数是 III$_A$ 型或 I 型。相关的近端闭锁是常见的(22%),而右侧闭锁与 Hirschsprung 病相关。

诊断

结肠闭锁会出现远端梗阻症状,包括腹胀、不排胎粪和胆汁性呕吐。在腹部平片上的多个环状扩张肠管证明远端肠管存在梗阻。一个巨大肠管膨大环往往是因为存在一个闭环充分阻塞回盲瓣。造影灌肠能够确认最远端闭锁的位置。

管理

术前管理与所有患有肠梗阻新生儿相同,已如前述。早期外科干预是必不可少的,因为如果手术延迟超过 4 天,穿孔的病死率可能会达到 100%。

手术注意事项

外科手术选择包括结肠减压造口术或吻合术在内的剖腹探查术。虽然在原发性新生儿一期吻合术的报道中,食管吻合和败血症的发病率很高,但是更多最近的报道支持应用这种方法。如果发现吻合口瘘应该考虑 Hirschsprung 病。如果用一个合适的口径切除肠管时,可能造成短肠综合征,那么,首选吻合时直接造口。对于空肠 / 回肠闭锁,必须术中通过空气或液体冲洗来评估近端小肠以识别另外存在的闭锁。

胎粪性肠梗阻

胎粪性肠梗阻是由于远端小肠因黏厚的吸收性胎粪引起的阻塞。大多数(90%)是因继发于囊性纤维化(CF)的肠和胰腺功能障碍引起的。高达 25% 伴有潜在囊性纤维化的新生儿存在胎粪性肠梗阻。一旦梗阻已经成功解除,婴儿必须接受 CF 的检测。尽管几乎所有伴随胎粪性肠梗阻的儿童都存在胰腺功能不全并需要在喂食时应用胰酶替代治疗 [177],但胎粪的存在并不预示 CF 具有更严重和长期的不良预后。即使临床上肺部疾病在这些新生儿中非常罕见,尽早请呼吸科医生会诊也是非常重要的。

诊断

简单胎粪性肠梗阻表现为远端肠梗阻。腹部 X

线平片显示多个环形的扩张肠管,

在右下象限有"肥皂泡"的外观(Neuhauser 的标志)。这是空气和黏重的胎粪混合的结果。造影灌肠会在末端回肠显示一个带有胎粪颗粒的细小结肠征。50% 的病例中存在并发症。如果近端肠管发生缺血或继发于扭转的穿孔,穿孔可能发生于产前期间,这将会导致胎粪性腹膜炎和巨大假性囊肿。新生儿可表现为有一个大的腹部肿块,或是胎粪可能通过阴道排出,或者很明显在阴囊鞘突处摆动。腹部平片中(X 射线)钙化通常很明显。还可能出现肠扭转或闭锁。

预后

简单胎粪性肠梗阻的预后更好一些,一年生存率为 92%。而复杂胎粪性肠梗阻为 89% 。

管理

通常的治疗措施应结合静脉给予广谱抗生素,同时新生儿应该禁止经口进食。如果诊断与简单的胎粪性肠梗阻相一致,梗阻可以通过使用高渗对比灌肠的非手术措施(gastrografi N® 或欧乃派克 ®)解除,必要时,可能需要重复这种方法。灌肠失败以及复杂的胎粪性肠梗阻,则需要手术干预。

手术注意事项

手术方式是在剖腹手术中手动去除梗阻,可以通过近端切开,也可以腔内注射 4% N- 乙酰半胱氨酸。这两个方法应该可以完全清除梗阻。如果这个方法不成功,应进行一个远端环或双管造瘘(这种情况很少见)。对复杂的胎粪性肠梗阻进行基本的剖腹探查术,可选择的方法是切除和吻合,或者形成造口。如果没有造口,确保结肠梗阻完全解除是必不可少的。另外,有时主张经鼻胃管给予 N - 乙酰半胱氨酸。吻合口应尽快关闭以避免过多的钠离子从胃肠道和汗液丢失。

麻醉注意事项

术中管理与任何新生儿剖腹手术都是一致的,包括液体复苏和依据临床情况进行的呼吸支持。由于液体在肠道内丢失,高渗灌肠可增加新生儿发生低容量性休克的危险。整个手术期间和手术后期可能需要输注液体,以补充术前和术中的液体流失。汗液测试应在术后早期进行,以建立囊性纤维化的诊断。幸运的是,呼吸系统并发症在新生儿期是罕见的。

肠旋转和扭转不良

肠旋转是肠道的一种先天性异常,异常的位置和

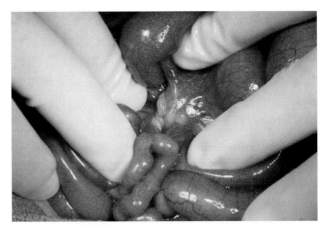

图 10.12　中肠扭转。图片中,两手之间被黄色脂肪覆盖的肠管扭转的十分明显(由纽约 Rochester 大学 Strong 医院儿外科的 YH Lee 医生提供)。(见彩图)

固定的中肠使肠系膜基底缩短,易发生扭转 [178]。后期尸体解剖的研究显示此病的发生率为 1：500~1：1000。而基于对活产婴儿或偶发症状小儿的研究,其发生率是 1：6000。与肠管旋转不良相关的其他异常包括肠闭锁、十二指肠蹼、先天性腹裂、先天性膈疝、肛门闭锁、先天性心脏病、梅克尔憩室,还有 21 三体综合征。男性在新生儿期的发生率可能是女性的 2 倍。中肠扭转合并旋转不良为外科急症,因其可导致切除全部小肠的严重后果(图 10.12)。

胚胎学

肠道发育的传统理论指出,小肠需要在妊娠的第 6~10 周期间逆时针旋转 270º,才能形成生理性疝回到腹腔。10~12 周期间小肠趋于固定。若整个过程出现异常,则称之为旋转不良。这种异常导致肠系膜基底部缩短,从而使降结肠移位至右侧较低的位置而盲肠处于较高位置,且小肠具有缠绕肠系膜基底部的倾向(肠扭转)。这样可引起小肠供血中断、淋巴引流障碍以及肠腔阻塞。肠管缺血的不断加重可使整个中肠出现坏死。因此,及时发现肠扭转合并旋转不良并在肠坏死之前予以纠正十分必要。

诊断

大多数(50%~75% 的病例)具有肠运动障碍的新生儿症状最早出现于出生后第一个月。尽管有存在非胆汁性呕吐的可能,但最常见的症状应该是呕吐富含胆汁的内容物。其他体征包括腹部压痛或腹胀、腹泻或便秘,以及不常见的嗜睡症状。全身性损害和便血是发病的征兆,其中一些肠段可能已发生严重的缺血。但是腹部 X 线可出现假阴性结果。用于诊断的金标准是上消化道对比研究,可显示发生旋转时的

十二指肠梗阻。其外观是鸟喙状、盘绕状或螺旋状。正常位置的 D-J 弯曲是在中线的左边,幽门平面或以上。对比研究证明,D-J 弯曲固定在中线右侧的异常位置。盲肠的位置是可变的,使其成为不可靠的旋转不良征象。CT 或超声可以显示肠系膜上动脉(SMA)相对于肠系膜上静脉(SMV)在正常位置的改变,如果发生肠扭结,这些血管呈现螺旋形。超声可以用于跟踪十二指肠和 D-J 弯曲的进程。如果诊断仍然有疑问,需要紧急进行腹腔镜或剖腹手术 [179]。

预后

肠旋转不良中肠扭转型可导致整个中肠缺血性坏疽。因此,对于儿外科医生来说,及时全面地对胆汁性呕吐患儿进行评估是非常必要的。肠扭转患儿发生断肠综合征的概率是 18%。手术并发症包括粘连性肠梗阻,发生率可达 20%;还有 6% 患儿会发生术后复发。肠旋转不良患儿后期可发展为肠运动不良。

管理

当新生儿出现胆汁性呕吐时,需高度怀疑肠旋转不良。肠扭转后的预后呈现时间相关性,所以早期诊断、早期干预非常重要。最早的治疗应在上消化道对比检查之前就进行。当肠旋转不良被确诊为肠扭转时,需要手术治疗。对于疑似肠扭转患儿,理想的治疗方式尚存在争议。因为肠运动不良患儿未来持续存在肠扭转的危险,因而许多外科医师主张半急诊的手术方式以评估肠系膜的情况,如果合适情况下再进一步行手术治疗。

手术注意事项

经典的手术方法是对肠扭转进行校正的 Ladd 法。在这个手术中,十二指肠是活动的,肠系膜基底被扩大,D-J 弯曲和小肠被移到腹部的右边,盲肠和大肠被移到腹部的左边。如果发现引起阻碍的腹膜带(Ladd 带),那么应将它们分离出来。许多外科医师也会进行阑尾切除,因为盲肠可异常地出现于左上象限。Ladd 手术可通过开腹手术或者腹腔镜进行,后者提供一种潜在的、微创的方法来评估肠系膜的稳定性。如果技术因素排除后一种方法,则必须早期改为开腹手术。腹腔镜检查在新生儿中的矫正作用仍存有争议:一些人不支持这种方法,而其他人认为它不适合在状态不稳定的新生儿中应用,因其有发生肠坏死的可能 [179, 180]。腹腔镜方法的远期预后仍不清楚。尽管可降低未来粘连性肠梗阻的风险,但是复发

的风险仍然不确定。

小肠的复位通常足以恢复中肠的血液供应和小肠的活力。然而,如果诊断延误,肠道可能在手术后继续缺血,这可能是肠系膜血管中血栓形成的结果。解决缺血性 / 坏死性肠道的外科手术包括:切除坏死段,有或无吻合,或保守管理 36~48h 后,再行二次开腹探察以确定缺血的小肠灌注是否改善。最近,在因血栓形成引起的严重肠缺血的两个新生儿中使用一种在肠管复位后按摩肠系膜血管,并应用组织重组"组织型纤溶酶原激活物"(tPA)进行全身溶栓的方法。该方法能够显著恢复肠灌注,随后,肠功能可达到完全恢复 [181]。如果小肠完全坏死,那么应该与家长探讨是否切除。

麻醉注意事项

这种病例属于外科急重症,必须优先处理。手术绝对不可延误。围术期,新生儿状态可表现为相对稳定、低血容量或者感染性休克等。对于后者,术前的复苏应该在手术准备和转移到手术室的同时积极进行。必要时,应该备好 O 型阴性血。鼻饲导管应该用来行腹部减压。必要时,可使用通气支持。如果新生儿处于休克或其他危险状况,应该用氯胺酮、芬太尼、瑞芬太尼行麻醉诱导,用罗库溴铵或阿托品 / 司可林行气管插管 [11]。小肠坏死在凝血功能障碍之中常见,需使用血小板和新鲜冰冻血浆。必要时,也需要使用多巴胺或肾上腺素这些正性肌力药物。在复苏的最初阶段,有创监测是十分必要的。

如果新生儿状态稳定,维持麻醉需要使用包括芬太尼或瑞芬太尼,或低浓度的吸入麻醉药。在新生儿中,应该避免进行深度吸入麻醉。外科医师应该在肠扭转即将纠正时,通知麻醉医师,因为那时乳酸和其他血管活性成分的释放将造成血流动力学不稳定。麻醉医师应该准备好使用静脉推注氯化钙(10~30 mg/kg)、碳酸氢钠、沙丁胺醇处理酸中毒和高钾血症。

小肠再灌注是首要目标。依据临床的监测与评估,使用足够的加温乳酸林格液、白蛋白、压缩红细胞行液体复苏是必要的。液体复苏必须持续,此时维持心肌收缩力以支持血液循环、积极保温、给予时间耐心地来评估小肠的恢复都是很重要的。

如果肠旋转不良早期被发现,而且患儿术前状态良好,手术结束即可以考虑拔管。具有坏死小肠的迟发婴儿即使是肠管复位后,仍处于危重状态,需要在

ICU 中全面支持治疗直到肠管的灌注得以重建。一些病例中,长期的肠道外营养需要维持至肠道功能完全恢复。

先天性巨结肠

先天性巨结肠是从肛门向近端延伸不同长度的先天性肠神经节细胞缺乏疾病之一[182]。该疾病可导致肠推进波不能传送、肛门内括约肌无法松弛和功能性肠梗阻。它在活产婴儿中的发生率为 1：4500~5000,并且男性多于女性。80%~90% 患有 Hirschsprung 病的患儿,在新生儿阶段出现症状。

胚胎学

先天性巨结肠是神经节细胞缺如疾病之一,推测该疾病是由于神经嵴衍生的神经母细胞的颅骨迁移失败而引起,其来源于肠系膜和黏膜下的肠道丛(其应该在第 12 周时发育至直肠)。其他理论包括神经母细胞分化失败、功能缺陷或细胞死亡。不同长度的小肠受到影响,最常见的(80%)是影响乙状结肠的短节段疾病。当乙状结肠及直肠神经节细胞缺乏时,会发生长节段疾病,这种病例占总结肠疾病的3%~8%。罕见有整个肠道受累及。

遗传学

先天性巨结肠是一种多基因紊乱疾病,目前与10 个不同的基因和 5 个染色体位点相关[183]。肠神经系统发育中关键的两种信号传导途径之一似乎存在功能障碍。此病外显率低,且有性别依赖性,具有可变的表型表达。10% 的患者有家族史(在长节段疾病中更常见)。RET(酪氨酸激酶受体)原癌基因突变 10q11.2 与 50% 的家族性和 15%~20% 的散发病例、70%~80% 的长节段疾病和高达 38% 的短节段疾病有关[182]。目前,遗传因素不能广泛适用于评估个体的疾病风险。

虽然在 70% 的病例中先天性巨结肠是独立发生的,但它可能与 21- 三体(5%~15%)、其他神经节细胞缺乏病 [Waardenburg-Shah 综合征(SW4)、先天性中枢性低通气综合征、多发性内分泌瘤、神经母细胞瘤和神经粒细胞增生症 I],其他 Shprintzen-Goldberg 和 Smith-Lemli-Opitz 的综合征以及先天性异常,如心脏、生殖器、胃肠道异常、面部畸形和腭裂等有关。

诊断

在新生儿中最常见的表现症状是胆汁性呕吐,因为出生后 24 小时内胆汁未通过胎粪排出(94% 的正常足月儿 24 小时内排胎粪)。这可能与进食不良、腹胀和呕吐有关。直肠检查既可能会导致暴发性血便,也可能会暂时缓解症状。患儿也可能存在小肠结肠炎的症状(发热、腹胀和腹泻)。鉴别诊断包括本章讨论的新生儿远端肠梗阻的其他原因。由于直肠中没有气体,腹部 X 线片可能显示肠管环状扩张。一项远端对比研究通过过渡区到正常肠道管径的变化可能显示近端结肠的扩张,但结果不是很可靠。直肠活检后,通过观察乙酰胆碱酯酶对肥大神经干细胞染色的改变,证明不存在神经节细胞,为先天性巨结肠提供了可靠的诊断。它通常应用于新生儿期的直肠活检或大龄儿童的开腹活检。肛门直肠测压术通常不应用于新生儿。

管理

初始治疗无论是用温盐水冲洗还是预防性造口都旨在缓解功能性肠梗阻。造口的适应证是:新生儿不适或已发生小肠结肠炎、穿孔、结肠严重扩张或疑似的长节段疾病。先天性巨结肠引起的小肠结肠炎是一种潜在致命的并发症,必须及早发现并积极处理以减少败血症、肠坏死和穿孔的风险。需要使用液体复苏和广谱抗生素治疗。

无论是在初始造口形成之后,还是作为理想的基本操作,决定性的手术都包括神经节的切除。几种已介绍的可达到完全康复的技术通常在婴儿大约 3 个月龄,体重 5~6kg 时实施[184]。手术时长和具体操作程序在不同的医学中心都有所不同,并且与异常肠管的长度有关。每种技术均可以在开腹,或在腹腔镜辅助下腹腔内切除和组织活检,或完全在腹腔镜下实施[184,185]。

手术操作过程

关于先天性巨结肠病的第一个手术术式是 Swenson 手术(结肠直肠切除肛门外吻合术)。这个手术通过拖出肠管到肛门外进行低位吻合,是一种低位直肠及肠神经节切除术。

Duhamel 手术是第一替代术式,手术中原有直肠保持不动,经侧 - 侧吻合到有神经节的肠管,将该肠管移位到骶前区域。该术式只需要切除较少的直肠,并能提供长期维持的更好机会,是长节段疾病的优选术式。开腹和腹腔镜方法的回顾性研究表明:两种方法具有相似的手术时间和预后[185]。

Soave 术式是通过在直肠中进行黏膜分离并且留下直肠肌肌鞘行进一步最小化的直肠剥离。最初的术式已被修改为包括刚好高于齿状线水平的常规吻合。

不通过剖腹手术或腹腔镜手术的单纯经肛门拖出的术式也被报道用于先天性巨结肠病,但可能不适合于长节段疾病。由于长节段病变并不总能在术前被估计到,因此一旦遇到此情形将为经肛门操作带来极大难度。尽管报道较少,但其他手术方式也有所记载。

预后

尽管经过适当治疗后,先天性巨结肠病的病死率已经降低,但仍然有高达 50% 术后患儿发生诸如便秘、大便失禁或小肠结肠炎这样的不良并发症。其中小肠结肠炎是最严重的并发症,它可以发生在所有先天性巨结肠病患者的术前和术后,在患有长节段疾病和具有 21 三体的患儿中发生更多。小肠结肠炎是先天性巨结肠病患儿死亡的主要原因,必须积极地进行诊断和治疗。便秘在 Duhamel 术后最多见,而大便失禁在 Soave 和 Swenson 术后发生更多。到目前为止,尽管在所有术式术后总体并发症的发生率相似,但还没有前瞻性随机对照试验对不同术式的预后做出明确的比较。

手术注意事项

有神经节(正常)肠管和有神经胶质(异常)肠管之间过渡区的长度差异很大(达 10cm),并存在着不规则的边缘。在具有足够神经节细胞的肠段之间进行吻合而无张力或血管损害是十分重要的。无论术中活检的冷冻切片结果如何,必须有充分时间准确评估受影响肠段的长度。如果意外发现是长节段疾病,那么建议暂停手术操作,直到组织学检查证明有可用的正常肠组织。

麻醉注意事项

完整的术前病史应充分涵盖并存综合征及与先天性巨结肠病相关的异常病史。对于标准术式,无论是开放式或腹腔镜手术,有经验的外科医师也可能需要 1.5~4 小时[185]。麻醉药物的给予应确保在预计手术结束时能够气管拔管。麻醉诱导后,行气管插管给予气道正压和呼气末正压通气。对于腹腔镜术式,新生儿采取仰卧位,固定在头低脚高位。手动加固所有呼吸管路的连接处,并延长静脉通路的管线,使得新生儿即使被敷料覆盖仍可及时控制这些部位。此种术式的失血通常很少,可避免输血。骶管 / 硬膜外区域镇痛技术非常适用于围术期术后镇痛。术后禁忌经直肠给药止痛。

直肠肛门畸形

直肠肛门畸形在新生儿中的发病率约为 1∶4000~1∶5000,并且男性略多于女性。合并其他相关系统异常的比例为 30%~60%;最常见的并发症如下(表 10.5)。

表 10.5　与肛门直肠畸形相关的情况

泌尿生殖器(肾发育不良、膀胱输尿管反流、睾丸未降、阴道异常)
骶棘(骶骨发育不全、脊柱畸形、脊髓栓系)
心脏(室间隔缺损、法洛四联症)
消化道(食管闭锁、肠闭锁、先天性巨结肠)
染色体(21 号染色体三体、VACTERL 综合征、Currarino 三联症)

胚胎学

在第 4~6 周,后肠尾部的袋状结构(泄殖腔)分裂成泌尿生殖窦(膀胱、尿道、阴道)和直肠。肛门直肠异常是由于这种分裂失败和随后的变性(膜的凋亡)导致出现大范围的临床异常。

分类

肛门直肠畸形国际分类(Krickenbeck 分类)见表 10.6。男性中合并直肠尿道瘘的肛门闭锁是最常见的畸形,其次是合并直肠会阴瘘(图 10.13)。女性中最常见的畸形是合并直肠前庭瘘的肛门闭锁[187]。

诊断

临床诊断肛门直肠异常,需要彻底检查会阴、骶骨和臀部以确定解剖结构存在的问题。如果新生儿的临床状态允许,出生后 16~24 小时以后诊断瘘管是否存在非常重要,特别是对于男性来说,因为需要这段时间使胎粪到达直肠[188]。

我们应当及时诊断出其他相关的一些并存疾病,一些如超声心动图、腹部 X 线、肾脏超声这样的进一步检查也是必要的。以前经常提倡的一种称为"反向图(invertogram)"的检查方法,现在多数医院已不常规应用。

预后

重建手术后的短期并发症包括肛门狭窄以及伤口感染,肛门狭窄可能还需要重复扩张或常规进行修

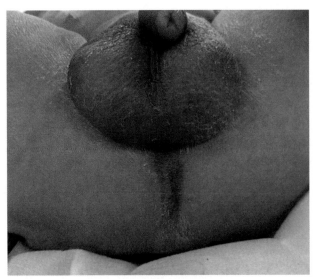

图 10.13 肛门闭锁。一例男婴会阴的特写照片。注意,正常阴茎和阴囊的正下方紧邻处,可观察到肛门闭锁的轮廓以及色素沉着(由纽约 Rochester 大学 Strong 医院儿外科的 YH Lee 医生提供)。(见彩图)

表 10.6 肛门直肠畸形国际分类 Krickenbeck 分类法 [186]

临床中的常见疾病
· 会阴(皮肤)瘘
· 直肠尿道瘘(前列腺,球茎)
· 直肠瘘
· 前庭瘘
· 排泄腔瘘
· 无瘘管
· 肛门狭窄
罕见或者局部病变
· 袋状结肠
· 直肠闭锁 / 狭窄
· 直肠阴道瘘
· H 瘘
其他

复。盆腔败血症是术后出现的一种严重威胁生命的早期并发症,特别是在未进行转移性造口的情况下更容易发生。便秘是婴儿肛门直肠手术后最常见的长期并发症,其发生率为 18%~62%,其次是大便失禁,其发生率为 25%。通过包括经 ACE 造口进行的顺行灌肠在内的一系列治疗措施,患者的日常生活能力

可不受影响。术后也可能发生排尿功能障碍,但这可归因于尿路异常而非手术引起的。

管理

初期管理是静脉输液和通过鼻胃管进行胃肠减压。如果临床条件合适,其他并存疾病应当被排除,并应有足够的时间去发现瘘。通过手术减压和重建是必要的。根据解剖结构以及相关异常的不同,新生儿可以施行具有或不具有分流的结肠造瘘术和远端黏膜瘘的原始肛门成形术("低位"异常),或者行结肠造口 / 黏膜瘘成形术,待 1~2 个月月龄时进行随后的重建手术("高位"异常)。几种用于重建的手术操作方法已经被提出,包括后矢状肛门直肠成形术(posterior sagittal anorectoplasty,PSARP)、前矢状入路的骶会阴手术、腹骶牵引、腹会阴牵引和腹腔镜辅助牵引技术。后矢状肛门直肠成形术(PSARP)是最常见的手术方式,适合大多数女性和 90% 的男性患者。在其余 10% 的男性患者,可能还需要经腹来进行直肠手术。

手术注意事项

重要的是避免手术过程中损伤骨盆及其支配神经。另外,我们还需要一个肌肉刺激仪来辨别括约肌以及新肛门的位置是否正确。为了通过刺激来辨别肌肉的功能,麻醉诱导后要避免使用肌松剂。手术解剖过程应足以将直肠移位到会阴且不能有张力,以减少修复后肠管结构的回缩以及有关肛门的其他并发症。

麻醉注意事项

首先需要了解是否有并存疾病,尤其是心脏和脊柱是否有异常。新生儿期肛门成形是一个相对较小的操作,单次剂量骶管硬膜外麻醉可为此类手术提供较好的麻醉效果(前提是骶骨无任何异常)。重建手术通常是需要俯卧位(PSARP),偶尔也会复合腹部子宫牵引术或在腹腔镜下进行。静脉通路应设置在上肢,以确保液体进入循环而不是进入手术区域。这种手术很少需要输血。这些重建手术通常要持续几个小时,并且新生儿需要一直保持头低仰卧位。这种手术通常需要进行气管内插管,而且麻醉药物的用量以及麻醉方案的选择通常也需要保证能在手术后拔除气管导管。可以通过连续骶管 / 硬膜外给予局部麻醉药(如丁哌卡因)[189] 或静脉应用吗啡来实现围术期的镇痛 [190-192]。

泄殖腔畸形

发病率
这种类型的肛门直肠异常是罕见的,发生率是
1∶50 000。

诊断
仔细的临床检查会发现单纯的会阴裂伤。如 CT
这样的进一步影像学检查是非常有用的,也可以通过
膀胱镜来检查解剖结构有无异常。

管理
初期管理主要是针对一些其他的肛门直肠方面
的并存疾病。值得注意的是:阴道积液可以导致尿路
阻塞,阴道积脓可以导致尿路穿孔。这两种情况都可
能需要紧急导尿处理。

预后
相比低位的肛门直肠畸形,泄殖腔畸形修复在自
制方面的长期预后更差。只有 10% 共同通道 > 3cm
的新生儿可能具有自制能力。

手术注意事项
首先需要辨别病变的部位,然后需要在离病变部
位最近的地方进行结肠造口,以留出足够的长度来进
行重建手术。在进行重建手术之前,评估共同通道的
长度也是非常重要的,一是为了评估预后,另一个就
是为了判断是否还需要进行腹部联合手术。

腹部疾病

腹壁缺损

腹裂
腹裂在新生儿中的发生率是 1∶4 000,且男女的
发生率一致。使腹裂发病率增加的危险因素主要包
括:产妇年龄 <20 岁、吸烟、使用含咖啡因类药物、产
妇低体重、产妇泌尿生殖感染,以及社会经济地位低
等 [193-196]。

病理生理
腹裂通常是一个小的右侧(10% 位于左侧)腹壁
缺损,侧向与完整的脐带连接,肠管从这个暴露、无任
何保护的位置突出(图 10.14)。这种疾病胚胎发生
的确切机制仍不清楚。在子宫内,突出的肠管漂浮和
暴露在羊水中,这会使肠壁增厚,也可以使生产过程

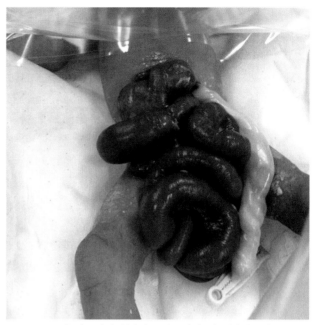

图 10.14　腹裂。这个早产新生儿,从腹裂口暴露出来的是已
经增厚并且发红的肠管。值得注意的是该腹裂位于前腹壁的
右侧,它的旁边是完整脐带(由纽约 Rochester 大学 Strong 医
院儿外科的 YH Lee 医生提供)。(见彩图)

中肠管上经常出现纤维蛋白的"脱屑"。腹壁缺陷在
妊娠晚期可能性会变小,从而导致肠道的阻塞和缺血
性变化。腹壁的异常并不常导致其他一些的并存疾
病,但是当这些并存疾病出现的时候,它们通常都是
胃肠道来源的。例如,10% ~15% 的病例会发生肠闭
锁,肝脏却很少发生疝。

诊断
大多数患有腹裂的新生儿在常规产前检查中通
过超声可以被诊断出来。在不存在骨髓性白血病的
情况下,通过血液化验可以检测出母体血清甲胎蛋白
的增高。"复杂性腹裂"通常是指合并有肠道闭锁,也
可以通过产前超声检查中发现肠扩张而诊断出来 [197]。
30%~70% 的新生儿有子宫内生长迟缓或出生时小于
胎龄,后一种作用的机制尚不清楚,但可能是由于蛋
白质在肠道的损失或胎儿营养物的供应不足引起 [198]。
出生以后,通过偏一侧的缺陷、液囊缺失和完整的脐
带这些体征来对腹裂和脐膨出进行鉴别诊断。

管理
产前确诊后,可以制订相应的产前计划,将孕妇
转移到针对这一疾病有专门的手术治疗方法以及提
供三级护理措施的医疗中心 [199]。目前为止,还没有
足够的证据来确定哪一种治疗方法对于患有这类疾

病的患儿是最佳的,如胎儿何时出生以及何种生产方式[200]。一项加拿大的研究表明:患有腹裂的患儿如果小于36周出生,其出生时的并发症较多。例如,此类患儿需要肠外营养的时间以及在NICU停留的时间都会延长,而大于38周后出生的胎儿肠套叠的发生率可能会增加[201]。虽然目前并没有足够的证据表明,剖宫产可改善新生儿的预后,但是早期引产(从妊娠36周)却可以避免由于此种疾病所导致的妊娠后期胎儿不明原因死亡。

患儿出生时的初期管理主要是支持治疗,重点是避免低体温、低血容量和败血症。暴露在外部的肠管应包裹在透明塑料膜中并平行放置在中间位置或放置在特定的装置中,以防止静脉充血的发生。最重要的是,必须小心避免损伤暴露在体外的肠管。应该使用可控的保温箱。同时由于肠管长时间暴露在体外,因蒸发作用可能会造成体内液体的丧失,此时,可能需要的大量的静脉补液来弥补液体量的不足。此外,也应该使用广谱抗生素,以及放置鼻胃管来进行胃肠减压。

预后

据报道,腹裂的存活率为90%~95%,而患儿死亡的主要原因是由于大部分的肠切除或坏死[202]。需要长期肠外营养的患儿,一旦停止肠外营养,可能需要很长时间来恢复肠管功能。之前,此类疾病的治疗过程表明:为了实现脱离肠外营养、缩短住院时间、降低术后感染发生率,在缺损闭合后进行至少7天肠内营养是最佳方案[203]。然而,这些发现应根据新生儿当时状态来确定。肠功能障碍和短肠综合征使腹裂的病情更加复杂。腹裂的患儿有20%的可能性会发生短肠综合征,而且其发生率与患儿出生时的体重成反比。在外科中短肠综合征被定义为需要肠胃外营养支持的时间大于3个月。目前治疗此类疾病比较先进的方法涉及多学科,如肠外营养、预防感染以及持续的术后随访能显著改善肠道功能,并提高了此类新生儿的生存率[204]。

手术注意事项

手术的主要目的是还纳肠管以及避免肠管的损伤。第二个目的是逐渐将肠管还纳至腹腔内,但不引起腹腔间隙综合征。腹腔间隙综合征的主要表现是呼吸窘迫、肠缺血和肠坏死性、肾功能不全。对于如何确定腹腔间隙综合征,详见以下麻醉注意事项。

关于腹裂的手术治疗方法仍然存在争议。如果患儿的腹裂缺损较小,在手术室内全麻下就可能实现很好的闭合,也可以同时处理其他一些并发症,如肠闭锁、穿孔、坏死或套叠。在尝试闭合之前,肠道冲洗、肠道减压可以减少肠内容,也能够更容易地还纳肠管。对于罹患不是很复杂腹裂的患儿使用联合吗啡镇静的"无缝线"的治疗方案,其长期预后较好。需要仔细的检查肠管是否存在一些其他的尚未被发现的异常,而且此过程也需要患儿保持清醒。如果新生儿出现呼吸窘迫或外科医师察觉腹部压力过大,则应该放弃这一手术操作[205]。

如果不能实现一次性闭合或者情况不合适,则需要分期闭合。这可能需要在全麻下手工缝合聚丙烯网片筒仓或使用预成型弹簧筒仓。对于内脏与腹部无明显不成比例,且腹裂也不复杂的新生儿,此类手术可以在新生儿病房内实施,而且不需要全身麻醉或气管内插管[206]。这些方法允许在一定的时间内逐渐将肠管放至入腹腔,并可以实现早期拔管。当外露的肠管已经完全放至入腹腔,3~5天后,患儿是需要手术来闭合缺损口还是通过黏合剂,取决于使用的筒仓技术[207]。使用预成型筒仓的患儿,其在NICU需要呼吸机支持的天数也会减少[97],但该方法也可能会导致一些如肠充血或者肠缺血这样的并发症[208]。

麻醉注意事项

为了能够更好的还纳外露的肠管,虽然很多人建议常规进行麻醉,但是如果使用无缝合或预成型筒仓技术,可能不需要麻醉就能实现腹裂的闭合。如果腹裂的情况较为复杂,可能就需要进行一些细致的手术操作。全身麻醉联合硬膜外麻醉能够提供良好的术后镇痛,并且可以减少术后机械通气的时间[209]。患儿可能还需要较好的保暖,以及给予20mL/kg的林格溶液或者清蛋白进行充分的补液。在进行较为复杂的手术时也需要监测有创动脉血压。对于腹裂不严重的患儿,在出生后的7~10天,就可以进行肠内营养。对于那些需要长期肠外营养的人,重要的是需要放置特定的静脉导管用于进行长期肠外营养。有些治疗组建议,在最初进行手术的时候就放置隧道式肠外营养通路[210]。

闭合时,最主要的担心是出现腹腔间隙综合征。如果是在全身麻醉的情况下还纳肠管,在面罩通气期间应当注意避免气体进入胃肠道导致肠道胀气并且应该避免使用笑气。在关闭缺损口的时候,腹内压力应保持小于20mmHg[210]。一些医院建议,在膀胱或胃内放置气囊导管,监测中心静脉压力或呼气末二氧化碳浓度来反应闭合期间腹内压力的变化[211, 212]。呼吸机的参数应该在手术的一开始就设定好,并且整个手术过程中都应该密切观察潮气量的变化以随时发现由于膈肌的提高或者腹内压的增高所导致的潮气量降低。如果发生了这样的情况,应该随时停止麻醉诱导,并且重新寻找合适的方法。在闭合期间必须密切观察肠道的变化以随时发现肠道静脉充血现象的出现。注意观察尿量来发现是否出现肾灌注不足的情况。手术结束之后,应检查下肢是否有静脉损伤以及是否有脉搏搏动。

脐疝(脐膨出)

新生儿中脐疝的发生率为 1 : 4000,且男性的发生率是女性的 1.5 倍。根据缺损口的大小以及是否存在肝疝的不同,其可以分为大脐疝、小脐疝以及巨大脐疝。大脐疝可以定义为缺损口的直径大于 4 厘米并或伴有肝疝;巨大脐疝可以被定义为缺损口的直径大于 6 厘米或伴有肝疝。一些并存疾病也是非常常见的,发生在超过 50% 的新生儿,特别是那些缺损口较小的新生儿。脐疝所伴随的并存疾病包括染色体异常(30%)如 13、18 和 21 号染色体、其他中线缺损(Cantrell 五联症、膀胱和泄殖腔异常)以及心脏和肌肉骨骼异常。Bechwith-Wiedemann 综合征,一种与 11 号染色体异常有关的疾病,主要表现为巨人症、巨舌、脐疝、伴随着高胰岛素血症的胰岛细胞增生、器官增大症和偏侧肥大症,这类疾病的发生率为 12%。肺发育不全发生与大的脐疝有关。

病理生理学

脐疝是脐带环的中心缺陷。发生疝的器官主要被脐带延续形成的膜(囊)所包裹(图 10.15)。脐疝的发生被认为是在胚胎发育的早期,肠管快速生长的时候,肠管没有在脐带处还纳至腹腔所导致的。

诊断

和腹裂类似,脐疝的诊断主要是依靠超声图像检查。脐疝是在腹壁中间缺损处的一个巨大的囊腔,里面主要包括内脏器官等一些疝内容物。产前染色体筛查是必要的。出生后,在脐带环处的缺损是可看见的,通常还有一个完整的囊腔。从外部是很难直接判断出肝脏是否在疝囊内。

预后

新生儿脐疝的发生率是 10%~30%,其死亡率比

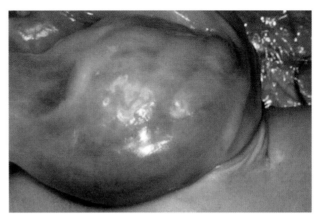

图 10.15　脐疝。在这个中线缺陷中,突出的肠管由厚的腹膜覆盖(由纽约 Rochester 大学 Strong 医院儿外科的 YH Lee 医生提供)。(见彩图)

腹裂高。但是腹裂引起的死亡率和不良并发症发生率主要是由肠道功能紊乱以及肠道缺血所造成的,而脐疝引起的不良并发症发生率和死亡率主要是由并存疾病所决定的。

管理

支持治疗是首选。如果疝囊是完整的,那么肠管是受到保护的,没有必要立即进行手术干预。疝囊以及其内容物是否需要支撑取决于疝囊的大小。在进行疝囊还纳之前,应该留出充足的时间来确诊以及治疗并存的疾病。如果疝囊不完整,就应该像治疗腹裂一样立即进行手术治疗。

手术注意事项

如果缺损口较小,可以直接将疝囊切除后还纳内容物。如果缺损口较大,应该逐步稳妥地慢慢还纳内容物。在全麻后,放置一个人工缝制筒仓,保持疝囊的完整,然后,在新生儿病房内进行还纳且拔除气管导管。疝内容物还纳后,筒仓可以被移除,缺损口也可以闭合。在切除疝囊前,应该轻轻的按压疝囊来评估是否能够成功地将缺损口闭合。如果疝囊不够软,在放置筒仓之前,应该保持疝囊的完整性。疝囊切除时,必须小心以避免损伤肝静脉,这是因为其可能会导致明显的出血。如果新生儿存在巨大脐疝,偶尔可能会考虑保守治疗,尤其是当疝内容的内脏大小和腹腔大小不成比例的时候(典型的船状腹腔)。虽然全身吸收碘或银本身可能产生其他的并发症,但还是可以通过局部应用抗菌硬化剂(如聚维酮碘或磺胺嘧啶银)来促进囊形成完整的上皮[213]。

麻醉注意事项

通过超声心动图以及其他一些相关的检查和检验报告进行充分的术前评估，来确定有无并存疾病以及并存疾病的严重程度。麻醉药物的选择和治疗腹裂时是相似的。脐疝较大患儿存在较高的发生腹腔间隙综合征的风险。将肝脏还纳进入腹部可能会压迫下腔静脉，使静脉回心血量急剧减少从而降低心输出量。使用膀胱或胃压力传感器（见上文）监测腹内压，可以提供一个客观监测指标来逐步划分还纳的步骤。在腹裂手术中，麻醉医师与外科医师保持良好的交流可以确保还纳操作的安全实施。

膀胱外翻 / 泄殖腔外翻

膀胱外翻在新生儿中的发病率为 1∶30~50 000，男婴发病率约为女婴的 4 倍。其产前诊断的概率为 25%[214]。该病是由于膀胱前壁和腹壁发生缺损而导致膀胱及尿道暴露于体外，该情况属于膀胱外翻——尿道下裂综合征的一种（图 10.16）。

泄殖腔外翻的发生率大约为膀胱外翻的四分之一到五分之一，活婴儿中的发病率是 1∶200 000。男女发病率相似。泄殖腔外翻是一种下腹壁缺损，具有由一盲端中线分隔的两个半侧膀胱、脐疝和肛门闭锁。脊髓畸形（例如脊髓脊膜膨出）也可能发生于脐膨出 - 内脏外翻 - 肛门闭锁 - 脊柱畸形综合征（即 omphalocele-exstrophy-imperforateanus-spinal defects，OEIS 综合征）。

预后

这些罕见情况的理想预后可通过到专业中心集中治疗得以实现，要涉及一个多学科小组。尽管有关功能及精神方面的问题依然长期存在，但是由于新生儿治疗方面的巨大进步，已使存在这种缺陷的新生儿在一个月内的存活率达到了 100%。

管理

出生后，应该小心避免损坏膀胱黏膜。在患儿被转移到专业中心之前，应使用潮湿的非黏合敷料，将脐带打结而不使用脐夹夹闭。在泄殖腔外翻患儿中，脐膨出的情况也应使用上述技术来处理。

膀胱外翻的手术注意事项

手术的远期目标是重建膀胱的控制排尿功能，治疗膀胱输尿管反流，重建外生殖器以恢复外观、性功能及排尿功能。由于手术引起广泛的耻骨分离、盆骨截骨，所以通常需要将盆骨前缘融合以减少伤口裂开及膀胱脱垂的发生。

外科手术可分期进行：新生儿期可行膀胱关闭，同时根据手术情况决定是否行盆骨截骨术。在 3~6 个月时，行外生殖器修复，有些医学中心会在此期积极进行膀胱颈修复手术，并在 3 岁时，再行尿道下裂修复术。最后，如有需要可在儿童期进行膀胱扩大及输尿管再建手术。膀胱外翻与截骨术同期进行需要麻醉科、泌尿外科及整形外科多学科合作，以保证其成功实施。这种情况下，预计手术时间会很长（见下文）。尽管考虑到这种技术可能引起尿道血流的降低，但米歇尔报道了在新生儿同期实施膀胱闭合、膀胱颈重建及尿道下裂修复术[215]。据报道，同期完成与分阶段手术的并发症发生率一致，但是前者导致软组织损伤更为常见[216]。

麻醉注意事项

膀胱外翻的新生儿更容易合并其他相关畸形。最理想的进行膀胱闭合手术的时间应在出生的几天内，此时盆骨具有可塑性。行盆骨截骨术时，可能引起较多的出血，通常需要输血。在手术结束后，需要使用石膏模型或外固定器来支撑。当手术中尿量难以获取时，收缩压仍然是评估新生儿血容量的可靠指标，同时，留置中心静脉通路也能用于监测血容量。静脉通路应建立在上肢或颈部以保证其通畅和所有给予的液体能进入体内。对于长时间的手术，必须监测血压及各种生化指标（血红蛋白、电解质、血糖浓度），同时为了应对突然失血，也应考虑动脉穿刺。手术时间可能会比较长（4~6 小时或更长）。全身麻醉和腰麻联合使用可使新生儿在手术后早期拔管[217]。

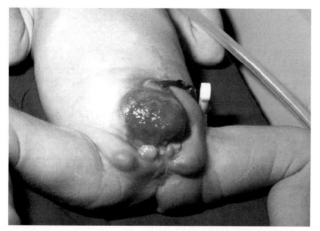

图 10.16　膀胱外翻。位于前腹壁的先天性缺陷显示出膀胱壁、畸形的生殖器和扩大的骨盆与不存在的耻骨联合（由芝加哥 Illinois 大学儿童医院的 RJ. Banchs 医生提供）。（见彩图）

后尿道瓣膜症

后尿道瓣膜症（ posterior urethral valve，PUV ）是引起男性患儿下尿道梗阻的常见原因,该疾病在非白种新生儿中的发病率大约为 1∶5000。其他少见的病因包括 prune-belly 综合征及尿道狭窄。PUV 通常为引起严重尿道狭窄的独立因素,20%~60% 的新生儿在儿童期发展为慢性肾脏疾病,11%~50% 最后发展为终末期肾衰 [218]。严重梗阻和羊水过少可能引起肺实质发育不全(妊娠 16~24 周),从而导致肺动脉高压,增加胎儿期和围生期的死亡率 [219]。

诊断

PUV 通常在常规胎儿超声检查有双肾积水时被发现(大约有 10% 的病例中会出现胎儿双肾积水),但是仍然有很多直到儿童后期,才因为尿路感染、生长受限及无法控制排尿被发现。尿路梗阻不严重和长期预后较好的病例,可能很晚才会被诊断。出生时,肾脏超声可以显示膀胱壁厚以及评估肾脏皮质功能的损害。尿道瓣膜可以通过空的尿道膀胱照片或直接膀胱镜检被确诊。

管理

新生儿 PUV 的确切治疗是通过导管插入和抗生素预防,以及行膀胱镜检和经尿道消融缓解阻塞。迄今为止,采用 vesicoamniotic 分流技术的产前治疗结果令人失望。此病治疗需要长期跟踪随访,积极处理膀胱功能障碍和反流。

麻醉注意事项

新生儿行膀胱镜检及 PUV 切除属于微创手术,只需要短小的全身麻醉即可。但是,为了气道的安全,气管插管优于声门上装置,因为新生儿可能会被横放于手术台或被放在手术台的末端。另外,根据病变范围,术中可能发生不可预料的情况。在制订麻醉方案时,还应当考虑到一些重要的并发症,包括肺动脉高压和肾功能不全。必须使用抗生素。根据手术范围,单次骶管阻滞能提供良好的围术期镇痛。

骶尾部畸胎瘤

骶尾部畸胎瘤在新生儿中的发病率为 1~2∶40 000,35%~60% 突出于体表 [220]。女婴发生率为男婴的 3~4 倍(图 10.17)。这些肿瘤来源于盆骨中的胚胎细胞,包含不同比例的外胚层、中胚层和内胚层细胞 [221]。在结构上,骶尾部畸胎瘤包括囊性的和实

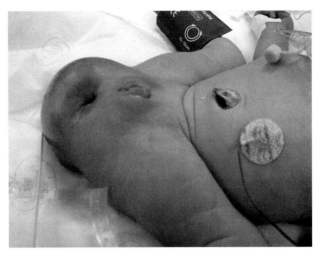

图 10.17　骶尾畸胎瘤。这种肿瘤位于骶骨的外侧,完全在骨盆外部。与女性骶尾部畸胎瘤的发生率更高相一致,这个新生儿是一名女婴(由纽约 Rochester 大学 Strong 医院儿外科的 Pegoli 医生提供)。(见彩图)

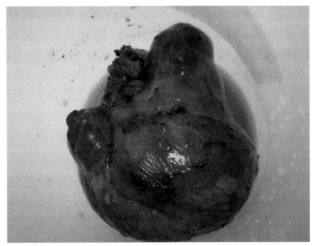

图 10.18　切除的骶尾畸胎瘤。该病例中,肿瘤似乎是多腔的,但大部分还是实体的。(见彩图)

体性的,囊性畸胎瘤占骶尾部畸胎瘤的 15%,它包含更多的分化型细胞,通常为良性的(图 10.18)。大多数骶尾部畸胎瘤为实体性的,包含更多实体成分的多偏向于恶性。

诊断为该肿瘤的新生儿,围生期的死亡率为25%~37%。导致死亡的原因可能为快速增长的畸胎瘤血管在生理行为上会形成动静脉畸形。这种畸形可能导致积水、羊水过多、高排量心衰、早产及死亡。预示存在不良预后的两个高风险因素是:妊娠 32 周前,肿瘤体积 / 胎儿体重大于 0.11;肿瘤囊性部分小于 60%[222]。

在出生时,90% 的骶尾部畸胎瘤都为良性的,极

少数为恶性。然而,如果肿瘤没有被切除,恶性率会从出生时的 10% 急剧增加到 1 岁时的 75%,而到 5 岁时,则增加到 100%。此外,早期切除和产前干预以及在出生时手术切除为长期生存起到了重要作用。

Currarino 三联症(包括骶前肿瘤、肛门直肠畸形和骶骨畸形)是一种常染色体显性遗传性家族疾病,基因缺陷位点为 7 号染色体。泌尿生殖道畸形在患有骶尾部畸胎瘤的女性中可以被确诊,同时任何有排泄困难的女性都应怀疑泌尿生殖道畸形[223]。

诊断

骶尾部畸胎瘤在产前可通过超声检查发现。鉴别诊断包括脑脊髓膜膨出、淋巴管瘤、脂肪瘤或尾部退化不全。在出生时,85%~95% 的骶尾部畸胎瘤表现为骶骨中线外侧的包块。尽管畸胎瘤会出现血管瘤、溃疡和坏死,但通常情况下都有皮肤覆盖。手术前,应确认包块是否侵及骨盆。在年长儿中,肿瘤可能全部在骨盆中,外部不显示存在肿瘤。骶尾部畸胎瘤的 Altman 分型是基于产后对肿瘤的内部及外部因素的评估(表 10.7)[224]。

表 10.7　骶尾肿瘤的 Altman 分类

Ⅰ 型——肿瘤主要在外部,小部分位于骶骨
Ⅱ 型——肿瘤存在外部,但具有实质的盆腔内延伸
Ⅲ 型——肿瘤存在于外部,但肿瘤的大部分在盆腔内,并延伸到腹部
Ⅳ 型——骶前肿瘤无外界成分

管理

骶尾部畸胎瘤的并发症与肿瘤的血管分布、大小及位置有关。产前,应检测胎儿的羊水及胎盘发育情况。在快速生长的血管性畸胎瘤中,会导致血管性盗窃综合征,可能导致高血容量性心衰,应积极快速干预以防止早产及死亡。这些干预措施可能包括羊膜穿刺、囊肿抽吸、射频消融、分流和手术减容[225, 226]。尽管干预组存在恶化的特征,宫内干预的预后与未干预的类似,死亡率为 25%~45%[226, 227]。对于肿瘤直径大于胎儿双顶径的情况应行剖宫产术[220]。存在大肿瘤的新生儿最好避免阴道分娩,因为可能引起肿瘤破裂使新生儿大量失血。直肠检查应该非常小心地进行,以避免肿瘤破裂。包括腹部 X 射线、超声心动图、超声和(或)MRI 在内的影像技术将有助于确定

肿瘤的解剖结构、位置和血管分布。应检测肿瘤监测标记物(甲胎蛋白和 β-HCG):恶性肿瘤时,甲胎蛋白升高。术后应该检测这些指标以发现恶性肿瘤的复发。

预后

在产前发现的单纯性骶尾部畸胎瘤预期存活率为 90%,合并其他问题的死亡率为 60%,如同时发现积水和胎盘发育不良,死亡率为 100%,这反映由于通过畸胎瘤血管分流发生了高输出性心力衰竭。

恶性肿瘤的预后取决于肿瘤类型、分期、位置(Altman 分类)和切除的完整性以及实施手术时的年龄。如初始的切除是在新生儿后期,那么复发的风险就会增加,特别是血清甲胎蛋白浓度升高时。3 年内肿瘤的复发率高达 7%。肿瘤虽然是局部复发,也有可能出现转移。80% 以上的长期生存儿童(包括恶性骶尾部畸胎瘤的患者)是由于联合使用了铂的多模式化疗[220]。

虽然 17% 的患者发展为神经性膀胱,6% 发展为完全大便失禁,但总体上,功能方面的预后通常非常好,这可能是肿瘤本身的影响,而不是手术的不良并发症[225]。

手术注意事项

安全建立人工气道、监测和建立血管通路(包括动脉通路)、留置导尿管后,将新生儿置于俯卧位(图 10.19 a, b)。尾骨应与肿瘤一同切掉以保证肿瘤彻底切除。如果肿瘤有一小部分在骨盆内,那么,应在该位置将其切除。如果是骨盆内的巨大肿瘤或者需要早期控制血管,可选择经腹部切口。

麻醉注意事项

切除骶尾畸胎瘤是一种高风险的手术,具有较高的围术期不良并发症发病率和死亡率。在某些情况下,由于提前预知在骶尾部畸胎瘤手术中可能出现突发大量失血,应谨慎地安排 2 名经验丰富的麻醉医师实施麻醉。围术期风险主要涉及在早产且具有肺动脉高压、肾和肝损伤的新生儿中可能出现血管性肿瘤的大出血,以及与高输出性心力衰竭相关的凝血异常。如果在俯卧位进行手术,则可能影响对新生儿的观察。准备好相匹配的新鲜血液及血制品以应对大量失血是非常重要的。据报道,手术中出现的心脏骤停可能与大量输血,特别是通过中心静脉快速大量输血所引起的高钾血症和低钙血症相关。高钾血症也可能因为手术操作引起肿瘤坏死有关。血液应优先

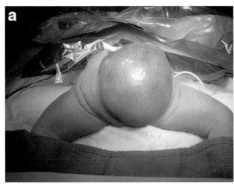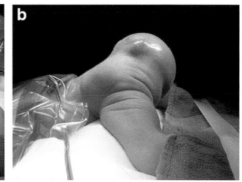

图 10.19　骶尾部畸胎瘤。(a)尾视图;(b)侧视图。麻醉中的新生儿,气管插管,并且将新生儿定位于易手术的体位。注意肿瘤相对于新生儿的巨大尺寸(由纽约 Rochester 大学 Strong 医院儿外科的 W.Pegoli 医生提供)。(见彩图)

使用外周静脉而非中心静脉通路缓慢输入,尤其是在输入非新鲜的库存血时。

手术结束时,新生儿应该俯卧位被转移到重症监护病房。膀胱导管保持原位 24 小时。应定期监测甲胎蛋白的血清浓度以评估恶性肿瘤复发的风险。

胆道闭锁

胆道闭锁(Biliary atresia ,BA)是肝外胆管和肝内胆管的进行性闭塞和硬化,如果未治疗会导致肝纤维化、肝硬化和死亡,活产婴儿中发生率为 1∶10 000~15 000,其病因未知。15%~20% 病例会合并其他相关异常,出现胆道闭锁性脾脏畸形综合征(BASM),具有多发性腹膜炎或腰椎间盘突出症、心脏异常、内脏转位、恶变、十二指肠前门静脉和下腔静脉缺失的特征。

分类

胆道闭锁根据肝外胆管的阻塞程度分类(表10.8)。根据共同肝外胆管(CBD)和远端管道的阻塞程度,最常见的胆道闭锁类型是Ⅲ_b型。

表 10.8　胆道闭锁的分类

第Ⅰ型——胆总管梗阻(5% 病例)
第Ⅱ型——肝总管梗阻(2% 病例)
第Ⅲ型——肝门阻塞(>90% 的病例)
子类型 a. 专有性 CBD,萎缩性胆囊
子类型 b. 纤维性 CBD,萎缩性胆囊
子类型 c. 肝总管缺失,胆囊黏液囊肿
子类型 d. 混合型

诊断

BA 的关键特征是长期黄疸(结合高胆红素血症),超过生后 2 周并出现胆道梗阻的表现(浅色粪便和深色尿液),这种情况不会出现在健康的新生儿中[229]。随后婴儿可能由于脂肪吸收不良而表现出衰竭的迹象,由于未能吸收维生素 K,造成肝脾大和腹水,而出现凝血功能障碍[230]。由于梗阻性黄疸是发生于出生后的,因而最初的胎便是有颜色的。BA 的诊断通常是通过肝脏活检,或偶尔通过胆囊直接穿刺进行腹腔镜胆管造影,或放射性同位素扫描以检测肠道中的胆汁酸[肝胆亚氨基二乙酸(HIDA)扫描][229]。

BA 的鉴别诊断包括胆总管囊肿、胆汁黏稠综合征和新生儿肝炎的其他感染/代谢原因,此类病症可通过 TORCH 筛选、代谢筛选和超声诊断进行排除。胆总管囊肿是影响胰胆系统的未知病因的囊性病,儿童可在从出生到成年的任何年龄出现黄疸和腹部肿块。若无治疗,这种疾病可进展为胆管炎或肝硬化。麻醉的注意事项类似于 BA,但除阻塞性黄疸外,肝功能通常是正常的。

管理

一旦确诊便应尽快纠正凝血障碍和择期施行手术。作为一种罕见疾病,只有这些新生儿被转诊到专科中心时,通常才会获得最佳救治。在英国,有 BA 的儿童应被转诊到三个国家专科中心之一。长期预后与手术纠正胆汁流的时间有关,因此,理论上手术应当尽快进行,通常在生后 1~2 个月。黄疸通常在50%~60% 的患者中早期清除。虽然肝移植术后可能出现持续性黄疸或显著的门静脉高压,但这些儿童 5年预后良好。尽管新生儿可能具有与肝硬化相关的显著长期不良并发症发病率或肝移植后免疫抑制的作用,但估计会有 90% 长期存活。

手术方式

初期手术方式包括开腹 Kasai 手术。腹腔镜技术相对于开腹手术似乎没有更多优势(如较少的粘连)[231-235]。Kasai 步骤涉及切除肝外胆道分支,包括门静脉和在该水平形成 Roux-en-Y 空肠吻合以恢复肠道的胆汁流。如果在剖腹手术前诊断不明确,可以在开腹前进行术中胆管造影[229]。预判 Kasai 手术是否成功的因素包括术前直接胆红素 <2,没有肝纤维化及有限的胆管炎发作[230]。

麻醉注意事项

凝血功能障碍的患者应在术前使用维生素 K 矫正。血小板和新鲜冰冻血浆也可能偶尔需要。应在术前 24 小时给予口服新霉素和清水。在手术开皮前和术后 5 天内预防性应用广谱抗生素(如庆大霉素和头孢西丁)来防治胆管炎是必需的。需要含有葡萄糖的等渗维持液以避免术中低血糖,如在乳酸林格溶液中溶入 1%~5% 右旋糖苷或在血浆中溶入 5% 右旋糖苷。输血是常见的,虽然过多的失血不常见。肝肾综合征在这个年龄组尚未见报道。腹水是罕见的,但其如果出现,血容量的损失应该用 5% 白蛋白替代。由于手术通常需要 2~4 小时,因此需要积极保温和维持输液通路。理想的麻醉方式是基于阿片类药物 / 肌肉松弛药,避免应用氧化亚氮以防止肠膨胀。外科医师在探查肝脏期间可能压迫或扭曲下腔静脉,导致意外的低血压,这可能需要立即静脉内输注额外的液体以恢复循环内环境稳定。在手术结束时,大多数新生儿可以拔除气管内导管。这些新生儿最好在 ICU 内施行吗啡术后镇痛[236]。

坏死性小肠结肠炎

坏死性小肠结肠炎(Necrotizing enterocolitis,NEC),感染多达 0.5% 的新生儿和 10% 的低出生体重(<1500g)的新生儿,是最常见的新生儿外科急症。新生儿治疗的进展改善了早产儿和低出生体重儿以及受这种疾病影响的婴儿的存活率。

发病机理

坏死性小肠结肠炎的病因尚不清楚,尽管风险因素包括早产、早期配方奶喂养、心脏疾病、低出生体重、出生后前 48 小时输血(输血相关 NEC)和败血症。转移免疫球蛋白,母乳似乎是具有保护性的。多个肠道因素倾向于使早产新生儿 NEC 的发展,包括

动力障碍、异常微生物群、降低的黏蛋白屏障、增加的肠通透性、降低的免疫球蛋白和肠道免疫水平、增加缺血的风险和缓慢的胃排空[240, 241]。这反过来可能促进全肠道细菌易位引发炎症级联反应,导致肠道缺血性损伤。

诊断

NEC 主要是临床诊断[237]。它根据 Bell 描述的标准(表 10.9)[242]进行分类。

表 10.9　诊断 NEC 的 Bell 分类

I A 期可疑疾病:体温不稳,吸气量增加,轻微的扩张,影像学检查正常或扩张的环状影
I B 期同上,经直肠可见亮红色的血液
II A 期证实 NEC,病情轻微,如上所述没有肠鸣音,腹部压痛,影像学显示腹部扩张,肠梗阻,肠壁内积气
II B 期证实 NEC,中等病情,轻微的代谢性酸中毒,轻微的血小板减少症,肠鸣音消失,腹部压痛 +/- 腹壁发红或腹部肿块,影像学显示门静脉气栓 +/—,腹水
III A 期 NEC 进展期,病情严重,具有严重的高血压、心动过缓、DIC,中性粒细胞减少症,严重的腹膜炎,轻微的腹胀,影像学有明确的腹水
III B 期 NEC 进展期,病情严重致穿孔,腹部平片有腹内积气

早期体征包括喂食不耐受、胆汁性呕吐或增加的鼻胃吸出物、腹痛伴有或不伴有压痛、血流动力学不稳定和直肠出血(图 10.20)。血小板减少、凝血异常和 C 反应蛋白这样的炎症标志物增加较常见。影像学检查通常有助于确定 NEC 的存在。NEC 对腹部 X 线检查的病理生理学指标包括肠扩张环、肠内气肿及伴或不伴穿孔的门静脉气体(图 10.21)。超声和其他成像方式作为诊断或预后评估的模型尚未建立。近来的实验室检查发现儿种生物标志物可提示 NEC / 败血症的发病[243, 244]。此类新生儿生物标志物可以为未来的研究提供基础以识别发展为 NEC 的风险。

预后

尽管已进行早期、积极的治疗与支持,但 NEC 的死亡率仍然很高,在我们局域范围内的伴有广泛肠道疾病的死亡率为 30%~90%[245]。在一项大型前瞻性研究中,所有 NEC 新生儿的围术期死亡率为 30%,而 6% 在医疗处置过程中死亡[245, 246]。仅用原发性腹膜引流放腹水治疗的新生儿的死亡率为 50%。在高

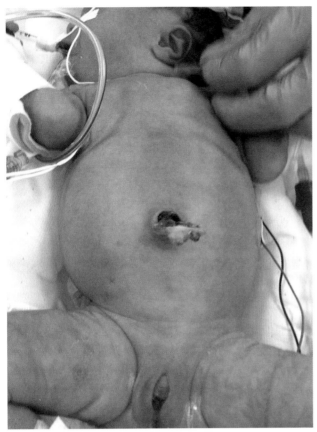

图 10.20　早产儿 NEC，此新生儿发生 NEC 和腹部膨隆。注意，被前腹壁红斑分离的"腹直肌"线（由纽约 Rochester 大学 Strong 医院儿外科的 YH Lee 医生提供）。（见彩图）

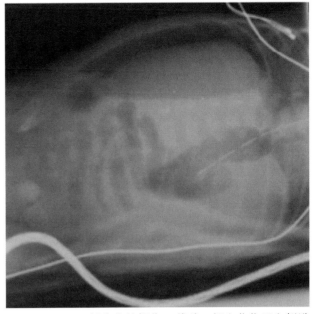

图 10.21　NEC 新生儿的侧位 X 线片。新生儿位于左侧卧位，在胃中有多孔胃管。右（上）外侧腹壁可见明显的游离气体，勾勒出肝和镰状韧带的轮廓（由纽约 Rochester 大学 Strong 医院儿外科的 YH Lee 医生提供）。

达 25% 的手术新生儿中，会发生包括狭窄形成和发育障碍在内的明显不良并发症。在需要大面积肠切除的患儿中，不良并发症有短肠综合征及有肝脏疾病和败血症相关风险的长期肠外营养需求[247]。患有 NEC 的新生儿可能具有神经系统功能的破坏，特别是那些需要手术干预的晚期疾病患儿[248]。

管理

NEC 的主要疗法是采用预防为主的策略。这些策略包括标准化的肠内喂养、使用专门的人类母乳和基于乳汁的强化剂、最小的抗生素暴露、最小的胃酸阻断治疗等。如果前述措施失败，可以使用高质量益生菌[240,249,250]。

目前，缺乏管理 NEC 的标准化研究成果，而治疗策略由专家共识和新生儿的临床状况来决定[251]。一线是药物治疗，靶向治疗败血症和防止进一步的肠损伤。新生儿口服 7~10 天，用鼻胃管行胃肠减压，静脉注射广谱抗生素以及适当的心肺和血流动力学支持。营养需求可以使用全胃肠外营养（TPN）来解决。

当考虑输入新鲜冰冻血浆或含血浆的血液制品时，重要的是认识到一种已知的红细胞溶血的风险[252]。T 抗原也称为 Thomsen-Friedenreich（或 T）隐性基因，是一种天然存在但隐藏的红细胞抗原（cryptantigen），当细菌（如链球菌、肺炎球菌和产气荚膜梭菌）携带神经氨酸酶即可活化 T 抗原使其激活。当含有免疫球蛋白 M 抗 T 抗原的血浆成分输入，结合该活化的 T 抗原，引起红细胞聚集和溶血。活化的 T 抗原存在于 11%~27% 的具有 NEC 的新生儿中，在更严重的 NEC 中具有更高的出现频率（类别 III NEC 30% 对比 II NEC 4%）[253,254]。T 抗原与新生儿 NEC 发病风险的关系虽然尚不清楚，但是许多临床医师避免将富含血浆的血液产品输入这些新生儿，许多血库针对 T 抗原的抗体筛选血浆，并仅将具有低 T 抗原或没有 T 抗原滴度的血浆供给患 NEC 的新生儿。尽管如此，任何输血后发生溶血症的 NEC 新生儿均应进行调查以确定原因，而不是过分推定活化 T 抗原为假定的可能性致病因素[7]。10%~20% 的新生儿 NEC 需要手术干预，在极低出生体重的新生儿中增加至 50%。手术指征包括系列的医学检查显示生理参数逐步恶化和药物治疗失败。手术的精确适应证仍然有争议；理想的手术指征是肠穿孔之前出现肠坏疽[237]。然而，没有可靠的度量方法来定义这样的临床情况。手术的绝对适应证包括有肠穿孔的证据,药物治疗最大量仍出现的临床状况恶化,具有持续阻塞或败血症的腹部肿块,以及肠狭窄的存在。相对适应证包括临床诊断中伴有可疑的腹部压痛、膨胀或变色,腹部 X 线片显示门静脉气体、肠襻固定和血小板减少症的发现。

手术方式

手术的目的是控制败血症,切除坏死肠段,并保持足够的肠管长度 [237, 247]。开腹手术仍然是大多数新生儿 NEC 的主要手术选择。在具有穿孔证据的极低出生体重组(<1 000g)中,腹腔引流已经被建议作为剖腹探查的临时或确定替代方式,尽管最近的系统综述提示这种方法与增加的不良并发症发病率相关 [255]。开腹手术的手术选择包括肠切除肠吻合、I 期切除吻合术、大面积坏死的近端引流空肠造口术以及“夹住和下降”或观察并等待可能的“第二次”开腹手术 [237, 247]。疾病的程度、新生儿的稳定性以及外科医师的经验 / 偏好将决定采取哪种术式选择。对于具有局灶性或多灶性疾病的稳定新生儿,适合 I 期切除吻合。对于远端肠管活力不确定的不稳定新生儿,可以进行造口。对于广泛肠坏死(涉及小肠和大肠的 75% 以上)的情况,无论是近端引流空肠造口术还是“夹住和下降”方式,均需在接下来几天内二次开腹手术。NICU 中的短肠综合征病例有三分之一是 NEC 导致的。虽然这些新生儿的死亡率很高,但是通过休养和保持肠道功能、营养、感染预防和外科咨询等多方面结合的疗法,显著提高了生存率 [204]。肠道能够长期担负肠内营养的一般共识是:存在回盲瓣的至少 30 厘米肠管或无回盲瓣的至少 50 厘米肠管 [237]。在整个肠道坏死的极端情况下,放弃治疗可能是一个重要的选择。

新生儿肝脏很脆弱,并且常发生肝脏肿大。过度的围术期复苏可导致肝脏充血,并可导致肝被膜破裂和致命性出血。手术操作也可能有类似的灾难性后果。开腹手术切口可选择偏向肝尾部或尽量倾斜以使切口位于肝脏边缘下方,特别是对极低出生体重儿。严格避开肝脏的手术方式可以帮助降低出血的风险。

如果新生儿状态稳定,确有梗阻迹象,并且诊断不明确,腹腔镜可用作 NEC 的诊断工具。一些人尝试使用无气腹腔镜手术用于新生儿 NRC 的诊断和处理,取得了一定的成功 [256]。

麻醉注意事项

体重 <1000g 的早产儿 NEC 开腹手术对麻醉医师提出了重大挑战。对于心肺功能不稳定、DIC 和脓毒症的新生儿,需要细致谨慎的术前准备来应对出现快速失血的可能性。在手术室中,麻醉诱导可以使用阿片类药物,如芬太尼静脉用药剂量从 5~10mcg/kg 增至 25~50mcg/kg,和(或)氯胺酮 2~4mg/kg 及罗库溴铵 [10, 257]。在具有正常腹内压的新生儿中,芬太尼的清除率随着孕龄的降低而降低 [258]。吸入麻醉药很少用于新生儿 NEC 手术。在麻醉诱导前应施用平衡盐溶液(10~20mL/kg)以防止麻醉诱导后出现低血压。最近,瑞芬太尼已在早产儿中进行了应用研究 [259, 260]。瑞芬太尼在早产儿中的妊娠 24 与 41 周及足月新生儿之间的作用持续时间是相似的,均为 5~10 分钟。这被归因于整个妊娠期非特异性组织酯酶的活性相类似 [261]。动物实验证据还表明,瑞芬太尼可有效减轻肠内缺血再灌注损伤 [262]。如在研究中亦如此,瑞芬太尼则对潜在肠缺血新生儿有益。在麻醉停止之前,应该给予长效阿片类物质以提供术后镇痛。

手术可以在手术室或 NICU 中进行(参见 OR 以外的麻醉,第 12 章)。NICU 手术的适应证包括短小手术(插入腹腔引流)、状态不稳定的低龄新生儿、高频振荡通气的患儿。对于 NICU 中的麻醉,需要 TIVA 技术。在这种情况下,静脉可与氯胺酮和罗库溴铵一起增量输注芬太尼(10~20mcg/kg)或输注瑞芬太尼,应该能够提供稳定的血流动力学和足够的手术条件。手术操作的时机与时限取决于新生儿的血流动力学稳定性,并且在任何时候都需要外科医师、新生儿医师 / 重症监护医师和麻醉医师之间的密切合作。

具有 NEC 的新生儿通常需要正性肌力药物(多巴胺、多巴酚丁胺、肾上腺素或去甲肾上腺素)支持。为了准确监测对此类药物的反应,强烈建议进行动脉压监测。正性肌力药的使用剂量和速率,应根据新生儿的需求量身定制并持续使用到用药的终点 [263]。此外,应确保足够通畅快速的静脉通路以满足快速输注血液制品。在术前或手术期间可能需要 5% 清蛋白、血液、血小板和凝血因子。应根据儿童的临床状况和测得的失血量,由动脉血气分析的结果指导给予 10~20mL/kg 的温液体。由于这些新生儿通常出生体重极低,所以其清蛋白水平低。平衡盐溶液可以用于替代少量的体液转移,但是最好限制其容量,以防止加剧先前存在的低清蛋白血症和稀释性凝血功能障碍。如果需要大容量的液体(高达 50mL/kg),则谨慎地从平衡盐溶液改为清蛋白和血液制品以保持血液学和凝血功能稳定。同时,必须注意避免儿童过量补液,因为这可能开放动脉导管或导致肿胀的肝脏发生灾难性出血。新生儿在术后可能仍保持危重状态,需要完备的重症监护支持。对于多器官功能障碍的新生儿,轻度控制性低温可能是一个治疗选择[264]。

参考文献

1. Morray JP, Geiduschek JM, Ramamoorthy C, et al. Anesthesia-related cardiac arrest in children: initial findings of the Pediatric Perioperative Cardiac Arrest (POCA) Registry. Anesthesiology. 2000;93:6–14.
2. Flick RP, Sprung J, Harrison TE, et al. Perioperative cardiac arrests in children between 1988 and 2005 at a tertiary referral center: a study of 92,881 patients. Anesthesiology. 2007;106:226–37.
3. Van der Griend BJ, Lister NA, McKenzie IM, et al. Postoperative mortality in children after 101,885 at a tertiary hospital. Anesth Analg. 2011;112:1440–7.
4. Thomas J. Reducing the risk in neonatal anesthesia. Pediatr Anesth. 2014;24:106–13.
5. Arnold PD. Coagulation and the surgical neonate. Pediatr Anesth. 2013;24:89–97.
6. Kenton AB, Hegemier S, Smith EO, et al. Platelet transfusions in infants with necrotizing enterocolitis do not lower mortality but may increase morbidity. J Perinatol. 2005;25:173–7.
7. Gibsen BE, British Committee for Standards in Haematology, et al. Transfusion guidelines for neonates and older children. Br J Haematol. 2004;124:433–53.
8. Sloan S. Neonatal transfusions. Pediatr Anesth. 2011;21:25–30.
9. Haynes AB, Weiser TG, Berry WR, et al. A surgical safety checklist to reduce morbidity and mortality in a global population. N Engl J Med. 2009;372:491–9.
10. Robinson S, Gregory GA. Fentanyl-air-oxygen anesthesia for ligation of patent ductus arteriosus in preterm infants. Anesth Analg. 1981;60:331–4.
11. Lonnquist PA. Major abdominal surgery of the neonate: anaesthetic considerations. Best Pract Res Clin Anaesthesiol. 2004;18:321–42.
12. de Graaff JC, Bijker JB, Kappen TH, et al. Incidence of intraoperative hypoxemia in children in relation to age. Anesth Analg. 2013;117:169–75.
13. Weiss M, Gerber AC. Rapid sequence induction in children—it's not a matter of time! Paediatr Anaesth. 2008;18:97–9.
14. Eich C, Timmermann A, Russo SG, et al. A controlled rapid-sequence induction technique for infants may reduce unsafe actions and stress. Acta Anaesthesiol Scand. 2009;53:1167–72.
15. Lerman J. On cricoid pressure: "May the force be with you". Anesth Analg. 2009;109:1363–6.
16. Walker RWM, Ravi R, Haylett K. Effect of cricoid force on airway caliber in children: a bronchoscopic assessment. Br J Anaesth. 2010;104:71–4.
17. Oh J, Lim T, Chee Y, et al. Videographic analysis of glottic view with increasing cricoid pressure force. Ann Emerg Med. 2013;61:407–13.
18. Hillier SC, Scamberger MS. Transcutaneous and end-tidal carbon dioxide analysis: complimentary monitoring strategies. J Intensive Care Med. 2005;20:307–9.
19. Trevisanuto D, Giuliotto S, Cavallin F, et al. End-tidal carbon dioxide monitoring in very low birth weight infants: correlation and agreement with arterial carbon dioxide. Pediatr Pulmonol. 2012;47:367–72.
20. Tingay DG, Mun KS, Perkins EJ. End tidal carbon dioxide is as reliable as transcutaneous monitoring in ventilated postsurgical neonates. Arch Dis Child Fetal Neonatal Ed. 2013;98:F161–4.
21. Singh BS, Gilbert U, Singh S, et al. Sidestream microstream end tidal carbon dioxide measurements and blood gas correlations in neonatal intensive care unit. Pediatr Pulmonol. 2013;48:250–6.
22. Freer Y, Lyon A. Temperature monitoring and control in the newborn baby. Paediatr Child Health. 2011;22:127–30.
23. Witt L, Dennhardt N, Eich C, et al. Prevention of intraoperative hypothermia in neonates and infants: results of a prospective multicenter observational study with a new forced-air warming system with increased warm air flow. Pediatr Anesth. 2013;23:469–74.
24. Murat I, Humblot A, Girault L, Piana F. Neonatal fluid management. Best Pract Res Clin Anaesthesiol. 2010;24:365–74.
25. O'Brien F, Walker IA. Fluid homeostasis in the neonate. Pediatr Anesth. 2014;24:49–59.
26. Apfelbaum JL, Caplan RA, Connis RT, et al. Practice guidelines for preoperative fasting and the use of pharmacologic agents to reduce the risk of aspiration: application to healthy patients undergoing elective procedures. Anesthesiology. 2011;114:495–511.
27. Sumpelmann R, Kretz F-J, Luntzer R, et al. Hydroxyethyl starch 130/0.42/6:1 for perioperative volume replacement in 1130 children: results of an European prospective multicenter observational postauthorization safety study (PASS). Paediatr Anaesth. 2012;22:371–8.
28. Hall NJ, Stanton MP, Kitteringham LJ, et al. Scope and feasibility of operating on the neonatal intensive care unit: 310 cases in 10 years. Pediatr Surg Int. 2012;28:1001–5.
29. Davidson AJ. Neurotoxicity and the need for anesthesia in the newborn. Does the Emperor have no clothes? Anesthesiol. 2012;116:507–9.
30. Hall NJ, Pacilli M, Eaton S, et al. Recovery after open versus laparoscopic pyloromyotomy for pyloric stenosis: a double blind multicentre randomised controlled trial. Lancet. 2009;373:390–8.
31. Sinha CK, Paramalingam S, Patel S, et al. Feasibility of complex minimally invasive surgery in neonates. Pediatr Surg Int. 2009;25:217–21.
32. Carrington EV, Hall NJ, Pacilli M, et al. Cost-effectiveness of laparoscopic versus open pyloromyotomy. J Surg Res. 2012;179:315–20.
33. Dingemann J, Ure BM. Systematic review of level 1 evidence for laparoscopic pediatric surgery: do our procedures comply with the requirements of evidence-based medicine?? Eur J Pediatr Surg. 2013;23:474–9.
34. Rothenberg SS. Thoracoscopic repair of esophageal atresia and tracheo-esophageal fistula in neonates: evolution of a technique. J Laparoendosc Adv Surg Tech A. 2012;22:195–9.
35. Holcomb GW, Rothenberg SS, Klaas MA. Thoracoscopic repair of esophageal atresia and tracheoesophageal fistula. A multi institutional analysis. Ann Surg. 2005;242:422–30.
36. Chan IH, Lau CT, Chung PH, et al. Laparoscopic inguinal hernia repair in premature neonates: is it safe? Pediatr Surg Int. 2013;29:327–30.
37. Olsen M, Avery N, Khurana S, et al. Pneumoperitoneum for neonatal laparoscopy: how safe is it? Pediatr Anesth. 2013;23:457–9.
38. Nasr A, Bass J. Thoracoscopic vs open resection of congenital

lung lesions: a meta-analysis. J Pediatr Surg. 2012;47:857–61.

39. Lerman J, Kondo Y, Suzuki Y, et al. Chapter 27: General abdominal and urologic surgery. In: Coté CJ, Lerman J, Anderson B, editors. A practice of anesthesia for infants and children. Philadelphia, PA: Elsevier; 2012.

40. Groenewald CB, Latham GJ. An unexpected cause of cardiac arrest during laparoscopy in an infant with supravalvar aortic stenosis. Pediatr Anesth. 2013;23:91–3.

41. Gillory LA, Megison ML, Harmon CM, et al. Laparoscopic surgery in children with congenital heart disease. J Pediatr Surg. 2012;47:1084–8.

42. Slater B, Rangel S, Ramamoorthy C, et al. Outcomes after laparoscopic surgery in neonates with hypoplastic heart left heart syndrome. J Pediatr Surg. 2007;42:1118–21.

43. Pacilli M, Pierro A, Kinglsey C, et al. Absorption of carbon dioxide during laparoscopy in children measured using a novel mass spectrometric technique. Br J Anaesth. 2006;97:215–9.

44. Bliss D, Matar M, Krishnaswami S. Should intraoperative hypercapnea or hypercarbia raise concern in neonates undergoing thoracoscopic repair of diaphragmatic hernia of Bochdalek? J Laparoendosc Adv Surg Tech A. 2009;19:s55–8.

45. Bishay M, Giacomello L, Retrosi G, et al. Decreased cerebral oxygen saturation during thoracoscopic repair of congenital diaphragmatic hernia and esophageal atresia in infants. J Pediatr Surg. 2001;46:47–51.

46. McHoney M, Corizia L, Eaton S, et al. Carbon dioxide elimination during laparoscopy in children is age dependent. J Pediatr Surg. 2003;38:105–10.

47. Parelkar SV, Oak SN, Bachani MK, et al. Minimal access surgery in newborns and small infants; five years experience. J Minim Access Surg. 2013;9:19–24.

48. Kalfa N, Allal H, Raux O, et al. Tolerance of laparoscopy and thoracoscopy in neonates. Pediatrics. 2005;116:e785–91.

49. Ure BM, Suempelmann R, Metzelder M, et al. Physiological responses to endoscopic surgery in children. Semin Pediatr Surg. 2007;16:217–23.

50. Li LW, Zhang W, Ai YQ, et al. Influence of laparoscopic carbon dioxide pneumoperitoneum on neonate circulation and respiration. J Int Med Res. 2013;41:889–94.

51. McHoney M, Mackinlay G, Munro F, et al. Effect of patient weight and anesthetic technique on CO2 excretion during thoracoscopy in children assessed by end-tidal CO2. J Laparoendosc Adv Surg Tech A. 2008;18:147–51.

52. Kalfa N, Alla H, Raux O, et al. Multicentric assessment of the safety of neonatal videosurgery. Surg Endosc. 2007;21:303–8.

53. Kuebler JF, Ure BM. Minimally invasive surgery in the neonate. Semin Fetal Neonatal Med. 2011;16:151–6.

54. Tobias JD. Anesthesia for neonatal thoracic surgery. Best Pract Res Clin Anaesthesiol. 2004;18:303–20.

55. Hammer GB. Chapter 13: Anesthesia for thoracic surgery. In: Coté CJ, Lerman J, Anderson B, editors. A practice of anesthesia for infants and children. Philadelphia, PA: Elsevier; 2012.

56. Choudhry DK. Single-lung ventilation in pediatric anesthesia. Anesthesiol Clin North America. 2005;23:693–708.

57. Langston C. New concepts in the pathology of congenital lung malformations. Semin Pediatr Surg. 2003;12:17–37.

58. Guidry C, McGahren ED. Pediatric Chest 1. Developmental and physiologic conditions for the surgeon. Surg Clin N Am. 2012;92:615–43.

59. Adzick NS, Flake AW, Crombleholme TM. Management of congenital lung lesions. Semin Pediatr Surg. 2003;12:10–6.

60. Raychaudhuri P, Pasupati A, James A, et al. Prospective study of antenatally diagnosed congenital cystic adenomatoid malformations. Pediatr Surg Int. 2011;27:1159–64.

61. Kotecha S, Barbato A, Bush A, et al. Antenatal and postnatal management of congenital cystic adenomatoid malformation. Paediatr Respir Rev. 2012;13:162–70.

62. Yong PJ, Von Dadelszen P, Carpara D, et al. Prediction of pediatric outcome after prenatal diagnosis and expectant antenatal management of congenital cystic adenomatoid malformation. Fetal Diagn Ther. 2012;31:94–102.

63. Davenport M, Eber E. Long term respiratory outcomes of congenital thoracic malformation. Semin Fetal Neonatal Med. 2012;17:99–104.

64. Stocker JT, Madewell JE, Drake RM. Congenital cystic adenomatoid malformation of the lung. Classification and morphologic spectrum. Hum Pathol. 1977;8:155–71.

65. Stocker JT. Congenital pulmonary airway malformation-a new name for and an expanded classification of congenital cystic adenomatoid malformation of the lung. Histopathology. 2002;41 Suppl 2:424–58.

66. Fitzgerald DA. Congenital cyst adenomatoid malformations: resect some and observe all? Pediatr Respir Rev. 2007;8:67–76.

67. Khosa JK, Leong SL, Borzi PA. Congenital cystic adenomatoid malformation of the lung: indications and timing of surgery. Pediatr Surg Int. 2004;20:505–8.

68. Davenport M, Cacciaguerra S, Patel S, et al. Current outcome of antenatally diagnosed cystic lung disease. J Pediatr Surg. 2004;39:549–56.

69. Waszak P, Claris O, Lapillonne A, et al. Cystic adenomatoid malformation of the lung: neonatal management of 21 cases. Pediatr Surg Int. 1999;15:326–31.

70. Azizkhan RG, Crombleholme TM. Congenital cystic lung disease: contemporary antenatal and postnatal management. Pediatr Surg Int. 2008;24:643–57.

71. Colon N, Schlegel C, Pietsch J, et al. Congenital lung anomalies: can we postpone resection? J Pediatr Surg. 2012;47:87–92.

72. Peters RT, Burge DM, Marven SS. Congenital lung malformations: an ongoing controversy. Ann R Coll Surg Engl. 2013;95:144–7.

73. Delacourt C, Hadchouel A, Dunlop NK. Shall all congenital cystic lung malformations be removed? The case in favour. Paediatr Respir Rev. 2013;14:169–70.

74. Kotecha S. Should asymptomatic congenital cystic adenomatous malformations be removed? The case against. Paediatr Respir Rev. 2013;14:171–2.

75. Guruswamy V, Roberts S, Arnold P, et al. Anaesthetic management of a neonate with congenital cyst adenoid malformation. Br J Anaesth. 2005;95:240–2.

76. Nishimoto C, Inomata S, Kihara S, et al. Anesthetic management of four pediatric patients with CCAM for pulmonary lobectomy. Masui. 2002;51:162–5.

77. Baud D, Windrim R, Kachura JR, et al. Minimally invasive fetal therapy for hydropic lung masses: three different approaches and review of the literature. Ultrasound Obstet Gynecol. 2013;42:440–8.

78. Krivchenya DU, Rudenko EO, Dubrovin AG. Congenital emphysema in children: segmental lung resection as an alternative to lobectomy. J Pediatr Surg. 2013;48:309–14.

79. Iodice F, Harban F, Walker I. Anesthetic management of a patient with bilateral congenital lobar emphysema. Pediatr Anesth. 2008;18:340–1.

80. Arora MK, Karamchandani K, Bakhta P, et al. Combination of inhalational, intravenous, and local anesthesia for intubation in neonates with congenital lobar emphysema. Pediatr Anesth. 2006;16:997–1003.

81. Goyal A, Jones MO, Couriel JM, et al. Oesophageal atresia and tracheo-oesophageal fistula. Arch Dis Child Fetal Neonatal Ed. 2006;91:F381–4.

82. Knottenberlt G, Skinner A, Seefelder C. Tracheo-oesophageal fistula (TOF) and oesophageal atresia (OA). Best Pract Res Clin Anaesthesiol. 2010;24:387–401.

83. Spitz L. Oesophageal atresia. Orphanet J Rare Dis. 2007;2:24.

84. Jacobs IJ, Que J. Genetic and cellular mechanisms of the formation of esophageal atresia and tracheoesophageal fistula. Dis Esophagus. 2013;26:356–8.

85. Holzki J. Bronchoscopic findings and treatment in congenital tracheo-oesophageal fistula. Pediatr Anesth. 1992;2:297–303.

86. Passi Y, Sampathi V, Pierre J, et al. Esophageal atresia with double tracheoesophageal fistula. Anesthesiology. 2013;118:1207.

87. Diaz LK, Akpek EA, Radhika D, et al. Tracheoesophageal fistula and associated congenital heart disease: implications for anesthetic management and survival. Pediatr Anesth. 2005;15:862–9.

88. Stringer MD, McKenna K, Goldstein RB, et al. Prenatal diagnosis of esophageal atresia. J Pediatr Surg. 1995;30:1258–63.

89. Okamoto T, Takamizawa S, Hiroshi A. Esophageal atresia: prognostic classification revisited. Surgery. 2009;145:675–81.

90. La Placa S, Giuffre M, Gangemi A, et al. Esophageal atresia in newborns: a wide spectrum from the isolated forms to a full VACTERL phenotype? Ital J Pediatr. 2013;39:45.

91. Babu R, Pierro A, Spitz L, et al. The management of oesophageal atresia in neonates with right-sided aortic arch. J Pediatr Surg. 2000;35:56–8.

92. Solomon BD. VACTERL/VATER Association. Orphanet J Rare Dis. 2011;6:56.

93. Solomon BD, Baker LA, Bear KA, et al. An approach to the identification of anomalies and etiologies in neonates with identified or suspected VACTERL (vertebral Defects, anal atresia, tracheoesophageal fistula with esophageal atresia, cardiac anomalies, renal anomalies, and limb anomalies) Association. J Pediatr. 2014;164:451–7.e1.

94. De Jong EM, Felix JF, Deurloo JA, et al. Non-VACTERL-type anomalies are frequent in patients with esophageal atresia/tracheoesophageal fistula and full or partial VACTERL association. Birth Defects Res A Clin Mol Teratol. 2008;82:92–7.

95. Lopez PJ, Keys C, Pierro A, et al. Oesophageal atresia: improved outcome in high-risk groups? J Pediatr Surg. 2006;41:331–4.

96. Alabbad SI, Shaw K, Puligandla PS, et al. The pitfalls of endotracheal intubation beyond the fistula in babies with type C esophageal atresia. Semin Pediatr Surg. 2009;18:116–8.

97. Ni Y, Yao Y, Liang P. Simple strategy of anesthesia for the neonate with tracheoesophageal fistula: a case report. Int J Clin Exp Med. 2014;7(1):327–8.

98. Deanovic D, Gerber A, Dodge-Khatatami A, et al. Tracheoscopy assisted repair of tracheo-esophageal fistula (TARTEF): a 10-year experience. Pediatr Anesth. 2007;17:557–62.

99. Huang J, Tao J, Chen K, et al. Thoracoscopic repair of oesophageal atresia: experience of 33 patients from two tertiary referral centres. J Pediatr Surg. 2012;47:2224–7.

100. Rothenberg SS. Thoracoscopic repair of esophageal atresia and tracheoesophageal fistula in neonates, first decade's experience. Dis Esophagus. 2013;26:359–64.

101. Bishay M, Giacomello L, Retrosi G, et al. Hypercapnia and acidosis during open and thoracoscopic repair of congenital diaphragmatic hernia and esophageal atresia: results of a pilot randomized controlled trial. Ann Surg. 2013;258:895–900.

102. McKinnon G. Esophageal atresia surgery in the 21st century. Semin Pediatr Surg. 2009;18:20–2.

103. Delacourt C, Hadchouel A, Toelen J, et al. Long term respiratory outcomes of congenital diaphragmatic hernia, esophageal atresia, and cardiovascular anomalies. Semin Fetal Neonatal med. 2012;17:105–11.

104. Kovesi T. Long-term respiratory complications of congenital esophageal atresia with or without tracheoesophageal fistula: an update. Dis Esophagus. 2013;26:413–6.

105. Caplan A. Psychological impact of esophageal atresia: review of the research and clinical evidence. Dis Esophagus. 2013;26:392–400.

106. Andropoulos DB, Rowe RW, Betts JM. Anaesthetic and surgical airway management during tracheo-oesophageal fistula repair.

Pediatr Anesth. 1998;8:313–9.

107. Knottenbelt G, Costi D, Stephens P, et al. An audit of anesthetic management and complications of tracheo-esophageal fistula and esophageal atresia repair. Pediatr Anesth. 2012;22: 268–74.

108. Krosnar S, Baxter A. Thoracoscopic repair of esophageal atresia with tracheoesophageal fistula: anesthetic and intensive care management of a series of eight neonates. Pediatr Anesth. 2005; 15:541–6.

109. Broemling N, Campbell F. Anaesthetic management of congenital tracheoesophageal fistula. Pediatr Anesth. 2011;21:1092–9.

110. Haroon J, Chamberlain RS. An evidence-based review of the current treatment of congenital diaphragmatic hernia. Clin Pediagtr (Phila). 2013;52:115–24.

111. Tovar JA. Congenital diaphragmatic hernia. Orphanet J Rare Dis. 2012;7:1.

112. Bosenberg A, Brown RA. Management of congenital diaphragmatic hernia. Curr Opin Anaesthesiol. 2008;21:323–31.

113. Seydel B, Detry O. Morgagni's hernia. NEJM. 2010;362:e61.

114. Samangaya RA, Choudhri S, Murphy F, et al. Outcomes of congenital diaphragmatic hernia: a 12-year experience. Prenat Diagn. 2012;32:523–9.

115. Veenma DCM, de Klein A, Tibboel D. Developmental and genetic aspects of congenital diaphragmatic hernia. Pediatr Pulmonol. 2012;47:534–5.

116. Garne E, Haeusler M, Barisic I, et al. Congenital diaphragmatic hernia: evaluation of prenatal diagnosis in 20 European regions. Ultrasound Obstet Gynecol. 2002;19:329–33.

117. The Congenital Diaphragmatic Hernia Study Group. Defect size determines survival in infants with congenital diaphragmatic hernia. Pediatrics. 2007;120:e651–7.

118. Hedrick HL, Danzer E, Merchant A. Liver position and lung-to-head ratio for prediction of extracorporeal membrane oxygenation and survival in isolated left congenital diaphragmatic hernia. Am J Obstet Gynecol. 2007;197:422.e1–4.

119. Suda K, Bigras JL, Bohn D, et al. Echocardiographic predictors of outcome in newborns with congenital diaphragmatic hernia. Pediatrics. 2000;105:1106.

120. Garriboli M, Duess JW, Ruttenstock E, et al. Trends in the treatment and outcome of congenital diaphragmatic hernia over the last decade. Pediatr Surg Int. 2012;28:1177–81.

121. Chiu PPL, Ijsselstijn H. Morbidity and long term follow-up in CDH patients. Eur J Pediatr Surg. 2012;22:384–92.

122. Congenital Diaphragmatic Hernia Study Group, Morini F, Valfre L, Capolupo I, et al. Congenital diaphragmatic hernia: defect size correlates with developmental defect. J Pediatr Surg. 2013;48:1177–82.

123. Takahashi S, Sago H, Kanamori Y, et al. Prognostic factors of congenital diaphragmatic hernia accompanied by cardiovascular malformation. Pediatr Int. 2013;55:492–7.

124. Lally KP, Lasky RE, Lally PA, et al. Standardized reporting for congenital diaphragmatic hernia—an international consensus. J Pediatr Surg. 2013;48:2408–15.

125. Harrison MR, Sydorak RM, Farrell JA, et al. Fetoscopic temporary tracheal occlusion for congenital diaphragmatic hernia: prelude to a randomized, controlled trial. J Pediatr Surg. 2003;38:1012–20.

126. Jani JC, Nicolaides KH, Gratacos E, et al. Severe diaphragmatic hernia treated with endoscopic tracheal occlusion. Ultrasound Obstet Gynecol. 2009;34:304–10.

127. Speggiorin S, Fierens A, McHugh K, et al. Bronchomegaly as a complication of fetal endoscopic tracheal occlusion. A caution and a possible solution. J Pediatr Surg. 2011;46:e1–3.

128. Ruano R, Yoshisaki CT, Da Silva MM, et al. A randomized controlled trial of fetal endoscopic tracheal occlusion versus postnatal management of severe isolated congenital diaphragmatic hernia. Ultrasound Obstet Gynecol. 2012;39:20–7.

129. Boloker J, Bateman DA, Wung JT, et al. Congenital diaphragmatic hernia in 120 infants treated consecutively with permissive hypercapnea/spontaneous respiration/elective repair. J Pediatr Surg. 2002;37:357–66.

130. Logan JW, Rice HE, Goldberg RN, Cotten CM. Congenital diaphragmatic hernia: a systematic review and summary of best-evidence practice strategies. J Perinatol. 2007;27:535–49.

131. Van den Hout L, Tinbboel D, Vifhuize S, et al. The VICI trial: high frequency oscillation versus conventional mechanical ventilation in newborns with congenital diaphragmatic hernia: an international multicentre randomized controlled trial. BMC Pediatr. 2011;11:98.

132. Bialkowski A, Moenkemeyer F, Patel N. Intravenous sildenafil in the management of pulmonary hypertension associated with congenital diaphragmatic hernia. Eur J Pediatr Surg. 2013 Oct 25. [Epub ahead of print].

133. Vijfhuize S, Schaible T, Kraemer U, et al. Management of pulmonary hypertension in neonates with congenital diaphragmatic hernia. Eur J Pediatr Surg. 2012;22:374–83.

134. Beres AL, Puligandla PS, Brindle ME, et al. Stability prior to surgery in congenital diaphragmatic hernia: is it necessary? J Pediatr Surg. 2013;48:919–23.

135. Morini F, Bagolan P. Surgical techniques in diaphragmatic hernia. Eur J Pediatr Surg. 2012;22:355–63.

136. Congenital diaphragmatic hernia group. Minimally invasive repair of congenital diaphragmatic hernia. J Pediatr Surg. 2011;46: 11158–64.

137. Ellinas H, Seefelder C. Congenital thoracoscopic repair in neonates: is thoracoscopy feasible? Pediatr Anesth. 2010;20:967–8.

138. Peevy KJ, Speed FA, Hoff CJ. Epidemiology of inguinal hernia in preterm neonates. Pediatrics. 1986;77:246–7.

139. Choi W, Hall NJ, Garriboldi M, et al. Outcomes following laparoscopic inguinal hernia repair in infants compared with older children. Pediatr Surg Int. 2012;28:1165–9. doi:10.1007/s00383-012-3188-1.

140. Pennant JH. Anesthesia for laparoscopy in the pediatric patient. Anesthesiol Clin North America. 2001;19:69–88.

141. Lee SL, Gleason JM, Sydorak RM. A critical review of premature infants with inguinal hernias: optimal timing of repair, incarceration risk, and postoperative apnea. J Pediatr Surg. 2011;46:217–20.

142. Cote CJ, Zaslavsky A, Downes JJ, et al. Postoperative apnea in former preterm infants after inguinal herniorrhaphy. A combined analysis. Anesthesiology. 1995;82:809–22.

143. Lacrosse D, Pirotte T, Veyckmans F. Caudal block and light sevoflurane mask anesthesia in high-risk infants: an audit of 98 cases. Ann Fr Anesth Reanim. 2012;31:29–33.

144. Walther-Larsen S, Rasmussen LS. The former preterm infant and risk of postoperative apnoea: recommendations for management. Acta Anaesthesiol Scand. 2006;50:888–93.

145. Sale SM, Read JA, Stoddart PA, Wolf AR. Prospective comparison of sevoflurane and desflurane in formerly premature infants undergoing inguinal herniotomy. Br J Anaesth. 2006;96:774–8.

146. Craven PD, Badwani N, Henderson-Smart D-J, O'Brien M. Regional (spinal, epidural, caudal) versus general anesthesia in preterm infants undergoing inguinal herniorrhaphy in early infancy (review). Cochrane Database Syst Rev. 2003;3, CD003669.

147. Welborn LG, Hannallah RS, Fink R, et al. High-dose caffeine suppresses postoperative apnea in former preterm infants. Anesthesiology. 1989;71:347–9.

148. Davidson A, McCann ME, Morton N, et al. Protocol 09PRT/9078: a multi-site randomised controlled trial to compare regional and general anaesthesia for effects on neurodevelopmental outcome and apnoea in infants: the GAS study (ACTRN12606000441516, NCT00756600). The Lancet protocol reviews. http://www.thelancet.com/protocol-reviews/09PRT9078. Accessed 6 Dec 2012.

149. Modarressi T. The question of an infectious etiology or contribution to the pathogenesis of infantile hypertrophic pyloric stenosis. J Pediatr Gastroenterol Nutr. 2014;58:546–8. doi:10.1097/MPG.

150. Georgoula C, Gardiner M. Pyloric stenosis a 100 years after Ramstedt. Arch Dis Child. 2012;97:741–5.

151. McAteer JP, Ledbetter DJ, Goldin AB. Role of bottle feeding in the etiology of hypertrophic pyloric stenosis. JAMA Pediatr. 2013;167:1143–9.

152. Krogh C, Biggar RJ, Fischer TK, et al. Bottle-feeding and the risk of pyloric stenosis. Pediatrics. 2012;130:e943–9.

153. Aspelind G, Langer JC. Current management of hypertrophic pyloric stenosis. Semin Pediatr Surg. 2007;16:27–33.

154. Glatstein M, Carbell G, Boddu SK, et al. The changing clinical presentation of hypertrophic pyloric stenosis: the experience of a large tertiary care pediatric hospital. Clin Pediatr. 2011;50:192–5.

155. Taylor ND, Cass DT, Holland AJ. Infantile hypertrophic pyloric stenosis: has anything changed? J Paediatr Child Health. 2013;49:33–7.

156. Tutay GJ, Capraro G, SPirko B, et al. Electrolyte profile of pediatric patients with hypertrophic pyloric stenosis. Pediatr Emerg Care. 2013;29:465–8.

157. Iqbal CW, Rivard DC, Mortellaro VE, et al. Evaluation of ultrasonographic parameters in the diagnosis of pyloric stenosis relative to patient age and size. J Pediatr Surg. 2012;47:1542–7.

158. Oomen MWN, Hoekstra LT, Bakx R, et al. Open versus laparoscopic pyloromyotomy for hypertrophic pyloric stenosis: a systematic review and meta-analysis focusing on major complications. Surg Endosc. 2012;26:2104–10.

159. Turial S, Enders J, Schier F. Microlaparoscopic pyloromyotomy in children: initial experiences with a new technique. Surg Endosc. 2011;25:266–70.

160. Bissonnette B, Sullivan PJ. Pyloric stenosis. Can J Anaesth. 1991;38:668–76.

161. Stoddart PA, Brennan L, Hatch D-J, Bingham R. Postal survey of paediatric practice and training among consultant anaesthetists in the UK. Br J Anaesth. 1994;73:559–63.

162. Black SJ, Carson EM, Doughty A. How much and where: assessment of knowledge level of the application of cricoid pressure. J Emerg Nurs. 2012;38:370–4.

163. Landsman I. Cricoid pressure: indications and complications. Paediatr Anaesth. 2004;14:43–7.

164. Rapp HJ, Altenmueller CA, Waschke C. Neuromuscular recovery following rocuronium bromide single dose in infants. Pediatr Anesth. 2004;14:329–35.

165. Driessen JJ, Robertson EN, Booij LHDJ. Acceleromyography in neonates and small infants: baseline calibration and recovery of the responses after neuromuscular blockade with rocuronium. Eur J Anaesthesiol. 2005;22:11–5.

166. Hassid S, Nicaise C, Michel F, et al. Randomized controlled trial of sevoflurane for intubation in neonates. Pediatr Anesth. 2007;17:1053–8.

167. Davis PJ, Galinkin J, McGowan FX, et al. A randomized multicenter study of remifentanil compared with halothane in neonates and infants undergoing pyloromyotomy. 1. Emergence and recovery profiles. Anesth Analg. 2011;93:1380–6.

168. Breschan C, Jost R, Stettner H, et al. Ultrasound-guided rectus sheath block for pyloromyotomy in infants: a retrospective analysis of a case series. Pediatr Anesth. 2013;23:1199–204.

169. Willschke H, Machata AM, Rebhandl W, et al. Management of hypertrophic pylorus stenosis with ultrasound guided single shot epidural anaesthesia—a retrospective analysis of 20 cases. Paediatr Anaesth. 2011;21:110–5.

170. Ghazal E, Amin A, Wu A, et al. Impact of rocuronium vs succinylcholine neuromuscular blocking drug choice for laparoscopic pyloromyotomy: is there a difference in tine to transport to recovery? Pediatr Anesth. 2013;23:316–21.

171. Taylor RH, Lerman J. Minimum alveolar concentration of desflurane and hemodynamic responses in neonates, infants, and children. Anesthesiology. 1991;75:975–9.

172. Lerman J. Surgical and patient factors involved in postoperative

nausea and vomiting. Br J Anaesth. 1992;69 Suppl 1:24S–32.

173. Hajivassiliou CA. Intestinal obstruction in neonatal/pediatric surgery. Semin Pediatr Surg. 2003;12:241–53.

174. Best KE, Tennant PW, Addor MC, et al. Epidemiology of small intestinal atresia in Europe: a register-based study. Arch Dis Child Fetal Neonatal Ed. 2012;97:F353–8.

175. Grosfeld JL, Ballantine TVN, Shoemaker R. Operative management of intestinal atresia and stenosis based on pathologic findings. J Pediatr Surg. 1979;14:368–75.

176. Vecchia LKD, Grosfeld JL, West KW, et al. Intestinal atresia and stenosis. A 25-year experience with 277 cases. Arch Surg. 1998;133:490–7.

177. Carlyle BE, Borowitz DS, Glick PL. A review of pathophysiology and management of fetuses and neonates with meconium ileus for the pediatric surgeon. J Pediatr Surg. 2012;47:772–81.

178. Kumar N, Curry I. Bile-stained vomiting in the infant: green is not good! Arch Dis Child Educ Pract Ed. 2008;93:84–6.

179. Hagendoorn J, Viera-Travassos D, van der Zee D. Laparoscopic treatment of intestinal malrotation in neonates and infants: retrospective study. Surg Endosc. 2001;25:217–20.

180. Hsiao M, Langer JC. Surgery for suspected rotation abnormality: selection of open vs laparoscopic surgery using a rational approach. J Pediatr Surg. 2012;47:904–10.

181. Kiely EM, Pierro A, Pierce C, Cross K, De Coppi P. Clot dissolution: a novel treatment of midgut volvulus. Pediatrics. 2012;129: e1601–4.

182. Kenny S, Tam PKH, Garcia-Barcelo M. Hirschsprung's disease. Semin Pediatr Surg. 2010;19:194–200.

183. Saeed A, Barreto L, Neogii SG, et al. Identification of novel genes in Hirschsprung disease pathway using whole genome expression study. J Pediatr Surg. 2012;47:303–7.

184. Georgeson KE, Cohen RD, Hebra A, et al. Primary laparoscopic-assisted endorectal pull-through for Hirschsprung's disease. A new gold standard. Ann Surg. 1999;229:678–83.

185. Nah SA, De Coppi P, Kiely EM, et al. Duhamel pull-through for Hirschsprung's disease: a comparison of open and laparoscopic techniques. J Pediatr Surg. 2012;47:308–12.

186. Holscheneider A, Hutson J, Pena A. Preliminary report on the international conference for the development of standards for the treatment of anorectal malformations. J Pediatr Surg. 2005;40:1521–6.

187. Levitt MA, Pena A. Anorectal malformations. Orphanet J Rare Dis. 2007;2:33.

188. Rintala RJ. Congenital anorectal malformations: anything new? J Pediatr Gastroenterol Nutr. 2009;48:s79–82.

189. Berde CB. Convulsion associated with pediatric regional anesthesia. Anesth Analg. 1992;75:164–6.

190. Kart T, Christrup LL, Rasmussen M. Recommended use of morphine in neonates, infants and children based on a literature review: Part 1-Pharmacokinetcs. Pediatr Anaesth. 1997;7:5–11.

191. Hall RW, Kronsberg SS, Barton BA, et al. Morphine, hypotension, and adverse outcomes among preterm neonates: who's to blame? Secondary results from the NEOPAIN trial. Pediatrics. 2005;115:1351–9.

192. Anand KJS, Anderson BJ, Holford NHG, et al. Morphine pharmacokinetics and pharmacodynamics in preterm and term neonates: secondary results from the NEOPAIN trial. Br J Anaesth. 2008;101:680–9.

193. Mastrolacovo P. Risk factors for gastroschisis. BMJ. 2008; 336:1386–7.

194. Gill SK, Broussard C, Devine O, et al. Association between maternal age and birth defects of unknown etiology—United States 1997-2007. Birth Defect Res A Clin Mol Teratol. 2012;94: 1010–18.

195. Kirby RS, Marshall J, Tanner JP, et al. Prevalence and correlates of gastroschisis in 15 states, 1995-2005. Obstet Gynecol. 2013; 122:275–81.

196. Kim K, Wang Y, Kirby RS, et al. Prevalence and trends of selected congenital malformations in New York state, 1983 to 2007. Birth Defects Res A Clin Mol Teratol. 2013;97:619–27.

197. Ghionzoli M, James CP, David AL, et al. Gastroschisis with intestinal atresia—predictive value of antenatal diagnosis and outcome of postnatal treatment. J Pediatr Surg. 2012;47:322–8.

198. Horton AL, Powell MS, Wolfe HM. Intrauterine growth patterns in fetal gastroschisis. Am J Perinatol. 2010;27:211–7.

199. Nasr A, Langer JC. Canadian paediatric surgery network. J Pediatr Surg. 2012;47:2022–5.

200. Grant NH, Dorling J, Thornton JG. Elective preterm birth for fetal gastroschisis. Cochrane Database Syst Rev. 2013 (6): CD009394.pub2.

201. Nasr A, Wayne C, Bass J, et al. Effect of delivery approach on outcomes in fetuses with gastroschisis. J Pediatr Surg. 2013; 48:2251–5.

202. Ledbetter DJ. Congenital abdominal wall defects and reconstruction in pediatric surgery: gastroschisis and omphalocele. Surg Clin N Am. 2012;92:713–27.

203. Aljahdali A, Mohajerani N, Skarsgard ED, et al. Effect of timing of enteral feeding on outcome in gastroschisis. J Pediatr Surg. 2013;48:971–6.

204. Amin SC, Pappas C, Iyengar H, et al. Short bowel syndrome in the NICU. Clin Perinatol. 2013;40:53–68.

205. Choi WW, McBride CA, Bourle C, et al. Long-term review of sutureless ward reduction in neonates with gastroschisis in the neonatal unit. J Pediatr Surg. 2012;47:1516–20.

206. Pastor AC, Phillips JD, Fenton SJ, et al. Routine use of a SILASTIC spring-loaded silo for infants with gastroschisis: a multicenter randomized controlled trial. J Pediatr Surg. 2008;43: 1807–12.

207. Mayhew JF, Mychaskiew G. Gastroschisis. Pediatr Anesth. 2009;19:54.

208. Lobo JD, Kim AC, Davis RP, et al. NO free ride? The hidden costs of delayed operative management using a spring-loaded silo for gastroschisis. J Pediatr Surg. 2010;45:1426–32.

209. Raghavan M, Montgomerie J. Anesthetic management of gastroschisis—a review of our practice over the past 5 years. Pediatr Anesth. 2008;18:1055–9.

210. Vegunta RK, Wallace LJ, Leonardi MR, et al. Perinatal management of gastroschisis: analysis of a newly established clinical pathway. J Pediatr Surg. 2005;40:528–34.

211. Yaster M, Schere TL, Stone MM, et al. Prediction of successful primary closure of congenital abdominal wall defects using intraoperative measurements. J Pediatr Surg. 1989;24:1217–20.

212. Puffinbarger NK, Taylor DV, Tuggle DW, et al. End-tidal carbon dioxide for monitoring primary closure of gastroschisis. J Pediatr Surg. 1996;31:280–2.

213. Mortellaro VE, St Peter SD, Fike FB, Islam S. Review of the evidence on the closure of abdominal wall defects. Pediatr Surg Int. 2011;27:391–7.

214. Siffel C, et al. Bladder exstrophy: an epidemiologic study from the International Clearinghouse for Birth Defects Surveillance and Research, and an overview of the literature. Am J Med Genet C Semin Med Genet. 2011;157C(4):321–32.

215. Purves T. Modern approaches in primary exstrophy closure. Semin Pediatr Surg. 2011;20:79–84.

216. Gearhart JP, Baird AD. The failed complete repair of bladder exstrophy: insights and outcomes. J Urol. 2005;174:1669–73.

217. Kost-Byerly S, Jackson EV, Yaster M, et al. Perioperative anesthetic and analgesic management of newborn bladder exstrophy repair. J Pediatr Urol. 2008;4:280–5.

218. Ansari MS, Gulia A, Srivastava A, Kapoor R. Risk factors for progression to end-stage renal disease in children with posterior urethral valves. J Pediatr Urol. 2010;6:261–4.

219. Morris RK, Kilby MD. Long-term renal and neurodevelopmental outcome in infants with LUTO, with and without fetal intervention. Early Hum Dev. 2011;87:607–10.

220. Davenport KP, Blanco FC, Sandler AD. Pediatric malignancies: neuroblastoma, Wilm's tumor, hepatoblastoma, rhabdomyosarcoma, and sacrococcygeal teratoma. Surg Clin N Am. 2012;92:745–67.

221. Winderl LM, Silverman RK. Prenatal identification of a completely cystic internal sacrococcygeal teratoma (Type IV). Ultrasound Obstet Gynecol. 1997;9:425–8.

222. Shue E, Bolouri M, Jelin EB, et al. Tumor metrics and morphology predict poor prognosis in prenatally diagnosed sacrococcygeal teratoma: a 25-year experience at a single institution. J Pediatr Surg. 2013;48:12225–31.

223. Shalaby MS, O'Toole S, Driver C, et al. Urogenital anomalies in girls with sacrococcygeal teratoma: a commonly missed association. J Pediatr Surg. 2012;47:371–4.

224. Altman RP, Randolph JG, Lilly JR. Sacrococcygeal teratoma: American Academy of Pediatrics Surgical Section Survey 1973. J Pediatr Surg. 1974;9:389–98.

225. Ledrick H, Flake AW, Crombleholme TM, et al. Sacrococcygeal teratoma: prenatal assessment, fetal intervention, and outcome. J Pediatr Surg. 2004;39:430–8.

226. Lee MY, Won HS, Hyun MK, et al. Perinatal outcome of sacrococcygeal teratoma. Prenat Diagn. 2011;31:1217–21.

227. Van Mieghem T, Al-Ibrahim A, Deprest J, et al. Minimally invasive therapy for fetal sacrococcygeal teratomas: case series and systematic review of the literature. Ultrasound Obstet Gynecol. 2014;43:611–9. doi:10.1002/uog.13315.

228. Kim J-W, Gwak M, Park J-Y, et al. Cardiac arrest during excision of a huge sacrococcygeal teratoma. A report of two cases. Korean J Anesthesiol. 2012;63:80–4.

229. Davenport M. Biliary atresia: clinical aspects. Semin Pediatr Surg. 2012;21:175–84.

230. Jacob R. Anesthesia for biliary atresia and hepatectomy in paediatrics. Indian J Anesthesial. 2012;56:479–84.

231. Chan KW, Lee KH, Tsui SY, et al. Laparoscopic versus open Kasai portoenterostomy in infant with biliary atresia: a retrospective review on the 5-year native liver survival. Pediatr Surg Int. 2012;28:1109–13.

232. Yamataka A, Lane GJ, Cazares J. Laparoscopic surgery for biliary atresia and choledochal cyst. Semin Pediatr Surg. 2012;21:201–10.

233. Diao M, Li L, Cheng W. Initial experience of single-incision laparoscopic hepaticojejunostomy using conventional instruments for correctable biliary atresia. J Laparoendosc Adv Surg Tech A. 2012;22:615–20.

234. Oetzmann von Sochaczewski C, Petersen C, Ure BM, et al. Laparoscopic versus conventional Kasai portoenterostomy does not facilitate subsequent liver transplantation in infants with biliary atresia. J Laparoendosc Adv Surg Tech A. 2012;22:408–11.

235. Wong KK, Chung PH, Chan KL, et al. Should open Kasai portoenterostomy be performed for biliary atresia in the era of laparoscopy? Pediatr Surg Int. 2008;24:931–3.

236. Green DW, Howard ER, Davenport M. Anaesthesia, perioperative management and outcome of correction of extrahepatic biliary atresia in the infant: a review of 50 cases in the King's College Hospital series. Pediatr Anaesth. 2000;10:581–9.

237. Kastenberg Z, Sylvester KG. The surgical management of necrotizing enterocolitis. Clin Perinatol. 2013;40:135–48.

238. Gordon PV, Swanson JR. Necrotizing enterocolitis is one disease with many origins and potential means of prevention. Pathophysiology. 2014;21:13–9. doi:10.1016/j.pathophys.2013.11.015.

239. Wan-Huen P, Bateman D, Shapiro DM, Parravicini E. Packed red blood cell transfusion is an independent risk factor for necrotizing independent risk factor for necrotizing enterocolitis in premature infants. J Perinatol. 2013;33:786–90.

240. Kim JH. Necrotizing enterocolitis: the road to zero. Semin Fetal Neonatal Med. 2014;19:39–44.

241. Stewart CJ, Marrs ECL, Nelson A, et al. Development of the preterm gut microbiome in twins at risk of necrotizing enterocolitis and sepsis. PLoS One. 2013;8(8):e73465.

242. Lee JS, Polin R. Treatment and prevention of necrotizing enterocolitis. Semin Neonatol. 2003;8:449–59.

243. Ng PC, Chan KYY, Poon TCW. Biomarkers for prediction and diagnosis of necrotizing enterocolitis. Clin Perinatol. 2013;40:149–59.

244. Ng PC. Biomarkers of necrotising enterocolitis. Semin Fetal Neonatal Med. 2014;19:33–8.

245. Thyoka M, de Coppi P, Eaton S, et al. Advanced necrotizing enterocolitis Part 1: mortality. Eur J Pediatr Surg. 2012;22:8–12.

246. Hull MA, Fisher JG, Gutierrez IM, et al. Mortality and management of surgical necrotizing enterocolitis in very low birth weight neonates: a prospective cohort study. J Am Coll Surg. 2014;218:1148–55.

247. Pierro A. The surgical management of necrotizing enterocolitis. Early Hum Dev. 2005;81:79–85.

248. Rees C, Pierro A, Eaton S. Neurodevelopmental outcomes of neonates with medically and surgically treated necrotizing enterocolitis. Arch Dis Child Fet Neonatal Ed. 2007;92:F193–8.

249. Huda S, Chaudhery S, Ibrahim H, et al. Neonatal necrotizing enterocolitis: clinical challenges, pathophysiology and management. Pathophysiology. 2014;21:3–12.

250. Patel RM, Denning PW. Therapeutic use of prebiotics, probiotics, and postbiotics to prevent necrotizing enterocolitis. Clin Perinatol. 2013;40:11–25.

251. Downward CD, Renaud E, St Peter SD, et al. Treatment of necrotizing enterocolitis: an American Pediatric Surgical Association Outcomes and Clinical Trials Committee systematic review. J Pediatr Surg. 2012;47:2111–22.

252. Wong MP, Droubatchevskaia N, Chipperfield KM, et al. Guidelines for frozen plasma transfusion. B C Med J. 2007;49:311–9.

253. Osborn DA, Lui K, Pussell P, et al. T and Tk antigen activation in necrotizing enterocolitis: manifestations, severity of illness, and effectiveness of testing. Arch Dis Child Fetal Neonatal Ed. 1999;80:F192–7.

254. Hall N, Ong EGP, Ade-Ajayi N, et al. T cryptantigen activation is associated with advanced necrotizing enterocolitis. J Pediatr Surg. 2002;37:791–3.

255. Rao SC, Basani L, Simmer K, et al. Peritoneal drainage versus laparotomy as initial surgical treatment for perforated necrotizing enterocolitis or spontaneous intestinal perforation in preterm low birth weight infants. Cochrane Database Syst Rev. 2011: CD006182.

256. Leva E, Di Cesare A, Canazza L, et al. The role of laparoscopy in newborns affected by NEC. J Laparoendosc Adv Surg Tech A. 2010;20:187–9.

257. Pani N, Panda CK. Anaesthetic consideration for neonatal surgical emergencies. Indian J Anaesth. 2012;56:463–9.

258. Saarenmaa E, Neuvonen PJ, Fellman V. Gestational age and birth weight effects on plasma clearance of fentanyl in newborn infants. J Pediatr. 2000;136:767–70.

259. Sammartino M, Garra R, Sbaraglia F, et al. Experience of remifentanil in extremely low-birth-weight babies undergoing laparotomy. Pediatr Neonatol. 2011;52:176–9.

260. Penido MG, Garra R, Sammartino M, et al. Remifentanil in neonatal intensive care and anaesthetic practice. Acta Paediatr. 2010;99:1454–63.

261. Welzing L, Evenfeld S, Dlugay V, et al. Remifentanil degradation in umbilical cord blood of preterm infants. Anesthesiology. 2011;114:570–7.

262. Cho SS, Rudloff I, Berger PJ, et al. Remifentanil ameliorates intestinal ischemia-reperfusion injury. BMC Gastroenterol. 2013;13:69.

263. Cox DJ, Groves AM. Inotropes in preterm infants—evidence for and against. Acta Paediatr. 2012;101 Suppl 464:17–23.

264. Hall NJ, Eaton S, Peters MJ, et al. Mild controlled hypothermia in preterm neonates with advanced necrotizing enterocolitis. Pediatrics. 2010;125:e300–8.

265. Dalla Vechia LK, Grosfield JL, West KW, et al. Intestinal atresia: a 25 year experience with 277 cases. Arch Surg. 1998;133:490–7.

第 11 章　新生儿麻醉：神经外科及眼科

作者：Andrew J.Davison，Reema Nandi，Susan M. Carden
译者：姜倩
审译：赵晓春

由于手术的技术困难和手术并发症高风险的局限，新生儿尽可能避免较大的颅内和眼内手术。然而，这样的手术并不罕见，这也为儿科麻醉医师带来巨大的挑战。此外，一些较小的操作是十分常见的，如眼科检查，它们也可能给麻醉医师带来诸多挑战。

神经外科

新生儿神经外科学需要医师对新生儿手术和一般神经外科手术的基本原则都有充分的理解。新生儿麻醉也因相关神经生理学的数据资料的贫乏而别具挑战性。

解剖与生理

颅骨解剖

大脑的神经解剖和神经生理随年龄变化而变化。出生时，颅盖由覆盖硬脑膜的骨化板组成，骨化板被纤维颅缝和囟门分开。后囟于 2~3 月龄关闭，前囟门在 10~18 月龄关闭。硬脑膜顺应性相对较差，即使囟门开放时，也不能适应颅内压（ICP）的急剧增加。因此，颅内体积的急剧增加将引起 ICP 的快速增加，进而导致重要的中枢神经组织受压甚至移位，引起脑功能障碍。颅内压的缓慢增加则可以通过囟门的膨胀和纤维颅缝的分离在一定程度上得到适应。任何可能增加颅内体积的慢性过程都会使囟门趋于保持开放，如肿瘤和脑积水。婴儿的颅内压可以在通过触诊囟门的紧张程度或通过应用皮肤表面压力传感器进行临床监测[1, 2]。出生时，脑的重量约为 335g(或总体重的 10%~15%)；6 个月时脑重量翻倍；1 岁时脑重量达到 900 克；12 岁时达到成人水平 1200~1400 克。一篇荟萃分析报道，早产儿的婴幼儿期大脑体积远远小于足月儿，早产儿儿童期和青春期的认知功能下降与此有关[3]。这种认知损害随小脑和胼胝体的体积减小而加重。

颅内空间由硬脊膜的水平分层（小脑幕）分成幕上室和幕下室。小脑幕呈帐篷状架于颅后窝上方。

天幕上腔

天幕上腔是最大的颅内腔隙，包含大脑和间脑所形成的所有结构（见下文）。大脑纵裂和大脑镰将大脑分为两个半球，每个半球进一步可划分为额叶、颞叶和顶枕叶。该物理划分与大脑功能密切相关。

间脑位于脑干的上端，天幕上腔的中心部分，主要由丘脑和上丘脑，底丘脑和下丘脑等组成。脑干通过前表面位于蝶骨体上的小脑幕上的天幕切迹，与脊髓相延续。

如果原发病灶或损伤出现出血、水肿导致体积明显增大，那么靠近小脑幕和镰状体的结构将成为二次损伤的部位。该二次损伤由直接压力和剪切力两者以及来自大脑前动脉局部压迫缺血引起。如果压力在天幕上腔内持续增加，间脑、大脑脚、动眼神经、后交通动脉和颞叶钩回可能最终引起脑疝，导致对侧偏瘫，同侧瞳孔征象（瞳孔扩大，不规则，对光反应不良）和异常姿势。

天幕下腔

天幕下腔位于后颅窝内，包含小脑、脑桥和延髓。

小脑是脑干的背侧延伸,主要调节同侧运动功能。延髓位于脑桥下方,包含颅神经Ⅶ至Ⅻ的核团以及上行感觉通路和下行运动通路。

椎管腔

脊髓和脑脊液包含于圆柱形的椎管内。脊髓是脑干的延续,其尾端在出生时达到 L3 的椎间隙水平,8 岁时达到 L1-L2 的成人水平。

血管解剖

大脑血管解剖

在新生儿中,大脑重量相当于 2% 的体重,但却接受着 15% 的心输出量。脑血流由源自成对的颈内动脉和椎动脉的分布广泛的动脉网提供。椎动脉参与形成单支的基底动脉,在脑桥和中脑的连接处再次分为成对的大脑后动脉和上小脑动脉。大脑后动脉与源自颈动脉的血管相互连接以形成 Willis 环。相交通的动脉是有效的吻合,可减少由相关血管闭塞导致的临床缺血风险。

大脑的静脉穿过软脑膜,在蛛网膜下层形成集合静脉。它们最终穿过硬膜下腔并且汇向位于硬膜和颅骨膜之间的静脉窦。脑静脉系统是无瓣的,其壁薄且缺乏平滑肌。大脑对疼痛不敏感,但大脑硬膜具有伤害感受器,特别是在静脉窦周围。

上矢状窦在临床上非常重要,因为它位于浅表的正中线位置,这使得它在手术中易被损伤。静脉窦排空于引流双侧横窦的汇合处。沿着枕骨大孔分布的枕窦也终止于窦的汇合处。包绕蝶鞍的海绵窦汇入上部岩静脉窦,排入至横窦。横窦侧向地沿着脑幕的附着缘到枕骨,并且与位于后颅窝内的乙状窦连续,最终形成颈静脉球。

脊髓血管解剖

脊髓的动脉供应主要起于发自椎动脉的 1 条脊髓前动脉和 2 条脊髓后动脉。脊髓前动脉提供包含皮质脊髓束和运动神经元的脊髓腹内侧面血供。2 条脊髓后动脉形成在脊髓后索表面上的丛状血管网络,提供包含负责本体感觉和浅感觉的感觉束的脊髓背面和侧面的血供。

脊髓前动脉不提供脊髓全长的血供。其他血供还有来自上行颈部、颈深部、肋间、腰椎和骶动脉的脊支的根动脉。名为 Adamkiewicz 动脉的大型前根动脉负责供应与脊髓的尾部将近三分之二的血液,通常起源于左侧的 T9 至 L5 之间上行,偶有起源于这些节段之外。所有其他根动脉为胸髓和腰髓提供重要的侧支供应。

脊髓的静脉引流由 2 个中央静脉、2 个前外侧静脉和 2 个后外侧纵向静脉组成,其经由前后根静脉排入板内静脉丛。该静脉丛位于硬脑膜和脊椎骨周膜之间。所有的静脉都是薄壁和无静脉瓣的。内丛与外丛相通,通过脊椎、肋间、腰和骶外侧静脉排入腰升支、奇静脉和半奇静脉。在颈部水平,内丛连接到椎骨体静脉,再通过枕骨大孔与枕骨和基底静脉丛相交通。

生理学

脑血流量和脑血容量

新生儿 [42mL/(100g·min)] 全脑的脑血流量(CBF)比成人 [50mL/(100g·min)] 少约 15%。CBF 在婴儿期逐渐增加,在出生后 6 个月达到 90mL/(100g·min),在 3~4 岁时达到 100~110mL/(100g·min)的峰值。此后,CBF 逐渐降低,9 岁时达到 80mL/(100g·min)。婴儿和儿童中丰富的脑血流量反映了发育中大脑的更多的能量需求。因此,大脑的氧消耗随年龄而不断变化。在麻醉的新生儿和婴儿中,$CMRO_2$ 为 2.3ml O_2/(100g·min)。在 3~12 岁的儿童中 $CMRO_2$ 峰值为 5.2ml O_2/(100g·min),并且随后逐渐降低,在成人中达到 3.5ml O_2/(100g·min)。这种变化再次从本质上证明了与成年人相比,儿童大脑的能量需求更大[4]。

脑血流量(CBF)取决于血管系统内的压力梯度,称为脑灌注压(CPP)。CPP 被定义为平均动脉压(MAP)减去颅内压(ICP)或中心静脉压(CVP),取较大者:

$$CPP = MAP-(ICP 或 CVP)$$

MAP 保持在特定范围内,脑灌注却是由自动调节机制来控制。脑血流量的自动调节是大脑血管系统的固有能力,从而在脑灌注压(CPP)变化时,仍能保持恒定的脑血流量(CBF)。在应激状态下的新生儿或早产婴儿中,CBF 的干扰和自动调节能力的丧失与脑室周出血相关,因此了解脑自动调节机制及其影响因素极其重要。肌源性、神经源性和代谢因素已被假定为负责控制该内在功能的机制。如果发生过度低血压、高血压、缺氧、高碳酸血症或脑缺血,这些机制可能出现功能丧失,使 CBF 随压力被动地变化。除了生理学因素,药物制剂,如吸入麻醉药,可以通过剂量依赖性脑血管舒张(参见上文)钝化自身调节。

CBF 可在较宽变化范围的灌注压力下实现自身

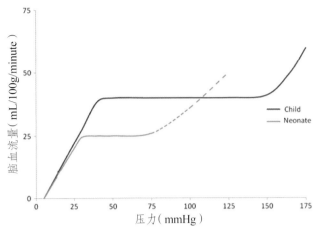

图 11.1　新生儿及年长儿的脑血流量与脑灌注压。注意新生儿血流与压力之间的关系不明确，尤其是在较高压力时。

调节以维持氧的输送。影响 CBF 有三个因素：MAP、CO_2 和 O_2。在年龄较大的儿童中，CBF 可在 MAP 为 50~150mmHg 时保持恒定。然而，婴儿自我调节的阈值尚未被完全阐明。近来，在应激状态下，新生儿 CBF 自动调节的概念已经从应激状态（如缺氧）下的"失去自我调节"转变为自动调节曲线的扁平化[5]。此外，有证据表明脑自动调节随时间不断变化[6]。

在新生动物中的研究表明，这个年龄组中 MAP 自动调节的限度在 25~75mmHg（图 11.1）。一旦超过了自动调节的限制，CBF 将随 MAP 的变化出现被动的变化[7]。严重生理不良应激的新生儿可能存在钝化的自动调节，这一点可以由不同水平的 $PaCO_2$ 变化或直接 CBF 的被动压迫引起的 CBF 最小改变来证明[8]。24~34 周妊娠早产儿清醒状态下的自我调节的最低点是 23mmHg[9, 10]。一些使用了更新技术（如近红外光谱）的研究已经证明了新生儿自动调节是一种动态现象。例如，CBF 在出生后头 5 天、体重 <1500g 的患病早产儿颅内压力随时间被动变化 20%~50%[6]。尽管对 CO_2 的反应钝化，在体重约 1000g 存在肺通气的正常血压早产儿出现 MAP 波动时，其仍可维持脑血流的自动调节。相比之下，低血压早产儿的 MAP 的脑自动调节钝化，并且他们对 CO_2 的反应明显减弱或缺乏[11]。有临床证据表明，在自身调节受损或缺失的早产儿中，CBF 波动可能会增加 IVH 的风险[12,13]。

$PaCO_2$ 的变化对脑灌注可产生重要的影响。高碳酸血症会损害脑血管自身调节，而低碳酸血症会增加血管紧张度，从而增加脑血管阻力，从而降低 CBF。改变通气和胸腔内压力而非 $PaCO_2$，可能是目前所观察到的脑血管自动调节变化的主要原因[14]。这些观察结果与 $PaCO_2$ 和脑血管自动调节之间的相互作用的理解相矛盾，但是可以由脑自动调节的定量化技术得出结果。在成人中，在 20mmHg（2.7kPa）到 80mmHg（10.7kPa）之间 $PaCO_2$ 每 0.75mmHg（0.1kPa）的降低，可引起 CBF 降低 3%。相比之下，未成熟大脑对 $PaCO_2$ 的微小变化相对不敏感[15]。与成人相比，$PaCO_2$ 出现大幅度降低时婴幼儿脑血管收缩更明显[16]。虽然过度通气最低限度地增加新生儿的脑血管阻力，但在超过 24 小时的长期过度通气后，$PaCO_2$ 的突然增加可能导致脑血管舒张和颅内压增加[17]。轻度低温可减少而体温过高可增加动态脑血管自动调节，尽管这些效应不明显。血液稀释可降低血液黏度和血管阻力，从而增加脑血流[18]。这种血管阻力的降低可以降低自身调节能力，并且在贫血时自动调节能力的下限可升高[19]。

脊髓血流量

动物研究数据表明脊髓血流受到影响 CBF 的相同因素影响，流速降低，可反映脊髓的代谢率降低。脊髓的灌注通过类似于 CBF 的定量公式来确定：

$$SCPP = MAP - （CSF 或外在压力）$$

这突出了外在压力对脊髓整体的重要性，以及对于存在肿瘤、血肿或脊柱静脉充血中发生的效应。

脑脊液与颅内压

50-80% 的脑和脊髓周围的脑脊液由脉络丛产生，脉络丛排列在侧脑室的底部和第三脑室、第四脑室的顶部。高达 30% 的 CSF 可以在其他部位生成，如室管膜、脑实质和脑毛细血管的内皮。由脉络丛产生的 CSF 从侧脑室经过室间孔进入第三脑室，然后进入中脑导水管到第四脑室，从大脑内部通过两个外侧孔和一个内侧孔进入蛛网膜下隙。CSF 可被蛛网膜绒毛吸收。儿童中 CSF 的平均生成速率为约 0.35mL/min。CBF 和 CBV 是比 CSF 的体积更为重要的 ICP 决定因素。

控制 ICP 对于保持 CPP 至关重要。成人的正常 ICP 为 8~18mmHg，儿童的正常 ICP 为 2~4mmHg。新生儿的 ICP 在出生当天为正值，但随后变为负值，可能是由于盐和水分的流失。脑内体积也可能出现急性和短暂减少，并与头部尺寸的减少相匹配。

新生儿可以代偿 ICP 的缓慢增加，因为他们的囟门和颅缝线是开放的。然而，新生儿不能耐受颅内体

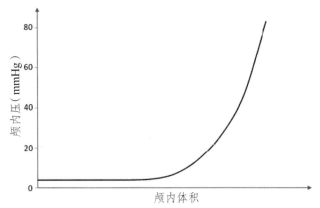

图 11.2　新生儿理想状态下的颅内顺应性曲线。

积的急性变化，因为连接囟门和颅缝的纤维结缔组织相对难以分离。颅内容物体积的微小变化可能导致在正常基线水平的新生儿 ICP 不明显增加，但一旦达到颅内顺应性曲线上的非顺应性点，体积的微小增加即可导致 ICP 的大幅增加。最终，脑干或小脑脚可通过枕骨大孔（锥形）疝出，导致昏迷和死亡（图 11.2）。

血脑屏障

血脑屏障（the blood-brain barrier，BBB）是脑血管的内皮细胞和脑的细胞外液（ECF）之间的脂质膜界面，是水溶性药物的屏障。动物的研究表明，新生儿的 BBB 具有与成年人相似的限制性特点。出生时，存在可饱和的载体介导的转运机制，调节葡萄糖、氨基酸、有机酸、嘌呤、核苷和胆碱的进入。在家兔模型中，在成年家兔和新生儿家兔之间没有观察到葡萄糖的脑摄入的差异。与早期认为在年幼动物中 BBB 是不成熟的屏障相反，现有研究表明 BBB 在出生时是具有复杂和选择性的，载体系统具有调节新生儿大脑中的代谢物浓度的重要功能 [20]。

胚胎学和神经管缺陷的病理学

中枢神经系统（CNS）是胎儿发育的第一个器官系统。CNS 的发展涉及神经胚形成、神经管形成和倒退分化的 3 个主要阶段。神经胚形成是通过从神经外胚层得到的神经板自身折叠以形成凹槽，然后融合形成神经管的过程。神经管的分化发生在卵子受精后的前 60 天内。神经系统在妊娠的第 2 周即出现。

神经皮质的分化发生在妊娠后 3 个月。

神经管形成是指尾部神经管的形成，包括下腰部、骶骨和尾骨节段的发育。在神经管内，具有其相

应椎骨的细胞群增殖并产生过多数量的节段。这些过量的节段在称为倒退分化的过程中退化，并且最终保留了终丝和马尾。脊柱的生长使脊髓圆锥达到成人水平。神经管缺陷发生在神经胚形成阶段。早期发育中神经胚形成的失败导致脑和脊髓的总体闭合不全。只有当大脑无法闭合时才会出现无脑畸形。异常神经元移行导致皮层畸形。神经管形成失败导致脊柱裂：脊髓膨出仅暴露神经组织；除了神经组织外，神经组织及脑脊膜的暴露，被称为脊髓脊膜膨出；脑脊膜膨出是指膨出物仅为脑脊膜。

新生儿神经外科麻醉的一般原则

一些适用于所有新生儿外科手术麻醉的一般原理和问题，在其他章节已经讨论过。各年龄段的神经外科手术麻醉也有其一般原则。下面是对新生儿的神经外科手术基本原则的讨论：

通路及体位

在大多数的新生儿手术期间，患者可连接的通路有限。神经外科也不例外，气道的有效保持尤为重要。麻醉中必须格外小心，气管导管应被良好地固定并且气管导管尖端位于中段气管，以避免术中出现脱管或气管导管移位到主支气管中。鼻管比口腔管更容易牢固固定，尤其是后颅窝手术。麻醉医师必须警惕整个手术中气管导管的移位或扭结。

静脉和动脉置管也应该在手术开始之前置入完毕，并妥善固定。新生儿在手术期间建立新的静脉通路是非常困难的，因此，如果血管通路的通畅性存在问题，必须在手术开始之前建立通路。对于较大的神经外科技术，应考虑使用中心静脉通路，以提供安全的静脉通路，一条用于血管活性药物，另一条用于放置中心静脉压力测量装置，从而确保最佳的灌注压。股静脉或锁骨下静脉入路优于颈静脉入路，可以避免颈静脉阻塞。

婴儿在覆盖敷料之前，还应确保心电图、无创血压和体温的监测。眼睛应该贴上胶带以防止眼部损伤。一些神经外科医生使用液状石蜡或其他精细的手段保护眼睛免受压力和乙醇皮肤消毒的损害。在手术敷料覆盖新生儿之前，应该进行最后检查，以确保受压区域被充分填充，气管导管不会扭结，并且所有静脉通路没有过度张力牵拉。

体温

降温具有神经保护作用并且可以减少脑损伤，而

体温过高可以加重脑损伤。虽然轻度低温在脑保护方面可能是有益的,但它也与心血管系统不稳定性、呼吸暂停、凝血功能障碍和免疫功能降低相关。如果低体温用于减少潜在的脑损伤,必须谨慎地进行心血管系统和通气功能支持。新生儿可以迅速散热及升高体温,体温过高须严格避免。

神经外科手术可能涉及相对大面积的体表暴露,因为相较于成年人,新生儿的头部相对较大。必须特别小心的是,不要在皮肤消毒准备期间损失过多热量。应尽可能使用空气加热装置,并可用加热监测装置以保持手术环境的中性温度。所有新生儿在神经外科手术期间需要进行仔细的体温监测。通过食管或咽腔监测体温优于皮肤和直肠部位。

血压

血压控制对于神经外科手术期间维持适当的脑灌注压(CPP)是至关重要的。由于 CPP 取决于静脉压和 ICP,头部必须仔细固定,以排除任何阻碍大脑静脉回流的因素。低血压可导致灌注不足和局部缺血,而高血压可导致毛细血管血流增加、体液渗出和间质性水肿。有研究证据表明,低血压可能损害自身调节以及对 $PaCO_2$ 变化的反应性。而水肿增加毛细血管和神经元之间的氧梯度,从而增加脑缺氧损伤的风险。在正常脑组织和正常条件下,自动调节机制可确保血流量在一定范围的血压下满足需求,可降低高血压导致脑水肿或低血压导致脑缺血的风险。然而,在已损伤的脑组织中,这种自动调节机制可能受损,因此可避免过度或不足灌注的血压范围窄得多。

低血压在清醒和麻醉的新生儿中定义尚不明确。

在 26~30 周胎龄的新生儿中,MAP<30mmHg 被认为与脑室内出血(IVH)相关。故原则上来说,MAP 数值应该大于孕周龄[21]。一些人提倡使用血管升压药物来维持足够的 MAP,尽管可能导致一些术后并发症。在一项调查中显示,大多数儿科麻醉医师在全身麻醉期间将新生儿的低血压定义为 MAP 比清醒值低 20%~30%[22]。

可以维持自动调节机制的 CPP 范围在新生儿中定义尚不明确。在没有更好的数据的情况下,保持新生儿的正常血压是一个较好的办法。当然,必须避免过度的低血压和高血压。为保持足够的血压,新生儿应该首先保持血容量充足,但也应存在使用血管加压药物维持血压的最低界限。补液方式最好为持续输注而不是间歇性推注,因为后者可能导致血压的大幅波动。为了确保迅速和适当的做出反应,应准确地监测血压。对于危重病例,直接动脉内血压监测是理想的方法。

许多麻醉药物也降低自动调节的能力或导致血流和需求的失衡。所有吸入麻醉剂以剂量依赖的方式损害自身调节能力,尽管这种效应在吸入麻醉剂浓度小于 1MAC 时并不明显。笑气的使用可增加脑血流。丙泊酚在所有药物中对自动调节能力的影响最小,虽然几乎没有数据描述在新生儿中使用丙泊酚进行全凭静脉麻醉给药方案。阿片类药物可作为一种辅助麻醉药以提供稳定的血流动力学,对 CBF 的自动调节具有很小的影响。在有条件术后继续使用通气功能支持时,可以使用 5~10mcg/(kg·min)的芬太尼进行麻醉。在新生儿的神经外科中使用瑞芬太尼的经验有限,但由于其快速代谢和快速恢复的特性,它的作用可能极具应用前景(见下文神经药理学部分)。

通气

通气的主要目的是防止缺氧并努力维持正常的血二氧化碳分压。高碳酸血症可增加 ICP,引起脑水肿,增加手术操作难度。而低碳酸血症可导致灌注不足和缺血。类似的,缺氧可能加剧脑损伤。理论上,过高的 PEEP 可增加 ICP,虽然一定的 PEEP 水平可改善氧合和通气,但是颅内压的升高必须作为首要考量。肌松药物可以用于预防肌紧张和 ICP 的增加,提供脑松弛。

液体、葡萄糖和电解质

血糖剧烈波动可能加剧脑损伤。低血糖本身可导致脑损伤。高血糖可能加重现有的脑损伤,虽然在新生儿,有证据表明,这种风险远小于年长儿和成人[23,24]。在新生儿进行较大神经外科手术期间,应当持续静脉内输注葡萄糖,并且定期检测血糖以监测血糖浓度的剧烈变化。

低钠血症可降低晶体渗透压,从而加剧脑水肿。在神经外科手术期间,应给予等渗液,并定期检测血钠浓度。过量的氯化钠可能导致高氯性代谢性酸中毒,因为肾脏不能排出过量的氯离子。如果存在尿崩症或 ADH 分泌增加的风险,则必须频繁检查血浆电解质浓度。

由于新生儿头部相对较大并接收高比例的心输出量,新生儿在神经外科手术中的失血可能比在年长儿中更须关注。在所有较大的神经外科手术之前,应获得患儿凝血功能概况和全血细胞计数。任何神经外科手术前,应妥善备血,因为手术可能导致出血。在新生儿中,新鲜血液要优于陈旧的库存血制品,快速输注库存血可导致酸中毒和高钾血症,新生儿对两者的缓冲能力十分有限。在新生儿急性失血的情况下,作为输血指征的理想血细胞比容积(Hct)值尚未确定。不仅很容易低估正在进行的失血,而且急性失血可以非常迅速地导致血流动力学不稳定。因此,如果发生显著的失血,应尽早给予红细胞输注。在较大的神经外科手术期间,血小板和新鲜冰冻血浆应该预先备好,并在凝血功能障碍出现之前给予输注。

术后镇痛

新生儿伤害感受系统有发育良好的。与年长儿一样,他们可以感知疼痛和反应疼痛。此外,如未能减轻新生儿的疼痛可导致脊髓形态学变化,增加术后并发症。常规应在神经外科手术后提供镇痛。一些较小的操作可能只需要简单的止痛药,如对乙酰氨基酚,而更大的操作则需要给予阿片类药物。

神经药理学

不同麻醉剂对脑血管自我调节的作用是不同的。吸入麻醉剂对自身调节产生剂量依赖性的解偶联效应。然而,七氟醚在所有吸入麻醉剂中脑血管的自身调节损害是最小的。在健康的儿童中,一直到吸入1.5MAC的七氟醚,脑的压力自动调节仍被保留,这与成人的研究结果相似[25]。虽然局部脑血流量随吸入麻醉剂不同而变化,但整体的脑血流量仍然未受影响[26]。氟烷麻醉可以最大限度地增加脑血流量,其次依次为恩氟烷、异氟烷,然后是地氟烷。

高碳酸血症会损害脑血管的自动调节。此外,高碳酸血症会加重吸入麻醉剂对自身调节的损害作用。丙泊酚在$PaCO_2$值高达56mmHg(7.5kPa)时,仍可保持脑血管自动调节,而类似水平的高碳酸血症则会破坏七氟烷麻醉期间的脑血管自动调节。重要的是,低碳酸血症可逆转异氟烷诱导的脑血管自动调节的损害。

非吸入麻醉剂对脑自动调节的效应各有不同。单独使用笑气或与其他麻醉剂合用可增加CBF。大剂量或小剂量的异丙酚在健康成人中可保持大脑的自动调节。在成人中,当瑞芬太尼与异丙酚合用时,会保留血管自身调节,与此同时,CBF剂量依赖性的相关代谢减少。目前尚缺乏新生儿的相关可比性数据。阿片类药物对CBF和ICP几乎没有影响,并且可保持完整的脑自动调节。苯二氮䓬类药物和巴比妥类药物可降低CBF,从而降低ICP。巴比妥类药物在大脑血管系统中引起血管收缩并保持自身调节。氯胺酮在血二氧化碳分压正常时,可能会使CBF增加高达60%,因此禁忌在ICP升高的患者中使用。

神经外科疾病

神经管缺陷

神经管缺陷(neural tube defects,NTD)(也称为椎管闭合不全)包括涉及神经管在胚胎发生的第四周期间没有关闭,发生在大脑到骶部沿脊髓形成的任何地方的所有先天异常。NTD的两种最常见的形式是脊柱裂和无脑畸形。

脊柱裂几乎总是能够存活,尽管严重的身体和认知功能缺陷十分常见。根据是否存在神经组织暴露来分类脊柱裂病变类型。脊髓脊膜膨出是脊柱裂病变中最常见和最严重的形式。它是一种开放性的脊柱裂病变,其中脊髓和脑膜向外突出并穿过椎弓的缺损,并且未覆盖或仅覆盖有薄膜。缺陷可以发生在沿着脊柱的任何部位,但是在腰区最为常见。它可导致明显的从尾部到突出囊节段水平的神经功能缺损。

与脊柱裂相反,无脑畸形在出生前或出生后几乎总是致命的。在这种缺陷中,颅骨部分或完全缺失,只有极少量的脑残余物。

隐匿性脊柱裂是指具有完整皮肤覆盖的脊柱裂病变。这种形式的脊柱裂病变包括脂性脑膜膨出、脑脊膜膨出(膨出囊内包含脑膜和脑脊液,而脊髓和脊髓根处于它们的正常位置时)、脊髓囊肿状突出、皮窦、致密的脊髓终丝和脊髓纵裂。脑膨出中,脑和其覆盖膜与脑脊液向头骨外突出,最常发生在枕部(图11.3)。隐性脊柱裂是一种良性和常见的畸形,其中下腰部或骶椎的棘突不能融合。对于这些病变,患病个体是无症状的。通常是在拍摄脊柱/腹部的X线光平片中,偶然发现并诊断。

不同国家和地区之间NTD患儿的出生率不同,但大体上接近1/1000。在英国患病率约为每1000活产婴儿3例,而在撒哈拉以南非洲的流行率约为1/10000。在世界范围内,NTD的出生率似乎正在下降。在20世纪70年代,英国的流行率约为每1000人4例,并降至每1000例活产儿3例。对于NTD的发生存在显著的遗传组分。如果任一亲代有过一名

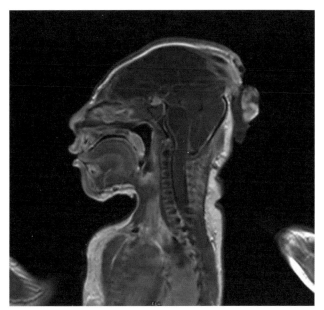

图 11.3　具有显著脑畸形及脑膨出的严重脊柱裂患儿的 MRI 矢状面扫描 T1 信号图像。

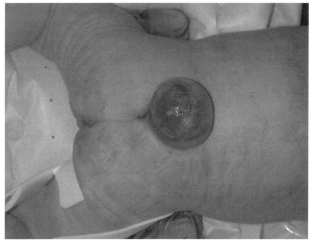

图 11.4　腰部脊髓脊膜膨出患儿。（见彩图）

患病的子代或受到该病症的影响，则下一后代患有 NTD 的风险约为 10%。如果女性发生过 2 次 NTD 相关的妊娠，则其下一次妊娠胎儿患病的风险增加约 20 倍。然而，至少 90% 的 NTD 发生在没有 NTD 家族史的妇女。自 20 世纪 70 年代以来，孕妇营养，特别是有关叶酸的营养，被认为与 NTD 的发生有关。1991 年，一项大型随机试验确定，在受孕前补充叶酸的母亲 NTD 再发风险降低了 72%[27]。其他的两个对照试验也显示类似再发风险出现减少，其中风险混合减少了 87%[28]。一个明确的随机对照试验，比较多种维生素补充组（含 0.8mg 叶酸）和非补充组 NTD 的患病率，其结果显示在补充组（n=2104）中没有 NTD 的发生，而非补充组（n=2052）出现了 6 例 NTD。孕前每日膳食补充 5mg 的叶酸将有效防止 NTD 的再发。应该建议所有妇女在受孕前每天服用 400mg 叶酸，以防止发生 NTD；以及增加富含叶酸的食物，如绿色蔬菜和强化型早餐谷物的摄入，直到怀孕第 12 周。然而，由于服用这些补充剂的依从性差，美国和其他一些国家对食物进行了叶酸强化。1998 年，美国颁布一项政策，要求进行更多种类的谷物制品的叶酸强化。由于该政策被采纳，美国的 NTD 的发生率已经减少了脊柱裂约 31% 和无脑畸形约 16%[29]。此外，在强化策略之后脊柱裂患儿的第一年存活率比之前出生的患儿有明显提高[30]。然而，许多国家并不愿意接受该强化政策。例如，在芬兰，

由于可能掩盖了年龄超过 65 岁的女性维生素 B_{12} 缺乏引起的巨幼细胞性贫血，母亲服用叶酸的后代出现喘鸣和呼吸道感染风险可能会小幅增加，且肺癌发病率有所增高。因此，孕期间的叶酸补充未强制实行。然而，目前并没有明确的证据证实这些担忧。美国医学遗传学学会建议所有育龄妇女每天摄取 0.4mg 叶酸；而发生过 NTD 妊娠的妇女，她们本身或具有一度或二度的 NTD 危险性的妇女，应每日摄入 4mg 叶酸，从受孕前 3 个月开始，并持续孕 3 个月。

脊髓脊膜膨出

这是由于在发育 21 天左右神经管闭合失败导致的脊髓闭合不全中最常见而且最严重的形式（图 11.4）。

开放性脊髓脊膜膨出在出生时立即显现为在背部具有神经基板的缺损，即开放的脊髓。异常的神经根出现在开放的脊髓的腹侧，被蛛网膜粘连，以及不完整的硬脑膜和相关的椎旁软组织包围，通常可以被产前诊断。母体血清 α- 胎蛋白被用于确诊，超声检查可显示病变的内容以及其他先天性畸形。缺损表现为薄的上皮层或蛛网膜覆盖，但在一些情况下，可能已经破裂甚至可以看到 CSF 从缺损处漏出。大多数婴儿将发展为脑积水，Chiari II 畸形（脑干局部解剖结构的破坏，小后颅窝，以及小脑通过枕骨大孔疝出）也是非常普遍的。也可能存在脑回转异常，颅后窝内容物和胼胝体发育不全以及椎体异常。

具有开放性脊髓脊膜膨出的婴儿最好经由剖宫产娩出，以避免在通过产道时造成 CNS 感染。婴儿应该俯卧位或侧卧位用无菌湿润敷料覆盖缺损处。手术不能恢复神经功能，但可以保护现有的神经结构

及预防感染。神经管病变可用超声、CT 和(或)MRI 扫描进行检查。开放性脊髓脊膜膨出应在出生后 48 h 内闭合,因为感染的风险随缺损暴露的时间增加而增加。

两种较不常见的闭合不全的类型的发生与颅骨缺损有关。脑膨出包括脑膜疝出(颅侧脑膜膨出),以及脑和脑膜疝出(脑膨出)。这些神经管缺陷发生在活产婴儿中的发生率为 1~3/10 000 的活产婴儿中 [31]。枕部脑膨出发生率是鼻(或前)、顶部和颞部脑膨出发生率的 2~3 倍,具有地理分布特点,其中枕部脑膨出在西方国家更常见,而前部脑膨出在亚洲国家更常见 [32, 33]。枕部脑膨出内容物常见为除了 CSF 之外的脑组织(其可能必须被切除),并且更常并发脑积水和癫痫发作,并且因此比前部脑膨出预后更差 [32]。与闭合不全相关的最常见的神经缺陷包括脑干发育不全、小脑发育不良、Arnold-Chiari 缺陷、Dandy-Walker 综合征和无脑回(平滑脑回和脑沟)[31, 32]。神经学缺陷也常伴随其他的先天性缺陷,如唇腭裂、并指、视觉缺陷及先天性心脏缺陷 [31,34]。虽然手术通常在较大的婴儿和儿童中进行,仍有 20%~30% 的脑膨出新生儿在新生儿期接受手术 [32,33]。

神经管缺陷新生儿的麻醉注意事项

在术前麻醉评估期间,应排除任何相关的先天性异常,并确认神经功能缺损的程度。颈部脑膨出的患儿,颈部常常短而坚硬,这可能造成气管插管困难。这些新生儿可能由于神经系统缺陷而出现喂食困难,并且由于暴露区域的蒸发和第三间隙的液体丢失而继发容量衰竭。因此,此类患儿需要进行术前静脉补液。麻醉诱导可以使用吸入或静脉诱导。过去,推荐在左侧卧位进行气管插管,但是如果脊柱缺损已被填充以防止压迫脊髓,则不必要一定在侧卧位下进行插管。患儿头部和身体可以使用泡沫垫抬起和支撑。由于此类手术通常在新生儿处于俯卧位的情况下进行,气管插管通常选择加强丝的经口气管插管。然而,一些麻醉医师更倾向于经鼻气管插管,因为,在俯卧位时,可以更稳妥地进行气管导管固定。与经口气管插管相比,经鼻气管插管的导管被分泌物和胶带松动移位的可能性较小。在脑膨出的病例中,气管插管可能存在困难。对于枕部脑膨出,新生儿的气管插管通常采用左侧卧位,因为采用仰卧位难以固定 CSF 填充的脑膨出囊。对于前部脑膨出儿童可以采用仰卧体位,使用经口气管插管保持气道通畅。

此类手术中应使用大口径的静脉通路,对于需要开颅手术的脑膨出病例,还应行动脉内置管。此类手术的失血量通常很小,除非行大皮瓣或开颅手术(在脑膨出的情况下)[32, 34]。然而,如果预测可能会出现快速的失血(如脑膨出手术),应该在皮肤切开前在手术室内备好成袋红细胞。附加的监测包括核心温度和尿量监测。在俯卧位时,应特别注意眼睛的保护,应该软垫垫好保护眼球免受压力。还应当避免压迫患儿腹部,以防止下腔静脉受压和脊柱旁血管的充血,以及能够腹式呼吸。这可以通过将"凝胶"放置在胸部和臀部下面来实现。大的缺损可能需要转皮瓣或置入组织扩张器以闭合皮肤。镇痛应该是多模式的,术中使用小剂量的阿片类药物,静脉注射对乙酰氨基酚,以及用局部麻醉剂进行伤口浸润。对于较小的缺损,术后镇痛可采用对乙酰氨基酚。当较大的缺损闭合时,需要在严密监护下行吗啡镇痛。此时,需要术后严密监测患儿呼吸和氧饱和度。早产患儿术后呼吸暂停的风险增加,特别是在神经外科手术后 [35]。

脑积水及分流

脑积水是 CSF 的循环或吸收受损的结果。此外,脑积水可以由于 CSF 过度产生而引起,如与脉络丛乳头瘤有关,尽管这些肿瘤是罕见的。

70% ~80% 的 CSF 由脉络丛、室管膜残余部分和脑实质生成。毛细血管内皮的滤过作用和脉络膜上皮钠离子的主动排泌生成 CSF。CSF 的生成不依赖 ICP,尽管在 ICP 升高和 CPP 降低时 ICP 生成略有减少。CSF 吸收与 ICP 线性相关。大部分 CSF 在蛛网膜绒毛处被吸收,蛛网膜绒毛是蛛网膜组织疝入硬脑膜静脉窦的部分。CSF 吸收的精确机制目前仍不清楚。

在成人中,CSF 以约 550mL/d 的速率生成。CSF 的总容量为 100~150mL,其中 15~25mL 包含在脑室系统内。

脑积水的病因学和病理生理学

CSF 循环途径的任何部位阻塞均可以导致脑积水。阻塞性或非交通性脑积水是脑室系统内或第四脑室流出处的阻塞。交通性脑积水是 CSF 通过蛛网膜下隙的循环受损或静脉系统对 CSF 的吸收受损。

出血后的脑积水

在 40%~45% 的出生体重小于 1500g 的早产新生儿中能检测到脑室内出血(IVH)。在这个体重范围内的新生儿,脑室内出血通常发生在生发基质中,因为其中的血管是不规则的,结缔组织结构不成熟并且缺乏自身调节的能力[12]。IVH 通常发生在出生后的最初几天内,其中约 20% 的患儿由于 ICP 增加而需要旁路分流。除了早产新生儿复苏成功后、呼吸窘迫综合征、气胸和癫痫均可增加 IVH 的风险[36]。

IVH 可以使用脑超声鉴别,并根据血肿的位置和其对脑室大小的影响进行分级。血液及其分解产物可阻塞蛛网膜下隙和蛛网膜绒毛导致脑积水。此外,它导致室管膜反应,引起第四脑室的导水管或出口处阻塞。头围增大和进行性的脑室扩张需要积极干预。早产、低出生体重的新生儿分流装置感染的风险更高,并且 CSF 中的重血染色或过多的细胞碎片妨碍分流装置的置入,导致堵塞的风险增加。当 CSF 内不含有血液产物,即可置入分流装置。

脑积水和脊髓脊膜膨出

85%~95% 的开放性脊柱裂患儿会发生脑积水。这是由于 Chiari II 畸形的发展(脑干局部解剖结构破坏、小后颅窝和小脑向下疝入枕骨大孔或和向上疝入小脑幕切迹)(图 11.5),使得包括中脑导水管和第四脑室出口在内的多个部位 CSF 流动阻塞,导致脑积水。

脑积水的其他原因包括中脑导水管狭窄、Dandy-Walker 综合征,由于肿瘤和脑膜炎后脑水肿引起的阻塞性脑积水。约 10% 的儿童脑积水病例由中脑导水管狭窄导致,并且可以在出生至成年的任何时间发生。Dandy-Walker 综合征包括小脑蚓部的发育不全与第四脑室的囊性扩张,后窝的扩大及脑积水,其通常出现在 3 个月龄时。超过半数的病例中存在额外的脑部畸形,并且神经发育延迟的发生高达 70%。

中线肿瘤,特别是松果体和后颅窝的肿瘤,通常会导致阻塞性脑积水。在一系列并发脑积水的后脑窝肿瘤病例中,20% 需要置入分流装置。慢性炎症可以对 CSF 的流动造成阻塞,特别是细菌、寄生虫和肉芽肿性感染。

脑积水的临床表现

脑积水导致颅缝和囟门关闭前头部不成比例增大,其临床症状通常很微妙。在新生儿,症状包括全身易激惹和喂养不良。体征包括头围增加、囟门膨出、颅缝分离、头皮静脉的怒张和双眼的落日征。出现心动过缓、高血压和呼吸不规律时,表明 ICP 达到临界状态需要紧急治疗。在新生儿,经颅超声扫描被广泛用于脑积水的确诊,也可以通过 CT 和 MRI 扫

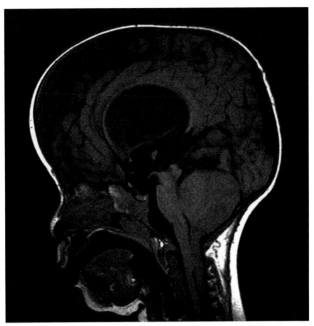

图 11.5 严重 Chiari II 畸形患儿的矢状面 MRI 扫描 T1 信号图像。

描来进行脑室系统的全面评估(图 11.6)。

脑积水的治疗

脑积水的治疗,包括绕过 CSF 流动的阻塞位点的分流或将 CSF 从脑室腔转移到更容易被吸收的部位。这通常通过插入脑室分流装置来实现。对于程度较轻的患儿,可以使用神经内窥镜技术,如内镜第三脑室造口引流术进行脑脊液引流。分流装置由近端导管和远端导管组成,近端导管的尖端位于脑室内,远端导管将 CSF 引流至 CSF 吸收的替代部位,最常见的是到达腹膜腔,也有到达胸膜腔或右心房。除了将积聚 CSF 的部位与排放部位连接的管道之外,分流装置还包括阀和储存器,有多种阀门设计可供选择。多年来人们设计和销售了众多的分流系统,这表明该项分流技术取得了巨大的进步,正在日趋完美。

一些患儿可以使用具有整合到分流器中的储存器,如 Rickham 储存器,它是收集 CSF 或允许药物注射的分流系统储存器。如果需要频繁收集 CSF,如感染,或如果需要将药物直接注射到 CSF 中,可以选择使用该种储存器,但并不常用。

如果仅需要短时间的 CSF 分流,则可以使用帽状腱膜下或脑室外引流。

脑室旁帽状腱膜下分流将脑脊液从脑室排出至颅骨和头皮的间隙。此法被用作数周到数月的早产婴儿姑息治疗手段[36,37]。对于早产儿,特别是那些体

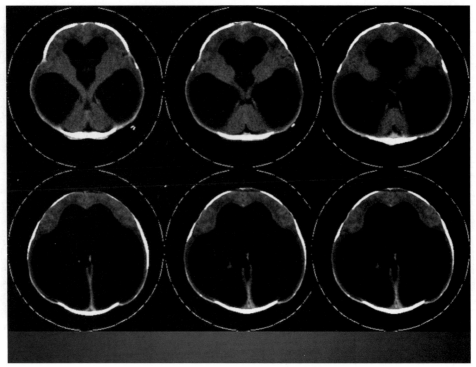

图 11.6 脑积水患儿头部 MRI 图像。

重 <2000g 的,这些分流似乎是最有效的桥梁,直到婴儿长大到能够进行脑室腹膜分流术。外部脑室引流由连接到外部储器的脑室导管组成,用于储存引流出的 CSF。例如,尽管 CSF 循环通过正常解剖学路径或通过腹膜分流得以恢复,但如果 CSF 中存在感染,那么外部引流就可以作为临时措施使用。与肿瘤、感染或出血相关的脑积水可能需要外部引流,至少是暂时性需要。

脑室腹膜分流术(ventriculoperitoneal, VP)可通过小型开腹手术或使用腹部窗卡将远侧导管插入腹膜腔中。 VP 分流是最常见的外科 CSF 分流操作,可减少随着孩子成长对分流装置的反复修正。最常见的并发症是分流装置感染和阻塞,需要分流装置的修复。尽管比过去少得多,机械性衰竭和感染仍占分流术并发症的主要部分。

从侧脑室到右心房的脑室心房分流术更少见。与之相关的并发症,如感染、阻塞、肺血栓栓塞和空气栓塞的发生率比 VP 分流大。当儿童长大时,需要进行脑室心房分流术的校正。该术式通常在 VP 分流禁忌时使用,如粘连或腹部脓毒症。从侧脑室到胸膜腔的分流术几乎很少使用。

麻醉注意事项

术前评估应包括对婴儿的全身状态评估和针对颅内压升高的神经学检查。任何相关的状态均应该在术前被调整至最佳状态。镇静药物不应常规使用。术前准备包括婴儿的体位摆放,特别是头部较大的患儿(图 11.7)。理想的体位对于气管插管至关重要,否则由于患儿头部尺寸过大可能造成气管插管困难。

麻醉的诱导可以通过静脉诱导或吸入诱导。应始终保证氧合和血流动力学稳定,避免 ICP 的急剧增加。气管导管可以选用加强型或常规的无套囊气管套管和(或)鼻腔插管导管,因为术中头部被大量手术单覆盖,几乎无法接近患者气道。当颅骨打开时,禁忌自主呼吸,故应进行肺部人工通气。在脑室导管置入时,可能发生心动过缓或其他心律失常。将 VP 分流器的远端插入腹膜需要在皮下从头部到腹部建立隧道,以容纳分流导管。该步骤刺激性非常大,需要给予小剂量的阿片类药物镇痛,如芬太尼。术后镇痛一般采用对乙酰氨基酚,也使可用局部麻醉剂行腹部切口浸润。因为进入腹膜需要进行小型开腹手术,该步骤疼痛刺激剧烈。

由于新生儿需要进行极大比例体表面积的消毒,并且手术需要充分暴露,围术期存在体温调节问题。为了防止低体温,房间必须在新生儿入室之前加温(>26℃),并使用空气加热器。应该在整个手术中监测核心温度(如食管温度),只有在新生儿体温正常

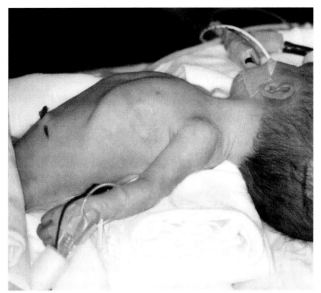

图 11.7　新生儿脑积水患者行脑室腹膜分流术的体位。(见彩图)

时,才可拔除气管导管。

Galen 静脉畸形

Galen 静脉的动脉瘤样畸形(VGAM)是一种罕见的先天性畸形(少于 1/25 000),其中多个动静脉瘘流入中线前脑 Markowski 静脉(不进入 Galen 静脉本身)。通常,这种畸形患儿在新生儿期患有高输出性心力衰竭,严重者伴有脑损伤,导致高发病率和死亡率。过去在新生儿期有高输出性心力衰竭,常常与快速进展的多系统器官衰竭(MOF)和死亡相关。血管内治疗目前已经成为在婴儿期伴有心衰 VGAM 的治疗选择。无论进入动脉还是引流静脉栓塞形成都可以显著减少动脉瘤样畸形内的血流。然而,因预后不良,许多新生儿没有进行此治疗。21 分量表用于预测新生儿血管内栓塞疗法的治疗效果,包含如下因素:心脏、脑、肝、呼吸和肾功能 [38]。得分少于 8 分表明血管内治疗将是无效的,因此不建议治疗;而在 8 和 12 之间的得分表明提示可行紧急栓塞治疗。得分 > 12 支持医疗管理,直到当婴儿处于 5 和 6 个月龄之间时,可以进行血管内治疗。尽管期望以最少的操作将病变部位完全闭塞,但是血管内治疗通常需要多次分期手术。

出生后,随着低阻力子宫胎盘单位的丧失,高达 70% 心输出量进入脑循环。肺动脉压力持续增加,并且动脉导管保持开放,通过开放的动脉导管动脉将右心室排血量导入降主动脉。右心室由于慢性压力负荷而变得膨胀且顺应性下降。随后右向左分流在心

房和导管水平引起动脉低氧血症,并增加心室衰竭的可能性。左心室运动亢进,收缩分数大于 40%。流经 VGAM 的大分流发生在舒张期。流入 VGAM 的大量舒张期血流可减少冠状动脉血流量,并且与增加的心室压力相结合,减少心内膜下灌注。这可导致心肌缺血并且潜在地加剧右心衰竭。在神经干预或神经外科手术之前,保持新生儿的病情稳定是相当困难的,并且心力衰竭常常对治疗有抵抗性。在这种情况下,使用 β- 肾上腺素能药物(多巴酚丁胺、多巴胺或肾上腺素)通常会进一步减少心输出量。心动过速引起的舒张期冠状动脉充盈时间缩短使舒张期功能障碍恶化。低剂量多巴胺和血管扩张剂的组合可以显著改善系统灌注并降低代谢性酸中毒的严重程度 [39]。VGAM 的新生儿对常规正性肌力药物反应不明显,因为虽全身血管阻力是减少,但颅外全身血管阻力增加,而使用全身动脉血管扩张剂或磷酸二酯酶抑制剂对此类患儿可能有效。用于治疗严重心力衰竭的动脉血管扩张剂(特别是硝普钠、硝酸甘油和米力农)可以在围术期减少神经损伤的发生,对稳定外科干预之前的血流动力学十分重要。在手术期间,它们抵消由 AVM 滋养血管的线圈闭塞诱发的全身血管阻力快速变化。手术后,此类药物可减少脑充血的发生率。理论上,预防 AVM 栓塞期间和术后的高血压也降低了接近闭塞部位的血管内压力增加或改道血流和 AVM 周围压力下降导致的 AVM 破裂的发生率。

对 AVM 干预的有效麻醉管理包括:积极的心血管系统监测和避免低血压、血容量不足和低舒张压。介入神经放射医师和麻醉医师之间需要良好的沟通和团队合作。动脉瘤的栓塞导致心室后负荷急性增加,可加重心力衰竭。需要使用如上所述的血管收缩药物和血管舒张药物来缓解后负荷增加的影响。

肿瘤

1 岁以下婴儿的脑肿瘤极为罕见。这类手术在技术上是有挑战性的。发育中的神经系统对放射性和化疗副作用的高敏感性限制了它们的使用。这些肿瘤在组织学上通常表现为良性,大体积,但通常位于手术困难可能导致致命结果的位置。在胎儿及新生儿诊断的最常见的肿瘤是畸胎瘤(29%),其次是星形细胞瘤(18%),原发性神经外胚层肿瘤(13%)和脉络丛乳头状瘤(13%)[40,41]。

脑肿瘤可以在产前扫描中检测为颅内占位性病变,头部异常回声,巨头畸形和脑积水。可通过 MRI

检查确诊并获得进一步的信息。50%~60%具有肿瘤的新生儿存在头围单独增加。肿瘤也可以表现为颅内压升高的症状,如通过囟门膨出,发育停滞,发作性呼吸暂停,烦躁易怒,困倦,呕吐,神经缺陷,脑室内出血和脑积水。癫痫发作在少数病例中存在,为10%~15%。尽管给予治疗,新生儿肿瘤的总体5年生存率在23%~36%的范围内,术后死亡率可高达7.3%~33%。术式的选择和切除范围取决于肿瘤与邻近结构的尺寸、位置、组织学分型和解剖学关系。许多新生儿和儿童的脑肿瘤表现为脑积水,通常这才是危及患儿生命的因素,而不是肿瘤本身。因此,新生儿可能需要紧急插入VP分流器或进行脑室外引流(EVD)。

　　肿瘤切除术患儿麻醉注意事项

　　术前评估如同任何新生儿大手术。理想的情况是,新生儿有静脉通路并在诱导前进行预扩容。开颅术的部位取决于肿瘤的位置,将决定新生儿手术的体位,这点应该与外科医生讨论。麻醉可以采用吸入麻醉或静脉麻醉。气管插管应根据所需的体位,使用经口腔或鼻腔的加强型导管来完成。新生儿开颅手术动脉导管置入的有创监测是必要的,且中心静脉导管置入是可取的。因术中出血的风险增大,大口径静脉通路是手术必备的。患儿应插入导尿管。因为许多新生儿肿瘤位于后方、第三脑室/松果体区域,许多手术可能以俯卧位进行。在俯卧位时,一些医师喜欢经鼻气管插管。在气管插管之后和为新生儿摆好俯卧位之前,当外科医生最大程度弯曲暴露颅后窝时,通过最大限度地弯曲颈部以验证气管导管尖端的位置,确保导管尖端不撞击隆突或进入支气管内。如果气管导管插入过深,应该略微向外拔出并重新评估,避免其引发气道反应。当新生儿倾向于用衬垫时,应采取常规的预防措施。术中应使用加温装置;应用阿片类药物行术中镇痛;应定期监测血气、血红蛋白、血糖以及尿量,以提示新生儿的状况和手术可持续时间。须再次强调的是,在这些高风险操作中需要与外科医生良好沟通。如果婴儿的状况正在恶化,应告知手术医师,如果必要,可缩短或停止手术。在肿瘤手术开始之前,手术室内应备好血液,可在突然和意外的大量出血情况下使用。术后,婴儿可以考虑拔除气管导管,拔管时机取决于手术的持续时间和患儿的疾病性质。术后护理应在神经外科的高级监护或重症监护区域。后颅窝肿瘤切除术术后疼痛更加剧烈,镇痛应常规使用对乙酰氨基酚和静注吗啡。

出血和创伤

　　新生儿在外伤或颅内出血后,可能需要手术治疗。创伤最常见的原因是产伤,需要神经外科手术处理的最常见并发症是硬膜下血肿清除。脑内出血可由于AVM破裂或血小板减少症或其他形式严重围生期凝血病的发生而发生。通常这种出血先试行保守治疗。新生儿神经外科中的出血须警惕脑组织容易在受压期间损伤或者通过颅骨切开术时疝出。如果进行手术,则麻醉医师应该注意到失血可能已经存在,并且他们应当确认任何术前血容量不足或贫血已经被校正。同理,应该纠正任何凝血病或血小板减少症。术中失血也可能有重大影响。因此,大口径的静脉通路是必需的,有创性压力监测是优选的。袋装红细胞、血小板和血浆必须随时可用,并且在持续出血的早期给予输注。

胎儿神经外科

　　在1997年首次进行通过子宫切开术进行的人类产前脊髓脊膜膨出的修复,并且到2003年,超过200个胎儿进行了此项操作。在动物研究中,脊柱裂样病变的产前修复可保持神经功能并改善后脑脑疝,提示了脊柱裂病变中的导致最终神经缺陷是2个因素作用的结果:神经管形成失败和由于神经长时间暴露到子宫内环境所导致的脊髓损伤。脊髓脊膜膨出的管理研究(MOMS)最近发表了标准产后修复及产前修复脊髓脊膜膨出的安全性和有效性的对照研究[42]。在这项研究中,符合条件的妇女被分配到26周妊娠经历产前手术组或标准的产后修复组。在158例妇女的孩子在12月龄时进行评估,产前手术组40%患儿需要置入分流装置,产后手术组的此项数据为82%。产前手术使得在30个月时神精发育和运动功能的组合评分升高、12个月时的后脑脑疝改善和30个月时的步行的改善。然而,产前手术与早产和子宫破裂的风险增加相关。接受产前手术三分之一的妇女在分娩时有一个子宫破裂区域或一个非常薄的产前子宫手术疤痕。产前治疗的胎儿出生时平均胎龄为34.1周,13%的胎儿在妊娠30周前娩出;而产后手术组的胎儿平均出生时间为37.3周,无胎儿在妊娠30周前娩出。因此,虽然在30月龄时产前手术为脊髓脊膜膨出减少分流需要并改善运动结果,但它仍与母婴风险相关联。

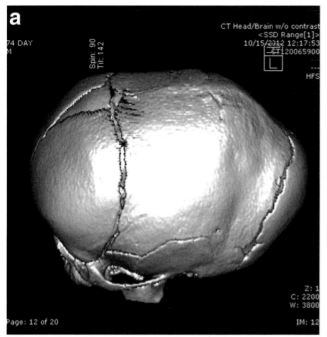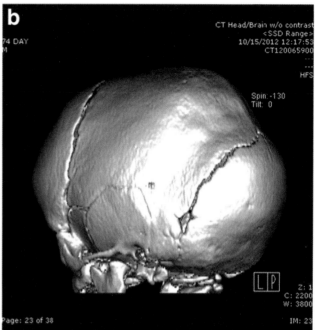

图 11.8 （a，b）2月龄矢状缝融合症患儿术前 CT 扫描图像。

颅缝早闭手术

当颅骨的一个或多个颅缝过早融合时,称为颅缝早闭(图 11.8),导致的颅骨形状异常。如未矫正,颅缝早闭可导致脑积水、神经损害和外貌畸形。最常见的受累颅缝是矢状缝、冠状缝和额缝。颅缝早闭可以单独发生或与综合征相关[43]。颅缝早闭可以在新生儿期诊断,在婴儿期早期矫正可获得最佳结果,但这样复杂的大手术通常不在新生儿中进行。治疗有多种式式,包括条状颅骨切除术:融合的颅缝被切断,以及较大的操作:颅骨的广泛移除、重塑和替换[43]。内板和外板可以被劈开以提供更多的骨区域。这些后续操作属于漫长的大手术,并且可能涉及相当大量的失血。如果新生儿进行此类手术,在切皮时,必须备有血液,以防出现严重的血容量不足和心脏骤停。

眼科学

简介

新生儿的眼科病症,如早产儿视网膜病变(retinopathy of prematurity,ROP)、白内障、感染、创伤和各种发育异常。眼科医生已经成为新生儿重症监护病房的一个组成部分,参与每周早产儿 ROP 的查房。在手术室、病房和其他场所进行的眼科检查和手术之外,最佳的麻醉管理也十分重要。

解剖、生理及发展

眼球有三层膜:巩膜、葡萄膜和视网膜。巩膜是维持球体形状的纤维外罩,在前部,它与透明和无血管的角膜连续。葡萄膜包括虹膜、睫状体和脉络膜。虹膜将眼睛分成前房和后房。睫状体分泌前房的房水,并且包含改变晶状体形状的肌肉。脉络膜是向视网膜供应血液的血管丰富组织。视网膜是位于眼球后部的薄组织层,可由光产生神经电位。

出生时,眼球相对较大,大约是成年人大小的一半。与成年人相比,前部结构在出生时相对较大。后部结构随着年龄增长,眼球的形状随之变得更加接近球状。巩膜在出生时薄,并且显示出具有蓝色色调的半透明状。虹膜在白种人新生儿中是蓝色的,最终的成年着色在前 6 个月龄发育。多达 75% 的新生儿双眼呈现发散状,但这种现象随着时间消失。

眼睛在约 7 个月时对光反射出现,足月新生儿能够缓慢跟随移动目标。视力在出生时较差(约 20/400),但在婴儿期快速改善。

眼球内充满了玻璃体液和房水。玻璃体液是更黏稠的组分。当新生儿成熟,玻璃体液的体积保持相当恒定。房水由睫状体形成,流过瞳孔,并通过小梁网(Fontana 孔)和 Schlemm 管到前房中静脉系统中。房水吸收的变化可以改变眼内压(IOP)。因为巩膜外静脉通过无瓣静脉系统引流,IOP 随着静脉压力的增加而增加,如在咳嗽、呕吐和 Valsalva 动作时。高碳酸血症和缺氧也增加 IOP;高血压增加 IOP 约为血压升高幅度的 30%。

眼心反射是通过动眼神经和迷走神经介导的反射性心动过缓。它发生在对眼外肌的快速牵引或在眼球上直接施加压力之后。在新生儿中,眼心反射增强。外科医生停止牵拉眼外肌可立即缓解心动过缓。另外,阿托品(10~20mcg/kg)或格隆溴铵(5mcg/kg)静注可治疗心动过缓,可以用抗胆碱能药预处理来减弱心动过缓的严重性和发生率[44]。虽然有一些证据表明氯胺酮可以减轻心动过缓,而异丙酚可能加重心动过缓[45],但特定的麻醉方案是否显著影响眼压反射严重性或发生风险,目前尚不清楚。需要注意的是,后来的研究是在年龄较大的儿童中进行,在新生儿麻醉期间不良反射的最佳管理方案目前尚未确定。肌肉的牵拉和眼球上施加压力,也可能导致呼吸暂停。

眼科麻醉原则

需要眼科手术的新生儿经常伴有其他医疗状况,如早产,或可能影响麻醉管理的病理情况或先天性疾病,故仔细的术前评估很重要。早产儿和早产儿的麻醉在另一章节叙述;然而,此类手术必须特别注意呼吸和心脏系统的评估。婴儿可能患有慢性肺部疾病或早产儿呼吸暂停。早产儿呼吸暂停或术后住院 12 小时的呼吸暂停监测应该在开始任何麻醉,包括镇静之前计划好。应考虑到心脏疾病,如肺动脉高压和发绀性先天性心脏病,特别是早产儿。

伴有综合征的新生儿可能会出现许多医学问题,值得我们在术前考虑。白内障、青光眼和鼻泪管阻塞在 21- 三体综合征新生儿中发生率较高,这些婴儿可能需要比同年龄婴儿需要选择更小内径的气管导管(由于声门下气道狭窄、先天性心脏缺陷和甲状腺机能减退)。眼科病症也与 Apert 和 Crouzon 综合征、Goldenhar 综合征、Hunter 综合征、Marfan 综合征、CHARGE 综合征和同型胱氨酸尿症有关。

眼科手术期间麻醉管理的许多原则与新生儿中其他手术的麻醉原则类似。婴儿通路可能受限,因此

气道和静脉管线必须可靠和安全。必须注意防止低体温或高体温,并且在手术期间应给予葡萄糖和液体。

除了氯胺酮可升高 IOP 之外,所有全身麻醉药物均可降低 IOP,虽然这仍然有争议。琥珀酰胆碱可引起 IOP 瞬时增加,但是在新生儿中,该反应没有被具体研究。一些简单操作,如在麻醉下的检查或泪小管探通术,可以通过面罩或喉罩气道在保留自主呼吸下进行。一些检查可在镇静下进行。持续时间较长的手术需要行气管插管。对于眼内手术,制动是至关重要的,因此推荐使用气管插管和肌松剂。一些麻醉医师在深麻醉期间拔除气管导管以避免呛咳,这应该只有在气道不受损害,并且有能力进行气道支持的工作人员全程监护时才可进行,并密切观察直到婴儿完全清醒。

早产儿的眼科病症

早产儿视网膜病变

1988 年,一项具有里程碑意义被称为早产儿视网膜病变(Cryo-ROP)研究的多中心临床试验显示,早产儿视网膜病变的消融治疗几乎使严重病例的致盲率减半。在该研究发表之前,几乎没有证据表明 ROP 治疗可减少视力损害的发生发展,因此,很少在新生儿中进行眼科手术。一旦他们状态转好,婴儿即被送到眼科进行检查。目前,新生儿病房中最常见的眼科手术是 ROP 筛查。

严重的 ROP 可导致终生失明。 ROP 是由发育中视网膜的异常新生血管形成引起的。第二次世界大战结束后不久,美国、英国、澳大利亚和其他发达国家出现了 ROP 的流行。这是由于极度早产儿存活率的提高(如 24 周妊娠的年龄),并允许高浓度的吸入氧输送到小婴儿,特别是那些早产以及存活到儿童甚至更大的婴儿。很快被证明,许多早产儿失明。在 1952 年,标志性的 Gallinger 试验表明,过高浓度的氧气是造成失明的原因[47]。在随后的 15 年,ROP 患病率从早产儿的 50% 下降至 4%,而早期新生儿死亡和脑瘫发生显著增加。目前,约 65% 的体重 <1250g 婴儿形成 ROP[48]。ROP 占儿童失明的 13%。虽然氧增加了 ROP 的风险,但是低氧会增加新生儿死亡和脑性麻痹的风险。因此,人们对早产儿氧气的剂量和给予进行了讨论,明确了氧饱和度应维持在 90%~95% 之间,氧饱和度 >95% 可增加 ROP 的风

险,而那些氧饱和度 <90%,则增加早期死亡率[49,50]。

既往认为,胎儿的胎龄、出生体重和过量的氧水平是早产儿 ROP 和失明的患病率和严重程度的独立决定因素,现被认为过于简单。多种因素相互作用以触发视网膜血管化导致 ROP。在时间上,ROP 的发病机理和治疗分为两个阶段:第一阶段是由高氧诱导的视网膜血管化停滞导致的无血管相,而第二阶段是新生血管形成的增殖期。ROP 的初始触发可以在子宫期发生,其中全身性炎症反应使婴儿对高氧浓度敏感。氧调节缺氧诱导因子 -1 和血管内皮生长因子的活性,这两者都调节视网膜中的神经血管生成。这些因子的浓度变化可以中止视网膜的初始血管化。此外,胰岛素样生长因子 -1 和促红细胞生成素可以调节视网膜血管生成的增殖。两个进一步的机制可能为 ROP 的发病机理带来冲击。第一个是与笑气、腺苷、apelin 和 β 肾上腺素能受体的差异反应有关的基因成分[51]。实际上,白种人和非洲裔美国婴儿中 ROP 的差异性流行表明单核苷酸多态性,如 β 肾上腺素能受体,可能影响对 ROP 及其治疗的易感性。第二个是炎症反应,其可以将视网膜暴露于感染或炎症介质或子宫内的氧化应激中,从而启动了 ROP[52]。了解这些机制在 ROP 发病机制中的相对重要性,产生了几种创新的可能被证明在很大程度上是有效的治疗措施[53,54]。

治疗需要对新生儿视网膜的血管分布做出及时评价,以防止视网膜脱离或黄斑的拖拽。黄斑是视网膜中心视觉的区域,黄斑的任何变形将导致中心视觉损害。一些创新、有针对性的干预措施已经被研究出来,未来可能有希望在这些婴儿中预防盲症[54]。

ROP 筛查操作

散瞳

使用局部药物扩张瞳孔对于出现 ROP 病变的外周视网膜检查是至关重要的。局部麻醉药物的提纯已经确保瞳孔可以良好扩张,而不增加对婴儿的药物毒性风险(表 11.1)。

为了防止局部眼用药物的毒性,应仔细计算药物剂量。扩大瞳孔的药物被称为散瞳剂。检查疑似 ROP 的患眼需要良好的散瞳,以确保可以观察到视网膜锯齿缘的整个视网膜。散瞳滴剂的药方各婴儿室各有不同。常见的组合是 0.25% 环戊醇胺酯与 2.5% 去氧肾上腺素合用,每眼一滴,随后 10~15 分钟后重复使用一次。在检查前约 30~60 分钟给予初始剂量。

阿托品也是一种有效的散瞳剂。然而,如托吡卡胺,会产生不良的胃肠道效应。在新生儿患儿中,这些不良反应是很严重的。阿托品是抗胆碱能药 / 抗副交感神经药(抗毒蕈碱药),除了引起心动过速、面色潮红和发热之外,还具有将肠鸣音降到最小的胃肠效应,这类似坏死性小肠结肠炎的表现。

表 11.1 新生儿常用的滴眼液及其可能的并发症

药物	药物作用	副作用
环戊醇胺酯	抗胆碱能药(与阿托品相似,但起效较快,半衰期较短)	大癫痫发作[31-33];精神反应(儿童)[34-37];胃肠道毒性,包括 6 滴 1% (在一名婴儿)浓度滴入后发生的坏死性小肠结肠炎引起的死亡[38]
去氧肾上腺素	拟交感神经药 / 肾上腺素能药	增加任何年龄组的血压
托品卡胺	抗胆碱能药 / 抗副交感神经药	胃肠道反应(在儿童中更明显)[39]
阿托品	抗胆碱能药 / 抗副交感神经药(抗毒蕈碱)	增加心率(在任何年龄组,但在儿童中更明显)[39];胃肠道反应[39];阿托品潮红 / 发热(在儿童中更明显),急性错乱性精神病
后马托品	抗胆碱能药 / 副交感神经药	与阿托品相似,但较弱

镇痛

筛查操作在一些情况下可能非常疼痛,如筛查者经验不足或患儿长时间机械通气有显著眼周水肿。小睑裂的婴儿也很难检查,应采取措施尽量减少新生儿的疼痛。

此类检查通常在局部麻醉下进行。疼痛可以由以下因素导致:①间接检眼镜的亮光;②眼睑张开器;③使用巩膜缩进的器械。人们已经提出了各种方案以尽可能减少检查的疼痛。在检查之前立即给予局部麻醉剂,可减低眼对间接检眼镜镜光亮度的敏感性,使角膜和结膜的不适感显著降低。如丙氧间卡因、丁卡因、奥布卡因和丙美卡因的药物是有效的局部眼用表面麻醉剂。然而,此类药物的过度剂量可能削弱角膜上皮的细胞间附着,这可导致角膜的浑浊或上皮细胞脱落。一些婴儿室采用对乙酰氨基酚或口服蔗糖进行额外镇痛。然而,婴儿的强烈反复吸吮动作可使该过程更困难。

ROP 激光手术的麻醉

在 20 世纪 90 年代，ROP 的标准治疗从冷冻疗法变为激光手术。冷冻治疗是十分疼痛的，需要全身麻醉。此外，冷冻治疗后的术后疼痛十分明显，因为手术导致结膜明显肿胀。激光手术引起的疼痛少得多，并且手术时间短暂，每只眼持续时间 30~40 分钟。激光灼烧被应用到周边部视网膜，通常为 360°。透镜放大镜用于将眼睛轻轻地移动到适当的位置。偶然情况下，婴儿对灼烧本身敏感，但是更常见的是，手术的痛苦与眼部物理操作、间接检眼镜的激光递送系统、术后婴儿的包扎以及操作时长有关。

激光治疗 ROP 所需的麻醉类型根据眼科医生和婴儿状态而变化。

许多眼科医生喜欢术中保持婴儿无体动，这将减少手术的持续时间，外科医生可以更快地实施激光治疗。婴儿眼睛可在给予镇静（如用水合氯醛）和一定剂量的吗啡（0.5mg/kg）状态下进行激光治疗，但是需要激光治疗的病情严重的小婴儿，操作过程中发生低氧饱和度、呼吸暂停和紧急插管的风险大。该过程期间，麻醉医生应监测心率和呼吸频率以识别心动过缓和呼吸暂停的发作，并告知给眼科医生。

先天性白内障

先天性白内障可以单独发生，或与许多先天性病症相关。白内障手术一般延迟到婴儿大于 6 周，以使无晶状体性青光眼的风险最小化。无晶状体性青光眼对视力是具有灾难性的病症，且在第一个月龄之前摘除白内障的婴儿中具有更高的发病率。无晶状体性青光眼可以发生在儿童的任何时期。

先天性青光眼

先天性青光眼，与无晶状体青光眼相反，有时需要在出生后最初几周进行手术治疗，以最大程度降低由眼内压升高引起的损伤。先天性青光眼的婴儿接受抗青光眼药物治疗可能对麻醉产生影响。药物包括：①前列腺素类似物，如拉坦前列素、曲伏前列素和比马前列素；②β 受体阻断剂，如噻吗洛尔和倍他洛尔；③ α_2 肾上腺素受体激动剂，如溴莫尼定和阿拉可乐定；④碳酸酐酶抑制剂（CAI），如布林唑胺、多佐胺和乙酰唑胺。

β 受体阻滞剂

0.25% 噻吗洛尔被广泛使用。全身吸收可导致与 β 肾上腺素能受体阻滞有关的副作用，包括心动过缓和呼吸功能受损。在早产儿中，避免应用 β 受体阻滞药物，尽管有时它们可用于患有青光眼的足月婴儿。

在婴儿和儿童的眼科学中，β 受体阻滞剂的新用途是治疗毛细血管瘤[55]。眼眶和眶周血管瘤可引起散光并导致弱视。全身和局部应用 β 受体阻滞药物正在越来越频繁地用于治疗血管瘤。

α_2 肾上腺素受体激动剂

避免在婴儿患者中使用 α_2 肾上腺素受体激动剂，如溴莫尼定，因为其可能引起嗜睡和 CNS 抑制。仅 1 滴外用溴莫尼定即可导致嗜睡，并且可持续相当长时间[56]。

碳酸酐酶抑制剂

碳酸酐酶抑制剂，如乙酰唑胺，用于治疗开角型青光眼和颅内高血压。然而，这些化合物可以在新生儿中导致明显的副作用，最严重的是代谢性酸中毒、脱水和肾结石。感觉异常是成年人摄入乙酰唑胺的一种副作用，但在儿童中罕见。

泪小管阻塞

新生儿可能生来具有先天性鼻泪管狭窄或阻塞。如果阻塞在 1 周岁时仍未被解决，则可进行泪道探查。在全身麻醉下，使用钝金属探针分别从上泪点和下泪点扩张泪小管。成功的标志是，一金属探针与位于鼻内下导管部的另一金属探针会合，或通过将荧光素注射到泪点中并通过插入鼻孔中的管道清洁器上检测到荧光提示导管开放来证实。如果注射荧光素，可以小心地在婴儿的肩膀下放置一个敷料卷，并将孩子固定在轻度的 Trendelenburg 体位。可以使用面罩或喉罩保持气道通畅。然而，如果行鼻内镜检查，则手术较长，需要进行气管插管。总之，在婴儿醒来之前用吸引器吸净口咽腔以除去下咽中的任何血液或荧光素对保证患儿安全十分重要。

参考文献

1. Hill A. Intracranial pressure measurements in the newborn. Clin Perinatol. 1985;12(1):161–78.
2. Wayenberg JL. Non-invasive measurement of intracranial pressure in neonates and infants: experience with the Rotterdam teletransducer. Acta Neurochir Suppl. 1998;71:70–3.
3. de Kieviet JF, Zoetebier L, van Elburg RM, et al. Brain development of very preterm and very low-birthweight children in childhood and adolescence: a meta-analysis. Dev Med Child Neurol. 2012;54:313–23.
4. Settergren G, Lindblad BS, Persson B. Cerebral blood flow and exchange of oxygen, glucose ketone bodies, lactate, pyruvate and

amino acids in anesthetized children. Acta Paediatr Scand. 1980;69(4):457–65.

5. Greisen G. To autoregulate or not autoregulate – that is no longer the question. Semin Pediatr Neurol. 2009;16:207–15.

6. Soul JS, Hammer PE, Tsuji M, et al. Fluctuating pressure-passivity is common in the cerebral circulation of sick premature infants. Pediatr Res. 2007;61:467–73.

7. Liem KD, Greisen G. Monitoring of cerebral haemodynamics in newborn infants. Early Hum Dev. 2010;86(3):155–8.

8. Tweed A, et al. Impairment of cerebral blood flow autoregulation in the newborn lamb by hypoxia. Pediatr Res. 1986;20(6):516–19.

9. Tyszczuk L, Meek J, Elwell C, et al. Cerebral blood flow is independent of mean arterial blood pressure in preterm infants undergoing intensive care. Pediatrics. 1998;102:337–41.

10. Cayabyab R, McLean CW, Seri I. Definition of hypotension and assessment of hemodynamics in preterm neonate. J Perinatol. 2009;29 Suppl 2:S58–62.

11. Jayasinghe D, Gill AB, Levene M. CBF reactivity in hypotensive and normotensive preterm infants. Pediatr Res. 2003;54:848–53.

12. Ballabh P. Intraventricular haemorrhage in premature infants: mechanism of disease. Pediatr Res. 2010;67:1–8.

13. Alderliesten T, Lemmers PMA, Smarius JJM, et al. Cerebral oxygenation, extraction, and autoregulation in very preterm infants who develop peri-ventricular haemorrhage. J Pediatr. 2013;162:698–704.

14. Ainslie PN, et al. Dynamic cerebral autoregulation and baroreflex sensitivity during modest and severe step changes in arterial PCO2. Brain Res. 2008;1230:115–24.

15. Yamashita N, Kamiya K, Nagai H. CO2 reactivity and autoregulation in fetal brain. Childs Nerv Syst. 1991;7(6):327–31.

16. Pilato MA, Bissonnette B, Lerman J. Transcranial Doppler: response of cerebral blood-flow velocity to carbon dioxide in anesthetized children. Can J Anaesth. 1991;38(1):37–42.

17. Muizelaar JP, et al. Pial arteriolar vessel diameter and CO2 reactivity during prolonged hyperventilation in the rabbit. J Neurosurg. 1988;69(6):923–7.

18. Todd MM. Cerebral blood flow during isovolemic hemodilution: mechanistic observations. Adv Pharmacol. 1994;31:595–605.

19. Vavilala MS, et al. Cerebral autoregulation before and after blood transfusion in a child. J Neurosurg Anesthesiol. 2001;13(3):233–6.

20. Braun LD, Cornford EM, Oldendorf WH. Newborn rabbit blood-brain barrier is selectively permeable and differs substantially from the adult. J Neurochem. 1980;34(1):147–52.

21. McCann ME, Soriano SG. Perioperative central nervous system injury in neonates. Br J Anaesth. 2012;109:i60–7.

22. Nafiu OO, Voepel-Lewis T, Morris M, et al. How do pediatric anesthesiologists define intraoperative hypotension? Paediatr Anaesth. 2009;19:1048–53.

23. Loepke AW, Spaeth JP. Glucose and heart surgery: neonates are not just small adults. Anesthesiology. 2004;100(6):1339–41.

24. Vannucci RC, Yager JY. Glucose, lactic acid, and perinatal hypoxic-ischemic brain damage. Pediatr Neurol. 1992;8(1):3–12.

25. Wong GT, et al. The effect of sevoflurane on cerebral autoregulation in young children as assessed by the transient hyperemic response. Anesth Analg. 2006;102(4):1051–5.

26. Schlunzen L, et al. Effects of dose-dependent levels of isoflurane on cerebral blood flow in healthy subjects studied using positron emission tomography. Acta Anaesthesiol Scand. 2006;50(3):306–12.

27. MRC Vitamin Study Research Group. Prevention of neural tube defects: results of the medical research council vitamin study. Lancet. 1991;338(8760):131–7.

28. Grosse SD, Collins JS. Folic acid supplementation and neural tube defect recurrence prevention. Birth Defects Res A Clin Mol Teratol. 2007;79(11):737–42.

29. Williams LJ, et al. Prevalence of spina bifida and anencephaly during the transition to mandatory folic acid fortification in the United States. Teratology. 2002;66(1):33–9.

30. Bol KA, Collins JS, Kirby RS. Survival of infants with neural tube defects in the presence of folic acid fortification. Pediatrics. 2006;117(3):803–13.

31. Alexiou GA, Sfakianos G, Prodromou N. Diagnosis and management of cephaloceles. J Craniofac Surg. 2010;21:1581–2.

32. Mahajan C, Rath GP, Dash HH, Bithal PK. Perioperative management of children with encephalocele: an institutional experience. J Neurosurg Anesthesiol. 2011;23:352–6.

33. Mahapatra AK. Giant encephalocele: a study of 14 patients. Pediatr Neurosurg. 2011;47:406–11.

34. Leelanukrom R, Wacharasint P, Kaewanuchit A. Perioperative management for surgical correction of frontoethmoidal encephalomeningocele in children: a review of 102 cases. Pediatr Anesth. 2007;17:856–62.

35. Steward DJ. Preterm infants are more prone to complications following minor surgery than are term infants. Anesthesiology. 1982;56(4):304–6.

36. Robinson S. Neonatal posthemorrhagic hydrocephalus from prematurity: pathophysiology and current treatment concepts. J Neurosurg Pediatr. 2012;9:242–58.

37. Koksal V, Oktem S. Ventriculosubgaleal shunt procedure and its long-term outcomes in premature infants with post-hemorrhagic hyrodcephalus. Childs Nerv Syst. 2010;26:1505–15.

38. Lasjaunias PL, et al. The management of vein of Galen aneurysmal malformations. Neurosurgery. 2006;59(5 Suppl 3):S184–94. discussion S3–13.

39. Frawley GP, et al. Clinical course and medical management of neonates with severe cardiac failure related to vein of Galen malformation. Arch Dis Child Fetal Neonatal Ed. 2002;87(2):F144–9.

40. Isaacs Jr H. I. Perinatal brain tumors: a review of 250 cases. Pediatr Neurol. 2002;27(4):249–61.

41. Isaacs Jr H. II. Perinatal brain tumors: a review of 250 cases. Pediatr Neurol. 2002;27(5):333–42.

42. Engelhardt T, Crawford MW, Subramanyam R, Lerman J. Plastic and reconstructive surgery. In: Coté CJ, Lerman J, Anderson BA, editors. A practice of anesthesia for infants and children. Philadelphia: Saunders; 2013. Chap. 33.

43. Adzick NS, et al. A randomized trial of prenatal versus postnatal repair of myelomeningocele. N Engl J Med. 2011;364(11):993–1004.

44. Chisakuta AM, Mirakhur RK. Anticholinergic prophylaxis does not prevent emesis following strabismus surgery in children. Paediatr Anaesth. 1995;5(2):97–100.

45. Hahnenkamp K, et al. Effect of different anesthetic regimes on the oculocardiac reflex during paediatric strabismus surgery. Paediatr Anaesth. 2000;10(6):601–8.

46. Cryotherapy for Retinopathy of Prematurity Cooperative Group. Multicenter trial of cryotherapy for retinopathy of prematurity. Preliminary results. Arch Ophthalmol. 1988;106(4):471–9.

47. Patz A, Hoeck L. Studies on the effect of high oxygen administration in retrolental fibroplasia. I. Nursery observations. Am J Ophthalmol. 1952;35:1248–53.

48. Rubaltelli DM, Hirose T. Retinopathy of prematurity update. Int Ophthalmol Clin. 2008;48:225–35.

49. SUPPORT Study Group of the Eunice Kennedy Shriver NICHD Neonatal Research Network. Target ranges of oxygen saturation in extremely preterm infants. NEJM. 2010;362:1959–69.

50. Askie LM. Optimal oxygen saturations in preterm infants: a moving target. Curr Opin Pediatr. 2013;25:188–92.

51. Cavallaro G, Filippi L, Bagnoli P, et al. The pathophysiology of retinopathy of prematurity: an update of previous and recent knowledge. Acta Ophthalmol. 2014;92:2–20.

52. Lee J, Dammann O. Perinatal infection, inflammation, and retinopathy of prematurity. Semin Fetal Neonatal Med. 2012;17:26–9.

53. Markhoul IR, Peleg O, Miller B, et al. Oral propranolol versus placebo for retinopathy of prematurity: a pilot, randomised, double-blind prospective study. Arch Dis Child. 2013;98:565–7.

54. Hartnett ME, Penn JS. Mechanisms and management of retinopa-
    thy of prematurity. NEJM. 2012;367:515–26.
55. Leaute-Labreze C, et al. Propranolol for severe hemangiomas of
    infancy. N Engl J Med. 2008;358(24):2649–51.
56. Bowman RJ, Cope J, Nischal KK. Ocular and systemic side effects
    of brimonidine 0.2 % eye drops (Alphagan) in children. Eye. 2004;
    18(1):24–6.

第12章　新生儿心脏手术麻醉

作者：Wanda C.Miller-Hance，Erin A.Gottlieb，Pablo Motta
译者：王洪乾、衣卓
审译：刁玉刚

前言

新生儿心脏手术通常用于治疗新生儿心脏或心血管系统的先天畸形。某些疾病，如感染性心内膜炎、心脏肿瘤、心律失常或心包疾病，则很少需要手术治疗。因此，本章的重点是新生儿先天性心脏疾病（congenital heart disease，CHD）手术的麻醉管理。

本章首先对胎儿及新生儿的心血管生理学进行简要概述，随后对新生儿期先天性心脏疾病的流行病学、临床特征及诊断进行讨论。选择这个年龄组特定的先天异常进行综述，着重强调解剖特征、缺陷的病理生理改变、围术期管理，以及麻醉管理的具体考虑。然后，对CHD新生儿行心脏手术麻醉管理的重点问题进行深入讨论。最后，强调几个新生儿围术期特殊问题和由此带来的思考。

心血管生理

除对临床相关的心脏生理发育方面有所了解[1, 2]，要做好CHD新生儿管理，还必须要掌握胎儿和新生儿循环系统的重要特征，包括其特有的血流模式、血流分布、过渡期循环和出生时的循环变化。下面的章节是目前我们对这个主题认识的概述，应当指出，许多用来推测胎儿循环的数据信息是从羊羔胎儿模型中获得的。

循环类型

胎儿循环

胎盘是胎儿和母体之间氧气和二氧化碳交换的器官，在子宫内起到了呼吸系统的作用，它同样是胎儿发育期摄取营养物质的场所。氧合血经单根脐静脉从胎盘输送到胎儿（图12.1），是胎儿体内最高的氧分压（pO_2）（30~35mmHg）。脐静脉血液进入肝脏，肝左叶接收脐静脉血液，而肝右叶接收脐静脉和门静脉系统的血液。妊娠中期之前，大量脐静脉血（50%~60%）绕过肝循环通过静脉导管进入下腔静脉（inferior vena cava，IVC）- 右心房（right atrial，RA）交汇处。因此，在胎儿期，IVC的血液来源于肝脏、下半身和胎盘（通过静脉导管）。大约30% IVC的血液直接通过卵圆孔进入左心房。在胎心内，优先选择的血流模式使来自脐静脉（通过静脉导管）和肝左静脉的饱和度更高的静脉血通过卵圆孔进入左心房（left atrium，LA）。因此，该解剖结构代表了胎儿心脏分流的重要位置。值得注意的是，在子宫内跨卵圆孔血流的正常方向是从RA进入LA。LA血混合少量肺静脉回流的血液，再由左心室（left ventricle，LV）射入升主动脉（Asc Ao）。由此，相对"高"氧合的血液分布到冠状动脉、脑循环和上肢循环中。IVC内剩余的血液（主要来自下半身和肝脏）与在RA内的氧分压（pO_2）相对较低（12~14mmHg）的上腔静脉（superior vena cava，SVC）和冠状静脉窦回流的血液相混合。这部分混合血液通过三尖瓣进入右心室（right ventri-

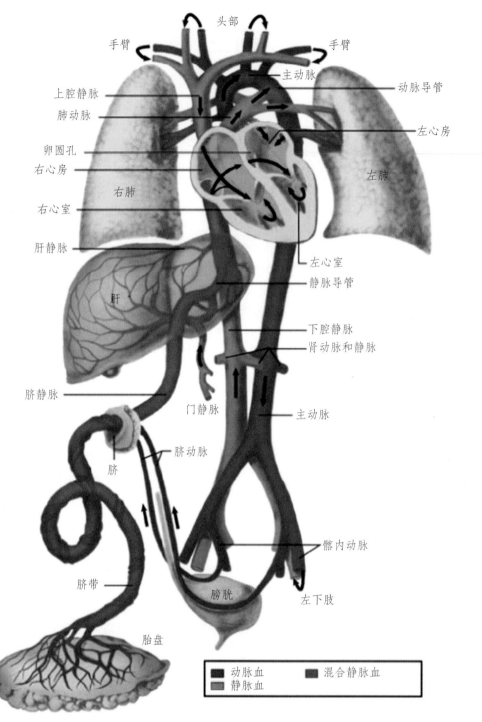

图例：
- ■ 动脉血
- ■ 静脉血
- ■ 混合静脉血

图 12.1 孕晚期的胎循环过程示意图。注意通过卵圆孔和动脉导管的血流形态（Greeley WJ，Berkowitz DH. Nathan AT.Anesthesia for pediatric cardiac surgery. In：Miller RD，editor，Anesthesia.7th ed. Philadelphia：Churchill Livingstone：2010：with permission）。（见彩图）

cle，RV；pO$_2$ 18~19mmHg），并被射入到肺动脉主干（pulmonary artery，MPA）。由于肺萎陷和胎儿低 pO$_2$ 导致的肺血管的高阻力状态限制了肺血流量，大部分 RV 射出的血液通过动脉导管进入了降主动脉（descending aorta，Des Ao）。来自降主动脉的不饱和血最终通过脐动脉从到达胎盘。以这种方式进行的胎儿循环是非常高效的，使饱和度最低的血液直接进入 RV 并通过动脉导管流入降主动脉，以便于在胎盘内进行氧气和物质摄取;而饱和度最高的血液直接到达LV 并被射入到升主动脉,分配到高代谢器官(心和脑),保证氧气和物质供给。

总之,胎儿循环具有平行循环的生理特性,存在分流(心内和心外)和肺循环阻力增高(表 12.1)。虽然胎儿结构性心脏疾病导致血流动力学改变和血流模式异常,但是分流的存在很大程度上代偿这些改变,确保在大多数情况下胎儿能够存活至分娩。

过渡期循环

出生后循环主要产生以下变化:①随着脐带结扎,胎盘不再参与循环,肺开始承担气体交换功能;②肺膨胀导致肺血管阻力大幅下降;③肺血流量明显增加;④低阻力的胎盘血管床消失导致全身血管阻力增加,LV 后负荷增高及 IVC 回流减少。同时,胎儿时期肺循环和体循环之间的分流(静脉导管、卵圆孔和动脉导管)正常关闭。静脉导管通常在出生后 24小时内关闭。虽然参与这一过程的机制还不完全清楚,但认为它主要是一个被动的过程。出生后,随着LA 压力超过 RA,卵圆孔功能性关闭。LA 压力升高是肺血流量增加引起肺静脉回流显著上升的结果。RA 压力降低是由于 IVC 压力 / 流量的降低所导致。卵圆孔未闭会发生心房水平分流,方向受心房压力的影响。在出生后的最初几个小时或几天偶尔出现经卵圆孔从右向左分流或双向分流,这并不少见,通常没有血流动力学影响。出生后,血液穿过动脉导管的分流方向发生改变,从胎儿时的右向左转变为出生后的左向右。血流的这种转变会使含更高氧分压的血液充盈动脉导管,刺激动脉导管闭合。动脉导管的收缩与氧分压增高的局部作用以及出生时血浆前列腺素浓度下降有关。动脉导管功能性闭合出现在出生后 10~25 小时内,而导管腔的完全闭塞发生在出生后最初几周。由于肺部或心脏疾病,或是氧收缩反应性减低(如早产),而未能发生动脉血氧分压(pO_2)的正常增加,都会使动脉导管仍处于开放状态。

重要的是要认识到,正常新生儿出生时,必需发生的这些变化可能对结构性心脏病患儿的循环具有显著影响[1]。例如,患有 CHD 的新生儿出生后至正常循环建立前,胎儿解剖结构导致的分流减少或缺乏可能会是致命的。

出生后循环

新生儿期,成人的心脏血液循环模式已经建立,RV 输出量(肺血流量)和 LV 输出量(体循环血流量)是相等的,通常情况下不存在分流。总之,与胎儿循环不同,新生儿已建立串联、无分流且肺血管阻力进行性降低的循环(表 12.1)。

表 12.1 胎儿及新生儿的循环特点

特征	胎儿循环	新生儿循环
循环方式	并联	串联
分流	存在(必要的)	无
肺血管阻力	高	低
心输出量	低	高
气体交换场所	胎盘	肺脏

心输出量和血流分布

胎儿期 RV 和 LV 都把血液射入体循环,心输出量是由两个心室共同完成的,是平行的。胎儿期两个心室射出的血液总体积被称为联合心室输出量(combined ventricular output, CVO),其中右心室输出量占2/3,而左心室输出量仅占 1/3。少量的 CVO(5%~10%)进入肺循环,另有 55%~60%通过动脉导管进入降主动脉,大约 3%的 CVO 供给心脏,22%进入上半身循环,只有 10%的 CVO 通过主动脉狭部进入降主动脉。在整个胎儿期,为了满足胎儿器官发育需求,心室输出量逐渐增加,CVO 分布到胎盘的比例逐渐减少[3]。心输出量在出生后立即增加以满足新生儿的代谢需求,这与肺、肾和胃肠系统的血流量显著增加相关,同时 LV 输出量增加接近 RV 的输出量。

心肌的发育

胎儿时期,心肌的结构和功能均不成熟,限制了心输出量增加的潜能。新生儿心肌的超微结构没有很好的组织性。与成人的心肌细胞相比,新生儿心肌细胞数量较少,肌原纤维组织比较疏松,收缩成分比例小[4]。在本质上,新生儿心脏是在尚未完全发育的收缩系统上运转。新生儿心肌还有以下特征:①心肌收缩力的控制主要依赖于肾上腺功能及循环中儿茶酚胺的作用,而不是直接受自主神经影响;②主要存储兴奋 - 收缩偶联递质钙的肌浆网发育不成熟;③肌浆网 T 小管缺乏导致主要依靠跨膜钙外流[5, 6]。因此,新生儿心脏不能够按需求情况增加收缩力。

其他影响新生儿心肌增加心输出量的重要因素

包括:①心室顺应性较低限制了增加每搏输出量的能力;②心输出量的增加更依赖于心率;③对前负荷改变的耐受性差,以及发挥心肌 Frank-Starling 机制的能力低;④显著提高心肌收缩力的能力低;⑤后负荷代偿能力差。这些特性决定了新生儿围术期心脏管理的许多原则,包括经常需要强心药物、单次或持续输注钙剂以及心脏起搏。这些因素也解释了新生儿心肌对麻醉药物的敏感性更高的原因[7]。新生儿和成人心肌之间的主要差异总结见表 12.2。

表 12.2　新生儿心肌与成熟心肌的主要区别

参数	新生儿心肌	成熟心肌
生理方面		
收缩性	受限	正常
心率依赖性	高	低
收缩储备	低	高
前负荷耐受性	受限	比较好
后负荷耐受性	低	高
心室相互依赖性	显著	较低
钙离子运转		
钙离子主要流出通道	肌纤维膜	肌质网
正常钙离子依赖性	高	较低
儿茶酚胺循环	高	较低
肾上腺素受体	β_2、β_1 受体突出性降低	β_1 受体突出性正常
神经分布	副交感神经占优势,还有部分交感神经	均有
细胞骨架	高胶原质及含水量	低胶原质及含水量
细胞元素	SR 不完全,肌原纤维紊乱	SR 成熟,肌原纤维组织性好

新生儿心脏功能的一个重要方面是心室功能的相互依赖性,一侧心室功能障碍会影响另一侧心室的充盈和功能。

先天性心脏病的流行病学

CHD 是人类最常见的出生缺陷性疾病。在美国,1000 名活产婴儿中约 8 名有此类问题(表 12.3)[8]。最近的一项包括大样本研究的系统综述和荟萃分析显示,CHD 的全球患病率随着时间的推移大幅增加,从 1930 年的小于 1/1000 到近几年来的 9/1000,相当于全球每年有 135 万存活新生儿患有 CHD[9]。CHD 的患病率可能比以前所认为的更高,因为最近一项对新生儿进行超声心动图筛查的大样本研究显示,活产婴儿的 CHD 患病率为 26.6/1000 [10]。对新生儿 CHD 进一步的复杂流行病学研究表明,在不同的国家,新生儿 CHD 的流行病学具有明显的地区差异性[11]。早产儿 CHD 的患病率是足月儿的 2 倍[12],接近 16%的 CHD 患儿是早产儿。10% 的 CHD 可能也与基因遗传方式(如 18、21、4p 三体缺陷综合征和 21q11 缺失)和表观遗传和(或)综合征形式有关(如脐膨出和 Holt-Oram 综合征)[13-15]。

CHD 是婴幼儿第一年死亡的首要病因[16]。如果不进行治疗,CHD 的病理生理状态对大多数新生儿来说是致命的,增加早产儿的死亡率[12]。25% 的 CHD 新生儿需要在出生后的第 1 年内治疗,以减少死亡率[17]。在先天性心脏外科数据库中(胸外科医师协会),每年需要接受心胸外科手术的患者中,新生儿占比接近 20%(根据 2013 年秋季报告,33 979 名患者中的 6571 名,主要来自北美中心),强调需要重视新生儿麻醉管理。

表 12.3　美国每年先天性心血管疾病患儿的出生情况统计

患病类型	活胎千分率	估计数量(随年出生率变化而变化)
妊娠丢失	未知	未知
出生第一年侵入性操作	2.4	9200
出生第一年检出	8	36 000
二叶主动脉瓣	13.7	54 800

注:包括死产和怀孕 20 周内的终止妊娠;包括自然分娩和不需要治疗的数据。

新生儿 CHD 的临床表现和诊断

新生儿 CHD 的临床表现主要取决于病理的性质和严重程度[18]。虽然多数情况下，CHD 在胎儿筛查时或出生后立即被发现，但是有些病例是在稍大年龄确诊。预后不良的特殊临床表现是有些表面健康的新生儿直到出院后才出现威胁生命的体征，并需要紧急治疗。合并严重 CHD 的婴儿，需要早期识别和恰当的管理，才能获得最佳的预后[19]。

患有严重 CHD 的新生儿心脏疾病的临床表现从出生后没有明显的症状到随着其生理的变化（如动脉导管关闭，肺血管阻力改变）而逐渐显现。新生儿 CHD 最常见的临床表现为呼吸困难、发绀、心脏杂音以及心输出量减少的征象[18, 20]。呼吸困难（如呼吸急促、劳力性呼吸困难、呼吸窘迫）通常是和病变导致的 LA 容量/压力升高有关。这些症状可以反映出肺血过多（左向右分流），肺静脉回流受阻，或导致的 LV 舒张末期容积/压力增加的病理情况。当还原血红蛋白的浓度大于 5 g/dL 时，临床发绀通常非常明显。尽管常见于肺部疾病，然而，发绀同样可以提示心脏疾病、继发性肺血流的减少、右向左分流或混合性生理改变。在新生儿存在心脏杂音有时与 CHD 相关，但并不总是这样。相反的是，严重 CHD 可能不会出现心脏杂音。低血压可能预示将发生或直接出现血流动力学失代偿，且往往意味着严重的病理改变，需要立即进行治疗，以稳定婴儿状况及预防重要器官损害。

疑似 CHD 新生儿，体检应包括四肢血压测定和导管前后区脉搏血氧饱和度的测量。高氧试验可以区分心脏疾病和其他原因的发绀。方法是在室内空气和 100% 氧气条件下分别测定右桡动脉（导管前区）和下肢/脐动脉（导管后区）的氧分压（PaO_2）。如果是肺源性发绀，增加吸入氧浓度可以使 PaO_2>150mmHg。相反，如果是心源性发绀，增加吸入氧浓度不会起作用或作用很小，PaO_2 通常仍小于 100mmHg。在 CHD 的新生儿中，这种反应被称为高氧试验阴性。其他常规检查有胸片以及包括右侧导联的完整心电图（V3R 和 V4R）。超声心动图是大多数类型 CHD 最初确诊和后续评估的主要方式，可以诊断大部分新生儿 CHD 疾病，仅在个别情况下需要进行其他检查，如胸部 CT、MRI 或心导管造影检查，

以进一步明确解剖或功能异常。

先天性心脏病的分类

CHD 的分类有很多种方案[21, 22]，这些分类的主要依据是：①单一或复合病理损伤的复杂程度；②是否存在发绀；③肺血流量增加还是降低；④是否存在 RV 或 LV 流出道梗阻；⑤分流的方向（即从左向右或从右向左）。其他的分类方案考虑了潜在的生理变化或畸形的共同特征。依据临床表现和是否存在发绀、充血性心脏衰竭或心脏杂音等缺陷的分类方法有利于对 CHD 新生儿进行鉴别诊断[23]。另一个关于新生儿 CHD 筛查的方案提出基于临床意义的三个主要类别，如下[24]：

• 危及生命的 CHD：可能随时致命的先天性心脏疾病（如大动脉转位、主动脉缩窄/闭锁、主动脉瓣狭窄、肺动脉闭锁、左心发育不全/二尖瓣闭锁）。

• 具有明显临床症状的 CHD：这些先天性心脏疾病能够影响心脏功能，但不至于危及生命（如室间隔缺损、完全性房室间隔缺损、房间隔缺损、法洛四联症等）。

• 无显著临床症状的 CHD：这些先天性心脏疾病临床上没有引起显著的功能变化（如只能通过超声心动图发现，也不需要治疗的室间隔缺损）。

该方案对于确定疾病的严重性以及一旦做出诊断就需要立即采取措施是有意义的。危及生命的病变往往是由于导管相关的病变导致肺或全身血流的改变或其他原因而引起，需要及时的关注（表 12.4）；

表 12.4　新生儿导管依赖性先天性心脏病

导管依赖性肺循环血流	导管依赖性体循环血流
严重肺动脉狭窄	主动脉缩窄
室间隔完整型肺动脉闭锁	严重主动脉狭窄
复杂性重度肺血管流出道阻塞	左室发育不全综合征
肺动脉闭锁	主动脉弓离断
Ebstein 畸形	复杂性体循环流出道梗阻
解剖或功能性肺动脉闭锁	或主动脉闭锁
完全性大动脉转位	

注：完全性大动脉转位存在的动脉导管未闭会增加肺动脉血流，增加肺静脉回流，使得心房间传导延迟，增加腔室内动静脉血混合程度。

出现明显临床症状的 CHD 虽然需要重视,但往往在生后几周内不会立即危及生命,且不太可能需要紧急治疗;无显著临床症状的缺陷对新生儿的生理影响很少或没有潜在损害。

尽管任何分类方案都有局限性,但病理生理分类对麻醉管理是非常有帮助的,它可以根据疾病的主要影响来制定相应的血流动力学管理目标。CHD 的这样一个分类体系列在表 12.5 中 [25]。

表 12.5　先天性心脏病畸形的生理分类及显著特征

容量超负荷病变特点

- 心房,心室和(或)动脉水平

- 通常会造成左向右分流

- 如果涉及二尖瓣端(房间隔缺损、部分肺静脉异位引流、无梗阻的完全性肺静脉异位引流),就会出现右心膨胀;如果分流至二尖瓣远端(室间隔缺损、动脉导管未闭),则可见左心膨胀

- 症状程度取决于分流量和肺循环体循环流量比率

- 分流大小取决于肺血管张力以及肺循环与体循环阻力关系

- 利尿和降低后负荷是主要管理策略

全身血流量减少病变特点

- 包括导管依赖性系统血流(严重主动脉狭窄、严重主动脉缩窄、主动脉弓离断、左心发育不全)

- 在介入治疗前,需要用前列腺素 E1 维持导管开放状态及全身血流

- 利尿、控制全身及肺血管阻力增加肺循环血容量

- 常需正性肌力药和(或)机械通气支持

肺动脉血流梗阻病变特点

- 包括导管依赖性肺血流(严重的肺动脉瓣狭窄,室间隔完好的肺动脉闭锁)

- 在梗阻解除,肺血流恢复通畅之前,需要用前列腺素 E1 治疗动脉低氧

并行循环

- 典型病变是肺循环与体循环并行的完全性大动脉转位

- 伴有发绀

- 动静脉血混合对于生存十分必要

单心室

- 包括房室瓣闭锁患者(三尖瓣闭锁),重度心室发育不全(左室双出口),或者不适合实施双心室修复术的患者(不平衡的房室间隔缺损)

- 通常这类患者的发绀都是因为心房或心室水平的体肺静脉血完全混合,主动脉或者肺血管流出道的梗阻

- 早期管理的重要目标是优化肺循环和体循环间的平衡

先天性心血管异常的新生儿:解剖、病理生理及麻醉管理

过去 50 年里,围术期管理的不断进步已促使新生儿先天性心脏手术发生了重大的演变,显著提高了术后的存活率且大大改善了预后 [26]。这些进展已允许很多新的方法用于疾病的治疗,早期矫正手术现在优先于早期姑息和后期修复术。合理的早期矫正是基于一个前提,即在早期重建正常的解剖和生理,随后的并发症发生率会降至最低,从而获得最佳的远期结果。因此,新生儿矫正手术的数量已显著增加。

动脉导管未闭

解剖特点

动脉导管是肺动脉(PA)与降主动脉之间的一根连通血管(图 12.2)。这一结构作为 RV 输出到降主动脉的通道是胎儿期的必要组成部分。在某些情况下,动脉导管不能正常闭合,导致导管持续开放。早产儿和呼吸窘迫综合征是发生动脉导管未闭(PDA)的危险因素,近 33% 出生时体重低于 1500 克婴儿受其影响。PDA 在某些遗传性疾病中(如 Holt-Oram 综合征)发生率增加,与宫内病毒感染(风疹)以及宫内药物摄入(丙戊酸钠)相关 [27]。

PDA 可单独或与其他类型 CHD 同时存在,单独 PDA 占先天性心脏疾病病例接近 10%。同时,重要的是认识到导管开放对维持某些心血管畸形患者的肺循环或体循环并得以生存是必要的。下面的讨论仅涉及单纯型 PDA。

病理生理

大动脉水平的连通使体循环和肺循环之间存在分流。两个因素决定了分流的方向和大小:肺血管和全身血管床的相对阻力和分流导管的大小。肺血管阻力显著影响分流的方向。出生后,随着肺血管阻力降低,通过单纯型 PDA 的典型血流方向是从左到右,导致肺血流和心脏的容量负荷增加。

PDA 的临床表现取决于分流量以及肺和心脏对

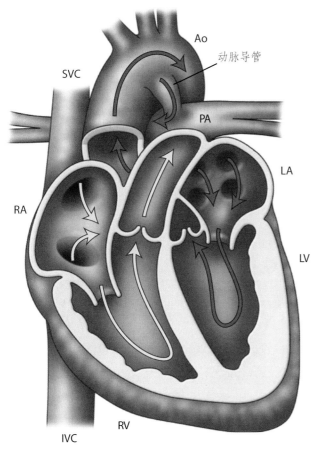

图 12.2　动脉导管未闭的示意图。可见主动脉和肺动脉之间的交通,缺损处分流方向通常是从左到右。IVC:下腔静脉;LA:左心房;LV:左心室;RA:右心房;RV:右心室;SVC:上腔静脉。(见彩图)

分流的反应。一些分流是有限的(小直径),限制血流量在一定范围内;而其他的一些大导管带来的分流使大量的血液从主动脉进入到肺动脉。在后一种情况下,新生儿会出现肺容量超负荷(劳力性呼吸困难,影像学上的肺间质水肿、LA/LV 增大、心脏肥大)和明显的充血性心力衰竭症状。早产新生儿特别容易受到左向右分流的血流动力学的影响,进而发展为肺水肿[28]。PDA 常常造成呼吸系统损害,需要机械通气支持治疗,并且很难脱离支持治疗。在早产儿中,PDA 是支气管肺发育不良和颅内出血的危险因素。舒张期分流(从左到右)又称之为肺动脉窃血,可导致体循环血管床的血流灌注不足和终末器官并发症(如心肌灌注受损,坏死性肠炎等)。导管分流限制不足及肺血流增加会导致肺动脉高压,进一步增加 RV 的压力负荷。

管理

内科治疗的目标旨在控制肺过度循环和心室容量超负荷,大多数情况下,包括限制液体和利尿剂治疗[29]。应用吲哚美辛或布洛芬治疗是为了改变前列腺素代谢促进早产儿动脉导管闭合,是一种行之有效的临床方法[30]。药物治疗对极低体重新生儿可能无效。由于肾、胃肠和脑灌注方面的副作用,实际上应该是禁忌的。手术治疗通常是夹闭分流,最常用的是胸廓后外侧小切口。虽然已经有新生儿甚至早产儿在胸腔镜下行导管闭合术的报道,但这种方法可能更适合于较大的婴儿或儿童[31,32]。经导管 PDA 封堵术是足月儿的一种选择。

麻醉注意事项

足月 PDA 新生儿很少会出现需要干预的明显血流动力学改变,如果并存其他疾病,则更可能需要治疗。婴儿行导管治疗可能出现血管损伤、心律失常或血流动力学不稳定。这些问题源于如血管穿刺困难、导管操作或失血等因素。新生儿行导管结扎手术时,应该遵循小婴儿开胸手术的标准来进行麻醉操作,区域麻醉技术可以改善围术期疼痛管理。如果早产儿需要手术结扎,许多医疗中心选择在新生儿重症监护病房中进行左侧开胸结扎手术,这样就不必将婴儿运送到手术室,由此降低如低体温和意外气管导管脱管等问题带来的风险,尤其对需要高频震荡通气的婴儿更有益。阿片类 - 肌肉松弛药为主的静脉麻醉技术是最常用的方法。

具体问题

• 血管内容量:存在充血性心力衰竭的 PDA 新生儿进行液体限制和利尿剂治疗会导致血管内容量不足 。这种状况单独存在或合并影响心室充盈的外科操作,使婴儿在导管结扎手术过程中易于出现血流动力学改变,需要液体治疗或其他紧急处置。

• 通气:导管结扎手术需要胸部操作以及为达到满意的手术视野需要非通气肺塌陷,这些操作在一定程度上经常会影响气体交换,因此,提高警惕是非常重要的,并且持续监测脉搏血氧饱和度(SpO_2)。建议术前放置额外的"备用"血氧饱和度监测探头,根据术中监测变化随时调节通气参数以达到最佳的气体交换是必要的。

• 肺血流量:导管结扎手术前,重要的血流动力学目标是尽最大可能减少肺血流量增加,以避免心输出量或心功能损害。尽管在这种情况下需要限制吸入的氧浓度,但除了担心早产儿视网膜病变(参见第10章)的风险外,还应该权衡在手术过程中保证足够的全身供氧[33]。

· 失血:由于早产儿或足月新生儿相对小的血容量,即便少量失血也可以对血流动力学产生重要影响。因此,同任何大血管手术一样,合适的血管通路和随时可用的血液制品是必备的。失血通常很少,但也可能致命性大出血。

· 贫血:许多早产儿患有贫血,这增加了充血性心力衰竭的风险。在许多婴儿,输注红细胞纠正贫血能显著改善心脏状态。

· 误扎其他组织结构:导管结扎手术中,误扎邻近的胸部组织如左肺动脉(left pulmonary artery, LPA)、左主支气管以及降主动脉是常见的并发症[34]。在某些情况下,使用脉搏血氧仪 / 血压计进行导管前区(右上肢)和导管后区(下肢)的监测有助于早期识别这些并发症。导管结扎会出现脉压减小,也常伴有舒张压和收缩压的升高。导管结扎术中,这些变化可以确认手术成功。

· 术后并发症:动脉导管结扎术后的其他问题同样值得重视。一是潜在的神经损伤及相关并发症:由于喉返神经在动脉导管附近,在手术中容易受到损伤,导致声带麻痹[35];也有报道,继发于膈神经损伤的膈肌麻痹导致严重呼吸机依赖的病例[36];由于胸导管损伤引起的乳糜胸是罕见的并发症。另一些问题则是早产儿导管结扎后左到右分流消失对心肺功能的影响。在一些情况下,LV 后负荷的急剧增加可能会损伤心肌功能,特别是已经存在室性心功能不全的新生儿[37],可表现为低心输出量和低血压状态。还有一些情况是,由于肺顺应性的变化,可能增加立即行机械通气支持的需要。

主动脉缩窄

解剖特征

主动脉缩窄(coarctation of the aorta, CoA)占所有先天性心血管缺陷的 5%~8%。其解剖特征是邻近动脉导管或动脉韧带区的胸主动脉管腔狭窄,导致体循环血流阻塞(图 12.3)。狭窄可以是节段性的或弥漫性的。在新生儿中,这种病变可以是主动脉弓和主动脉峡部(近端狭窄的区域在左锁骨下动脉和动脉导管之间)发育不全的复杂改变的一部分,这些体征很少发生在年龄较大的婴儿或后天发育中。

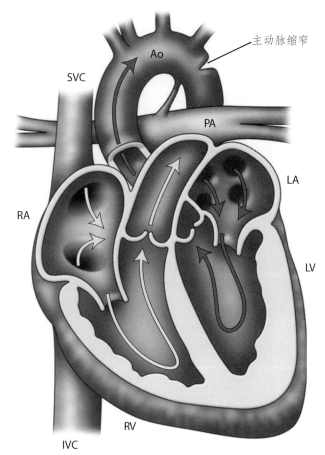

图 12.3 主动脉缩窄的示意图,可见狭窄部位在胸降主动脉。IVC:下腔静脉;LA:左心房;LV:左心室;RA:右心房;RV:右心室;SVC:上腔静脉;PA:肺动脉。(见彩图)

CoA 相关病理学可能包括合并 PDA、二叶式主动脉瓣、主动脉瓣狭窄(aortic stenosis, AS)、主动脉瓣瓣下梗阻和室间隔缺损(ventricular septal defect, VSD)。CoA 也被确定是 Shone's 多种缺陷的一部分,它的特征性病变还包括主动脉瓣瓣下梗阻、降落伞型二尖瓣、二尖瓣瓣上环。

病理生理

如许多其他类型的 CHD 一样,这种疾病也存在不同的病变程度。小婴儿发病通常就意味着更严重的阻塞或并存其他异常。CoA 对血流动力学的影响主要是阻塞体循环血流和远端灌注不足。当 PDA 经由 RV 提供给大部分或必要的全部远端体循环灌注时,CoA 被认为是体循环血流导管依赖性病变。在这种情况下,动脉导管闭合会对机体产生重要影响。当阻塞不严重时,导管闭合会导致 LV 后负荷、舒张末期压力、心肌做功和室壁张力的增加,是诱发心肌缺血的潜在因素。LA 压力增加会导致心房水平的左向右分流和肺血流量增加。LA 高压和肺血流量增加引起肺静脉压升高,继而引发肺动脉高压。并存的缺陷也影响心脏的容量和压力负荷。

管理

重度阻塞的 CoA 新生儿常常需要治疗充血性心力衰竭和可能出现的心功能不全。心输出量差更表明预后不良,临床表现为外周低灌注、代谢性酸中毒、乳酸性酸血症、肾功能不全、心功能不全或休克等[39]。这种情况需要紧急气管插管机械通气,同时还需要复合前列腺素 E1(PGE1)治疗来重新开放 / 保持导管通畅和改善全身灌注。其他治疗包括正性肌力药物的应用及谨慎地降低后负荷。对大部分中度至重度狭窄的病例,手术解除阻塞是首选治疗方法。手术路径是选择正中胸骨劈开术还是胸廓侧切口手术(本章稍后讨论),主要受病理改变影响,特别是主动脉弓发育不全的存在。无论是哪种特定技术和入路,外科手术的目的都是切除狭窄段且去除相邻的导管组织,因其可能是病变的一部分或有潜在引起再发阻塞的可能。新生儿主动脉连续性的建立最好选用自身组织。伴有显著的主动脉弓发育不全的患儿则需要更广泛的重建手术[40,41]。

血管内球囊扩张技术已经在 CoA 新生儿应用,即便在那些有明显横弓发育不全的患儿[42]。然而,很多医学中心倾向于外科手术治疗,以获得更有效的远期结果。

麻醉注意事项

建立充足的血管通路至关重要。主动脉阻断可能引起血管床灌注不足,导致酸中毒和末端器官(脊髓、肾脏、肠)功能障碍。这个问题在年龄较大的儿童通常很少发生,因为侧支循环已经形成。已经有多种策略应用于新生儿和婴幼儿手术中,以力图减少脊髓损伤的可能性[43]。尽管在没有高热的情况下,发生脊髓损伤极为罕见[44],但许多中心在主动脉钳夹前仍常规实施 34℃ ~35℃的轻度低温。经胸 CoA 手术过程中,血流动力学改变包括使用 Ao 钳夹时的高血压、钳夹解除后的低血压及修复完成后的反跳性高血压。反跳性高血压可能与肾素 - 血管紧张素系统中压力感受器反应的改变和异常有关[45]。最近的数据还表明,这些婴儿会发生自主心血管稳态的病理性调节[46]。

具体问题

• 动脉压监测:根据外科手术方案和具体路径(如胸廓侧切口手术和胸骨正中切开术、端端吻合修复、扩大范围的主动脉弓修复、主动脉弓重建、需要心肺转流)选择合适的监测(部位和类型)。应该考虑分别在梗阻的近端和远端位置监测动脉压。大多数情况下,右桡动脉血压监测是最理想的选择,下肢袖带压监测也是有帮助的。

• 手术注意事项:鉴于主动脉弓发育不全者需要更广泛的重建,目的不仅在于立即解除梗阻,还要提供最佳的远期预后,所以经常需要体外循环(CPB)辅助,可能包括使用特殊的旁路技术(如选择性脑灌注)。根据这些方案,其他监测手段(如神经功能监测)可以提高这些治疗的安全性。

完全型大动脉转位

解剖特征

完全型大动脉转位(d-Transposition of the great arteries,D-TGA)占所有 CHD 的 6%。这种畸形在 10% 的新生儿严重性心脏疾病中得到确诊,是新生儿时期心源性发绀最常见的病因,以男孩发病为主。

在完全型转位中,主动脉起源于解剖右心室,肺动脉则从左心室发出(图 12.4)。多数情况下,主动脉位于肺动脉的右前方,与正常心脏中主动脉所处的肺动脉后位相反。这种畸形被认为是由于心脏圆锥动脉干异常旋转和分隔,导致心室动脉连接不一致。

在最常见的缺陷中,存在完整室间隔或小的室间隔缺损。D-TGA 中 10%~25% 合并室间隔缺损。在复杂缺损中,可见大的室间隔缺损和不同程度的肺动脉狭窄(pulmonary stenosis,PS)或左心室流出道(left ventricular outflow tract,LVOT)梗阻。其他畸形包括多发性室间隔缺损、冠状动脉变异和主动脉弓梗阻。

病理生理

在 d-TGA 中,体循环和肺循环是并行(分开的)而不是串联运行。这种解剖异常导致体循环中的脱氧血液和肺循环中的氧合血液的再循环。心内循环的混合对于生存是必不可少的。典型表现为原本看似健康的新生儿出生后不久随动脉导管关闭而出现发绀,对于供氧反应很差甚至没有反应。卵圆孔闭合可导致血液混合不良和严重动脉低氧血症,由于组织氧合受损可能发展为代谢性酸中毒和严重休克。少数情况下,尽管动脉导管通畅,也存在充分的房间隔解剖交通,高肺血管阻力仍旧会导致严重发绀。

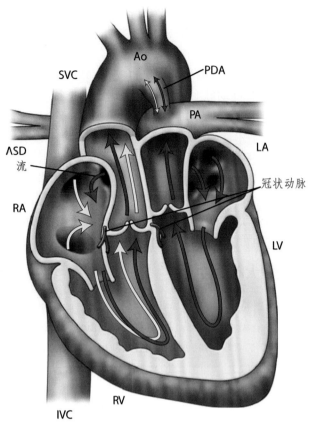

图 12.4 完全性大动脉转位的示意图。可见心室与大动脉之间的异常连接。大多数患者存在动脉导管未闭和房间隔缺损，其交通后引起的动静脉血混合是患者生存的关键因素。Ao：大动脉；IVC：下腔静脉；LA：左心房；LV：左心室；RA：右心房；RV：右心室；SVC：上腔静脉；PA：肺动脉。

在出生后最初几天内，即使存在 PDA、VSD 或 CoA，充血性心力衰竭的症状也不易发生。在伴随心室或导管水平分流的情况下，相对高的肺血管阻力限制过多的分流量。

管理

如果不进行治疗，这种畸形几乎是致命的。术前管理主要由并行循环中混合的允分性决定。PGE1 治疗经常用于增加心内混合量。保持导管通畅的目的是增加肺血流量和回流到 LA 的肺静脉血液容量，LA 压力升高到一定程度促进心房间的流通，最终提高了心内循环的混合。在存在显著低氧血症时，需要施行球囊房间隔造口术以扩大局限的心房间血液通道。

大动脉调转术（Jatene 手术）可用于简单的 D-TGA 手术治疗（图 12.5）。手术能达到解剖学矫正并恢复正常生理功能。具体手术操作包括，在瓣环上

方横断大动脉，分别与相应流出道吻合连接，将冠状动脉移位至"新"的主动脉根部，闭合心内交通以及修复其他缺损病变。早期的手术经验认为，鉴于需要移位和重新植入微细的冠脉血管，某些类型的冠状动脉不能实施这种手术。然而，现今的顾虑就少得多，事实上，许多医学中心不认为异常冠状动脉类型是大动脉调转术的禁忌证。手术的时机也是相对的，鉴于一旦手术完成 LV 将变为体循环心室，所以应在肺血管阻力下降之前进行手术，以防止 LV 的去适应作用[47]。因此，在大多数情况下，这类手术在出生后的最初几周且 LV 后负荷高时进行。新生儿期以后，对这种疾病的治疗方法取决于许多因素，但重要的是，基于存在或不存在的相关畸形及其对左室储备能力的影响下 LV 支持体循环的能力。

麻醉注意事项

如果在进行矫正手术之前需要球囊房间隔造口术，可以在床边或心脏导管室进行。该治疗通常由于严重的动脉低氧血症而紧急实施。这种情况下，主要目标是扩大或建立心房间血流交通以维持心血管稳定，充分的心房血流混合后，可见到明显的临床症状改善。应急设备、药物和血液制品的准备是必要的。在一些医学中心，常规在大多数患病新生儿进行球囊房间隔造口术以保证手术前血液充分的混合。

具体问题

• 心肌缺血：冠状动脉移位手术涉及手术操作、探查以及某些情况下可能的血管拉伸或扭曲。除了修复作用之外，这些操作可使新生儿容易出现冠状动脉痉挛和（或）心肌缺血。因此，术中需要仔细监测可能发生的心肌缺血（监测心电图 ST 段，经食道超声心动图的局部室壁运动评估或 TEE）和考虑降低冠状动脉供血不足的阈值，它们是心室功能障碍、体外循环脱机失败或难治性室性心律失常的病因。在一些医学中心，这些新生儿术后常规应用硝酸甘油输注。

• 左心室顺应性：d-TGA 的新生儿在手术后左心室立即出现相对"僵硬"或无顺应性，表现为对容量的极度敏感，导致左房压显著增加和心输出量下降。由于对心室过度扩张耐受性很差，所以应以左房压力、体循环血压和超声心动图评估的左心室大小为指导，谨慎地给予液体治疗。

• 肺动脉高压：因为手术矫正是在婴幼儿早期肺血管阻力正常下降之前进行的，所以肺动脉高压可

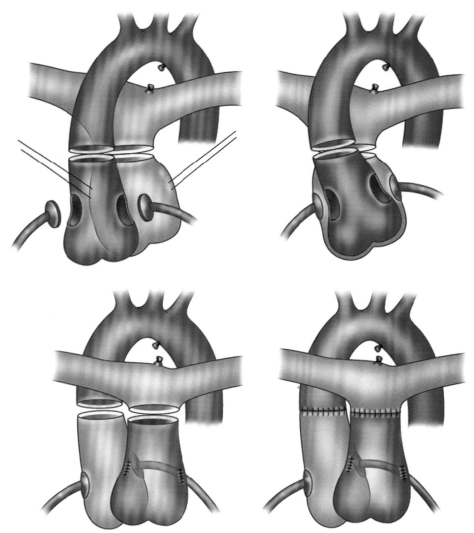

图 12.5 完全性大动脉转位矫正手术的示意图。左上图可见将大血管离断,然后分离动脉导管/动脉韧带,在人动脉瓣膜水平及根部上方将其离断,将冠状动脉从原位分离移位;右上图可见冠状动脉已经被移位至"新建大动脉"的根部(原肺动脉根部);左下图显示利用 Lecompte 法使得肺主动脉干的血流进入后方的新建动脉;右下图可见大动脉吻合已经完成,然后修补原冠状动脉口部位(新建肺动脉)存在的缺损。

能是转流后和手术后的紧急并发症,应考虑右心室支持治疗方案以及肺血管扩张剂的使用。

法洛四联症

解剖特征

法洛四联症(Tetralogy of Fallot,TOF)是儿童期最常见的发绀型心脏病的病因,占 CHD 的 6%~11%。出生后没有立即出现发绀或轻度发绀未能被识别,使得 TOF 被确诊时往往超出了新生儿期,也因此没有被认为是新生儿期最常见的发绀型心脏畸形。

TOF 四项基本病理改变包括大的室间隔缺损、右心室流出道(RVOT)梗阻、主动脉骑跨和右心室肥厚四个部分(图 12.6)。临床表现主要取决于不同的解剖特征,特别是右心室流出道梗阻的严重程度。相关的病理改变包括心房间交通、多发性室间隔缺损、持续存在的左上腔静脉(LSVC)到冠状窦的交通、冠状动脉异常以及主动脉弓偏斜或分支变异。一些病例可能合并如完全房室间隔缺损(俗称为"四通道"缺损)。肺动脉闭锁合并室间隔缺损被认为是 TOF 的罕见形式。

病理生理

TOF 中的右心室流出道梗阻可以出现在不同水平处,其特征在于变化的血流动力学和固定的梗阻部

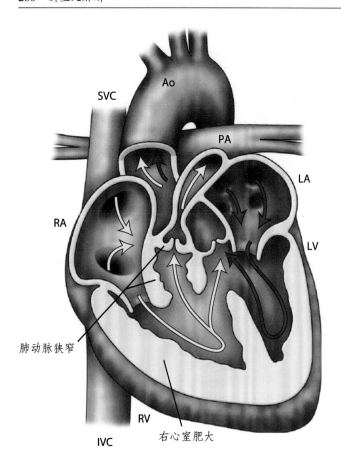

SVC

Ao

PA

LA

RA

LV

肺动脉狭窄

RV

IVC

右心室肥大

图 12.6 经典法洛四联症特征的示意图,包括室间隔缺损、肺动脉狭窄、主动脉骑跨和右心室肥厚,可以看到不同水平(瓣膜下、瓣膜和瓣膜上)的右心室流出道梗阻,箭头所示为发绀病变所存在的室间隔水平的从右到左分流。IVC:下腔静脉;LA:左心房;LV:左心室;PA:肺动脉;RA:右心房;RV:右心室;SVC:上腔静脉。

位。血流阻塞仅发生在肌肉的漏斗区域。相比之下,梗阻部位可发生在瓣膜下、瓣膜和瓣膜上和(或)肺动脉分支内。发绀是由于肺血流量减少和心室的右向左分流,这意味着肺血流量相对低于全身血流量。未闭合的室间隔缺损与右室流出道梗阻使 RV 和 LV 之间的压力相等。右室流出道梗阻和心内右向左分流的增加会引起严重缺氧发作(tet spells),这可导致并发症发病率显著增加或甚至死亡。幸运的是,新生儿期这种情况很少发生。

　　TOF 具有光谱样的临床表现。如果是大的室间隔缺损合并很小的右室流出道梗阻,经心室的分流通常是左向右,新生儿不出现发绀症状。事实上,通常会由于肺过度循环导致一定程度的心力衰竭,是"粉红色"的四联症。而具有严重的肺动脉狭窄/近端肺动脉闭锁的新生儿,临床表现为明显发绀、导管依赖、

并且需要治疗以建立可靠的肺血流来源。光谱中间是 TOF 的"经典"形式,其特征是中度肺动脉流出道梗阻和静息状态下的轻度发绀(全身氧饱和度 80%~90%),大多数新生儿是这样的情况,而在哭闹、激动或疼痛时,发绀加重。

　　在新生儿期,还有一种 TOF 特殊变异类型可能有严重临床并发症,其与肺动脉瓣缺如综合征有关,以肺动脉瓣发育不良、不同程度的瓣膜狭窄和反流为病理学特征。除了 TOF 中常见病变之外。在这种疾病中,肺动脉主干和分支的显著扩张导致气管支气管树畸形,由于空气潴留引起严重呼吸功能损害,并且常常伴有与肺功能不良相关的并发症。

管理

　　对伴有严重右室流出道梗阻和明显发绀的 TOF 新生儿或小婴儿实施有效的手术治疗,目前仍存在争议[48-50]。一些医学中心提倡,先实施体循环到肺动脉的分流手术进行姑息治疗,最常见的方法是通过侧胸廓切开术或胸骨正中切开术植入改良的 Blalock-Taussig 分流器(锁骨下动脉和肺动脉之间的搭桥),然后到婴儿期实施矫正手术。另外的做法则是,即使是很小的婴儿,也要实施包括闭合室间隔缺损、解除右室流出道梗阻以及修复相关畸形的单阶段完全修复手术。外科手术治疗有多方面不同的技术方法,外科医生/机构起决定作用[51]。可以通过经心房和(或)肺动脉入路解除右心室流出道/肺动脉阻塞。在某些病例,通常是更小的婴儿,存在瓣环发育不良,这时需要切开肺动脉环并放置跨肺动脉瓣环的补片。就闭合室间隔缺损而言,根据外科医生的选择可以是经心房、心室或联合入路。考虑到心室切开或跨瓣环补片的使用,可能会影响到远期预后。一些人更喜欢对小婴儿实施姑息手术,而不是完全矫正手术[52]。在一些医学中心,短期替代治疗包括应用 β- 肾上腺素能受体拮抗剂,使流出道"痉挛"和相关的重度发绀风险降至最低。在患儿准备矫正手术的过程中,对于适合的病例行心导管手术,如经皮球囊肺瓣膜成形术或动脉导管支架植入术是有益的。

麻醉注意事项

　　对于尚未修复 TOF 的新生儿,麻醉管理期间主要关注点是可能出现重度发绀发作,导致严重的低氧血症且病死率显著升高。哭闹、浅麻醉、低血容量、交感神经兴奋(或拟交感神经药物)或麻醉相关的体循环阻力下降伴右向左分流增加都可以诱发发绀发作。

紧急处理通常需要滴定血管收缩药物(去氧肾上腺素、去甲肾上腺素或加压素)。通过液体治疗增加心脏前负荷使血流易于通过阻塞的右心室流出道也是有效的方法。应用 β 受体阻断剂(如艾司洛尔或普萘洛尔)能降低心率并延长心室舒张充盈时间,也可以舒张阻塞的右心室流出道,但是在新生儿中应谨慎使用。一旦新生儿稳定下来,通常考虑给予镇静剂、阿片类药物或吸入麻醉药加深麻醉来抑制交感系统兴奋性。考虑到它们的心脏抑制作用,谨慎地滴定给予吸入麻醉药是非常有益的。对 TOF 儿童来说,氟烷是最理想的选择,但目前没有这种药物。异氟烷是第二选择。心脏手术中极少发生难以治疗的重度发绀发作并且需要立即行 CPB 的情况。TOF 新生儿麻醉管理的主要目标是保持心肌功能,促进肺动脉前向血流,尽量降低进一步增加右向左分流可能性。甚至有些问题可能不会影响其他类型的 CHD 的生理状态,却可以影响 TOF 新生儿。例如,机械通气对胸腔内压力可能出现的不利影响,会进一步限制肺血流量。

具体问题

• 肺血管阻力:一般来说,虽然肺血管张力在这一病变中不起主要作用,但新生儿正常的肺血管阻力增加可阻碍血流通过流出道。由于它使右心室流出道阻塞的严重程度难以评估,所以在围术期管理和手术决策中具有重要意义。因此,合理的麻醉目标是最大程度减少肺血管张力的急性升高。

• 冠状动脉异常:冠状动脉异常存在于 5%~12% 的 TOF 患者中,并且可能影响外科手术操作。例如,左冠状动脉可能反常地从右冠状动脉发出并横跨右心室流出道到肺动脉环,靠近或正好处于计划中的跨环切口位置,就需要改变原来的手术计划[53]。

• 动脉血压监测:当选择动脉穿刺置管位置时,应考虑到存在一种相对常见的相关病变,即锁骨下动脉畸形。在这种情况下,当完成修复时,插入和操作 TEE 探头可能压迫食管后血管,导致动脉血压波形变钝或消失。当计划使用改良的 Blalock-Taussig 分流器进行姑息手术时,动脉导管最好放置在移植血管之外的其他血管内,以便于整个术中动脉血压监测不受干扰。

• 主动脉弓偏位:在开胸实施姑息性手术过程中,主动脉弓偏向一侧可影响分流器放置的位置,因此影响手术入路(右侧或左侧胸廓切开术)。虽然术前确定了主动脉弓解剖,但在手术期间定位时,仍是需要注意的问题。

• 手术影响:明确外科手术治疗对生理和围术期管理的影响十分重要,包括以下问题:

－ 在 TOF 外科修复术中,由于跨瓣环的切口和补片破坏了瓣环和瓣膜的完整性导致不可避免的肺动脉反流。在一些病例中,相对"僵硬"的右心室限制了反流量,并且这种受限性的生理状态最初的耐受性良好[54]。然而,在其他一些患儿中,急性右心室容量负荷增加导致舒张功能障碍更加恶化。如果再合并心肌水肿、心肌缺血、心脏操作机械损伤以及由于心室切开 / 跨瓣环补片导致的右心室前壁损伤引起的一定程度的收缩功能障碍,可使术后阶段病情更加复杂。临床表现为手术后的第一个 24 小时出现低心输出量状态。伴有严重低心排综合征的患儿中,自主呼吸或负压肺通气可改善心输出量和脑氧合[55,56]。

－ 完全修复术后,右心室功能会受到上述损害,可能需要正性肌力药物支持。然而,需要强调的是,因为心动过速和收缩力增强可加重任何残存的右心室流出道阻塞的程度,因此可能影响术后修复充分性的评估。

－ 在某些特定的患者中,可能对诸如残存的多发性室间隔缺损、右心室流出道梗阻或显著的三尖瓣反流的病理状态不能很好地耐受。

－ 在矫正手术期间,可能有目的地创建一个类似卵圆孔未闭的心房内交通,以期降低右心室顺应性,便于患者的术后管理。代价是心房水平的少量右向左分流和轻度的低氧血症,目的是维持心输出量。

• 交界性心动过速:在行矫正手术(包括 TOF 修复手术)的儿童中,这种心律失常术后可以立即出现[57]。这种心律失常的特点是窄 QRS 波心动过速(心率大于每分钟 170 次)、房室分离以及室率大于房率。缺少心房对心室的充盈以及舒张期充盈时间缩短可对脆弱的患者血流动力学产生显著影响。这种心律失常的管理策略包括镇静(降低交感神经兴奋性)、减少正性肌力药物的应用、体表降温、纠正电解质紊乱、不同的起搏方式及注射镁剂。在某些情况下,可以静脉注射胺碘酮或普鲁卡因胺进行治疗[58]。对极不稳定的新生儿,循环支持是必要的。预先应用 β 受体阻滞剂可能会降低交界性心动过速的发生[59]。

完全性肺静脉异位引流

解剖特点

完全性肺静脉异位引流（total anomalous pulmonary venous return，TAPVR）占所有 CHD 的 2%。其特点是肺静脉回流的血液通过正常在胎儿期存在的残余连接血管回到肺循环中。因为来自肺静脉的氧合血液被转送到右房，所以该疾病是一种被动性分流。根据异常肺静脉引流的主要途径，该疾病分为（图 12.7）：心上型，经垂直静脉引流至无名静脉或右上腔静脉；心内型，进入冠状静脉窦或右房；心下型，通过共同肺静脉进入门静脉系统，再通过静脉导管到下腔静脉；混合型，结合各种类型。在三分之二病例中，TAPVR 是一种独立的病变。几乎都同时存在心房内交通和 PDA。其余三分之一的患儿合并其他畸形（VSD、CoA、复杂性 CHD，如内脏异位综合征）。

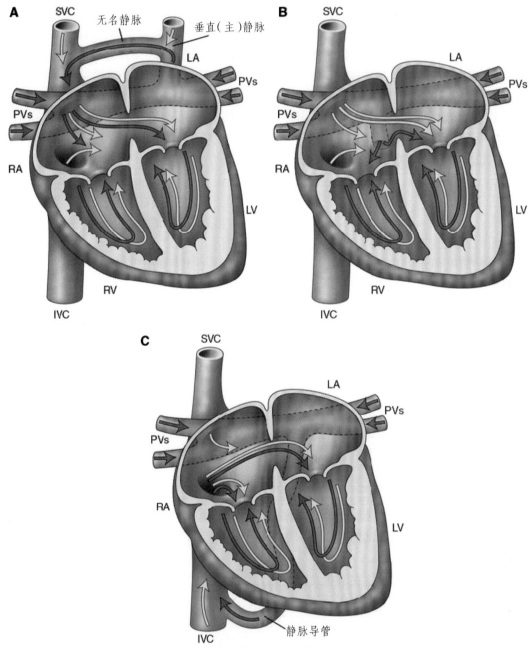

图 12.7　完全性肺静脉异位连接示意图。A 图：心上型，这种病变肺静脉经垂直静脉引流至无名静脉后汇入右房（RA），且大多数患者合并存在房间隔缺损；B 图：心内型，全部肺静脉直接引流入右房或冠状静脉窦；C 图：心下型，肺静脉（PV）通过静脉导管引流到右房，这种畸形病变常合并肺静脉阻塞。IVC：下腔静脉；LA：左心房；LV：左心室；RV：右心室；SVC：上腔静脉。

病理生理

因为胎儿期的高肺血管阻力限制了肺血流量,所以对肺静脉异位耐受良好。在出生后的最初几天/几周中,存在或不存在沿肺静脉途径的阻塞将对这种畸形的生理影响起主要作用。在没有肺静脉阻塞和高肺血流量的情况下,非限制性的 ASD 决定了相对高的全身动脉血氧饱和度和充足的体循环心输出量。然而,随着时间的推移,RV 容量超负荷和充血性心衰症状随之出现,这种生理状况可以引起晚期的改变。相反,限制性心房内交通会加剧动脉低氧血症和降低心输出量。膈下 TAPVR 往往伴有肺静脉阻塞,这是由于静脉导管收缩所致。特点是由肺血流量减少、肺静脉充血、肺动脉高压和呼吸功能受损引起的严重低氧血症。在 TAPVR 患儿中,可见左侧心脏结构相对"发育不全"。

在所有类型的 TAPVR 中,体循环和肺循环的回流血液在心房内完全混合。心房的右向左分流使混合血液进入左心房,然后被左心室射入到体循环中。低氧血症的程度取决于肺静脉阻塞的严重程度。在肺静脉回流受阻的濒死患儿,其可以表现为轻度的、模糊的、呼吸窘迫综合征表现或严重低氧状态。

管理

首要的目标是保证新生儿稳定和必要的呼吸/血流动力学支持。如果婴儿肺静脉阻塞程度很小或不存在,并且临床状态良好,则可以行择期手术治疗。然而,大多数肺静脉阻塞的患者需要紧急手术。合并肺静脉回流阻塞的新生儿需要紧急处置,因为这类患儿通常出现严重的低氧血症。一些学者认为,当存在严重梗阻时,应用 PGE$_1$ 治疗可能是有害的,因为其进一步增加肺血流量,加重阻塞和使氧合更差。然而,也有学者认为,PGE$_1$ 是有益的,因为它可以松弛血管平滑肌,保持静脉导管的通畅,缓解阻塞。总之,无论 TAPVR 具体的解剖结构如何,矫正手术旨在将异位肺静脉重新引导至左心房。

麻醉注意事项

在 TAPVR 新生儿病理改变之前,麻醉管理的首要问题与呼吸和血流动力学支持有关。当存在肺静脉阻塞和严重低氧血症时,通常需要相对高的通气设置,包括高吸气峰压和呼气末正压。修复手术往往在深低温停循环(DHCA)或低流量灌注状态下进行。在脱离 CPB 时,为了在肺血管阻力升高而导致心室后负荷增加的情况下维持射血,正性肌力药和肺血管

扩张剂的使用对支持右心室功能是十分重要的。管理的目标是减少可能存在的心室抑制作用。此外,在这种疾病中左心室顺应性相对较低且容易出现衰竭,表现为血容量增加导致每搏量减少。因此,液体管理应小心谨慎,防止左心室壁过度扩张。

具体问题

- 肺血管反应性:这些婴儿由于反应性肺血管床的存在易于在 CPB 后或术后发生急性肺动脉高压危象。这些发作可以通过深度镇静、降低肺血管张力、给予肺血管扩张剂(包括需要时吸入氧化亚氮)来防治。在危重的情况下,通过直接经胸廓的导管监测肺动脉压力便于实施管理。

- 部分肺静脉异位引流:这种畸形仅包括少数肺静脉异位,并不常合并其他类型的 CHD,但在新生儿期通常没有明显生理影响。

共同动脉干

解剖特点

共同动脉干(TA)是一种相对少见的畸形,仅占先天性心脏病总数的 1% ~2%。大约三分之一的患儿存在 22 号染色体缺失(如 DiGeorge 综合征)。TA 也称为永存动脉干或主动脉干,是指单一动脉根从心脏发出,上升为升主动脉、肺动脉和冠状动脉(图 12.8)。非限制性出口,即室间隔缺损几乎总是存在的,并且共同主动脉干特征性地骑跨于室间隔缺损之上。这种缺陷被认为是由于分隔两个大动脉的圆锥动脉干间隔正常发育失败引起的。

按 Collect 和 Edwards 所述,根据解剖上肺动脉从干血管发出的部位不同, TA 细分为几种亚型(Ⅰ型、Ⅱ型、Ⅲ型)[60]。最常见的解剖变异是介于 Ⅰ型和Ⅱ型之间位置,俗称为 $1/2$ Ⅰ型永存动脉干,相关病变包括动脉干瓣膜问题(瓣膜数量异常、发育不良、狭窄、反流)、冠状动脉起始部位与走行异常,以及主动脉弓异常(右型主动脉弓和主动脉弓离断)。

病理生理

由于来自两个心室的体循环和肺循环的静脉血完全混合后进入单一动脉干,这种畸形导致低氧血症的发生,其血流动力学结果主要与体循环和肺循环在动脉干根部的交通有关,这增加了左右心室的容量和压力负荷。当存在动脉干瓣膜病变(狭窄或反流)时,其会进一步加重。其临床特征主要取决于两个因素:肺血管阻力和肺动脉内任何狭窄的存在,它们决

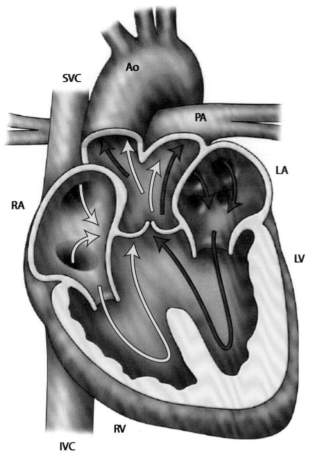

图 12.8 起源于双心室共同主动脉干的示意图。这种畸形病变存在体循环和肺静脉回流血液的混合。Ao：主动脉；IVC：下腔静脉；LA：左心房；LV：左心室；PA：肺动脉；RA：右心房；RV：右心室；SVC：上腔静脉。

定了从动脉干根部进入肺血管床的血容量。

由于正常状态下相对高的肺血管阻力，新生儿出生后早期往往能很好地代偿。随着阻力的降低，与肺循环超负荷和充血性心力衰竭相关的症状随之发生。当存在肺动脉分支狭窄的情况下，由于肺血流充分受限，新生儿的临床状态能够保持稳定。如果阻塞严重，则出现明显的发绀症状。

管理

在大多数情况下，术前需要进行抗充血性心力衰竭治疗，必要时，使用强心剂。目前最佳的方法仍是在新生儿时期进行手术修复，包括在动脉干根部移除肺动脉主干，修复产生的缺损，补片修补室间隔缺损，右心室流出道重建以及修复其他相关病变。考虑到在这一病变中肺血管阻塞性疾病可能进展迅速，应早期进行根治手术。

麻醉注意事项

TA 新生儿的围术期管理的主要挑战在于平衡肺血管和全身血管的阻力，以保证 CPB 前这段时间心血管系统的稳定。低肺血管阻力导致血流动力学损害，因为肺循环超载会出现窃血现象，特征为体循环动脉血氧饱和度升高、动脉舒张压降低和脉压增大。这种情况会引起体循环输出量下降、低血压，而且由于远端血管床灌注不足而引起氧供降低，并可能诱发心肌缺血，预示可能出现危重状态。事实上，这种畸形病变被认为是围术期不良事件发生风险极高的先天性病变之一 [61]。

因此，未修复的 TA 新生儿的麻醉管理要点主要集中在控制肺血流和保持足够的体循环心输出量。通过降低吸入氧浓度（如果可能，尽量接近室内空气）和增加动脉二氧化碳分压（$PaCO_2$）来增加肺血管阻力是限制肺血流量最常用的方法。由于麻醉、正压通气和血管内容积的变化，在 CPB 前这段时间内控制肺循环超负荷很困难，甚至会出现体循环动脉血压降低。如果发生心肌缺血，心电图会出现相应的变化。应用心肌抑制药物时，需小心谨慎。低血压的处理策略包括容量治疗、增加红细胞压积以及适当地使用正性肌力药 / 血管收缩药。在心脏手术期间，可以在肺动脉分支临时放置阻塞器来限制肺血流，增加心输出量。该方法可能会导致可预料的动脉氧饱和度下降，通常需要增加吸入氧浓度。

具体问题

• 残余病变：手术后，残余室间隔缺损或动脉干瓣膜反流会造成的左心室容量超负荷，心脏一般很难耐受。修复后，TEE 检查在评估中起主要作用，能够排除血流动力学变化显著的动脉干瓣膜狭窄和右心室流出道梗阻，检查房室瓣膜反流评估心室功能状态。

• 肺动脉高压：患病的新生儿在 CPB 后和重症监护期间极容易出现肺动脉压力的急剧增加。这种倾向可导致心脏急性失代偿，并发症发生率显著升高，甚至死亡。肺动脉高压危象的围术期管理将在本章后续部分讨论。

重度主动脉瓣狭窄

解剖特点

先天性主动脉瓣狭窄（AS）占 CHD 总数的 3%~6%，而有症状的新生儿和婴儿占主动脉瓣狭窄病例

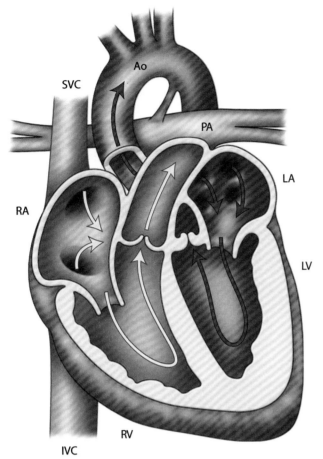

图 12.9　重度主动脉狭窄的示意图。Ao：主动脉；IVC：下腔静脉；LA：左心房；LV：左心室；PA：肺动脉；RA：右心房；RV：右心室；SVC：上腔静脉。

的 10% 以下，这与这种病变少见的特点一致。重度 AS 的瓣膜特征在于瓣叶融合，常见二叶畸形，其次为瓣叶严重增厚和发育不良（图 12.9）。主动脉环、主动脉根部及升主动脉也有一定程度的发育不全，且在多数情况下，存在左心室舒张功能降低及二尖瓣反流，这种状态通常与乳头肌的萎缩和梗死，以及心内膜纤维弹性组织增生（EFE）有关。在一些婴幼儿患者中，还可能存在不同程度的左心室、二尖瓣或主动脉弓发育不全。

病理生理

　　主动脉瓣口狭窄引起的左心室射血受阻，导致左心室收缩期压力、跨瓣压力梯度增高，心肌收缩力和左心室壁张力增大。由于心肌氧供和氧需比例不平衡，增厚的心肌有发生心内膜下心肌缺血的风险。左心室心内膜纤维弹性组织增生就是由心肌缺血后继发的心内膜下氧供不足引起的。心肌纤维化可导致

严重的心室功能损伤以及左室舒张末压和左房压的显著升高。心内膜纤维弹性组织增生伴左室扩张 / 功能障碍则预后不良。跨主动脉瓣的大梯度压差给左心室的体循环功能带来严重压力。

　　胎儿期严重 AS 可导致由进行性心内膜缺血和严重心肌功能障碍引起的水肿。在新生儿中，大多数重度狭窄患儿通过主动脉的射血量不足以维持心输出量，而通过动脉导管的右向左分流占到体循环血流量的大部分。事实上，通过导管进入主动脉弓的逆行血流对冠状动脉和脑部起灌注作用。

　　新生儿可以表现出严重的心力衰竭或休克的症状和体征，这通常与导管缩窄或闭合有关。新生儿充血性心力衰竭的临床表现包括呼吸急促、厌食、盗汗、发育障碍、肝肿大和奔马律等。低心排状态与严重的心室扩张和功能障碍有关，其临床特征表现为外周灌注不足、面色苍白、四肢湿冷和乳酸血症。乳头肌梗死是一种重症的表现。在新生儿中，全身性代偿反应包括全身血管收缩、血容量增多和心率增快。重度 AS 的生理改变是复杂的，而且不仅损伤心血管系统还会影响其他主要器官功能。

管理

　　胎儿时期的充血性心力衰竭和水肿给我们提出了特殊的挑战。经胎盘的洋地黄治疗已被用于胎儿的心力衰竭管理。近年来，专业医疗中心已经尝试对重度 AS 的胎儿实施干预，希望通过改变子宫内环境来阻断疾病进展 [62]。新生儿重度 AS 如不经治疗死亡率极高，PGE_1 是维持全身灌注挽救生命的内科治疗。危重新生儿的同步治疗包括机械通气支持以减少呼吸做功，应用利尿剂，必要时，给予正性肌力药以增加心输出量。

　　AS 治疗的方案包括经皮球囊瓣膜成形术和外科手术。在一些情况下，经导管介入治疗是有利的，但也是存在争议的。如果进行手术治疗，手术方法受到主动脉环、根部、主动脉下区域大小，二尖瓣和左心室的耐受情况以及共存畸形等因素的影响。常用的手术方式包括主动脉瓣膜切开术（开放 / 闭合）、联合切开术、主动脉修补术、Ross 手术、Ross-Konno 手术或其他主动脉根部扩大手术、Damus-Kaye 手术和 Norwood 姑息手术等。心脏移植可能是某些婴幼儿唯一可行的选择。机械循环支持在患病新生儿可以作为术后心衰或等待心脏移植时的过渡期支持治疗。

麻醉注意事项

重度 AS 新生儿的麻醉管理是非常具有挑战性的,需要考虑的不仅仅是麻醉还有手术过程。血流动力学失代偿可以在麻醉诱导期间、导管介入治疗或外科手术期间的任何时间发生。即使非常小心地诱导也可导致心血管不稳定,因为镇静剂 / 麻醉药会降低交感神经的兴奋性,这可能是新生儿的主要代偿机制。由于主动脉瓣瓣口面积受限,心脏按压可能无效。因此,应该认识到极端情况发生的可能性,并非常谨慎地进行操作。准备好应急药物和除颤设备至关重要。 此外,考虑到在导管介入手术期间或 CPB 前可能会需要紧急循环支持,这些情况都需要深入的探讨。

不管围术期管理和治疗的任何阶段,重点都在于优化心室的充盈和功能,不能忽视在心力衰竭时心脏容量超负荷可能带来的不利影响或正性肌力药物引起的心肌做功增加及心室充盈时间缩短。有潜在心肌抑制的药物、麻醉剂和其他围术期治疗措施必须谨慎使用。

具体问题

- 经导管介入治疗:经导管介入手术的并发症发生率在新生儿中更高。可能的并发症有出血、室性心律失常、球囊扩张期间的短暂性心肌缺血、出现主动脉瓣反流或加重,以及血管穿刺造成的动脉损伤。

- CPB 后的问题: CPB 后的主要问题包括残余体循环血流受阻、手术造成或加剧的主动脉瓣反流,由于相关缺损导致的血流动力学波动以及心肌功能障碍。

左心发育不全综合征

解剖特点

据估计,左心发育不全综合征(hypoplastic left heart syndrome, HLHS)占 CHD 总数的 2%,这种先天畸形的形态特征,包括主动脉闭锁或狭窄、二尖瓣闭锁或狭窄、主动脉弓发育不全、主动脉缩窄、动脉导管未闭和心房水平交通(图 12.10)。 虽然 HLHS 存在多种类型,且左心室发育不全的程度不同,但经典病变是左心室显著不发育(主动脉和二尖瓣闭锁),以及升主动脉明显发育不全 [63]。

病理生理

HLHS 通常在子宫内、出生时或在出生后不久就能诊断。大多数患儿足月产,并且在出生时表现正

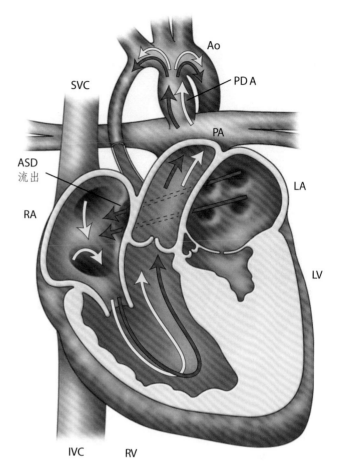

图 12.10　左心发育不全综合征示意图。可以看到小左室结构及动脉导管水平从右到左的分流。导管可以使顺行血流进入降主动脉,逆行血流反流到主动脉弓。心房水平的交通允许左心房血液分流。ASD:房间隔缺损; IVC:下腔静脉; LA:左心房;LV:左心室;PA:肺动脉;PDA:动脉导管未闭;RA:右心房;RV:右心室;SVC:上腔静脉。

常。在主动脉闭锁的情况下,通过动脉导管的右向左分流能提供全身的血流,所以它被认为是"导管依赖性循环"。心房间交通允许肺静脉血流返回到右心房中,并与体循环静脉血混合后进入右心室和肺动脉主干。

HLHS 的临床表现不同,一些婴儿表现出发绀和(或)肺静脉充血的特征,有的则会出现低心输出量或心血管系统濒临或已经崩溃的不良迹象。急性失代偿状态与导管收缩及全身血管床的灌注不足有关,进而导致代谢性酸中毒和乳酸血症。在大多数情况下,由于血液不能(主动脉闭锁)或实际上没有顺行性通过主动脉瓣膜(严重的主动脉瓣狭窄),通过动脉导管的分流血液,不仅是体循环输出量的全部来源,而且还提供冠状动脉血流。所以影响临床表现的

病理问题取决于血液经心房间交通的受限程度或某些患儿拥有完整的房间隔。有时存在侧支静脉，可以使左心房血液流到循环的其他地方。如果不存在侧支循环，危重新生儿表现出严重的低氧血症和酸中毒，需要立即引起重视。这是导致预后不良的主要临床问题[64]。

管理

HLHS 的早期管理包括，优化新生儿的临床状态和通过给予 PGE$_1$ 维持导管通畅[65]。机械通气、纠正酸碱平衡紊乱和正性肌力药物支持治疗是必要的。管理的主要策略是控制肺循环与体循环血流比(Qp/Qs)和优化氧供(图 12.11)[66]。通常采取多种措施维持相对高的肺血管阻力，从而限制肺血流量和增加体循环血流量。在大多数情况下，维持正常血液碳酸值或允许轻度高碳酸血症，同时(或)限制吸入氧浓度可以达到这一目的。给予氮气和低浓度氧气的混合气体也可以适当升高二氧化碳分压，从而增加肺血管阻力和平衡 Qp/Qs[67, 68]。一项评估吸入混合气体在降低肺部循环超负荷和改善全身灌注中的作用的研究发现，吸入二氧化碳(3%)改善了脑氧合和平均动脉压，而吸入低氧混合气体(17% 氧)却对两者没有影响[69]。新生儿由肺循环超负荷引起的高 PaO$_2$ 可能意味着全身血流量减少。这种情况会伴有严重的代谢性酸中毒，并伴随高代谢器官灌注的进一步减少(如内脏血流减少引起的坏死性小肠结肠炎)。

已经有多种方法应用于此疾病的管理中，这也反映出即使到今天新生儿 HLHS 的治疗还面临着严峻的挑战[70]。目前，可选择的策略包括对濒死患儿的临终关怀和不干预；逐步姑息性手术策略；早期导管介入联合外科手术治疗(杂交手术)和随后的姑息治疗，以及心脏移植等[71,72]。

新生儿期 HLHS 的早期手术策略被称为 I 期姑息手术或 Norwood 手术。它涉及使用自体肺动脉根部血管和同种人工移植材料进行新生主动脉重建，以减轻体循环流出道阻塞；房间隔切除术以便于肺静脉顺利回流到右心房，以及通过改良的 Blalock-Taussig 分流器(图 12.12)或右心室到肺动脉管道(改良 Sano，图 12.13)确保可靠的肺血液回流[73]。右心室在姑息手术阶段同时支持两个循环，手术后并发症与发病率和死亡率有显著的相关性[74]。

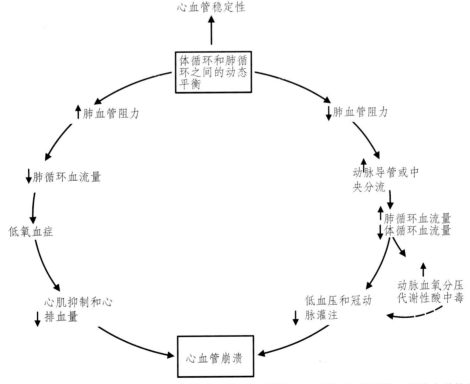

图 12.11　左心发育不全综合征新生儿姑息手术治疗前后体循环和肺循环的生理平衡，以维持血流动力学的稳定(Hansen DD, Hickey PR. Anesthesia for hypoplastic left heart syndrome: use of high-dose fentanyl in 30 neonates. Anesth Analg 1986,65: 127-132.)。PBF:肺循环血流量;PVR:肺血管阻力;SBF:体循环血流量;SVR:体循环血管阻力。

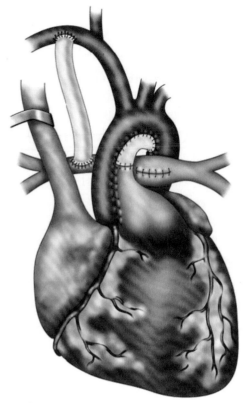

图 12.12 体循环到肺动脉分流的 Norwood 手术示意图（改良 Blalock-Taussig 分流术）。

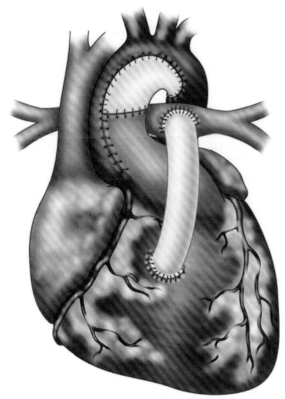

图 12.13 右心室肺动脉连接的 Sano 改良 Norwood 手术示意图。Ao：主动脉；IVC：下腔静脉；LA：左心房；LPA：左肺动脉；LV：左心室；PDA：动脉导管动脉；RA：右心房；RPA：右肺动脉；RV：右心室；SVC：上腔静脉。

对 HLHS，杂交手术可以作为新生儿期 I 期重建术的替代姑息治疗手段（图 12.14）[72]。方法涉及联合导管介入手术和外科手术的策略，首先由介入医师通过动脉导管放置支架以保证其通畅，再由外科医生在肺动脉分支双边结扎以限制肺血流量。增加心房间交通的措施（球囊房间隔造口术）通常在该手术后立即或几天内进行。这种杂交手术将主动脉重建延期到婴儿后期被认为可能是有益的，因为脆弱的新生儿往往不耐受 CPB 或相关技术，如深低温停循环。在这些婴幼儿中，Norwood 重建术与随后的上腔静脉肺动脉吻合术 或 Glenn 吻合（II 期姑息）相结合，可以有效地合并前两个阶段的姑息性手术通路。杂交手术是用于高危 HLHS 新生儿还是作为常规优先选择，一般根据医疗机构自身而定。

麻醉注意事项

由于 HLHS 的早期干预风险非常高，因此必须保证绝对可靠的血管通路，并确保所有监测设备在手术开始前运行良好。在手术室内，围术期管理的原则与之前讨论的一致，仍旧是维持心输出量、氧供、肺循环和体循环之间血流平衡。外科医生闭塞部分肺动

脉分支人为地限制肺血流，这对麻醉管理是有益的。麻醉方法则因不同医学中心而异，有的首选大剂量阿片类药物 - 肌肉松弛剂的方法，而其他机构则限制使用阿片类药物，把吸入麻醉药视作更好的选择。

目前提倡使用 α- 肾上腺素能阻断剂（酚妥拉明）作为在 CPB 的降温期间扩张外周血管的最佳手段，长效 α- 肾上腺素能阻断剂酚苄明能够改善全身氧供[75]，由于 SaO_2 诱导的血管阻力区域差异被酚苄明降到最小，因此，在术后可以通过提高吸入氧浓度来改善全身氧供[76]。

具体问题

• 姑息手术治疗：第 I 阶段姑息治疗（体循环 - 肺动脉分流或右心室 - 肺动脉导管）以及采用的灌注方法（循环停跳或顺行性脑灌注）仍然取决于外科医生和相应的医疗中心[77]。这些因素会影响选择动脉血压监测的位置，并且可能需要使用额外的监测设备，包括脑部功能监测。在其中一些患者中，由于特殊的 CPB 方案，可能会需要额外的监测（参见监测部分）。改良的 Blalock-Taussig 分流器允许整个心动周

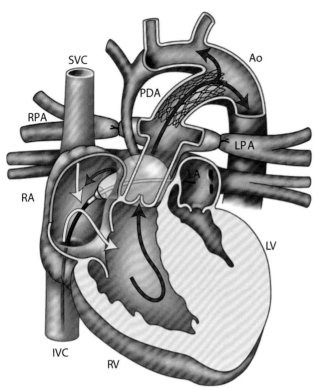

图 12.14　左心发育不全综合征杂交手术示意图,包括导管支架置入、肺动脉分支结扎及心房间交通扩大。

期期间都有肺血流,而在 Sano 连接导管中,血流主要发生在收缩期。与改良的 Blalock-Taussig 分流器相比,Sano 导管允许较窄的脉压和相对高的舒张压,这有利于终末器官和冠状动脉的灌注。所以,一部分医疗中心首选 Sano 方案以改善术后进程,这种相对稳定的循环也被认为可能降低婴儿在等待第二次姑息性手术期间的死亡率[78]。在一项关于 HLHS 婴幼儿进行 Norwood 手术的大样本研究中,与使用改良的 Blalock-Taussig 分流器相比,无移植物的右心室至肺动脉分流术后一年的生存率更高,此后,两组间生存率无显著差异[77]。

- 优化右心室:在 HLHS 中,右心室作为体循环的泵源,因此围术期应重点考虑尽最大努力维持 / 增强右心室功能。

- 平衡循环:在脱离 CPB 后,管理重点是优化肺和全身血流之间的平衡。常规的管理策略是监测动脉血氧饱和度,以 75%~80% 作为合理区间值来进行评估。如果脱离 CPB 后动脉血氧饱和度小于预期值,并且排除了诸如分流器尺寸不合适和分流闭塞 / 扭曲等可能因素后,应采取措施降低肺血管阻力并增加全身动脉血压,以试图改善肺血流量。在这种情况

下,保持相对高的血红蛋白浓度十分重要,以增加氧的运输和防止贫血引起的低外周血管阻力。同时,也应该考虑过度输注和红细胞增多症的副作用,特别是考虑到对血流从体循环到肺动脉分流以及这一连接开放的潜在负面影响。如果降低肺血管阻力的策略不成功,可以考虑吸入氧化亚氮作为选择性肺血管扩张剂。如果动脉血氧饱和度大于预期值,则合理地降低吸入氧浓度,并维持正常血碳酸值或轻度的高碳酸血症。如果能保证充分的心输出量和组织灌注,相对高的动脉血氧饱和度则可接受。

- 混合静脉血氧饱和度监测:混合静脉血氧饱和度(SvO_2)可用于单心室新生儿 I 阶段姑息手术后生理监测以确保全身氧合,需要外科医生在外科手术期间直接放置具有血氧定量功能的经胸导管[78]。有报道的方案是使 SvO_2 值大于 50%、平均动脉压大于 45mmHg、正常血碳酸值,并根据需要调节氧浓度以维持 SpO_2。以 SvO_2 为导向的氧供和指导方案已经被证实和新生儿 HLHS 良好预后相关[79,80]。

- 术后问题:无论外科技术如何, HLHS 患者在脱离 CPB 后面临的主要挑战是出血、心肌功能障碍、血流动力学不稳定。其他可能出现的问题包括肾功能障碍或肝损伤[81]。由于上述原因,可能会延迟闭合胸骨,甚至可能需要术后机械循环支持。有报道,在 Norwood 手术后,立即常规使用循环支持有利于术后管理,但大多数中心并没有将之作为常规管理[82]。

- 杂交手术:先对新生儿进行杂交手术可将 Norwood 手术风险推迟到婴儿期的后期,将使新生儿获益很大。虽然对于危重新生儿疾病,如 HLHS,远离标准手术环境也是一个重要的挑战,但对实施杂交手术的新生儿麻醉管理报告显示了术中和术后早期的血流动力学相对稳定[83]。此外,经验表明,大多数新生儿不需要输血或正性肌力药支持,并且在手术结束时或在婴儿进入重症监护后不久就可以进行气管拔管。

主动脉弓离断

解剖特征

　　主动脉弓离断(interrupted aortic arch, IAA)是指主动脉弓不连续,是一种罕见病变,仅占所有 CHD 的 1%,但大多数患儿都合并有 DiGeorge 综合征(22q11 染色体微缺失)。

　　根据离断发生的部位,该畸形可分为三型:A 型,

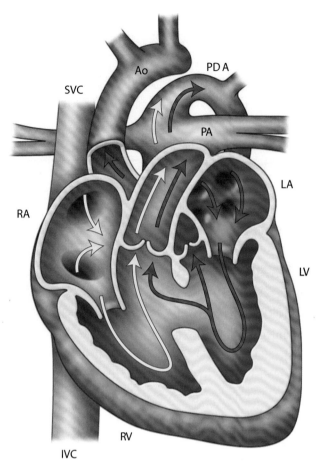

图 12.15 B 型主动脉弓离断（IAA）示意图，中断位于左颈总动脉与左锁骨下动脉之间，离断水平以上的体循环主要靠动脉导管动脉（PDA）提供。Ao：主动脉；IVC：下腔静脉；LA：左心房；LV：左心室；PA：肺动脉；RA：右心房；RV：右心室。

中断位于左锁骨下动脉起点的远端；B 型，中断位于左颈动脉与左锁骨下动脉之间（最常见的类型，图 12.15）；C 型，中断位于颈动脉之间。病理学改变常与后方错位的室间隔缺损有关，导致右心室流出道的阻塞。通常还伴随右位主动脉弓、锁骨下动脉起源异常、永存主动脉干或主肺动脉窗等解剖异常。

病理生理

动脉导管的开放是 IAA 患者存活的必要条件，其保证中断远端的全身血管床灌注。IAA 的新生儿特征表现为充血性心力衰竭、灌注不足、动脉导管闭合后的心源性衰竭 / 休克以及偶尔出现的差异性发绀。在这些方面，生理学表现类似于严重的主动脉缩窄。室间隔缺损的存在可导致肺循环超负荷及相关影响。

管理

IAA 一旦确诊，如何维持婴儿生命状态的稳定至关重要。尽早给予 PGE₁ 治疗以维持动脉导管通畅。根据需要给予抗心衰治疗和应用正性肌力药。手术在新生儿期确诊后就需立即进行。手术包括主动脉弓重建、室间隔缺损闭合和可能的主动脉下阻塞部位切除。更常见的是，早期进行主动脉弓修复及肺动脉环缩术（PAB）的姑息手术治疗，将完全修复手术延迟到婴儿期进行。如果右心室流出道阻塞严重（特征为主动脉下狭窄，环形 / 主动脉根 / 升主动脉发育不全），可能需要替代方法，包括主动脉根扩大、置换或其他复杂的手术措施。在一些情况下，需要采取单心室方案。

麻醉注意事项

尽管超声心动图能够诊断大部分新生儿 IAA，但仍需要其他术前检查来进一步明确主动脉弓具体的解剖异常。由于许多检查都在外部场所进行，这增加了对患儿的管理难度。

在重建主动脉弓之前，维持 PGE₁ 输注是至关重要的。药物治疗反应良好常意味着在中断的近端和远端区域之间没有显著的压力差。由于 PGE₁ 治疗能够引起呼吸暂停及其他临床问题，所以新生儿在重症监护室内接受 PGE₁ 治疗时，往往需要气管插管和机械通气。

具体问题

• 监测：在 IAA 患儿中，全身动脉血压和脉搏血氧饱和度的监测部位的选择是一个重要考虑因素。它由主动脉弓的解剖和其共存异常来决定。例如，B 型 IAA 合并左位主动脉弓和异常右锁骨下动脉时，由于供应四肢的血管中没有一个靠近离断部位，因此，任何肢体部位都不能测量到离断部位近端的动脉血压。因为，在主动脉弓重建的 CPB 期间，不能记录到灌注压力，这会影响到外科手术的方案。在这种情况下，神经功能监测可以起到保证作用。关于脉搏血氧饱和度，在未修复的 IAA 新生儿中氧饱和度会存在差异，在靠近由主动脉弓中断部位供血的血管床中数值更高，而由动脉导管血流灌注的远端的数值较低。

• DiGeorge 综合征相关问题：由于 DiGeorge 综合征新生儿会出现低钙血症，应当经常测量血钙水平，并根据需要补充钙剂。同时，应考虑到 DiGeorge 综合征还可能并存包括免疫缺陷等非心脏问题。应使用辐照血制品防止可能出现的致命的输血相关的移植物抗宿主病。

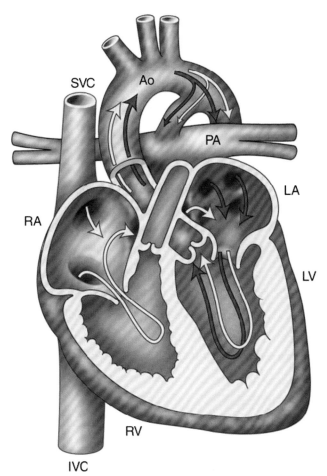

图 12.16　重度肺动脉瓣狭窄的示意图,动脉导管是肺血流的主要来源。Ao:主动脉;IVC:下腔静脉;LA:左心房;LV:左心室;PA:肺动脉;RA:右心房;RV:右心室;SVC:上腔静脉。

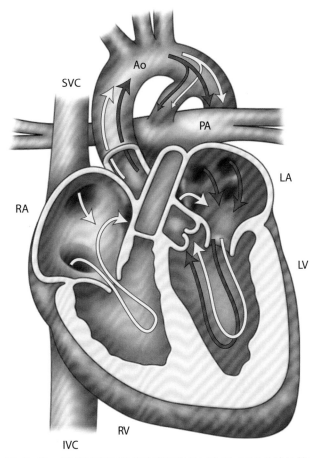

图 12.17　室间隔完整型肺动脉闭锁的示意图,可见动脉导管未闭、右心室发育不全及房间隔缺损,有时,还存在一定程度的三尖瓣反流。动脉导管是手术前肺血流的主要来源。心房间交通使血液右向左分流。Ao:主动脉;IVC:下腔静脉;LA:左心房;LV:左心室;PA:肺动脉;RA:右心房;RV:右心室;SVC:上腔静脉。

- 手术因素:IAA 的外科手术可能相当复杂,特别是伴随右心室流出道阻塞时,需要经历较长的 CPB 期和心肌缺血时间,这可能是一个非常大的挑战。

重度肺动脉瓣狭窄和室间隔完整型肺动脉闭锁

解剖特征

肺动脉瓣狭窄是婴幼儿右心室流出道阻塞的最常见形式,占 80% 以上。在成年 CHD 患者中,这种病变接近 10%。经典的病变是肺动脉瓣叶的融合 / 增厚导致外周瓣的形成和瓣膜管腔的变窄。在心脏的影像学中,常能发现收缩期瓣膜隆起的特征性改变。

肺动脉瓣 / 右心室流出道阻塞是重度肺动脉瓣狭窄(图 12.16)和室间隔完整型肺闭锁的特征病变

(图 12.17)。重度肺动脉瓣狭窄是新生儿最严重的瓣膜阻塞形式,肺动脉瓣融合形成了限制性的针尖样开放。在简单或单纯的重度肺动脉瓣狭窄患者,室间隔是完整的,并且存在心房间交通(卵圆孔未闭或房间隔缺损)。室间隔完整型肺动脉闭锁病变的特征在于右心室流出道为膜性或肌肉闭锁以及右心室腔、漏斗区域和肺动脉大小的多样性。这种缺陷占最常见的新生儿发绀型先天性疾病病因的第三位,占婴儿所有先天性病变的 3% ~4% [84]。

三尖瓣、右心室和肺动脉异常在这些缺陷中(三尖瓣叶异常,三尖瓣环形发育不全,右心室腔、肺动脉主干及分支缩小)都常出现,但新生儿中更严重的病变是肺动脉闭锁和室间隔完整。

病理生理

发绀是这两种先天性心脏畸形常见的临床表现，低氧血症的严重程度由肺血流量的减少和心房间右向左分流的程度决定。导管依赖性肺血流是这种新生儿常见病理改变。重度肺动脉瓣狭窄阻塞的严重性由瓣膜变窄的程度决定。在室间隔完整型肺动脉闭锁中，由于流出道完全阻塞，血流不存在跨瓣膜前向流动。这些病理的主要生理结果是右心室的收缩压升高超过体循环压力。

在重度肺动脉瓣狭窄的婴幼儿，漏斗区域（肺动脉下区域）发生增生反应，加重流出道梗阻同时降低右心室腔容积。随着时间推移，右心室会代偿性肥大以维持右心输出量。然而，这会导致右心室顺应性降低和舒张功能障碍。同时，心内膜下心肌缺血导致心肌梗死和纤维化，引起心脏收缩功能障碍，最终发生心室扩张和充血性心力衰竭。

室间隔完整型肺动脉闭锁存在冠状动脉和右心室之间的异常交通，以及多支冠状动脉变异。这种情况下，心肌可以依靠直接来自右心室的冠脉血流（右心依赖性冠状动脉循环）[85]。这是一种脆弱的状态，易导致患儿进展为心肌缺血和梗死。

在重度肺动脉瓣狭窄和室间隔完整型肺动脉闭锁这两种病变中，三尖瓣结构异常常导致三尖瓣反流，尤其是存在右心室高压时，极易导致右心房扩张。

管理

重度右心室流出道阻塞治疗的主要目标是维持新生儿生命体征的稳定和应用 PGE₁ 保证肺血流量。可选择导管介入治疗和外科手术治疗两种方式。对于不适合导管介入治疗的解剖异常或导管介入治疗效果不理想时，可能需要手术治疗。对于重度肺动脉瓣狭窄的婴幼儿，最常用的心脏导管介入治疗是经皮球囊瓣膜成形术和导管支架置入术。外科手术选择包括肺动脉瓣膜切开术和（或）部分瓣膜切除术，同时需要解除梗阻部位或跨瓣环补片修补。少数患者最好选择连有从右心室到肺动脉导管的瓣膜置换术，罕见情况下甚至需要体循环到肺动脉的分流。

对于室间隔完整型肺动脉闭锁的新生儿，任何治疗前都应有血管造影结果，以确定是否存在右心室与冠状动脉之间的交通[86]。同时，制订治疗方案时，还应考虑可能存在的显著冠状动脉异常（狭窄、离断）。在存在右心室依赖性冠状动脉循环的情况下，当完成右心室减压或肺动脉瓣穿孔术时，应警惕与右心室压

力降低相关的心肌缺血或梗死的可能性。如果存在特有的漏斗管或其他有利的解剖结构，则可以考虑射频瓣膜贯通术和球囊扩张术。这些手段已经成功运用于新生儿患者中，可使血流顺行性进入肺动脉[87]。然而，在许多婴幼儿患者中，肺血流量是不足的，表现为减少或终止 PGE₁ 治疗时动脉血氧饱和度明显下降，这时需要通过外科手术（即体循环 - 肺动脉分流术、瓣膜切开术）来增加肺血流量。有研究报道，经心室瓣膜切开术与体循环 - 肺动脉分流联合的方法可促进右心室结构重建，最终增加双侧心室修复的可能性[88]。同时，导管支架植入术在这些病变中也已成功应用。根据右心室的大小和建立双心室循环的可能性，也可以考虑重建右心室流出道；如果存在诸如严重肺动脉发育不全的解剖异常而无法实施确切治疗，则应考虑姑息手术进行体循环 - 肺动脉分流以促进血管发育；如果存在重度冠状动脉阻塞、心肌缺血 / 梗死或左心室功能障碍等致命损伤时，则需要考虑心脏移植。

麻醉注意事项

重度肺动脉狭窄或室间隔完整型肺动脉闭锁的新生儿管理重点是，通过持续的 PGE₁ 输注治疗以确保动脉导管的通畅。通过导管的介入治疗能有效的缓解阻塞症状，但如果在一些婴儿中存在心室形态 / 结构异常、相对较小的肺动脉瓣 / 三尖瓣环、肺动脉发育不全和心房水平右向左分流的情况下，动脉血氧饱和度可能不会立即改善。介入手术治疗后，需要继续进行 PGE₁ 治疗并不少见。在缓解右心室阻塞的导管介入手术期间，特别是在球囊扩张期间，由于动脉导管保持通畅，且心房间的交通足以维持左心室充盈，使患儿对血流动力学变化具有相当好的耐受性。在患有肺动脉闭锁或室间隔完整型肺动脉闭锁的婴幼儿中，应注意监测冠状动脉异常导致的心肌缺血倾向。当新生儿行其他心脏手术时，充分的术前准备也是最重要的。

在解除右心室流出道阻塞的手术后，应该谨慎地使用正性肌力药，因为它可以加重右心室流出道血流动力学梯度，增加修复手术效果评估的困难。其他的麻醉事项需要根据手术术式、方法以及 CPB 相关的问题。

具体问题

- "自杀式右心室"：在导管介入或外科手术充分解除瓣膜阻塞后，可能导致所谓的"自杀式"右心

室的生理改变。因为，在没有阻塞时，肥大的漏斗部肌肉强力收缩导致显著的流出道阻塞。当出现严重阻塞和低心输出量时，可能需要进行容量扩充和（或）β 受体阻断剂的治疗，重要目的是通过避免显著的心肌抑制或右心室后负荷增加来维持右心室的功能。

- "环形"分流生理学：术后可能发生的另一个重要问题是"环形"分流。主要是由于存在大的 PDA（或导管支架）或在肺动脉瓣介入术后体循环 - 肺动脉分流器放置引起的肺动脉瓣反流造成的。这会导致逆行的分流血液流回右心室，而由于三尖瓣关闭不全又进入右心房。然后血液再通过心房间交通进入左心房、左心室和主动脉，最后重新进入分流器。这种状态是非常危险的，因为，它可能导致显著的右心室容量超负荷和肺循环窃血现象。所以，这种不可持续的血流动力学状态需要立即进行高级的支持和（或）紧急治疗以挽救生命。

主肺动脉窗

解剖特征

主肺动脉窗（aortopulmonary，AP）也称为主动脉肺动脉隔缺损，是一种罕见的先天畸形，仅占全部 CHD 的 0.1%。其解剖特征是在升主动脉和肺动脉之间的管壁存在缺损，从而在两者之间形成交通（图 12.18）[89]。从解剖学和生理学的角度来看，这种畸形类似于永存动脉干；但不同于永存动脉干，其存在两个不同的半月瓣。根据交通的大小和部位的不同，将 AP 分为几个类型[90]。本病可孤立存在，但在大多数情况下与其他心血管畸形（PDA、心内交通、TOF、右心室双出口或 IAA）并存。

病理生理

AP 窗分流量的多少取决于交通的大小、肺动脉压力，以及肺血管和全身血管床间的相对阻力。缺损处的左向右分流和肺血流的增加可以引起肺动脉压力升高、左心容量超负荷及充血性心衰的症状。未修复的交通会导致患儿相对较早的出现肺血管疾病。

管理

尽管经皮导管闭合交通的方法已有报道，但本病的治疗还应首选外科手术治疗[91]。在大多数情况下，需要补片来修复缺损，并且在手术时同时解决相关的病理改变。

麻醉注意事项

新生儿 AP 麻醉处理原则等同于其他大血管交

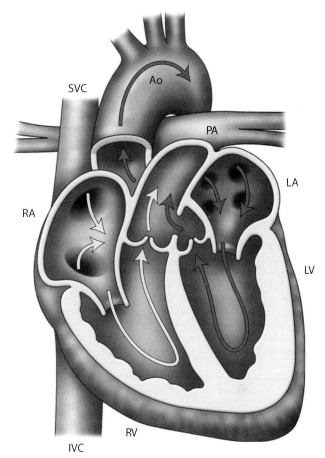

图 12.18　主肺动脉窗（AP）的示意图，可见大动脉之间存在从左到右的分流。Ao：主动脉；IVC：下腔静脉；LA：左心房；LV：左心室；PA：肺动脉；RA：右心房；RV：右心室；SVC：上腔静脉。（见彩图）

通性疾病（如 PDA）或其他进一步增加肺血流量造成损伤的心脏缺陷性疾病，维持肺循环和体循环之间的血流量平衡同样适用于该疾病。

Ebstein 畸形

解剖特征

Ebstein 畸形是最常见的先天性三尖瓣异常，但总体上是罕见的，占 CHD 总数的 0.3%~0.7%。其特征为三尖瓣的下移畸形，即三尖瓣的膈瓣叶和后瓣叶向右心室心尖方向移位及过长的"风帆状"前瓣叶（图 12.19）。二尖瓣反流程度和临床表现主要由瓣膜移位和发育不良的程度决定。疾病可导致在接近正常三尖瓣附着处的右心室区域发生心房化，右心室远端部分为功能心室腔。大多数患儿存在心房间交通、一定程度的右心室发育不良和（或）心室功能障碍。其他可能的相关缺陷包括严重的肺动脉瓣狭窄 / 瓣膜闭锁和

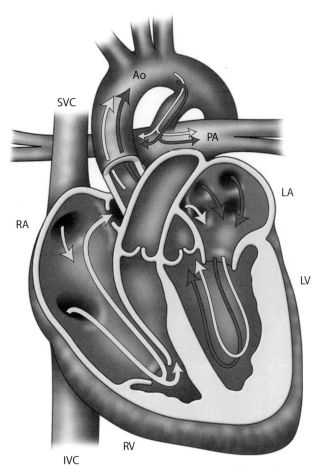

图 12.19 Ebstein 畸形的示意图,可见三尖瓣瓣叶移位、三尖瓣反流和从右至左的心房水平分流。存在功能性肺动脉狭窄/闭锁的新生儿中,动脉导管动脉是肺血流的主要来源。Ao:主动脉;IVC:下腔静脉;LA:左心房;LV:左心室;PA:肺动脉;RA:右心房;RV:右心室;SVC:上腔静脉。(见彩图)

PDA。一些情况下,难以区分右心室输出降低是功能性还是解剖性肺动脉狭窄/闭锁引起的。而且通常合并预激综合征(Wolff-Parkinson-White 综合征)。

病理生理

本病中三尖瓣反流可导致右房压力增加和右心容量超负荷。当右房压力增加并超过左房压力时,就会扩展原有的心房间交通,出现从右向左的心房水平分流,引起肺血流量减少和临床发绀症状。过长的三尖瓣前叶可导致右心室功能性阻塞。另一个常见的病理改变是右心室收缩功能异常。这些因素可对左心室产生不利的影响:①右心室的扩张和(或)功能障碍限制了左心室的充盈;②异常的室间隔可影响左心室的结构和功能(心室相互依赖性)。

Ebstein 畸形临床表现宽泛,从轻微的或无明显症状到难治性充血性心力衰竭,甚至死亡。在子宫

内,它可以导致胎儿水肿。新生儿的血流动力学状态主要受三尖瓣反流的严重程度、右心室流出道阻塞的存在/程度、右心室的大小和功能,以及相关的结构缺陷等因素的影响。发绀最常见的原因是由于肺血管阻力升高导致的右向左心房分流。严重的三尖瓣反流不可避免地导致充血性心力衰竭,如果性质严重,可导致循环衰竭。存在临床表现的新生儿提示问题严重、通常预后不良。

其他心脏问题可能会使 Ebstein 畸形新生儿临床特点复杂化。可能发生与心房扩张或异常传导通路相关的房性心律失常,并且肺动脉瓣狭窄或闭锁(功能性或解剖性)可进一步减少肺血流量。

管理

有些婴幼儿患者仅需要保守治疗和定期随访。在有症状的新生儿,需要干预的主要问题是充血性心力衰竭和低氧血症,必要时,利尿和正性肌力支持治疗。新生儿早期低氧血症可通过降低肺血管阻力、增加肺血流来改善。重度肺动脉瓣狭窄或闭锁必须进行治疗。通常很难区分低氧血症是由肺血管阻力升高还是由解剖结构的右心室流出道阻塞造成的。因此,经常需要给予 PGE$_1$ 治疗以维持导管通畅,直到可以确定低氧血症的原因或产生预期的肺血管阻力降低。对危重新生儿患者,应早期启动其他措施以降低肺血管张力和支持治疗。

在新生儿时期常需要导管介入治疗和(或)心脏手术。导管介入手术的目的是缓解右心室流出道梗阻和(或)增加肺血流量(肺动脉瓣扩张/造孔术、导管支架置入术)。外科手术的选择需根据诸如解剖学的细节、相关缺陷、心室大小和功能、新生儿临床状态等因素决定。常用的手术方法包括体循环-肺动脉分流术、三尖瓣修复术、预期将实施单心室方案的姑息手术和心脏移植等。然而,在危重新生儿患者中,各种手术方法的总体成功率往往都不高。

麻醉注意事项

心脏复律、心导管术或外科手术通常需要麻醉管理。Ebstein 畸形的新生儿由于存在不稳定的临床状态,诸如三尖瓣反流、发绀、充血性心力衰竭、乳酸性酸中毒或濒临循环衰竭等,对麻醉医师提出了严峻的考验。

具体问题

• 呼吸状态:在患病的新生儿中,早产、间质性肺水肿及肺发育不全等因素会造成肺功能损伤。机械通气支持管理需要考虑上述因素,同时,也要权衡

增强顺行性肺血流量的需要。

· 肺血管阻力：右心室后负荷增加会导致右心室扩张和左心室功能障碍。因此，重要的不仅要优化右心室收缩功能，还要积极地避免肺血管张力增加造成的双心室功能受损。

· 心律失常：Ebstein 畸形新生儿常出现多种心律失常，最常见的是室上性心律失常，其他还包括房室传导阻滞和室性心律失常等。患儿通常对这些心律失常耐受性差，需要积极的治疗包括心脏复律、应用抗心律失常药物治疗和(或)心脏起搏。

· "环形"分流：这种病理生理改变也会发生在这一病变的手术治疗之后，如前一节所述。

CHD 新生儿术前评估

病史和体格检查

麻醉医师进行全面的术前评估以识别和预测影响 CHD 新生儿围术期管理的因素是十分重要的。评估应从回顾产前病史开始，包括孕期的详细信息，如孕产妇疾病(如糖尿病、高血压)、用药史、毒品滥用、家族史等。然后，尽量掌握胎儿时期的检查结果，因为，目前多数情况下，心血管疾病的诊断"在子宫内"就已确定。除解剖结构的细节外，其他需要注意的具体问题包括心血管系统的功能评估、心脏外其他畸形的存在情况、遗传综合征或可能有影响的其他病症，以及胎儿的总体健康状态。分娩时，应获得的相关信息包括孕龄、Apgar 评分、与新生儿复苏有关的情况以及出生后需要立即治疗。如果是出生后确诊的心脏疾病，麻醉医师应了解诸如临床表现、住院治疗情况、能够明确心血管畸形的所有诊断性检查结果，治疗措施及对这些措施的反应等详细资料。同时，了解并存疾病情况或可能影响其他器官系统及影响麻醉管理的潜在问题是十分重要的。

体格检查应注意新生儿体重和身长。全身状况包括呼吸窘迫程度、是否存在发绀 / 乏氧程度以及总体临床状态。记录生命体征包括测量上肢和下肢血压，以及四肢之间的任何压力差。记录导管前和导管后水平的 SpO_2。仔细检查气道、呼吸和心血管系统。呼吸系统评估需要注意频率和呼吸模式、是否存在干 / 湿啰音及肋间肌凹陷等体征。如果新生儿正接受氧气治疗，应记录吸入氧浓度。如果存在气管插管，应注意当前气管内导管(ETT)的置入日期，回顾最近的胸部 X 线检查，确认 ETT 在嘴唇 / 鼻子的深度。同样，如果正进行机械通气，应注意通气模式和参数的设定。心脏检查应包括心前区活动、心脏听诊、杂音和奔马律的评估。记录现有的血管通路、导管通畅性以及导管尖端位置。腹部检查是否存在肝脾大。四肢检查应包括脉搏、毛细血管再充盈、皮肤温度和颜色以及外周灌注情况。

相当多的 CHD 婴幼儿(1/8)存在染色体异常。应注意可能影响麻醉管理的特异性体征或其他非心脏的异常状况。了解其正在应用的药物的适应证、剂量和给药途径等。

辅助检查和实验室资料

CHD 新生儿术前应常规检查心电图，以评估心腔扩张和(或)心室肥大、心律失常及心肌缺血的存在(图 12.20)。近期的胸片能够提供心脏大小和形状、心腔扩大或肺血管的相关信息(图 12.21)。此外，它还可用于记录 ETT 管、胃管和留置的静脉置管的位置。超声心动图和其他影像检查(磁共振成像、计算机断层扫描、心导管造影术)有助于描述畸形的结构和功能。所有这些检查结果都应仔细回顾并记录。

常规检查患儿的全血血细胞计数、电解质水平、血糖、肝 / 肾功能化验及凝血检查 [凝血酶原时间、部分凝血活酶时间和国际标准化比值(INR)] 等。同时，回顾最近的血气分析结果以评估患者的氧合、通气和酸碱状态。对其他已经完成的辅助检查(头部超声和肾脏超声)结果也应了解。

知情同意

术前访视使麻醉医师有机会见到患儿家属，讨论麻醉计划，并告知在手术准备中存在的问题。患有心脏病的新生儿接受外科手术可能意味着存在较高并发症甚至死亡的风险。此外，与其他新生儿手术相比，心脏手术的麻醉管理也承担了更大的危险 [61, 92]。虽然不能确定麻醉本身对手术整体风险贡献的大小，但是讨论在围术期可能遇到的潜在的麻醉问题是十分必要的。

新生儿心脏手术是一个重要的工作，非常期望得到父母的理解和重视。某些情况下，特别是那些出生后诊断心脏疾病或者之前已经很好地度过婴儿期的患儿，父母们可能存在明显的压力。术前咨询提

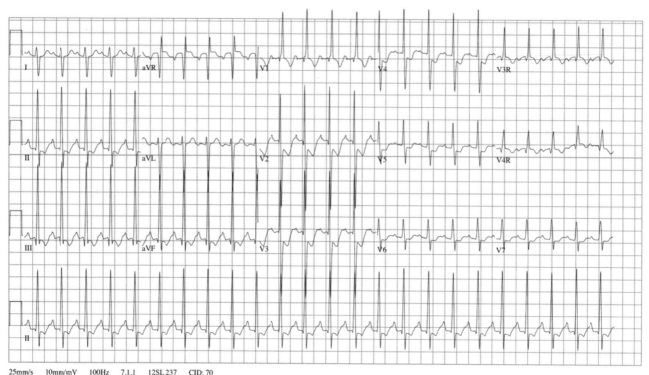

28-JAN-2013 17:06:22   TEXAS CHILDRENS HOSPITAL

24-JAN-2013 (4 days)   Vent. rate   145   BPM   ** ** ** ** * Pediatric ECG Analysis * ** ** ** **
Male   PR interval   150   ms   Normal sinus rhythm
                        QRS duration   86   ms   Right atrial enlargement
                        QT/QTc   258/400   ms   Right ventricular hypertrophy
                        P-R-T axes   71 105   -35   Possible Biventricular hypertrophy
                                                        ST depression in anterolateral leads
                                                        ST abnormality and T-wave inversion in Inferolateral leads

25mm/s   10mm/mV   100Hz   7.1.1   12SL 237   CID: 70

图 12.20 动脉干畸形新生儿的术前心电图记录。Ⅱ导联中的高尖 P 波峰值意味着右心房扩大,心前区导联高电压提示可能存在双心室肥大,以及广泛的 ST-T 段改变提示可能存在心肌缺血。(见彩图)

供了一个机会,以消除父母的焦虑,回答他们的问题,向父母承诺整个围术期团队会坚定不移地致力于良好的术后结果。

禁食时间

应遵循现有的新生儿术前禁食指南[93]。CHD 患儿的胃排空时间会延长[94]。相当数量的婴儿术前需要维持静脉输液。由于优化心室前负荷可限制麻醉和外科手术对血流动力学的不利影响,充分的补液对于存在梗阻性疾病、发绀性疾病或者单心室生理状态的患儿尤为重要。

新生儿心脏手术的围术期注意事项

麻醉实施者

新生儿心脏外科手术的麻醉应该由在小儿心脏

病方面具有丰富经验、受过良好训练的麻醉医师来承担。要求麻醉医师广泛了解各种先天性心脏病的解剖和生理异常、疾病病史、管理方案以及整体的近期和远期预后。全面掌握疾病过程、血流动力学变化、麻醉药和外科操作的影响显得非常重要。熟悉围术期治疗包括可能出现的问题和并发症是十分必要的。除了上述认知技能之外,对有严重心脏病的小婴儿的治疗还需要娴熟的技术。良好的沟通和与其他团队成员有效的协作对于确保得到最佳结果是十分重要的。

转送至手术室

大部分需要在出生后几周内接受心脏外科手术的婴儿都是在新生儿或心脏病房进行重症监护治疗。在术前,多学科合作的团队尽力维持和优化患儿重要器官功能为手术做准备。转送期间,医护人员应与手术室团队很好的沟通确保告知患儿最近临床状态的

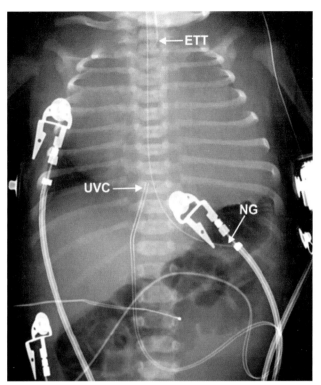

图 12.21　先天性心脏病新生儿 X 线显示明显的心脏扩大。气管导管（ETT）的尖端刚好在锁骨上方应立即调整。鼻饲管（NG）置于胃内，脐静脉导管（UVC）尖端的位置良好。

变化、目前治疗和其他相关问题。在转送过程中，主要应考虑保温、充分的气道支持 / 通气、谨慎维持必需的输液、紧急气道设备和急救药物的可用性。要了解输液管道的扭曲和输注系统高度的变化会影响必备药物的给药速度。在某些情况下，供给室内空气或特定吸入氧气浓度（空气和纯氧之间），需要简易呼吸囊、氧气筒或者空 / 氧混合系统。生命体征和血氧饱和度监测是非常必要的。

麻醉前用药

　　因为新生儿没有恐惧分离或者其他形式的焦虑风险，所以很少需要麻醉前用药。在某些罕见的情况下，麻醉前用药是为了将代谢应激降至最小，或使哭闹或抵抗的婴儿更容易建立静脉通路。特别需要注意，如法洛四联症患儿可能出现严重发绀发作，慎重使用用术前用药。用药后，须密切注意脉搏血氧监测和供氧[95]。

静脉通路

　　麻醉中的液体管理、血液制品输注和给药必须依靠绝对可靠的静脉通路。大部分患有心脏病的新生儿准备好外周或预置静脉导管，以利于静脉麻醉诱导。对于没有建立静脉通路的患儿，应该在麻醉诱导前建立外周静脉通路。导管的大小及是否建立多个静脉通路取决于新生儿的临床状态和治疗的性质，绝不要仅仅依靠患儿已经建立的静脉通路。

　　所有的新生儿，尤其是患有卵圆孔未闭或存在其他心内交通有潜在右向左分流的患儿，注射药物及静脉输注管路里的空气必须被完全清除。空气过滤器很难在术中使用，因为它可以限制输注液体、丙泊酚和血液制品的速度，但可以在术前和术后的药物输注中使用。

抢救药物准备

　　鉴于 CHD 新生儿可能出现血流动力学抑制，术前应备好急救药物，方便麻醉医师可以迅速取用。在转运至手术室、从手术室转出或其他任何实施麻醉的场所，这些抢救药物都必须随时可以使用。

生理学监测

　　监测手段的选择取决于患儿的临床状态和所实施的治疗。除了常规监测外，复杂的心脏外科手术还需要如下的进一步监测手段。

心电图

　　在心脏外科手术中，使用五导联心电图监测心率、心律和 ST 段变化。大多数情况下，监测仪显示 II 导联和 V5 导联，其他导联可根据需要来调出。心率的改变可能是因为缺氧、浅麻醉、刺激、血容量不足或者外科操作引起。心律异常可由缺氧、电解质失衡、酸碱平衡失调、血管内 / 心内的导管以及临近胸腔的外科操作造成。心电图和 ST 段分析可以显示心肌缺血。

脉搏血氧测定

　　动脉血氧饱和度监测在心脏外科手术中非常必要。根据解剖和病理生理的不同确定监测部位。血氧饱和度可提示心内或者大血管水平分流以及肺血流情况。除了提供连续氧饱和度和心率监测，脉搏氧饱和度的波形还可以反应末梢灌注和心排出量。为了防止传感器突然失灵，放置备用传感器是明智的方法。

二氧化碳监测仪

　　二氧化碳监测仪可以确认气管导管的妥善安置、

充分的通气及肺血流量,还可以帮助识别影响肺顺应性的紧急问题。呼气末二氧化碳($ETCO_2$)监测可以大致反映肺动脉血流情况,并在其发生变化时起到很好的监测作用。特殊的例子就是在肺动脉环缩术(PAB术)中,$ETCO_2$监测可以引导操作获得最佳效果。值得注意的是,发绀型心脏病患者由于肺血流改变和通气血流比失衡,测得的$ETCO_2$值会低于$PaCO_2$[98,99]。

体温监测

所有心脏外科手术需常规监测体温。需要体外循环的病例,需要采集多部位的温度参数。常用部位包括鼻咽、直肠、膀胱、食管、鼓膜和皮肤。目的是监测核心(中心)、外周温度以及可能的脑内温度,因为在体外循环过程中低温具有重要的器官保护作用。体温监测还可以帮助确定循环停止前合适的冷却时间或相关体外循环方案。同样的,体温监测在复温过程中也是必要的。虽然低体温是新生儿手术治疗过程的一部分,但不必要的低体温会增加氧耗,引发酸中毒和有害的血流动力学及凝血变化。

动脉血压监测

无创监测

无论是否有动脉置管,在所有新生儿心脏外科手术中都常规使用尺寸合适的血压袖带,因为,它可以在动脉导管故障时,提供患儿的血压情况。不同位置的血压监测还可以发现上下肢之间血压的差别,这取决于患儿的病理状态和外科手术操作。合适的测定点的选择取决于存在的解剖异常及之前实施的外科手术(如 Blalock-Taussig 分流、动脉离断、锁骨下动脉成形)。

有创动脉监测

新生儿心脏外科手术的复杂性要求常规进行有创动脉血压监测。除了提供连续的血压监测外,还可以反复采集血样测定血细胞压积、酸碱平衡、动脉氧分压和二氧化碳分压、血糖、钙离子水平以及电解质情况。

有创监测部位

新生儿进行有创监测的部位很多,每个部位都有其特定的优缺点。脐动脉血压监测对于新生儿来说,是独一无二的。在患儿出生最初的几天,可采用此血管行动脉置管。理想的脐动脉导管置入位置是在 T6和 T10 之间(高位)或者在 L3 和 L5 之间(低位)。脐动脉的优点包括置管容易与确切,很少出现主动

置管(错位)或引起外周血管不良反应(置管部位血管痉挛、体外循环时的血管收缩)。一般来说,脐动脉可以提动脉血压的最佳波形并易于采血。并发症包括可能导致特定血管床(如肾脏)的血流阻塞、远端栓塞、血栓性并发症(如肠系膜、腹主动脉、肾动脉)以及感染等。新生儿使用内置导管行肠道喂养时发生坏死性小肠炎的问题也应引起重视[100]。超过7~10 天的新生儿不推荐使用脐动脉监测血压。

新生儿最常用的有创血压监测部位是桡动脉。它可以经皮穿刺置管,采用 Seldinger 方法置入 22# 套管。必要时,可以在超声引导下完成[101, 102]。在体外循环后,桡动脉血压波形有时出现衰减,在这个时期动脉压监测某种程度上来说是一种挑战。解决办法是外科医生将一个小针头插入升主动脉监测主动脉根部血压,或者将一根压力监测装置直接连接到动脉插管上。在任何时候,血管痉挛都会影响血压测定的准确性,这个问题可以通过导管内注入利多卡因和罂粟碱来解决。

在进行桡动脉穿刺置管之前,应该了解解剖和手术计划。在主动脉缩窄的情况下,应该采用右侧桡动脉置管,它能反映出灌注脑和冠状动脉的近端主动脉压力,即使术者钳夹左侧锁骨下动脉,依然可以采集到动脉血压。采用右侧桡动脉穿刺置管监测血压,还可以指导局部脑灌注的管理(后面章节会进行讨论)。如果存在变异或食管后方右锁骨下动脉,并计划使用经食道超声,则不鼓励使用右侧桡动脉置管。因为,探头置入食道后压迫血管,会造成动脉波形减弱或变平。如果外科医生计划在肺动脉分流处放置改良的 Blalock-Taussig 系统,那么不建议在同侧行动脉置管,因为血管被暂时阻塞会使血压无法被测出。此外,血管开放后所测得的数值也未必准确。

尺动脉和桡动脉构成手部双重血液供应。选择桡动脉而非尺动脉穿刺是为了保证手部供血,尺动脉的血管容量常常更大,它也可作为置管监测有创动脉血压的一种选择。Allen's 试验用于评估手部远端循环通常很困难,具有不确定性,并且不常用于新生儿。

有操作者发现尺动脉穿刺要比桡动脉穿刺更容易,特别是患有唐氏综合征的婴儿。这一群体先天性心脏疾病发病率高,他们的经皮桡动脉穿刺具有挑战性。为了防止手部发生缺血,在桡动脉发生血栓或者反复尝试置管失败之后,尺动脉穿刺置管是禁忌的。有文献报道,尺动脉、桡动脉和股动脉置管都有类似

造成远端缺血的风险。

因为肱动脉是没有侧支循环的末端动脉，考虑到远端肢体缺血的风险，所以不推荐肱动脉穿刺置管。然而，有很多中心还是不计后果地应用。例如，某机构在新生儿和婴儿动脉穿刺中，肱动脉作为第二选择（桡动脉外），在 386 名患儿中行肱动脉置管未发生主要并发症 [105]。

足部动脉（足背和胫后血管）可以作为动脉血压的替代监测部位。尽管它们不是动脉置管的第一选择，但是这种方法在不实施体外循环/低温的手术期间或重症监护监测时是非常有用的。其缺点包括，低温 CPB 后，不能确切的反应中心动脉压，还有，因为脉波放大造成与中心压形成很大差异，后者在某些时候可以混淆脉压。

右颞动脉在历史上曾用于新生儿重症监护病房的血压监测 [106]。目前，只有在其他位置均不能进行动脉监测的情况下（如主动脉缩窄或主动脉弓离断，患者因为锁骨下动脉的畸形而导致远端血管的狭窄或闭塞），在权衡利弊后，才能考虑实施右颞动脉穿刺测压。在这种情况下，颞动脉是唯一可以反映灌注大脑和冠状动脉的升主动脉血压的监测位置。颞动脉置管相关的严重的并发症是，即使非常小的管道冲洗量，仍可将栓子冲入大脑和眼循环血管。颞动脉监测的确切并发症是严重神经损伤/失明 [107]。

动脉剖开置管

如果经皮动脉穿刺操作失败，可以通过外科手术显露血管来实现动脉置管。在一些医疗中心，获得动脉通路主要是靠切开置管或早期就采取该方法。外科切开的优点包括显露速度快，可以直视动脉/导管置入，使得血管损伤、夹层形成和血肿的风险最小化；缺点包括因瘢痕形成造成血管损伤。如果利用切开法置入桡动脉导管，拔除导管后超声多普勒检测到的血流恢复时间将会延长。将来，在同一血管再置入导管，也会困难许多。

中心静脉压力监测

中心静脉通道除提供中心静脉压力监测外，还可以保证血管活性药物快速而安全地进入中心循环，实施血管内容量治疗以及输注血液制品。通过中心静脉导管将血液制品/液体快速直接输注入心脏时，要十分小心，如果输注的液体加温不充分或者钾离子浓度升高都会引起相应并发症。此外，静脉压力波形监测可以帮助识别异常节律（如交界性节律，图

12.22），微调心脏起搏器设置，判断患儿静脉回流是否充足（如导管置入颈内静脉时，上腔静脉引流）。上腔静脉采血可以测定混合静脉血氧饱和度，间接反映心排量和氧供情况。总的来说，最小直径的导管可以经皮置入，深度取决于置入部位 [108]。在某些情况下，经胸腔置入导管是有利的（见下文）。术后应该常规利用 X 线确定中心静脉导管尖端的位置。其位置不超过上腔静脉或者下腔静脉与心脏的结合处，以避免发生心脏穿孔或者心脏压塞（将尖端限制在心包膜以外）。

超声引导

使用成像技术可以明显提高中心静脉置管的成功率和安全性 [102, 109]。包括音频多普勒和彩色血流/频谱多普勒辅助二维成像的各种超声得到成功应用。实时超声引导可以提高成功率，减少操作时间，并降低颈内静脉置管并发症的发生率 [110, 111]。

经皮中心静脉置管部位

新生儿有几个部位可以进行中心静脉置管。除了小婴儿血管细小带来的挑战，静脉解剖、血管通畅状态/之前的尝试性操作、容量状态、操作者的技术和经验都影响着穿刺的成功率。穿刺位置的选择因不同医疗机构而不同，大多数情况下，选股静脉和颈内静脉。

脐静脉置管在新生儿出生的前几天可以作为中心循环通路。在导管置入过程中，其导管尖端可能进入肝静脉，也可能经静脉导管进入下腔静脉，因此，必须确定导管尖端的位置。如果导管进入下腔静脉，X 线会显示导管尖端是处于横膈膜水平面上方，这是监测中心静脉压和直接将药物输注到心脏的最佳位置。如果导管尖端置入肝脏，那么它就不能准确测定 CVP，并且可能因为给予血管活性药物而引发相关并发症（肝坏死或门静脉血栓）。这种情况下，应该考虑另选位点进行中心静脉置管。脐静脉置管的突出优点就是保留其他部位的静脉用于将来需要时行静脉置管。尤其是在计划行阶段性姑息治疗和预期行一系列心导管置入术的新生儿是非常重要的，在这些情况下，静脉导管至关重要。脐静脉导管留置时间应少于 2 周。

股静脉也可以用于新生儿中心静脉穿刺置管。实际上，对于小于 4kg 的新生儿，许多医疗中心倾向于选择股静脉而非颈内静脉置管。股静脉插管不需要将导管置于上腔静脉中，并且降低了小婴儿行颈内

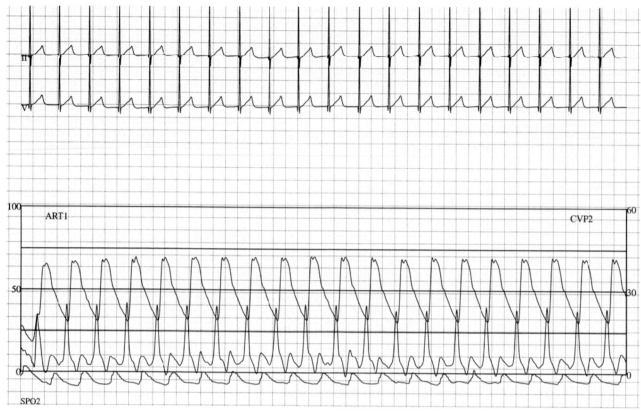

图 12.22　上图显示新生儿在外科手术过程中发生交界性节律。上面波形显示在 II 导联和 V 导联 P 波消失，下面图形显示动脉压和中心静脉压的重叠波形。可以在中心静脉压波形上看到高大的心房波（A 波）对应心房收缩。下面图形中的最下方波形对应脉搏血氧饱和度曲线[110,111]。

静脉置管可能导致的狭窄和（或）血栓形成等问题。对于单心室患儿，腔静脉肺动脉吻合术是缓解症状的通路，因此，上腔静脉保持开放十分关键。感染是股静脉置管的罕见并发症，该部位穿刺发生感染的概率与其他部位相当[112]。

颈内静脉是儿童行心脏外科手术非常常见的中心静脉穿刺位点，新生儿也常选取这一位点。颈内静脉的主要优势是可直接到达右心房。尽管如此，这一穿刺点在新生儿中的缺点包括：①为新生儿血管管腔较小导致穿刺困难，几乎不容许有误差；②误穿颈动脉的风险增高；③可能会造成上腔静脉相关并发症（狭窄和阻塞）；④可能会造成血管和心脏穿孔，并与年龄大的儿童相比，对血流动力学变化的耐受性差；⑤刺破肺脏和发生气胸的风险。强烈建议常规在超声定位下置管。在某些情况下，右侧颈内静脉比左侧颈内静脉细很多，这可能会提示存在永存左上腔静脉（LSVC）。

颈外静脉有些时候易于显露及穿刺。小直径的"J 形导丝"非常容易通过颈外静脉。这一路径常常被忽视。但是，与反复操作困难的颈内静脉穿刺相比，更易于成功而且相关并发症更少[113,114]。

新生儿锁骨下静脉也可以作为中心静脉通路。优先选择左锁骨下静脉而非是右侧，这是因为左侧穿刺导管进入无名静脉继而进入上腔静脉的角度比右侧小，因此导管尖端导致血管壁损伤的风险低[102]。这个位置比颈内静脉更稳定。锁骨下静脉穿刺的缺点包括较高的气胸风险，无法控制穿刺压力，以及可能发生导管位置错误（对侧头臂静脉或者同侧颈内静脉）[115]。在置入胸骨牵开器的情况下，锁骨下静脉较其他部位存更易出现导管扭曲或故障。

直接经胸腔测压

在某些情况下，外科医生会通过打开胸骨直视下置入具有血氧测定功能的胸腔直接测压导管（如置于左心房、右心房、肺动脉），通常是在即将停止 CPB 时或 CPB 脱机后。在某些情况下，这是监测某些部位（如左心房、肺动脉）压力的唯一方法。LA 压力测定可以帮助确诊可疑的左室功能降低、心室顺应性下降或者二尖瓣反流。最近几年，经胸腔监测肺动脉压力已经减少,但是,对于患有特殊心脏疾病的新生儿,在修复后,出现急性肺压力升高的情况,还是有临床意义的(如阻塞性的全部肺静脉回流异常、三尖瓣闭锁)。在这些情况下,安置肺动脉压力测量导管用于术后管理是有益的。除了用于测压,根据导管的位置,还可以用来给药、进行容量管理和混合静脉血氧饱和度的监测。应严格管理以确保没有栓子(空气或者其他)进入左房导管。

胸腔置管的好处是保留了将来经皮血管置管的其他通路,并且减少了置管相关并发症。关于这类导管的主要顾虑是出血,特别是在拔管时,且不能压迫出血点。导管拔除后,胸腔引流管仍需保留,以避免出血造成心脏压塞。在某些罕见情况下,胸腔导管会因为触及心内膜而导致异位或持续的心律失常。

尿量监测

心脏手术可以引起液体转移、失血以及全身灌注改变,可影响肾血流量/功能。因此,大多数情况下,应常规测量尿量,特别是手术需要几个小时的情况下。尿量是反映充足的肾灌注和心输出量的有用指标。对于婴儿,在尿液管路中使用微型刻度滴定管可以记录微量尿量。虽然尿的排出可以令人放心,但是还没有具体的值可以预测术后良好的肾功能。在一些情况下,长期使用利尿剂治疗的新生儿可能术中也需要利尿剂以促进尿液的产生。此外,含有甘露醇或呋塞米的心脏停搏液,也能影响尿量。

经食管超声心动图

术中推荐使用 TEE 来实时反映心脏的形态和功能情况(图 12.23)[116-118]。其在确认手术修补效果、发现残余分流、评价瓣膜功能、确定流出道通畅以及检查心室功能方面非常有价值[119]。如果在体外循环期间确认有明显的血流动力学异常,则可以重新进行修复[120]。

在本文撰写期间,两种多平面不同尺寸的探头已经应用在新生儿中。两种探头均适用于二维成像、频谱和彩色多普勒以及 M 型超声心动图。TEE 在小儿患者应用时,显示出较大的安全范围和较少的并发症,介于 1% 到 3% 之间[121]。尽管如此,在新生儿中置入和操作探头时,也要仔细监测循环和呼吸状态[122, 123]。TEE 在小于 3kg 体重的小婴儿中的成功应用已有报道[124,125]。

神经系统监测

行先天性心脏病手术的婴儿和儿童都有发生神经损伤和行为障碍的风险[126-132]。不同于成人心脏手术患者的栓塞风险,婴儿和儿童发生神经功能障碍的主要原因是全脑缺氧和(或)缺血,这也是应用多类型脑功能检测手段的原因,如近红外线光谱分析仪、经颅多普勒以及脑电双频指数监测,使神经系统的并发症降到最低,预后更佳[75, 133-138]。神经监测的具体应用包括确定最长可接受循环停跳时间和最低可接受体外循环流量。

近红外光谱仪

近红外光谱学技术(NIRS)是无创的监测区域性脑组织氧合的技术(rSO2;图 12.24)[139]。当 NIRS 探头置于前额时,光源可以穿过颅骨和大脑实质,然后,

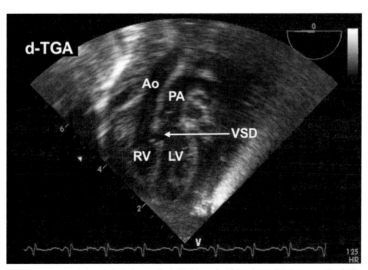

图 12.23　接受大动脉转位和室间隔缺损修复手术的新生儿术前的经食道超声心动图。Ao:大动脉;LV:左心室;PA:肺动脉压;RV:右心室。

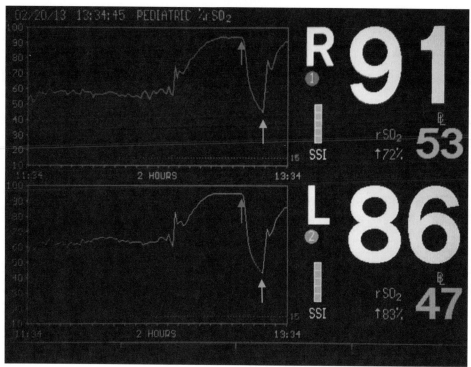

图 12.24　近红外光谱仪图片显示新生儿心脏外科手术中的左右大脑氧合情况。红色箭头标示停循环开始，大脑两个半球的氧合相应降低。随着循环恢复（绿色箭头），大脑的血氧饱和度也开始上升。非常短暂的循环暂停即可导致脑血氧饱和度短暂轻微的下降。（见彩图）

被不同的探测器感知（浅层和深层）。光学原理依赖于不同血红蛋白吸收光谱的不同。不同波长的红外光通过测定氧合血红蛋白和还原血红蛋白浓度来确定 rSO₂。监测参数的在线趋势可间接反映大脑氧合、灌注状况，如果监测到临界值，可以第一时间干预。与脉搏血氧饱和度监测反映动脉血氧合情况不同，rSO₂ 监测反映的是动脉血和静脉血混合的氧合数值，这也是该技术的局限性。

在大多数新生儿心脏手术中，提倡使用 NIRS 监测，尤其是应用选择性脑灌注技术的主动脉弓重建术[140-142]。此类监测已被证明，有助于识别未检查到的如旁路导管位置不当所导致的神经损伤等问题[143]。针对低 NIRS 的处理流程，也被发展应用于先天性心脏病手术中[144]。这项技术的围术期应用，仍需积累经验[133,136,137,145]。

尽管 NIRS 监测的使用率在提高，但其值仍然不确定，并不是所有儿童心脏医疗中心的监测标准[146]。鉴于观察到长时间低 rSO₂ 婴幼儿表现出高发的脑室周围白质软化症，脑氧监测也被推荐用于心脏手术的术后管理[138,144,147]，这一发现预示着神经发育损伤[138,148]。

经颅多普勒超声

在心脏外科手术中，经颅多普勒超声（transcranial doppler ultrasonography，TCD）已经被用于监测大脑血流速度和微栓子情况[149,150]。流量评估使用 2MHz 脉冲超声波，提供了收缩期峰值流速和平均血流速度（用 cm/s 表示）（图 12.25）。婴儿脑血流速度的监测是利用颞窗或者是未完全闭合的前囟门对大脑中动脉测定。

在新生儿中，TCD 已经用于在低流量体外循环中确定脑血流量的可检测阈值。在大动脉调转术中，应用 α- 动脉血气管理，在该人群中可检测的脑灌注阈值为 30mL/(kg·min)[151]。在 Norwood 术式新生儿主动脉弓重建术中，维持脑氧饱和度（利用脑氧监测）和血流速度（TCD）在基线上下 10% 范围内浮动的平均旁路流量为 63mL/(kg·min)[152]，这代表足够但不过度的脑灌注流量。

经颅超声多普勒可以发现和量化脑内栓子，栓子显示为高强度信号。有研究展示，在儿童先天性心脏病手术中，可以从颈动脉中发现微栓子，特别是在开放主动脉之后，但是关于在婴儿和儿童心脏外科手术中脑内栓子检测的数据仍极为有限[153]，且多普勒信

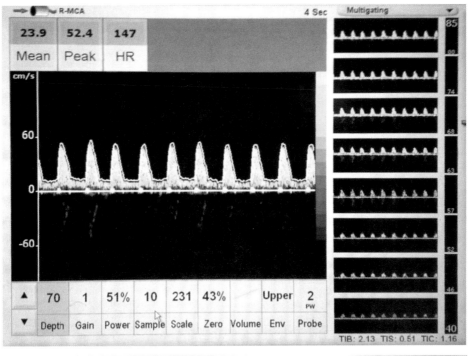

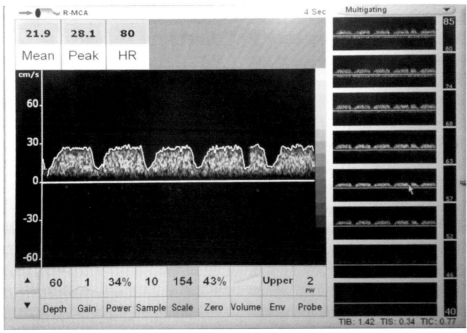

图 12.25　在心脏外科手术中,经颅多普勒超声探头通过婴儿的前囟监测右侧的大脑中动脉。上图显示在体外循环前的波形,下图显示体外循环中的波形。注意体外循环下各种不同的流量形态。(见彩图)

号可以被各种伪像混淆。检测到的栓子数量与急性术后神经损伤之间没有相关性。目前,一些医疗机构将 TCD 用于特定手术,但不作为标准的常规监测使用。

新生儿心脏手术的术中管理

麻醉诱导

新生儿的麻醉诱导通常选择静脉途径,其优于吸入途径是因为能够在不使用心脏抑制药物的情况迅速保证气道安全,因此提供更大的安全范围。分流可影响静脉麻醉药的药代动力学;大量的左向右分流会延长麻醉诱导时间,这是由于药物经过肺部再循环。因此,只有少量的麻醉药进入大脑,从而延长麻醉起效时间。与之相反,大量右向左分流加速麻醉诱导,因为相当一部分药物绕过肺循环直接进入体循环,迅速地到达脑部。

新生儿的静脉通路通常在术前即准备好。如果不是这样,静脉通路要在麻醉诱导前建立,少数情况下,也可以谨慎地滴定式吸入麻醉进行诱导,然后尽早建立静脉通路。吸入麻醉药可以扩张血管床,降低交感神经张力。尽管通常我们希望如此,但是,对于那些需要提高静息状态下交感神经兴奋性来维持全身血供的新生儿来说,吸入麻醉药会抑制心肌功能。

分流的存在和心输出量减少这两个因素可以独立且显著地影响吸入麻醉药物在新生儿体内的摄取和分布。影响的大小取决于吸入麻醉药的溶解性。存在右向左分流的发绀型新生儿,使用高溶解性的吸入麻醉气体,如氟烷(血气分配系数 2.4)仅轻微地减缓动脉血液中吸入麻醉药物分压的增加,这是因为高溶解性吸入麻醉药物的转运依赖于肺通气量的大小,其吸入过程正是如此。保持稳定的肺泡通气量(正常二氧化碳分压)可以加快肺血流中吸入麻醉药物浓度的增加,以抵消血液分流导致的药物不足。总体效应类似于无分流新生儿的吸入过程。与此相反的是,使用低溶解性的吸入麻醉药,如七氟烷(血气分配系数 0.66)或地氟烷(血气分配系数 0.42)时,右向左分流显著限制药物动脉分压的增加,这是由于非溶解性吸入麻醉药物的转运受肺通气量的影响很小。保持稳定的肺通气量(正常二氧化碳分压)并不能增加肺血流中非溶解性吸入麻醉药物的吸收,也不能抵消血液分流导致的药物不足。肺灌注血与分流血混合后的总体效应是血液中麻醉药物分压减少,吸入速度低于无分流的新生儿(参见药理学部分)。左向右分流对"洗入"速度的影响有限,因此,对吸入麻醉药诱导的影响也有限。与右向左分流对于不溶性吸入麻醉药"洗入"速度的显著影响相反,心输出量的变化可显著影响溶解性较强的麻醉药的"洗入",这是因为此类麻醉药的吸入速度依赖于血液转运速度。例如,溶解性强的吸入麻醉药氟烷,降低心输出量,导致肺血流减少,由于麻醉药更少从肺泡中清除,进而加速了血液中麻醉药的吸收。这是一种有潜在危险

的情况,溶解性强的吸入麻醉药物加速吸收可能导致心输出量进一步降低。与此相反,溶解性较小的吸入麻醉药,如七氟烷或地氟烷的"洗入"并不显著依赖于血液转运和心输出量,甚至心输出量显著降低,它们的吸收也相对不受影响(参见药理学部分)。

新生儿心脏手术麻醉管理的一个重要目标是选择对心血管系统影响最小的药物,以便维持足够的心功能并确保组织氧供。联合应用几种心肌抑制作用最小的药物的技术(平衡技术)被常规用于麻醉诱导,以限制心肌抑制程度。通常使用阿片类药物和非去极化肌松药剂量滴定法。也可以使用苯二氮䓬类药物。需要强调的是,即使是最小剂量的阿片类药物也会抑制重症新生儿的心脏功能,因为会引起内源性儿茶酚胺释放减少。所以,必须做到严密监测,一旦发生心功能失代偿则迅速干预。

麻醉的维持

麻醉诱导后,可使用吸入麻醉、静脉麻醉或静吸复合的方式进行麻醉维持。多年来,大剂量的阿片类药物与肌松药联合的方法得到应用,源于其可以最低限度的抑制心血管功能并能显著抑制生理应激反应[154]。然而,多年来临床实践有所改变,许多医疗机构更倾向于以吸入麻醉药物为主,辅以少量阿片类药物。同期的研究数据支持这种方法。使用大剂量阿片类药物以提供"无应激"麻醉不是术后快速恢复的重要决定因素[155]。同时,合理使用吸入麻醉药物(如异氟烷或七氟烷)并不显著减少先天性心脏病患儿的心指数[156]。目前正在研究麻醉药物预处理对心脏的潜在益处,然而没有哪种麻醉药物被证明这一作用更优。而且,没有证据显示哪种麻醉药物或联合应用更适用于先天性心脏病患儿麻醉。应个体化看待每一个婴儿或每一种疾病,从而采取最适宜的麻醉管理手段。麻醉管理的主要目标是优化全身氧供,维持心室功能,确保足够的心输出量。

新生儿心肺转流术

转流前期

连接监护设备后进行麻醉诱导,摆好手术体位。多数情况下,动脉通路建立后,抽取血样进行血气、酸

碱平衡状态、红细胞比容、血糖、血钙水平等指标初始评估,同时记录活化凝血酶原时间(ACT)的基准值。这是进行经食道图像采集的最佳时期,因为,此时可以避免手术开始后的电刀干扰。由于潜在的失血、心律失常、心血管受压以及一些其他因素可影响血流动力学稳定性,所以,在手术的这个阶段,保持警惕非常重要。

在进行心脏周围组织分离时,应对患儿进行严密监护。当心功能受到影响时,可以提醒术者暂停手术操作,使心脏功能得到恢复。另一方面,微小的心功能变化是可以接受的,只有这样手术才能得以顺利进行。

灌流设备、管道、回路与旁路循环

新生儿心脏手术常常需要使用 CPB[157]。完全旁路循环期间,全身静脉血都会流入体外循环回路中;

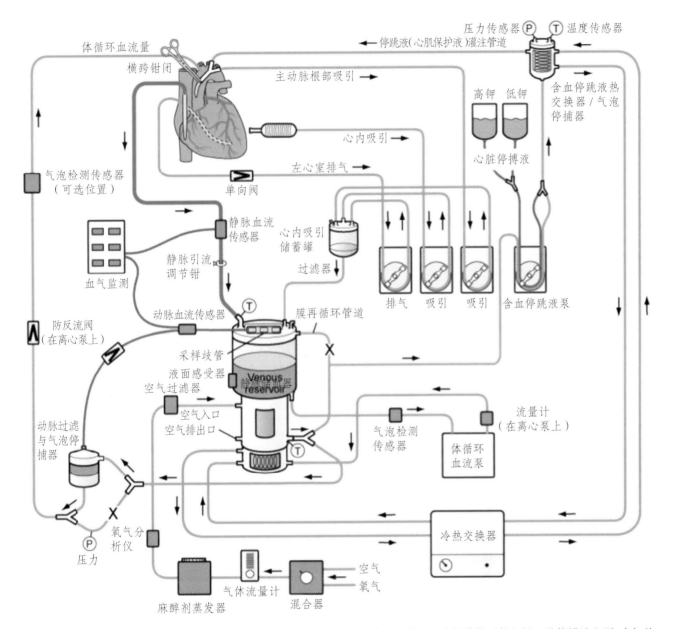

图 12.26　这个示意图描述了一个心肺旁路回路。带有膜氧合器的静脉贮血器。回路的其他元件包括心脏停搏液和泵、水加热器/冷却器、安全设备和监视器。转头或离心泵给予血流驱动力。在小儿心外科手术中静脉回流需要双腔管,而非图中所示单腔管。二氧化碳加入混合气体中供吸入,方便 pH-stat 血气管理。箭头标示血流方向,P:压力传感器;T:温度传感器;X:控制夹位置(From Hessel EA.Circuitry and cannulation techniques. In:Gravlee GP,Davis RF,Stammers AH,Ungerleider RM,editors. Cardiopulmonary Bypass:Principles and Practice. 3rd ed. Philadelphia:Lippincott Williams & Wilkins;2007;with permission)。(见彩图)

与此相反,部分旁路期间,仅一部分循环静脉血导入体外回路静脉贮血器,其余的血液回到搏动的心脏中。由于部分旁路时血液需要在肺循环中进行气体交换,因此通气仍是必要的。在新生儿或婴儿手术中,几乎都需要完全旁路循环。

近年来,复杂的 CPB 技术不断革新,设备小型化以适用于最小的婴儿,并且降低并发症发生率[158]。新生儿旁路循环灌注回路中的许多元件是通用的。以下来介绍 CPB 回路中的不同组成部分。

人工心肺机(泵):大部分是非搏动性的。闭合式旋转泵是较为合适的,这是由于其在极低流速时具有良好的准确性,并可在极低速率下平稳旋转(转数/分)。设备有调节性储血液面高度感受器、高压报警和气泡探测装置。

热交换器:这部分用于血液的冷却和加温。在新生儿年龄组中,它的重要特性是具有缓慢且准确的变温能力,从而提供血液与组织之间充分的温度平衡,达到平稳的降温或升温。

膜式氧合器:主要提供气体交换。理想特征是高效、预充量小、提供适当的流量、可靠性高。添加涂层材料有助于在血液流经氧合器时,减少血小板的凝聚作用。

动脉滤器:各种动脉过滤器的目的是避免颗粒物进入动脉回流管。理想特征是预充量小、合适的流量、去气泡方便。涂层与在膜式氧合器中所描述的一样,具有相似的作用。

插管和管路系统:插管和管路系统的选择主要基于流量的要求。在儿科患者中,选择合适型号的插管对合适的动脉血流和静脉引流是极其重要的。新生儿/解剖结构的大小(全身静脉、右房、主动脉)影响旁路插管的选择。虽然为满足心内手术操作常常需要双腔插管,但是某些情况下,通过单一的右心房插管也可以完成静脉回流。静脉解剖结构异常可能需要使用额外的插管。动脉插管通常放置于升主动脉,使血液返回到患儿体内。然而,根据旁路方案,这个位置可以选更远的位置。同时,根据手术的需要,可以考虑增加额外的动脉插管位置,如需要顺行脑灌注(无名动脉移植)或需要维持远端体循环血流(导管插管)。

静脉贮血器:在体外循环时,静脉贮血器作为静脉血的临时储存器。静脉回流往往是被动的,受重力影响。真空辅助静脉回流能够促进血液流向静脉贮血器,但可导致血液成分破坏。

空气/氧气混合器、二氧化碳罐、高/低流量仪:这些仪器可以精确控制不同温度下的氧和二氧化碳分压值,有助于体外循环期间的血气管理。

心脏停搏回路:主要是输注心脏停搏液,并常有冷却的功能。

血液浓缩器:在 CPB 阶段发挥超滤功能,去除游离水和炎症介质。

静脉血氧饱和度和红细胞压积监测:这些监测仪器经过适当的校准后,可提高 CPB 阶段整体的安全性,并减少采样次数。

活化凝血时间监测设备:通过测定活化凝血时间实时监测肝素活性,有助于抗凝管理。多种介质可以用做凝血系统的催化剂。高岭土因较少受到抗纤维蛋白溶解剂的影响而常用。

动脉血气机:在 CPB 阶段,气体交换、酸碱状态、红细胞压积和其他化学物质的采样都是必需的。在需要旁路的情况下,必须保证可以迅速使用这些仪器。

细胞保存:用于处理从手术区回收的血液,使其能重新输注回患者体内,在某些情况下,减少血液产品的使用。

旁路循环小型化:小型旁路装置提供了一种减少新生儿自体血输注的简单安全的方法[159, 160],可以显著降低预充量,从而减少体外容量和新生儿血容量小之间的巨大不相称。仅由一个旋转血液泵头和膜氧合器组成小的预充量回路。静脉血通过主动式引流回流至泵中。不使用静脉贮血器或心内吸引装置,将血液稀释和机械性血液损伤降至最低,但安全性有所降低。最近研究表明,小型回路的使用与输血显著减少有关,但短期预后上没有差异[161]。

启动泵:在旁路前期,启动泵主要在于调整生理平衡溶液,达到理想的血细胞比容、促凝血水平和渗透压。其他可添加抗生素、抗纤溶药物和类固醇。

心肺转流阶段

在心肺转流开始前,要遵循多个步骤,包括全身抗凝、荷包缝合固定动脉和静脉插管。心肺转流开始后,进行中心降温、主动脉阻断和心肌保护、外科操作,接着是复温、开放主动脉、心肌再灌注、停机、拮抗肝素化以及拔除动、静脉插管。下面章节着重讲解转流过程中重要的方面。

抗凝

在 CPB 插管前,必须进行肝素化并确认抗凝达标。与较大的儿童相比,大多数新生儿需要相对大剂量的肝素(~400U/kg),这是因为新生儿存在相对的肝素"抵抗"[163]。CPB 的最佳 ACT 值一直存在争议,但大多数医学中心认为,ACT 大于 400s 是可以接受的(一些机构要求 ACT 大于 480s)。ACT 不达标可能是由于肝素剂量不够、低浓度的抗凝血酶Ⅲ或相对的肝素抵抗。肝素浓度的测量可替代 ACT 试验[164,165]。在 CPB 转机前,也将肝素加到转流的管路里,此后根据随后的 ACT 重复监测结果间断使用。低体温和肾功能障碍可延长肝素的消除。

插管和开始心肺转流

新生儿在插管和荷包缝合操作时,一过性低血压、轻度血氧饱和度下降、短暂性心律失常经常发生。这些变化是可以预测的,通常不需要治疗或只需简单处理,如补充容量。在静脉插管和转流前静脉管路里血液的丢失都应立即通过动脉管路进行补充,目的是在转流前避免任何原因引起的低血压和心脏抑制。在 CPB 转流开始前,可以通过比较动脉管路的平均动脉压与回路的动脉血流来评估满意的动脉插管位置。

一旦转流开始,就应保证充分的静脉引流。这可以通过直接观察心脏,保证中心静脉压低值,评估 NIRS 值来实现。此外,头部静脉扩张(如囟门膨胀)可能表明上腔静脉引流阻塞,应立即解决。需要注意的是,即使上腔静脉压力的轻度增加也可以降低 CPB 期间的脑血流量。尽管在新生儿的转流环路里充入预存血,但是在体外循环开始后有时还会发生血液稀释相关的低血压,尤其是伴有发绀的患儿。在大多数情况下,这种情况与 NIRS 监测到的脑氧饱和度一过性下降有关。短暂增加泵流量或尽早手术控制分流(如动脉导管、主肺动脉的侧枝)将灌注压力恢复到可接受的水平。不需要使用血管收缩药物,因为此阶段的重要目的之一是使全身血管床均匀冷却。

在整个体外循环期间,应该仔细评估循环灌注程度。可以根据泵流量、平均动脉压、混合静脉血氧饱和度来评估灌注是否充足。其他间接指标包括动脉血气分析(pH 值、乳酸、碱剩余)、NIRS 监测局部氧合以及尿量。

在 CPB 期间,维持足够的麻醉深度是很重要的。如果麻醉深度不够,特别是在降温或升温阶段,将会导致代谢率和耗氧量显著增加及全身血管张力升高,损害器官灌注。

降温和体温管理

一旦转流建立满意就应立即启动降温,低体温的目的是通过降低 CPB 期间的代谢率来保护重要器官功能[166]。通过干预可以达到不同程度的低体温:浅低温(30℃~36℃),中低温(22℃~30℃)和深低温(18℃~22℃)。大的或复杂的手术可能需要在深低温下进行低流量灌注或停循环。临床上仍使用头部冰袋降温,尤其是在低灌注或停循环情况下。降温的一个重要方面是全身一致性和不存在温度差。在降温初始,尤其是在深低温时,血管舒张药的使用(酚妥拉明、酚苄明、硝普钠)有助于达到这一目标[167-169]。缓慢降温是有利的,因为快速降温会导致神经损伤[170]。

主动脉阻断和心肌保护

如果计划让心脏停搏,主动脉阻断可以确保停跳液进入主动脉根部,或在某些情况下,可直接进入冠状动脉。心脏停搏液的目的是为了在心脏缺血时保护心肌。主动脉阻断夹通常被放置在动脉插管和主动脉根之间,而保证心脏停搏液顺行进入主动脉根部的导管则通常放置在阻断夹的下方。在临床上使用了各种各样的心脏停搏液,成分的最佳组合仍存在争议。含有血液成分的心脏停搏液,因其优势而在新生儿中使用增加。心肌停搏液灌注后,需规律间断追加,这取决于缺血持续的时间。对于灌注医师来说,好的通用原则是以接近患儿转机前的舒张压的压力给予停搏液。停搏液的给予与心脏表面的降温结合,增加了保护心肌的作用。引流管放置在左心室以解除左心压力。停搏液在心肌的分布有时可能会因心肌肥厚、冠状动脉分布异常或其他病理原因而受到影响。

主动脉开放和心肌再灌注

一旦所有的气体从心脏排空,主动脉夹开放,心肌再灌注,心脏电活动开始,心脏很快就会自主跳动。TEE 可以有效地检测到残存的气体。某些情况下,在 CPB 的这一阶段需要用到电复律/除颤和(或)起搏器。复温应是一个渐进、缓慢的过程。建议几个目标温度,依据体温监测部位不同而变化(鼻咽至少 > 35℃,皮肤 > 30℃,膀胱 > 35℃,直肠 > 35.5℃)。灌流液的温度不应超过 37℃,这个阶段的脑部温度过高对新生儿大脑是非常有害的。事实上,轻度低温更可取。

停止体外循环，逆转抗凝，拔除插管

主动脉夹移除后，复温期间可根据需要给予血管活性药／正性肌力药。不同机构采用的药物不同。有的将多巴胺作为一线正性肌力药，有的则倾向于使用肾上腺素或是多巴酚丁胺。但需要考虑的一个重要因素是这些药物均加快心率，有致心律失常且增加氧耗的风险[174]。血管加压素作为一种增加全身血管张力的药物，近年来被越来越多的报道[175, 176]。在接受 Norwood 手术或大动脉调转术的一组新生儿进行的研究证实，小剂量血管加压素的应用与降低术后第一天液体复苏量和儿茶酚胺的需要量相关[177]。米力农有正性肌力作用以及肺循环和体循环的血管舒张作用，对新生儿心脏手术术后是有益的，该药被证实对降低术后低心排风险有显著作用，因此，被经常使用[178, 179, 180]。在复温阶段，注意追加肌松药和镇静药。这一期间可以向回路内追加血液成分，以达到理想的血细胞压积和凝血因子。一旦达到目标体温并恢复机械通气就可以停 CPB，这也是术中一个关键的时间段。由于心肌受到很大的应激损害，此阶段需缓慢进行，可达几分钟之久，可通过直接观察心脏、TEE 监测和血流动力学指标(充盈压、动脉血压)等多因素衡量。新生儿停 CPB 后，输注和(或)间歇推注钙剂是有必要的，它可以保持细胞内游离钙离子浓度来维持心肌收缩力并且抵消枸橼酸血制品对血清钙离子水平的影响。如果窦性节律以外的其他节律存在，安装起搏导线并开始顺序起搏。一旦停止循环支持且血流动力学稳定，则评估治疗结果，TEE 在这方面起到很大作用。如治疗结果令人满意，则用鱼精蛋白逆转抗凝，拔除插管，并开始止血。如有严重的血流动力学问题尚未改善，则需重新进行体外循环。大多数接受直视下心脏手术的婴儿都放置临时心外膜起搏器导线。除了起搏需要，心房导线还便于识别节律异常，因为它能获得心房心电图。放置纵隔引流管后关胸，外科手术结束。出现以下情况时，考虑延迟关胸：需要大量正性肌力药支持的严重心功能不全、大型复杂外科手术导致的心肌水肿、肺功能不全、出血、持续的心律失常或与新生儿临床状态相关的其他问题[181]。

转送 ICU

虽然新生儿心脏手术后可以成功地早期拔管，但却极少实施。尤其是鉴于存在病理改变、治疗的性质和可能出现的不良问题[182]。因此，除少数情况外，大部分新生儿术后保留气管插管，甚至达数小时。准备将新生儿从手术室转送至 ICU 的过程很重要，不能掉以轻心。在转送期间，对生命体征和血流动力学指标进行持续监测是有必要的，因为，有时停止手术刺激后，血压会发生意想不到的变化。转运过程中，要特别保护好监护设备和输液管路。注意一些输液泵的放置高度可能会影响流速。确保运输途中充足的氧合和通气，以及持续的血流动力学监测。对于脆弱的新生儿来讲，通气不足可能会对肺血管张力和整体的临床状态造成不良影响。在大多数情况下，术后充分的镇痛和镇静非常重要[183]。到达 ICU 后，通常会检查胸部 X 线和抽取血液样本，麻醉医生会分析检查结果，应将手术过程的记录交给术后管理团队。报告应包括：气道管理(气管插管型号、插管的难易程度)、血管通路和有创监测置入位置、胸腔引流管及数目、起搏导线和其他外科设备、体外循环持续时间、缺血时间及正在输注的药物。除了特别事项以外，对重要步骤及问题也应该像对待 TEE 结果和方案一样进行探讨。先天性心脏病新生儿许多术中遵循的管理原则同样适用于术后血流动力学管理。

特殊的体外循环技术：深低温停循环与选择性顺行脑灌注

深低温停循环(deep hypothermic circulatory arrest, DHCA)与选择性顺行脑灌注 [selective antegrade cerebral perfusion, SACP;也被称为顺行性脑灌注(antetrade cerebral perfusion, ACP)、区域低流量灌注(regional low-flow cerebral perfusion, RLFP)或区域性脑灌注技术] 是新生儿心脏手术体外循环期间使用的技术。深低温停循环通常用于特定的心脏手术，包括主动脉弓重建手术，如 Norwood 手术。该手术需要在较低的温度(<20℃)和完全停止旁路流量的情况下进行。这一技术可让手术视野不受硬件设备和血液的干扰，方便手术进行。DHCA 时间的延长确定与神经系统并发症的增加密切相关[184]。因此，作为替代 DHCA 的技术，SACP 能够保持连续的脑循环灌注，最小化或避免停循环的需要，并可能防

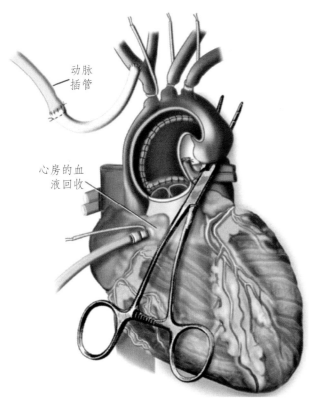

图 12.27　图片描述了选择性(顺行)脑灌注技术。注意人工移植血管(主要材料为聚四氟乙烯)被缝合到右无名动脉根部,并连接到体外循环回路的动脉流入套管上。这样可使血液流向大脑并在主动脉弓重建时提供无血的术野(From Gertler R, Andropoulos DB. cardiopulmonary bypass and Management. In: Cote CJ, Lerman J, Anderson B, editors. A Practice of Anesthesia for Infants and Childeren. Phiadelphia:Saunders; 2013;with permission)。(见彩图)

止缺氧缺血性脑损伤[185-188]。然而,SACP 的具体技术在不同中心有很大不同。在一些情况下,在升主动脉插管以便向脑部提供血流;而在另一些情况下,移植血管被缝入无名动脉或锁骨下动脉根部,以保证动脉插管远离手术区域(图 12.27)[189]。在 SACP 期间,鼻咽温度达到 18℃~20℃或直肠温度达到 20℃~22℃(各医疗机构的目标温度可能会有所不同)时,圈套器放置于主动脉弓血管周围并减少流量至预测全流量的 30% 左右,从而使血液选择性的流向脑部。在此期间,通过神经功能监测来指导脑的充分灌注[140. 152]。主动脉弓重建完成后,恢复全流量的旁路循环。最近的一项研究利用磁共振成像检查接受主动脉弓重建术的新生儿 12 个月的神经发育预后,结果显示,该技术在脑保护方面是安全有效的[190]。

新生儿体外循环的独特性及与成人的差异

新生儿 CPB 和成人 CPB 之间存在着显著差异(表 12.6)。在两个年龄组使用不同的技术,这些技术对婴儿生理的影响也不尽相同。然而,在所有年龄组均使用低温技术,新生儿在心脏手术过程中更可能接受较低的温度。循环完全停止、低流量体外循环和 SACP 等策略已频繁在复杂的新生儿手术中使用。与这些策略相关,新生儿手术中更多可能给予血管扩张剂,如 α- 受体阻断药物。因患者年龄、体重和体表面积不同,流量需求和灌注压力也不相同。推荐的新生儿流量 [2.6~3.2L/(min·m²)] 大于婴儿流量 [2.4~2.6L/(min·m²)]。新生儿手术期间,体外循环应用的流量变化范围很大,从 DHCA 期间的零流量到 200ml/(kg·min)的大流量,这取决于特殊策略的应用。年龄较大的儿童或成人对变化流量的需求可能较少。由于新生儿体循环阻力低,其灌注压力通常是降低的(~30 mm Hg)。

表 12.6　小儿体外循环与成人体外循环的差异

参数	小儿	成人
温度	一般 18℃~20℃	很少低于 32℃
应用深低温停循环	常见	很少
预充成分	血制品与清蛋白	晶体液
预充的稀释效应	高达 200%	25%~33%
灌注压	30~50mmHg	50~80mmHg
插管部位	多变的(动脉:动脉导管),规范的(大多是升主动脉和单一静脉插管)	主肺动脉、静脉:大多是双腔,可能需要额外插管
流量	0~250mL/(kg·min)	2.5L/(min·m²)或 50~65mL/(kg·min)
血气管理	pH 值稳态	a- 稳态
低血糖	常见,由于肝糖原储备低	罕见,见于严重肝功能障
高血糖	不常见	频繁,增加死亡率

新生儿低温体外循环期间的血气管理过去一直

存有争议。近年来,新生儿/儿童越来越多的使用 pH 稳态酸碱管理策略,而成人则应用 α 稳态管理。pH 稳态酸碱策略是指在任何温度下的血液 pH 值保持恒定;也就是说,pH 的管理是温度校正的,患者实际温度下以 $PaCO_2$ =40、pH=7.40 为目标进行校正。为了保持低温 CPB 期间这些参数在一个理想的范围内,经常将二氧化碳引入氧合器。温度校正 pH 稳态管理方法在小儿患者的预期益处是有利于组织氧合及脑血管扩张,由此可进行平稳的降温及更好的脑保护[191]。数据表明,pH 稳态管理的结果是更好的预后,缩短机械通气时间和 ICU 停留时间[192]。相反,α 稳态纠正血气结果至 37℃,而不考虑患者的实际体温。换句话说,α 稳态维持的是正常温度水平未修正 $PaCO_2$ 和 pH 值。

儿童的 CPB 插管经常不同于成人。在小儿,两根腔静脉插管(双腔插管)隔绝所有的静脉回流,有利于心内手术。与此相反,该技术则很少在成人使用。但在某些情况下,由于全身静脉解剖异常,先天性心脏病手术甚至需要额外的静脉插管。动脉插管的部位在儿童与成人患者之间也有所不同。事实上,新生儿心脏手术时,可能需要多个动脉插管部位(如主动脉弓离断修复术期间的升主动脉和动脉导管插管)。新生儿常规使用超滤技术,但成人则很少应用[193]。体外循环期间的传统超滤(conventional ultrafiltration, CUF)和体外循环后的改良超滤(modified ultrafiltration, MUF)可以去除体内水分,降低循环细胞因子和血管活性物质的血浆浓度[194]。超滤浓缩婴儿的血液并去除多余的液体和炎症介质,这将降低输血需求、改善凝血状态,并给相关的主要器官带来显著的益处[195]。最近的一项 meta 分析表明,与 CUE 相比,小儿心脏手术后 MUF 显著增加 CPB 后红细胞压积和平均动脉压。然而,术后预后指标包括胸腔导管引流量、呼吸机支持时间、重症监护室停留时间都没有差别[196]。

CPB 对儿童和成人的许多生理影响也存在差异。新生儿预充容量与血容量之间有较大的比例失调。因此,最初需要全血或浓缩红细胞和血浆加入预充液,以达到目标红细胞压积,从而确保足够的携氧能力。过去,低温体外循环期间的目标是低血细胞压积。但是,近期血细胞压积目标从 20% 提高到 30%,因为证据表明,较高红细胞压积能带来更好的短期预后和 1 年的神经发育评分[197]。

接受心脏手术的新生儿的葡萄糖稳态很重要。虽然新生儿容易发生低血糖,但在应激期间有发生高血糖的倾向。这两种葡萄糖紊乱都与不良的临床结局相关。降低肝糖原的储存,尤其是在生理应激情况下,可增加新生儿低血糖的风险。支持新生儿常规使用含有葡萄糖的注射液,以防止相关并发症的发生。此外,体外循环可通过激活应激反应以及使用含有大量葡萄糖的液体(如血液制品和心脏停搏液)以及类固醇制剂导致高血糖症。

小儿心脏外科围术期血糖管理仍然是一个有争议的问题,大部分的数据结果是有限且相互矛盾的[198]。一些研究表明,高血糖和儿童心脏术后的不良预后相关[199, 200]。抵达重症监护病房时,术后高血糖与年龄较小、体重降低、体外循环温度降低有关[201]。相反,最近的一项调查表明,儿童使用胰岛素严格控制血糖水平(类似的方案被证明在成人心脏手术是有益的)未能显著减少感染率、死亡率、住院时间及儿童心脏术后器官功能衰竭,因此,这一策略的有效性遭到质疑[202]。这一发现与以前的数据一致,表明体外循环后和术后高血糖不是婴儿心脏手术后并发症发生率和死亡率的危险因素[203]。

体外循环的影响及相关策略

尽管体外循环在许多病变的治疗中是必不可少的,但它的确产生了一些显著的不良生理影响。这些影响是术后新生儿面临的主要挑战[174]。

全身炎症反应综合征

全身炎症反应综合征(systemic inflammatory response syndrome, SIRS)[204, 205]的特征为毛细血管渗漏、全身水肿、血流动力学不稳定和多系统器官功能障碍。尽管此综合征的机制尚未完全明了,但是,血液成分和内皮细胞与塑料回路的表面接触后产生的体液级联活化反应被认为发挥了重要的作用[206, 207]。CPB 期间被激活的其他系统包括补体系统、凝血和纤溶"瀑布"效应。在小儿年龄组,SIRS 与重大并发症的发生率和死亡率有关[204, 208, 209]。一些体外循环策略被用于降低炎症反应和相关的并发症发生率,这些策略包括循环回路的肝素涂层、超滤、应用皮质类固醇、应用蛋白酶抑制剂(抑肽酶)以及其他药理学方法(补体抑制剂、血栓素拮抗剂、抗细胞因子治疗)[210-213]。

对出血和凝血的影响

出血是新生儿心脏手术后面临的一个主要的临床问题。风险因素包括低出生体重、深低温的运用、术前增高的红细胞压积、发绀以及复杂手术[214]。新生儿出血风险增加是由于凝血系统不成熟,特点是促凝和抗凝蛋白的血浆浓度降低(仅为成人的30%~70%)[215]。已知新生儿凝血因子II(凝血酶原)、V、VII、X、XI、XII和XIII的水平较低,直到近6月月龄。新生儿纤维蛋白原水平降低或纤维蛋白原功能失调也已被报道。所有这些因素会与体外循环开始时的大预充容量和由此产生的稀释效应交杂在一起。事实上,出生时,肝脏的功能还不完善,肝脏的成熟会持续到出生后的最初几周。低灌注状态会延迟肝脏成熟的时间,进一步增加出血风险。

许多新生儿的外科手术是复杂的,需要广泛的手术剥离、心外缝合、长时间体外循环、更低水平的低温。发绀型CHD常出现止血异常,包括红细胞增多症、血小板减少症、血小板功能异常、弥漫性血管内凝血、凝血因子产生减少(由于肝功能受损和维生素K缺乏症)和纤维蛋白溶解[216, 217]。当这些因素与CPB导致的稀释性凝血病及血小板功能异常复合时,会加重出血趋势,新生儿出血的可能性更大。

大量血液和成分血的输注与不良预后有关。输血的不利影响包括炎症级联反应的活化、需要血管活性药物输注的血流动力学改变、延长的机械通气时间、重症监护室停留时间以及住院时间均延长[218-221]。因此,早期发现和治疗体外循环相关的凝血功能障碍以及制订输血策略都是必不可少的[222]。

我们提倡婴儿个体化策略,包括患者特异性的肝素和鱼精蛋白管理以优化抗凝和最小化出血问题[223]。多年来,新生儿心脏手术过程中,对出血的处理是早期预防性给予成分血制品。今天,一些技术让我们以更客观的方式处理凝血或出血。这些实时检验设备能提供即刻、快速的检查结果,如部分凝血活酶时间、凝血酶原时间、TEG(血栓弹力图)、ROTEM(旋转血栓弹力测定法)、血小板功能的特异性分析(Sonoclot分析仪、PFA-100和多盘血小板凝集仪)[221-224]。TEG是一种广泛使用的技术,可实时图形显示凝血过程。它可以检测到残留血液抗凝剂、凝血因子缺乏、凝血块强度较差和纤维蛋白溶解。这项技术已经被证明,在评估体外循环后凝血功能障碍和指导成分输血治疗时,是有用的[227-229]。

一直以来,临床上都应用抗纤溶药物减少出血,例如,氨基酸赖氨酸的衍生物ε氨基己酸和氨甲环酸,通过干扰纤溶酶原结合纤维蛋白这一纤溶酶激活的必要过程发挥其抗纤溶作用[230]。抑肽酶可以抑制激肽释放酶和纤溶酶。该药物除了具有止血性能(降低止血的激活、抗纤维蛋白溶解和保持血小板黏附性),还有良好的抗炎症性能[231]。文献揭示了三种药物对减少出血有显著的功效,但目前数据表明,这些药物的疗效之间没有显著差异[232]。由于抑肽酶具有导致接受心脏手术的成人肾功能不全和死亡的风险,已经于2008年退出市场[233]。然而,这些不利影响还没有在儿童患者中发现。一项关于肾功能不全的新生儿接受抑肽酶治疗的回顾性研究表明,无论是体外循环时间还是血液制品输注都比药物本身更可能造成肾损伤[234, 235]。

缺乏实时检验设备时,逆转肝素后出血过多的情况有时需要经验性治疗。因为等待凝血检验的结果只能导致治疗延误和额外出血。在许多情况下,仍基于临床判断使用血小板、血浆和冷沉淀等成分血。最近,重组因子VII也已在一些精选病例使用[73-74]。

神经系统的影响

在过去的几年中,随着新生儿心脏手术后生存率不断提高,神经系统并发症的发病率也受到越来越多的关注[126, 132, 186, 112-114]。先天性心脏病手术中,遭受中枢神经系统损伤,可以在术后早期表现为癫痫、中风和昏迷[129]。无论是深低温停循环,还是低流量体外循环策略,脑电图监测记录的癫痫发生率都是14%~20%,但在使用高流量体外循环时,较少见[186, 242]。深低温停循环时间越长,越可能出现癫痫发作。然而,对178例复杂先天性心脏缺陷的新生儿和婴幼儿进行短期随访(1年),术后癫痫史不能预测不良发育预后[243]。一项纳入122名心脏手术婴幼儿的研究发现,中风的发生率为10%,并且其中一半术前已经存在中风[244]。大多数中风都没有临床症状,如果没有影像学检查不能被检出。多因素分析显示,与脑卒中相关的重要因素有低出生体重、术前插管、术中红细胞压积降低、术后入ICU时血压较高。

心脏手术后,新生儿脑室周围白质软化症的发病

率 > 50% [245]，这个问题引起了高度关注。未成熟神经元受损导致的脑白质坏死与发育迟缓和注意力缺陷 / 多动症的发病率增加有关 [246]。心脏手术后神经发育缺陷包括认知障碍、说话和语言异常、视觉受损、空间运动技能受损、注意力和执行功能受损、学习障碍 [247]。近年来，人们对这一复杂领域充满热情并进行了调查研究，发现先天性心脏病儿童中神经发育后遗症的发生率相对较高 [128, 130, 132, 248-250]。到目前为止，已知患儿特异性因素发挥着显著作用 [251]，同时，可变的围术期相关因素可能影响神经系统的预后 [190,252,253]。

DHCA 和低流量体外循环技术被认为是导致这些后遗症的主要促成因素 [186, 254]。此外，与 CPB 相关的其他因素，如降温和复温速率、动脉血气管理策略（α 与 pH 稳态）和这一时期的红细胞压积水平，也已被证明影响神经系统的预后 [191, 197, 255, 258]。患先天性心脏病的新生儿可能存在异常的中枢神经系统，许多情况下是不成熟的中枢神经系统，这也可能增加神经损伤的风险 [226, 259-263]。孕龄越小，婴儿期接受心脏手术后越可能出现不良神经发育预后 [264]。重症先天性心脏病新生儿可出现术前脑结构异常和脑血流异常 [265]。这些神经系统异常可能由于伴随的遗传综合征或染色体异常而加剧，而与心血管病理学无关 [266]。

左心梗阻性心脏病变的胎儿存在脑血管的生理异常，其大脑由来自动脉导管的低于正常氧含量的血液逆行灌注，这可能影响大脑发育，例如，小头畸形常见于窄小升主动脉患儿 [131, 267]。对于完全性大动脉转位的婴儿，术前的脑损伤一直被认为与术前球囊房间隔造口术有关，尽管有人质疑这种关系 [268, 269, 270]。除了中枢神经系统的退行性改变，最近的研究表明，幼小动物暴露于一定数量的麻醉药 / 镇静药与学习和记忆方面的缺陷存在着一定的潜在关联，虽然这些影响被证明是可逆的 [271, 272]，但这些结果使研究结论复杂化。这是目前儿科麻醉研究的最前沿课题 [273, 274]。麻醉诱导的神经系统并发症是一个复杂的问题，有证据表明，其病因可能是多因素的。

除了先前讨论过的神经保护策略，人们也在探索其他策略努力降低心脏手术后的神经系统并发症发生率 [275]。这些策略包括特定的麻醉方案（如氯胺酮、右旋美托咪啶）、应用药物（如促红细胞生成素、抗炎药、自由基清除剂、神经营养因子）、预处理（缺氧缺血预处理和远端缺血预处理）以及干细胞治疗 [276]。这一领域在不断发展，目前还没有可以改变临床实践的决定性结果。

肺的影响

新生儿体外循环后肺损伤表现为以动脉低氧血症、高碳酸血症以及无法脱离机械通气支持为特征的呼吸功能障碍。这种损害可能是缺血再灌注损伤和炎症反应导致的 [277]。先前存在的疾病或其他问题也会导致术后肺功能障碍。应通过放射或其他种类的成像来排除膈神经损伤导致的膈肌麻痹。参与损伤的其他因素包括肺不张、肺水肿、肺功能残气量减少、改变总肺容量、通气血流失调和无效腔量增加 [278, 279]。由于肺部并发症是围术期最常见的不良预后之一，人们正在探索一些可以改善肺功能障碍的方法（如去白细胞肺再灌注），结果尚不确定 [280-282]。

心肌的影响

大多数（并非全部）新生儿在体外循环心脏手术均存在少许心肌功能障碍。其发生的机制可能与缺血再灌注和炎症反应有关 [283]。这些改变影响心肌的能力，不仅包括紧缩功能（收缩功能），也包括松弛功能（心室顺应性或舒张功能）。因此，通常需要使用正性肌力药物和血管活性药物。

肾和胃肠道的影响

一些研究报告显示，小儿 CPB 后急性肾损伤（acute kidney injury, AKI）发病率在 11%~17% [284-287]。婴儿心脏手术期间，AKI 预示临床预后较差 [288]。新生儿对 AKI 的易感性得到广泛共识，并归因于自身调节的丧失和缺血 [284, 289]。近年来，人们对阐明体外循环心胸手术婴幼儿 AKI 危险因素的关注与日俱增。已可以用于预测 AKI 的五个危险因素包括年龄较小、体重 < 10kg、心肌功能障碍、败血症和 CPB 时间 > 90 分钟 [286]。另一项研究还报道了多个引起小儿 CPB 并发急性肾损伤、肾衰竭和死亡的风险因素 [290]。围术期使用米力农（特别是婴幼儿）和呋塞米是肾脏预后不良的独立危险因素。识别到 AKI 的风险后，一些医疗中心选择在脱离体外循环后常规放置腹膜透析导管。这些导管连接一个无菌的袋子，用于排空引流或根据需要去除多余的液体，或术后肾功能下降时，用于透析治疗 [291, 292]。

体外循环引起的术后胃肠道并发症比较少见, 主要归因于内脏血流量的改变。但是, 术后胃肠道并发症与成年人的高死亡率相关[293, 294]。尽管数据有限, 血流动力学不稳定和使用血管活性药等被认为是主要危险因素。鉴于许多先天性病变中存在动脉导管开放和潜在的肺窃血, 有理由认为, 这一生理表现是潜在的围术期风险因素。CHD 是足月婴儿坏死性小肠结肠炎的危险因素[295, 296]。

一项评估血清转氨酶作为小儿心脏术后预测因子的研究显示, 与之前的研究相比, 发生转氨酶增加愈加频繁, 在右心衰竭更常见[297]。谷丙转氨酶(ALT)、谷草转氨酶(AST)和乳酸脱氢酶(LDH)明显升高与术后生存率降低相关。

非体外循环下的外科手术

一些心脏手术无需在体外循环下进行。这些手术可以通过胸部侧切口或胸骨正中切口进行。最常见的姑息性手术是 PAB(肺动脉环缩术)和体肺分流术。矫正手术包括 PAD(动脉导管结扎)(本章前面讨论过)、CoA(主动脉缩窄)修复和血管环分割。更复杂的无论是姑息手术还是矫正手术(如主 - 肺动脉侧支血管单源化手术)也可以进行。从麻醉管理的角度来看, 与先前概述的需要体外循环的手术一样: 也需要可靠的血管通路、术中的监测以及有计划的术后护理。

肺动脉环缩术

肺动脉环缩术(PAB)是机械性地限制肺血流过多的一种保守治疗方法(图 12.28), 适用于单心室新生儿的过度肺循环, 往往因为病变解剖导致不能完全修复或延迟矫正手术更有益。手术的目的是限制肺血流量以缓解充血性症状, 防止肺血管疾病进展。手术通常采用胸骨正中切口进行。通过远端肺动脉压力直接测量或 TEE 测量环缩压差可评估 PAB 的充分性。肺动脉压为体循环压力的 25%~30% 或 PAB 血流峰速接近 3.5 米 / 秒(环缩压差约 50mmHg)时, 认为矫正结果满意。体循环动脉血氧饱和度、PaO_2 以及 $ETCO_2$ 值对指导术中环缩调整十分有益。因此, 在此期间, 建议模仿吸入室内空气或最小吸入氧浓度, 确保血碳酸正常为宜。在大多数情况下, PAB

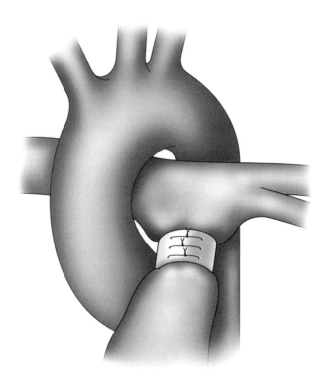

图 12.28　肺动脉环缩术示意图。(见彩图)

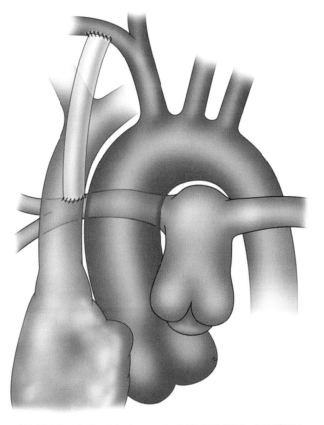

图 12.29　改良 Blalock Taussig 分流术示意图。(见彩图)

可改善症状,为后期姑息或矫正修复手术做好准备。

体肺动脉分流术

当肺血流量不足或导管依赖时,适合行增加肺血流量的手术。体肺动脉分流术通常是在无名动脉或锁骨下动脉和肺动脉分支之间建立分流(改良Blalock- Taussig 分流术;图 12.29)。在许多情况下,会首选到肺动脉主干的中央性分流,因为这种分流可促进肺动脉分支更好的发育。这种分流手术可以采用正中开胸也可以侧开胸,而其他心外分流术大部分只能正中开胸。麻醉过程中需要特别关注以下几个问题:由于会受分流部位的影响,需要选择合适部位监测血压和脉搏血氧饱和度;术中需要持续输注 PGE_1;实施分流之前应用小剂量肝素。手术存在的问题是部分阻断肺动脉将进一步限制肺血流量,而且一旦吻合开始直到吻合完成都不能松开阻断钳。只有少数情况时患者可能需要强心药物的支持,直到阻断钳被松开。外科医生放置阻断钳之前,患儿良好的氧合十分重要,并且在分流安置期间应维持 FiO_2 接近 1。阻断钳的位置有时需要调整,以避免肺血流量进一步减少。分流前后,全身动脉血氧饱和度的变化与动脉压的变化是平行的,因为它代表的是导管末端(术前)或分流(术后)的驱动力。因此,确认阻断钳松开时会发生预期的变化是十分重要的,也就是说,出现 SpO_2 增加、舒张压降低,收缩压也有可能降低,并且脉压变小。在某些情况下,舒张压的降低可能影响心肌灌注导致心力衰竭,这可能需要正性肌力药物治疗。治疗后,如果分流太大,则要考虑维持体循环与肺循环之间的平衡。

主动脉缩窄修复术

主动脉缩窄是一种最常见的需要在出生后几周内进行治疗的先天性心脏病。其手术方法取决于主动脉弓状态和相关的病理改变。这些因素决定是通过开胸切除病变段进行端端吻合(图 12.30)还是经胸骨正中切口 CPB 辅助下进行更复杂的手术修复。新生儿经胸修复术时,主要注意的问题包括继续使用 PGE_1(如果正在进行)、建立合适的血管通路(包括中心静脉通路,根据临床状况及不同医学中心而定)和血液制品准备。在动脉监测方面,首选右桡动脉。NIRS 监测显示,主动脉钳的位置可以影响 rSO_2,因此已经推荐将这种监测用于临床[298]。正性肌力药物的使用通常是基于术前的临床表现、患者状态以及超声心动图评估的左室收缩功能状况。大多数情况下,围术期持续输注正性肌力药物是恰当的。术中需要注意的是在分离阶段通气调整(因为肺隔离是通过外科医生手法压迫实现的)以及潜在的失血。主动脉钳闭前给予小剂量肝素(100U/kg)以达到目标 ACT 值接近 200s 是部分医疗中心的临床路径。一些机构常规应用亚低温(34℃ ~35℃)防止缺血导致的脊髓损伤;然而,如前所述,在这种情况下脊髓损伤的明确证据极为罕见。夹闭和开放主动脉钳导致的短暂血压变化通常通过调整麻醉深度、补充容量和(或)钙剂进行管理。控制血压是术后管理的一个关键环节。艾司洛尔、硝普钠、尼卡地平都可用来控制术后的反跳性高血压。术后充分的镇痛也是围术期管理的重要方面。

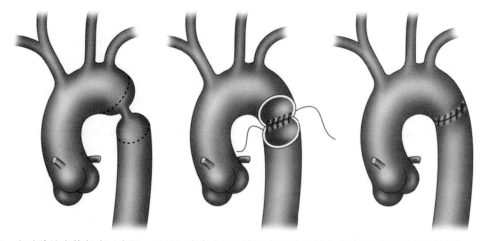

图 12.30 主动脉缩窄修复术示意图。图示切除病变和狭窄的主动脉段和主动脉弓近远段的端端吻合。(见彩图)

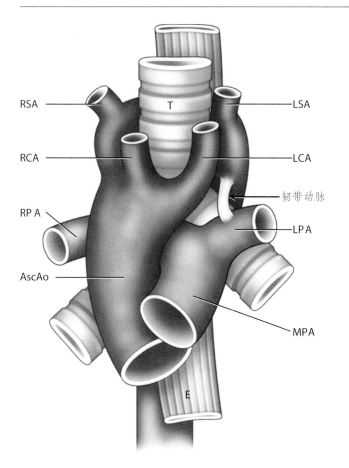

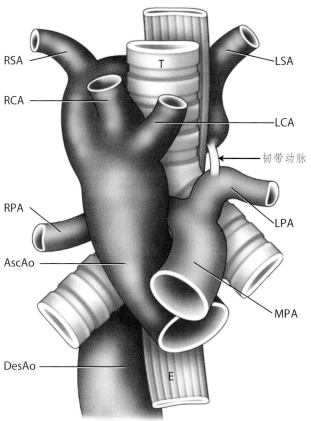

图 12.31　双主动脉弓血管环示意图。注意气管和食管周围右侧和左侧主动脉弓的关系。AscAo 升主动脉，E 食管，LCA 左颈总动脉，LPA 左肺动脉，LSA 左锁骨下动脉，Lig Art 动脉韧带、MPA 肺动脉干、RCA 右颈总动脉，RPA 右肺动脉，RSA 的右锁骨下动脉，T 气管。（见彩图）

图 12.32　右位主动脉弓血管环及异常的锁骨下动脉示意图。在此畸形中，左位动脉导管起源于左锁骨下动脉基底的球状区域（Kommerell diverticulum）并附着于左肺动脉。AscAo：升主动脉；DesAo：降主动脉；E：食管；LCA：左颈总动脉；LPA：左肺动脉；LSA：左锁骨下动脉；Lig Art：动脉韧带；MPA：肺动脉干；RCA：右颈总动脉；RPA：右肺动脉；RSA：右锁骨下动脉；T：气管。（见彩图）

血管环分离术

血管环是大动脉及其分支血管的异常，外源性压迫气管支气管树和（或）食管。临床表现常与气道相关症状或出现喂养困难[299]。血管环最常见的解剖异常是双主动脉弓（50%~60%）（图 12.31）和右位主动脉弓伴有食管后左锁骨下动脉和左肺动脉韧带（12%~25%）（图 12.32）[300, 301]，这些异常的评估往往需要多模式成像[302]。双主动脉弓通常是不与先天性心脏病同时存在的独立解剖异常。有报道显示，在 75% 的病例中，右位主动脉弓占主导地位，左位主动脉弓为 18%，左右相等的为 7%[303]。外科治疗通过开胸手术分离非优势主动脉弓，切断松解动脉韧带或其他任何缩窄带。右位主动脉弓伴有食管后左锁骨下动脉及完整动脉韧带异常通常与先天性心脏病有关。

这种病变的治疗方法各异，但分离动脉韧带均为主要的手术方法。在这些患者食道听诊器或 TEE 探头可能引起气道阻塞。

血管环常伴有气管支气管软化症和其他气道异常。诊断性评估和手术治疗可能均需要麻醉支持。在某些情况下，支气管镜检查可作为整体评估的一部分。气道评估应在自主呼吸下进行，检查随心脏冲动的气道受压情况。值得注意的是，气管支气管软化症术后可能仍然存在，并影响术后管理。

先天性心脏病新生儿机械循环支持

出现心脏衰竭或心肺衰竭[304-306] 时，可能需要循环支持。通常用于可逆性原因引起的循环衰竭或是难治性疾病或疾病终末期等待心脏移植的患儿。多数病例存在急性或即将发生血流动力学失代偿。在循环衰竭发生之前开始机械支持，目标是防止不可逆的终末器官损害。心脏手术新生儿机械循环支持的适应证列于表 12.7 中。治疗可应用于术前、术中或术后阶段。术前使用机械循环支持通常与稳定和改善循环相关。术中使用更可能与 CPB 脱机失败有关，这可能是与手术操作、体外循环的作用和（或）术前心肌功能损伤有关。这个临床问题被称为心脏术后衰竭。少见的情况是，在不需要体外循环的手术中，意外需要紧急循环支持。术后阶段，通常用于低心排或心肺骤停[307-309]。机械循环支持的禁忌证包括多器官功能障碍、脓毒血症、严重凝血功能障碍、神经功能损害或颅内出血。

表 12.7　先天性心脏病新生儿机械循环支持适应证

稳定心脏手术或导管治疗前的心功能
体外循环无法脱机
术后低心排
心脏手术造成的急性心肺功能失代偿

新生儿机械支持可以使用静脉 - 动脉体外膜肺（ECMO）或心室辅助装置（VAD）。这些装置在改善机体功能方面有所不同。ECMO 可独立支持呼吸系统或同时给予呼吸和循环功能支持；而 VAD 只提供循环功能支持。ECMO 回路组件包括离心机或滚压泵、中空纤维膜式氧合器、空氧混合器、泵控制台、热交换器。ECMO 广泛用于治疗新生儿胎粪吸入引起的呼吸衰竭、持续肺动脉高压以及先天性膈疝，所以人们对 ECMO 的使用积累了丰富的临床经验，使之成为最常用的机械循环支持方式。除此之外，ECMO 作为新生儿心肺骤停的抢救方法也极具有临床价值[310]。这种治疗方法也被称为心肺复苏术体外支持（extracorporeal support during cardiopulmonary resuscitation，ECPR）或心脏骤停 ECMO 或快速复苏 ECMO，使近 600 名患者在接受 ECMO 复苏治疗后，总生存率达到 40%[310]。心肺或肺功能受到损害时，ECMO 也可使患者获益。少数情况下，新生儿肺功能正常，仅有心室功能障碍，此时 VAD 可能是更好的选择。然而，众多因素可能参与术后心衰的发展过

程。当存在双心室功能障碍、低氧血症以及 CHD 新生儿常见的肺动脉高压时，倾向于使用 ECMO 治疗。心脏病患者使用 ECMO 治疗总生存率为 33%~43%[310]。

当需要使用 ECMO 时，可通过颈部或胸骨切开术插管。颈部经颈静脉和颈动脉建立循环通路。正中切开胸骨后，分别于右心房和主动脉插管，必要的情况下进行左心减压。这种方法称为中央置管法。

VAD 分为不同的类型，包括左心室、右心室或双心室支持[304, 311]。双心室辅助装置（BiVAD）一般用于年龄较大的儿童。支持方式的选择取决于众多因素，包括疾病性质、临床表现、具体解剖特点（如存在心内分流）及肺功能等。其他问题还涉及可提供的设备、人员培训、使用者的熟悉程度，医疗机构的偏好也影响技术的选择。每种支持方式都有明确的优点和局限性，这也会对医生的选择产生重要的影响。

VAD 植入通常由胸骨切口完成。例如，临时的离心式左心室辅助装置（LVAD）需要在左心房放置流入套管和在主动脉放置流出套管；如果新生儿需要长期 LVAD 支持，那么流入套管放置在心尖部，流出套管放置在升主动脉弓。截止到写这篇文章时，新生儿长期 VAD 支持只能选择体外的外置脉冲装置；相反，年龄较长儿童可选择体内或植入式装置。新生儿心室辅助装置（图 12.33）是第一个商品化的儿童 VAD 设备[312]。这种气动装置有不同尺寸泵可供选择，其中一款适合新生儿（10 毫升泵）。在许多国家使用数年之后，该设备在美国已被食品和药品管理局批准用于儿科作为心脏移植的辅助设备[312, 313]。在其他国家，其已被用作小儿心肌恢复的一种辅助手段。MEDOS HIA 装置是在欧洲上市的用于婴儿和儿童的一种外置气动 VAD 设备[314]。应该强调的是，尽管这些循环支持方式是救命的，是许多婴儿存活的唯一选择，但是伴有显著的并发症甚至死亡。主要的

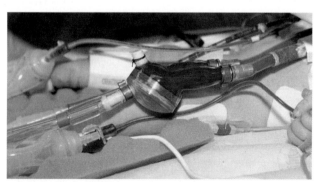

图 12.33　新生儿心室辅助装置示意图。（见彩图）

并发症通常是出血、血栓栓塞或感染[315]。它们可对中枢神经系统产生致命性的后果。虽然机械循环支持后良好的神经学表现有据可查，但许多问题包括长期认知功能以及其他影响生活质量的重要问题，仍然不能确定[316]。因此，对这些复杂的循环支持方式需要仔细评估风险效益比，应认识与治疗相关的潜在并发症风险。

机械支持的选择取决于预期的治疗持续时间（短期与长期）。ECMO 和 VAD 均适合短期循环支持。机械支持是为挽救生命、恢复机能、制订决策或长期循环辅助提供桥梁。在等待移植的长期循环辅助中，机械支持需要不同性能的硬件来为患者功能提供更高水平的支持[317-319]。近年来，随着技术的不断创新、泵和套管不断小型化，使新生儿也可获得长期应用的 VAD 装置[311]。

需要机械支持的新生儿的麻醉管理很大程度上受其临床状态、病情和治疗方式的影响。在急性情况下，ECMO 用于急救治疗时，管理与新生儿心肺复苏抢救相似。此外，还需要注意心血管结构异常的存在、抗凝治疗以及必要时容量 / 血液成分的管理[320]。有时，在支持开始时，使用血管扩张剂，目的是降低血管阻力给予全流量，特别在复苏时，已经应用了缩血管药物的情况下。虽然 ECMO 在 HLHS（左心发育不全综合征）新生儿行 Norwood 术后作为常规的基础支持应用，以方便术后管理，但如前所述，这并不是一般的治疗措施[82]。

短期循环支持通常用于手术时间长且数次脱离 CPB 尝试失败后的术后心脏衰竭。体外循环时间延长可出现许多相关问题，如出血、炎症反应加剧、潜在的肺功能不全以及许多其他使管理复杂化的因素。所有这些问题会在术中和术后产生影响。手术操作如纵隔出血探查、插管位置调整或脱离循环支持，都需要充分的计划、准备以及团队成员之间的良好沟通。

长期使用支持设备的儿童，麻醉管理资料非常有限。一项关于小儿使用心脏辅助装置的研究，包括实施非心脏手术麻醉的婴儿，显示由于装置相对固定的心脏输出量患者对全身血管阻力降低的耐受性很差。术前血流动力学的稳定性不能预测术中血流动力学的变化。这项研究建议，在这一人群使用容量补充和 α 受体激动剂处理低血压[321]。最后，管理这些婴儿涉及更多的知识，不仅仅是技术问题（如硬件、设置），也包括各种循环支持方式的生理影响和可能用到的抗凝算法[322]。要充分了解仪器参数如何被影响，以及哪些处理方法适用于解决任何不利的血流动力学效应。例如，此类患儿最重要的问题就是影响左心前负荷，继而影响装置充盈和每搏量的因素。肺血管张力增加或急性的右心室功能改变是不利的。因此，保持较低的肺血管阻力和改善右心功能是成功管理这些患儿的关键[323]。

新生儿心脏手术围术期问题及具体思考

许多与具体的心脏缺陷相关的问题，如疾病的病理生理过程等，对心脏病新生儿的管理提出了严峻挑战。现将这些潜在的问题和术中注意事项简述如下。

肺动脉高压

新生儿期肺动脉高压可以由许多不同的病因引起，包括新生儿持续性肺动脉高压（PPHN）、肺部疾病（支气管肺发育异常）、其他先天性畸形（先天性膈疝、先天性心脏病）。肺动脉压增高是许多先天性心脏病的共同特征。通常是由于大动脉、心室之间存在交通引起肺血流量增加或者肺静脉回流受阻引起[324, 325]。肺动脉高压可发生在任何年龄段，取决于肺动脉的血流量和分流水平。新生儿期或婴儿早期肺血流量过多的相关病变包括大动脉导管未闭、室间隔缺损、完全性房室间隔缺损、左心发育不全综合征。随着时间的推移，大量的肺血可导致肺动脉平滑肌重塑和血管改变，如共同主动脉干和主肺动脉窗可加速肺血管疾病的进展。唐氏综合征也是肺血管疾病的危险因素[326]。肺部血流过多的婴幼儿的围术期管理包括避免肺血管阻力降低导致左向右分流增加。肺静脉高压可由肺静脉阻塞、左室衰竭导致，或左心病变阻碍血液回流引起反射性肺动脉高压。也可继发于完全性肺静脉异位引流、二尖瓣狭窄、三房心、肺心病、先天性肺静脉狭窄、伴有房间隔异常的左心发育不全综合征。肺充血、肺动脉高压的进展取决于阻塞的程度和持续时间。对先天性心脏病早期治疗的益处是限制肺血流量和修复肺静脉血流梗阻，最终达到降低肺动脉压力和肺血管反应性的目的[327]。降低肺动脉压力和肺血管阻力对单心室新生儿是至关重要的，因为降低肺血流量是以后姑息治疗的先决条件。

新生儿围术期反应性肺血管床形成的诱发因素包括肺血管张力增高、体外循环影响、心脏病理生理改变。对存在肺血流量增加或肺静脉回流阻塞的新生儿，应意识到体外循环后早期及术后有出现肺动脉高压的潜在风险。肺动脉高压危象是肺血管张力急性增加的结果，可由多种因素触发（表 12.8）。在这些事件中，血流动力学失代偿是因为急性右心衰竭、左室前负荷降低、异常室间隔左移、左室充盈不足和心输出量的减少。这些危机的预防和管理包括镇静和其他有利于降低肺血管阻力的措施（如过度通气、高氧和碱化血液）[328]。治疗主要是适当使用正性肌力药物来改善右心功能[329]。米力农对降低肺血管张力和提高右心功能有益[330]，也可使用选择性肺血管扩张剂，如吸入氧化亚氮[330, 331]。

表 12.8　可能增加肺血管张力的因素

低氧血症
高碳酸血症
酸血症
低温
肺不张
间歇性正压通气
躁动、疼痛、刺激、浅麻醉、应激反应

体循环低血压

多种因素可诱发术中低血压，包括低血容量（如由于液体限制、利尿治疗或失血）、镇静剂/麻醉药物的作用、心律失常、心功能不全或手术操作的影响。合理的管理方法是明确病因，以便采取适当手段改善心室前负荷、心肌收缩力、后负荷以及生理异常和血流动力学相关问题。此外，心电图可作为评估心律失常或心肌缺血的证据。治疗应着眼于病因，确定低血压是手术引起的一过性不可避免的情况，还是其他问题所致。如果需要紧急处理以提高血压，在针对病因治疗的同时，可以给予补液、钙剂或其他药物。

充血性心力衰竭

新生儿充血性心力衰竭可以由生理性左向右分流、严重的瓣膜关闭不全、阻塞性病变以及肺循环和体循环血流失衡增加肺血流引发容量超负荷导致。

心脏衰竭也与心肌收缩力减弱有关。严重的心力衰竭是儿童围术期并发症的危险因素[332]。

发绀

先天性心脏病的发绀源于肺血流受限和（或）心内血液混合。延迟手术、姑息治疗或分期治疗通常与发绀的病因有关。在新生儿及小婴儿，发绀的影响可能不像长期存在低氧血症的年长儿那么明显。慢性低氧血症可影响重要脏器功能，并启动代偿机制以增强全身氧供。尽管这些适应性反应对机体是有利的，但也可以引起血黏度增高、红细胞淤积和凝血系统改变，从而对机体产生不良后果[333, 334]。发绀型婴儿围术期重要注意事项包括：术前充分的补液（参见术前禁食禁水章节）和精心护理静脉通路以避免反常栓塞的潜在风险（讨论如下）。

心室压力超负荷

流出道梗阻或肺动脉压力/血管阻力升高可导致心室的压力负荷上升，从而增加室壁张力。这种情况意味着容易损伤心肌氧供和氧需关系，对影响供需平衡的因素耐受性下降，从而潜在地增加缺血风险。此外，一个重要的考虑是，在某些病变右心室压力超过体循环压力，这将给左室功能带来不利影响。右心室对左心室的不利影响是基于心室之间直接的相互机械作用，即心室相互依存效应[335]。

心室容量负荷过重

左心室容量超负荷的特点是左心房压力、左心室舒张末期容积和每搏量增加。这种生理改变与左房和左室扩张、心肌肥厚有关。新生儿术后，残余瓣膜反流与负荷量状态相关，如果负荷显著增加，会导致充血性症状和心功能不全。姑息手术单心室患者对心室容量（体-肺循环分流）超负荷极为敏感。

心肌缺血

引起心肌收缩期和舒张期室壁压力增高的心脏畸形，由于舒张压降低引起冠状动脉灌注减少的疾病，都是新生儿心肌缺血的潜在因素。一些疾病，如起源于肺动脉的左冠状动脉（ALCAPA）和大的冠状动脉瘘等，有出现心肌缺血的倾向。尽管这些畸形的临床表现在新生儿时期之后随着肺血管阻力（指AL-CAPA）或右心室压力（右心室冠状动脉瘘）下降会更加明显，但是新生儿即存在持续性缺血。新生儿进行任何类型的先天性心脏病手术、体外循环的不利影响、主动脉阻断、冠状动脉的操作以及手术本身都应被视为心肌损害的潜在病因。

呼吸机制的改变

许多先天性的异常合并肺血流和肺血管压力增加，导致左房压力升高、间质性肺水肿、小气道受压。这些肺部病理改变的特征是气道阻力增加和肺顺应性下降[336,337]。除了不完全的姑息手术或残存的分流及外科手术作用外，这些异常因素也可对新生儿原本脆弱的呼吸状态产生不利影响[338]。

体循环空气栓塞

值得注意的是，通过分流或未闭的卵圆孔，使新生儿存在潜在的右向左分流和反常空气栓塞的风险。右心压力增加或与先天性心脏病有关的肺血管阻力增加均会加重这种风险。预防的方法是对所有的血管通路小心地进行空气过滤。

传导异常与心律不齐

婴儿，特别是唐氏综合征患儿，在麻醉诱导期间可能出现心动过缓，常与药物使用（如阿片类药物）、喉镜窥喉、气管插管或放置 TEE 探头有关。通常，这些原因引起的心动过缓是自限性的，不需要治疗；但是如果持续存在，可以给予如阿托品或格隆溴铵处理，也可考虑给予小剂量肾上腺素。中心静脉导管有时也会触发心律失常，通常是短暂的、不需要治疗的。当触发的心律失常持续存在时，就需要药物治疗或电复律/除颤。由于危重新生儿可能对这种心律失常耐受性差，因此必须谨慎操作，以尽量减少中心静脉导管对心脏的刺激。

围术期应激反应

正常儿童对疼痛刺激的典型生理反应包括心率和血压的增加以及 PaO_2 的短暂降低。但这些正常反应却对先天性心脏病婴儿不利。心动过速缩短舒张期充盈时间，而血压升高可增加心室后负荷，从而降低心搏量。先天性心脏病患儿增加心输出量来应对围术期应激反应的能力降低又是公认的事实。

虽然，有资料显示，新生儿接受大手术时，可以采用区域麻醉，其益处包括减少应激反应和控制疼痛，

但这些技术在心脏外科手术中的应用仍然存在争议[339-341]。因为，在许多情况下，术后镇静和机械通气预计需要使用阿片类药物[342]。此外，目前关于在标准管理前提下增加区域麻醉的优点仍缺乏数据。尽管缺乏不良事件及严重并发症的报道，但人们对椎管内麻醉后的并发症仍存疑虑。这些技术目前更多用于胸外科手术[343]。

心脏移植术后

不能进行姑息或矫正手术的心脏病只剩下心脏移植这唯一的选择[21]。移植后婴儿的心脏为去神经支配心脏；缺乏外部神经支配意味着心脏的自主调节能力丧失，血流动力学波动可能加剧。此外，代偿反应可能会延迟，进一步加重心肌抑制的可能性[344]。心脏输出量的关键因素包括足够的心率和血容量。在移植后即刻，心率由外源性变时性药物或起搏器支持。随后，内源性儿茶酚胺驱动心率。无论移植后多久，这些新生儿的治疗都应注意以下几个方面问题：①立即可用的心脏变时性药物；②使用直接作用于心肌和血管的药物；③准备紧急心脏起搏装置。移植患者的麻醉管理，还需要注意额外的几个重要问题[345]。围术期使用免疫抑制剂可能对各器官系统产生相应的作用（特别是心、肝、肾）以及与麻醉药物发生相互作用（肌肉松弛剂）。其他的注意问题包括，"应激"剂量 – 皮质激素的潜在需求（一个有争议的问题）、严格无菌技术、充分的血液制品准备（受过辐照的、白细胞减少、巨细胞病毒阴性/安全的血制品）。

总结

目前，新生儿先天性心脏畸形的管理面临着重大挑战。为患病新生儿提供最佳的管理方案，很大程度上依赖于对结构异常、血流动力学改变、个体化治疗方案以及麻醉/外科手术治疗产生理影响的了解。丰富的临床知识为保持心脏疾病患儿整个围术期血流动力学稳定、心输出量和氧供的目标提供了诸多治疗原则。拥有专业化综合治疗团队以及大量需要接受心脏手术新生儿的专门机构最有可能成功实现对这些具有挑战性患者的成功管理。

参考文献

1. Rudolph AM. The changes in the circulation after birth. Their importance in congenital heart disease. Circulation. 1970;41:343–59.

2. Friedman AH, Fahey JT. The transition from fetal to neonatal circulation: normal responses and implications for infants with heart disease. Semin Perinatol. 1993;17:106–21.

3. Rudolph AM. Fetal and neonatal pulmonary circulation. Annu Rev Physiol. 1979;41:383–95.

4. Friedman WF. The intrinsic physiologic properties of the developing heart. Prog Cardiovasc Dis. 1972;15:87–111.

5. Nakanishi T, Seguchi M, Takao A. Development of the myocardial contractile system. Experientia. 1988;44:936–44.

6. Chin TK, Friedman WF, Klitzner TS. Developmental changes in cardiac myocyte calcium regulation. Circ Res. 1990;67:574–9.

7. Prakash YS, Seckin I, Hunter LW, Sieck GC. Mechanisms underlying greater sensitivity of neonatal cardiac muscle to volatile anesthetics. Anesthesiology. 2002;96:893–906.

8. Go AS, Mozaffarian D, Roger VL, et al. Heart disease and stroke statistics–2013 update: a report from the American Heart Association. Circulation. 2013;127:e6–e245.

9. van der Linde D, Konings EE, Slager MA, et al. Birth prevalence of congenital heart disease worldwide: a systematic review and meta-analysis. J Am Coll Cardiol. 2011;58:2241–7.

10. Zhao Q, Ma X, Jia B, Huang G. Prevalence of congenital heart disease at live birth: an accurate assessment by echocardiographic screening. Acta Paediatr. 2013;102:397–402.

11. Bernier PL, Stefanescu A, Samoukovic G, Tchervenkov CI. The challenge of congenital heart disease worldwide: epidemiologic and demographic facts. Semin Thorac Cardiovasc Surg Pediatr Card Surg Annu. 2010;13:26–34.

12. Tanner K, Sabrine N, Wren C. Cardiovascular malformations among preterm infants. Pediatrics. 2005;116:e833–838.

13. Pierpont ME, Basson CT, Benson DW, et al. Genetic basis for congenital heart defects: current knowledge: a scientific statement from the American heart association congenital cardiac defects committee, council on cardiovascular disease in the young: endorsed by the American academy of pediatrics. Circulation. 2007;115:3015–38.

14. Zaidi S, Choi M, Wakimoto H, et al. De novo mutations in histone-modifying genes in congenital heart disease. Nature. 2013;498:220–3.

15. Fahed AC, Nemer GM. Genetic causes of syndromic and non-syndromic congenital heart disease. In: Cooper DN, Chen JM, editors. Mutations in human genetic disease. Open Access; 2012.

16. Wren C, Irving CA, Griffiths JA, et al. Mortality in infants with cardiovascular malformations. Eur J Pediatr. 2012;171:281–7.

17. Moller JH. Prevalence and incidence of cardiac malformations. Perspectives in pediatric cardiology: surgery for congenital heart disease 1984–1995. Armonk, NY: Futura Publishing Company; 1998. p. 6:19–6:26.

18. Silberbach M, Hannon D. Presentation of congenital heart disease in the neonate and young infant. Pediatr Rev. 2007;28:123–31.

19. Yun SW. Congenital heart disease in the newborn requiring early intervention. Korean J Pediatr. 2011;54:183–91.

20. Lee JY. Clinical presentations of critical cardiac defects in the newborn: decision making and initial management. Korean J Pediatr. 2010;53:669–79.

21. Sauvage LR, Mansfield PB, Stamm SJ. Physiologic classification of congenital heart disease. AORN J. 1973;18:61–83.

22. Thiene G, Frescura C. Anatomical and pathophysiological classification of congenital heart disease. Cardiovasc Pathol. 2010;19:259–74.

23. Rowe RD, Freedom RM, Mehrizi A, Bloom KR. The neonate with congenital heart disease. Major Probl Clin Pediatr. 1981;5:137–65.

24. Knowles R, Griebsch I, Dezateux C, Brown J, Bull C, Wren C. Newborn screening for congenital heart defects: a systematic review and cost-effectiveness analysis. Health Technol Assess. 2005;9:1–152, iii–iv.

25. Gertler R, Miller-Hance WC. Essential cardiology. In: Cote CJ, Lerman J, Anderson BJ, editors. A practice of anesthesia for infants and children. Philadelphia: W. B. Saunders; 2013. p. 291–326.

26. Welke KF, Komanapalli C, Shen I, Ungerleider RM. Advances in congenital heart surgery. Curr Opin Pediatr. 2005;17:574–8.

27. Schneider DJ, Moore JW. Congenital heart disease for the adult cardiologist: patent ductus arteriosus. Circulation. 2006;114:1873–82.

28. El-Khuffash AF, Jain A, McNamara PJ. Ligation of the patent ductus arteriosus in preterm infants: understanding the physiology. J Pediatr. 2013;162:1100–6.

29. Reese J. Patent ductus arteriosus: mechanisms and management. Semin Perinatol. 2012;36:89–91.

30. Johnston PG, Gillam-Krakauer M, Fuller MP, Reese J. Evidence-based use of indomethacin and ibuprofen in the neonatal intensive care unit. Clin Perinatol. 2012;39:111–36.

31. Burke RP, Wernovsky G, van der Velde M, Hansen D, Castaneda AR. Video-assisted thoracoscopic surgery for congenital heart disease. J Thorac Cardiovasc Surg. 1995;109:499–507 (discussion 508).

32. Laborde F, Folliguet T, Da Cruz E, Batisse A, Carbognani D, Dibie A. Video surgical technique for interruption of patent ductus arteriosus in children and neonates. Pediatr Pulmonol Suppl. 1997;16:177–9.

33. Wolf AR. Ductal ligation in the very low-birth weight infant: simple anesthesia or extreme art? Paediatr Anaesth. 2012;22:558–63.

34. Harris LL, Krishnamurthy R, Browne LP, Morales DL, Friedman EM. Left main bronchus obstruction after patent ductus arteriosus ligation: an unusual complication. Int J Pediatr Otorhinolaryngol. 2012;76:1855–6.

35. Rukholm G, Farrokhyar F, Reid D. Vocal cord paralysis post patent ductus arteriosus ligation surgery: risks and co-morbidities. Int J Pediatr Otorhinolaryngol. 2012;76:1637–41.

36. Hsu KH, Chiang MC, Lien R, et al. Diaphragmatic paralysis among very low birth weight infants following ligation for patent ductus arteriosus. Eur J Pediatr. 2012;171:1639–44.

37. El-Khuffash AF, Jain A, Dragulescu A, McNamara PJ, Mertens L. Acute changes in myocardial systolic function in preterm infants undergoing patent ductus arteriosus ligation: a tissue Doppler and myocardial deformation study. J Am Soc Echocardiogr. 2012;25:1058–67.

38. Shone JD, Sellers RD, Anderson RC, Adams PJ, Lillehei CW, Edwards JE. The developmental complex of "parachute mitral valve," supravalvular ring of left atrium, subaortic stenosis, and coarctation of aorta. Am J Cardiol. 1963;11:714–25.

39. Fesseha AK, Eidem BW, Dibardino DJ, et al. Neonates with aortic coarctation and cardiogenic shock: presentation and outcomes. Ann Thorac Surg. 2005;79:1650–5.

40. Elgamal MA, McKenzie ED, Fraser CDJ. Aortic arch advancement: the optimal one-stage approach for surgical management of neonatal coarctation with arch hypoplasia. Ann Thorac Surg. 2002;73:1267–72. discussion 1272–1273.

41. Wright GE, Nowak CA, Goldberg CS, Ohye RG, Bove EL, Rocchini AP. Extended resection and end-to-end anastomosis for aortic coarctation in infants: results of a tailored surgical approach. Ann Thorac Surg. 2005;80:1453–9.

42. Rao PS, Singh GK, Balfour IC, Jureidini SB, Fiore AC. Balloon angioplasty of long-segment aortic coarctation in the neonate.

J Invasive Cardiol. 1999;11:734–8.

43. Keen G. Spinal cord damage and operations for coarctation of the aorta: aetiology, practice, and prospects. Thorax. 1987;42:11–8.

44. Ungerleider RM, Pasquali SK, Welke KF, Wallace AS, Ootaki Y, Quartermain MD, Williams DA, Jacobs JP. Contemporary patterns of surgery and outcomes for aortic coarctation: an analysis of the society of thoracic surgeons congenital heart surgery database. J Thorac Cardiovasc Surg. 2013;145:150–7 (discussion 157–158).

45. Rosenthal E. Coarctation of the aorta from fetus to adult: curable condition or life long disease process? Heart. 2005;91:1495–502.

46. Polson JW, McCallion N, Waki H, et al. Evidence for cardiovascular autonomic dysfunction in neonates with coarctation of the aorta. Circulation. 2006;113:2844–50.

47. Bisoi AK, Sharma P, Chauhan S, et al. Primary arterial switch operation in children presenting late with d-transposition of great arteries and intact ventricular septum. When is it too late for a primary arterial switch operation? Eur J Cardiothorac Surg. 2010;38:707–13.

48. Van Arsdell GS, Maharaj GS, Tom J, et al. What is the optimal age for repair of tetralogy of Fallot? Circulation. 2000;102:III123–129.

49. Mulder TJ, Pyles LA, Stolfi A, Pickoff AS, Moller JH. A multi-center analysis of the choice of initial surgical procedure in tetralogy of Fallot. Pediatr Cardiol. 2002;23:580–6.

50. Kanter KR, Kogon BE, Kirshbom PM, Carlock PR. Symptomatic neonatal tetralogy of Fallot: repair or shunt? Ann Thorac Surg. 2010;89:858–63.

51. Morales DL, Zafar F, Fraser CDJ. Tetralogy of Fallot repair: the right ventricle infundibulum sparing (RVIS) strategy. Semin Thorac Cardiovasc Surg Pediatr Card Surg Annu. 2009;54–58.

52. Padalino MA, Vida VL, Stellin G. Transatrial-transpulmonary repair of tetralogy of Fallot. Semin Thorac Cardiovasc Surg Pediatr Card Surg Annu. 2009;48–53.

53. Kalfa DM, Serraf AE, Ly M, Le Bret E, Roussin R, Belli E. Tetralogy of Fallot with an abnormal coronary artery: surgical options and prognostic factors. Eur J Cardiothorac Surg. 2012;42:e34–39.

54. Rajagopal SK, Thiagarajan RR. Perioperative care of children with tetralogy of fallot. Curr Treat Options Cardiovasc Med. 2011;13:464–74.

55. Shekerdemian LS, Schulze-Neick I, Redington AN, Bush A, Penny DJ. Negative pressure ventilation as haemodynamic rescue following surgery for congenital heart disease. Intensive Care Med. 2000;26:93–6.

56. Bronicki RA, Herrera M, Mink R, Domico M, Tucker D, Chang AC, Anas NG. Hemodynamics and cerebral oxygenation following repair of tetralogy of Fallot: the effects of converting from positive pressure ventilation to spontaneous breathing. Congenit Heart Dis. 2010;5:416–21.

57. Makhoul M, Oster M, Fischbach P, Das S, Deshpande S. Junctional ectopic tachycardia after congenital heart surgery in the current surgical era. Pediatr Cardiol. 2013;34:370–4.

58. Bar-Cohen Y, Silka MJ. Management of postoperative arrhythmias in pediatric patients. Curr Treat Options Cardiovasc Med. 2012;14:443–54.

59. Mahmoud AB, Tantawy AE, Kouatli AA, Baslaim GM. Propranolol: a new indication for an old drug in preventing postoperative junctional ectopic tachycardia after surgical repair of tetralogy of Fallot. Interact Cardiovasc Thorac Surg. 2008;7:184–7.

60. Collett RW, Edwards JE. Persistent truncus arteriosus: a classification according to antomic types. Surg Clin N Am. 1949;29:1245–70.

61. Odegard KC, DiNardo JA, Kussman BD, et al. The frequency of anesthesia-related cardiac arrests in patients with congenital heart disease undergoing cardiac surgery. Anesth Analg.

2007;105:335–43.

62. Oepkes D, Moon-Grady AJ, Wilkins-Haug L, Tworetzky W, Arzt W, Devlieger R. 2010 Report from the ISPD Special Interest Group fetal therapy: fetal cardiac interventions. Prenat Diagn. 2011;31:249–51.

63. Hickey EJ, Caldarone CA, McCrindle BW. Left ventricular hypoplasia: a spectrum of disease involving the left ventricular outflow tract, aortic valve, and aorta. J Am Coll Cardiol. 2012;59:S43–54.

64. Vlahos AP, Lock JE, McElhinney DB, van der Velde ME. Hypoplastic left heart syndrome with intact or highly restrictive atrial septum: outcome after neonatal transcatheter atrial septostomy. Circulation. 2004;109:2326–30.

65. Villa CR, Marino BS, Jacobs JP, Cooper DS. Intensive care and perioperative management of neonates with functionally univentricular hearts. World J Pediatr Congenit Heart Surg. 2012;3:359–63.

66. Hansen DD, Hickey PR. Anesthesia for hypoplastic left heart syndrome: use of high-dose fentanyl in 30 neonates. Anesth Analg. 1986;65:127–32.

67. Tabbutt S, Ramamoorthy C, Montenegro LM, et al. Impact of inspired gas mixtures on preoperative infants with hypoplastic left heart syndrome during controlled ventilation. Circulation. 2001;104:I159–164.

68. Stayer S, Gouvion J, Evey L, Andropoulos D. Subambient gas delivery. Anesth Analg. 2002;94:1674–5.

69. Ramamoorthy C, Tabbutt S, Kurth CD, et al. Effects of inspired hypoxic and hypercapnic gas mixtures on cerebral oxygen saturation in neonates with univentricular heart defects. Anesthesiology. 2002;96:283–8.

70. Feinstein JA, Benson DW, Dubin AM, et al. Hypoplastic left heart syndrome: current considerations and expectations. J Am Coll Cardiol. 2012;59:S1–42.

71. Bailey LL, Nehlsen-Cannarella SL, Doroshow RW, et al. Cardiac allotransplantation in newborns as therapy for hypoplastic left heart syndrome. N Engl J Med. 1986;315:949–51.

72. Galantowicz M, Cheatham JP, Phillips A, et al. Hybrid approach for hypoplastic left heart syndrome: intermediate results after the learning curve. Ann Thorac Surg. 2008;85:2063–70 (discussion 2070–2071).

73. Sano S, Ishino K, Kawada M, Honjo O. Right ventricle-pulmonary artery shunt in first-stage palliation of hypoplastic left heart syndrome. Semin Thorac Cardiovasc Surg Pediatr Card Surg Annu. 2004;7:22–31.

74. Hornik CP, He X, Jacobs JP, et al. Complications after the Norwood operation: an analysis of the society of thoracic surgeons congenital heart surgery database. Ann Thorac Surg. 2011;92:1734–40.

75. Tweddell JS, Hoffman GM, Fedderly RT, et al. Phenoxybenzamine improves systemic oxygen delivery after the Norwood procedure. Ann Thorac Surg. 1999;67:161–7 (discussion 167–168).

76. Hoffman GM, Tweddell JS, Ghanayem NS, et al. Alteration of the critical arteriovenous oxygen saturation relationship by sustained afterload reduction after the Norwood procedure. J Thorac Cardiovasc Surg. 2004;127:738–45.

77. Ohye RG, Sleeper LA, Mahony L, et al. Comparison of shunt types in the Norwood procedure for single-ventricle lesions. N Engl J Med. 2010;362:1980–92.

78. Ghanayem NS, Allen KR, Tabbutt S, et al. Interstage mortality after the Norwood procedure: results of the multicenter single ventricle reconstruction trial. J Thorac Cardiovasc Surg. 2012;144:896–906.

79. Tweddell JS, Hoffman GM, Mussatto KA, et al. Improved survival of patients undergoing palliation of hypoplastic left heart syndrome: lessons learned from 115 consecutive patients. Circulation. 2002;106:I82–9.

80. Tweddell JS, Ghanayem NS, Mussatto KA, et al. Mixed venous oxygen saturation monitoring after stage 1 palliation for hypoplastic left heart syndrome. Ann Thorac Surg. 2007;84:1301–10 (discussion 1310–1311).

81. Wernovsky G, Kuijpers M, Van Rossem MC, et al. Postoperative course in the cardiac intensive care unit following the first stage of Norwood reconstruction. Cardiol Young. 2007;17: 652–65.

82. Shen I, Ungerleider RM. Routine use of mechanical ventricular assist following the Norwood procedure. Semin Thorac Cardiovasc Surg Pediatr Card Surg Annu. 2004;7:16–21.

83. Naguib AN, Winch P, Schwartz L, et al. Anesthetic management of the hybrid stage 1 procedure for hypoplastic left heart syndrome (HLHS). Paediatr Anaesth. 2010;20:38–46.

84. Ferencz C, Rubin JD, McCarter RJ, et al. Congenital heart disease: prevalence at livebirth. The Baltimore-Washington Infant Study. Am J Epidemiol. 1985;121:31–6.

85. Gittenberger-de Groot AC, Sauer U, Bindl L, Babic R, Essed CE, Buhlmeyer K. Competition of coronary arteries and ventriculocoronary arterial communications in pulmonary atresia with intact ventricular septum. Int J Cardiol. 1988;18:243–58.

86. Freedom RM, Anderson RH, Perrin D. The significance of ventriculo-coronary arterial connections in the setting of pulmonary atresia with an intact ventricular septum. Cardiol Young. 2005;15:447–68.

87. Justo RN, Nykanen DG, Williams WG, Freedom RM, Benson LN. Transcatheter perforation of the right ventricular outflow tract as initial therapy for pulmonary valve atresia and intact ventricular septum in the newborn. Cathet Cardiovasc Diagn. 1997;40: 408–13.

88. Shaddy RE, Sturtevant JE, Judd VE, McGough EC. Right ventricular growth after transventricular pulmonary valvotomy and central aortopulmonary shunt for pulmonary atresia and intact ventricular septum. Circulation. 1990;82:IV157–63.

89. Neufeld HN, Lester RG, Adams PJ, Anderson RC, Lillehei CW, Edwards JE. Aorticopulmonary septal defect. Am J Cardiol. 1962;9:12–25.

90. Ho SY, Gerlis LM, Anderson C, Devine WA, Smith A. The morphology of aortopulmonary windows with regard to their classification and morphogenesis. Cardiol Young. 1994;4:146–55.

91. Tulloh RM, Rigby ML. Transcatheter umbrella closure of aortopulmonary window. Heart. 1997;77:479–80.

92. Ramamoorthy C, Haberkern CM, Bhananker SM, et al. Anesthesia-related cardiac arrest in children with heart disease: data from the pediatric perioperative cardiac arrest (POCA) registry. Anesth Analg. 2010;110:1376–82.

93. Practice guidelines for preoperative fasting and the use of pharmacologic agents to reduce the risk of pulmonary aspiration: application to healthy patients undergoing elective procedures: a report by the American Society of Anesthesiologist Task Force on Preoperative Fasting. Anesthesiology. 1999;90:896–905.

94. Cavell B. Gastric emptying in infants with congenital heart disease. Acta Paediatr Scand. 1981;70:517–20.

95. DeBock TL, Davis PJ, Tome J, Petrilli R, Siewers RD, Motoyama EK. Effect of premedication on arterial oxygen saturation in children with congenital heart disease. J Cardiothorac Anesth. 1990;4:425–9.

96. Barker SJ, Tremper KK. Pulse oximetry: applications and limitations. Int Anesthesiol Clin. 1987;25:155–75.

97. Tremper KK, Barker SJ. Pulse oximetry. Anesthesiology. 1989;70:98–108.

98. Burrows FA. Physiologic dead space, venous admixture, and the arterial to end-tidal carbon dioxide difference in infants and children undergoing cardiac surgery. Anesthesiology. 1989;70: 219–25.

99. Lazzell VA, Burrows FA. Stability of the intraoperative arterial to end-tidal carbon dioxide partial pressure difference in children with congenital heart disease. Can J Anaesth. 1991;38:859–65.

100. Tiffany KF, Burke BL, Collins-Odoms C, Oelberg DG. Current practice regarding the enteral feeding of high-risk newborns with umbilical catheters in situ. Pediatrics. 2003;112:20–3.

101. Schwemmer U, Arzet HA, Trautner H, Rauch S, Roewer N, Greim CA. Ultrasound-guided arterial cannulation in infants improves success rate. Eur J Anaesthesiol. 2006;23:476–80.

102. Detaille T, Pirotte T, Veyckemans F. Vascular access in the neonate. Best Pract Res Clin Anaesthesiol. 2010;24:403–18.

103. Sulemanji DS, Donmez A, Akpek EA, Alic Y. Vascular catheterization is difficult in infants with Down syndrome. Acta Anaesthesiol Scand. 2009;53:98–100.

104. Kahler AC, Mirza F. Alternative arterial catheterization site using the ulnar artery in critically ill pediatric patients. Pediatr Crit Care Med. 2002;3:370–4.

105. Schindler E, Kowald B, Suess H, Niehaus-Borquez B, Tausch B, Brecher A. Catheterization of the radial or brachial artery in neonates and infants. Paediatr Anaesth. 2005;15:677–82.

106. Prian GW. Temporal artery catheterization for arterial access in the high risk newborn. Surgery. 1977;82:734–7.

107. Prian GW. Complications and sequelae of temporal artery catheterization in the high-risk newborn. J Pediatr Surg. 1977;12: 829–35.

108. Andropoulos DB, Bent ST, Skjonsby B, Stayer SA. The optimal length of insertion of central venous catheters for pediatric patients. Anesth Analg. 2001;93:883–6.

109. Lamperti M, Bodenham AR, Pittiruti M, et al. International evidence-based recommendations on ultrasound-guided vascular access. Intensive Care Med. 2012;38:1105–17.

110. Verghese ST, McGill WA, Patel RI, Sell JE, Midgley FM, Ruttimann UE. Ultrasound-guided internal jugular venous cannulation in infants: a prospective comparison with the traditional palpation method. Anesthesiology. 1999;91:71–7.

111. Hosokawa K, Shime N, Kato Y, Hashimoto S. A randomized trial of ultrasound image-based skin surface marking versus real-time ultrasound-guided internal jugular vein catheterization in infants. Anesthesiology. 2007;107:720–4.

112. Reyes JA, Habash ML, Taylor RP. Femoral central venous catheters are not associated with higher rates of infection in the pediatric critical care population. Am J Infect Control. 2012;40:43–7.

113. Mitto P, Barankay A, Spath P, Kunkel R, Richter JA. Central venous catheterization in infants and children with congenital heart diseases: experiences with 500 consecutive catheter placements. Pediatr Cardiol. 1992;13:14–9.

114. Malik M, et al. A comparison of external and internal jugular venous pressures to monitor pulmonary artery pressure after superior cavopulmonary anastomosis. Interact Cardiovasc Thorac Surg. 2011;13:566–8.

115. Andropoulos DB, Stayer SA, Bent ST, et al. A controlled study of transesophageal echocardiography to guide central venous catheter placement in congenital heart surgery patients. Anesth Analg. 1999;89:65–70.

116. Stevenson JG, Sorensen GK, Gartman DM, Hall DG, Rittenhouse EA. Transesophageal echocardiography during repair of congenital cardiac defects: identification of residual problems necessitating reoperation. J Am Soc Echocardiogr. 1993;6:356–65.

117. Lee HR, Montenegro LM, Nicolson SC, Gaynor JW, Spray TL, Rychik J. Usefulness of intraoperative transesophageal echocardiography in predicting the degree of mitral regurgitation secondary to atrioventricular defect in children. Am J Cardiol. 1999;83:750–3.

118. Ayres NA, Miller-Hance W, Fyfe DA, et al. Indications and guidelines for performance of transesophageal echocardiography in the patient with pediatric acquired or congenital heart disease: report from the task force of the pediatric council of the American society of echocardiography. J Am Soc Echocardiogr. 2005;18:91–8.

119. Muhiudeen Russell IA, Miller-Hance WC, Silverman NH. Intraoperative transesophageal echocardiography for pediatric patients with congenital heart disease. Anesth Analg. 1998;87:1058–76.

120. Kamra K, Russell I, Miller-Hance WC. Role of transesophageal echocardiography in the management of pediatric patients with congenital heart disease. Paediatr Anaesth. 2011;21:479–93.

121. Stevenson JG. Incidence of complications in pediatric transesophageal echocardiography: experience in 1650 cases. J Am Soc Echocardiogr. 1999;12:527–32.

122. Andropoulos DB, Stayer SA, Bent ST, Campos CJ, Fraser CD. The effects of transesophageal echocardiography on hemodynamic variables in small infants undergoing cardiac surgery. J Cardiothorac Vasc Anesth. 2000;14:133–5.

123. Andropoulos DB, Ayres NA, Stayer SA, Bent ST, Campos CJ, Fraser CD. The effect of transesophageal echocardiography on ventilation in small infants undergoing cardiac surgery. Anesth Analg. 2000;90:47–9.

124. Mart CR, Fehr DM, Myers JL, Rosen KL. Intraoperative transesophageal echocardiography in a 1.4-kg infant with complex congenital heart disease. Pediatr Cardiol. 2003;24:84–5.

125. Zyblewski SC, Shirali GS, Forbus GA, et al. Initial experience with a miniaturized multiplane transesophageal probe in small infants undergoing cardiac operations. Ann Thorac Surg. 2010;89:1990–4.

126. Ferry PC. Neurologic sequelae of cardiac surgery in children. Am J Dis Child. 1987;141:309–12.

127. Ferry PC. Neurologic sequelae of open-heart surgery in children. An 'irritating question'. Am J Dis Child. 1990;144:369–73.

128. Fallon P, Aparicio JM, Elliott MJ, Kirkham FJ. Incidence of neurological complications of surgery for congenital heart disease. Arch Dis Child. 1995;72:418–22.

129. Menache CC, du Plessis AJ, Wessel DL, Jonas RA, Newburger JW. Current incidence of acute neurologic complications after open- heart operations in children. Ann Thorac Surg. 2002; 73:1752–8.

130. Wernovsky G, Newburger J. Neurologic and developmental morbidity in children with complex congenital heart disease. J Pediatr. 2003;142:6–8.

131. Dominguez TE, Wernovsky G, Gaynor JW. Cause and prevention of central nervous system injury in neonates undergoing cardiac surgery. Semin Thorac Cardiovasc Surg. 2007;19:269–77.

132. Marino BS, Lipkin PH, Newburger JW, et al. Neurodevelopmental outcomes in children with congenital heart disease: evaluation and management: a scientific statement from the American heart association. Circulation. 2012;126:1143–72.

133. Andropoulos DB, Stayer SA, Diaz LK, Ramamoorthy C. Neurological monitoring for congenital heart surgery. Anesth Analg. 2004;99:1365–75.

134. Ghanayem NS, Mitchell ME, Tweddell JS, Hoffman GM. Monitoring the brain before, during, and after cardiac surgery to improve long-term neurodevelopmental outcomes. Cardiol Young. 2006;16 Suppl 3:103–9.

135. Williams GD, Ramamoorthy C. Brain monitoring and protection during pediatric cardiac surgery. Semin Cardiothorac Vasc Anesth. 2007;11:23–33.

136. Kussman BD, Wypij D, DiNardo JA, et al. Cerebral oximetry during infant cardiac surgery: evaluation and relationship to early postoperative outcome. Anesth Analg. 2009;108:1122–31.

137. Kussman BD, Wypij D, Laussen PC, et al. Relationship of intraoperative cerebral oxygen saturation to neurodevelopmental outcome and brain magnetic resonance imaging at 1 year of age in infants undergoing biventricular repair. Circulation. 2010;122: 245–54.

138. Hoffman GM, Brosig CL, Mussatto KA, Tweddell JS, Ghanayem NS. Perioperative cerebral oxygen saturation in neonates with hypoplastic left heart syndrome and childhood neurodevelopmental outcome. J Thorac Cardiovasc Surg. 2013;146:1153–64.

139. Jobsis FF. Noninvasive, infrared monitoring of cerebral and myocardial oxygen sufficiency and circulatory parameters. Science. 1977;198:1264–7.

140. Fraser CDJ, Andropoulos DB. Neurologic monitoring for special cardiopulmonary bypass techniques. Semin Thorac Cardiovasc Surg Pediatr Card Surg Annu. 2004;7:125–32.

141. Hoffman GM. Neurologic monitoring on cardiopulmonary bypass: what are we obligated to do? Ann Thorac Surg. 2006; 81:S2373–2380.

142. Hoffman GM. Pro: near-infrared spectroscopy should be used for all cardiopulmonary bypass. J Cardiothorac Vasc Anesth. 2006;20:606–12.

143. Gottlieb EA, Fraser CDJ, Andropoulos DB, Diaz LK. Bilateral monitoring of cerebral oxygen saturation results in recognition of aortic cannula malposition during pediatric congenital heart surgery. Paediatr Anaesth. 2006;16:787–9.

144. Nelson DP, Andropoulos DB, Fraser CDJ. Perioperative neuroprotective strategies. Semin Thorac Cardiovasc Surg Pediatr Card Surg Annu. 2008:49–56.

145. Andropoulos DB, Diaz LK, Fraser CDJ, McKenzie ED, Stayer SA. Is bilateral monitoring of cerebral oxygen saturation necessary during neonatal aortic arch reconstruction? Anesth Analg. 2004;98:1267–72.

146. Kasman N, Brady K. Cerebral oximetry for pediatric anesthesia: why do intelligent clinicians disagree? Paediatr Anaesth. 2011;21: 473–8.

147. Hoffman GM, Stuth EA, Jaquiss RD, et al. Changes in cerebral and somatic oxygenation during stage 1 palliation of hypoplastic left heart syndrome using continuous regional cerebral perfusion. J Thorac Cardiovasc Surg. 2004;127:223–33.

148. Dent CL, Spaeth JP, Jones BV, et al. Brain magnetic resonance imaging abnormalities after the Norwood procedure using regional cerebral perfusion. J Thorac Cardiovasc Surg. 2006;131: 190–7.

149. Burrows FA. Transcranial Doppler monitoring of cerebral perfusion during cardiopulmonary bypass. Ann Thorac Surg. 1993;56:1482–4.

150. Doblar DD. Intraoperative transcranial ultrasonic monitoring for cardiac and vascular surgery. Semin Cardiothorac Vasc Anesth. 2004;8:127–45.

151. Zimmerman AA, Burrows FA, Jonas RA, Hickey PR. The limits of detectable cerebral perfusion by transcranial Doppler sonography in neonates undergoing deep hypothermic low-flow cardiopulmonary bypass. J Thorac Cardiovasc Surg. 1997;114: 594–600.

152. Andropoulos DB, Stayer SA, McKenzie ED, Fraser CDJ. Novel cerebral physiologic monitoring to guide low-flow cerebral perfusion during neonatal aortic arch reconstruction. J Thorac Cardiovasc Surg. 2003;125:491–9.

153. O'Brien JJ, Butterworth J, Hammon JW, Morris KJ, Phipps JM, Stump DA. Cerebral emboli during cardiac surgery in children. Anesthesiology. 1997;87:1063–9.

154. Anand KJ, Hickey PR. Halothane-morphine compared with high-dose sufentanil for anesthesia and postoperative analgesia in neonatal cardiac surgery. N Engl J Med. 1992;326:1–9.

155. Gruber EM, Laussen PC, Casta A, et al. Stress response in infants undergoing cardiac surgery: a randomized study of fentanyl bolus, fentanyl infusion, and fentanyl-midazolam infusion. Anesth Analg. 2001;92:882–90.

156. Rivenes SM, Lewin MB, Stayer SA, et al. Cardiovascular effects of sevoflurane, isoflurane, halothane, and fentanyl-midazolam in children with congenital heart disease: an echocardiographic study of myocardial contractility and hemodynamics. Anesthesiology. 2001;94:223–9.

157. Shen I, Giacomuzzi C, Ungerleider RM. Current strategies for optimizing the use of cardiopulmonary bypass in neonates and

infants. Ann Thorac Surg. 2003;75:S729–734.

158. Hickey E, Karamlou T, You J, Ungerleider RM. Effects of circuit miniaturization in reducing inflammatory response to infant cardiopulmonary bypass by elimination of allogeneic blood products. Ann Thorac Surg. 2006;81:S2367–2372.

159. Koster A, Huebler M, Boettcher W, Redlin M, Berger F, Hetzer R. A new miniaturized cardiopulmonary bypass system reduces transfusion requirements during neonatal cardiac surgery: initial experience in 13 consecutive patients. J Thorac Cardiovasc Surg. 2009;137:1565–8.

160. Redlin M, Habazettl H, Boettcher W, et al. Effects of a comprehensive blood-sparing approach using body weight-adjusted miniaturized cardiopulmonary bypass circuits on transfusion requirements in pediatric cardiac surgery. J Thorac Cardiovasc Surg. 2012;144:493–9.

161. Bojan M, Constanza Basto Duarte M, Lopez Lopez V, Tourneur L, Pouard P, Vouhe P. Use of a miniaturized cardiopulmonary bypass circuit in neonates and infants is associated with fewer blood product transfusions. ASAIO J. 2011;57:527–32.

162. Golab HD, Scohy TV, de Jong PL, Kissler J, Takkenberg JJ, Bogers AJ. Relevance of colloid oncotic pressure regulation during neonatal and infant cardiopulmonary bypass: a prospective randomized study. Eur J Cardiothorac Surg. 2011;39:886–91.

163. Markarian M. Heparin resistance in newborn infants. [letter]. J Pediatr. 1983;103:175.

164. Guzzetta NA, Bajaj T, Fazlollah T, et al. A comparison of heparin management strategies in infants undergoing cardiopulmonary bypass. Anesth Analg. 2008;106:419–25.

165. Guzzetta NA, Monitz HG, Fernandez JD, Fazlollah TM, Knezevic A, Miller BE. Correlations between activated clotting time values and heparin concentration measurements in young infants undergoing cardiopulmonary bypass. Anesth Analg. 2010;111:173–9.

166. Jonas RA. Neurological protection during cardiopulmonary bypass/deep hypothermia. Pediatr Cardiol. 1998;19:321–30.

167. Motta P, Mossad E, Toscana D, Zestos M, Mee R. Comparison of phenoxybenzamine to sodium nitroprusside in infants undergoing surgery. J Cardiothorac Vasc Anesth. 2005;19:54–9.

168. Guzzetta NA. Phenoxybenzamine in the treatment of hypoplastic left heart syndrome: a core review. Anesth Analg. 2007;105: 312–5.

169. Mossad E, Motta P, Sehmbey K, Toscana D. The hemodynamic effects of phenoxybenzamine in neonates, infants, and children. J Clin Anesth. 2008;20:94–8.

170. Bellinger DC, Wernovsky G, Rappaport LA, et al. Cognitive development of children following early repair of transposition of the great arteries using deep hypothermic circulatory arrest. Pediatrics. 1991;87:701–7.

171. Muravchick S, Conrad DP, Vargas A. Peripheral temperature monitoring during cardiopulmonary bypass operation. Ann Thorac Surg. 1980;29:36–41.

172. Ramsay JG, Ralley FE, Whalley DG, DelliColli P, Wynands JE. Site of temperature monitoring and prediction of afterdrop after open heart surgery. Can Anaesth Soc J. 1985;32:607–12.

173. Shum-Tim D, Nagashima M, Shinoka T, et al. Postischemic hyperthermia exacerbates neurologic injury after deep hypothermic circulatory arrest. J Thorac Cardiovasc Surg. 1998;116: 780–92.

174. Bronicki RA, Chang AC. Management of the postoperative pediatric cardiac surgical patient. Crit Care Med. 2011;39:1974–84.

175. Mastropietro CW. Arginine vasopressin in neonates after surgery for congenital heart disease: right from the start? Pediatr Crit Care Med. 2012;13:360–1.

176. Noori S, Seri I. Neonatal blood pressure support: the use of inotropes, lusitropes, and other vasopressor agents. Clin Perinatol. 2012;39:221–38.

177. Alten JA, Borasino S, Toms R, Law MA, Moellinger A, Dabal RJ. Early initiation of arginine vasopressin infusion in neonates after complex cardiac surgery. Pediatr Crit Care Med. 2012; 13:300–4.

178. Chang AC, Atz AM, Wernovsky G, Burke RP, Wessel DL. Milrinone: systemic and pulmonary hemodynamic effects in neonates after cardiac surgery. Crit Care Med. 1995;23:1907–14.

179. Hoffman TM, Wernovsky G, Atz AM, et al. Efficacy and safety of milrinone in preventing low cardiac output syndrome in infants and children after corrective surgery for congenital heart disease. Circulation. 2003;107:996–1002.

180. Hoffman TM, Wernovsky G, Atz AM, et al. Prophylactic intravenous use of milrinone after cardiac operation in pediatrics (PRIMACORP) study. Prophylactic intravenous use of milrinone after cardiac operation in pediatrics. Am Heart J. 2002;143: 15–21.

181. Ozker E, Saritas B, Vuran C, Yoruker U, Ulugol H, Turkoz R. Delayed sternal closure after pediatric cardiac operations; single center experience: a retrospective study. J Cardiothorac Surg. 2012;7:102.

182. Heinle JS, Diaz LK, Fox LS. Early extubation after cardiac operations in neonates and young infants. J Thorac Cardiovasc Surg. 1997;114:413–8.

183. Wolf AR, Jackman L. Analgesia and sedation after pediatric cardiac surgery. Paediatr Anaesth. 2011;21:567–76.

184. Wypij D, Newburger JW, Rappaport LA, et al. The effect of duration of deep hypothermic circulatory arrest in infant heart surgery on late neurodevelopment: the Boston circulatory arrest trial. J Thorac Cardiovasc Surg. 2003;126:1397–403.

185. Pigula FA. Surgery for aortic arch disease in the neonate. Pediatr Cardiol. 2007;28:134–43.

186. Newburger JW, Jonas RA, Wernovsky G, et al. A comparison of the perioperative neurologic effects of hypothermic circulatory arrest versus low-flow cardiopulmonary bypass in infant heart surgery. N Engl J Med. 1993;329:1057–64.

187. Kilpack VD, Stayer SA, McKenzie ED, Fraser CDJ, Andropoulos DB. Limiting circulatory arrest using regional low flow perfusion. J Extra Corpor Technol. 2004;36:133–8.

188. Algra SO, Kornmann VN, van der Tweel I, Schouten AN, Jansen NJ, Haas F. Increasing duration of circulatory arrest, but not antegrade cerebral perfusion, prolongs postoperative recovery after neonatal cardiac surgery. J Thorac Cardiovasc Surg. 2012;143: 375–82.

189. Fraser CDJ, Andropoulos DB. Principles of antegrade cerebral perfusion during arch reconstruction in newborns/infants. Semin Thorac Cardiovasc Surg Pediatr Card Surg Annu. 2008;61–68.

190. Andropoulos DB, Easley RB, Brady K, et al. Neurodevelopmental outcomes after regional cerebral perfusion with neuromonitoring for neonatal aortic arch reconstruction. Ann Thorac Surg. 2013;95:648–55.

191. Duebener LF, Hagino I, Sakamoto T, et al. Effects of pH management during deep hypothermic bypass on cerebral microcirculation: alpha-stat versus pH-stat. Circulation. 2002;106:I103–108.

192. Griffin DA. Blood gas strategies and management during pediatric cardiopulmonary bypass. ASAIO J. 2005;51:657–8.

193. Montenegro LM, Greeley WJ. Pro: the use of modified ultrafiltration during pediatric cardiac surgery is a benefit. J Cardiothorac Vasc Anesth. 1998;12:480–2.

194. Elliott MJ. Ultrafiltration and modified ultrafiltration in pediatric open heart operations. Ann Thorac Surg. 1993;56:1518–22.

195. Journois D, Pouard P, Greeley WJ, Mauriat P, Vouhe P, Safran D. Hemofiltration during cardiopulmonary bypass in pediatric cardiac surgery. Effects on hemostasis, cytokines, and complement components. Anesthesiology. 1994;81:1181–9 (discussion 26A–27A).

196. Kuratani N, Bunsangjaroen P, Srimueang T, Masaki E, Suzuki T, Katogi T. Modified versus conventional ultrafiltration in pediatric cardiac surgery: a meta-analysis of randomized controlled trials comparing clinical outcome parameters. J Thorac Cardiovasc

Surg. 2011;142:861–7.

197. Jonas RA, Wypij D, Roth SJ, et al. The influence of hemodilution on outcome after hypothermic cardiopulmonary bypass: results of a randomized trial in infants. J Thorac Cardiovasc Surg. 2003;126:1765–74.

198. Steven J, Nicolson S. Perioperative management of blood glucose during open heart surgery in infants and children. Paediatr Anaesth. 2011;21:530–7.

199. Yates AR, Dyke PC, Taeed R, et al. Hyperglycemia is a marker for poor outcome in the postoperative pediatric cardiac patient. Pediatr Crit Care Med. 2006;7:351–5.

200. Polito A, Thiagarajan RR, Laussen PC, et al. Association between intraoperative and early postoperative glucose levels and adverse outcomes after complex congenital heart surgery. Circulation. 2008;118:2235–42.

201. Scohy TV, Golab HD, Egal M, Takkenberg JJ, Bogers AJ. Intraoperative glycemic control without insulin infusion during pediatric cardiac surgery for congenital heart disease. Paediatr Anaesth. 2011;21:872–9.

202. Floyd TF, Horak J. Con: tight perioperative glycemic control. J Cardiothorac Vasc Anesth. 2009;23:906–8.

203. DeCampli WM, Olsen MC, Munro HM, Felix DE. Perioperative hyperglycemia: effect on outcome after infant congenital heart surgery. Ann Thorac Surg. 2010;89:181–5.

204. Rubens FD, Mesana T. The inflammatory response to cardiopulmonary bypass: a therapeutic overview. Perfusion. 2004;19 Suppl 1:S5–12.

205. Kozik DJ, Tweddell JS. Characterizing the inflammatory response to cardiopulmonary bypass in children. Ann Thorac Surg. 2006;81:S2347–2354.

206. Hall RI, Smith MS, Rocker G. The systemic inflammatory response to cardiopulmonary bypass: pathophysiological, therapeutic, and pharmacological considerations. Anesth Analg. 1997;85:766–82.

207. Laffey JG, Boylan JF, Cheng DC. The systemic inflammatory response to cardiac surgery: implications for the anesthesiologist. Anesthesiology. 2002;97:215–52.

208. Seghaye MC, Grabitz RG, Duchateau J, et al. Inflammatory reaction and capillary leak syndrome related to cardiopulmonary bypass in neonates undergoing cardiac operations. J Thorac Cardiovasc Surg. 1996;112:687–97.

209. Seghaye MC. The clinical implications of the systemic inflammatory reaction related to cardiac operations in children. Cardiol Young. 2003;13:228–39.

210. Bronicki RA, Backer CL, Baden HP, Mavroudis C, Crawford SE, Green TP. Dexamethasone reduces the inflammatory response to cardiopulmonary bypass in children. Ann Thorac Surg. 2000;69:1490–5.

211. Schroeder VA, Pearl JM, Schwartz SM, Shanley TP, Manning PB, Nelson DP. Combined steroid treatment for congenital heart surgery improves oxygen delivery and reduces postbypass inflammatory mediator expression. Circulation. 2003;107:2823–8.

212. Checchia PA, Bronicki RA, Costello JM, Nelson DP. Steroid use before pediatric cardiac operations using cardiopulmonary bypass: an international survey of 36 centers. Pediatr Crit Care Med. 2005;6:441–4.

213. Heying R, Wehage E, Schumacher K, et al. Dexamethasone pretreatment provides antiinflammatory and myocardial protection in neonatal arterial switch operation. Ann Thorac Surg. 2012;93:869–76.

214. Eaton MP, Iannoli EM. Coagulation considerations for infants and children undergoing cardiopulmonary bypass. Paediatr Anaesth. 2011;21:31–42.

215. Guzzetta NA, Miller BE. Principles of hemostasis in children: models and maturation. Paediatr Anaesth. 2011;21:3–9.

216. Kern FH, Morana NJ, Sears JJ, Hickey PR. Coagulation defects in neonates during cardiopulmonary bypass. Ann Thorac Surg. 1992;54:541–6.

217. Mauer HM, McCue CM, Caul J, Still WJ. Impairment in platelet aggregation in congenital heart disease. Blood. 1972;40:207–16.

218. Kneyber MC, Hersi MI, Twisk JW, Markhorst DG, Plotz FB. Red blood cell transfusion in critically ill children is independently associated with increased mortality. Intensive Care Med. 2007;33:1414–22.

219. Szekely A, Cserep Z, Sapi E, et al. Risks and predictors of blood transfusion in pediatric patients undergoing open heart operations. Ann Thorac Surg. 2009;87:187–97.

220. Kipps AK, Wypij D, Thiagarajan RR, Bacha EA, Newburger JW. Blood transfusion is associated with prolonged duration of mechanical ventilation in infants undergoing reparative cardiac surgery. Pediatr Crit Care Med. 2011;12:52–6.

221. Salvin JW, Scheurer MA, Laussen PC, et al. Blood transfusion after pediatric cardiac surgery is associated with prolonged hospital stay. Ann Thorac Surg. 2011;91:204–10.

222. Guzzetta NA. Benefits and risks of red blood cell transfusion in pediatric patients undergoing cardiac surgery. Paediatr Anaesth. 2011;21:504–11.

223. Gruenwald CE, Manlhiot C, Chan AK, et al. Randomized, controlled trial of individualized heparin and protamine management in infants undergoing cardiac surgery with cardiopulmonary bypass. J Am Coll Cardiol. 2010;56:1794–802.

224. Andreasen JB, Hvas AM, Christiansen K, Ravn HB. Can RoTEM(R) analysis be applied for haemostatic monitoring in paediatric congenital heart surgery? Cardiol Young. 2011;21:684–91.

225. Hofer A, Kozek-Langenecker S, Schaden E, Panholzer M, Gombotz H. Point-of-care assessment of platelet aggregation in paediatric open heart surgery. Br J Anaesth. 2011;107:587–92.

226. Abdel Raheem MM, Mohamed WA. Impact of congenital heart disease on brain development in newborn infants. Ann Pediatr Cardiol. 2012;5:21–6.

227. Miller BE, Guzzetta NA, Tosone SR, Levy JH. Rapid evaluation of coagulopathies after cardiopulmonary bypass in children using modified thromboelastography. Anesth Analg. 2000;90:1324–30.

228. Romlin BS, Wahlander H, Berggren H, et al. Intraoperative thromboelastometry is associated with reduced transfusion prevalence in pediatric cardiac surgery. Anesth Analg. 2011;112:30–6.

229. Gautam NK, Schmitz ML, Harrison D, et al. Impact of protamine dose on activated clotting time and thromboelastography in infants and small children undergoing cardiopulmonary bypass. Paediatr Anaesth. 2013;23:233–41.

230. Eaton MP. Antifibrinolytic therapy in surgery for congenital heart disease. Anesth Analg. 2008;106:1087–100.

231. Hill GE, Pohorecki R, Alonso A, Rennard SI, Robbins RA. Aprotinin reduces interleukin-8 production and lung neutrophil accumulation after cardiopulmonary bypass. Anesth Analg. 1996;83:696–700.

232. Pasquali SK, Li JS, He X, et al. Comparative analysis of antifibrinolytic medications in pediatric heart surgery. J Thorac Cardiovasc Surg. 2012;143:550–7.

233. Coleman CI, Rigali VT, Hammond J, Kluger J, Jeleniowski KW, White CM. Evaluating the safety implications of aprotinin use: the retrospective evaluation of aprotinin in cardio thoracic surgery (REACTS). J Thorac Cardiovasc Surg. 2007;133:1547–52.

234. Guzzetta NA, Evans FM, Rosenberg ES, et al. The impact of aprotinin on postoperative renal dysfunction in neonates undergoing cardiopulmonary bypass: a retrospective analysis. Anesth Analg. 2009;108:448–55.

235. Bojan M, Vicca S, Boulat C, Gioanni S, Pouard P. Aprotinin, transfusions, and kidney injury in neonates and infants undergoing cardiac surgery. Br J Anaesth. 2012;108:830–7.

236. Kylasam S, Mos K, Fijtin S, Webster B, Chard R, Egan J. Recombinant activated factor VII following pediatric cardiac surgery. J Intensive Care Med. 2009;24:116–21.

237. Pychynska-Pokorska M, Pagowska-Klimek I, Krajewski W, Moll

JJ. Use of recombinant activated factor VII for controlling refractory postoperative bleeding in children undergoing cardiac surgery with cardiopulmonary bypass. J Cardiothorac Vasc Anesth. 2011;25:987–94.

238. Guzzetta NA, Russell IA, Williams GD. Review of the off-label use of recombinant activated factor VII in pediatric cardiac surgery patients. Anesth Analg. 2012;115:364–78.

239. del Nido PJ. Developmental and neurologic outcomes late after neonatal corrective surgery. J Thorac Cardiovasc Surg. 2002; 124:425–7.

240. Hovels-Gurich HH, Seghaye MC, Schnitker R, et al. Long-term neurodevelopmental outcomes in school-aged children after neonatal arterial switch operation. J Thorac Cardiovasc Surg. 2002;124:448–58.

241. Walker K, Holland AJ, Winlaw D, Sherwood M, Badawi N. Neurodevelopmental outcomes and surgery in neonates. J Paediatr Child Health. 2006;42:749–51.

242. Gaynor JW, Nicolson SC, Jarvik GP, et al. Increasing duration of deep hypothermic circulatory arrest is associated with an increased incidence of postoperative electroencephalographic seizures. J Thorac Cardiovasc Surg. 2005;130:1278–86.

243. Gaynor JW, Jarvik GP, Bernbaum J, et al. The relationship of postoperative electrographic seizures to neurodevelopmental outcome at 1 year of age after neonatal and infant cardiac surgery. J Thorac Cardiovasc Surg. 2006;131:181–9.

244. Chen J, Zimmerman RA, Jarvik GP, et al. Perioperative stroke in infants undergoing open heart operations for congenital heart disease. Ann Thorac Surg. 2009;88:823–9.

245. Galli KK, Zimmerman RA, Jarvik GP, et al. Periventricular leukomalacia is common after neonatal cardiac surgery. J Thorac Cardiovasc Surg. 2004;127:692–704.

246. Gaynor JW. Periventricular leukomalacia following neonatal and infant cardiac surgery. Semin Thorac Cardiovasc Surg Pediatr Card Surg Annu. 2004;7:133–40.

247. Kirkham FJ. Recognition and prevention of neurological complications in pediatric cardiac surgery. Pediatr Cardiol. 1998; 19:331–45.

248. Kaltman JR, Jarvik GP, Bernbaum J, et al. Neurodevelopmental outcome after early repair of a ventricular septal defect with or without aortic arch obstruction. J Thorac Cardiovasc Surg. 2006;131:792–8.

249. Schultz AH, Jarvik GP, Wernovsky G, et al. Effect of congenital heart disease on neurodevelopmental outcomes within multiple-gestation births. J Thorac Cardiovasc Surg. 2005;130:1511–6.

250. Tabbutt S, Nord AS, Jarvik GP, et al. Neurodevelopmental outcomes after staged palliation for hypoplastic left heart syndrome. Pediatrics. 2008;121:476–83.

251. Gaynor JW, Wernovsky G, Jarvik GP, et al. Patient characteristics are important determinants of neurodevelopmental outcome at one year of age after neonatal and infant cardiac surgery. J Thorac Cardiovasc Surg. 2007;133:1344–53, 1353.e1-3.

252. Andropoulos DB, Easley RB, Brady K, et al. Changing expectations for neurological outcomes after the neonatal arterial switch operation. Ann Thorac Surg. 2012;94:1250–5 (discussion 1255–1256).

253. Tabbutt S, Gaynor JW, Newburger JW. Neurodevelopmental outcomes after congenital heart surgery and strategies for improvement. Curr Opin Cardiol. 2012;27:82–91.

254. Bellinger DC, Wypij D, Kuban KC, et al. Developmental and neurological status of children at 4 years of age after heart surgery with hypothermic circulatory arrest or low-flow cardiopulmonary bypass. Circulation. 1999;100:526–32.

255. Groom RC, Hill AG, Akl B, Lefrak EA, Kurusz M. Rapid cooling: a potentially dangerous practice.[letter]. Perfusion. 1994;9: 142–3.

256. Laussen PC. Optimal blood gas management during deep hypothermic paediatric cardiac surgery: alpha-stat is easy, but pH-stat may be preferable. Paediatr Anaesth. 2002;12:199–204.

257. Newburger JW, Jonas RA, Soul J, et al. Randomized trial of hematocrit 25 % versus 35 % during hypothermic cardiopulmonary bypass in infant heart surgery. J Thorac Cardiovasc Surg. 2008;135:347–54, 354.e1-4.

258. Wypij D, Jonas RA, Bellinger DC, et al. The effect of hematocrit during hypothermic cardiopulmonary bypass in infant heart surgery: results from the combined Boston hematocrit trials. J Thorac Cardiovasc Surg. 2008;135:355–60.

259. Limperopoulos C, Majnemer A, Shevell MI, Rosenblatt B, Rohlicek C, Tchervenkov C. Neurologic status of newborns with congenital heart defects before open heart surgery. Pediatrics. 1999;103:402–8.

260. Miller SP, McQuillen PS, Hamrick S, et al. Abnormal brain development in newborns with congenital heart disease. N Engl J Med. 2007;357:1928–38.

261. Andropoulos DB, Hunter JV, Nelson DP, et al. Brain immaturity is associated with brain injury before and after neonatal cardiac surgery with high-flow bypass and cerebral oxygenation monitoring. J Thorac Cardiovasc Surg. 2010;139:543–56.

262. McQuillen PS, Miller SP. Congenital heart disease and brain development. Ann N Y Acad Sci. 2010;1184:68–86.

263. Clouchoux C, du Plessis AJ, Bouyssi-Kobar M, et al. Delayed cortical development in fetuses with complex congenital heart disease. Cereb Cortex. 2013;23:2932–43.

264. Goff DA, Luan X, Gerdes M, et al. Younger gestational age is associated with worse neurodevelopmental outcomes after cardiac surgery in infancy. J Thorac Cardiovasc Surg. 2012; 143:535–42.

265. McQuillen PS, Goff DA, Licht DJ. Effects of congenital heart disease on brain development. Prog Pediatr Cardiol. 2010;29: 79–85.

266. Zeltser I, Jarvik GP, Bernbaum J, et al. Genetic factors are important determinants of neurodevelopmental outcome after repair of tetralogy of Fallot. J Thorac Cardiovasc Surg. 2008;135:91–7.

267. Licht DJ, Shera DM, Clancy RR, et al. Brain maturation is delayed in infants with complex congenital heart defects. J Thorac Cardiovasc Surg. 2009;137:529–36 (discussion 536–7).

268. McQuillen PS, Hamrick SE, Perez MJ, et al. Balloon atrial septostomy is associated with preoperative stroke in neonates with transposition of the great arteries. Circulation. 2006;113:280–5.

269. Petit CJ, Rome JJ, Wernovsky G, et al. Preoperative brain injury in transposition of the great arteries is associated with oxygenation and time to surgery, not balloon atrial septostomy. Circulation. 2009;119:709–16.

270. Beca J, Gunn J, Coleman L, et al. Pre-operative brain injury in newborn infants with transposition of the great arteries occurs at rates similar to other complex congenital heart disease and is not related to balloon atrial septostomy. J Am Coll Cardiol. 2009;53:1807–11.

271. Mintz CD, Wagner M, Loepke AW. Preclinical research into the effects of anesthetics on the developing brain: promises and pitfalls. J Neurosurg Anesthesiol. 2012;24:362–7.

272. Shih J, May LDV, Gonzalez HE, Lee EW, et al. Delayed environmental enrichment reverses sevoflurane-induced memory impairment in rats. Anesthesiology. 2012;116:586–602.

273. Ramsay JG, Roizen M. SmartTots: a public-private partnership between the United States food and drug administration (FDA) and the international anesthesia research society (IARS). Paediatr Anaesth. 2012;22:969–72.

274. Vutskits L, Davis PJ, Hansen TG. Anesthetics and the developing brain: time for a change in practice? A pro/con debate. Paediatr Anaesth. 2012;22:973–80.

275. Hirsch JC, Jacobs ML, Andropoulos D, et al. Protecting the infant brain during cardiac surgery: a systematic review. Ann Thorac Surg. 2012;94:1365–73 (discussion 1373).

276. Andropoulos DB, Brady KM, Easley RB, Fraser CDJ. Neuroprotection in pediatric cardiac surgery: what is on the horizon? Prog Pediatr Cardiol. 2010;29:113–22.

277. Chai PJ, Williamson JA, Lodge AJ, et al. Effects of ischemia on pulmonary dysfunction after cardiopulmonary bypass. Ann Thorac Surg. 1999;67:731–5.

278. Hachenberg T, Tenling A, Nystrom SO, Tyden H, Hedenstierna G. Ventilation-perfusion inequality in patients undergoing cardiac surgery. Anesthesiology. 1994;80:509–19.

279. von Ungern-Sternberg BS, Petak F, Saudan S, Pellegrini M, Erb TO, Habre W. Effect of cardiopulmonary bypass and aortic clamping on functional residual capacity and ventilation distribution in children. J Thorac Cardiovasc Surg. 2007;134:1193–8.

280. Friedman M, Sellke FW, Wang SY, Weintraub RM, Johnson RG. Parameters of pulmonary injury after total or partial cardiopulmonary bypass. Circulation. 1994;90:II262–268.

281. Apostolakis EE, Koletsis EN, Baikoussis NG, Siminelakis SN, Papadopoulos GS. Strategies to prevent intraoperative lung injury during cardiopulmonary bypass. J Cardiothorac Surg. 2010;5:1.

282. Kagawa H, Morita K, Nagahori R, Shinohara G, Kinouchi K, Hashimoto K. Prevention of ischemia/reperfusion-induced pulmonary dysfunction after cardiopulmonary bypass with terminal leukocyte-depleted lung reperfusion. J Thorac Cardiovasc Surg. 2010;139:174–80.

283. Blatchford JWr, Barragry TP, Lillehei TJ, Ring WS. Effects of cardioplegic arrest on left ventricular systolic and diastolic function of the intact neonatal heart. J Thorac Cardiovasc Surg. 1994;107:527–35.

284. Skippen PW, Krahn GE. Acute renal failure in children undergoing cardiopulmonary bypass. Crit Care Resusc. 2005;7:286–91.

285. Kist-van Holthe tot Echten JE, Goedvolk CA, Doornaar MB, et al. Acute renal insufficiency and renal replacement therapy after pediatric cardiopulmonary bypass surgery. Pediatr Cardiol. 2001;22:321–326.

286. Sethi SK, Goyal D, Yadav DK, et al. Predictors of acute kidney injury post-cardiopulmonary bypass in children. Clin Exp Nephrol. 2011;15:529–34.

287. Aydin SI, Seiden HS, Blaufox AD, et al. Acute kidney injury after surgery for congenital heart disease. Ann Thorac Surg. 2012;94:1589–95.

288. Blinder JJ, Goldstein SL, Lee VV, et al. Congenital heart surgery in infants: effects of acute kidney injury on outcomes. J Thorac Cardiovasc Surg. 2012;143:368–74.

289. Jetton JG, Askenazi DJ. Update on acute kidney injury in the neonate. Curr Opin Pediatr. 2012;24:191–6.

290. Chiravuri SD, Riegger LQ, Christensen R, et al. Factors associated with acute kidney injury or failure in children undergoing cardiopulmonary bypass: a case-controlled study. Paediatr Anaesth. 2011;21:880–6.

291. Sorof JM, Stromberg D, Brewer ED, Feltes TF, Fraser CDJ. Early initiation of peritoneal dialysis after surgical repair of congenital heart disease. Pediatr Nephrol. 1999;13:641–5.

292. Bojan M, Gioanni S, Vouhe PR, Journois D, Pouard P. Early initiation of peritoneal dialysis in neonates and infants with acute kidney injury following cardiac surgery is associated with a significant decrease in mortality. Kidney Int. 2012;82:474–81.

293. Allen KB, Salam AA, Lumsden AB. Acute mesenteric ischemia after cardiopulmonary bypass. J Vasc Surg. 1992;16:391–5 (discussion 395–396).

294. Ott MJ, Buchman TG, Baumgartner WA. Postoperative abdominal complications in cardiopulmonary bypass patients: a case-controlled study. Ann Thorac Surg. 1995;59:1210–3.

295. Carlo WF, Kimball TR, Michelfelder EC, Border WL. Persistent diastolic flow reversal in abdominal aortic Doppler-flow profiles is associated with an increased risk of necrotizing enterocolitis in term infants with congenital heart disease. Pediatrics. 2007;119:330–5.

296. Stapleton GE, Eble BK, Dickerson HA, Andropoulos DB, Chang AC. Mesenteric oxygen desaturation in an infant with congenital heart disease and necrotizing enterocolitis. Tex Heart Inst J. 2007;34:442–4.

297. Shteyer E, Yatsiv I, Sharkia M, Milgarter E, Granot E. Serum transaminases as a prognostic factor in children post cardiac surgery. Pediatr Int. 2011;53:725–8.

298. Farouk A, Karimi M, Henderson M, Ostrowsky J, Siwik E, Hennein H. Cerebral regional oxygenation during aortic coarctation repair in pediatric population. Eur J Cardiothorac Surg. 2008;34:26–31.

299. Shah RK, Mora BN, Bacha E, et al. The presentation and management of vascular rings: an otolaryngology perspective. Int J Pediatr Otorhinolaryngol. 2007;71:57–62.

300. Kussman BD, Geva T, McGowan FX. Cardiovascular causes of airway compression. Paediatr Anaesth. 2004;14:60–74.

301. Dillman JR, Attili AK, Agarwal PP, Dorfman AL, Hernandez RJ, Strouse PJ. Common and uncommon vascular rings and slings: a multi-modality review. Pediatr Radiol. 2011;41:1440–54 (quiz 1489–90).

302. Hernanz-Schulman M. Vascular rings: a practical approach to imaging diagnosis. Pediatr Radiol. 2005;35:961–79.

303. Backer CL, Mavroudis C, Rigsby CK, Holinger LD. Trends in vascular ring surgery. J Thorac Cardiovasc Surg. 2005;129:1339–47.

304. Duncan BW. Mechanical circulatory support for infants and children with cardiac disease. Ann Thorac Surg. 2002;73:1670–7.

305. Morales DL, Zafar F, Rossano JW, et al. Use of ventricular assist devices in children across the United States: analysis of 7.5 million pediatric hospitalizations. Ann Thorac Surg. 2010;90:1313–8.

306. Checchia PA. Perioperative mechanical circulatory support in children with critical heart disease. Curr Treat Options Cardiovasc Med. 2011;13:414–24.

307. del Nido PJ, Dalton HJ, Thompson AE, Siewers RD. Extracorporeal membrane oxygenator rescue in children during cardiac arrest after cardiac surgery. Circulation. 1992;86:II300–4.

308. Walters HLr, Hakimi M, Rice MD, Lyons JM, Whittlesey GC, Klein MD. Pediatric cardiac surgical ECMO: multivariate analysis of risk factors for hospital death. Ann Thorac Surg. 1995;60:329–36 (discussion 336–7).

309. Aharon AS, Drinkwater DCJ, Churchwell KB, et al. Extracorporeal membrane oxygenation in children after repair of congenital cardiac lesions. Ann Thorac Surg. 2001;72:2095–101 (discussion 2101–2102).

310. Dalton HJ, Rycus PT, Conrad SA. Update on extracorporeal life support 2004. Semin Perinatol. 2005;29:24–33.

311. Adachi I, Fraser CDJ. Mechanical circulatory support for infants and small children. Semin Thorac Cardiovasc Surg Pediatr Card Surg Annu. 2011;14:38–44.

312. Hetzer R, Alexi-Meskishvili V, Weng Y, et al. Mechanical cardiac support in the young with the Berlin Heart EXCOR pulsatile ventricular assist device: 15 years' experience. Semin Thorac Cardiovasc Surg Pediatr Card Surg Annu. 2006:99–108.

313. Fraser CDJ, Jaquiss RD, Rosenthal DN, et al. Prospective trial of a pediatric ventricular assist device. N Engl J Med. 2012;367:532–41.

314. Konertz W, Hotz H, Schneider M, Redlin M, Reul H. Clinical experience with the MEDOS HIA-VAD system in infants and children: a preliminary report. Ann Thorac Surg. 1997;63:1138–44.

315. Fragasso T, Ricci Z, Grutter G, et al. Incidence of healthcare-associated infections in a pediatric population with an extracorporeal ventricular assist device. Artif Organs. 2011;35:1110–4.

316. Joffe AR, Lequier L, Robertson CM. Pediatric outcomes after extracorporeal membrane oxygenation for cardiac disease and for cardiac arrest: a review. ASAIO J. 2012;58:297–310.

317. Brancaccio G, Amodeo A, Ricci Z, et al. Mechanical assist device as a bridge to heart transplantation in children less than 10 kilograms. Ann Thorac Surg. 2010;90:58–62.

318. Gazit AZ, Gandhi SK, Canter CC. Mechanical circulatory support of the critically ill child awaiting heart transplantation. Curr

Cardiol Rev. 2010;6:46–53.

319. Brancaccio G, Filippelli S, Michielon G, et al. Ventricular assist devices as a bridge to heart transplantation or as destination therapy in pediatric patients. Transplant Proc. 2012;44:2007–12.

320. Yuki K, Sharma R, DiNardo J. Ventricular-assist device therapy in children. Best Pract Res Clin Anaesthesiol. 2012;26:247–64.

321. Cave DA, Fry KM, Buchholz H. Anesthesia for noncardiac procedures for children with a Berlin heart EXCOR pediatric ventricular assist device: a case series. Paediatr Anaesth. 2010;20:647–59.

322. Pratap JN, Wilmshurst S. Anesthetic management of children with in situ Berlin heart EXCOR. Paediatr Anaesth. 2010;20:812–20.

323. Haynes S, Cassidy J, Murphy T, McClintock J, Smith J, McCheyne A. Pratap JN, Wilmhurst S: Anesthetic management of children with in situ Berlin heart EXCOR: pediatric anesthesia: 2010: 20: 812–820. Paediatr Anaesth. 2010;20:1137–8.

324. Tulloh RM. Congenital heart disease in relation to pulmonary hypertension in paediatric practice. Paediatr Respir Rev. 2005;6:174–80.

325. Tulloh R. Etiology, diagnosis, and pharmacologic treatment of pediatric pulmonary hypertension. Paediatr Drugs. 2009;11:115–28.

326. Suzuki K, Yamaki S, Mimori S, et al. Pulmonary vascular disease in Down's syndrome with complete atrioventricular septal defect. Am J Cardiol. 2000;86:434–7.

327. Bando K, Turrentine MW, Sharp TG, et al. Pulmonary hypertension after operations for congenital heart disease: analysis of risk factors and management. J Thorac Cardiovasc Surg. 1996;112:1600–7. discussion 1607–1609.

328. Friesen RH, Williams GD. Anesthetic management of children with pulmonary arterial hypertension. Paediatr Anaesth. 2008;18:208–16.

329. Bronicki RA. Perioperative management of pulmonary hypertension in children with critical heart disease. Curr Treat Options Cardiovasc Med. 2011;13:402–13.

330. Khazin V, Kaufman Y, Zabeeda D, et al. Milrinone and nitric oxide: combined effect on pulmonary artery pressures after cardiopulmonary bypass in children. J Cardiothorac Vasc Anesth. 2004;18:156–9.

331. Checchia PA, Bronicki RA, Goldstein B. Review of inhaled nitric oxide in the pediatric cardiac surgery setting. Pediatr Cardiol. 2012;33:493–505.

332. Murphy TW, Smith JH, Ranger MR, Haynes SR. General anesthesia for children with severe heart failure. Pediatr Cardiol. 2011;32:139–44.

333. Suarez CR, Menendez CE, Griffin AJ, Ow EP, Walenga JM, Fareed J. Cyanotic congenital heart disease in children: hemostatic disorders and relevance of molecular markers of hemostasis. Semin Thromb Hemost. 1984;10:285–9.

334. Tempe DK, Virmani S. Coagulation abnormalities in patients with cyanotic congenital heart disease. J Cardiothorac Vasc Anesth. 2002;16:752–65.

335. Haddad F, Hunt SA, Rosenthal DN, Murphy DJ. Right ventricular function in cardiovascular disease, part I: anatomy, physiology, aging, and functional assessment of the right ventricle. Circulation. 2008;117:1436–48.

336. Bancalari E, Jesse MJ, Gelband H, Garcia O. Lung mechanics in congenital heart disease with increased and decreased pulmonary blood flow. J Pediatr. 1977;90:192–5.

337. Yau KI, Fang LJ, Wu MH. Lung mechanics in infants with left-to-right shunt congenital heart disease. Pediatr Pulmonol. 1996;21:42–7.

338. Stayer SA, Diaz LK, East DL, et al. Changes in respiratory mechanics among infants undergoing heart surgery. Anesth Analg. 2004;98:49–55.

339. Holtby H. Con: regional anesthesia is not an important component of the anesthetic technique for pediatric patients undergoing cardiac surgical procedures. J Cardiothorac Vasc Anesth. 2002;16:379–81.

340. Rosen DA, Rosen KR, Hammer GB. Pro: regional anesthesia is an important component of the anesthetic technique for pediatric patients undergoing cardiac surgical procedures. J Cardiothorac Vasc Anesth. 2002;16:374–8.

341. Bosenberg AT, Johr M, Wolf AR. Pro con debate: the use of regional vs systemic analgesia for neonatal surgery. Paediatr Anaesth. 2011;21:1247–58.

342. Hammer GB, Golianu B. Opioid analgesia in neonates following cardiac surgery. Semin Cardiothorac Vasc Anesth. 2007;11:47–58.

343. Golianu B, Hammer GB. Pain management for pediatric thoracic surgery. Curr Opin Anaesthesiol. 2005;18:13–21.

344. Martin RD, Parisi F, Robinson TW, Bailey L. Anesthetic management of neonatal cardiac transplantation. J Cardiothorac Anesth. 1989;3:465–9.

345. Blasco LM, Parameshwar J, Vuylsteke A. Anaesthesia for noncardiac surgery in the heart transplant recipient. Curr Opin Anaesthesiol. 2009;22:109–13.

第13章 手术室外麻醉

作者：Christopher Heard，Satyan Lakshminrusimha，Jerrold Lerman

译者：冯姗姗

审译：马铃

新生儿不同于儿童 小儿不是成人的缩影

如同儿童不同于小的成人，新生儿（尤其是早产儿）亦不同于小的儿童。足月儿和早产儿具有许多特有的生理特征，这一点对于麻醉医生尤为重要。我们在表 13.1 中一一列举，并对其中一些特征做如下阐述。

1. 氧中毒：胎儿在母体内呈现出缺氧表现，PO_2 仅维持在 20~32mmHg 范围内。新生儿的抗氧化机制目前尚未明确 [1]，早产儿暴露在高浓度氧中更亦发生氧中毒 [2]。氧暴露与早产儿视网膜病变（retinopathy of prematurity，ROP）及支气管肺发育不良（bronchopulmonary dysplasia，BPD）的关系已被证实 [3-7]。一些动物及人体的研究也曾报道，新生儿刚出生时，产房内短暂给予 100% 浓度的氧气会加重肺动脉收缩 [8]，加重生化氧化应激 [9]，增加癌症的患病风险 [10]。过去，麻醉医生为避免低氧或由于无空气输入，在术中常规使用 100% 纯氧进行新生儿通气。但随着对氧中毒认识的加深，这一方法逐渐被摒弃。在手术室内，对于急诊手术中行快速诱导的新生儿，诱导前在确保呼吸道通畅的前提下，需进行几分钟的预吸氧来防止发生乏氧，尽管大部分新生儿都不能耐受面罩，但这个习惯仍沿用至今。一项近期对英国 247 位麻醉医生展开的调查研究表明，52% 的麻醉医生在新生儿麻醉中使用低于 40% 的氧浓度，有 16% 的麻醉医生使用高于 40% 的氧浓度 [11]。很少有麻醉医生仍在新生儿及早产儿的麻醉中使用 100% 的氧浓度 [11]。然而，有 10% 的被调查者表明，在新生儿麻醉中，他们并没有刻意禁用 100% 的氧气。使用 100% 氧气还会导致肺不张。麻醉过程中低氧的潜在风险以及考虑到低氧的发生率，包括严重低氧（<80%）随患儿的年龄减小而增加的安全范围方面担忧 [12]，新生儿麻醉中使用 30%~40% 氧浓度（对于无明显肺部疾病的患儿）有利于使患儿在插管前氧饱和度维持在 90% 左右（详见第 16 章）。指脉血氧应该置于右手（导管前）。氧饱和度在 99%~100% 时，通常伴随超生理性 PaO_2，这会对新生儿造成潜在的视网膜毒性以及肺部损伤，尤其对于低出生体重儿（VLBW）。小于 28 周娩出的婴儿中，氧饱和度维持在 85%~89% 与维持在 91%~95% 的婴儿相比，死亡率明显升高，尽管这一理论目前仍有争议（见并发症章节）。因此，不论早产儿还是足月儿，机械通气时，均应密切监测血氧饱和度，使其目标浓度达到 90% 左右，以减少 ROP 或肺部疾病，同时避免增加死亡率。

2. 与之类似，目前从 NICU 向手术室转运患儿是否应该使用 100% 浓度的氧气仍备受争议。应用 100% 浓度氧气可以延迟婴儿 [13] 及危重患儿在转运过程中发生严重缺氧的时间 [14]，为低氧导致循环或神经系统后遗症之前能采取有效的防治措施提供更多时间。高风险操作时，使用 100% 氧气的概念是一种平衡关系，因为高浓度氧气可能导致 ROP 和由于肺部疾病带来的潜在性长期风险，但可延迟减饱和及

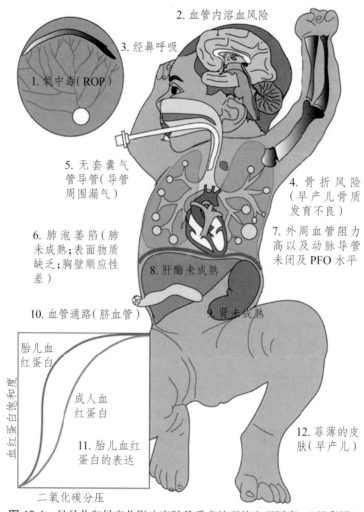

图 13.1　足月儿和早产儿影响麻醉及手术处理的生理因素。（见彩图）

心搏骤停的即刻救生效应。

3. 肺在胎儿期持续发育,产生有限的肺表面活性物质,直至妊娠 34 周[15]。肺表面活性物质和胸壁顺应性的缺乏,增加了呼气时细小支气管萎陷的风险。呼气末正压通气（PEEP）对于早产儿的通气是至关重要的。此外,如果 BPD 已经存在,气道阻力的增加会导致气体潴留。使用合理 PEEP 值、低频率、延长呼气时间对优化通气是必要的（见通气章节）。

4. 早产儿的呼吸系统尚未成熟,会导致窒息或心动过缓的发作。早产儿术后发生窒息的风险随孕龄和（或）胎龄的减小及贫血程度的增加而增加[16]。

5. 早产儿及足月儿均经鼻呼吸,当鼻塞时,也具备经口呼吸的能力[17]。鼻塞时,经口呼吸转换随着胎龄的增长愈发自然[18]。尽管如此,存在鼻后孔狭窄或闭塞以及颅面部畸形的婴儿（如 Pierre Robin 综合征、Crouzo 综合征）仍存在窒息的风险,对于这类

患儿,拔出气管导管前吸净鼻腔及确保鼻道的通畅尤为重要。

6. 无套囊气管导管（TT）曾常规应用于早产儿及足月儿麻醉。麻醉中,使用无套囊导管的问题包括:无法有效保证在机械通气中达到目标潮气量（尤其对于肺顺应性不良的婴儿）;为找到合适型号的导管而进行的重复多次插管;呼气泄漏和手术室污染[19,20]。目前已有两家生产商生产出小管径的带套囊气管导管: Lo-Pro/Lo-Contour3.0mm 内径的导管（Mallinckrodt©,美国）以及 Microcuff© TT 3.0mm 内径的气管导管（Kimberly Clark,美国）。这些导管的外径与无套囊导管外径一致,但无套囊导管现已改进成包含一个椭圆形、靠近导管末端、薄壁套囊、没有侧孔的导管。鲜有研究证实,在早产儿和新生儿麻醉中,使用该种气管导管的安全性和长期性[21]。近期有报道,在体重低于 3kg 的小婴儿,术中使用 Microcuff 推荐

的 3.0mm 内径套囊导管发生喘鸣的病例有 3 例,说明即使是顺应性较高的导管也会诱发喘鸣[22]。NICU 的回顾性分析的数据也支持这一观点[23]。对早产儿及足月新生儿应用带套囊气管导管的可行性仍需进一步研究(详见第 5 章新生儿气道管理)。

7. 早产儿及足月儿存在肺血管阻力(PVR)增加。缺氧和酸中毒时,PVR 也会增加,卵圆孔未闭(PFO)或动脉导管未闭(PDA)引起的右向左分流可能导致患儿发绀[24,25]。由于 PCO_2 能直接升高 PVR,因此,降低 PVR 的方法之一就是降低 PCO_2。然而,过度通气导致的低碳酸血症会减少脑灌注以及造成早产儿脑室周围白质软化(PVL)的发生[26]。

8. 极低出生体重儿(ELBW)易发生脑室内出血(IVH)[27]。脆弱的侧脑室内室管膜下的脉管系统在妊娠早期尤为明显,随着妊娠周数的延长逐渐退化。$PaCO_2$ 的波动或高碳酸血症、快速补液和输注碳酸氢钠、胸膜腔内压增高(如气胸)均可增加 IVH 的发生率[28]。有研究表明,极低出生体重儿(即出生体重 <1000g)在出生前 4 天内剧烈的 $PaCO_2$ 的波动(即 $PaCO_2$ 最高值与最低值的差值 >42mmHg)是诱发 IVH 的重要因素[29]。在麻醉中也应尽量避免 $PaCO_2$ 的剧烈波动,尽管在存在支气管肺发育不良(BPH)的患儿的麻醉中较难控制。

9. 新生儿尚未成熟的肝酶系统增加了药物毒性的风险。新生儿长期使用肠外营养易引起胆汁淤积性肝病[30],并对肝脏功能造成进一步危害。

10. 胎儿钙和磷的增长速率非常快。很多早产儿不能达到正常的骨盐沉积,因为钙和磷在肠内、肠外营养中吸收率较低[31]。除此之外,对极度早产儿应用利尿剂、甲基黄嘌呤以及激素亦会干扰钙的代谢。这类患儿易发骨质减少或病理性骨折[32]。骨量减少及骨折的风险随着孕周数的增加而减少。常规对肢体的操作,如静脉置管即可引发骨折。麻醉医生需对已发病理性骨折和目前血清碱性磷酸酶的浓度引起足够的重视[31,33]。碱性磷酸酶浓度 >750IU/L 的早产儿可能有骨质减少的影像学特征改变。20 世纪 80 年代,体重小于 1000g 的早产儿中患有骨质减少的占 50%,发生骨折的占 24%。近年来,随着营养的加强,这类患儿发生骨质减少和骨折的比例下降,但问题仍然存在[31]。

11. 肾小球滤过率(GFR)在早产儿和足月儿中有所下降,但是在出生后 1~2 年内可达到成人水平。

肾毒性药物,如吲哚美辛和万古霉素的使用对肾功能会造成损伤,需要在用药期间采血测定血药浓度。

12. 在出生后的前几天,患病的婴儿脐血管中动静脉比较靠近,因此要求麻醉医生熟悉这些血管的位置及走行。

13. 足月儿在出生时有约 70% 的胎血红蛋白(HbF)。HbF 与氧含量的关系在高氧饱和度情况下与成人血红蛋白(HbA)相比更为密切。例如,指脉氧达到 90% 时,成人 HbA 中 PaO_2 接近 60mmHg,但是对于早产儿来说,指脉氧达到 90% 时,而 PaO_2 可能低至 50mmHg,HbF 可能达到更高的水平。输注浓缩红细胞亦会增加 HbA 含量。这种大量输血患儿的氧离曲线与低氧状态下成人的氧离曲线相类似(如大量输血的患儿 PaO_2 达到 50mmHg 时,血氧饱和度即可达到 85%)。

14. 早产儿的皮肤通透性较好,在出生后的前几天会通过蒸发失去较多的热量和水分。撕胶布时,容易引起皮肤破损。

15. 新生儿体表面积与体重的比值较成人大。因此新生儿热量流失导致其危险性增加,包括辐射(39%),对流(37%),蒸发(21%),传导(3%)[34]。在手术中,需采用合适的方法保证热量稳定,包括可控制恒温的保温箱、升高室内温度、使用头顶悬挂灯、加热床垫、强力空气加热装置。以上设备中有一些不能在磁共振环境中使用。新生儿的皮肤需要保持干燥,不可使用潮湿的衣物,会加重热量流失。应避免供热源直接接触皮肤,以此将皮肤损伤的风险性减到最小。

在 NICU 中实施手术的益处

在 NICU 中实施手术最常见的原因就是避免重症患儿转运到其他场所(如手术室)带来的并发症。转运这类患儿存在诸多潜在风险(表 13.1)。转运时,可能需要改变通气模式[35]。转运一位使用高频振荡通气或者高频喷射通气的患儿风险极大。通常在转运过程中需要手动通气,直至进入手术室后才能调至高频振荡通气。转运中使用的保温箱需要保证新生儿的体温[36]。转运新生儿需要 4 次转运[37] 至手术室(从 NICU 病床转至保温箱,从保温箱转至手术床,从手术床转至保温箱以及最后从保温箱转运回

NICU 病床）。转运的距离以及需要乘坐电梯等均会增加风险[36]。一则英国关于新生儿手术的报道指出[38]，超过 1/3 的转运患儿需要转运至另一栋楼，然而，其中只有 3% 在 NICU 内实施了麻醉和手术。此外，新生儿在转运过程中很难做到良好监护。监护仪在转运过程中经常受到干扰或运动伪差噪声造成测量结果不准确，而且错误报警也会掩盖真实的严重的病情变化。而且，在密闭保温箱中的新生儿患者很难准确监控其生命体征，会导致延迟诊断以及对缺氧、出血、气胸、心脏骤停等并发症的处理。

低体温在手术室较在 NICU 更加常见。在 80 例行开腹手术或膈疝修补术的患儿实验中，在手术室施行手术的患儿核心温度降低 2.2℃，而在 NICU 中施行手术的患儿则下降 0.6℃[39]。在手术室患儿术后发生极度低体温（30℃）也曾有过报道[35]。极度低体温（33℃）在小于 1500g 的极低体重儿中发生率较高。有趣的是，手术室中施行手术的新生儿中也有发热（>37.5）的报道[24]。术前发热的需排除在外。缺血缺氧性脑病伴随产后高热的患儿一般预后较差[40]。尽管没有对于正常新生儿类似的报道，但是术中高热仍需避免。

表 13.1 转运新生儿的风险

1. 扰乱稳定的呼吸参数
2. 阻断气道或气管插管移位
3. 外周或中心血管通路脱出以及中断输液
4. 低体温
5. 四步转运要素
6. 距离手术室的距离
7. 心血管系统的不稳定性
8. 术后患者通常更脆弱
9. 转运过程中难以检查患儿
10. 在 NICU 和 OR 间监护系统的不兼容性

患儿在 NICU 施行手术的适应证

患儿在 NICU 施行手术有很多适应证（表 13.2）。在院内或院外转运易发生命体征变化者以及在手术操作过程中致死率极高的患儿（ASA 分级 5 级的患儿）应该考虑在 NICU 施行手术。体重 <1500g 的极低体重儿，在 NICU 中施行手术可以维持更平稳的生理参数[35]。转运需要高频通气（HFJV 或 HFOV）患儿非常困难，需要呼吸治疗师和新生儿专家在术中及术后转运回 NICU 过程中实时监测患儿生命体征。且手术室中的呼吸机也许不能同 NICU 中的呼吸机一样，对新生儿使用相同的通气模式和参数。此外，当发生急诊手术而手术室均被占用时，亦需要在 NICU 中进行手术，避免延误时机。

表 13.2 在 NICU 中进行新生儿手术的指征

1. 转运过程极不稳定
2. 体重 <1000g 或 <1500g
3. 高频振荡通气
4. 喷射通气
5. 吸入氧化亚氮
6. 复杂的常规通气需求
7. 手术团队更倾向手术室外手术
8. 急症以及手术室延误

NICU 中施行手术的流程

为了在 NICU 中施行麻醉以及手术操作，很多流程需要考虑（表 13.3）。麻醉和手术必须经过父母或监护人的同意。对危重患儿术前必须进行一个手术及麻醉全面的风险及益处的讨论，目的是充分地做好随之而来的各种可能的情况，如通气的改变、输血，甚至心肺复苏。尽管父母会在常规访视时陪在患儿身边，但是手术时严禁家长陪同。

表 13.3 在 NICU 中施行手术的物流

1. 可用的手术器械和灯光
2. 可用的麻醉器械
3. 手术操作的地点
4. 考虑到 NICU 中其他患儿
5. 控制感染
6. 交流
7. 团队概念

术者及手术团队需要一套完整的无菌手术设备，包括手术器械、手术衣、手套以及口罩。合适的手术灯光也非常重要，包括可移动头灯、手术光学头灯和光源[41]。配套的吸引器以及凝血设备也需要配备完善。一整套手术工具必须备齐，以备发生紧急情况。

麻醉医生进行麻醉管理需要药物、气道以及液体的供给。NICU 中很少有麻醉工作站，也很少使用吸入麻醉，原因包括 NICU 中缺少排出气体的通道。因此，NICU 中的麻醉通常使用全凭静脉麻醉，间断给予阿片类药物和肌松药。术中通常不使用静脉输注泵，除非需要泵注血管活性药物。术中需要使用的监护设备在 NICU 中大多具备，但不易得到。传统上，二氧化碳监护仪鲜少在 NICU 中应用。现在许多 NICU 常规使用呼气末二氧化碳监护仪，尤其对于极低体重儿。如果没有二氧化碳监护仪，可以从手术室中携带便携式二氧化碳监护仪，除非该患儿使用高频通气，此时监护仪显示的数值意义不大。液体加温装置在需要大量补液、输血的手术中值得推荐。NICU 应该具备抢救设备、包括抢救车。

NICU 中的手术一般选在患儿床旁。手术过程中，所有的参观者和非必要人员需要在手术室人员达到前清离手术区域，以降低空气污染和微生物导致感染的风险。使用隔离措施可以有效阻挡非授权人员接近手术区域。很多新建的新生儿科病房建有单人间，这样可以转运至较大的房间以免空间受限。一部分 NICU 具有设备完善的高气流交换操作间或较大空间的双人间。这种房间最大的特点就是患儿从保温箱转运至手术床的距离较近。

NICU 与手术室人员、手术团队以及麻醉医生的沟通非常重要。而且，在麻醉以及手术之前，与 NICU 中患儿的床旁护士进行详细的沟通，对手术的顺利进行非常有帮助，这样可以确保能够获得最快的实验检查结果且数值均在可接受的范围内，同时确保血管通路建立以及血液制品准备完善。由于麻醉医生对 NICU 中的环境不熟悉，床旁护士需要确保提供注射器、针头及术中其他需要使用的物品。新生儿专家的在场尤为重要，因为他对患儿的既往病史了解更透彻，他可以根据现状改变治疗策略，如使用的通气模式。各科室的协同合作能增加手术和麻醉的效率及安全性。一个高效有组织的手术团队可以尽可能减少病房内护士对患儿的看护以及缩短患儿家属探视患儿的时间。

血管通路：建立合适的血管通路对于新生儿来说难度很大，尤其对于极低出生体重儿（出生体重 <1000g）。除了外周静脉通路，很多新生儿使用脐静脉置管或经皮 PICC 导管（外周植入中心静脉导管）。麻醉医生需要熟练使用这些通路，在紧急情况下，需要具备穿刺的能力。下面我们对脐动静脉导管和 PICC 导管进行简单的介绍：

1. 脐静脉置管：脐静脉比较粗，在新生儿较易穿刺成功。很多 NICU 中的患儿在出生后的前 5~7 天留置脐静脉导管。在麻醉中应用该导管前需要使用 X 线来确定脐静脉导管尖端的准确位置。导管尖端最理想的位置应该在膈肌水平或刚刚超过膈肌水平的下腔静脉内（图 13.2）。如果导管尖端接近尾部（在肝静脉），向肝组织输注高张溶液或血管收缩药物可能导致肝坏死[42]。如果导管尖端朝向头侧，也许尖端会位于右心房、上腔静脉、卵圆孔、左心房、肺静脉（图 13.3）、右心室或肺动脉。导管置于这些位置可能导致心包积液、胸腔积液、心律失常等并发症。脐静脉置管通常为 5Fr（个别过期产儿为 8Fr）的单腔

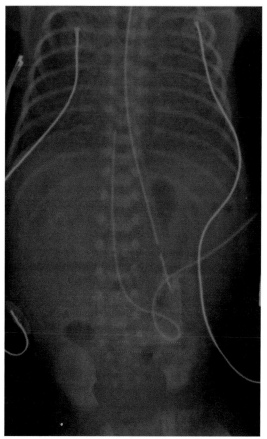

图 13.2　脐静脉血管的最佳位置。脐静脉导管尖端应定位在膈水平面上方的下腔静脉处。

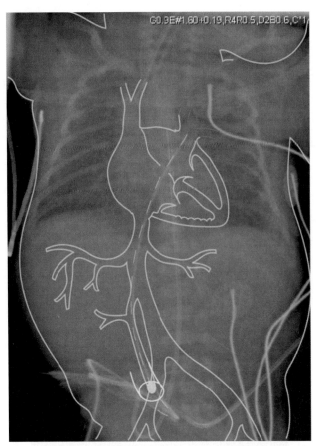

图 13.3 脐静脉导管依次通过右心房、未闭的卵圆孔、左心房及肺静脉(虚线所示)。这是脐静脉导管不适宜的位置。(见彩图)

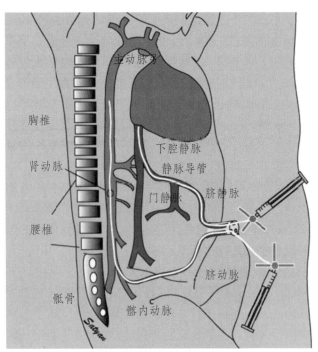

图 13.4 脐静脉置管的合适位置以及动脉置管的侧方位图。脐静脉置管横穿脐静脉和门静脉,通过静脉导管进入下腔静脉。导管尖端进入下腔静脉的最佳位置为右心房下端。脐动脉导管依次通过脐动脉,髂内动脉以及髂总动脉进入主动脉。腹主动脉分支腹腔干,上/下肠系膜动脉以及肾动脉均位于T12-L3。脐动脉置管应低于这个区间(低于L3-L4)或高于这个区间(T6-9,如图所示)。(见彩图)

管或双腔管。这类导管不能与空气相通(为了避免空气栓塞)[42]。对于紧急静脉通路的建立,抢救液体(不包括高渗性液体)可以缓慢经脐静脉导管输注(通常置入皮下 2~4cm)[42]并注意血液回流。脐静脉导管穿过镰状韧带,因此通常在开腹手术之前拔除。

2. 脐动脉置管:脐动脉置管一般用于患病新生儿的血压监测及采集血样(尤其是动脉血气)。这类导管通常选用3.5Fr 或 5Fr 单腔管置入脐动脉并进入主动脉。导管前端置入通常过高(在 6-9 胸椎水平)或过低(3-4 腰椎水平)。导管要避免置入在第 10 胸椎到第 2 腰椎之间,因为这个节段包括了腹腔动脉、肠系膜动脉及肾动脉的起源(图 13.4)。如果导管尖端位于第 6 胸椎以上,可能会造成颈动脉或锁骨下动脉的栓塞。脐动脉导管还可以进行肠外营养,尽管缩血管药物如多巴胺等应尽量避免使用。如果有证据证明血管损伤已经存在(下肢或臀部苍白),脐动脉置管需要立刻拔除。发生急腹症的患儿,如自发性肠穿孔,脐动脉导管需要在术前拔除。拔除脐动脉导管

时,导管需要缓慢拔除至血管内 5cm 左右,并且在脐带底部(并非皮肤上)打结加固。剩余的导管以 1cm/min 的速度拔除(以免脐动脉发生血管痉挛)。如果拔除导管过程中出血,需要使用拇指和食指压迫侧压脐带止血[43]。

3. 外周动脉穿刺:穿刺置管应选择有良好侧支循环,低感染风险,管径大可以测量血压的外周动脉[44]。进展期的细菌和真菌感染是动脉穿刺置管的相对禁忌证,因其可以引起导管内细菌或真菌定植。外周动脉一般选择桡动脉、尺动脉、足背动脉和胫后动脉。在回顾体重 <5kg[45] 的患儿,绝大部分病例选择右桡动脉穿刺。置管前需明确侧支循环是否充足,可以通过改良 Allen 实验或多普勒超声检验[46]。腕关节透视可明确桡、尺、足背以及胫后动脉的位置。需要注意的是,在穿刺尺动脉时,不要损伤到位于动脉内侧的尺神经。在动脉穿刺前一般使用芬太尼镇静镇痛。部分麻醉医生还会在穿刺前使用 0.5mL 利多卡因浸润麻醉。在完成无菌操作后,将套管针斜面向下以 10°~15° 刺入皮肤[47]。当管芯中出现血液,退出管

芯,将套管针进入动脉。另一种方法是,将带管芯的套管针斜面向上以 30°~40° 穿刺入动脉。去掉管芯后,慢慢退出套管针直至动脉血流建立,然后,将套管针置入动脉 [44]。使用透明的半滤过辅料覆盖穿刺点以便尽早发现穿刺点出血。所有的手指 / 脚趾需要充分暴露以便发现血管灌注不足。新生儿外周动脉穿刺置管的并发症包括血栓形成、血管痉挛、感染、血肿、外周神经损伤和空气栓塞 [45,48,49]。

4. 中心静脉穿刺:放置外周中心静脉置管(PICC)是 NICU 中新生儿建立长期中心静脉通路的常用方法。PICC 是长度不等的 1.1-5 Fr 号导管,最小单腔管大小为 1.1Fr,最小双腔管大小为 2Fr。总的来说,体重 <2500g 的婴儿一般使用 1.1-2Fr 的导管,体重 >2500g 的婴儿一般使用 1.9-3Fr 的导管(http: // www.nann.org/pdf/pdf/PICCGuidelines.pdf)。PICC 导管尖端应位于上(下)腔静脉,在心包折返外 [50]。PICC 的适应证包括肠外营养以及需要长期静脉注射药物(治疗细菌、真菌或者病毒感染的抗生素)。由于 PICC 风险高,并发症多(如脓毒血症),在外周静脉通路建立完善的情况下,需尽早拔除 [50]。很多新生儿医生选择在外周输注抗生素 24 小时后,或血培养阴性时,置入 PICC。置管时,必须严格按照无菌操作进行。

新生儿通常经皮进行中心静脉置管。只有当经皮置管失败时,才考虑静脉切开或外科切开技术。开始置管前,需要进行充分的镇静镇痛。通常使用 2~4mcg/kg 芬太尼缓慢输注,但是对于已经使用阿片类药物或使用机械通气的患儿来说,需要加大剂量。对于不需要呼吸支持的患儿,除了芬太尼,可以使用非药物的方法,如使用沾有蔗糖的安抚奶嘴。需行外科切开的置管,同时需要利多卡因的充分浸润。

术前确认导管尖端位置非常重要。使用不透过显影对比可以确定导管位置。近期的 X 线片也有助于定位导管位置。目前对于引起并发症的导管移位已有报道。

大部分留置的导管均为硅胶管或聚氨酯材料,目的是将穿孔和断裂的风险降至最低。在新生儿,通常使用小号导管(1.1、1.9、2 和 3Fr)经皮置入。这类导管通常不能用于抽血或快速输入液体和麻醉诱导药物(如丙泊酚)或术中输入血液制品。术中 PICC 回路必须严格遵守无菌操作。

麻醉要求

麻醉医生在 NICU 施行麻醉前需要做好充分的术前准备(表 13.4)。首先,确保静脉通路畅通以便给药及输液。抗生素或缩血管药物不能在输液通路同时注射。其次,新生儿麻醉方案大部分选择大剂量阿片类联合肌松剂。芬太尼在新生儿麻醉中是应用最广泛的阿片类药物,维库溴铵或罗库溴铵是最常用的肌松剂。所有的药物都需要经过静脉通路冲洗,通常给药位置离患儿较远,延迟冲洗可能导致药物作用延迟。各类液体泵入、冲洗、输入都需要经过严格的计算以免过量。目前已有关于 NICU 中手术的患儿使用咪达唑仑联合丙泊酚麻醉的报道 [61]。不能过分夸大某些药物尤其对于机体受损患儿可能造成的循环抑制。

表 13.4 麻醉要求

1. 外周静脉通路
2. 药品
3. 麻醉技术
4. 监护设备
5. 通气
6. 液体

NICU 中的监护设备对于麻醉医生来说比较陌生。通常需要床旁护士或新生儿医生的帮助来调整指脉氧 / 心电图的音调,通常 NICU 并不监听指脉氧 / 心电图的音调。血压通常使用桡或脐动脉行有创血压监测,如果没有建立有创动脉通路,可使用无创示波血压监护仪进行监测。早产儿无创血压的可信度饱受争议 [51、52]。近期有证据支持可将血压袖带置于 >1000g 患儿的上肢或下肢,但是对于 <1000g 的患儿下肢血压更准确 [53]。早产儿和足月儿的平均动脉压或收缩压随着胎龄、出生体重及产后日龄的增加而增高 [54]。最近有报道指出,早产儿和足月儿无创血压的平均动脉压和收缩压在睡眠时较苏醒时低 10%~20% [54]。这同麻醉诱导后收缩压下降 20%~30% 的预期值相一致。因为 NICU 中经常使用复杂的呼吸机或 HFOV/HFJV,新生儿医生和呼吸治疗师需要全程在场 [37] 指导通气支持,氧合和其他呼吸机相关

事宜。氧合和通气的改变会增加腹内压和（或）降低肺顺应性。氧合及通气的持续改变也许需要根据通气模式及吸入氧浓度代偿性的改变 PEEP、PIP 和平均气道压力。如果常规的通气模式不能维持正常的血气指标，也许需要改为 HFOV 模式[67]。需要应用 HFOV 的患儿需要监测经皮 CO_2 浓度。这种监测追踪 $PaCO_2$[55]需要定期校准。与呼气末二氧化碳比较，经皮 CO_2 应答存在延迟，其结果需要跟血气分析中的数值进行比对校正。二氧化碳浓度监护仪在绝大部分 NICU 中不作为常规使用，但是对于新生儿及肺功能异常的低体重儿以及需要常规呼吸机辅助通气的患儿，麻醉医生需要确保二氧化碳浓度监护仪正常使用[55, 56, 99]。呼气末 CO_2 浓度不能准确代表使用 HFOV 通气的患儿（详见下文关于高频通气的讲解）。

体温调节是新生儿在 NICU 中决定手术成败的关键因素。术中通常使用头顶悬挂式开放热源。然而，当外科医生铺置的敷料将患儿与热源隔离时，这类热源无法有效保证热平衡。在手术室中，室温会调至 26℃[57, 58]来减少热辐射，以及一定程度上减少对流。这在 NICU 中很难做到，除非有专门设立的操作病房。强力加热毯是术中优于其他防止低体温措施的有效方法[59]，NICU 中并不多见。然而，如果 NICU 中具备相应条件，我们应该在术前将其放置在患儿身下。使用液体加温装置加温各类液体，尤其是血液制品。液体加温装置通常需要由手术室提供。新生儿手术术中发生低体温与降低手术室温度以及大手术操作有关[60]，如开腹手术。NICU 中类似的数据尚未报道。

关于 NICU 中施行手术最初主要的争论就是增加感染和脓毒症的风险。但是部分小样本研究未证实这一观点。一项关于 NICU 中行先天性膈裂孔疝手术的研究表明[61]，感染概率有所增加，但是无统计学差异。但是，其证实在 NICU 中手术可使 CRP 明显增高，提示存在炎症反应。由于危重患儿更易感染，且感染导致的患病率和病死率较健康婴儿大幅升高，因此，非手术部位适时使用（术前）抗生素十分必要[41]。

现存很多关于 NICU 中施行手术的有效方法的报道。大部分研究均为小样本回顾性分析，没有随机试验评估结果。目前有一篇已经发表的综述称新生儿在 NICU 中手术的病死率较在手术室中手术的病

死率明显增高[35, 39, 61, 62]，尽管选择误差限制其外部效度：实验选取的新生儿体质较差，大多需要更多的辅助通气和强心药物支持。因此术前患病率的增加对术后病死率的增加产生的影响很难判定。一篇回顾性分析[35]应用新生儿急性生理学评分（SNAP）证实新生儿在 NICU 中手术术前 SNAP 评分较 OR 中手术评分高，但是，两组患儿在术后 24h 的 SNAP 评分均增高 20%。

尽管缺乏足够的证据证明 NICU 中施行手术对预后的影响，也很难明确在其他环境中手术能否抵消将新生儿转运至手术室手术的弊端[35]。在 NICU 中，为生命体征较平稳的患儿施行手术逐渐增多，病死率正明显下降[35]。如今很多手术中心认为，在 NICU 中施行手术是常规且安全的。

NICU 中常规操作的镇静镇痛

NICU 中危重患儿时常经受有痛操作，如每天的静脉采血、足跟刺激以及静脉内置管等操作[63]。其他操作如气管插管、机械通气和气管内吸引也会造成患儿的不适[64, 65]。机械通气的患儿通常使用芬太尼和咪达唑仑联合镇静。美国儿科学会（AAP）最新指南指出，对于非紧急情况的气管插管需要预先用药[66]。指南指出，应慢速使用芬太尼、阿托品以及维库溴铵 / 罗库溴铵。指南还指出，对于早产儿不要使用咪达唑仑，因其半衰期较长，可导致低血压，减少脑血流量，并且其含有防腐剂苯甲醇。

高频通气：危重患儿，尤其是早产儿由于肺容量小，肺顺应性差，肺内外分流增加以及通气 / 血流比例失调等原因可能进展成缺氧性呼吸衰竭。高频通气是常见的肺保护策略，有助于提高氧合及通气[67]。在美国有两种高频通气模式在新生儿中应用：

1. 高频振荡通气（HFOV，Senso Medics 3100A，CareFusion 公司，圣地亚哥，加利福尼亚）是利用活塞泵产生振荡。这是唯一的吸气和呼气都被激活的通气模式。持续膨胀的压力（平均气道压力）叠加小潮气量（振幅）的高呼吸频率（6~15Hz）进入肺内。新生儿呼吸频率一般设置为 10~15Hz。早产儿呼吸频率更高。振荡频率的改变可引起潮气量的反向变化，影响 CO_2 的排出。过快的呼吸频率会减少潮气量，增加 $PaCO_2$。减慢呼吸频率，增加振幅会增加潮气

量,减少 $PaCO_2$。危重患儿使用高频振荡通气需要注意以下几点:

1)术中使用 HFOV 技术可能影响外科医生的操作。

2)平均气道压力充盈肺泡,对氧合起到关键作用。当患儿从常规机械通气转为 HFOV 时,需要注意初始平均气道压力需要较常规通气时上调 $2cmH_2O$。

3)如果患儿在术中从 HFOV 调至常规通气时,必须使用合适的 PEEP 值维持良好的肺泡充盈和氧合。

4)平均气道压力的提高会阻碍静脉回流,降低血压。如果 HFOV 过程中出现低血压,需要加强输液。如果低血压仍未得到改善,应在维持患儿呼吸状态稳定的前提下适当下调平均气道压力。

5)HFOV 时,容易发生 $PaCO_2$ 的大幅波动(尤其是低碳酸血症)。定期监测血气分析和(或)经皮 PCO_2 监测可以为 HFOV 通气提供有效的参考指标;呼气末 PCO_2 监测可信度不高。经皮监测的皮肤定位必须经常检查以免造成皮肤烧伤。经皮穿刺位置应该经常移动改变,尤其在在早产儿中。

2. 高频喷射通气(HFJV,Life Pulse,Bunnell 公司,盐湖城,犹他州)是美国第二种常用的高频通气模式。HFJV 适用于肺间质性肺气肿的早期干预与治疗。喷射通气提供小潮气量,高速呼吸,高呼吸频率,被动呼气的通气模式。常规通气协同喷射通气一起保证合适的 PEEP。常规辅助通气使用常规型号连接口与气管导管相连,HFJV 则与导管侧方特殊的转换接口相连。常规通气中平均气道压力主要通过调节 PEEP 值。同常规通气一样,HFJV 中使用过快的呼吸频率和过高的 PIP 均会导致 $PaCO_2$ 的降低(详见第 9 章)[68]。

转运:在美国大部分新生儿出生在非三级水平的医院,没有 NICU,但是在三级医院外出生的早产儿因并存呼吸窘迫、先天畸形、和(或)外科问题需要生后尽快转运至三级医院(医院间转运)。院间转运必须使用保温箱。一旦进入三级医院,这些患儿需要在诊断或特殊操作,如放射线、心导管检查或手术的设施间转运至 [69](院内转移)。许多新生儿病情危重,需要机械通气,且呼吸循环系统不稳定。转运过程中的刺激可能加重患儿生命体征的不稳定。因此,转运过程中适当的镇静和镇痛可以有效减少循环呼吸系统的不稳定性。

院内短距离转运过程中,危重患儿需要使用辐射性加温床。转运过程中,新生儿的头部需要佩戴帽子,身体需要塑料 / 聚乙烯的隔离袋包裹以减少热量散失。存在腹壁缺陷的患儿(腹裂或脐膨出)或严重的神经管缺陷(脊膜膨出和脑膨出),无菌聚乙烯袋的应用可以防止感染、低体温和低血容量。院内转运最好采用手动通气,手动通气可以让操作者连续评估其肺顺应性,包括早期发现意外脱管,导管打折以及导管堵塞,尽管这需要新鲜气体流量供给及操作者经验 [70]。然而,手动通气过程中,操作者的注意力集中在通气上(而不是操控保温箱上)以确保合适的呼吸频率和气道峰压。

新生儿转运过程中需要携带镇静、镇痛及肌肉松弛药物 [69],包括镇静镇痛药(芬太尼、吗啡、咪达唑仑)、神经肌肉阻滞药(泮库溴胺和维库溴胺)以及拮抗药(氟马西尼拮抗苯二氮䓬类,纳洛酮拮抗阿片类药物的呼吸抑制,新斯的明拮抗神经肌肉阻滞药)。除此之外,还需要配备合适的设备来应对突发的呼吸道急症,包括合适的喉镜、气管导管、导丝以及呼吸回路(加压给氧袋或 T 管)。

NICU 中需要手术治疗的特殊情况(详见第 10 章 胸腹部手术与普外科手术)

动脉导管未闭的闭合

在极低出生体重儿中动脉导管不能闭合而需要吲哚美辛或布洛芬帮助其关闭的情况非常常见,但仍有约三分之二的极低出生体重儿动脉导管在治疗后不能关闭 [71]。药物治疗和手术治疗作为早产儿一线的治疗手段相比,其病死率和治疗后并发症相似 [72]。药物治疗在脑室内出血或肾衰竭的患儿中不能应用。在动脉导管未闭的患儿中,由于大量的左向右分流导致肺循环血量增多,呼吸衰竭,呼吸机治疗时间延长,充血性心力衰竭,慢性肺疾病,以及坏死性小肠结肠炎。在这些患者中,手术结扎动脉导管是必要的 [71]。近年来,介入手术在新生儿动脉导管未闭的应用愈加成熟,在开胸手术之外,开辟了治疗动脉导管未闭的新途径。

手术结扎动脉导管未闭的病死率和术后发病率较低。胸片可见肺血增多或呼吸窘迫综合征,超声可以确定动脉导管的大小、分流的程度和方向。尽管手术治疗常规在手术室操作,在 NICU 中,也可以操作[74]。手术的预后与肺及心血管疾病的严重程度相关。一项非随机分组的在手术室内和 NICU 内手术的研究中发现,术后病死率为 17%,常见的原因为呼吸衰竭和脓毒症,高危因素是 NICU 内手术以及低出生体重[75]。约有 30% 的患儿早期(10 天内)即可拔出气管插管。无慢性肺疾病的相对滞后的拔管患儿占 22%,患有慢性肺疾病的相对滞后的拔管患儿占 31%。考虑到术后早期拔管在手术室内手术和 NICU 内手术两组组间无差异,提示没有严重心肺疾病的新生儿两组 PDA 结扎术后预后相似。在另一项研究中, 41 例小于 1500g 的极低出生体重儿中平均胎龄 27 周的动脉导管结扎术,没有观察到麻醉导致的并发症。5 例死亡患儿均由于早产以及充血性心衰[74]。在一些医院中,动脉导管结扎术常规在 NICU 中进行。在一些地方医疗机构中,由小儿心脏医生、小儿麻醉医生、小儿手术室护士组成的团队到所在儿童医院的 NICU 来进行 PDA 结扎手术治疗,避免了新生儿在医院之间转运[76]。这些新生儿与在手术机构中进行手术的患儿在术前并发症以及病死率比较无差异。通过这种不转运新生儿的方法使得原有熟悉患儿的新生儿团队能够予与患儿更好的医疗救治,患儿家人的不便也降至最低。

坏死性小肠结肠炎

坏死性小肠结肠炎是早产儿最常见的胃肠道手术急症。在极低出生体重儿中的发病率为 6%~7%。足月儿很少发生坏死性小肠结肠炎。目前,发病机理仍不清,但其可能是多因素导致的疾病。高危因素包括早产、肠内喂养(尤其是配方奶粉的喂养)、感染、缺血。典型的影像学改变包括肠壁积气,门静脉和胆管内积气,以及肠穿孔导致的气腹。手术治疗指征包括肠穿孔导致的气腹,或内科保守治疗无效。在病情不稳定的危重症患儿中,常用腹腔引流,但若病情加重,可能进行开腹手术。

需要手术治疗的坏死性小肠结肠炎通常非常危重,在术前需要重症监护,开腹探查术前注意的主要问题如下:

血压:低血压在坏死性小肠结肠炎中常见,继发于腹腔内第三间隙体液、毛细血管渗漏、高吸气压力、脓毒症伴随血管张力降低、低心排量。晶体胶体需持

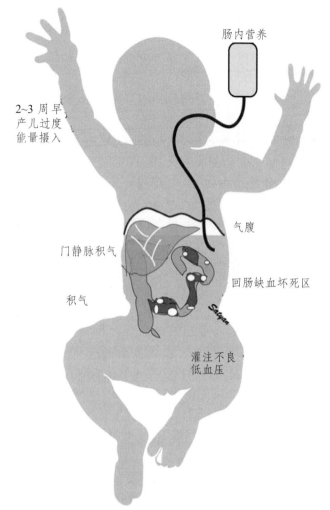

图 13.5　坏死性小肠结肠炎需手术治疗,早产儿在出生后约 2-3 周出现典型的表现,回肠末端常常受累,缺血性坏死和积气的区域常常发生在回肠。X 线显示门静脉积气。气腹是最常见的手术指证。(见彩图)

续输注直至生命体征稳定,很多新生儿需多巴胺和(或)肾上腺素的血管活性药支持。

呼吸衰竭:肺水肿和急性呼吸窘迫综合征(ARDS)与爆发性坏死性小肠结肠炎相关紧密,常规机械通气时,患儿需较高的吸气峰压。一些重症患儿肺脏可能需要高频震荡治疗。

电解质和酸碱平衡失衡:爆发性坏死性小肠结肠炎可导致呼吸和代谢性酸中毒。低钠血症继发于第三间隙液体失衡,高钾血症可能由酸中毒导致,可能在术前或术中需要纠治。由于大量输入血液制品导致的低钙血症能加重低血压,需要避免。

血液系统紊乱:在一项对 25 名 NICU 中需补充血液制品的患儿进行的回顾性研究表明,麻醉医师在

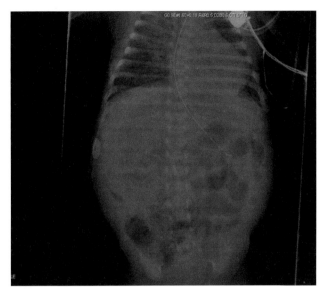

图 13.6　X 线提示腹腔积气（位于肝脏前方），患有 NEC 患者术前的积气表征。

表 13.5　NICU 中 NEC 患儿围术期平均需要量

正性肌力药物（如多巴胺）	按照 4mcg/(kg·min)增加用量
碳酸氢盐	2.5mmol/kg
血液	32mL/kg
血小板	12mL/kg
新鲜冰冻血浆	15mL/kg
5% 清蛋白	35mL/kg

术中需能够立即得到血液制品。血小板减少常发生于坏死性小肠结肠炎的术中。坏死性小肠结肠炎合并缺血或坏死的肠管常伴有弥漫性血管内凝血（DIC）。需密切监测 PT、APTT、纤维蛋白原和纤维蛋白裂解产物以及血常规。浓缩红细胞（PRBC）、新鲜冰冻血浆（FFP）、血小板常在术中应用。

许多早产儿由于低血压以及支气管肺发育不良（BPD）需静脉应用糖皮质激素，此类患儿在术前需应用糖皮质激素的冲击剂量。

静脉通路：至少 2 组外周静脉通路需在术前建立，中心静脉置管可以输注等张液体，动脉置管监测动脉血压以及采集动脉血气。

在坏死性小肠结肠炎的术中，首选神经肌肉阻滞剂下全麻气管内麻醉。应用标准的新生儿呼吸机进行呼吸支持，静脉麻醉优于吸入性麻醉。高剂量的阿片药物芬太尼（20~50mcg/kg），咪达唑仑（0.1mg/kg）和肌松剂常联合应用。并发低血压，可以通过术前应

用 10~20mL/kg 的平衡盐溶液、生理盐水或林格液补液预防。持续的低血压需要应用血管活性药物，如多巴胺以及应激剂量的糖皮质激素。第三间隙的液体丢失在术中常见，患儿需 50~100mL/kg 的液体支持。根据术前患儿接受的液体治疗，需要补充的液体包括平衡盐溶液、胶体、血液制品（浓缩红细胞、新鲜冰冻血浆和血小板）。NEC 的患儿在术后仍需要大量的液体维持由于第三间隙液体丢失带来的液体丢失。

NICU 中 NEC 的手术病死率高达 50%，影响病死率的高危因素来自多方面，包括病变部位和疾病程度（表 13.6）。广泛 NEC 的新生儿首选在 NICU 中手术，其病死率非常高。对于病情不稳定的 NEC 患儿，在右下腹留置引流管是非常必要的。

表 13.6　部位、疾病程度和 NEC 的病死率

部位	肠管受累百分比（%）	病死率（%）
回肠	15	15
大肠	20	35
空肠 - 回肠	65	80
大肠 - 回肠	35	40
大肠 - 空肠 - 回肠	85	95

自发性肠穿孔

早产儿表现为肠穿孔而没有 NEC 的体征，如肠壁囊性积气症，其被归类为局灶性或自发性肠穿孔（SIP）。在极低出生体重儿出生后 7~10 天较为常见 [79-80]。生后早期应用吲哚美辛或类固醇类药物是肠穿孔的高危因素 [110,111]。虽然这些新生儿没有进展期 NEC 患儿严重，但他们年龄更小，通常需接受机械通气，出生后并发 RDS 而有脐静脉留置通路（图 13.7）。手术治疗自发性肠穿孔患儿的主要原则为切除穿孔处肠管、肠吻合或回肠造口。而由于患儿胎龄较小，这些操作通常在 NICU 的床旁进行。

腹裂是由于脐肠系膜动脉闭锁导致的腹前壁缺陷。腹裂位于脐周区域，通常在左侧。在胎儿期肠管没有覆盖，暴露在羊水环境中造成肠管的炎症和水肿，导致肠管表面形成一层外膜。术前准备包括减少由于肠管外露引起的液体丢失，可以通过输注足量的等张盐水、林格液，来代替减少的第三间隙液体和蒸

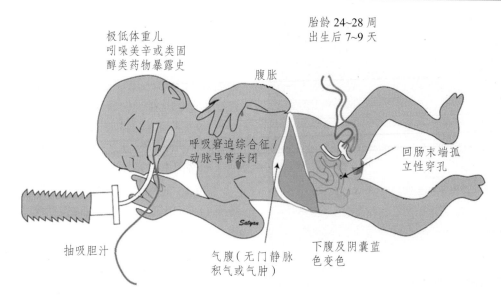

图 13.7　典型的自发性肠穿孔（SIP）表现。这些患儿普遍胎龄较小（平均 28 周），7~9 天时表现为无症状的气腹，一些患儿表现为腹部呈蓝色，无气肿和静脉积气表现。许多患儿在出生早期都由于 RDS 和（或）PDA 而进行呼吸机治疗，生后留置脐静脉。病理学表现为回肠穿孔而无任何凝固性坏死表现，这与 NEC 和缺血有关。（见彩图）

发损失量。无菌的盐水敷料包裹突出的肠管，胃肠减压对于减轻胃肠扩张继而降低腹内压力（IAP）非常重要。减轻腹裂和一期关闭腹腔需在手术室中操作。这些过程可能会导致腹内压力增高。一期修补时中心静脉压力大于 4mmHg，膀胱压力或胃内压大于 20mmHg，内脏灌注压（平均动脉压 -IAP，小于 44mmHg）是内脏血流以及肾脏血流减少的征象，需要分期修补[112]。

在一些患儿中，相对于腹腔内较小的空间，突出的肠管较大，或者尝试一期修补时腹内压增大，这时需要在 NICU 中分期进行手术治疗。突出的肠管被放入人工袋中。在 NICU 中逐步的缩小人工袋，让腹腔逐渐适应增加的内容物而不至于严重地影响脏器灌注以及呼吸机通气。在放入人工袋前，需密切监测肠管是否有阻滞、穿孔或闭锁。最近研制了环形有弹性的预制仓袋，可以放入筋膜开口处，这样就避免了缝合和全麻，在 NICU 中床旁即可实现[112]。在进行操作时，需静脉注射阿片类药物（芬太尼 2~4mcg/kg）以及咪达唑仑（0.1mg/kg）。所有的患儿需 PICC 置入提供全肠外营养，因为肠道运动减弱、经口喂养延迟。

早产儿视网膜病变

早产儿视网膜病变（ROP）手术包括激光手术和冷冻手术。有许多在 NICU[113] 和手术室中进行治疗的报道。这些患儿普遍病情较轻，所以转运患儿所带来的风险远比原发病极重的患儿风险小得多，尽管普遍认为，在手术室中进行手术，可延误治疗。所以应提倡 NICU 中进行眼部评估和手术治疗。在 NICU 中，使用局麻和静脉镇静治疗，尽管常常需要紧急气道管理。目前新生儿医生能够在 NICU 中应用局部麻醉剂/镇静技术和镇静/镇痛/肌松剂技术合并气管，插管或维持患儿当前水平的呼吸支持来操作这些步骤。

先天性膈疝

先天性膈疝（CDH）的管理通常是在 NICU 应用高频震荡通气、肺表面活性物质，吸入 NO、ECMO（1/3 的 CDH 患儿使用），然后进行外科修复[83]。对于在 NICU 内行先天性膈疝修复术的决定，通常由患儿所需的呼吸机模式来决定。尽管接受 CDH 修复术的新生儿比例逐渐增加，即使使用了高频震荡通气，吸入 NO 和 ECMO，术后的生存率仍为 65%~80%[84]。支持治疗几天后，肺动脉高压严重程度可以改善，血管反应性降低。虽然早期手术患儿生命体征不稳定，但由于生后逐渐适应和正确的治疗措施，新生儿进行性好转，气体交换改善，肺顺应性增加。伴有肺发育不良（15%）或异常持续性肺动脉高压的患儿生后不稳定，可能需要 ECMO。伴有先天性心脏病的先天性膈疝患儿不同于普通心脏病（发生率大约 10%），治疗具有挑战性。ECMO 被用来治疗伴有单心室病理疾病，这样与 EMCO 治疗的无先天性心脏病膈疝治疗生存率相似。回顾性分析研究认为，出生后 4 小时的血气分析可以预测是否需要 EMCO 和病死率[86]。建议，在 NICU 中进行手术，是为避免可能会出现的困难，以及避免依赖于 HFOV、iNO 和（或）ECMO 的新生儿转运至手术室时风险的发生。如果需要高频震荡通气维持血气中二氧化碳在正常范围内，手术需转运至手术室进行，在呼吸参数没有超过表 13.7 列出的值，可以把呼吸模式调整至常规通气模式。如果呼吸参数在调至常规通气模式后，仍在可接受的界限值内，则可考虑在 24 小时后转入手术室治疗。

应用芬太尼、泮库溴铵、咪达唑仑和丙泊酚对患儿进行麻醉时，可以看到，在 NICU 中的手术治疗死亡率较手术室进行高出 33%，后者为 7%。NICU 中需要更多的吸入性 NO，更大的氧合指数（平均气道压 ×FiO_2 ÷ 导管后 PaO_2，通常是脐动脉 PaO_2）。

表 13.7　CDH 修复术高频振荡通气转换为
传统呼吸机通气的指证

出生后 72 小时后，很小量的血管活性药物，高频振荡通气的参数
吸入氧分压（FiO_2）< 0.4
平均气道压 < 13cmH$_2$O
振幅 < 30cmH$_2$O
氧合指数 < 10
超声显示无肺动脉高压
导管前后屋无饱和度差
肺循环 / 体循环压力比 < 0.75
上述指标稳定 24 小时以上

ECMO（体外膜肺）的置管技术

ECMO 是一项维持生命体征的设备，能够维持急性呼吸循环衰竭时的气体交换和灌注[87]。呼吸循环衰竭常常继发于新生儿胎粪吸入、先天性膈疝、呼吸窘迫综合征（肺表面活性物质缺乏）、肺炎、脓毒症导致的新生儿持续性肺动脉高压（PPHN）。这些新生儿肺血管阻力增加，常常需要呼吸机吸入高浓度氧气和支持治疗，如果这些措施不能维持足够的氧合，吸入性 NO 可能被用来选择性降低肺动脉压力，改善氧合[114]。那些伴有低氧性呼吸衰竭、低血压、凝血功能异常，对保守治疗无反应的危重症患儿最后的治疗手段是 ECMO。欧洲先天性心脏病委员会制订出新生儿应用 ECMO 的诊疗指南。

根据临床不同的需求，ECMO 的配置不尽相同，静脉 - 静脉（VV），静脉 - 动脉（VA），双腔单孔静脉静脉管（DLVV），通常在 NICU 或 PICU 中使用大剂量芬太尼或丙泊酚镇静措施下进行置管。持续监测血压、心率和脉搏血氧以及经皮 PO_2 和 PCO_2。补液以及血管活性药物，如多巴胺和（或）肾上腺素防止低血压。置管前监测 ACT。术者横向切开颈部暴露颈总动脉和颈内静脉后，给予肝素。动脉置管尖端在无名动脉和主动脉交汇处。静脉系统置管前需进行足够的呼吸机通气，需要用肌松药物来消除自主呼吸防止空气进入静脉系统。静脉置管放在右心房前的静脉。置管的位置需通过 X 线确定。双腔静脉置管（DLVV）的尖端位于右侧心房中间，这样氧合的血液可以直接流向三尖瓣，然后导管连接 ECMO 的回路。

各个治疗机构 ECMO 期间的镇静方法差异很大。考虑到置管期间的低血压，大多输注芬太尼或舒芬太尼及咪达唑仑镇静，只在置管时，给予肌松。

随着患儿生命体征逐渐平稳，可以逐步撤离 ECMO 治疗。呼吸机参数适中时，可先夹闭导管，让环路绕过新生儿。如果生命体征平稳 2~4 小时后，可以移除置管。无菌状态下，患儿处于 Trendelenburg 位（头低脚高位），应用肌松剂。先拔出静脉置管并将其结扎，然后拔出动脉导管，结扎或缝合颈总动脉。许多患儿脱离 ECMO 治疗后，需要逐渐停掉阿片类药物。

在 NICU 中 ECMO 治疗的麻醉

ECMO 成为了稳定高危先天性膈疝新生儿病情的重要设备[88]。麻醉医师在操作过程中需注意一些重要的操作要点。首先，ECMO 循环需要 ECMO 技师在 ICU 或 ECMO 医师治疗前调整好参数。虽然 ECMO 回路与心外手术时体外循环回路相似，但是 ECMO 没有储存血液的容器，没有足够的充盈压（重力和 CVP），因而流入 ECMO 泵的流量不足。ECMO 配置两种类型的泵：用在 10kg 以上的患儿的旋转泵和用在 10kg 以下的患儿的离心泵。经常用于先天性膈疝患儿的静脉动脉 ECMO 通常能够为机体提供充足的心肺支持，呼吸参数需要维持肺部足够膨胀。但是依靠 ECMO 的循环（心输出量的一部分）需要经过肺部，这样氧饱和度比动脉内置管低。这可能与动脉收缩舒张的特点有关。这样在 ECMO 终止或改变时氧合降低。此时，呼吸机需要相应改变。如果前负荷降低太多，ECMO 的泵系统会中断，而且在前负荷不恢复时，泵功能不能恢复。血液制品和药物能够很容易从 ECMO 的循环管路中注入。

同使用抗凝剂的患者一样，在 ECMO 期间出血并发症的风险很高。然而，相应的应对措施可以减少并发症。适当控制抗凝的强度，ACT 维持在 140~160s，而不是 180~200s[89]。

抗纤溶药物 6- 氨基己酸（EACA）经常用于减少术中出血和颅内出血[90]。EACA 单次剂量 100mg/kg，20 分钟以上静脉注射，然后，以 25~33mg/（kg·h）持续泵入至术后 72 小时[91]。目前，仅有一例报道，在新生儿 ECMO 治疗过程中，由于 EACA 的应用，导致血栓[92]。在 ECMO 治疗期间，血小板需保持在 100 000/mm³ 以上。防止出血倾向的其他策略包括去肝素化，使用附有肝素的 ECMO 回路（Carmeda® BioActive Surface），以及输注重组 VII 因子[88]。

目前，应用 ECMO 治疗的先天性膈疝新生儿修复治疗时机仍不清楚[93]。既往的观点认为，先天性膈疝的手术治疗在 ECMO 拔管之前需要完成，但其病死率较拔管后相对较高。先天性膈疝修复和 ECMO 术后病死率与出血等并发症有一定相关性[94]。ECMO 期间，行先天性膈疝修复手术的病死患儿中，有更高的手术部位、中枢神经系统、肺部和胃肠道出血概率。事实上，预测 ECMO 状态下的先天性膈疝患儿的预后评分包括出血、其他 ECMO 并发症和 ECMO 前参数，这些均可以作为有效预测病死率的评分内容。

近期，一项研究发现，在进行 ECMO 治疗最初 2 天内进行先天性膈疝手术的患儿与拔出 ECMO 后行膈疝修补术的患儿进行比较，预后相似，没有出血增加的风险。这项研究证实，早期进行的膈疝修复手术的益处包括，可以在新生儿出现明显全身性水肿前进

行手术，以及利用 ECMO 修复后这段时间使肺血管阻力降低，肺脏修复。

当麻醉这些患儿时，麻醉医师需要与新生儿医师和体外循环医师共同合作。这些患儿没有完全使用心肺体外循环的患儿安全。凝血功能异常需要立即纠正。此外，需应用血管活性药物维持足够的平均动脉压，密切监测静脉充盈压。

影像学检查（MRI/CT）中的镇静是指新生儿在完善影像学检查，如 MRI 或 CT 前，需镇静以配合检查过程[95]。需要使用标准的能兼容 MRI 和 CT 检查的麻醉监护仪。但 MRI 检查时，无法实现温度监测。所有的监护导线应该放直不应有缠绕，探头尽量远离磁线圈以减少热损伤。很多 3 个月以下没有任何心肺问题的患儿，在进行 MRI 和 CT 检查前，可以喂食，并包裹好。而无需镇静[101]。年长儿可以给予水合氯醛或咪达唑仑镇静[96]，考虑到水合氯醛在低龄婴儿的中的并发症，常选择辅助呼吸支持的全身麻醉[102, 97]。足月儿在进行 CT 检查前，可用 8% 的七氟醚镇静，保持 2L/min 的鼻导管吸氧，肩下垫垫，在 CT 扫描时，保证自主呼吸。目前的 CT 扫描时间较短，在镇静没有恢复时已经完成检查。这些患儿可能需要完善磁共振检查，这些通常需要 1~2 小时。所以需要七氟醚以及 N_2O 诱导镇静，静脉置管，这时，可以停止 N_2O 吸入。大多数颅脑结构正常的患儿在输注丙泊酚可以维持至检查完成，新生儿处于仰卧位，肩部抬高，颈部伸展。在丙泊酚输注期间，需要鼻导管吸氧。而新生儿以及认知功能障碍的患儿丙泊酚的用量要大于正常患儿 [250~300ug/（kg·min）]。减少扫描期间的躁动。新生儿应用丙泊酚的用量要大于年长患儿，甚至在早期结束七氟醚诱导时，可以达到 400ug/（kg·min），减少检查初期的躁动。然后，输注丙泊酚的泵速可以减至 250~300ug/（kg·min）。呼吸由鼻导管监测二氧化碳的变化，以及脉搏血氧监测。右美托咪定在磁共振检查中可以 3mcg/kg 负荷量输注后，以 2mcg/（kg·h）维持，减少检查中的躁动发生[98]。然而，在镇静初期，给予 0.1mg/kg 的咪达唑仑，可以减少右美托咪定的输注速度，以 1mcg/kg 负荷量输注，以 0.5mcg/（kg·min）维持[115]。在新生儿中，没有数据显示右美托咪定的镇静剂量，虽然药理学显示其清除率是成人的三分之一，这意味着输注的速度需要相应减低[100]。而在颅脑解剖异常，气道异常的患儿

以及过期产患儿(< 60 周过期产胎龄),可能需要气管插管(或喉罩)来完成检查。

心脏磁共振

磁共振逐渐成为诊断先天性心脏疾病的手段,包括那些在 NICU 中的新生儿[133]。心脏磁共振能够使用单一技术对胸腔内脏器、呼吸系统解剖结构、心脏功能和解剖进行成像,而避免了放射线暴露。在危重症新生儿监测动静脉压力对于滴定麻醉药物和补液至关重要。虽然心脏磁共振需要延长麻醉时间,但是诊断时间与心导管时间相似。新生儿磁共振检查有很多挑战,包括在扫描仪内不能接触患儿,需要 MRI 兼容的麻醉工作站,可信的 MRI 兼容的新生儿监护仪以及体温调控装置。由于磁共振设备需要周围的低温条件,新生儿没有维持正常体温的能力,以及没有 MRI 兼容的有效加温设备都增加了扫描期间新生儿围麻醉期发生低体温的风险。所以,目前新生儿仅能在包裹好的棉被中进行检查。

如果在磁共振设备的经费中加入麻醉设备,这样会增加财政负担,虽然麻醉设备与磁共振设备相比仅占较少的比例。现在,有可以放在 MRI 扫描房间里的 MRI 兼容的麻醉工作站,如果没有 MRI 兼容的麻醉工作站可使用,全麻时,可以将麻醉工作站远离扫描仪,使用延长的呼吸管路通过墙上的铜孔对患儿进行机械通气。对于磁共振扫描中需要麻醉的所有患者,可靠的生命体征监测是必要的。没有适合非常小的患儿的监测设备对于婴幼儿来说是一种隐患。更有问题的是,脉搏血氧监护仪用于新生儿时,经常脱落。此外,可选择的血压袖带型号也有限。另外,带有铁磁射弹的 MRI 环境,可能将扫描仪内的儿童置于死地。

心导管检查

除 NICU 和手术室中,最需要镇静的就是心导管检查。应用无损伤的心脏超声,可以对心脏的大多数疾病进行超声检查。但对于复杂的先天性心脏病畸形,可能需要心导管检查确定解剖结构、功能、生理以及心脏介入治疗以增加肺脏和主动脉血流。这通常

涉及在 NICU 危重的患儿,可能需要儿科麻醉医生实施。此外,心脏 MRI 和长时的电生理操作,如射频消融、安装起搏器、安装自动植入性心脏转复除颤器,都需要有新生儿心脏麻醉经验的麻醉医师进行相关麻醉[103]。

一些常见需要介入治疗的心脏疾病见表 13.8。

表 13.8 房间隔造口术

球囊房间隔造口术 < 8 周婴儿
TGA- 如果血流动力学不稳定时改变操作
TAPVR- 限制性房间隔缺损
三尖瓣畸形和限制性房间隔缺损
卵圆孔畸形和室间隔畸形
左心室压力降低
手术刀房间隔造口术 > 8 周婴儿
与球囊房间隔造口术相同
心脏瓣膜的球囊扩张术
肺动脉狭窄
主动脉狭窄

收缩(手术仍是新生儿的重要治疗手段,术后扩张动脉瘤可能性较大)TGA 用于大动脉,TAPVR 用于肺静脉解剖异常、房间隔缺损、肺动脉瓣

在心脏导管操作过程中,需要注意一些可能出现的问题。第一,心脏科医师需获得最接近新生儿正常值的生理学变量用以给心脏缺损做出正确诊断。因此,麻醉医生需要在检查时提供足够深度的麻醉,同时又不能过深,从而抑制心肌。麻醉药物通常剂量依赖性的降低心肌收缩力,扰乱分流,因此需要注意麻醉药物剂量。全麻时,给予过量麻醉药进行的心导管诊断测得的血流动力学数值与清醒时测得的会有偏差,因为过量麻醉药物能抑制心肌,扩张外周血管。其次,麻醉药物能改变体循环阻力和肺循环阻力的平衡,从而改变分流的量和方向,导致分流分数的改变。第三方面,麻醉药物能降低心脏收缩力或扩张外周血管床,改变狭窄的心脏瓣膜或流出道的跨瓣压,因此对是否扩张出口狭窄提出疑虑。导管检查时,如使用球囊技术,心功能会发生明显改变,导致血流再分布,引起并发症,特别是在心肺储备功能有限的危重新生儿[104]。更重要的是,在心导管检查室,大型的放射科机器限制了接近新生儿的路径,静脉通路相对较远,

仪器和昏暗的灯光都能阻挡观察监护仪的屏幕。而且，麻醉医生不经常在导管室工作，对周围环境不熟悉，而且护士也经常更换。一到紧急事件发生时，这些都会变得异常重要。

在心导管检查中，失血不常见（4%~7%），但是球囊扩张术后，失血可能是灾难性的[137]。在大多数的治疗中心，心导管不会引起大量的失血，因为切口仅通过动静脉或动脉置管处。大多数的心脏科医师都会在置管到达指定位置后第一时间处理失血，但也有部分医生不这样处理。如果是后者，在操作前，需要备好 1~2 单位浓缩红细胞，球囊扩张手术一定需要术前备血，因为会出现大血管破裂或血管夹层。一项多中心的研究发现，介入治疗输血的比例约为 14%[137]。最好检查单位数，确认血袋是发给特定新生儿，虽然这些血大部分都是 RH 阴性 O 型血。

新生儿心导管的麻醉前评估

对于新生儿心导管的麻醉前评估是非常重要的。病史以及查体应该着重关注是否存在心脏的缺陷，发现其局限性如心衰，表现为：呼吸急促、喂养困难、反复发作的上呼吸道感染（URTI），这些可能继发于肺血增多。既往的麻醉记录和心脏手术记录需要重点了解。例如，如果患儿既往有锁骨下皮瓣修复术病史，那么，在监测动脉血压和血氧时，应该选择另外一侧的肢体进行监测。这些患儿既往进行过多种操作，所以静脉置管在一定程度上存在困难。虽然新生儿药物过敏不常见，但是详细的家族麻醉药物过敏史以及酶系统的多态性是必要的。术前红细胞比容可以反应全身问题，如营养缺乏、喂养困难、慢性疾病、慢性缺氧和反复采血。如果 HCT 超过 65%，提示血液黏稠，操作前，可能需要静脉放血。

麻醉技术

在导管室新生儿麻醉和镇静有很多种方法（表13.9）[104,105,116,122]。在很多医疗机构中，心导管治疗传统上用口服[105]或肌注镇静药物。行深度镇静口服药物，在起效时间、效能和作用时间上都不可靠。因此既往更常使用肌肉注射混合药物，如 CM3（哌替

啶、异丙嗪、氯丙嗪）。但是此种肌注的深度镇静因其不可预测的镇静深度、起效慢以及无菌性脓肿的风险，现在也已很少使用。更重要的是，关于呼吸抑制和心脏抑制问题的报道，使人们更倾向于使用 APA。在新生儿病房中进行镇静和插管呼吸机治疗的患儿常常间断应用咪达唑仑和芬太尼以及肌松剂。虽然理论上来讲，自主呼吸在进行心导管时，可避免循环抑制和胸腔内正压通气带来的病理影响，但我们仍大多采用机械通气。自主呼吸发生低通气、肺不张和低氧合、低氧血症、心脏骤停的风险性在危重症新生儿中较大，因此不推荐应用于大多数新生儿。目前气管插管下的吸入性全身麻醉复合肌松剂是最常使用的麻醉方法（表 13.9）。在未气管插管的患儿使用静脉镇静剂导致的呼吸循环并发症约占 5%。在心导管操作中发生不良反应的高危因素包括复杂或发绀型心脏病，发病年龄小，低体重。气道并发症最易发生在以下患儿，见表 13.10。

表 13.9 镇静方法

1. 吸入麻醉剂
a. 七氟醚
b. 异氟烷
c. 地氟烷
2. 全凭静脉麻醉
a. 丙泊酚
b. 氯胺酮
c. 瑞芬太尼
d. 右美托咪定
3. 局麻：骶管阻滞/硬膜外麻醉或脊麻

表 13.10 导致气道意外情况的高危因素

镇静
气道畸形
胃食管反流
肺血管阻力增加 IJ/SCV 通路
输注素
21-三体综合征

静脉应用丙泊酚在心导管操作时常见，虽然诱导

时可能引起低血容量患儿产生低血压。氯胺酮常用于早产儿麻醉,对心功能无明显副作用(尽管有低血容量),行为异常的副作用在新生儿也不会发生[120, 121]。常与咪达唑仑联合应用[105]。肺动脉高压是造成围术期相关并发症的高危因素,可以造成肺动脉高压危象和心脏停搏。在成人研究发现,氯胺酮可以增加肺动脉压力,但最近这一观点争议很大[120,122]。

大剂量阿片类麻醉剂对于心脏疾病的患儿非常安全,但在操作结束后,可延长拔管时间。尤其是应用芬太尼、舒芬太尼这类半衰期较长的阿片类药物。然而,如果应用静脉输注即时半衰期小于 5 分钟的瑞芬太尼进行麻醉,在停止输注麻醉剂后数分钟即可苏醒,气管插管可以立即拔出。在心导管应用瑞芬太尼[0.1~0.2mcg/(kg~min)]时,可以维持自主呼吸,虽然需要的剂量范围很大,增加辅助镇静药物可能导致呼吸暂停[123, 124]。瑞芬太尼和吸入麻醉剂联合应用在心导管检查中[125],尽管进行球囊扩张,但仅在检查开始置入血管通路时,会产生痛感。在这种情况下,利用的是瑞芬太尼的镇静效果而不是镇痛效果。有趣的是,需要使用格隆铵防止心动过缓。

右美托咪定、α2 受体激动剂等,在心导管检查中,可作为麻醉药物单独应用[126],也可作为吸入或静脉镇静的辅助用药[127]。在新生儿手术中,与七氟烷联合应用很安全[128]。虽然右美托咪定在肺动脉高压患者能够一过性增高血压和全身血管阻力(给予负荷剂量时),但肺血管阻力没有变化[129]。

在心导管检查中,一些学者提倡应用 0.5% 比重的丁哌卡因(1mg/kg)进行脊麻,虽然这样约有 25% 的患儿麻醉失败,50% 患儿需要追加静脉镇静药。但这样可以稳定血流动力学,BIS 下降不需要增加镇静剂,减少那些有慢性肺疾病的患儿不能拔管导致的术后长时间机械通气的风险[106, 107]。然而,如果在心导管检查中,在早产儿中应用脊麻预防术后呼吸暂停,但需频繁使用额外镇静剂,可能导致呼吸暂停的风险无异于全麻[107]。

虽然 EP 在新生儿中研究不多,但可能产生耐药性心动过速[130]。考虑到操作的复杂性和长时间深度镇静的担忧,通常选择全身麻醉。一项关于成人 EP 的研究质疑深度镇静的安全性,因其气道并发症风险为 40%[131],但尚未有新生儿类似的报道。几种麻醉方案可用于 EP 新生儿的麻醉[132]。最好避免

使用抑制交感神经系统的麻醉药,如右美托咪定,以防干扰识别和治疗心律失常。使用丙泊酚和瑞芬太尼的全凭静脉麻醉是有效的麻醉方法。也可应用吸入麻醉药物,但没有阿片类药物作为背景剂量时,地氟烷吸入浓度的快速增加能诱发阵发性交感神经兴奋,尽管这在新生儿中还尚未报道。七氟醚在先天性心脏缺损的患儿中可以维持正常心率和心脏收缩力。异氟烷、地氟烷和七氟烷这三种吸入麻醉药均延长 QT 间期,但不增加复极离散度,从而不增加尖端扭转的风险。在内源性心肌传导缺陷时,上述风险的临床意义还尚不清楚。血流动力学不稳定以及心律失常的新生儿随时有生命危险,因此需要直接监测动脉压。

并发症

在相关研究报道中可以看到心导管检查的并发症[130, 131, 134-139]。介入治疗期间的总并发症发生率为 10%,是诊断性操作并发症的 2 倍[134],其中气道并发症占 3%。通过年龄区分,新生儿并发症是年长儿童的 2 倍[137, 138]。其他高危因素包括低体重和发绀型或复杂性先天性心脏病[136]。

介入操作也有与解剖和操作相关的其他潜在并发症。球囊房间隔造口术的并发症包括室早、室上速等一过性心律失常,房颤是最常出现的。还可以发生部分或完全性传导阻滞和室性心动过速。也有关于不能形成足够口径的心房沟通、穿孔或心脏瓣膜损坏的报道。肺动脉瓣球囊扩张是新生儿最常见的介入性心导管治疗,适应证是肺动脉跨瓣压 >50mmHg。这些患儿常应用前列腺素 E1 保持导管开放。但由于前列腺素 E1 对呼吸产生抑制,需气管插管辅助呼吸。主动脉瓣扩张与肺动脉瓣扩张相似,但风险极大,可能导致室颤,复苏困难。年龄小的患儿在导管相关治疗后并发症相对较多[138],尽管这比手术的风险小。对这些患儿可以采取保守治疗方法,待患儿长大后,再进行手术治疗。

肺动脉高压能够导致显著的心功能异常,增加围术期心血管并发症。超过体循环压力的肺动脉高压是严重并发症的预测因素[139]。患有超过体循环压力的肺动脉高压的患儿围术期易发生严重的并发症,包括心搏骤停和肺动脉高压危象。在球囊扩张术时,导

线或导管可能使心脏或大血管穿孔,球囊可能使瓣膜或动脉破裂。此时需吸入 100% 氧气,呼叫心脏外科医生团队紧急建立体外循环旁路,停止操作,将导致穿孔的导线或导管放置,套囊充气。如果继续出血,立即输血。如果是股动脉置管引起的出血,需开放另一条大静脉用于输血制品。血液加温仪加热输注的血液。如需外科手术,再申请取血,并准备转运所需的监护仪和担架以便于迅速转运至手术室。转运前,用经食道超声评估穿孔严重性及是否有心周围血液聚集,如果有心包积血形成,立即行心包穿刺,防止心包填塞。

结论

在 NICU 中的麻醉和在医疗单位中的新生儿麻醉具有挑战性,需要麻醉的患儿大多数是危重症患儿,需要大手术治疗,具有很高的死亡率。在不熟悉的环境中,对患儿进行麻醉,需要麻醉医师应对很多问题。通常 NICU 与手术室距离较远,使得麻醉医生成为真正的孤立医生,因为其他麻醉医生或麻醉技师的帮助会延迟,甚至是不可能的,如在夜间。接近新生儿受限以及不熟悉的呼吸机模式和监护仪也会使操作更加困难。 麻醉处方往往相对明确,大多数报道采用阿片类 - 肌松药进行。在术中,所有团队的协作以及配合对手术至关重要。麻醉医师需要运用 NICU 医生、护士、呼吸治疗师的知识和技能保证麻醉顺利进行,这将有助于帮助克服在遥远的不熟悉的环境中可能出现的问题。团队协作、术前计划对危重症患儿安全转运,以及合理的治疗对康复都具有重大意义。

参考文献

1. Davis JM, Auten RL. Maturation of the antioxidant system and the effects on preterm birth. Semin Fetal Neonatal Med. 2010;15(4):191–5.
2. Saugstad OD, Sejersted Y, Solberg R, et al. Oxygenation of the newborn: a molecular approach. Neonatology. 2012;101:315–25.
3. Carlo WA, Finer NN, Walsh MC, Rich W, Gantz MG, Laptook AR, et al. Target ranges of oxygen saturation in extremely preterm infants. N Engl J Med. 2010;362(21):1959–69.
4. Finer NN, Carlo WA, Walsh MC, Rich W, Gantz MG, Laptook AR, et al. Early CPAP versus surfactant in extremely preterm infants. N Engl J Med. 2010;362(21):1970–9.
5. Stenson BJ, Tarnow-Mordi WO, Darlow BA, et al. Oxygen saturation and outcomes in preterm infants. NEJM. 2013;368: 2094–104.
6. Schmidt B, Whyte RK, Asztalos EV, et al. Effects of targeting higher vs lower arterial oxygen saturations on death or disability in extremely preterm infants: a randomized clinical trial. JAMA. 2013;309:2111–20.
7. Askie LM, Henderson-Smart DJ, Ko H. Restricted versus liberal oxygen exposure for preventing morbidity and mortality in preterm or low birth weight infants. Cochrane Database Syst Rev 2009:CD001077.
8. Lakshminrusimha S, Russell JA, Steinhorn RH, Ryan RM, Gugino SF, Morin 3rd FC, et al. Pulmonary arterial contractility in neonatal lambs increases with 100 % oxygen resuscitation. Pediatr Res. 2006;59(1):137–41.
9. Vento M, Asensi M, Sastre J, Garcia-Sala F, Pallardo FV, Vina J. Resuscitation with room air instead of 100 % oxygen prevents oxidative stress in moderately asphyxiated term neonates. Pediatrics. 2001;107(4):642–7.
10. Naumburg E. Results of recent research on perinatal risk factors: resuscitation using oxygen increases the risk of childhood leukemia. Lakartidningen. 2002;99(24):2745–7.
11. Short JA, van der Walt JH. Oxygen in neonatal and infant anesthesia–current practice in the UK. Paediatr Anaesth. 2008;18(5):378–87.
12. de Graaff JC, Bijker JB, Kappen TH, et al. Incidence of intraoperative hypoxemia in children in relation to age. Anesth Analg. 2013;117:169–75.
13. Hardman JG, Wills JS. The development of hypoxaemia during apnoea in children: a computational modelling investigation. Br J Anaesth. 2006;97(4):564–70.
14. Mort TC. Preoxygenation in critically ill patients requiring emergency tracheal intubation. Crit Care Med. 2005;33(11): 2672–5.
15. Burri PH. Fetal and postnatal development of the lung. Annu Rev Physiol. 1984;46:617–28.
16. Cote CJ, Zaslavsky A, Downes JJ, Kurth CD, Welborn LG, Warner LO, et al. Postoperative apnea in former preterm infants after inguinal herniorrhaphy. A combined analysis. Anesthesiology. 1995;82(4):809–22.
17. Miller MJ, Martin RJ, Carlo WA, Fouke JM, Strohl KP, Fanaroff AA. Oral breathing in newborn infants. J Pediatr. 1985;107(3): 465–9.
18. Miller MJ, Carlo WA, Strohl KP, Fanaroff AA, Martin RJ. Effect of maturation on oral breathing in sleeping premature infants. J Pediatr. 1986;109(3):515–19.
19. Knauth A, Baumgart S. Accurate, noninvasive quantitation of expiratory gas leak from uncuffed infant endotracheal tubes. Pediatr Pulmonol. 1990;9(1):55–60.
20. Litman RS, Maxwell LG. Cuffed versus uncuffed endotracheal tubes in pediatric anesthesia: the debate should finally end. Anesthesiology. 2013;118:500–1.
21. Weiss M, Dullenkopf A, Fischer JE, Keller C, Gerber AC, et al. Prospective randomized controlled multi-center trial of cuffed or uncuffed endotracheal tubes in small children. Br J Anaesth. 2009;103:867–73.
22. Sathyamoorthy M, Lerman J, Lakshminrusimha S, Feldman D. Inspiratory stridor after tracheal intubation with a MicroCuff® tracheal tube in three young infants. Anesthesiology. 2013; 118:748–50.
23. Sathyamoorthy M, Lerman J, Asariparampil R, Lakshminrusimha S. Incidence of Stridor in a neonatal intensive care unit (NICU) after the use of uncuffed and MicroCuff® tracheal tubes: a retrospective review. Anesthesiology Abstracts San Francisco, 2013;A1199.
24. Kumar VH, Hutchison AA, Lakshminrusimha S, Morin 3rd FC,

Wynn RJ, Ryan RM. Characteristics of pulmonary hypertension in preterm neonates. J Perinatol. 2007;27(4):214–19.

25. Lakshminrusimha S, Steinhorn RH. Pulmonary vascular biology during neonatal transition. Clin Perinatol. 1999;26(3):601–19.

26. Shankaran S, Langer JC, Kazzi SN, Laptook AR, Walsh M. Cumulative index of exposure to hypocarbia and hyperoxia as risk factors for periventricular leukomalacia in low birth weight infants. Pediatrics. 2006;118(4):1654–9.

27. Miranda P. Intraventricular hemorrhage and posthemorrhagic hydrocephalus in the preterm infant. Minerva Pediatr. 2010;62(1): 79–89.

28. Noori S, Stavroudis TA, Seri I. Systemic and cerebral hemody-namics during the transitional period after premature birth. Clin Perinatol. 2009;36:723–36.

29. McKee LA, Fabres J, Howard G, Peralta-Carcelen M, Carlo WA, Ambalavanan N. PaCO2 and neurodevelopment in extremely low birth weight infants. J Pediatr. 2009;155(2):217–21 e1.

30. Sheard NF, Kleinman RE. TPN cholestasis in premature infants: the role of parenteral nutrition solutions. Pediatr Ann. 1987;16(3):243, 6, 8, 50 & 52.

31. Martin RJ, Fanaroff AA, Walsh MC, editors. Fanaroff and Martin's Neonatal Perinatal Medicine – Diseases of the fetus and infant. 9th ed. St. Louis: Elsevier Mosby; 2011.

32. Greer FR. Osteopenia of prematurity. Annu Rev Nutr. 1994; 14:169–85.

33. Mitchell SM, Rogers SP, Hicks PD, Hawthorne KM, Parker BR, Abrams SA. High frequencies of elevated alkaline phosphatase activity and rickets exist in extremely low birth weight infants despite current nutritional support. BMC Pediatr. 2009;9:47.

34. Bachiller PR, Chou JH, Romanelli TM, Roberts Jr JD. Neonatal emergencies. In: Coté CJ, Lerman J, Anderson BA, editors. A practice of anesthesia for infants and children. Philadelphia: Saunders Elsevier; 2013. Chap. 36.

35. Frawley G, Bayley G, Chondros P. Laparotomy for necrotizing enterocolitis: intensive care nursery compared with operating theatre. J Paediatr Child Health. 1999;35(3):291–5.

36. McKee M. Operating on critically ill neonates: the OR or the NICU. Semin Perinatol. 2004;28(3):234–9.

37. Mallick MS, Jado AM, Al-Bassam AR. Surgical procedures per-formed in the neonatal intensive care unit on critically ill neo-nates: feasibility and safety. Ann Saudi Med. 2008;28(2): 105–8.

38. Rees CM, Hall NJ, Eaton S, Pierro A. Surgical strategies for necro-tising enterocolitis: a survey of practice in the United Kingdom. Arch Dis Child Fetal Neonatal Ed. 2005;90(2):F152–5.

39. Parente A, Canizo A, Huerga A, Lain A, Fanjul M, Carrera N, et al. Is it correct to use neonatal intensive care units as operating rooms? Cir Pediatr. 2009;22(2):61–4.

40. Laptook A, Tyson J, Shankaran S, McDonald S, Ehrenkranz R, Fanaroff A, et al. Elevated temperature after hypoxic-ischemic encephalopathy: risk factor for adverse outcomes. Pediatrics. 2008;122(3):491–9.

41. John T, Colvin R, Ferrall B. Improving the management and deliv-ery of bedside patent ductus arteriosus ligation. AORN J. 2007;86(2):231–8.

42. Wortham BM, Rais-Bahrami K. Umbilical vein catheterization. In: MacDonald MG, Ramasethu J, editors. Atlas of procedures in neonatology. 4th ed. Philadelphia: Lippincott Willimas & Wilkins; 2007. p. 177.

43. Wortham BM, Gaitatzes CG, Rais-Bahrami K. Umbilical artery catheterization. In: MacDonald MG, Ramasethu J, editors. Atlas of procedures in neonatology. 4th ed. Philadelphia: Lippincott Willimas & Wilkins; 2007. p. 157.

44. Massaro AN, Rais-Bahrami K, Eichelberger MR. Peripheral arte-rial cannulation. In: MacDonald MG, Ramasethu J, editors. Atlas of procedures in Neonatology. 4th ed. Philadelphia: Lippincott

Willimas & Wilkins; 2007. p. 186.

45. Schindler E, Kowald B, Suess H, et al. Catheterization of the radial or brachial artery in neonates and infants. Pediatr Anesth. 2005;15:677–82.

46. Morray JP, Brandford HG, Barnes LF, Oh SM, Furman EB. Doppler-assisted radial artery cannulation in infants and children. Anesth Analg. 1984;63(3):346–8.

47. Lerman J, Coté CJ, Steward DJ. Manual of pediatric anesthesia; with an index of pediatric syndromes. 6th ed. 2009.

48. Bhananker SM, Liau DW, Kooner PK, et al. Liability related to peripheral venous and arterial catheterization: a closed claims analysis. Anesth Analg. 2009;109:124–9.

49. Morray J, Todd S. A hazard of continuous flush systems for vascu-lar pressure monitoring in infants. Anesthesiology. 1983;58: 187–9.

50. Rorke JM, Ramasethu J, Chahine AA. Central venous catheteriza-tion. In: MacDonald MG, Ramasethu J, editors. Atlas of proce-dures in neonatology. 4th ed. Philadelphia: Lippincott Willimas & Wilkins; 2007. p. 199.

51. Meyer S, Sander J, Graber S, et al. Agreement of invasive versus non-invasive blood pressure in preterm neonates is not dependent on birth weight or gestational age. J Paediatr Child Health. 2010;46:249–54.

52. Konig K, Casalaz DM, Burke EJ, et al. Accuracy of non-invasive blood pressure monitoring in very preterm infants. Intensive Care Med. 2012;38:670–6.

53. Pejovic B, Peco-Antic A, Marinkovic-Eric J. Blood pressure in non-critically ill preterm and full-term neonates. Pediatr Nephrol. 2007;22:249–57.

54. Tingay DG, Mun KS, Perkins EJ. End tidal carbon dioxide is as reliable as transcutaneous monitoring in ventilated postsurgical neonates. Arch Dis Child Fetal Neonatal Ed. 2013;98:F161–4.

55. Singh BS, Gilbert U, Singh S, et al. Sidestream microstream end tidal carbon dioxide measurements and blood gas correlations in neonatal intensive care unit. Pediatr Pulmonol. 2013;48: 250–6.

56. Cassey JG, King RA, Armstrong P. Is there thermal benefit from preoperative warming in children? Paediatr Anaesth. 2010;20(1): 63–71.

57. Kent AL, Williams J. Increasing ambient operating theatre tem-perature and wrapping in polyethylene improves admission tem-perature in premature infants. J Paediatr Child Health. 2008;44(6):325–31.

58. Buisson P, Bach V, Elabbassi EB, Chardon K, Delanaud S, Canarelli JP, et al. Assessment of the efficiency of warming devices during neonatal surgery. Eur J Appl Physiol. 2004; 92(6):694–7.

59. Tander B, Baris S, Karakaya D, Ariturk E, Rizalar R, Bernay F. Risk factors influencing inadvertent hypothermia in infants and neonates during anesthesia. Paediatr Anaesth. 2005;15(7): 574–9.

60. Lago P, Meneghini L, Chiandetti L, Tormena F, Metrangolo S, Gamba P. Congenital diaphragmatic hernia: intensive care unit or operating room? Am J Perinatol. 2005;22(4):189–97.

61. Finer NN, Woo BC, Hayashi A, Hayes B. Neonatal surgery: inten-sive care unit versus operating room. J Pediatr Surg. 1993;28(5):645–9.

62. Carbajal R, Rousset A, Danan C, Coquery S, Nolent P, Ducrocq S, et al. Epidemiology and treatment of painful procedures in neonates in intensive care units. JAMA. 2008;300(1):60–70.

63. Anand KJ, Hall RW. Controversies in neonatal pain: an introduc-tion. Semin Perinatol. 2007;31(5):273–4.

64. Hall RW, Boyle E, Young T. Do ventilated neonates require pain management? Semin Perinatol. 2007;31(5):289–97.

65. Kumar P, Denson SE, Mancuso TJ. Premedication for nonemer-gency endotracheal intubation in the neonate. Pediatrics. 2010;125(3):608–15.

66. Bouchut JC, Godard J, Claris O. High-frequency oscillatory ventilation. Anesthesiology. 2004;100(4):1007–12.

67. Goldsmith J, Karotkin E. Assisted ventilation of the neonate. 5th ed. Philadelphia: Saunders; 2010.

68. Bowen SL. Transport of the mechanically ventilated neonate. Respir Care Clin N Am. 2002;8(1):67–82.

69. Schily M, Koumoukalis H, Lerman J, et al. Can pediatric anesthesiologists detect an occluded tracheal tube in neonates? Anesth Analg. 2001;93:66–70.

70. Moore GP, Lawrence SL, Maharajh G, et al. Therapeutic strategies, including a high surgical ligation rate, for patent ductus arteriosus closure in extremely premature infants in a North American centre. Paediatr Child Health. 2012;17:e26–31.

71. Malviya MN, Ohlsson A, Shah SS. Surgical versus medical treatment with cyclooxygenase inhibitors for symptomatic patent ductus arteriosus in preterm infants. Cochrane Database Syst Rev. 2013;28(3), CD003951. pub 3.

72. Hazeem AAA, Gillespie MJ, Thun J, et al. Percutaneous closure of patent ductus arteriosus in small infants with significant lung disease may offer faster recovery of respiratory function when compared to surgical ligation. Catheter Cardiovasc Interv. 2013;82:526–33.

73. Ko YC, Chang CI, Chiu IS, Chen YS, Huang SC, Hsieh WS. Surgical ligation of patent ductus arteriosus in very-low-birth-weight premature infants in the neonatal intensive care unit. J Formos Med Assoc. 2009;108(1):69–71.

74. Raval MV, Laughon MM, Bose CL, Phillips JD. Patent ductus arteriosus ligation in premature infants: who really benefits, and at what cost? J Pediatr Surg. 2007;42(1):69–75.

75. Gould DS, Montenegro LM, Gaynor JW, Lacy SP, Ittenbach R, Stephens P, et al. A comparison of on-site and off-site patent ductus arteriosus ligation in premature infants. Pediatrics. 2003;112(6 Pt 1):1298–301.

76. Srinivasan PS, Brandler MD, D'Souza A. Necrotizing enterocolitis. Clin Perinatol. 2008;35(1):251–72.

77. Spaeth JP, Kurth CD. The extremely premature infant (micropremie). In: Cote CJ, Lerman J, Todres ID, editors. A practice of anesthesia for infants and children. 5th ed. Philadelphia: Saunders Elsevier; 2013. p. 735–46.

78. Attridge JT, Herman AC, Gurka MJ, Griffin MP, McGahren ED, Gordon PV. Discharge outcomes of extremely low birth weight infants with spontaneous intestinal perforations. J Perinatol. 2006;26(1):49–54.

79. Gordon PV, Attridge JT. Understanding clinical literature relevant to spontaneous intestinal perforations. Am J Perinatol. 2009; 26(4):309–16.

80. Klein KS, Aucott S, Donohue P, Repka M. Anesthetic and airway management during laser treatment for retinopathy of prematurity: a survey of US ophthalmologists and neonatologists. J AAPOS. 2013;17:221–2.

81. Orge FH, Lee TJ, Walsh M, et al. Comparison of fentanyl and morphine in laser surgery for retinopathy of prematurity. J AAPOS. 2013;17:135–9.

82. Haroon J, Chamberlain RS. An evidence-based review of the current treatment of congenital diaphragmatic hernia. Clin Pediatr. 2013;52:115–24.

83. Garriboli M, Duess JW, Ruttenstock E, et al. Trends in the treatment and outcome of congenital diaphragmatic hernia over the last decade. Pediatr Surg Int. 2012;28:1177–81.

84. Dyamenahalli U, Morris M, Rycus P, et al. Short-term outcome of neonates with congenital heart disease and diaphragmatic hernia treated with extracorporeal membrane oxygenation. Ann Thorac Surg. 2013;95:1373–6.

85. Park HW, Lee BS, Lim G, et al. A simplified formula using early blood gas analysis can predict survival outcomes and the requirements for extracorporeal membrane oxygenation in congenital diaphragmatic hernia. J Korean Med Sci. 2013;28: 924–8.

86. Frischer JS, Stolar CJH. Extracorporeal membrane oxygenation. In: Holcomb III GW, Murphy JP, Ostlie DJ, editors. Ashcraft's pediatric surgery. 5th ed. Philadelphia: Saunders Elsevier; 2010. p. 74–86.

87. Tsao K, Lally KP. Surgical management of the newborn with congenital diaphragmatic hernia. Fetal Diagn Ther. 2011;29: 46–54.

88. Fallon SC, Cass DL, Olutoye OO, Zamora IJ, Lazar DA, Larimer EL, Welty SE, Moise AA, Demny AB, Lee TC. Repair of congenital diaphragmatic hernias on extracorporeal membrane oxygenation (ECMO): Does early repair improve patient survival? J Pediatr Surg. 2013;48:1172–6.

89. Dassinger MS, Copeland DR, Gossett J, Little DC, Jackson RJ, Smith SD. Early repair of congenital diaphragmatic hernia on extracorporeal membrane oxygenation. J Pediatr Surg. 2010; 45(4):693–7.

90. Horwitz JR, Cofer BR, Warner BW, et al. A multicenter trial of 6-aminocaproic acid (Amicar) in the prevention of bleeding in infants on ECMO. J Pediatr Surg. 1998;33:1610–13.

91. Hocker JR, Saving KL. Fatal aortic thrombosis in a neonate during infusion of epsilon-aminocaproic acid. J Pediatr Surg. 1995; 30:1490–2.

92. Bryner BS, West BT, Hirschl RB, Drongowski RA, Lally KP, Lally P, et al. Congenital diaphragmatic hernia requiring extracorporeal membrane oxygenation: does timing of repair matter? J Pediatr Surg. 2009;44(6):1165–72.

93. Haricharan RN, Barnhart DC, Cheng H, Delzell E. Identifying neonates at a very high risk for mortality among children with congenital diaphragmatic hernia managed with extracorporeal membrane oxygenation. J Pediatr Surg. 2009;44(1):87–93.

94. Cote CJ, Wilson S. Guidelines for monitoring and management of pediatric patients during and after sedation for diagnostic and therapeutic procedures: an update. Paediatr Anaesth. 2008;18(1): 9–10.

95. Smevik B, Borthne A. Magnetic tomography–new imaging techniques and future perspectives. Tidsskr Nor Laegeforen. 2000;120(13):1557–61.

96. Litman RS, Soin K, Salam A. Chloral hydrate sedation in term and preterm infants: an analysis of efficacy and complications. Anesth Analg. 2010;110:739–46.

97. Mason KP, Zurakowski D, Zgleszewski SE, et al. High dose dexmedetomidine as the sole sedative for pediatric MRI. Pediatr Anesth. 2008;18:403–11.

98. Trevisanuto D, Giuliotto S, Cavallin F, et al. End-tidal carbon dioxide monitoring in very low birth weight infants: correlation and agreement with arterial carbon dioxide. Pediatr Pulmonol. 2013;47:367–72.

99. Potts AL, Warman GR, Anderson BJ. Dexmedetomidine disposition in children: a population analysis. Paediatr Anesth. 2008;18:722–30.

100. Kammer B, Helmberger H, Keser CM, Coppenrath E, Schneider K. Magnetic resonance imaging of pediatric patients. In: Reimer P, Parizel PM, Meaney JFM, Stichnoth FA, editors. Clinical MR imaging. New York: Springer; 2010. p. 611–762.

101. Schulte-Uentrop L, Goepfert MS. Anaesthesia or sedation for MRI in children. Curr Opin Anaesthesiol. 2010;23(4):513–17.

102. Andropoulos DB, Stayer SA. An Anesthesiologist for all pediatric cardiac catheterizations: Luxury or necessity? J Cardiothorac Vasc Anesth. 2003;17(6):683–5.

103. Malviya S, Burrows FA, Johnston AE, Benson LN. Anaesthetic experience with paediatric interventional cardiology. Can J Anaesth. 1989;36(3):320–4.

104. Auden SM, Sobczyk WL, Solinger RE, Goldsmith LJ. Oral ketamine/midazolam is superior to intramuscular meperidine, promethazine, and chlorpromazine for pediatric cardiac

catheterization. Anesth Analg. 2000;90(2):299–305.

105. Hermanns H, Stevens MF, Werdehausean R, et al. Sedation during spinal anaesthesia in infants. Br J Anaesth. 2006;97:380–4.

106. Welborn LG, Rice LJ, Hannallah RS, et al. Postoperative apnea in former preterm infants: prospective comparison of spinal and general anesthesia. Anesthesiology. 1990;72:838–42.

107. Russell IA, Miller Hance WC, Gregory G, et al. The safety and efficacy of sevoflurane anesthesia in infants and children with congenital heart disease. Anesth Analg. 2001;92:1152–8.

108. de Souza JC, Fraga JC. Is mortality rate influenced by the site of involvement in neonates undergoing laparotomy for necrotizing enterocolitis? J Pediatr Surg. 2009;44(8):1534–9.

109. Attridge JT, Clark R, Gordon PV. New insights into spontaneous intestinal perforation using a national data set (3): antenatal steroids have no adverse association with spontaneous intestinal perforation. J Perinatol. 2006;26(11):667–70.

110. Attridge JT, Clark R, Walker MW, Gordon PV. New insights into spontaneous intestinal perforation using a national data set: (1) SIP is associated with early indomethacin exposure. J Perinatol. 2006;26(2):93–9.

111. Kelleher C, Langer JC. Congenital abdominal wall defects. In: Holcomb III GW, Murphy JP, Ostlie DJ, editors. Ashcraft's pediatric surgery. 5th ed. Philadelphia: Saunders Elsevier; 2010.

112. Anand D, Etuwewe B, Clark D, Yoxall CW. Anaesthesia for treatment of retinopathy of prematurity. Arch Dis Child Fetal Neonatal Ed. 2007;92(2):F154–5.

113. Konduri GG, Kim UO. Advances in the diagnosis and management of persistent pulmonary hypertension of the newborn. Pediatr Clin North Am. 2009;56(3):579–600.

114. Heard C, Burrows F, Johnson K, et al. A comparison of dexmedetomidine-midazolam with propofol for maintenance of anesthesia in children undergoing magnetic resonance imaging. Anesth ANalg. 2008;107:1832–9.

115. Nahata MC, Ootz MA, Krogg EA. Adverse effects of meperidine, promethazine, and chlorpromazine for sedation in pediatric patients. Clinical Pediatr. 1985;24:558–60.

116. Brown ET, Corbett SW, Green SM. Iatrogenic cardiopulmonary arrest during pediatric sedation with meperidine, promethazine, and chlorpromazine. Pediatr Emerg Care. 2001;17(5):351–3.

117. Parks BR, Snodgrass SR. Reappraisal of lytic cocktail/demerol, phenergan, and thorazine (DPT) for the sedation of children. Pediatrics. 1996;97(5):779–80.

118. Katznelson R, Mishaly D, Hegesh T, Perel A, Keidan I. Spinal anesthesia for diagnostic cardiac catheterization in high-risk infants. Pediatr Anesth. 2005;15:50–3.

119. Oklu E, Bulutcu FS, Yalcin Y, Ozbek U, Cakali E, Bayindir O. Which anesthetic agent alters the hemodynamic status during pediatric catheterization? Comparison of propofol versus ketamine. J Cardiothorac Vasc Anesth. 2003;17(6):686–90.

120. Abbas SM, Rashid A, Latif H. Sedation for children undergoing cardiac catheterization: a review of literature. J Pak Med Assoc. 2012;62(2):159–63.

121. Williams GD, Maan H, Ramamoorthy C, Kamra K, Bratton SL, Bair E, Kuan CC, Hammer GB, Feinstein JA. Perioperative complications in children with pulmonary hypertension undergoing general anesthesia with ketamine. Pediatr Anesth. 2010;20:28–37.

122. Kaynar A, Kelsaka E, Karakaya D, Sungur M, Baris S, Demirkaya M, Sarıhasan B, Baysal K. Effects of different doses of remifentanil infusion on hemodynamics and recovery in children undergoing pediatric diagnostic cardiac catheterization. J Cardiothorac Vasc Anesth. 2011;25(4):660–4.

123. Dönmez A, Kizilkan A, Berksun H, Varan B, Tokel K. One center's experience with remifentanil infusions for pediatric cardiac catheterization. J Cardiothorac Vasc Anesth. 2001;15(6):736–9.

124. Foubert L, Reyntjens K, de Wolf D, Suys B, Moerman A, Mortier E. Remifentanil infusion for cardiac catheterization in children with congenital heart disease. Acta Anaesthesiol Scand. 2002;46:355–60.

125. Kunisawa T, Kurosawa A, Oikawa M, Mizobuchi M, Hayashi D, Iwasaki H. A high dose of dexmedetomidine using the BIS monitor™ for diagnostic and interventional cardiac catheterization in a toddler with congenital heart disease. J Anesth. 2012;26(2):254–8.

126. Ülgey A, Aksu R, Bicer C, Akin A, Altuntaş R, Esmaoğlu A, Baykan A, Boyaci A. Is the addition of dexmedetomidine to a ketamine-propofol combination in pediatric cardiac catheterization sedation useful? Pediatr Cardiol. 2012;33(5):770–4.

127. Ozcengiz D, Gunes Y, Atci M. Preliminary experience with dexmedetomidine in neonatal anesthesia. J Anaesth Clin Pharmacol. 2011;27(1):17–22.

128. Friesen RH, Nichols CS, Twite MD, Cardwell KA, Pan Z, Pietra B, Miyamoto SD, Auerbach SR, Darst JR, Ivy DD. The hemodynamic response to dexmedetomidine loading dose in children with and without pulmonary hypertension. Anesth Analg. 2013;117(4):953–9.

129. Turner CJ, Lau KC, Sholler GF. Outcomes of interventional electrophysiology in children under 2 years of age. Cardiol Young. 2012;22(5):499–506.

130. Trentman TL, Fassett SL, Mueller JT, Altemose GT. Airway interventions in the cardiac electrophysiology laboratory: a retrospective review. J Cardiothorac Vasc Anesth. 2009;23(6):841–5.

131. Lu F, Lin J, Benditt DG. Conscious sedation and anesthesia in the cardiac electrophysiology laboratory. J Cardiovasc Electrophysiol. 2013;24(2):237–45.

132. Odegard KC, Dinardo JA, Tsai-Goodman B, Powell AJ, Geva T, Laussen PC. Anaesthesia considerations for cardiac MRI in infants and small children. Pediatr Anesth. 2004;14:471–6.

133. Yılmazer MM, Üstyol A, Güven B, Öner T, et al. Complications of cardiac catheterization in pediatric patients: a single center experience. Turk J Pediatr. 2012;54:478–85.

134. Bennett D, Marcus R, Stokes M. Incidents and complications during pediatric cardiac catheterization. Pediatr Anesth. 2005;15:1083–8.

135. Huang Y-C, Chang J-S, Lai Y-C, Li P-C. Importance of prevention and early intervention of adverse events in pediatric cardiac catheterization: a review of three years of experience. Pediatr Neonatol. 2009;50(6):280–6.

136. Bergersen L, Marshall A, Gauvreau K, Beekman R, Hirsch R, et al. Adverse event rates in congenital cardiac catheterization – a multicenter experience. Catheter Cardiovasc Interv. 2010;75:389–400.

137. Schneider DJ, Moore JW. Interventional cardiac catheterization in very small infants. Progr Pediatr Cardiol. 2001;14:27–33.

138. Carmosino MJ, Friesen RH, Doran A, Ivy DD. Perioperative complications in children with pulmonary hypertension undergoing noncardiac surgery or cardiac catheterization. Anesth Analg. 2007;104(3):521–7.

第14章 疼痛评估和管理

作者：Richard F. Howard
译者：季海音
审译：赵雨意、刘飞

引言

新生儿感觉和运动系统发育尚不成熟，对疼痛刺激的反应独特。其中，药物代谢及消除途径的不成熟可在很大程度上影响镇痛药的药效、毒性及副作用。新生儿与成人的疼痛信号传递之所以有很大区别，是由于其疼痛部位及中枢神经系统的疼痛处理机制的功能存在差异。不成熟和不协调的运动系统会改变并限制对疼痛刺激可能产生的行为学反应，而镇痛药会对神经递质和受体的表述、分布及功能产生后天改变，从而影响运动系统的功能。新生儿时期具有完全的神经可塑性，这表现为在这个年龄段，无论是疼痛事件还是暴露于特定复合物，尤其是某些镇痛药物，有可能产生长期的不良影响，而在年长儿中不会出现这种情况。因此，不能将新生儿视为缩小版的成人或儿童，要实施安全有效的疼痛管理必须建立在清楚了解发育神经生物学和药理学的基础上。

在本章，我们将讨论伤害性感受系统的发育，早产儿和足月儿的疼痛评估，以及围术期和手术相关疼痛的处理原则。

伤害性感受系统的发育

新生儿对伤害性疼痛刺激，如潜在的组织损伤或者有害的感觉传入，比儿童和成人更加敏感。有证据指出，孕 24 周以上的早产儿对疼痛刺激显示出全面的神经体液和代谢反应[1]。但目前并不清楚早产儿是否具备像成年人一样识别伤害性感受为疼痛，并将它与其他感受相区分的能力。疼痛的阈值在出生时较低，但是会随着年龄的增长而增高，这一过程贯穿整个婴儿及儿童时期[2]。一些关于从早产到 3 个月龄婴儿的机械阈值研究（触觉和压力觉）显示，触发退缩反射的机械阈值与年龄呈线性正相关[1,3]。这种敏感性的增加是很重要的，一项测量"浅"麻醉下新生儿对大手术的"应激"反应首先证实了上述结果。研究结果显示，新生儿和婴幼儿对疼痛表现出巨大的、强烈的、有潜在危害的神经内分泌应激反应，而加深麻醉和镇痛可以预防这种应激反应的产生[4,5]。此外，减轻术中和术后疼痛可以改善包括呼吸功能在内的许多重要的术后生理结果，这再次强调了镇痛在围术期管理中的重要性[5]。神经系统的成熟过程在许多方面受到行为相关发育的支配。新生儿时期的异常事件（如严重的疼痛）可能会改变神经系统的正常发育，对感觉处理机制产生长远的不利结果。事实上，尽管疼痛强度和镇痛作用的确切机制仍不完全清楚，新生儿时期的手术或损伤已经被证明会改变伤害性刺激的阈值以及之后数月甚至数年对疼痛的反应[6-8]。为了全面认识疼痛对新生儿产生实际的和潜在的结果，我们有必要了解新生儿是如何处理伤害性刺激信息以及这些传入信息是如何改变中枢神经系统的发育。

疼痛处理机制

伤害性感受器和感觉通路在胚胎发育阶段即存在，但是胎儿出生后，它们会发生相当大的重组和功能变化。感觉 - 运动协调的改进，复杂的中枢整合处理功能的发育，尤其是大脑发育，发生于整个婴儿、儿童和青少年时期，但最重要的、快速的、深刻的变化是发生在新生儿时期。

中枢神经系统的可塑能力、变化和适应能力在新生儿时期最为强大。事实上，这种可塑能力对神经发育是必不可少的，伤害性通路的"正常"水平活动机制就是受这一能力调控，而未纠正的异常的高水平活动，如非麻醉下手术或者严重疼痛时，未给予镇痛，可能是疼痛感觉长期改变的主要原因。

基础伤害性刺激

新生儿对触觉、温觉和痛觉的反应阈值较低，随着神经系统的成熟，这些反应阈值会逐渐升高。这种变化是由中枢连接网络、伤害感受器的功能和调节通路的活动共同介导的（表 14.1）。疼痛的机械性、温度性及化学性刺激的传导呈多峰样，刺激被慢纤维 C 和快纤维 A-δ 伤害刺激器探测到，这些伤害刺激器的

胞体一般位于背根神经节，中枢末端一般存在于脊髓背角浅层的痛觉特定区域（薄层Ⅰ和Ⅱ，表 14.1a）。A-δ 纤维终止于位于薄层Ⅰ的上行"投射"神经元，而 C 纤维大多终止于位于薄层Ⅱ的中间神经元。快传导 A-β 纤维大多数探测无害的触觉和压力觉，终止于脊髓深层。

表 14.1　影响新生儿相比成人疼痛反应增大的因素

因素	影响
低阈值 A- 纤维机械性刺激感受器终止集中于痛觉传导通路	较弱的刺激激活疼痛的特定通路
脊髓薄弱的内在抑制机制	疼痛信号相对增强
下行抑制的减少	疼痛信号相对增强
大范围且重叠的皮肤感受区域	由于神经元激活数量增加引起的刺激效果的扩大
不准确的定位和弥散的感觉 - 运动连接	较少的结构特异性和更多无显著特点的运动反应

在发育早期，这些中枢终端位置相对不固定，A 纤维（低阈值）与 C 纤维终止于薄层Ⅱ并部分重合

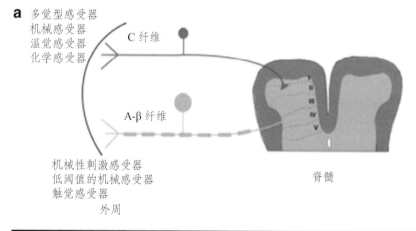

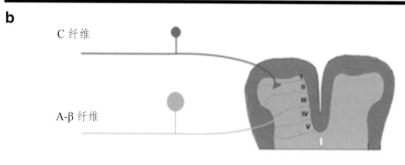

图 14.1　（a）成人感觉传入；（b）新生儿感觉传入。（见彩图）

（图 14.1b），因此，在受到刺激时，可能会激活痛觉投射神经元。髓鞘的缺乏及离子通道动力的不成熟会改变神经传导的时间和突触的强度，从而导致对外周刺激产生更为广泛的中枢反应，进而将由于结构异常导致的特异性下降的作用放大。同时，内在的脊髓和下行抑制系统没有很好的形成，强度也相应减弱。与成人相比，对侧皮肤的抑制性感觉区域与相应的兴奋区域并不匹配[6]。皮肤感受区域是皮肤受到刺激时兴奋的一个特定感觉神经元的区域，在出生时，区域相对更大，重叠的部分更多，因此单个刺激可同时诱导更多神经元做出反应[9]。这种特异性、组织和控制的缺乏在运动通路中同样存在，因此传出反应也更加弥散，且在空间和时间上都缺乏完整性[6]。虽然我们对大脑更高中心的伤害性处理了解甚少，但是对早产儿的生理学研究已经证明，痛觉传入在怀孕至少 24 周以后，能够产生可测出的反应[10]。

敏化作用、炎症和神经病理性疼痛

损伤部位的感觉阈值降低被称为原发性痛觉过敏；如果伴随周围未损伤组织和远端组织的暂时性阈值降低被称为继发性痛觉过敏。这些损伤后的感觉改变是炎性疼痛的特点，是治愈过程的正常反应。这时，疼痛对镇痛药物的反应良好，当损伤消失时，疼痛也会自然缓解。这个过程被称为敏化作用，是涉及周围神经和中枢神经系统中许多不同机制的一种现象[11]。如果损伤发生在神经或神经组织，则疼痛时间可能明显延长，这种状态被称为神经病理性疼痛。虽然神经病理性疼痛也涉及敏化作用，但不同于炎性疼痛的是，它通常不会自然消失，且很难治愈。神经病理性疼痛是许多慢性疼痛的组成部分，如患肢痛、糖尿病性神经病、三叉神经痛、复杂区域疼痛综合征及其他许多种疼痛。为了找到更有效的镇痛药物，敏化作用和神经病理性疼痛的机制都有待进一步深入全面的研究[12]。

这些反应在新生儿有所不同。损伤部位的原发性痛觉过敏从出生即存在。虽然新生儿似乎恢复得更快，但研究已经证实，反复损伤后，炎症反应导致的原发性痛觉过敏的时间会明显延长[13]。继发性痛觉过敏反应在年龄较小时并不显著，发展也更缓慢[14]。目前，尚没有报道，在新生儿和婴儿中存在神经病理性疼痛，即使是在可以导致成年人发生神经病理性疼痛的严重神经损伤后，如臂丛神经损伤[15]。基础研究已经证明，无论是在新生儿还是婴儿时期发生神经损伤，均不会产生神经病理性疼痛。最近，有研究提出，这可能是由于脊髓中维持成人神经病理性疼痛的小胶质细胞及周围细胞的免疫应答尚未发育成熟所致[16-18]。

新生儿时期疼痛和镇痛药物的长期效应

证据显示，新生儿时期的疼痛可以导致以后一段时间对疼痛反应的增强。有研究将行包皮环切术而未接受镇痛的患儿与接受镇痛或者未行包皮环切术的患儿进行对比，发现在最初 3 个月，行包皮环切术而无镇痛的患儿对疼痛的反应更强烈[19]。在同一皮区反复接受腹部手术的 3 个月龄以内的婴儿与对照组相比，表现出更强的疼痛反应，镇痛药的需要量也更多[7]。许多"小"事件，如足跟血采集，是新生儿疼痛的一个重要原因[20]，尤其在"小"事件重复发生时（如在 ICU 内），会导致后续疼痛反应的放大，甚至可能与许多严重不良事件和不良预后有关系[13, 21]。更多复杂和微妙的影响已经在一群接受过新生儿手术及进入重症监护病房的儿童身上显现出来。目前已有研究观察到，部分患儿手术部位附近的温度觉和触觉阈值会相对增高，但是更多的是出现温度觉阈值的下降[8, 22, 23]。尽管这些事件背后的机制尚不明确，但清楚的是感觉的发育基于感觉活动正常平衡状态，如果平衡被打乱，则可能出现感觉发育异常甚至发育不成熟。在实验室里，伤害性反射的成熟可通过长期的局部麻醉阻断感觉传入而被推迟或者中断[24]。已经证实，NMDA 受体的活动在新生大鼠的正常感觉发育中是非常重要的，长期的 NMDA 受体阻断妨碍了上面所述的薄层 Ⅱ 中 A 纤维的正常撤退，导致低感觉阈值的持续[25]。

有报道，早产儿在接受疼痛刺激后会出现一系列生理后遗症。早产儿大脑发育早期，重复的疼痛刺激会使白质和皮质下灰质减少，进而导致大脑发育受损[26]。越来越多的证据显示，出生后早期重复的疼痛刺激会减慢早产儿体重与头围的增长[27]。

由于新生儿的药代动力学和药效动力学尚不成熟，在使用许多药物和化学复合物后，可能会引起长期的副作用。神经元凋亡（程序性细胞死亡）是正常细胞成熟的过程，在这一过程中，不形成功能性连接的细胞会被清除。NMDA 受体拮抗剂和（或）GABA 受体激动剂可能使细胞凋亡明显增加，进而损伤神经的发育，导致记忆和学习障碍。虽然这些影响至今仅在动物模型中被证实,但是已涉及包括氯胺酮在内的许多麻醉药物(见下文)。

新生儿疼痛的评估、量化和管理受到诸多因素的影响,要实现精准的评估需要相当多的专业知识和方法。

疼痛评估

进行多次疼痛评估是实现良好疼痛管理的基础,但这在未成熟的、无语言表达能力的婴儿身上难以实现。精确的疼痛评估(包括疼痛程度的量化)有助于疼痛的预防与早期识别,同样有助于检测镇痛药物的有效性 [28]。总体来说,儿童疼痛评估的基本方法有以下三种:

- 自我报告:个体对疼痛和强度等级的描述。
- 行为评估:对疼痛引起的面部表情和身体姿势变化的观察。
- 生理学评估:对疼痛继发的生理变化的评估。

显然,新生儿不可能进行自我报告,只能通过间接的手段进行疼痛评估。这样的评估存在一些缺点,我们知道疼痛程度的感知受到许多主观的影响,而不仅仅与组织受损的程度有关。诸如紧张、焦虑、注意力、期望值,这些受到环境、情绪、先前的体验和潜在人格特点调节的主观感受,都会影响疼痛产生的不愉快体验的程度,而这些因素对新生儿的影响更大,这是我们需要关注的问题。对于新生儿而言,由于缺乏可行的更客观的选择,行为的观察,如面部表情、哭泣、体位,以及生理学参数的测量,如心率、血压,已经应用于疼痛的评估和疼痛程度的量化。这些观察和测量除了受到疼痛的影响以外,同时还受到许多外部和内部因素的影响,想要用这些指标来反映疼痛程度具有一定的困难,同时,由于自身的调节与平衡,这些生理学指标的可靠性也会逐渐降低。为了提高疼痛评估的准确性,现有的量表或评分系统频繁地纳入这些观察和测量指标来进行"多维的"疼痛测量。最近已有研究对这些观察指标的适用范围及其有效性和可行性进行评估 [29-32]。

疼痛测量工具

现在已经设计出多种令人眼花缭乱的用于新生儿的疼痛评估工具或评分表,表 14.2 中给出了一些例子 [1]。目前已被普遍认同且有大量研究文献证实,为了做到"量身定做",一个疼痛评估工具需要经历严格的发展过程。

表 14.2　疼痛评估工具

BPS[33],行为疼痛评分
CHIPPS[34],儿童和婴儿术后疼痛量表
COMFORT[35,36]
CRIES[37]
CSS[38],临床评分系统
DSVNI[39],机械通气的新生儿疼痛量表
LIDS[40],利物浦婴儿疼痛量表
NFCS[41],新生儿面部编码系统
NIPS[42],新生婴儿评分量表
PAT[43],疼痛评估工具
PIPP[44],早产婴儿疼痛量表
SUN[45],新生儿应用量表

一个单独的评估工具必须是经过患者群体、临床环境以及被应用的疼痛类型(如术后疼痛或有创操作疼痛)的验证后,才会被认为是可靠的。尽管有效的评估工具不断增多,但大多数仍不能完全通过这一严格的过程,并且也不能被持续或很好的使用;而一些报道的评估行为与记录的行为不一致。导致这种情况发生的原因可能包括以下几方面:一是可用的评估表数量庞大,受到个人评估表的限制,而导致没有一个评分表可以被普遍地推荐应用到任何情况下的任意一个新生儿。另外,受到个别使用者倾向性影响的"可行性"因素,可能并不科学。

考虑到寻找新生儿疼痛行为评分的"金标准"存在困难,研究者已经开始追求客观的生理学工具 [1],包括局部脑氧饱和度(近红外光谱学)、脑电图、心率变异度、皮肤电导和神经体液的反应。虽然每一项指标似乎都是可以反映新生儿对疼痛刺激反应的客观标准,但是有些研究的测量方法是有创的,有一些反映了一个与刺激程度不相符的时间进程,还有一些测量方法并不准确。为了寻找到评估新生儿疼痛的可靠一致的度量标准,需要整合不同的测量方法,这项工作仍在继续进行当中。

选择一个合适的疼痛评估工具

一些专业团队制作的建议和指南,概括了目前可靠的工具,并且就不同情况的适用性提出了建议 [29, 31, 32]。最好的经过验证的评估工具在成功实施前需要训练和支持,并且应该与持续性检测和实践的审核相结合。最广受支持的工具有三个,分别是 PIPP[44]、CRIES[37] 和 COMFORT[35] 评分表。PIPP 评分表(表 14.3)根据胎龄和行为状态建立了一个 18~21 分的评分,0~6 分表示无疼痛,6~12 分反应轻度到中度疼痛,大于 12 分表示剧烈疼痛,它适用于有创操作疼痛和持续性术后疼痛的评估。CRIES 评分表包含与 PIPP 相似的指标:哭泣、需氧量、心率或血压的升高、面部表情和睡眠行为,评分为 0~10 分,与大多数自我报告和疼痛的观察方法相似。COMFORT 评估法 [36] 更为复杂一些,是由 1992 年作为全球儿科重症监护的舒适度评估办法发展而来。从那时开始,COMFORT 评估法就经过了许多对于重症监护中有创操作疼痛和持续性术后疼痛的研究,经常被选择用于重症的新生儿,如心脏手术后的患儿。

表 14.3　PIPP[44] 疼痛评估工具

胎龄	
≥ 36 周	0
32~35 周 +6 天	1
28~31 周 +6 天	2
< 28 周	3
行为状态	
活跃 / 清醒睁眼有面部活动	0
安静 / 清醒睁眼没有面部活动	1
活跃 / 睡眠闭眼有面部活动	2
安静 / 睡眠闭眼没有面部活动	3
最高心率	
每分钟上升 0~4 次	0
每分钟上升 5~14 次	1
每分钟上升 15~24 次	2
每分钟上升 ≥ 25 次	3
最低血氧饱和度	
降低 0%~2.4%	0
降低 2.5%~4.9%	1
降低 5.0%~4.7%	2
降低 7.5% 或更多	3
皱眉	
无(≤ 9 的时间)	0
小(10%~39% 的时间)	1
中(40%~69% 的时间)	2
大(≥ 70% 的时间)	3
挤眼	
无(≤ 9 的时间)	0
小(10%~39% 的时间)	1
中(40%~69% 的时间)	2
大(≥ 70% 的时间)	3
鼻唇沟	
无(≤ 9 的时间)	0
小(10%~39% 的时间)	1
中(40%~69% 的时间)	2
大(≥ 70% 的时间)	3
总分(0~21)	

计划和组织疼痛管理

多模式镇痛或平衡镇痛

目前,对于急性疼痛管理的策略集中于多模式镇痛的概念,最初提出这个概念是为了增强镇痛药物的效用,同时减少它们的副作用 [49]。支持这一概念的理由是镇痛药物的主要药理组作用于痛觉通路的不同部分,同时它们的作用有可能是互补的。这同样可能存在于新生儿,但其作用效果受到发育因素的影响,因此应考虑联合使用多种镇痛药物的合理性。联合使用镇痛药物是合理的,如联用对乙酰氨基酚、阿片类药物和局部麻醉药,以获得阿片类药物作用的同时限制每种药物的剂量,这样副作用被控制在适度的程度。蔗糖和非药物介入的疼痛管理策略,如非营养性吸吮、襁褓、按摩等,在新生儿疼痛管理中同样占据重要地位,尤其是针对操作性疼痛,因此被包含在多模式疗法中是合理的。

信息与方案:疼痛管理计划

对卫生保健工作者的培训和教育,为家庭成员和护工提供书面和口述信息是疼痛管理成功的关键。

镇痛方案应尽可能地预先计划好,并且通过教育项目的支持、规定,必要的设备和明确的发展管理方案的维护来实施。疼痛管理方案应适应由于年龄不同和其他因素所导致的对镇痛药物需要的不同,应该包括疼痛评估和再评估计划,包含疼痛背景管理和突发疼痛(暴发痛)的处理,还应规定副作用的监测和处理。

一个良好的疼痛管理方案可以确保治疗的有效性和一致性,并促进持续的有效性的评估,同时还应该与当下全球管理策略相结合,如以家庭为中心的护理和发育护理[50, 51]。以家庭为中心的护理需要父母或护工与医护人员及其他医疗保健工作者建立合作关系,这样可以充分地提高父母在孩子住院护理中的作用。NICU 中的发育护理现今被越来越广泛地应用,这是一种为了降低早产新生儿压力相关疾病发病率的策略,通过观察个体的基本反应、仔细识别并制订护理计划来减少压力和疼痛的产生[52]。

镇痛药物的发育药理学

在新生儿疼痛管理中,有明确作用的镇痛药物比较少。详细的镇痛药物的临床药理学将在其他章节讨论。

对乙酰氨基酚(扑热息痛)

对乙酰氨基酚是一种退热剂和轻度镇痛药,广泛应用于各种年龄段,包括早产儿。对乙酰氨基酚适用于轻中度的疼痛治疗,重度疼痛难以通过单用对乙酰氨基酚来控制。它通常与更强的镇痛药物联合使用来治疗新生儿大手术后的术后疼痛,但研究结果不一致:一个研究表明,静脉给予乙酰氨基酚后会明显减少吗啡用量[53],而另一项研究表明,直肠给予乙酰氨基酚并联用吗啡时,不会产生附加效应[54]。

对乙酰氨基酚确切的作用机制尚未明确,中枢性环氧合酶(COX)抑制可能很重要,其他机制包括 NMDA 和 5- 羟色胺受体拮抗以及对大麻素受体可能的作用[55-57]。对乙酰氨基酚药代动力学的改变会显著影响新生儿的安全剂量:早产儿的胃肠吸收是延迟的,直肠的生物利用度在早产新生儿是较高的,随着年龄的增长降低到正常值的 0.5[58]。从孕 28 周开始,药物的消除半衰期逐渐减小,是由于药物的分布量减少而清除量增加。

对乙酰氨基酚是通过硫酸盐化作用和葡萄糖醛酸化作用代谢的。在发育早期,硫化反应通路的逐渐成熟以及这个时期相对较高水平的谷胱甘肽,可以为新生儿对抗毒性提供一些"保护"[59]。然而,许多研究是针对单次剂量给药的药代动力学,因此,两三天甚至更长时间的重复给药需要谨慎对待[59]。如果由于药物过量或谷胱甘肽耗尽(如长期禁食)而导致正常的代谢酶系统饱和,反应产物 N- 乙酰 -p- 亚胺醌的产量增加会引起肝毒性。

汇总群体分析得出了对乙酰氨基酚以公式、给药途径、体重和发育年龄为基础的剂量指南(表 14.4 和表 14.5),其退热效应的血浆浓度是 10~20mg/L,镇痛需要的浓度与之类似,所以绝大多数给药方案目标是维持最低血浆浓度 10mg/L[61]。通常推荐较大的初始剂量,随后的维持剂量不应超过推荐的每日最大剂量。药物口服后,可以很快达到血浆浓度峰值,但在达到最大治疗效果之前,会有 1~2 小时的延迟,但经静脉给药的起效时间明显更快[62]。由于直肠给药的生物利用度大幅下降,且与口服给药生物利用度相比更加多变,所以当采用直肠给药时推荐使用更大的初始剂量(早产儿除外)。有两种静脉制剂的对乙酰氨基酚:静脉注射对乙酰氨基酚和盐酸丙帕他莫。盐酸丙帕他莫是前体药物,它有 50% 水解为对乙酰氨基酚,因此,给药剂量是对乙酰氨基酚的 2 倍,即 1g 盐酸丙帕他莫等同于 500mg 对乙酰氨基酚。这是混淆和错误的潜在源头[60]。婴儿的盐酸丙帕他莫清除率要少于 1 岁婴儿的清除率,因此,所需的维持剂量相应更少[63]。有报道,盐酸丙帕他莫会引起组胺释放、注射痛,医务人员的接触性皮炎。此外,也有报道,使用后会出现轻度的血小板功能障碍[64, 65]。静脉给予对乙酰氨基酚似乎可以避免这些缺点,因此,在小儿镇痛治疗应用中更加广泛。

目前,有数例早产儿和小婴儿发生过量静脉注射乙酰氨基酚的案例被报道[66-68],所有这些患儿都完全恢复并且没有长期后遗症发生。这些看起来并不是将扑热息痛和盐酸丙帕他莫混淆的结果。对乙酰氨基酚过量,可能会导致新生儿肝功能衰竭和医源性死亡,因此,医疗机构应严格控制新生儿使用乙酰氨基酚的剂量。

表 14.4　对乙酰氨基酚剂量指导 - 口服和直肠给药

年龄	给药途径	负荷剂量	维持剂量	间隔	日最大剂量	最大剂量的持续时间
28~32 周孕龄	口服	20mg/kg	10~15mg/kg	8~12h	30mg/kg	48h
	直肠	20mg/kg	15mg/kg	12h		
32~52 周孕龄	口服	20mg/kg	10~15mg/kg	6~8h	60mg/kg	48h
	直肠	30mg/kg	20mg/kg	8h		
>3 个月	口服	20mg/kg	15mg/kg	4h	90mg/kg	72h
	直肠	40mg/kg	20mg/kg	6h		

表 14.5 静脉注射对乙酰氨基酚 / 盐酸丙帕他莫的剂量指导

年龄	给药途径	负荷剂量（mg/kg）	维持剂量（mg/kg）	间隔	日最大剂量（mg/kg）
<32 周孕龄	盐酸丙帕他莫	40	20	12h	60
	对乙酰氨基酚	20	10	12h	30
32~36 周孕龄	盐酸丙帕他莫	40	20	8h	80
	对乙酰氨基酚	20	10	8h	40
36~52 周孕龄	盐酸丙帕他莫	40	20	6h	100
	对乙酰氨基酚	20	10	6h	50
>1 个月	盐酸丙帕他莫	30	30	6h	120
	对乙酰氨基酚	15	15	6h	60

改编自 Allegaert 等 [60]

非甾体类抗炎药

　　由于非甾体类抗炎药（NSAID）对新生儿镇痛疗效的不确定性和潜在的不良反应，因此目前没有应用于新生儿镇痛。它们通过抑制环氧合酶发挥作用，环氧合酶通过产生前列腺素和其他物质来调节许多细胞功能。前列腺素在早期发育起多种作用，NSAID 对它们的合成抑制可能潜在地导致睡眠周期的紊乱、肺动脉高压、脑血流的改变、组织灌注减少和肾功能减退及体温调节紊乱 [69]。

　　对重症监护室的早产儿预防性静脉注射消炎痛（吲哚美辛），可以减少动脉导管未闭手术结扎的发生，并减少三级和四级脑室内出血的发生。静脉注射吲哚美辛 2 小时后，脑、肾及肠系膜血流速度会减慢，但是持续输注可将该效应最小化。相比吲哚美辛，布洛芬对肾脏的作用稍小一些，这可能会减少 NSAID 相关不良反应。然而，实验室研究表明 NSAID 对幼年期啮齿类动物作用降低，因此人们也对 NSAID 作为婴儿镇痛药物的价值产生了怀疑 [70]。

阿片类药物

　　吗啡是标准的阿片类药物，在新生儿应用中已有大量研究，目前已被广泛用于治疗术后和 ICU 的严重急性疼痛。阿片类药物的剂量需求和临床反应在早产儿、足月新生儿、婴儿、儿童之间有明显的不同。多种因素导致了这些不同，包括年龄相关性身体成分和器官功能的改变影响阿片类药物的药代动力学，还有基因和发育因素也会改变阿片类药物的药效。因此，规律的疼痛评估、个体滴定法，并根据治疗反应调整剂量，才能实现最有效的镇痛和最少的不良反应。重症监护室长期使用吗啡后引起的阿片药物耐受，将导致吗啡需求剂量的增加，以及停药后的戒断反应 [71]。其他亲脂性的阿片类药物，如氢吗啡酮、芬太尼和瑞芬太尼有时也被用作新生儿急性疼痛管理,我们会在后面和曲马多、吗啡前体药物可待因一起进行讨论。

吗啡

吗啡可以经口或者非肠道途径给药。吗啡溶液口服通常吸收良好,但是口服阿片类药物的药代动力学和有效性在新生儿还未明确。对于用非机械通气的新生儿,可以每 4-6 小时给予口服吗啡 0.2mg/kg(表 14.6)。吗啡的非肠道给药途径主要是静脉间断给药、持续输注或者护士控制镇痛(NCA)(表 14.5,表 14.6)[72]。皮下注射吗啡也在应用。文献全面报道了新生儿使用吗啡的药代动力学和临床应用 [73 - 76]。静脉注射吗啡的药代动力学是受发育调控的。在新生儿时期,由于药代动力学具有很高的个体变异性,清除率也相应较低,因此吗啡的临床作用与年长儿童相比缺乏可预知性。对于 1~7 天的新生儿,吗啡的清除率显著减少,只有年长婴儿和儿童的 30%,因而清除半衰期大约是年长儿童的 1.7 倍[76, 77]。给药的速度和剂量的间隔必须根据新生儿的年龄和体重来调节,以避免药物蓄积。尽管药物镇痛作用的血浆水平没有被明确定义,但是较稳定的血浆浓度 10ng/mL 的平均水平对新生儿来说是合理的靶浓度。在重症监护室对非心脏手术的儿童进行盐酸吗啡静脉输注,将足月儿的输注速率控制在 5mcg/(kg·h),1 个月龄为 8.5mcg/(kg·h),3 个月龄 13.5mcg/(kg·h),1 岁为 18 mcg/(kg·h),1~3 岁为 16mcg/(kg·h),可以获得理想的靶浓度[75]。最近的一项回顾性研究显示,10mcg/(kg·h)的吗啡输注速度适用于新生儿和 1~6 个月龄的婴儿,但由于药物的反应存在个体差异性,给药速度应该根据婴儿的疼痛程度、伴随药物治疗以及生理反应进行调整[78]。新生儿、婴儿和儿童的呼吸抑制的普遍阈值被定义为 20ng/mL[79]。有研究显示,吗啡持续输注和间断给药产生的作用效果的不同,可能并不是由于给药方式的不同,而更多地是与年龄相关的药物吸收总剂量有关 [80, 81]。镇静和呼吸抑制是吗啡(和其他阿片类药物)最常见的副作用 [82]。吗啡的副作用可以通过阿片受体拮抗剂纳洛酮来逆转,及时使用纳洛酮可以完全逆转不良反应。

芬太尼

芬太尼是一种合成的高效能的(为吗啡的 100 倍)脂溶性阿片类药物,主要用于术中镇痛。它起效快,初始半衰期短,大剂量使用时,仍可保持心血管的

表 14.6　吗啡剂量和吗啡输注

吗啡剂量	
准备	
口服溶液	200mcg/kg,每 4-6 小时
静脉注射	初始剂量为 25~50 mcg/kg(根据反应滴定)
	25 mcg/kg,每 30min-1h
吗啡输注	
准备	硫酸吗啡 1mg/kg 加入 50mL 溶液中
浓度	20mcg/(kg·mL)[0.02mg/(kg·mL)]
初始剂量	0.5~2.5mL(0.01~0.05mg/kg)
输注速度	0.1~0.6mL/h[2~12mcg/(kg·h)]

BOX1　护士控制的镇痛(NCA)

NCA 根据阿片类镇痛药的限制剂量,设计阿片类镇痛药物的持续输注和按需单次给予的负荷量,提供安全、有效、灵活、方便的疼痛管理。适用于年龄特别小或不能自己使用 PCA(患者自控镇痛)的患者。NCA 最初是用于婴儿、儿童以及那些自己不能使用 PCA 的成人,后来才应用于新生儿[72]。新生儿术后使用 NCA 的初始方案见表 14.7。

表 14.7　用于新生儿和婴儿护士控制的镇痛(吗啡)方案

新生儿用 NCA	
准备	硫酸吗啡 1mg/kg 加入 50ml 溶液中
浓度	0.02mg/(kg·mL)
初始计量	0.5~2.5mL(0.01~0.05mg/kg)
泵的设置	
背景输注	0~0.5mL(0~0.01mg/kg)
NCA 剂量	0.5~1.0mL(0.01~0.2mg/kg)
锁定时间间隔	20 或 30 分钟

NCA 是需求导向地使用 PCA 输注泵的灵活的吗啡输注系统[72]。在训练有素的工作人员的监测下,适用于未接受呼吸支持的新生儿。

稳定。由于其起效快,适用于防止某些操作性疼痛,因而经常在 ICU 使用,但长期应用会快速产生耐受反应,且可导致阿片类药物戒断综合征。

单次静脉给药后,芬太尼的作用时间为 30~45 分钟。因其高脂溶性,芬太尼的药代动力学曲线是对环境敏感的,如它的半衰期会随着输注的时长进行性增高[83]。高剂量的芬太尼与胸壁僵直有关,且常出现通气困难。因此,只有在控制通气时,才采用大剂量

芬太尼[84]。芬太尼也可用于鞘内给药;大手术后,它可以单独使用或者联合一种局麻药物用于硬膜外镇痛[85,86]。阿芬太尼和舒芬太尼是芬太尼类似物,强度和作用时间不同,多用于全麻,也用于术后镇痛以及在 ICU 简单操作引起的疼痛[87,88]。舒芬太尼与芬太尼的临床作用类似,但效用更强。它已经在 ICU 中输注使用,但是统计学上没有明显的优势。阿芬太尼没有芬太尼作用强,其药代动力学在新生儿中已有研究。它的单次剂量作用时间相对短暂,这使得它适用于进行气管插管[78]。与芬太尼一样,阿芬太尼应用于新生儿的疼痛治疗的有效剂量,可以导致胸壁僵直,因此只能在控制通气时使用[89]。

瑞芬太尼

瑞芬太尼是一种超短效的芬太尼类药物,可以通过广泛存在于组织中和血浆中的酯酶代谢。通常来讲,它清除快并且时间固定,不依赖于肝肾功能。瑞芬太尼的半衰期大约为几分钟,即使在输注数几小时之后,仍保持稳定。这个特点使之在麻醉和镇静实践中非常有优势。事实上,瑞芬太尼在小儿麻醉和重症监护中的作用,最近已经有文献讨论过[90]。

尽管瑞芬太尼已被应用于手术期间及 ICU 控制通气的新生儿,但快速的耐受性和可能出现的阿片类诱导的痛觉过敏是潜在的问题。如果在全麻过程中使用瑞芬太尼,在苏醒前或苏醒后通常推荐立即使用作用时间更长的阿片类药物,来预防术后早期出现的严重疼痛[91]。

氢吗啡酮

氢吗啡酮是一种强效的半合成的吗啡衍生物,在儿科麻醉应用广泛,包括年长儿童的 PCA 和硬膜外镇痛疗法。氢吗啡酮的强度是吗啡的 4~5 倍,脂溶性介于吗啡和芬太尼之间,其代谢产物没有活性,这可能对新生儿是有利的,但在这个年龄组尚缺乏详细的研究。

可待因

可待因是一种低强度阿片类药物,在儿科麻醉中很普及。它最初的适应证是用于轻度到中度的严重疼痛。传统上,选择可待因是为了避免其他阿片类药的呼吸抑制、镇静等其他相关副反应,多用于新生儿和神经外科手术,但关于它的有效性和安全性尚不确定[92]。

可待因是吗啡前体药物,单次给予可待因有 10%~15% 通过细胞色素 P450 和酶 CYP2D6 代谢成吗啡,这是其产生镇痛作用的原因。有研究通过对受试志愿者阻断可待因代谢通路,显示可待因本身并无镇痛作用。CYP2D6 的活性是受基因调控的,有 5%~40% 的人群该酶的活性下降,极少甚至无活性("慢代谢和中间代谢者"),通常这种人很难通过可待因产生吗啡。这导致可待因在镇痛作用方面具有不可预测性[93]。相反,"超快代谢者"可能会因为可待因快速转换成吗啡而出现呼吸抑制的副作用[92]。CYP2D6 的活性也受发育调节,在年龄较低的患儿中活性降低[94]。当疼痛评估困难或无法进行,或是 CYP2D6 基因多态性的个体,应避免应用可待因。总体来说,我们不建议将可待因用于新生儿疼痛管理。

曲马多

曲马多是一种合成的阿片类镇痛药物,它同时也抑制 5- 羟色胺和去甲肾上腺素的再摄取[95]。最近,有关于它的临床药理学综述已发表。它广泛应用于儿童的急慢性疼痛,并且有大量的文献描述它的作用和指征。曲马多在新生儿和婴儿的药代动力学已经有研究,其在新生儿体内的清除率下降,但是在一个月龄时,清除率可以达到成人的 80%[96,97]。

氧去甲基曲马多的产生是否与绝经年龄有关尚不明确(见下文)。

与可待因一样,曲马多是被细胞色素酶 CYP2D6 代谢,它的最主要代谢物是氧去甲基曲马多,具有相较于母体化合物对 μ 阿片受体 200 倍的亲和力。CYP2D6 是受基因和发育调节的(见上文可待因代谢),这可能会影响其在非常年轻的患者中的应用。这时,CYP2D6 对曲马多的效用和清除的多形性作用是未知的。

有报道曲马多用于新生儿时,应用等效的镇痛剂量,其阿片类副作用并不显著,尽管目前还没有证据来证明[95,98]。

新型非阿片类镇痛药

可乐定和右美托咪定

可乐定和右美托咪定是 α2 肾上腺受体激动剂,会产生系统性和中枢性镇痛作用。相较于右美托咪定,可乐定至今已经更广泛地被应用和研究。可乐定具有镇痛、镇静和止吐特性,它也会造成低血压和心动过缓。在 ICU 它已经被应用于静脉输注镇静治疗,对阿片类药物引起的快速戒断症状有对症治疗效果[99]。

目前,尚没有关于 α2 受体激动剂在新生儿的药代动力学的研究,对儿童的研究也有限。在全身用药后,可乐定的血浆浓度在 0.2~2.0ng/L 时,可以产生临床疗效[100]。1~9 岁儿童硬膜外应用可乐定的药代动力学与成人相似[101]。可乐定在全身用药后,会出现剂量依赖的镇静、低血压和心动过缓。新生儿对可乐定的作用与副作用更加敏感。有一例个案报道称新生儿硬膜外给予 2mcg/kg 可乐定出现了迟发性呼吸抑制,此后,又有很多文献报道了类似的情况,因此无论以任何途径使用可乐定时,都应慎用于该年龄组[102-105]。在实验室模型中硬膜外给予右美托咪定镇痛时,也发现其镇痛效果受发育调节,其中新生儿更加敏感。这些数据表明,右美托咪定相较于可乐定应用于新生儿时,可能具有更好的耐受性[106]。

氯胺酮

氯胺酮是一种谷氨酸盐 NMDA 受体拮抗剂,它作为一种静脉全身麻醉药物已经使用了很多年。它的主要优势包括强大的镇痛、自主呼吸和呼吸反射的相对保留,以及心血管反应促进作用。氯胺酮会产生一种"分离"麻醉现象,可能会导致出现一些幻觉和不愉快的梦境。小剂量(<1mg/kg)给予氯胺酮可以有效地镇痛,尤其是可以减轻由于创伤和手术导致中枢敏化而引起的炎症和神经性过敏。尽管已有大量关于氯胺酮镇痛作用的文章,但近期的一篇系统综述显示,它在成人术后疼痛管理的作用仍不明确[107]。

NMDA 受体的分布、结构和功能随着生长发育而改变,它在发育时期调节神经可塑性方面起重要作用[108],这些变化令氯胺酮(或其他 NMDA 受体拮抗剂)对新生儿的效用和毒性作用仍不完全明了。全身或髓内给予 NMDA 受体拮抗剂的潜在神经毒性是一个值得考虑和继续讨论的课题[109]。如果在出生后发育早期全身给予氯胺酮,及一些其他物质包括一些镇静药物和镇痛剂,可对啮齿类动物的大脑产生损伤性神经变性[110]。这些发现对于人类和对临床试验的意义仍是未知的[111]。早期对灵长类动物的研究表明,类似的组织损伤是可能产生的,但关键取决于暴露的年龄、药物剂量和治疗时间,风险最大的时期是在子宫内和出生后最早的几天[112]。鞘内(硬膜外)给予没有防腐剂的氯胺酮目前还没发现会引起神经毒性。近期对啮齿类动物的研究得出不太可能对新生儿和幼儿有益的结论,应该避免鞘内用药[102,113]。

局部麻醉药

局部麻醉(LA)对婴儿急性疼痛的管理非常重要,可以减少术中和术后以及有创操作疼痛时需要给予阿片类药物的剂量,进而可以减少或者避免阿片类药物产生的副作用,如呼吸抑制。局部表面麻醉、局部浸润麻醉、周围及中枢神经镇痛都被广泛应用于预防或治疗新生儿的急性疼痛。关于局部麻醉药的药理学,在其他章节有详细的讨论。

利多卡因、丁哌卡因、左旋丁哌卡因和罗哌卡因

酰胺类局部麻醉药,如利多卡因和丁哌卡因已经广泛应用于新生儿有数十年,在所有年龄段的安全性和有效性方面有着相当多的临床经验。利多卡因起效快且持续时间属中短效,适用于局部浸润麻醉和区域神经阻滞,特别是需要快速起效的时候。EMLA(复方利多卡因乳膏)是一种利多卡因和丙胺卡因联合用于局部表面麻醉镇痛的方法——下文有详细描述。丁哌卡因起效相对更慢,作用时间更长,在单次中枢神经阻滞后可以达到 4 小时或更长时间的镇痛,通常作为术后镇痛的首选。它们的药理学和药代动力学最近已经被充分研究[114]。丁哌卡因一种外消旋化合物,它的 S(+)对应异构体左旋丁哌卡因与丁哌卡因相比,在体内和体外的安全性上略有优势,但在其他方面是相似的[115,116]。罗哌卡因也是一种左旋酰胺类局麻药,与丁哌卡因的临床特性类似,但相较而言,它对运动组织起效较慢,作用较弱,持续时间相对较短[102]。理论上,罗哌卡因可能在新生儿长期用药时比丁哌卡因更有优势,因为前者的环境敏感性半衰期不会随着用药的持续时间延长而增加[102]。

局麻药的毒性取决于患者的年龄、药物本身、绝对剂量和给药方式。尽管不良事件较少,但目前已有关于新生儿的神经毒性和心脏毒性的报道,这可能源于他们对毒性的阈值较低[117]。局麻药与蛋白广泛结合(> 90%),而自由的未结合部分是有活性的部分。AAG(α- 酸糖蛋白)和清蛋白是血浆蛋白中结合药物的最主要蛋白;AGG 在血中的浓度在新生儿时期是降低的,这使得利多卡因和丁哌卡因未结合的部分是增加的[118,119]。血浆丁哌卡因浓度 >3mcg/mL 对清醒成人具有神经毒性,>4mcg/mL 时,具有心脏毒性。相同的血药浓度对新生儿的毒性是未知的,但是据报道,硬膜外给予丁哌卡因剂量大于 0.3mg/(kg·h)时,会出现毒性反应,因此建议新生儿的给药剂量不应超过 0.2mg/(kg·h)[120,121],且用药时间不应超过 48 小时[122]。虽然罗哌卡因的绝对浓度和未结合的自由基部分在较小年龄时同样增加,但小于 1 岁婴儿硬膜外

给予罗哌卡因,其血浆浓度不会随着用药时间的延长而继续升高[123]。

EMLA 利丙双卡因乳膏（复方利多卡因乳膏）、地卡因凝胶和其他表面麻醉制剂

表面麻醉彻底改变了较小的针刺相关操作如静脉穿刺、静脉置管和腰穿的实施[124]。目前,有许多表面麻醉制剂,其中应用最广泛的是 EMLA 和 Ametop（地卡因或丁卡因凝胶）。

EMLA 是一种利多卡因和丙胺卡因的共晶混合物,其熔点比其中任何一种成分都低。这种混合物被制成乳膏,涂抹于未受损的皮肤并封闭敷裹约 60 分钟后,可产生局麻效果,并且镇痛效果可持续数小时。应用于黏膜时,由于对局麻药的吸收速度更快且更加广泛,会导致高铁血红蛋白血症和痉挛 / 癫痫[125]。EMLA 适合单次应用于新生儿,多次使用应该限制每天不超过 4 次,并且需要严密监测以避免高铁血红蛋白血症。如果多次用药或大剂量使用 EMLA,建议对血中高铁血红蛋白水平进行监测[126, 127]。丙胺卡因会间接引起高铁血红蛋白血症是由于它的主要代谢物——邻甲苯胺。高铁血红蛋白是血红蛋白被氧化的一种形式,会降低血红蛋白的携氧能力。高铁血红蛋白还原酶受发育调节,它可以催化高铁血红蛋白还原成血红蛋白。由于胎儿血红蛋白更容易被氧化,因此新生儿更容易受到高铁血红蛋白的影响[128]。轻微的副作用包括短暂的苍白或发红及皮肤水肿。

丁卡因,是 Ametop 的重要成分,是一种强效的酯类局麻药。考虑到它的全身毒性,其应用仅限于椎管内麻醉和表面麻醉。4% 的丁卡因凝胶（Ametop）大约 30 分钟可产生表麻作用,吸收和消除半衰期约 75 分钟,可以持续镇痛 4~6 小时。局部应用的丁卡因仅 15% 的生物利用度。与 EMLA 相比,丁卡因起效更快且持续时间更长。已有研究表明,它对新生儿是有效的[129, 130],尽管它可能并不是对所有操作都有效[131]。使用丁卡因时,经常可以观察到轻度红疹,但是并无大碍;皮肤水肿、发痒甚至起疱在年长儿童中有报道,但很少发生于新生儿。

蔗糖

在进行短暂的疼痛性操作,如足跟血采集时,使用蔗糖溶液可以减少新生儿疼痛的生理学和行为学反应[132]。这种作用可能受内源阿片系统对甜味反应激活的下行调节通路的活化作用调节[133]。疼痛刺激

前 1~2 分钟给予 24% 的蔗糖 0.5~2mL 可以实现蔗糖的镇痛效应[134]。研究表明,剂量范围在 12%~24% 的蔗糖 0.05~2mL 是有效的[135],也可以使用安抚奶嘴或者直接用注射器滴在舌头上,可通过婴儿对疼痛的反应来评估应给予的滴数。患儿可能会出现咳嗽、窒息、恶心和短暂的低氧血症。有研究观察到,对早产婴儿多次给予蔗糖,可使患儿出现神经行为学改变。因此,应用在非常小的早产儿的安全性仍受到质疑[136, 137]。

术后疼痛管理

术后疼痛管理通常应该在手术之前制订好[138]。减轻术后疼痛应被纳入麻醉计划的一部分,患者应该感到舒适并且建立了后续的疼痛管理计划之后,才离开 PACU（麻醉后苏醒室）或者返回 ICU。疼痛管理方案应该包括疼痛评估,监测,补救镇痛的标准,副作用的管理以及过渡到更简单方案的标准,通常在合适的时候可以口服镇痛。随着手术复杂程度的不同,新生儿手术术后疼痛的程度也从轻度到重度各有不同。因此适当的镇痛治疗要根据手术类型、儿童的生理状态、术后护理可用的设备以及护理人员训练的水平来制订。将常见的手术根据其复杂程度分为三组,在表 14.8 中列出。镇痛应作为麻醉计划的一部分,从术中开始,可采用局麻药、阿片类药物、对乙酰氨基酚的联用,后续给予适当的口服、直肠给药或者非肠道给药进行持续镇痛。

组 1：腹股沟疝修补术,包皮环切术、幽门肌切开术等

接受这些手术的新生儿通常是一般情况较好。这些手术操作相对简单,有时采用微创的腔镜技术。

1. 区域麻醉:骶管阻滞或单纯局部神经阻滞,如髂腹股沟阻滞及阴茎阻滞,通常是有效的。如果这些阻滞不适合,可使用作用时间较长的局部麻醉药,如左旋丁哌卡因,对手术切口处或者腔镜井口处进行皮下浸润麻醉。

2. 阿片类镇痛药物:芬太尼及其他阿片类药物,可用于术中及术后的镇痛。口服吗啡溶液可在短时间内反复给药。口服吗啡可以每 4 小时一次,按需给予,但新生儿术后通常只需给药 1~2 次。

表 14.8　常见手术操作

新生儿手术
组 1
腹股沟疝修补术
幽门肌切开术
睾丸固定术，睾丸切除术
组 2
十二指肠闭锁
肠扭转
结肠造口成型
泌尿生殖系统畸形
组 3
肠切除 NEC
食道闭锁
动脉导管结扎
先天性心脏病手术

3.对乙酰氨基酚：在术中需要给予一个负荷剂量，静脉给药更合适。口服或直肠的给药剂量有多种选择；首次剂量可以在术前给予，但是新生儿直肠吸收要比预计的少。对乙酰氨基酚可以按需适量持续口服 2~3 天。

组 2：大型的胃肠道手术或泌尿生殖系统手术

尽管手术时间可能会很长，而且相对创伤较大，但是多数行这些手术的新生儿比较健康，而且可以快速恢复。一个潜在的问题是术中需要使用大剂量的阿片类药物来减轻生理应激反应，这可能会造成苏醒延迟且可能需要进行术后呼吸支持。

1.局部麻醉：首先考虑连续硬膜外镇痛，这样可以促使术后早期拔除气管导管，减少术后持续呼吸支持的需要。

2.阿片类药物：可能需要强效的镇痛药，如注射用阿片类药物或者局部麻醉药，注入作为"平衡镇痛"方法的一部分。术后可能同样需要静脉给予阿片类药物，由于每个患者对剂量的要求不同，应考虑使用 NCA（见上文）。

3.对乙酰氨基酚：大型胸腹部手术后静脉给予对乙酰氨基酚会减少新生儿和婴儿术后吗啡的需要量[53]。大型腹部手术后，经直肠给予新生儿对乙酰

氨基酚，不会降低吗啡的需要量[54]。但是，由于新生儿直肠吸收效果不确切，且难以进行疼痛评估，因此，在放弃这种方案之前，需要更多的研究来提供证据。由于对乙酰氨基酚，尤其是静脉使用对乙酰氨基酚具有潜在的毒性，最大剂量给予不能超过几天，因此，可以谨慎地延迟到术后第二三天准备停止硬膜外或静脉阿片药物镇痛后，开始应用该药。

组 3：心脏手术或者复杂的胃肠道 / 泌尿系统手术

这些婴儿通常状况不是很理想，一般是临床状态很差或者危重的患儿，围术期可能并发脓毒症、循环呼吸功能不全及大量失血。这些新生儿很少在术后第一天拔管。患有坏死性小肠炎需要行胃肠道手术或者患有动脉导管未闭，需要呼吸支持的早产新生儿通常发育非常不成熟或者状态特别差，不能耐受像硬膜外置管这种操作。对乙酰氨基酚是持续输注强效的静脉阿片类药物镇痛或者复合或不复合 NCA 是这一类患儿的最主要镇痛方式。新生儿心脏手术的术后疼痛管理最近已经有文章进行了综述[139]。

ICU 的新生儿镇痛

在 ICU，新生儿术后镇痛通常以输注阿片类药物的形式进行。早产儿和其他需要呼吸支持的新生儿也需要镇痛，但目前有争议的是，在 ICU 机械通气的新生儿是否应该常规给予阿片类药物。通常这些新生儿需要很多疼痛性医疗操作，如足跟血采集、动脉置管、腰穿及许多其他操作。为了进行气管插管，新生儿需镇静和镇痛，而保留气管导管本身也是疼痛的。除了人道主义和伦理原因给予镇痛之外，常规应用吗啡可以增强机械通气的新生儿呼吸循环功能的稳定性。有一项预试验表明，吗啡的使用可以改善神经系统的预后[140]。后续的大量研究并未证实这一结论，且报道了大剂量吗啡与预后不良相关[141]。后来对数据的重新分析显示，不良的神经系统预后与之前存在的低血压有关，而吗啡治疗并非其影响因素[142]。然而，输注吗啡会产生低血压，机械通气的新生儿的安全性、有效性及镇痛镇静的远期结果需进一步评估。虽然有证据表明，新生动物使用吗啡可能会引起长期的神经认知、神经行为和神经解剖的改变，但在

最近两项关于早产儿出生后接受机械通气的研究中，早产儿被随机分为吗啡组 [10μg/（kg·h）] 和对照组，结果未能证明，吗啡组在 5 岁及 8~9 岁以后存在长期神经认知和神经行为障碍[143]。相比较之下，咪达唑仑通常用于年龄较大的患者的 ICU 镇静，它与新生儿神经学不良预后的发生率增加有很大关系[140]。因此，这类药物的使用需要进行严谨的效益 - 风险比的分析。虽然目前没有有效的证据支持对机械通气新生儿常规应用阿片类药物，但是吗啡与咪达唑仑相比，作为镇静剂用于这个年龄组似乎更安全。由于相关的风险通常是微小的，很难去测量，而且对其机制了解甚少，阿片类药物的选择应基于疼痛的评估、临床判断，以及近期最可靠证据的推荐[144,145]。

有创操作疼痛

近期出版了许多关于新生儿有创操作疼痛管理的综述、指南和政策声明[146-148]。新生儿有创操作的镇痛研究已经较为全面，但我们很清楚许多有创操作通常是疏于管理的[20]。有创操作包括采血、静脉穿刺和动脉置管、视网膜激光治疗、胸腔引流管置入和拔除、气管插管及其他操作。在年长儿童和成人进行某些操作时，是需要全身麻醉的。大部分关于有创操作疼痛的管理方案，在表 14.9 中列出。有创操作疼痛管理在任何可能的情况下应该包括药理学方案和非药理学方案。如果可行的话，鼓励母乳喂养的母亲

表 14.9 有创操作疼痛的管理 a

1. 操作是否必须，并且了解基本信息
2. 镇痛药物和疼痛管理方案是否能够提供足够的疼痛缓解？镇静和全身麻醉是否符合指征
3. 尽可能避免多操作。只要有效的镇痛支持，单次多项操作可以缓解操作者压力
4. 考虑改变操作方式（如静脉穿刺比采集足跟血疼痛轻微）是否会减轻疼痛
5. 给予足够时间，让镇痛药物起效，或行恰当有效的镇痛方式。
6. 确保有合适的人员随时提供协助，并且当需要的时候，可以得到有经验医护人员的指导
7. 形成一套明确的操作计划，以防操作失败或者疼痛无法控制

a：改编自[138]大不列颠和爱尔兰小儿麻醉医师协会的指南。

在患儿操作时进行母乳喂养[149-151]。非营养性吸吮、蔗糖和其他甜味溶液对足月儿和早产儿是有效的，触摸刺激和袋鼠式护理（皮肤与皮肤接触）对于早产儿进行简单的操作是有用的方案[152-154]。公开发表的指南证明了药物治疗对特殊操作的有效性，如局部麻醉或者阿片类药物，而且这些应该通过协商来形成当地的发展性方案[147,148,154]。

参考文献

1. Maxwell LG, Malavolta CP, Fraga MV. Pain management in the peripartum period assessment of pain in the neonate. Clin Perinatol. 2013;40:457–69.
2. Fitzgerald M, Howard RF. The neurobiologic basis of paediatric pain. In: Schechter NL, Berde CB, Yaster M, editors. Second Edition. Philadelphia, PA: Lippincott Williams and Wilkins; 2003. p. 19–42.
3. Andrews K, Desai D, Dhillon H, Wilcox D, Fitzgerald M. Abdominal sensitivity in the first year of life: comparison of infants with and without prenatally diagnosed unilateral hydronephrosis. Pain. 2002;100:35–46.
4. Anand K, Hansen D, Hickey P. Hormonal-metabolic stress responses in neonates undergoing cardiac surgery. Anaesthesiology. 1990;73(4):661–70.
5. Anand K, Hickey P. Halothane-morphine compared with high-dose sufentanil for anaesthesia and postoperative analgesia in neonatal cardiac surgery. N Engl J Med. 1992;326(1):1–9.
6. Fitzgerald M, Walker SM. Infant pain management: a developmental neurobiological approach. Nat Clin Pract Neurol. 2009; 5(1):35–50.
7. Peters J, Schouw R, Anand K, van Dijk M, Duivenvoorden H, Tibboel D. Does neonatal surgery lead to increased pain sensitivity in later childhood? Pain. 2005;114(3):444–54.
8. Walker SM, Franck LS, Fitzgerald M, Myles J, Stocks J, Marlow N. Long-term impact of neonatal intensive care and surgery on somatosensory perception in children born extremely preterm. Pain. 2009;141(1–2):79–87.
9. Fitzgerald M. The post-natal development of cutaneous afferent fiber input and receptive field organization in the rat dorsal horn. J Physiol. 1985;364:1–18.
10. Slater R, Worley A, Fabrizi L, et al. Evoked potentials generated by noxious stimulation in the human infant brain. Eur J Pain. 2010;14(3):321–6.
11. Woolf CJ. Central sensitization: implications for the diagnosis and treatment of pain. Pain. 2011;152(3):S2–15.
12. Campbell JN, Meyer RA. Mechanisms of neuropathic pain. Neuron. 2006;52(1):77–92.
13. Taddio A, Shah V, Gilbert-MacLeod C, Katz J. Conditioning and hyperalgesia in newborns exposed to repeated heel lances. JAMA. 2002;288:857–61.
14. Walker SM, Meredith-Middleton J, Lickiss T, Moss A, Fitzgerald M. Primary and secondary hyperalgesia can be differentiated by postnatal age and ERK activation in the spinal dorsal horn of the rat pup. Pain. 2007;128(1–2):157–68.
15. Anand P, Birch R. Restoration of sensory function and lack of long-term chronic pain syndromes after brachial plexus injury in human neonates. Brain. 2002;125(Pt 1):113–22.
16. Howard RF, Walker SM, Mota PM, Fitzgerald M. The ontogeny of neuropathic pain: postnatal onset of mechanical allodynia in rat

spared nerve injury (SNI) and chronic constriction injury (CCI) models. Pain. 2005;115(3):382–9.

17. Moss A, Beggs S, Vega-Avelaira D, et al. Spinal microglia and neuropathic pain in young rats. Pain. 2007;128(3):215–24.

18. Costigan M, Moss A, Latremoliere A, et al. T-cell infiltration and signaling in the adult dorsal spinal cord is a major contributor to neuropathic pain-like hypersensitivity. J Neurosci. 2009;29(46): 14415–22.

19. Taddio A, Katz J, Ilersich A, Koren G. Effect of neonatal circumcision on pain response during subsequent routine vaccination [see comments]. Lancet. 1997;349(9052):599–603.

20. Carbajal R, Rousset A, Danan C, et al. Epidemiology and treatment of painful procedures in neonates in intensive care units. JAMA. 2008;300(1):60 70.

21. Anand K, Scalzo F. Can adverse neonatal experiences alter brain development and subsequent behavior? Biol Neonate. 2000;77: 69–82.

22. Schmelzle-Lubiecki BM, Campbell KA, Howard RH, Franck L, Fitzgerald M. Long-term consequences of early infant injury and trauma upon somatosensory processing. Eur J Pain. 2007;11(7): 799–809.

23. Hermann C, Hohmeister J, Demirakca S, Zohsel K, Flor H. Long-term alteration of pain sensitivity in school-aged children with early pain experiences. Pain. 2006;125(3):278–85.

24. Waldenstrom A, Thelin J, Thimansson E, Levinsson A, Schouenborg J. Developmental learning in a pain-related system: evidence for a cross-modality mechanism. J Neurosci. 2003; 23(20):7719–25.

25. Beggs S, Torsney C, Drew L, Fitzgerald M. The postnatal reorganization of primary afferent input and dorsal horn cell receptive fields in the rat spinal cord is an activity-dependent process. Eur J Neurosci. 2002;16(7):1249–58.

26. Brummelte S, Grunau RE, Chau V, et al. Procedural pain and brain development in premature newborns. Ann Neurol. 2012;71: 385–96.

27. Vinall J, Miller SP, Chau V, et al. Neonatal pain in relation to postnatal growth in infants born very preterm. Pain. 2012;153:1374–81.

28. Finley GA, Franck L, Grunau R, von Baeyer CL. Why Children's Pain Matters. Pain – Clinical Updates. 2005;13(4):1–6.

29. Hummel P, van Dijk M. Pain assessment: current status and challenges. Semin Fetal Neonatal Med. 2006;11(4):237–45.

30. Franck L, Greenberg C, Stevens B. Pain assessment in infants and children. Paediatr Clin North Am. 2000;47(3):487–512.

31. Clinical Guidelines for the Recognition and Assessment of Acute Pain in Children. 2009. http://www.rcn.org.uk/__data/assets/pdf_file/0004/269185/003542.pdf. Accessed Sep 2013)

32. Howard R, Carter B, Curry J, et al. Good practice in postoperative and procedural pain management: **guidelines** from the Association of Paediatric Anaesthetists. Paediatr Anaesth. 2008;18(1):1–81.

33. Pokela M. Pain relief can reduce hypoxaemia in distressed neonates during routine treatment procedures. Paediatrics. 1994;93:379.

34. Buttner W, Fincke W. Analysis of behavioural and physiological parameters for the assessment of postoperative analgesic demand in newborns, infants and young children. Paediatr Anaesth. 2000;10:303–18.

35. van Dijk M, de Boer J, Koot H, Tibboel D, Passchier J, Duivenvoorden H. The reliability and validity of the COMFORT scale as a postoperative pain instrument in 0 to 3-year-old infants. Pain. 2000;84(2–3):367–77.

36. Ambuel B, Hamlett K, Marx C, Blumer J. Assessing distress in paediatric intensive care environments: the COMFORT scale. J Paediatr Psychol. 1992;17(1):95–109.

37. Krechel SW, Bildner J. CRIES: a new neonatal postoperative pain measurement score. Initial testing of validity and reliability. Paediatr Anaesth. 1995;5(1):53–61.

38. Barrier G, Attia J, Mayer M, Amiel-Tilson C. Measurement of postoperative pain and narcotic administration in infants usind a new clinical scoring system. Intensive Care Med. 1989; 15S:37–9.

39. Sparshott M. The development of a clinical distresss scale for ventilated newborn infants: Identification of pain and distress based on validated behaivoural scores. J Neonatal Nurs. 1996;2:5.

40. Horgan M, Choonara I. Measuring pain in neonates: an objective score. J Paediatr Nurs. 1996;8:24–8.

41. Grunau R, Craig K. Pain expression in neonates: facial action and cry. Pain. 1987;28(3):395–410.

42. Lawrence J, Alcock D, McGrath P. The development of a tool to assess neonatal pain. Neonatal Netw. 1993;12:59–66.

43. Hodgkinson K, Bear M, Thorn J. Measuring pain in neonates: evaluating an instrument and developing a common language. Aust J Adv Nurs. 1994;12:17–22.

44. Ballantyne M, Stevens B, McAllister M, Dionne K, Jack A. Validation of the premature infant pain profile in the clinical setting. Clin J Pain. 1999;15(4):297–303.

45. Blauer T, Gerstmann D. A simultaneous comparion of three neonatal pain scales during common NICU procedures. Clin J Pain. 1988;14:39–47.

46. Karling M. RenstrC6m M, Ljungman G. Acute and postoperative pain in children: A Swedish nationwide survey. Acta Paediatrica. 2002;91(6):660–6.

47. Broome ME, Richtsmeier A, Maikler V, Alexander M. Paediatric pain practices: A national survey of health professionals. J Pain Symptom Manage. 1996;11.

48. Simons J, MacDonald LM. Changing practice: implementing validated paediatric pain assessment tools. J Child Health Care. 2006;10:160–76.

49. Kehlet H, Dahl JB. The value of "multimodal" or "balanced analgesia" in postoperative pain treatment. Anaesth Analg. 1993;77(5):1048–56.

50. McAnulty GB, Duffy FH, Butler SC, Bernstein JH, Zurakowski D, Als H. Effects of the Newborn Individualized Developmental Care and Assessment Program (NIDCAP) at age 8 years: preliminary data. Clin Paediatr (Phila). 2010;49(3):258–70.

51. McAnulty G, Duffy FH, Butler S, et al. Individualized developmental care for a large sample of very preterm infants: health, neurobehaviour and neurophysiology. Acta Paediatr. 2009;98(12): 1920–6.

52. Symington A, Pinelli J. Developmental care for promoting development and preventing morbidity in preterm infants. Cochrane Database Syst Rev. 2006;19(2):CD001814. Online.

53. Ceelie I, de Wildt SN, van Dijk M, et al. Effect of intravenous paracetamol on postoperative morphine requirements in neonates and infants undergoing major noncardiac surgery. JAMA. 2013;309:149–54.

54. van der Marel CD, Peters JW, Bouwmeester NJ, Jacqz-Aigrain E, van den Anker JN, Tibboel D. Rectal acetaminophen does not reduce morphine consumption after major surgery in young infants. Br J Anaesth. 2007;98(3):372–9.

55. Koppert W, Wehrfritz A, Korber N, et al. The cyclooxygenase isozyme inhibitors parecoxib and paracetamol reduce central hyperalgesia in humans. Pain. 2004;108(1–2):148–53.

56. Anderson B. What we don't know about paracetamol in children. Paediatr Anaesth. 1998;8(6):451–60.

57. Ottani A, Leone S, Sandrini M, Ferrari A, Bertolini A. The analgesic activity of paracetamol is prevented by the blockade of cannabinoid CB1 receptors. Eur J Pharmacol. 2006;531(1–3):280–1.

58. Anderson B, van Lingen R, Hansen T, Lin Y, Holford N. Acetaminophen developmental pharmacokinetics in premature neonates and infants: a pooled population analysis. Anaesthesiology. 2002;96(6):1336–45.

59. Cuzzolin L, Antonucci R, Fanos V. Paracetamol (acetaminophen)

efficacy and safety in the newborn. Curr Drug Metab. 2013;14:178–81.

60. Allegaert K, Murat I, Anderson BJ. Not all intravenous paracetamol formulations are created equal. Paediatr Anaesth. 2007;17(8):811–2.

61. Anderson B, Woollard G, Holford N. Acetaminophen analgesia in children: placebo effect and pain resolution after tonsillectomy. Eur J Clin Pharmacol. 2001;57:559–69.

62. Murat I, Baujard C, Foussat C, et al. Tolerance and analgesic efficacy of a new i.v. paracetamol solution in children after inguinal hernia repair. Paediatr Anaesth. 2005;15(8):663–70.

63. Anderson B, Pons G, Autret-Leca E, Allegaert K, Boccard E. Paediatric intravenous paracetamol (propacetamol) pharmacokinetics: a population analysis. Paediatr Anaesth. 2005;15(4):282–92.

64. Barbaud A, Reichert-Penetrat S, Trechot P, Cuny J, Weber M, Schmutz J. Occupational contact dermatitis to propacetamol. Allergological and chemical investigations in two new cases. Dermatology. 1997;195(4):329–31.

65. Niemi T, Backman J, Syrjala M, Viinikka L, Rosenberg P. Platelet dysfunction after intravenous ketorolac or propacetamol. Acta Anaesthesiol Scand. 2000;44(1):69–74.

66. de la Pinitiere A, Beuchée A, Bétrémieux PE. Intravenous propacetamol overdose in a term newborn. Arch Dis Child Fetal Neonatal Ed. 2003;88:F351–266.

67. Niven DG, Shung J. Intravenous paracetamol overdose in a preterm infant during anaesthesia. Paediatr Anaesth. 2010;20:105–7.

68. Beringer RM, Thompson JP, Parry S, Stoddart PA. Intravenous paracetamol overdose: two case reports and a change to national treatment guidelines. Arch Dis Child. 2011;96:307–8.

69. Morris JL, Rosen DA, Rosen KR. Nonsteroidal anti-inflammatory agents in neonates. Paediatr Drugs. 2003;5(6):385–405.

70. Ririe D, Prout H, Barclay J, Tong C, Lin M, Eisenach J. Developmental differences in spinal cyclooxygenase 1 expression after surgical incision. Anesthesiology. 2006;104(3):426–31.

71. Ista E, van Dijk M, Gamel C, Tibboel D, de Hoog M. Withdrawal symptoms in children after long-term administration of sedatives and/or analgesics: a literature review. "Assessment remains troublesome". Intensive Care Med. 2007;33(8):1396–406.

72. Howard RF, Lloyd-Thomas A, Thomas M, et al. Nurse-controlled analgesia (NCA) following major surgery in 10,000 patients in a children's hospital. Paediatr Anaesth. 2010;20(2):126–34.

73. Kart T, Christrup L, Rasmussen M. Recommended use of morphine in neonates, infants and children based on a literature review: part 1–Pharmacokinetics. Paediatr Anaesth. 1997;7(1):5–11.

74. Kart T, Christrup L, Rasmussen M. Recommended use of morphine in neonates, infants and children based on a literature review: part 2–Clinical use. Paediatr Anaesth. 1997;7(2):93–101.

75. Bouwmeester N, Anderson B, Tibboel D, Holford N. Developmental pharmacokinetics of morphine and its metabolites in neonates, infants and young children. Br J Anaesth. 2004;92(2):208–17.

76. Berde CB, Sethna NF. Analgesics for the treatment of pain in children. N Engl J Med. 2002;347(14):1094–103.

77. Anderson BJ, Meakin GH. Scaling for size: some implications for paediatric anaesthesia dosing. Paediatr Anaesth. 2002;12:205–19.

78. Taylor J, Liley A, Anderson BJ. The relationship between age and morphine infusion rate in children. Paediatr Anaesth. 2013;23:40–4.

79. Lynn A, Nespeca M, Opheim K, Slattery J. Respiratory effects of intravenous morphine infusions in neonates, infants, and children after cardiac surgery. Anaesth Analg. 1993;77(4):695–701.

80. Lynn A, Nespeca M, Bratton S, Shen D. Intravenous morphine in postoperative infants: intermittent bolus dosing versus targeted continuous infusions. Pain. 2000;88(1):89–95.

81. van Dijk M, Bouwmeester N, Duivenvoorden H, et al. Efficacy of continuous versus intermittent morphine administration after major surgery in 0-3-year-old infants; a double-blind randomized controlled trial. Pain. 2002;98(3):305–13.

82. Niesters M, Overdyk F, Smith T, Aarts L, Dahan A. Opioid-induced respiratory depression in paediatrics: a review of case reports. Br J Anaesth. 2013;110:175–82.

83. Ginsberg B, Howell S, Glass PS, et al. Pharmacokinetic model-driven infusion of fentanyl in children. Anesthesiology. 1996;85(6):1268–75.

84. Fahnenstich H, Steffan J, Kau N, Bartmann P. Fentanyl-induced chest wall rigidity and laryngospasm in preterm and term infants. Crit Care Med. 2000;28:836–9.

85. Murrell D, Gibson P, Cohen R. Continuous epidural analgesia in newborn infants undergoing major surgery. J Paediatr Surg. 1993;28(4):548–52. discussion 552-543.

86. Lejus C, Surbled M, Schwoerer D, et al. Postoperative epidural analgesia with bupivacaine and fentanyl: hourly pain assessment in 348 paediatric cases. Paediatr Anaesth. 2001;11:327–32.

87. Tibboel D, Anand KJS, van den Anker JN. The pharmacological treatment of neonatal pain. Semin Fetal Neonatal Med. 2005;10(2):195–205.

88. Anand KJ, Hall RW. Pharmacological therapy for analgesia and sedation in the newborn. Arch Dis Child Fetal Neonatal Ed. 2006;91(6):F448–453.

89. Saarenmaa E, Huttunen P, Leppaluoto J, Fellman V. Alfentanil as procedural pain relief in newborn infants. Arch Dis Child Fetal Neonatal Ed. 1996;75(2):F103–107.

90. Penido MG, Garra R, Sammartino M, Pereira e Silva Y. Remifentanil in neonatal intensive care and anaesthesia practice. Acta Paediatr. 2010;99(10):1454–63.

91. Steinmetz J, Holm-Knudsen R, Sorensen MK, Eriksen K, Rasmussen LS. Hemodynamic differences between propofol-remifentanil and sevoflurane anaesthesia for repair of cleft lip and palate in infants. Paediatr Anaesth. 2007;17(1):32–7.

92. Williams D, Hatch D, Howard R. Codeine phosphate in paediatric medicine. Br J Anaesth. 2001;86:421–7.

93. Williams D, Patel A, Howard R. Pharmacogenetics of codeine metabolism in an urban population of children and its implications for analgesic reliability. Br J Anaesth. 2002;89:839–45.

94. Williams D, Dickenson A, Fitzgerald M, Howard R. Developmental regulation of codeine analgesia in the rat. Anesthesiology. 2004;100(1):92–7.

95. Grond S, Sablotzki A. Clinical pharmacology of tramadol. Clin Pharmacokinet. 2004;43(13):879–923.

96. Allegaert K, Anderson B, Verbesselt R, et al. Tramadol disposition in the very young: an attempt to assess in vivo cytochrome P-450 2D6 activity. Br J Anaesth. 2005;95(2):231–9.

97. Allegaert K, Van den Anker J, Verbesselt R, et al. O-demethylation of tramadol in the first months of life. Eur J Clin Pharmacol. 2005;61(11):837–42.

98. Ozalevli M, Unlugenc H, Tuncer U, Gunes Y, Ozcengiz D. Comparison of morphine and tramadol by patient-controlled analgesia for postoperative analgesia after tonsillectomy in children. Paediatr Anaesth. 2005;15(11):979–84.

99. Suresh S, Anand K. Opioid tolerance in neonates: mechanisms, diagnosis, assessment, and management. Semin Perinatol. 1998;22:425–33.

100. Lonnqvist PA, Bergendahl HT, Eksborg S. Pharmacokinetics of clonidine after rectal administration in children. Anesthesiology. 1994;81(5):1097–101.

101. Ivani G, Bergendahl H, Lampugnani E, et al. Plasma levels of clonidine following epidural bolus injection in children. Acta Anaesthesiol Scand. 1998;42(3):306–11.

102. Dalens B. Some current controversies in paediatric regional anaesthesia. Curr Opin Anaesthesiol. 2006;19(3):301–8.

103. Breschan C, Krumpholz R, Likar R, Kraschl R, Schalk H. Can a dose of 2microg.kg(-1) caudal clonidine cause respiratory depres-

sion in neonates? Paediatr Anaesth. 1999;9(1):81–3.

104. Breschan C, Jost R, Krumpholz R, et al. A prospective study comparing the analgesic efficacy of levobupivacaine, ropivacaine and bupivacaine in paediatric patients undergoing caudal blockade. Paediatr Anaesth. 2005;15(4):301–6.

105. Peutrell JM, Lonnqvist PA. Neuraxial blocks for anaesthesia and analgesia in children. Curr Opin Anaesthesiol. 2003;16(5): 461–70.

106. Walker S, Howard R, Keay K, Fitzgerald M. Developmental age influences the effect of epidural dexmedetomidine on inflammatory hyperalgesia in rat pups. Anaesthesiology. 2005;102(6): 1226–34.

107. Elia N, Tramer M. Ketamine and postoperative pain–a quantitative systematic review of randomised trials. Pain. 2005;113(1–2): 61–70.

108. Fitzgerald M. The development of nociceptive circuits. Nat Rev Neurosci. 2005;6(7):507–20.

109. Haberny KA, Paule MG, Scallet AC, et al. Ontogeny of the N-methyl-D-aspartate (NMDA) receptor system and susceptibility to neurotoxicity. Toxicol Sci. 2002;68(1):9–17.

110. Young C, Jevtovic-Todorovic V, Qin Y, et al. Potential of ketamine and midazolam, individually or in combination, to induce apoptotic neurodegeneration in the infant mouse brain. Br J Pharmacol. 2005;146(2):189–97.

111. Mellon RD, Simone AF, Rappaport BA. Use of anaesthetic agents in neonates and young children. Anaesth Analg. 2007;104(3): 509–20.

112. Slikker Jr W, Zou X, Hotchkiss CE, et al. Ketamine-induced neuronal cell death in the perinatal rhesus monkey. Toxicol Sci. 2007;98(1):145–58.

113. Walker SM, Westin BD, Deumens R, Grafe M, Yaksh TL. Effects of intrathecal ketamine in the neonatal rat: evaluation of apoptosis and long-term functional outcome. Anaesthesiology. 2010;113(1):147–59.

114. Mazoit J, Dalens B. Pharmacokinetics of local anaesthetics in infants and children. Clin Pharmacokinet. 2004;43(1):17–32.

115. Foster R, Markham A. Levobupivacaine: a review of its pharmacology and use as a local anaesthetic [In Process Citation]. Drugs. 2000;59(3):551–79.

116. Morrison S, Dominguez J, Frascarolo P, Reiz S. A comparison of the electrocardiographic cardiotoxic effects of racemic bupivacaine, levobupivacaine, and ropivacaine in anaesthetized swine [In Process Citation]. Anaesth Analg. 2000;90(6):1308–14.

117. Dalens B, Mazoit J. Adverse effects of regional anaesthesia in children. Drug Saf. 1998;19(4):251–68.

118. Luz G, Wieser C, Innerhofer P, Frischhut B, Ulmer H, Benzer A. Free and total bupivacaine plasma concentrations after continuous epidural anaesthesia in infants and children. Paediatr Anaesth. 1998;8(6):473–8.

119. Lerman J, Strong HA, Ledez KM, Swartz J, Reider MJ, Burrows FA. Effects of age on the serum concentrations of alpha₁ acid glycoprotein and the binding of lidocaine in paediatric patients. Clin Pharmacol Ther. 1989;46:219–25.

120. Mevorach D, Perkins F, Isaacson S. Bupivacaine toxicity secondary to continuous caudal epidural infusion in children [letter; comment]. Anaesth Analg. 1993;77(6):1305–6.

121. Berde CB. Convulsions associated with paediatric regional anaesthesia. Anaesth Analg. 1992;75:164–6.

122. Larsson BA, Lonnqvist PA, Olsson GL. Plasma concentrations of bupivacaine in neonates after continuous epidural infusion. Anaesth Analg. 1997;84:501–5.

123. Bosenberg AT, Thomas J, Cronje L, et al. Pharmacokinetics and efficacy of ropivacaine for continuous epidural infusion in neonates and infants. Paediatr Anaesth. 2005;15(9):739–49.

124. Eidelman A, Weiss JM, Lau J, Carr DB. Topical anaesthetics for dermal instrumentation: a systematic review of randomized, controlled trials. Ann Emerg Med. 2005;46(4):343–51.

125. Larson A, Stidman T, Banerji S, et al. Seizures and methemoglobinemia in an infant after excessive EMLA application. Paediatr Emerg Care. 2013;29:377–9.

126. Essink-Tjebbes C, Hekster Y, Liem K, van Dongen R. Topical use of local anaesthetics in neonates. Pharm World Sci. 1999;21(4): 173–6.

127. Taddio A, Ohlsson A, Einarson TR, Stevens B, Koren G. A systematic review of lidocaine-prilocaine cream (EMLA) in the treatment of acute pain in neonates. Paediatrics. 1998;101(2):E1.

128. Nilsson A, Engberg G, Henneberg S, Danielson K, De Verdier C. Inverse relationship between age-dependent erythrocyte activity of methemoglobin reductase and prilocaine-induced methemoglobinaemia during infancy. Br J Anaesth. 1990;64(1):72–6.

129. Jain A, Rutter N. Does topical amethocaine gel reduce the pain of venepuncture in newborn infants? A randomised double blind controlled trial. Arch Dis Child Fetal Neonatal Ed. 2000;83(3):F207–210.

130. Long CP, McCafferty DF, Sittlington NM, et al. Randomized trail of novel tetracaine patch to provide local anaesthesia in enonates undergoing venepuncture. Br J Anaesth. 2003;91:514–8.

131. Patel A, Czerniawski B, Gray S, Lui E. Does topical amethocaine gel reduce pain from heel prick blood sampling in premature infants? A randomized double-blind cross-over controlled study. Paediatr Child Health. 2003;8:222–5.

132. Stevens B, Yamada J, Ohlsson A. Sucrose for analgesia in newborn infants undergoing painful procedures. Cochrane Database Syst Rev (Online). 2010; (1):CD001069 (pub 3).

133. Anseloni VC, Ren K, Dubner R, Ennis M. A brainstem substrate for analgesia elicited by intraoral sucrose. Neuroscience. 2005;133(1):231–43.

134. Lefrak L, Burch K, Caravantes R, et al. Sucrose analgesia: identifying potentially better practices. Paediatrics. 2006;118(2):S197–202.

135. Stevens B, Yamada J, Lee GY, Ohlsson A. Sucrose for analgesia in newborn infants undergoing painful procedures.[update of Cochrane Database Syst Rev. 2013;(Jan 31 1):CD001069; PMID: 23440783]. Cochrane Database Syst Rev. 2010;1, CD001069.

136. Johnston CC, Filion F, Snider L, et al. How much sucrose is too much sucrose? Paediatrics. 2007;119(1):226.

137. Johnston CCFF, Snider L, Majnamer A, Limperopoulos C, Walker CD, Veilleux A, Pelausa E, Cake H, Stone S, Sherrard A, Boyer K. Routine sucrose analgesia during the first week of life in neonates younger than 31 weeks post conceptual age. Paediatrics. 2002;110(3):523–8.

138. A guideline from the Association of Paediatric Anaesthetists of Great Britain and Ireland. Good Practice in Postoperative and Procedural Pain Management. 2nd Edition. Paediatr Anaesth. 2012;22(1):1–79.

139. Hammer GB, Golianu B. Opioid analgesia in neonates following cardiac surgery. Semin Cardiothorac Vasc Anaesth. 2007; 11(1):47–58.

140. Anand KJ, Barton BA, McIntosh N, et al. Analgesia and sedation in preterm neonates who require ventilatory support: results from the NOPAIN trial. Neonatal Outcome and Prolonged Analgesia in Neonates. Arch Paediatr Adolesc Med. 1999;153(4):331–8.

141. Anand KJ, Hall RW, Desai N, et al. Effects of morphine analgesia in ventilated preterm neonates: primary outcomes from the NEOPAIN randomised trial. Lancet. 2004;363(9422): 1673–82.

142. Hall RW, Kronsberg SS, Barton BA, Kaiser JR, Anand KJ. Morphine, hypotension, and adverse outcomes among preterm neonates: who's to blame? Secondary results from the NEOPAIN trial. Paediatrics. 2005;115(5):1351–9.

143. de Graaf J, van Lingen RA, Valkenburg AJ, et al. Does neonatal morphine use affect neuropsychological outcomes at 8 to 9 years of age? Pain. 2013;154:449–58.

144. de Graaf J, van Lingen RA, Simons SH, et al. Long-term effects of routine morphine infusion in mechanically ventilated neonates on children's functioning: Five-year follow-up of a randomized con-

trolled trial. Pain. 2011;152:1391–7.

145. Ng E, Taddio A, Ohlsson A. Intravenous midazolam infusion for sedation of infants in the neonatal intensive care unit. Cochrane Database Syst Rev. 2003;1, CD002052.

146. Bellu R, de Waal KA, Zanini R. Opioids for neonates receiving mechanical ventilation. Cochrane Database Syst Rev. 2008;1: CD004212. pub 3.

147. Anand KJ, Johnston CC, Oberlander TF, Taddio A, Lehr VT, Walco GA. Analgesia and local anaesthesia during invasive procedures in the neonate. Clin Ther. 2005;27(6):844–76.

148. Lago P, Garetti E, Merazzi D, et al. Guidelines for procedural pain in the newborn. Acta Paediatr. 2009;98(6):932–9.

149. Carbajal R, Veerapen S, Couderc S, Jugie M, Ville Y. Analgesic effect of breast feeding in term neonates: randomised controlled trial. BMJ. 2003;326(7379):13.

150. Shah PS, Herbozo C, Aliwalas LL, Shah VS. Breastfeeding or breast milk for procedural pain in neonates. Cochrane Database Syst Rev. 2012;12:CD004950. pub3.

151. Shah V, Taddio A, Rieder MJ. Effectiveness and tolerability of pharmacologic and combined interventions for reducing injection pain during routine childhood immunizations: systematic review and meta-analyses. Clin Ther. 2009;31(2):S104–151.

152. Johnston CC, Filion F, Campbell-Yeo M, et al. Enhanced kangaroo mother care for heel lance in preterm neonates: a crossover trial. J Perinatol. 2009;29(1):51–6.

153. Harrison D, Yamada J, Stevens B. Strategies for the prevention and management of neonatal and infant pain. Curr Pain Headache Rep. 2010;14(2):113–23.

154. Mackenzie A, Acworth J, Norden M, Jeffery H, Dalziel S, Munro J. Guideline Statement: Management of Procedure-related Pain in Neonates. Paediatrics and Child Health Division RACP: Sydney, NSW, Australia; 2005.

第 15 章　区域麻醉

作者：Adrian Bosenberg
译者：刘一铭
审译：罗贞、丁旭东

区域麻醉在新生儿应用中，虽然具有很大的技术挑战性，但是益处多多。它可有效缓解术后疼痛，对手术预后起着重要的作用。多数大手术需在患儿出生后几天实施，而这段时间正好是其生理变化的关键期。我们所面临的挑战是需要为新生儿提供一种安全且有效的镇痛方法[1,2]。

虽然无法完全消除术后疼痛，尤其是对于保留自主呼吸的新生儿。但有很多方法可以减轻疼痛的程度，如传统使用静脉注射吗啡或其他阿片类药物，但这些方法要求只能在有通气支持和密切监护的新生儿重症监护病房或类似的高级护理病房实施[1-4]。

大多数区域阻滞是在全麻下进行的，因其可保证患者制动[5]。然而，在某些情况下，脊髓阻滞[6]、硬膜外阻滞[7]、骶管阻滞[8,9]以及周围神经阻滞[10,11]均应用于在清醒的新生儿。然而，一般腹部大手术需要给予辅助镇静或改为全身麻醉[7,8,12]。

新生儿区域麻醉需使用专用设备[2,13]。便携式高频超声可提高我们实施硬膜外阻滞和周围神经阻滞的安全性。新生儿是超声引导下进行区域阻滞的理想对象[14,15]，因为新生儿的周围神经大多是表浅的，而且新生儿椎骨的骨化程度有限[14,15]，神经及周围组织能够清楚辨别，甚至可见脊髓。尽管有这些新技术的应用，新生儿阻滞区域的经验仍相对有限（表 15.1）。

风险与益处

在实施任何新的镇痛方法之前，必须认真评估其风险和益处，以免增加镇痛带来的风险[1,2]。评估区域麻醉的潜在益处，且必须对施麻者操作能力以及病房或重症监护室医务人员安全地管理使用麻醉药物和（或）阿片类药物的能力进行权衡。

1.益处：手术引起的疼痛可导致一系列自主神经、激素代谢、免疫/炎症以及神经行为后遗症，其中有许多不利影响息息相关[2,16-22]。急性疼痛可能产生不利的生理影响包括呼吸困难以及全身和肺部血管收缩障碍，从而对受损的器官功能产生负面影响[2,15-19,23]。

在 20 世纪 80 年代后期，阿南德等人首次证明，手术能够增加新生儿（包括早产儿）的激素和代谢应激[16]。他们证明阿片类药物能够抑制机体对手术的应激反应。即使是在小手术后，应激反应随手术刺激的程度不同也发生变化[2,16]。此外，剧烈的应激可能有害，可能导致术后并发症和死亡率增加。剧烈的儿茶酚胺反应会引发严重后果[2,17]。区域麻醉似乎能比阿片类药物更有效地抑制此类应激反应[18,20,21]。

疼痛对新生儿造成的有害影响，特别是早产儿，会引发神经发育受损和"疼痛敏感性改变"[24-29]。长期影响可能包括情绪、行为和学习障碍。理论上，区域麻醉或联合麻醉可避免或减少新生儿和婴幼儿全身麻醉相关的神经毒性[26-30]。

区域麻醉联合全身麻醉还具有其他优点[2,4,14,31,32]。新生儿各器官系统（心血管系统、中枢神经系统和呼吸系统）发育不成熟，对麻醉药的镇静作用敏感，是发生全身麻醉不良并发症的高危人群。新生儿的心肌功能对吸入和静脉麻醉药都相当敏感。当与全身麻醉联合时，区域麻醉则提供充分的镇痛并对血流动

表 15.1　新生儿硬膜外麻醉风险的全球出版物累计数据

作者	机构数	例数	并发症	参考文献
Murrell（1992）	澳大利亚,悉尼 1	20	0	[33]
Van Niekerk（1990）	荷兰,乌得勒支 1	20	V 1	[146]
Bosenberg（1998,2005）	南非 2	240,11,35	DP 1,C 1,V 1	[32,41,83]
ADARPEF（1994）	法国,比利时,意大利 38	43	0	[60]
Yamashita（1992—2002）	日本 1	950	DP 7	[62]
Webster（1993）	加拿大,安大略 1	18	V 2	[175]
Williams（1995）	佛蒙特州 1	17 联合腰麻	0	[34]
Courreges（1996）	法国 1	45	0	[67]
Tobias（1996）	美国,哥伦比亚 1	25	0	[89]
Hasan（1994）	伦敦 1	12	0	[65]
Vas（1999,2001,2003）	孟买 1	20	0	[60]
National UK audit（2010）	英国 21	529	C 1,DE 3	[58]
Frawley（2000）	澳大利亚,墨尔本 1	50 联合腰麻	0	[233]
Somri（2007）	以色列 1	24 联合腰麻	0	[8]
Valairucha（2002）	波士顿 1	115 骶管	A 1	[149]
Krishnan（2006）	伯明翰 1	20	0	[49]
Willschke（2007）	南非	85,20	0	[14]
Raghavan（2008）	伯明翰 1	22	0	[43]
Schenkman（2009）	以色列 1	44	V 5,M 1	[50]
Kost-Byeriy（2002—2007）	美国,巴尔的摩 1	23	0	[152]
Bailey（2001—2002）	美国,费城 1	28 骶管	0	[183]
PRAN（2007—2010）	美国 8	72	DP 2	[5]
ADARPEF（2010）	法国,突尼斯,魁北克,瑞士,比利时 45	46	DP 1	[60]
wliTsclikeetaf（20T 1）	维也纳 1	20	0	[7]
总计	~99 个机构	2594	DP 11,DE 3,C 2,V 9,M 1	

DP:穿破硬膜;V:误入血管;S:全脊髓麻醉;B:出血;DE:用药差错;H:低血压;C:惊厥;M:脑膜炎;A:异常的骶前区位置。

力学影响小,甚至可以用于患有先天性心脏疾病的患儿[3, 32, 34-44]。成功的区域阻滞可以降低所使用的吸入麻醉药浓度[3, 4, 32],从而减少心血管抑制和呼吸抑制的程度[3],促进更快的恢复。此外,吸入麻醉药协同增加局麻药中毒的阈值。

区域麻醉还可使肌肉松弛,减少患儿对肌松剂的需求。椎管内阻滞通过镇痛、松弛腹部肌肉组织及腹式呼吸[4, 6, 32, 34]来减少腹裂[43]、脐膨出和膈疝[32, 41]。骶管阻滞已被用于术前减少嵌顿疝[40]。

椎管内麻醉可能会刺激呼吸,改变呼吸力学[46, 47]。椎管内阻滞对呼吸的影响取决于阻滞的平面、深度以及临床情况。椎管内阻滞可能会减少腹部和肋间肌肉活动,特别是新生儿的胸壁顺应性。另一方面,它可以增强膈肌的活动和移位,从而抵消辅助呼吸肌功能的损失[33-35, 37]。对 CO_2 的反应也增强,从而实现更多有效通气维持呼吸[46, 47, 50, 51]。通过硬膜外镇痛缓解疼痛,改善呼吸力学[34, 43, 47],在腹腔或胸腔的大手术中,减少辅助呼吸或控制呼吸的需求和持续时

间 [4, 34, 48-51]。最终,呼吸机相关并发症的发病率和死亡率降低 [41,48-51]。

椎管内麻醉在 20 世纪 80 年代中期被重新引入到小儿麻醉,以减少早产儿和前早产儿呼吸道并发症,尤其是术后呼吸暂停。麻醉对预后有着重要的影响 [6,35,52,53]。

最近,专家主张将椎管内麻醉以及骶管硬膜外镇痛用于术后有围术期室息危险的高危新生儿 [1,3,52]。如今的早产儿与 20 世纪 80 年代的不同。新生儿重症监护的发展以及通气策略和表面活性物的改进已减少了支气管肺发育不良的发生率和严重性。近期调查显示,对于早产儿围术期发生呼吸暂停的风险而言,用当前的吸入麻醉药(七氟醚、地氟醚)和瑞芬太尼进行全身麻醉与接受区域麻醉相比,其优越性没有显著差异 [52,54]。

区域麻醉可能对胃肠功能有益。它能促进胃肠蠕动早期恢复 [44,55,56],特别是在腹裂修复后 [21,43]。坏死性小肠结肠炎的患儿,自主神经阻滞的血管舒张作用能改善内脏灌注 [32,55],而阿片类药物增加肠道平滑肌张力,可能增加发生吻合口瘘的风险 [55]。最后,可在行区域阻滞的小手术后,经口喂养可促进早期快速恢复 [6,34,52,53]。

据报道,区域麻醉的免疫抑制作用比阿片类药物弱 [20,21,56]。局部麻醉药能刺激自噬细胞,在非特异性的细胞介导和抗肿瘤免疫中发挥重要作用 [22,56],而阿片类药物则不能。局部麻醉药(丁哌卡因)也有抗菌和抑制细菌生长的作用 [56]。

最后,区域麻醉的经济效益包括患儿麻醉费用减少、新生儿重症监护时间缩短、出院时间提前,以及病区护士的工作时间更为有效地支配。然而要实现这些优势,必须训练医务人员护理行硬膜外麻醉和区域麻醉的新生儿的能力。

2. 风险:新生儿区域麻醉的疗效毋庸置疑,争议在于是否能够安全地实施新生儿区域麻醉的能力 [31]。有些人认为,一些行区域阻滞的操作人员没有必要的相关专业知识是危险的 [31,44]。虽然阿片类药物和硬膜外镇痛对儿童的风险是相似的 [57,58],但新生儿硬膜外镇痛和周围神经阻滞的相关风险还不太清楚。在报道的调查数据中,新生儿相对儿童和成人是较少的 [58-67]。在报道的 2594 病例中,总计大约 99 个机构只产生一个严重的并发症,即脑膜炎 [50](表 15.1)。并发症很罕见,通常发生在麻醉早期麻醉医生操作时。例如,新生儿硬膜外穿刺风险是 1∶250,抽搐是 1∶1250(表 15.1)。英国统计的结果认为,应尽一切努力来消除过失用药 [58]。有脊髓损伤的报道,虽然很罕见,但仍可能发生 [68]。尽管超声的出现能降低此风险,但通常仍建议由具有专业技术的人员实施新生儿硬膜外阻滞 [69]。

解剖(表 15.2)

最近的超声研究表明,在大多数新生儿包括早产儿中,脊髓圆锥(脊髓末端)在 LI 和 L2 之间 [14,72]。脊髓圆锥不是固定的,而是随体位而变动的 [73],但很少延伸过超 L3。脊髓圆锥延伸过 L3 称为脊髓栓系 [14,72-75]。硬膜囊通常终止于 S2 和 S4 之间,但可能在骶裂孔数毫米之内 [14,75]。

脊柱的形状在出生后的第一年发育成形。出生时,脊柱从 C1 到 L5 呈单一向前的浅凹形曲线。通常 6 个月能抬头时,出现第二个弯曲即颈曲。1 岁时,身体开始承重,出现腰曲。在新生儿中,各棘突中线几乎都与硬膜外腔平行且水平。最大的椎间隙分别在 T12-L1 和 L5-S1 之间。

骶骨较窄,扁平,骨化不全,椎体间相对独立便于行骶椎间硬膜外阻滞。骶骨酒窝或凹窝可能反映存在一个隐形的脊柱裂,在行神经阻滞前应用超声、CT或 MRI 进行排除。后正中路穿刺被认为是新生儿硬膜外穿刺最安全的方法,原因有几点。椎管呈三角形,其中线即是硬膜外腔最宽的地方,其中硬膜外静脉和动脉不太密集 [75]。硬膜外腔很狭窄(0.9~2.4mm;平均 1.5mm)[14,76],顺应性差,而黄韧带较薄,不密实,硬膜外针穿刺阻力比成人小。硬膜外针穿过黄韧带时产生 35~105mmHg(平均为 70mmHg)的压力,硬膜外压力为 1~10mmHg[77]。

硬膜外脂肪是由不同空隙的海绵状胶质小叶构成,给局部麻醉药和硬膜外导管提供最小的阻力。硬膜外静脉没有瓣膜,直接与颅内静脉相连接。因此,外界异物,如空气或药物,无意中注入硬膜外静脉,可以直接到达大脑。

新生儿由于神经更薄而髓质少,其局部麻醉剂的有效浓度低于年长儿。下肢神经干在生后第 2 年才会完全髓鞘化。髓鞘化的程度会影响局麻药的药效学作用。

低于 1.5kg 的新生儿脑脊液容量为 4mL/kg,相

表 15.2　婴儿和青年(成年)的重要生理及解剖异同

解剖	婴儿	青年(成年)
脊髓圆锥	L1-L2	L1
硬膜囊	S2-S4	S2-S4
嵴线	L4	L4
脊柱	颈曲 CI-L5 主要是软骨	胸曲 骨化
棘突	腰椎呈水平 水平方向 T10-112 接近腰正中线易触及	腰椎角度向尾部 全胸椎角度向尾部
椎间隙	最大的 T12-L1；L5-S1	
黄韧带	薄,松弛	厚,纤维化
硬膜外腔	1~2 mm 顺应性海绵胶状脂肪小叶少	顺应、密集的小叶纤维链
骶骨	平坦不僵化	30 岁完全僵化
神经	薄,少有髓鞘形成	
脑脊液容量	4 mL/kg	2 mL/kg
生理		
血压	稳定	低血压
脉率	稳定	心动过缓
呼吸	横膈膜功能发育 CO_2 通气功能提高	类似
中枢神经系统	脑皮质激活降低 BIS	类似
内分泌	抑制压力反射	类似
胃肠道功能	早期应答	类似

对大于成人和年长儿 2mL/kg 的脑脊液容量。新生儿脑脊液产生速度为 0.35mL/min,也同样比成人快。这些从一方面解释了新生儿的脊髓阻滞与年长儿相比需要相对大剂量的局麻药。

而对于新生儿的周围神经阻滞,得益于新生儿的胸肌层及腹壁较薄,不易界定,而且较年长儿更复杂。坐骨神经自腘窝分开 [78],腹股沟和髂腹下神经位于髂前上棘内侧 3~5mm[79],肌皮神经更接近分叉,从而更容易被腋窝阻滞囊括 [80](图 15.1)。

药理学差异

新生儿的药理学差异随妊娠年龄变化而变化,包括:体液分布、血浆蛋白浓度、心输出量的分布及肝脏和肾脏功能的成熟 [81]。其他相关因素包括:低脂肪(体重的 15%)和低骨密度(体重的 25%)、相对更大的大脑、肝脏和更大的心输出量及局部血流量传输至血管丰富的器官,可使药物更迅速被吸收。

新生儿较年长儿具有更大的药物中毒风险 [2, 82]。新生儿的清蛋白及 α1- 酸性糖蛋白浓度均低于儿童,因此增加了药物循环的游离分数。由于局部麻醉药为基础药物,α1- 酸性糖蛋白浓度的降低增加了血液中局麻药物的游离分数。然而, α1- 酸性糖蛋白为急性期蛋白,因此,在急性疾病期及手术期会增加,这就抵消了新生儿期 α1- 酸性糖蛋白浓度的降低,同时通过降低局麻药物游离分数提供保护作用。另外,大部分局麻药物因肝血流量的减少和 CYP 酶学系统的不

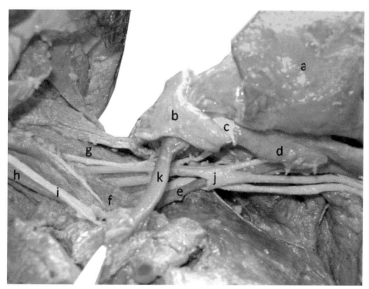

图 15.1 新生儿腋窝尸体解剖展示了腋动脉与臂丛神经及分支的密切关系,极小剂量的局部麻醉也可以囊括肌皮神经分支。腋窝及颈根部臂丛神经(j)及相关结构。结构包括:(a)胸大肌;(b)胸小肌;(c)喙突;(d)喙肱肌;(e)腋动脉;(f)前部及(g)中部斜角肌;(h)颈总动脉;(i)迷走神经;(k)锁骨。(见彩图)

成熟以原型经尿液排出。

注射部位的血管及局部血流量可影响局麻药物的吸收率。吸收率及血药浓度峰值会随血管收缩而降低。肾上腺素可以延长新生儿局麻药物作用时间[91,92]达 50% 左右[6, 91-93]。根据笔者的经验,加入1:400 000 肾上腺素,几乎使丁哌卡因持续时间延长一倍。然而,连续硬膜外输注肾上腺素延长阻滞时间,最少需要 3 小时产生初始效果。因此建议应用肾上腺素于单次骶管硬膜外阻滞,不建议应用于连续输注。

肺功能在调节局麻药物持续时间上也起重要作用。60%~80% 的静脉注射利多卡因通过肺部初次吸收。然而,在新生儿期,由于右向左的分流,肺部吸收的减少可能会使血液药物浓度峰值增加达到 100%,与此同时,也同比增加局麻药物中毒的风险。

很少有关于对新生儿应用长效局麻药物的药代动力学研究[2, 83-85, 88, 96]。有关丁哌卡因毒性的报道出现后,推荐的新生儿及 6 个月以下婴儿丁哌卡因术后镇痛骶管/硬膜外输注剂量为 0.2mg/(kg·h),6 个月以上婴儿为 0.4mg/(kg·h)。新生儿的血浆浓度高于婴儿,虽然这两个年龄组的浓度小于人类毒性阈值(2~3ug/mL)[83, 88, 96]。注入丁哌卡因 48 小时后,新生儿及婴儿体内的血浆结合浓度逐渐增加[96],而输注至 72 小时,血浆结合浓度并未继续增加[83]。因此,罗哌卡因对于硬膜外输注持续 48~72 小时的新生儿更安全[88,89,96]。

神经阻滞

脊柱

Bainbridge 于 1899 年第一次描述了对婴儿的脊髓麻醉,20 世纪初,Lord H Tyrell Gray 提出脊髓麻醉"将在未来小儿外科手术中占重要地位"。虽然脊髓麻醉的普及性和安全性都得到提高,但由于目前对于新生儿全麻药物神经毒性的争议,这些预言仍未实现。在 20 世纪 80 年代,由于 Abaijan 在极早产儿腹股沟疝修补术中应用椎管内麻醉观点的提出[6],脊髓麻醉再次被关注。目前,椎管内麻醉仍然局限于全麻风险较高的选择性高危婴儿[97]。

脊髓麻醉已被单独或联合硬膜外麻醉应用于各种各样的手术,包括腹股沟疝修补术、动脉导管未闭结扎、幽门肌切开术、胃造瘘术、腹裂[98]、脐膨出、剖腹探查术、下腹手术(结肠造瘘、肛门成形术、直肠活检、包皮环切术)、脊髓脊膜膨出修复或整形外科手术[6,99,100]。

尽管新生儿麻醉与成人相比,应用剂量相对较大,但其脊髓麻醉作用持续时间仍远短于成人。作用持续时间似乎直接依赖于年龄。实际上,脊髓阻滞后,丁哌卡因、左旋丁哌卡因[103,104]和罗哌卡因[104,105]的有效手术麻醉平面可持续 40~60 分钟;单独使用丁卡因可持续 1.5 小时,丁卡因联合肾上腺素可持续 2 小时[6, 93];利多卡因 3mg/kg 联合肾上腺素可持续 1

小时[93]。脊髓麻醉可以用于实施硬膜外麻醉[8],从而延长持续时间[8, 9],鞘内注射可乐定(1ug/kg)也可用来实施手术,虽然与局麻相比,其镇静更强,呼吸暂停也更频繁[101,103]。

新生儿的椎管内麻醉即使阻滞达胸水平也很少出现心率和血压的重大改变[6, 100]。当加用镇静药物时,需注意由外周传入神经阻滞引起大脑皮质兴奋降低[44, 106]及脑血流量的减少[107]。在避免使用镇静药物(如咪达唑仑 0.2mg/kg,异丙酚 1mg/kg)情况下,早产儿脊髓麻醉术后呼吸暂停发生率较全身麻醉明显降低[6,100,108,109]。

1. 并发症:基于两方面,新生儿脊髓麻醉后很少有严重并发症的发生(如神经损伤、脑膜炎、蛛网膜炎)[110, 111],但是发生率仍高于年长儿及儿童[109]。新生儿有效脊髓麻醉的失败率从 5%(经验丰富的麻醉师)跨度到 17%(实习麻醉医师)[6, 31, 108],穿刺出血率为 10%[101]。心动过缓(<100bpm)和呼吸暂停可以通过触觉刺激,阿托品 0.1mg/kg,或通气支持治疗。心动过缓的发生率为 1.2%~1.8%[6, 100]。由呼吸暂停提示的高位脊髓阻滞(0.1%~0.6%)的发生率常常与低血压及心动过缓无关,而与大剂量应用局麻药物和应用电刀垫背部时体位不水平时早期腿抬高相关。新生儿单侧脊髓阻滞也被提出[112],脊髓注射丁哌卡因后血浆药物浓度很小(0.2~0.3mcg/mL),并且不受加用肾上腺素的影响[113]。

2. 技术:应用无菌技术,一次脊髓麻醉可以应用 25 号脊髓穿刺针于坐位或侧卧位刺入。皮肤准备目前建议应用 70% 乙醇氯已定。在脊髓穿刺针进针前,要保证消毒完全干燥,以防止酒精进入蛛网膜下隙。脊髓麻醉通常于 L3-L4 或 L4-L5 进针。预先行超声探查硬膜囊位置及排除任何中枢神经系统及骨结构异常是有意义的。一旦脑脊液自由流出脊髓穿刺针,可应用 1mL 注射器给予局部麻醉。在完成局部麻醉后数秒内,下肢深运动阻滞可以提示阻滞的发生。需要注意的是,当放置背部电刀垫时,要避免使婴儿头部朝向下方,避免阻滞过高引起高位脊髓阻滞。相反,应抬高新生儿以接近监测和其他仪器。如果新生儿需要安抚,抚摸或应用经橡皮奶嘴葡萄糖液喂养也是有效的[114],25% 的情况下,可能需要应用静脉镇静药物,但同时也确实增加了围术期呼吸暂停风险[100]。

3. 剂量指南:重比重丁卡因 0.5%;0.6~1mg/kg;等比重丁哌卡因或罗哌卡因 0.5%;0.6~1mg/kg;重比

重利多卡因 3mg/kg。

4. 辅剂:肾上腺素 5~10mcg/kg 延长作用持续时间;可乐定 1mcg/kg 延长镇痛[102]。

骶管麻醉

骶管镇痛经常为下腹部手术提供麻醉[39,70,71,115]。骶管阻滞的普及源于它的简单性、安全性和有效性,通常与全身麻醉联合应用[5]。上腹部手术需要药物剂量较大[116],但实现这一水平的阻滞很难预测,除非应用骶管注射。骶管阻滞对于极早早产儿的腹股沟疝修补术是唯一有效的麻醉手段[117]。同时,也可被用于减少腹股沟崁顿疝[40],改善脐导管插入术[118],阴茎阻滞术[119]后灌注,也可辅助实施极度早产儿 PICC 线路的放置[120]。

1. 解剖:骶管裂孔位于骶角与第五骶弓两处突起之间,延伸至第四骶椎融合弓。黄韧带延伸为骶尾膜,在皮下覆盖骶椎间隙。骶管裂孔解剖结构的重要异形来源于周围骶椎的不完全性后融合。然而,一些重要的体表标志可以辅助正常或异常的骶尾部定位。骶管裂孔多数在以髂后上嵴连线为基底边的倒置等边三角形顶点(图 15.2 和图 15.3)。双侧髂骨通过大转子连线(臀部弯曲 90°)与腰正中线的交点是另一个可用的定位标志(图 15.3)。

2. 技巧:骶管阻滞应用的体位可以为侧卧位或膝胸位,膝胸位对于清醒患者骶管阻滞更方便[121](图 15.2)。无菌条件下选用短斜面针头,用另一只手的拇指和食指在骶管裂孔处按住皮肤,在两指之间斜行 30°~45° 进针(斜面与皮肤纹理平行)。进针直到穿过骶尾韧带伴有突破感,此时阻力消失,证明针进到骶管内。如果针尖特别尖锐,可能没有明显突破感,所以大多数人习惯用并不十分尖锐的针头。以笔者的经验,骶尾部的穿刺临近骶角,因此造成出血的风险很小。大多数新生儿的骶管裂孔内可见 5~10mm 的硬膜囊[14],穿刺可能进入硬脑膜或因此出血[38],因此,如对成年人进针时,改变角度的进针是不必要的。大多数人建议选择 22 号静脉针[38, 123],但根据笔者经验,其失败率(皮下注射)及穿刺出血的概率很高(见下文)。

回抽后未见血液及脑脊液时,可以注射所需局麻药剂量。回抽要轻柔,因为强大的负压可能导致回抽实验成功前出现硬膜外血管低压破裂[38]。如果穿刺发生出血,应立即转换方向并拔出针头,选取上一间隙再次穿刺。穿刺出血后,实施局部麻醉应更小心,

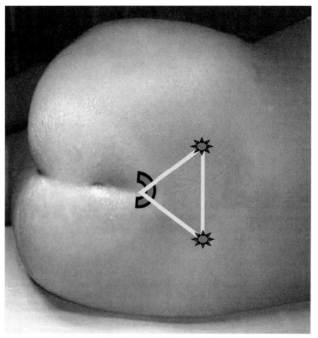

图 15.2　骶管阻滞。管裂孔位于以髂后上嵴连线为底边的等边三角形的顶点。(见彩图)

因为这种条件下麻醉药物入血的风险更大 [124]。骶管内硬膜外间隙可以用超声来观测 [125]。

提一个不同的观点，笔者常用 22 号针为新生儿行骶管阻滞。这种方法是应用平针穿刺入皮下组织层介导静脉导管 / 针到皮下组织。这样可以减少通过表皮进导管或进针入骶管时表皮移位的风险 (见后述并发症)。静脉导管 / 针进入椎间隙，当刺入骶尾韧带时，导管或针头再探入 2~3mm，确定针头刺入同时导管置入骶管。如果进针无意间插入骶骨骨质中，导管将会返折而不能进入骨质。这也确保了不会发生意外的骨内置管。一旦针头抽出，血液或者脑脊液就会从置管内流出。笔者从不进行回抽，因为如果导管的确刺入静脉，回抽时静脉塌陷不会抽出血液。如果导管刺入骨内也不会回抽出任何组织。最后，如果导管刺入蛛网膜下隙或硬膜囊，当撤出针头后，脑脊液会在回抽前沿导管流出。为确保局麻药确实注入骶管内而不是注入皮下，可以在操作者向导管内注入局麻药时，将空闲的示指轻轻放在骶尾韧带处检测有无皮下注射 [99]。虽然对于药物试验剂量及导管尖端定位已经存在许多争论，笔者建议将全部局麻药剂量作为试验剂量 (通常为 1mL/kg 的 0.125% 丁哌卡因)，注入 1mL 同时心电监护 30~60s 后，再继续输注。

3. 并发症：在新生儿期，骶管 / 硬膜外阻滞的并发症是婴儿的 3 倍，同时是儿童的 8 倍 [126]。报道中

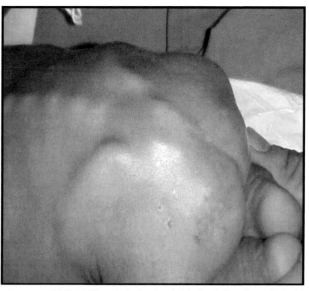

图 15.3　骶管阻滞。膝胸位可以用来找寻清醒新生儿的骶尾。(见彩图)

两个最常见的并发症是局部皮肤感染和用药错误 [127]，硬膜穿刺和随后的药物注入可能导致全脊髓麻醉和呼吸停止 (呼吸暂停)。全身毒性反应可通过心电图 (ST 短抬高、T 波高尖) 提示，意外的血管内或骶管内注射可能引起心律失常、心力衰竭或抽搐 (发生率为 0.4%)[128]。肾盂内、骨内和血管内注射是很少见的精准技术。尿潴留在新生儿中并不是一个真正意义上的问题。新生儿神经损伤和神经功能受损也未见报道。有报道皮样瘤的发生，但也只是传闻。在骶管阻滞中骶管内上皮细胞植入的风险很小，22 号空心针头和 22 号骶管阻滞针风险相近 [131, 132, 133]。

4. 剂量：很多学者根据新生儿体重、年龄和身长提出了骶管阻滞需要局麻药的剂量计算公式 [115, 124, 134-137]。最实用的是 Armitage 提出的建议剂量 [124]：

腰骶段为 0.5mL/kg。

胸腰段 (脐下) 为 1.0mL/kg。

胸中段 (上腹部) 为 1.25mL/kg。

0.125%~0.25% 的丁哌卡因 [138]，0.1%~0.2% 的罗哌卡因 [139-143]，0.25% 的左旋丁哌卡因 [142] 和 3% 的氯普鲁卡因都是有效的。麻醉持续时间依赖于剂量和特定的局麻部位、肾上腺素的应用、手术部位及是否应用连续导管给药 [35, 71]。提高局麻药的浓度并不会有额外的效果，但可能会增加副作用 (运动阻滞) 和并发症的风险。可乐定 (1ug/kg) 已被用来延长麻醉时间，长达数小时 [144]，但也与增加呼吸暂停的风险相关，尤其是剂量达到 2ug/kg[145] 时。

骶管置管术

　　新生儿骶管裂孔内可置入导管以延长骶管阻滞时间[9, 35]，并可以达到骶、腰、胸神经根部[4, 146-160]。这种技术发明之前，使用的是小儿硬膜外穿刺针。这种方式并不需要特殊设备[4]，对于缺乏经验的人实施起来，其硬膜外穿刺和脊髓损伤的风险可能小于硬膜外置管[4, 147]。

　　1. 技巧：穿刺入骶管内可用 18 号、20 号静脉套管针，Crawford 针或特殊设计的针[147, 148]。选取 20~24 号的硬膜外导管可以很容易的通过骶管，并从新生儿背部测试手术切口预计的麻醉水平。可以将预计的长度轻轻送入骶管内或硬膜外间隙（图 15.4）。可以通过屈曲或伸展婴儿脊柱[4, 50]，用生理盐水冲洗导管[4, 147]或用手指转动 / 滚动导管[4, 50]来置入导管。细（24 号）软导管可能在腰骶部硬膜外间隙打折而不能进入目标位置。这个问题可以通过应用特制导管解决，但造价较高[153, 154, 155]。尝试对抗阻力置入导管是有潜在隐患的。在遇到阻力时，不要强行置入导管是很重要的，因为导管尖端可能不会正常进入，而会刺入神经根部或刺破血管，也可能会刺入硬脑膜进入硬膜下或蛛网膜下隙。与其强迫置入，不如通过增加麻醉药剂量来达到所需平面阻滞可能更重要。至于单孔还是多孔导管的选择，一直是未明确的，因为后者的功能和单孔导管（在各种情况下近端孔灌注），在硬膜外注射时，输注速度一样慢[156]。

　　硬膜外导管的精准置入取决于可用的设施。可用的辅助方法如：硬膜外造影[4, 146, 149, 161]、荧光透视、心电图[154, 155, 162]、神经刺激[159, 160]和超声[125, 150, 157, 163]。硬膜外导线电刺激可以实时调整导管位置，但是以笔者超过 500 名婴儿的经验来看，这项技术需要专业的设计。20 号尼龙导管（PORTEX®）可以旋转通过硬膜外间隙中预选水平的一个椎体。有报道，当应用 Tuohy 针时，到达早产儿所需的表皮麻醉平面是有困难的[9, 146]。如果管腔没有恰好对准骶尾腔，Tuohy 针的弯曲可能会导致导管弯曲。

　　2. 并发症：如果没有将导管置入到预选水平可能会引起：硬脊膜穿刺，置入血管[50, 153]，导管内尖端细菌定植（20%~30%）[99, 164, 165]，还有一例脑膜炎的报告[50]。严格的应用氯己定行无菌术，而不选用聚维酮，其定植风险对于所有导管置入术来说，都较低[166]。然而，定植并没被证实会导致神经系统内脓肿的形成。远离会阴区的皮下导管可能会进一步降

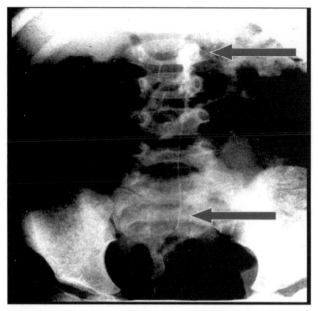

图 15.4　预计长度的导管可以通过骶管裂孔进入硬膜外间隙达到需要的麻醉平面。可以应用超声和硬膜外增强显像确认位置。硬膜外增强显像是用造影剂通过骶管裂孔（下箭头）向上填充骶管到 L1 水平（上箭头）。（见彩图）

低长期输注的风险[164, 165]。

　　3. 用量：单剂量给药：0.5~0.75mL/kg 的 0.25% 丁哌卡因或 0.2% 罗哌卡因，根据需要阻滞的节数[4]。

　　因为新生儿不会平卧，此浓度下由于下肢无力，不会导致放电损害。之前，儿童研究提出 0.175% 丁哌卡因与肾上腺素合用，0.7~1.3mL/kg 会在腹股沟疝手术后提供类似的麻醉效果和失效时间[167]。对于 0.25% 罗哌卡因，初次 1mL/kg 的剂量即可达到 T11 平面 6 小时的麻醉效果。然而，初始剂量 1.5mL/kg，浓度 0.15% 的罗哌卡因可以达到 T7 平面 7 小时的麻醉效果[168]。

　　对于连续硬膜外麻醉术后疼痛，推荐 0.2~0.25mg/（kg·h）丁哌卡因，以防 48 小时内达到中毒血药浓度[96]。相当于 0.2mL/kg 0.1% 丁哌卡因溶液。相比之下，罗哌卡因并不会随输液时间增加而蓄积[23]。

胸腰椎硬膜外麻醉

　　腰段硬膜外麻醉多用于下腹部、盆腔和下肢手术，而胸段硬膜外麻醉用于上腹部或胸部手术[169]，特别是在有呼吸障碍承受不起风险的患者[170]。对于新生儿这些硬膜外技术的经验是很有限的[32, 50, 51, 58, 83, 171]。腹壁横切口手术中涉及的几个节段因为可以轻易精准地实施硬膜外麻醉而受小儿外科医生青睐。硬膜

外麻醉通常应用于麻醉后的儿童,虽然它也可以作为镇静或在最初的脊髓麻醉之后实施[8]。出于脊髓损伤潜在风险的考虑,胸段硬膜外麻醉只能由有经验且熟悉新生儿硬膜外麻醉的医师实施。

1. 技术:无菌条件下,应用 19 号或 20 号 Tuohy 针顺利穿刺入皮肤。优先选择中线穿刺,因为这一点上硬膜外腔隙最大且血管分布少。内部空间学则应尽量靠近手术切口。进针角度取决于硬膜外穿刺水平,中胸水平角度最大。胸水平以下穿刺时,当背部弯曲时,进针角度可以更垂直进入,因为腰椎棘突几乎是水平的[172, 173](图 15.5)。T12-L1 和 L1-L2 的间隙最大最容易触及。皮肤和硬膜距离范围为 5~12mm,取决于胎龄和体重[32]。可以用超声来测量这个距离[14]。

为明确刺入硬膜外间隙可以应用空气或生理盐水做负压实验[173, 174]。根据近期调查显示,生理盐水更受欢迎[174],虽然空气也许更敏感[32, 172]。使用空气检测阻力消失往往会导致空气注入硬膜外腔,这种方法可能引起空气栓塞,小概率可能引起动脉空气栓塞,尤其是在腰部误入大动脉会导致瘫痪。悬滴法也被成功应用[62]。

导管应至少置入硬膜外间隙 2cm 以便药物注入,持续注入或间歇滴入的选择取决于应用时开放尖端或闭合导管[156]。最好在导管置入后应用"试验剂量",打开硬膜外间隙后再注入药物[4, 147]。硬膜外导管置入硬膜外间隙的长度也是很重要的:太长会增加单侧麻醉的风险,而太短会导致麻醉失败或增加麻醉药物外渗的风险。超声可以确定正确的导管放置位置[157]。

2. 并发症:除已有大量硬膜穿破的系列报道,无严重并发症[23, 32, 50, 51, 588, 83, 171, 175](表 15.1)。报道中脊髓损伤和空气栓塞的报道是灾难性的[176]。

3. 剂量指导:0.2% 罗哌卡因或丁哌卡因的初始计量为 0.5mL/kg,之后,应用 0.1mL/(kg·h)持续注入可以提供满意的麻醉效果[32, 83, 177]。一项研究建议,0.6mL/kg 的剂量可以作为腹部手术的最佳剂量[178]。一个较小剂量如 0.33mL/kg 0.25% 丁哌卡因或 0.2% 罗哌卡因可以用于胸段硬膜外麻醉。以笔者经验,对于小婴儿可能需要加大剂量到 0.5mL/kg,持续剂量为原剂量的一半。

骶管阻滞

Busoni 描述了骶管硬膜外阻滞两种方法[180, 181]。

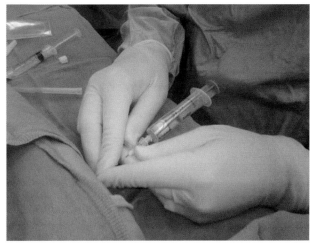

图 15.5 新生儿侧卧位,背部弯曲,硬膜外穿刺针可以几乎垂直皮肤进针。在硬膜外间隙 1~2mm 处可有明显落空感。(见彩图)

新生儿骶椎不融合,所以骶椎阻滞是可行的[169, 182]。这种阻滞对于无法识别骶管裂孔而无法行骶管阻滞的新生儿是特别有效的,如肥胖儿或肛门直肠畸形引起的骶骨畸形儿[182]。改良 Taylor 方法[151, 181]因第五腰椎棘突和第一骶椎棘突之间有巨大空隙,所以在 L5 和 S1 之间是可行的。这些方法引起脊髓损伤或硬膜穿破的风险较低[14, 75]。此外,这个位置留置导管连续给药感染风险更低,因为距离肛门更远[181]。

1. 技巧:髂后上嵴可以在侧卧位臀部弯曲的新生儿背部触及。髂后上嵴连线平分第二骶椎弓(S2)。这条线上可以明显触及 0.5~1.0cm 的最大间隙(S2-S3)。L5-S1 的间隙在这条线向上 0.5~1.0cm,由于其覆盖的脂肪层并不厚很容易触及。这种条件下,硬膜外穿刺针可以在触及骨面后再向头侧或尾侧走行直到明确间隙。

在皮肤准备后,应用 19 号或 20 号 Tuohy 针穿刺入皮下,因为骶骨的棘突退化所以不需要弯曲角度。有落空感后,可以明确进入硬膜外间隙。之后,Tuohy 针可以倾斜以方便置入导管。

2. 剂量指导:与骶管阻滞相同。

连续硬膜外输注

术后镇痛可以通过连续注入局麻药[32, 33, 35, 83, 88, 89, 96, 142, 183, 186]或者间歇式滴入[4, 32]维持。新生儿期不太可能出现成人麻醉中的血压波动问题,而出现显著的低血压特征。间歇式滴入可以有效地替代不能准确计算每小时麻醉药入量的输液泵。

表 15.3　新生儿连续硬膜外给药方案

药物	剂量	添加剂	年龄	部位	作者	参考文献
B	0.2		N		Berde	[186]
0.2%B	0.1		N	L,T	Bosenberg	[32,48]
0.2%B	0.1		N		Larsson	[96]
0.1%B	0.2	F 1μg ml	N,I	L	Murrell	[33]
0.125%B	0.2-0.3		N-4m	L	Wolf	[138]
0.125%~0.25%B	0.25		N-6y	L,T	Luz	
0.2%B	0.2		N,I	L	Meignier	
0.2%B	0.2		N,I	L	Schenkman	[50]
0.2%R	0.1~0.2		N-1y	L,T	Bosenberg	[83]

B:丁哌卡因;R:罗哌卡因;F:芬太尼;N:新生儿;I:婴儿;L:腰椎;T:骶椎。

最近一项调查却未在临床实践中对于局麻药及其浓度上的选择达成共识[184, 185]。Berde 提出的指南建议左旋丁哌卡因 [如对于新生儿和 3 个月以下婴儿 0.2mg/（kg·h）]，被证实相对罗哌卡因和丁哌卡因是安全有效的[58, 83, 88, 96, 186]。Berd 报道，此剂量在 1400 多个孩子中,应用没有并发症报道[186]。笔者未公布的经验也是对 500 多个 0.5~5kg 的新生儿应用此剂量,也无并发症报道。

Desparmet 应用较小剂量 0.5mL/kg 0.25% 丁哌卡因 30min 后,应用相似剂量 0.08mL/（kg·h）的输液泵[187]（表 15.3）。为简化,便于计算并确保完全阻滞的适合剂量,以笔者的经验,0.1mL/（kg·h）的输液量对于导管尖端接近手术切口的麻醉是有效的。Meignier 应用较小的输注速率 0.06mL/（kg·h）来实施胸段硬膜外麻醉[188]（表 15.3）。对于 2kg 以下的新生儿,笔者建议降低局麻药浓度,即使用 0.1% 罗哌卡因或丁哌卡因。

出于实际目的,一旦确定了输注速度,需对阻滞平面和运动阻滞程度进行常规评估。调整输注速度是必要的（表 15.3）。如果达到最大输注速度而患儿仍保持兴奋,手动"滴入"利多卡因（避开局部麻醉的中毒剂量）也是一个明确骶管硬膜外阻滞是否成功的方法。如果阻滞仍不充分,那么可以考虑系统应用阿片类药物或硬膜外注射佐剂。常规评估还应包括检查穿刺点感染情况。

硬膜外辅助用药

一些辅助用药已经广泛应用于新生儿和年长儿[183, 189, 190]。大多数辅助用药已在腹股沟手术中应用,以评估其疗效和风险收益比。这些研究结果是否可以推广到腹部或胸部手术还是存在争议的。相对较小的手术潜在风险是无意义的,因为口服和直肠麻醉同样有效且风险更小。

硬膜外应用芬太尼有着巨大的剂量依赖性呼吸抑制风险,而缺少明显的麻醉效果[183]。此外,它还会导致尿潴留、瘙痒、肠梗阻、恶心、呕吐等。对于新生儿和早产儿瘙痒很难评估,最可能表现为烦躁、挑剔和状态"不稳定"。当实施胸段硬膜外麻醉时,芬太尼会被系统吸收而作用于中枢神经系统。在腰区,芬太尼可能在局部和全身均有作用。可乐定作为新生儿骶管或硬膜外麻醉的佐剂,在推荐剂量（0.5mg/kg）或输注速率 [小于 0.1μg/（kg·h）] 下,对血流动力学的影响是有限的。可乐定可以提供协同镇痛,且不同于阿片类药物,很少或没有肠梗阻、恶心、呕吐、瘙痒或尿潴留的发生。即使该剂量下导致镇静,呼吸动力也会较阿片类药物有很好的保留。

脊髓超声成像

新生儿脊髓后根管不完全骨化允许使用高频 7~12MHz 的线阵探头进行脊髓结构精准评价[74, 75, 158, 159, 191, 192]。早产儿的超声影像最佳。可以有效利用脊髓、硬脑膜和硬膜外间隙（大小、深度）解剖关系[74, 75, 193]。皮肤到硬膜外的深度可以测量,这个值可以作为预测到达落空感处的指南。椎体的确切位置也可以确定[74,193]。

在冠状轴向扫描中（图 15.6a），脊髓低回声区（黑色）与中央椭圆形回声区（白色）代表正中线的底部。脊髓圆锥处的回声逐渐降低。在这个层面上，椎管内可见多个小圆形强回声结构，这些结构是马尾神经的横截面。硬脑膜在椎管外周呈高信号（白色）；环绕脊髓的高信号为软脑膜。脑脊液呈低回声。中线两侧的卵圆形低回声结构为脊柱旁肌肉。

在矢状线纵向扫描中（图 15.6b），以软脑膜为界，脊髓周围各组织平行环绕在脊髓圆锥周围。脐带为均质低回声包饶中心高回声线（中央沟）。硬脑膜为紧密覆盖骨质的高回声线。棘突可以从椎管及其内容物上方"锯齿"状影像明确识别出。

采用实时成像，超声可以明确 Tuohy 针头的正确位置、局麻注射位置和导管在硬膜外腔的位置[157,191,193]。新生儿的硬膜外间隙深度在 1~3mm 范围[14]，19 号（Portex®）针孔直径为 2mm，20 号（Arrow®）针孔直径为 3mm。这表明，当新生儿和婴儿硬膜外穿刺或置管时，一定会看到硬膜。超声可以用来确定导管尖端是否通过骶管裂孔[157,191]。

对于解剖异常[192,195]，特别是存在脊椎畸形的新生儿，异常的凹陷（图 15.7）或表面的稀疏毛发暗示潜在的脊柱裂。这种异常可以通过超声来确定。脊髓的解剖异常（如脊髓空洞、脊髓纵裂）亦可以应用超声诊断[192,195]。

外周神经阻滞

外周神经阻滞可以被用来为新生儿的每一次术后提供交感神经阻滞[10,11,194,196-204]，为 PICC 置管提供系统阻滞[10,11,201]或控制血管并发症的发生[10,11,194,198,203,204]。神经阻滞可以通过解剖学体表标志、神经刺激仪器[200]，或超声指导[15,97,200]实施，通常在麻醉状态、清醒状态或选定病例中实施。当感觉神经完全阻滞时，超声引导是最准确的[200]。新生儿的外周神经髓鞘少，可以减少应用局麻药的浓度。临床试验中，0.1~0.2mL/kg 的剂量足以阻滞大部分外周神经。

Axillary 阻滞已被用于 PICC 置管时提供扩血管作用[10,11,201]，或应用于动脉置管时保护肢体[198,202]。较高的浓度可以加速阻滞起效，为清醒新生儿的

PICC 置管提供运动阻滞[11]，而低浓度的麻醉适用于交感神经切除术和镇痛。剂量指南：根据目标选取 0.5~1.0mL 的 0.125%~0.5% 丁哌卡因。通过气管到达环状软骨水平 Chassaignac's 结节的星形神经节阻滞，也可以应用此剂量[203,204]。

股神经阻滞可以用于婴儿下肢 PICC 置管、肌肉活检术[196]、皮肤移植和马蹄内翻足修复术[199]。单侧股动脉的局部麻醉可以通过体表解剖学标志、神经刺激及超声引导成功实施。这种阻滞相对无并发症发生，但是，可能会刺入动脉深部的髋关节囊。

眶下神经阻滞：虽然新生儿唇裂修复术（法）仍是很有争议的（由于实际效果并不如计划的那么理想，许多机构已经不再实施这种手术）[194]。眶下神经阻滞可以提供良好的无呼吸抑制作用的麻醉镇痛[194,205,206]。由于婴儿气道发育异常，应用阿片类药物实施唇裂修复可能会受到影响，这种麻醉方式就显得尤其有效[206]。

新生儿和小婴儿的眶下孔是难以触及的。有下列两种方法进行阻滞：经皮或经口腔黏膜。眶下孔中的神经在经口角到眼睑中点的连线（30~34mm）的中线（15~17mm），距鼻翼 7~8mm 处[194]。可以应用 27~30 号针实施神经阻滞，垂直刺入皮下经过骨质但不入孔隙。口内通路的方法依赖于触摸孔隙的能力。针头可以从触诊手指下方，牙槽黏膜边缘进针。两种方法较芬太尼提供麻醉引起的呼吸抑制风险降低[205,206]。剂量：0.5~1mL 的 0.25%~0.5% 丁哌卡因[194,205]或者罗哌卡因连用 1∶200 000 的肾上腺素。

腹股沟神经阻滞：可以为腹股沟疝修补术或睾丸固定术提供与骶管麻醉相似的麻醉效果[207,208]。腹股沟和髂腹下神经位于腹横肌和腹内斜肌之间，前者在髂前上棘内侧 2.2mm，后者在内侧 3.8mm 处[80,209]。在超声引导无菌条件下，针头可以有内侧向外侧刺入，如像髂肌和髂骨。在缺乏超声引导条件下，针头插入距离为 0.6 × 体重（kg）+1.8[209]。新生儿的肌肉层是薄而松的。如果进针不谨慎，穿透腹膜腔的风险远远大于儿童[210]。

当不能实施超声时，短斜针穿过腹外斜肌腱膜时的明显穿破感作为标志。这个穿破感会根据进针角度改变，角度越大，腱膜越"厚"。局麻药物引起的高血浆浓度已经被报道[207,210]。虽然这种阻滞相对无并发症发生。瞬间的股神经阻滞[211,212]和结肠穿孔[213]已经被报道。剂量是：0.1~0.2mL/kg 的

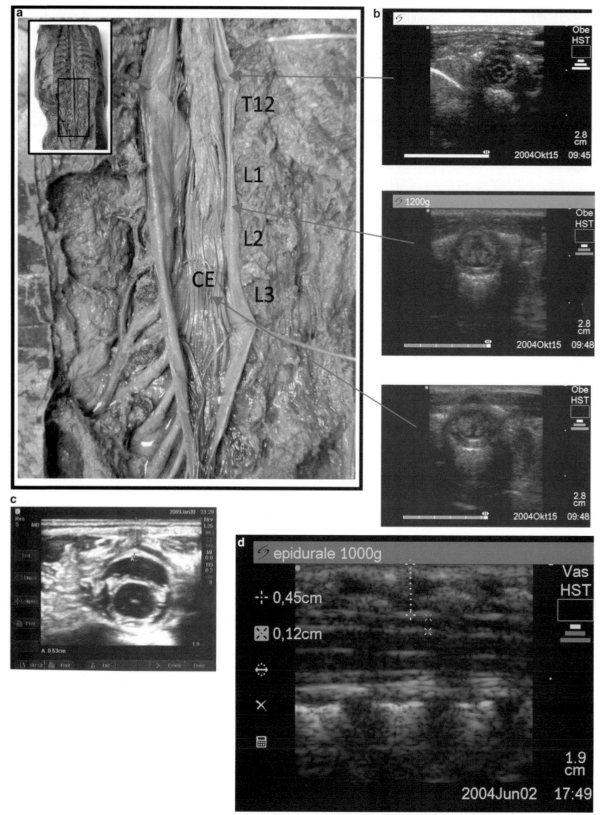

图 15.6 （a）第 4 腰椎尸解分析：12 胸椎，第 1，2，3 腰椎和开放的硬脑膜标志马尾。注意圆锥在第 2 腰椎结束（图片和分层来自 A van Schoor, PhD）。（b）脊柱周祥超声图像对应三个解剖层次。从上到下箭头标志的为胸髓、脊髓圆锥和马尾。（c 和 d）硬膜外间隙的深度可以预先测量，在硬膜外处置之前，可以排除相关解剖的异常和正常变异。（d）为 1kg 新生儿的脊髓矢状纵向超声图像，从皮肤到硬膜外间隙的距离为 4.5mm，脑脊液到脊髓的距离为 1.2mm。（见彩图）

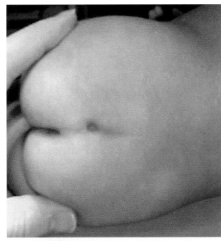

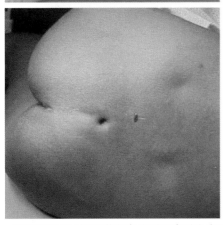

图 15.7 皮肤凹陷和坑提示潜在脊柱裂和脊髓发育异常。超声可以在骶管或硬膜外置管前排除这些异常。(见彩图)

0.25%~0.5% 丁哌卡因或 0.2%~0.5% 的罗哌卡因。

腹横筋膜阻滞:该阻滞逐渐用于替换涉及腹壁[214-219] 的选择性上腹部(回肠造口闭合术)[214] 或中腹部手术(结肠造口术)[215],术中或术后早期镇痛。在无菌条件下,应用超声引导,在腹内斜肌和腹横肌之间的肋间神经外侧支可被阻滞,提供延展至脐中线后的局部麻醉。这些阻滞的分离证实,短斜针在髂嵴上或下方进针的正确位置。肌层是薄而松弛的,因此,如果进针不谨慎,会有穿透腹腔、肝脏、脾脏的潜在风险(见图 15.8)。剂量:0.2~0.5mL/kg 的 0.25% 丁哌卡因或 0.2% 罗哌卡因。

(四)肋间神经阻滞:可在手术中直视下或在超声引导下进行阻滞,为发绀和不发绀的新生儿开胸手术或胸导管置入术提供镇痛。剂量:0.6mL/kg(1.5 mg/kg)0.25 % 丁哌卡因和肾上腺素 [220]。用此药量的血药浓度是变化的,但没发现过不良事件[220]。注意,在任何部位的区域麻醉中,肋间神经阻滞的局麻药吸收速度最快,最有可能达到毒性血药浓度,产生

短暂的阻滞。为防止这些影响,肾上腺素应作为局部麻醉的辅助药物。

椎旁神经阻滞:新生儿直接放置导管行连续椎旁神经阻滞是很困难的[222, 223],关胸前直视下放置胸膜外椎旁神经阻滞导管是管理开胸手术术后疼痛的一个可行的办法。给予初始剂量 0.25% 丁哌卡因 0.5mL/kg 后,连续注射 0.125%~0.25 % 的丁哌卡因和肾上腺素 0.2mL/kg/h,可达到满意的镇痛效果。

表面麻醉:在过去 20 年中,表面麻醉剂的数量和类型已大大增加 [221]。预防新生儿皮肤伤相关的疼痛的选择早先仅限于注射利多卡因。表面麻醉剂现在有多种剂型,包括乳膏、凝胶和热激活的贴片 [221]。起效时间各不相同,需要仔细设计,以符合峰值效应。适用范围包括外周静脉穿刺、腰椎穿刺、包皮环切术及脚跟骨手术。

局部麻醉毒性反应的管理

新生儿更易发生局麻药毒性反应,因为他们 α-1 酸性糖蛋白的血液浓度小于年长儿童,局麻药代谢较慢,所需的剂量更大 [224, 225, 227]。因此,预防胜过治疗,因为新生儿局部麻醉毒性反应一旦发生处理可能很困难。尽管最近使用 20% 的脂肪乳剂成功处理局麻药中毒反应的报道鼓舞人心 [227, 228],但其余各种药物成功率都很有限 [226]。最初的复苏应该按照 PALS 指南,以保证过度通气(降低游离 CO_2 诱导呼吸性碱中毒)以及循环支持。应尽早给予脂肪乳剂(20% 脂肪乳)[228, 229, 230],首次静脉注射脂肪乳剂 1mL/kg,应缓慢注射超过 1 分钟,重复给药间隔 3~5min(总剂量为 3mL/kg),观察心电图直至恢复正常窦性心律。注射脂肪乳剂 3mL/kg 或循环稳定恢复后,输液速度应减至 0.25mL/(kg·h)。异丙酚或依托咪酯脂肪乳剂,并不是很好的脂肪乳剂替代品,尤其在患儿出现心衰时 [230]。

结论

区域麻醉优势显著,但安全性仍然是我们应首要关注的问题,特别是目前在对麻醉高期望而对麻醉后并发症却零容忍的形式下。虽然大多数区域麻醉技术操作起来很简单,但也不应掉以轻心,因为涉及很

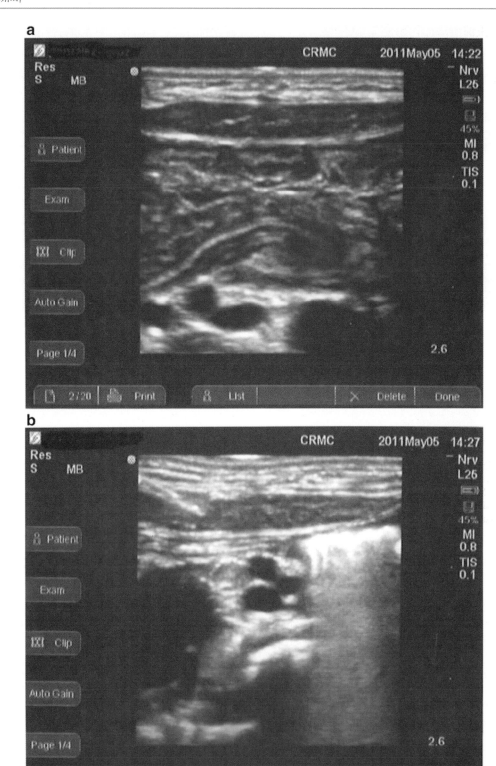

图 15.8 腹壁腹直肌阻滞的超声图像：（a）在探针或针头施压之前；（b）以最小的压力刺入针头，腹壁和腹直肌即会被挤压以致非常接近腹主动脉和下腔静脉。

多风险[231]。术前医生应仔细考虑,适应证、禁忌证以及操作环境(门诊或住院)。持续输注和神经阻滞持续时间有限。谨慎地计划术后镇痛是多模式镇痛的一部分[232]。一般来说,阻滞越靠外周进行,风险越低。硬膜外麻醉应由有经验的医生操作或在有经验的医生指导下操作。

参考文献

1. Prevention and management of pain in neonates: an update AAP and Canadian Pediatric Society. Pediatrics 2006; 118: 2231–4. Re-affirmed May 2010.
2. Berde CB, Jaksic T, Lynn AM, Maxwell LG, Soriano SG, Tibboel D. Anesthesia and analgesia during and after surgery in neonates. Clin Ther. 2005;27:900–21.
3. Moriarty A. In praise of the epidural space. Pediatr Anesth. 2002;12:836–7.
4. Bosenberg AT, Bland BAR, Schulte-Steinberg O, Downing J. Thoracic epidural via the caudal route in infants. Anesthesiology. 1988;69:265–9.
5. Polaner DM, Taenzer AH, Walker BJ, et al. Pediatric regional anesthesia network (PRAN): a multi-institutional study of the use and incidence of complications of pediatric regional anesthesia. Anesth Analg. 2012;115:1353–6.
6. Williams RK, Adams DC, Aladjem EV, Kreutz JM, Sartorelli KH, Vane DW, Abajian JC. The safety and efficacy of spinal anesthesia for surgery in infants: vermont infant spinal registry. Anesth Analg. 2006;102:67–71.
7. Willschke H, Machata AM, Rebhandl W, Benkoe T, Kettner SC, Brenner L, Marhofer P. Management of hypertrophic pyloric stenosis with ultrasound guided single shot epidural anesthesia – a retrospective analysis of 20 cases. Pediatr Anesth. 2011;21:110–5.
8. Somri M, Tome R, Yanovski B, et al. Combined spinal-epidural anesthesia in major abdominal surgery in high-risk neonates and infants. Paediatr Anaesth. 2007;17:1059–65.
9. Peutrell JM, Hughes DG. Epidural anaesthesia through caudal catheters for inguinal herniotomies in awake ex-premature babies. Anaesthesia. 1993;48:128–31.
10. Messeri A, Calamandrei M. Percutaneous central venous catheterization in small infants: axillary block can facilitate the insertion rate. Paediatr Anaesth. 2000;10(5):527–30.
11. Keech K, Bosenberg A. Axillary block for PICC Lines in critically ill neonates. Abstract Society Pediatric Anesthesia (SPA) Annual meeting 2010 San Antonio.
12. Bosenberg AT, Lonnqvist PA. The potential future or just a way of trespassing the safety limits of pediatric regional anesthesia? Pediatr Anesth. 2011;21:95 7.
13. Sethna NF, Berde CB. Pediatric regional anesthesia equipment. Int Anesthesiol Clin. 1992;30:163–76.
14. Willschke H, Bosenberg A, Marhofer P, et al. Epidural catheter placement in neonates: sonoanatomy and feasibility of ultrasonographic guidance in term and preterm neonates. Reg Anesth Pain Med. 2007;32:34–40.
15. Marhofer P, Willschke H, Kettner S. Imaging techniques for regional nerve blockade and vascular cannulation in children. Curr Opin Anaesthesiol. 2006;19:293–300.
16. Anand KJ, Sippell WG, Aynsley-Green A. Randomised trial of fentanyl anaesthesia in preterm babies undergoing surgery: effects

17. Barker DP, Rutter N. Stress severity illness and outcome in ventilated preterm infants. Arch Dis Child. 1996;75:F187–90.
18. Wolf AR, Doyle E, Thomas E. Modifying the stress responses to major surgery: spinal vs extradural vs opioid analgesia. Pediatr Anesth. 1998;8:305–11.
19. Humphreys N, Bays S, Parry AJ, et al. Spinal anesthesia with an indwelling catheter reduces the stress response in pediatric open-heart surgery. Anesthesiology. 2005;103:113–1120.
20. Hollmann MW, Durieux ME. Local anesthetics and the inflammatory response. Anesthesiology. 2000;93:858–75.
21. Holmann MW, Durieux ME, Graf BM. Novel local anaesthetics and novel indications for local anaesthetics. Curr Opin Anaesthesiol. 2001;14:741–49.
22. de Forget P, Kock M. Could anesthesia, analgesia and sympathetic modulation affect neoplastic recurrence after surgery? A systematic review centered over the modulation of natural killer cells activity. Ann Fr Anesth Reanim. 2009;109:1464–9.
23. Bosenberg AT, Johr M, Wolf AR. Pro con debate: the use of regional vs systemic analgesia for neonatal surgery. Pediatr Anesth. 2011;21:1247–58.
24. Sanders RD, Davidson A. Anesthetic induced neurotoxicity of the neonate: time for clinical guidelines? Pediatr Anesth. 2009;19:1141–6.
25. Perouansky M, Hemmings HC. Neurotoxicity of general anesthetics. Anesthesiology. 2009;11:1365–71.
26. Wang C, Slikker Jr W. Strategies and experimental models for evaluating anesthetics: effects on the developing nervous system. Anesth Analg. 2008;106:1643–58.
27. Slikker Jr W, Zou X, Hotchkiss CE, et al. Ketamine-induced neuronal cell death in the perinatal rhesus monkey. Toxicol Sci. 2007;98:145–58.
28. Davidson A, Soriano SG. Does anaesthesia harm the developing brain –evidence or speculation? Pediatr Anaesth. 2004;14:199–200.
29. Istaphanous GK, Loepke AW. General anesthetics and the developing brain. Curr Opin Anaesthesiol. 2009;22:368–73.
30. Yaholam B, Athiraman U, Soriano SG, et al. Spinal anesthesia in infant rats: development of a model and assessment of neurologic outcomes. Anesthesiology. 2011;114:1325–35.
31. Jöhr M, Berger TM. Regional anaesthetic techniques for neonatal surgery: indications and selection of techniques. Best Pract Res Clin Anaesthesiol. 2004;18:357–75.
32. Bösenberg AT. Epidural analgesia for major neonatal surgery. Paediatr Anaesth. 1998;8:479–83.
33. Murrell D, Gibson PR, Cohen RC. Continuous epidural analgesia in newborn infants undergoing major surgery. J Pediatr Surg. 1993;28:548–53.
34. Williams RK, McBride WJ, Abajian JC. Combined spinal and epidural anaesthesia for major abdominal surgery in infants. Can J Anaesth. 1997;44:511–4.
35. Henderson K, Sethna NF, Berde CB. Continuous caudal anesthesia for inguinal hernia repair in former preterm infants. J Clin Anesth. 1993;5:129–33.
36. Monsel A, Salvat-Toussaint A, Durand P, Haas V, Baujard C, Rouleau P, El Aouadi S, Benhamou D, Asehnoune K. The transesophageal Doppler and hemodynamic effects of epidural anesthesia in infants anesthetized with sevoflurane and sufentanil. Anesth Analg. 2007;105:46–50.
37. Oberlander TF, Berde CB, Lam KH, et al. Infants tolerate spinal anesthesia with minimal overall autonomic changes: analysis of heart rate variability in former premature infants undergoing hernia repair. Anesth Analg. 1995;80:20–7.
38. Bosenberg A, Ivani G. Regional anaesthesia - children are different. Pediatr Anesth. 1998;8:447–50.
39. Lerman J. Local anesthetics belong in the caudal/epidural space, not in the veins! Can J Anaesth. 1997;44:582–6.

40. Brindley N, Taylor R, Brown S. Reduction of incarcerated inguinal hernia in infants using caudal epidural anaesthesia. Pediatr Surg Int. 2005;21:715–17.

41. Hodgson RE, Bösenberg AT, Hadley LG. Congenital diaphragmatic hernia repair–impact of delayed surgery and epidural analgesia. S Afr J Surg. 2000;38:31–4.

42. Terrier G, Lansade A, Ugazzi M, Favereau JP, Longis B, Alain JL. Contribution of continuous peridural analgesia to neonatal surgery. Chir Pediatr. 1990;31:217–8.

43. Raghavan M, Montgomerie J. Anesthetic management of gastroschisis–a review of our practice over the past 5 years. Paediatr Anaesth. 2008;18:1055–9.

44. Jöhr M. Regional anesthesia in newborn infants, infants and children–what prerequisites must be met? Anaesthesiol Reanim. 2003;28:69–73.

45. Murat I. Chapter 3 Pharmacology In: Regional anesthesia in infants children and adolescents. Dalens BJ, editor. Baltimore: Williams & Wilkins; 1995.

46. Hatch DJ, Hulse MG, Lindahl SGE. Caudal analgesia in children: influence of ventilatory efficiency during halothane anaesthesia. Anaesthesia. 1984;39:873–8.

47. von Ungern-Sternberg BS, Regli A, Frei FJ, Hammer J, Schibler A, Erb TO. The effect of caudal block on functional residual capacity and ventilation homogeneity in healthy children. Anaesthesia. 2006;61:758–63.

48. Bosenberg AT, Hadley GP, Wiersma R, et al. Oesophageal atresia: caudothoracic epidural anaesthesia reduces the need for postoperative ventilatory support. Pediatr Surg Int. 1992;7:289–91.

49. Krishnan K, Marcus R. Epidural analgesia for tracheo-oesophageal fistula repair. Abstract APAGBI Scientific meeting Cardiff; 2006

50. Shenkman Z, Hoppenstein D, Erez I, Dolfin T, Freud E. Continuous lumbar/thoracic epidural analgesia in low-weight paediatric surgical patients: practical aspects and pitfalls. Pediatr Surg Int. 2009;25:623–34.

51. Aspirot A, Pulingandla PS, Bouchard S, Su W. A contemporary evaluation of surgical outcome in neonate and infants undergoing lung resection. J Pediatr Surg. 2008;43:508–12.

52. Craven PD, Badawi N, Henderson-Smart DJ, O'Brien M. Regional (spinal, epidural, caudal) versus general anaesthesia in preterm infants undergoing inguinal herniorrhaphy in early infancy. Cochrane Database Syst Rev. 2003;3, CD003669.

53. Gerber AC, Weiss M. Awake spinal or caudal anaesthesia in preterms for herniotomies: what is the evidence based benefit compared with general anaesthesia? Curr Opin Anaesthesiol. 2003;16:315–20.

54. Sale SM, Read JA, Stoddart PA, Wolf AR. Prospective comparison of sevoflurane and desflurane in formerly premature infants undergoing inguinal herniotomy. Br J Anaesth. 2006;96:774–8.

55. Hoehn T, Jetzek-Zader M, Blohm M, Mayatepek E. Early peristalsis following epidural analgesia during abdominal surgery in an extremely low birth weight infant. Paediatr Anaesth. 2007;17:176–9.

56. Borgeat A, Aguirre J. Update on local anaesthetics. Curr Opin Anaesthesiol. 2010;23:466–71.

57. Morton NS, Errera A. APA national audit of pediatric opioid infusions. Pediatr Anaesth. 2010;20:119–25.

58. Llewellyn N, Moriarty A. The national paediatric epidural audit. Pediatr Anaesth. 2007;17:520–32.

59. Giaufre E, Dalens B, Gombert A. Epidemiology and morbidity of regional anesthesia in children: a one-year prospective survey of the French-language society of pediatric anesthesiologists. Anesth Analg. 1996;83:904–12.

60. Ecoffey C, Lacroix F, Giaufre E, et al. Epidemiology and morbidity of regional anesthesia in children: a follow-up one year prospective survey of the French-language society of paediatric anaesthesiologists (ADARPEF). Pediatr Anaesth. 2010;20:1061–69.

61. Rochette A, Dadure C, Raux O, Troncin R, Mailheé P, Capdevila X. A review of pediatric regional anesthesia practice during a 17-year period in a single institution. Pediatr Anesth. 2007;17:874–80.

62. Osaka Y, Yamashita M. Intervertebral epidural anesthesia in 2,050 infants and children using the drip and tube method. Reg Anesth Pain Med. 2003;28:103–7.

63. Yamashita M, Osaka Y. Some hints to make neonatal epidural anaesthesia less difficult. Paediatr Anaesth. 2000;10:110–1.

64. Yamashita M, Tsuji M. Identification of the epidural space in children. The application of micro-drip infusion set. Anaesthesia. 1991;46:872–4.

65. Hasan MA, Howard RF, Lloyd-Thomas AR. Depth of epidural space in children. Anaesthesia. 1994;49:1085–7.

66. Vas L, Naregal P, Sanegiri S, Negri A. Some vagaries of neonatal lumbar epidural anaesthesia. Pediatr Anaesth. 1999;9:217–23.

67. Courrèges P, Lecoutre D, Poddevin F, Bayart R. Epidural anesthesia in children under 3 months of age. Apropos of 49 cases. Cah Anesthesiol. 1996;44(5):403–8.

68. Breschan C, Krumpholz R, Jost R, Likar R. Intraspinal haematoma following lumbar epidural anaesthesia in a neonate. Pediatr Anesth. 2001;11:105–8.

69. Rubin K, Sullivan S, Sadhasivan S. Are peripheral and neuraxial block with ultrasound guidance more effective and safer in children? Pediatr Anesth. 2009;19:92–6.

70. Busoni P. Anatomy. In: Saint-Maurice C, Schulte-Steinberg O, editors. Regional anaesthesia in children. Fribourg: Mediglobe; 1990. p. 16–25.

71. Dalens B. Regional anaesthesia in children. Anesth Analg. 1989;68:654–72.

72. Rowland-Hill CA, Gibson PJ. Ultrasound determination of the normal location of the conus medullaris in neonates. Am J Neuroradiol. 1995;16:469–72.

73. Hamid M, Fallet-Bianco C, Delmas V, Plaisant O. The human epidural anterior epidural space: morphological comparison in adult and fetal specimens. Surg Radiol Anat. 2002;24:194–200.

74. Koo BN, Hong JY, Kim JE, Kil HK. The effect of flexion on the level of termination of the dural sac in paediatric patients. Anaesthesia. 2009;64:1072–6.

75. Shin SK, Hong JY, Kim WO, Koo BN, Kim JE, Kil HK. Ultrasound evaluation of the sacral area and comparison of sacral interspinous and hiatal approach for caudal block in children. Anesthesiology. 2009;111:1135–40.

76. Kil HK, Koo BN, Kim WO. To make epidural catheterisation less difficult in infants. Pediatr Anesth. 2006;16:1196–7.

77. Vas L, Raghavendran S, Hosalkar H, Patil B. A study of epidural pressures in infants. Pediatr Anaesth. 2001;11:575–83.

78. Schabort D. Anatomy relevant to lower limb blocks in newborn infants. MSc (Anatomy) Thesis Univ Pretoria; 2005.

79. Van Schoor AN. Paediatric regional anaesthesia – a clinical anatomical study. PhD Thesis Univ Pretoria; 2010.

80. Van Schoor AN, Boon JM, Bosenberg AT, Abrahams PH, Meiring JH. Anatomical considerations of the pediatric ilioinguinal/iliohypogastric nerve block. Pediatr Anesth. 2005;15:371–7.

81. Röper A, Lauven PM. Pharmacokinetics in newborns and infants. Anasthesiol Intensivmed Notfallmed Schmerzther. 1999;34:616–25.

82. Le Dez KM, Swartz J, Strong A, Burrows FA, Lerman J. The effect of age on serum concentration of α acid glycoprotein in newborns infants and children. Anesthesiology. 1986;65:3 A421.

83. Bosenberg AT, Thomas J, Cronje L, Lopez T, Crean PM, Gustafsson U, Huledal G, Larsson LE. Pharmacokinetics and efficacy of ropivacaine for continuous epidural infusion in neonates and infants. Paediatr Anaesth. 2005;15:739–49.

84. Rapp HJ, Molnar V, Austin S, Krohn S, Gadeke V, Motsch J, Boos K, Williams DG, Gustafsson U, Huledal G, Larsson L. Ropivacaine

kinetics in neonates and infants: a population pharmacokinetic evaluation following single shot caudal block. Pediatr Anesth. 2001;14:724–32.

85. Hansen TG, Ilett KF, Reid C, Lim SI, Hackett LP, Bergesio R. Caudal ropivacaine in infants: population pharmacokinetics and plasma concentrations. Anesthesiology. 2001;94:579–84.

86. Booker PD, Taylor C, Saba G. Perioperative changes in alpha 1-acid glycoprotein concentrations in infants undergoing major surgery. Br J Anaesth. 1996;76:365–8.

87. Mather LE, Longe GT, Thomas J. The binding of bupivacaine to maternal and foetal plasma proteins. J Pharm Pharmacol. 1971;23:359.

88. Berde CB, Yaster M, Meretoja O, McCann ME, Huledal G, Gustafsson U, Larsson LE. Stable plasma concentrations of unbound ropivacaine during postoperative epidural infusion for 24–72 hours in children. Eur J Anaesthesiol. 2008;25:410–7.

89. Tobias JD, Rasmussen GE, Holcomb GW, et al. Continuous caudal anaesthesia with chloroprocaine as an adjunct to general anaesthesia in neonates. Can J Anaesth. 1996;43:69–72.

90. Mazoit JX, Denson DD, Samii K. Pharmacokinetics of bupivacaine in infants after caudal anaesthesia. Anesthesiology. 1988;68:387–91.

91. Murat I, Delleur MM, Esteve C, Egu JF, Raynaud P, Saint-Maurice C. Continuous extradural anaesthesia in children. Clinical and hemodynamic implications. Br J Anaesth. 1987;59:1441–50.

92. Warner MA, Kunkel SE, Offord KO, Atchison SR, Dawson B. The effects of age, epinephrine and operative site on duration of caudal analgesia in pediatric patients. Anesth Analg. 1987;66:995–8.

93. Rice L, DeMars P, Whalen T, Crooms JC, Parkinson SK. Duration of spinal anesthesia in infants less than one year of age. Reg Anesth. 1994;19:325–29.

94. Miyabe M, Kakiuchi Y, Inomata S, Ohsaka Y, Kohda Y, Toyooka H. Epinephrine does not reduce the plasma concentration of lidocaine during continuous epidural infusion in children. Can J Anaesth. 2002;49:706–10.

95. Bokesch P, Castaneda AR, Ziemer G, Wilson JM. The influence of a right-to-left cardiac shunt on lidocaine pharmacokinetics. Anesthesiology. 1987;67:739–44.

96. Larsson BA, Lönnqvist PA, Olsson GL. Plasma concentrations of bupivacaine in neonates after continuous epidural infusion. Anesth Analg. 1997;84:501–5.

97. Suresh S, Hall SC. Spinal anesthesia in infants: is the impractical practical? Anesth Analg. 2006;102:65–6.

98. Vane DW, Abajian JC, Hong AR. Spinal anesthesia for primary repair of gastroschisis: a new and safe technique for selected patients. J Pediatr Surg. 1994;29:1234–5.

99. Bosenberg A, Flick RP. Regional anesthesia in neonates and infants. Clin Perinatol. 2013;40:525–38.

100. Kachko L, Simhi E, Tzeitlin E, Efrat R, Tarabikin E, Peled E, Metzner I, Katz J. Spinal anesthesia in neonates and infants – a single-center experience of 505 cases. Pediatr Anesth. 2007;17:647–53.

101. Rochette A, Raux O, Troncin R, Dadure C, Verdier R, Capdevilla X. Clonidine prolongs spinal anesthesia in newborns: a prospective dose-ranging study. Anesth Analg. 2004;98:56–9.

102. Rochette A, Troncin R, Raux O, Dadure C, Lubrano JF, Barbotte E, Capdevilla X. Clonidine added to bupivacaine in neonatal spinal anesthesia: a prospective comparison in 124 preterm and term infants. Paediatr Anaesth. 2005;15:1072–7.

103. Frawley GP, Farrell T, Smith S. Levobupivacaine spinal anesthesia in neonates: a dose range finding study. Pediatr Anesth. 2004;14:838–44.

104. Frawley G, Smith KR, Ingelmo P. Relative potencies of bupivacaine, levobupivacaine, and ropivacaine for neonatal spinal anaesthesia. Br J Anaesth. 2009;103:731–8.

105. Frawley G, Skinner A, Thomas J, Smith S. Ropivacaine spinal anesthesia in neonates: a dose range finding study. Paediatr Anaesth. 2007;17:126–32.

106. Hermanns H, Stevens MF, Werdehausen R, Braun S, Lipfert P, Jetzek-Zader M. Sedation during spinal anaesthesia in infants. Br J Anaesth. 2006;97:380–4.

107. Bonnet MP, Larousse E, Asehnoune K, Benhamou D. Spinal anesthesia with bupivacaine decreases cerebral blood flow in former preterm infants. Anesth Analg. 2004;98:1280–3.

108. Kim J, Thornton J, Eipe N. Spinal anesthesia for the premature infant: is this really the answer to avoiding postoperative apnea? Pediatr Anesth. 2009;19:54–72.

109. Walker SM, Yaksh TL. Neuraxial analgesia in neonates and infants: a review of clinical and preclinical strategies for the development of safety and efficacy data. Anesth Analg. 2012;115:638–62.

110. Easley RB, George R, Connors D, Tobias JD. Aseptic meningitis after spinal anesthesia in an infant. Anesthesiology. 1999;91:305–7.

111. Luz G, Buchele H, Innerhofer P, Maurer H. Spinal anaesthesia and meningitis in former preterm infants: cause- effect? Pediatr Anesth. 1999;9:262–4.

112. Chabás E, Sala X, Nalda MA. Unilateral spinal analgesia in a neonate. Anaesthesia. 1995;50:182.

113. Beauvoir C, Rochette A, Desch G, D'Athis F. Spinal anaesthesia in newborns: total and free bupivacaine plasma concentration. Paediatr Anaesth. 1996;6:195–9.

114. Hoyle Jr JD, Rogers AJ, Reischman DE, Powell ED, Borgialli DA, Mahajan PV, Trytko JA, Stanley RM. Pain intervention for infant lumbar puncture in the emergency department: physician practice and beliefs. Acad Emerg Med. 2011;18:140–4.

115. Yaster M, Maxwell LG. Pediatric regional anaesthesia. Anesthesiology. 1989;70:324–38.

116. Moyao-García D, Garza-Leyva M, Velázquez-Armenta EY, Nava-Ocampo AA. Caudal block with 4 mg x kg-1 (1.6 ml x kg-1) of bupivacaine 0.25 % in children undergoing surgical correction of congenital pyloric stenosis. Paediatr Anaesth. 2002;12:404–10.

117. Hoelzle M, Weiss M, Dillier C, Gerber A. Comparison of awake spinal with awake caudal anesthesia in preterm and ex-preterm infants for heriotomy[1]. Pediatr Anesth. 2010;20:620–4.

118. Hargreaves DM, Spargo PM, Wheeler RA. Caudal blockade in the management of aortic thrombosis following umbilical artery catheterisation. Anaesthesia. 1992;47:493–5.

119. Berens R, Pontus Jr SP. A complication associated with dorsal penile nerve block. Reg Anesth. 1990;15:309–10.

120. Abouleish AE, Chung DH, Cohen M. Caudal anesthesia for vascular access procedures in two extremely small premature neonates. Pediatr Surg Int. 2005;21:749–51.

121. Johr M, Seiler SJ, Berger TM. Caudal anesthesia with ropivacaine in an awake 1,090-g baby. Anesthesiology. 2000;93:593.

122. Park JH, Koo BN, Kim JY, Cho JE, Kim WO, Kil HK. Determination of the optimal angle for needle insertion during caudal block in children using ultrasound imaging. Anaesthesia. 2006;61:946–9.

123. Menzies R, Congreve K, Herodes V, Berg S, Mason DG. A survey of pediatric caudal extradural anesthesia practice. Paediatr Anaesth. 2009;19:829–36.

124. Armitage EN. Regional anaesthesia. In: Sumner E, Hatch DJ, editors. Textbook of pediatric anaesthesia practice. London: WB Saunders; 1989. p. 221.

125. Roberts SA, Guruswamy V, Galvez I. Caudal injectate can be reliably imaged using portable ultrasound–a preliminary study. Paediatr Anaesth. 2005;15:948–52.

126. Wong GK, Arab AA, Chew SC, Naser B, Crawford MW. Major complications related to epidural analgesia in children: a 15-year audit of 3,152 epidurals. Can J Anesth. 2013;60:355–63.

127. Wong GK, Can J Anesth 2013 above. Hubler M, Gabler R, Ehm B, Oertel R, Gama de Abreu M, Koch T. Successful resuscitation following ropivacaine-induced systemic toxicity in a neonate.

Anaesthesia 2010:65;1137–40.

128. Dalens B, Hasnaoui A. Caudal anesthesia in pediatric surgery: success rate and adverse effects in 750 consecutive patients. Anesth Analg. 1989;68:83–9.

129. Wittum S, Hofer CK, Rolli U, Suhner M, et al. Sacral osteomyelitis after single-shot epidural anesthesia via the caudal approach in a child. Anesthesiology. 2003;99:503–5.

130. Emmanuel ER. Post-sacral extradural catheter abscess in a child. Br J Anaesth. 1994;73:548–9.

131. Tabaddor K, Lamorgese JR. Lumbar epidermoid cyst following single puncture. J Bone Joint Surg Am. 1975;8:1168–9.

132. Baris S, Guldogus F, Baris YS, Karakaya D, Kelsaka E. Is tissue coring a real problem after caudal injection in children. Pediatr Anesth. 2004;14:755–8.

133. Goldschneider KR, Brandom BW. The incidence of tissue coring during the performance of caudal injection in children. Reg Anesth Pain Med. 1999;24:553–6.

134. McCaul K. Caudal blockade. In: Cousins MJ, Bridenbaugh PO, editors. Neural blockade in clinical anaesthesia and management of pain. Philadelphia: JB Lippincott; 1980. p. 275.

135. Schulte-Steinberg O, Rahlfs VW. Spread of extradural analgesia following caudal injection in children - a statistical study. Br J Anaesth. 1977;49:1027–34.

136. Takasaki M, Dohi S, Kawabata Y, Takayashi T. Dosage of lidocaine for caudal anaesthesia in infants and children. Anesthesiology. 1977;47:527–9.

137. Busoni P, Andreucetti T. The spread of caudal analgesia in children: a mathematical model. Anaesth Intensive Care. 1986; 14:140–4.

138. Wolf AR, Valley RD, Fear DW, Roy WL, Lerman J. Bupivacaine for caudal analgesia in infants and children. The optimal effective concentration. Anesthesiology. 1988;69:102–6.

139. Bosenberg AT, Thomas J, Lopez T, Lybeck A, Huizar K, Larrson LE. Efficacy of caudal ropivacaine 1, 2 or 3 mg.ml for postoperative analgesia in children. Pediatr Anaesth. 2002;12:53–8.

140. Ingelmo P, Frawley G, Astuto M, Duffy C, Donath S, Disma N, Rosano G, Fumagalli R, Gullo A. Relative analgesic potencies of levobupivacaine and ropivacaine for caudal anesthesia in children. Anesth Analg. 2009;108:805–13.

141. Karmakar MK, Aun CST, Wong ELY, Wong ASY, Chan SKC, Yeung CK. Ropivacaine undergoes slower systemic absorption from the caudal epidural space in children than bupivacaine. Anesth Analg. 2002;94:259–65.

142. Chalkiadis GA, Anderson BJ, Tay M, Bjorksten A, Kelly JJ. Pharmacokinetics of levobupivacaine after caudal epidural administration in infants less than 3months of age. Br J Anaesth. 2005;95:524–9.

143. Rapp HJ, Molnár V, Austin S, Krohn S, Gädeke V, Motsch J, Boos K, Williams DG, Gustafsson U, Huledal G, Larsson LE. Ropivacaine in neonates and infants: a population pharmacokinetic evaluation following single caudal block. Paediatr Anaesth. 2004;14:724–32.

144. El-Hennawy AM, Abd-Elwahab AM, Abd-Elmaksoud AM, El-Ozairy HS, Boulis SR. Addition of clonidine or dexmedetomidine to bupivacaine prolongs caudal analgesia in children. Br J Anaesth. 2009;103:268–74.

145. Breschan C, Krumpholz R, Likar R, Kraschl R, Schalk HV. Can a dose of 2micro.kg(−1) caudal clonidine cause respiratory depression in neonates? Pediatr Anesth. 1999;9:81–3.

146. van Niekerk J, Bax-Vermeire BM, Geurts JW, Kramer PP. Epidurography in premature infants. Anaesthesia. 1990;45:722–5.

147. Rasch DK, Webster DE, Pollard TG, Gurkowski MA. Lumbar and thoracic epidural analgesia via the caudal approach for postoperative pain relief in infants and children. Can J Anaesth. 1990;37:359–62.

148. Bhandal N, Rogers R, Berg S, Mason DG. Paediatric caudal extradural catheterisation: an evaluation of a purpose designed equipment set. Anaesthesia. 2006;61(3):277–81.

149. Valairucha S, Seefelder C, Houck CS. Thoracic epidural catheters placed by the caudal route in infants: the importance of radiographic confirmation. Paediatr Anaesth. 2002;12:424–8.

150. Schwartz D, King A. Caudally threaded thoracic epidural catheter as the sole anesthetic in a premature infant and ultrasound confirmation of the catheter tip. Paediatr Anaesth. 2009;19:808–10.

151. Gunter JB. Thoracic epidural anesthesia via the modified Taylor approach in infants. Reg Anesth Pain Med. 2000;25:561–5.

152. Kost-Byerly S, Jackson EV, Yaster M, Kozlowski LJ, Mathews RI, Gearhart JP. Perioperative anesthetic and analgesic management of newborn bladder exstrophy repair. J Pediatr Urol. 2008;4:280–5.

153. Mancuso TJ, Bacsik J, Overbey E. Positive test dose in a neonate with a caudally placed epidural catheter. Pediatr Anesth. 2000;10:565–6.

154. Tsui BC. Thoracic epidural catheter placement in infants via the caudal approach under electrocardiographic guidance: simplification of the original technique. Anesth Analg. 2004;98:273.

155. Tsui BC, Seal R, Koller J. Thoracic epidural catheter placement via the caudal approach in infants by using electrocardiographic guidance. Anesth Analg. 2002;95:326–30.

156. Fegley AJ, Lerman J, Wissler R. Epidural multiorifice catheters function as single orifice catheters: an in vitro study. Anesth Analg. 2008;107:1079–81.

157. Chawathe MS, Jones RM, Gildersleve CD, Harrison SK, Morris SJ, Eickmann C. Detection of epidural catheters with ultrasound in children. Pediatr Anesth. 2003;13:681–4.

158. Rapp HJ, Folger A, Grau T. Ultrasound-guided epidural catheter insertion in children. Anesth Analg. 2005;101:333–9.

159. Goobie SM, Montgomery CJ, Basu R, McFadzean J, O'Connor GJ, Poskitt K, Tsui B. Confirmation of direct epidural placement using nerve stimulation in pediatric anesthesia. Anesth Analg. 2003;97:984–8.

160. Tsui BC, Wagner A, Cave D, Kearney R. Thoracic and lumbar epidural analgesia via a caudal approach using electrical stimulation guidance in pediatric patients: a review of 289 patients. Anesthesiology. 2004;100:683–9.

161. Taenzer AH, Clark C 5th, Kovarik WD. Experience with 724 epidurograms for epidural catheter placement in pediatric anesthesia. Reg Anesth Pain Med. 2010;35:432–5.

162. Tsui BC. Innovative approaches to neuraxial blockade in children: the introduction of epidural nerve root stimulation and ultrasound guidance for epidural catheter placement. Pain Res Manag. 2006;11:173–80.

163. Tsui BC, Pain Res Manag 2006 above. Roberts SA, Galvez I. Ultrasound assessment of caudal catheter position in infants. Pediatr Anesth. 2005;15;429–32.

164. Kost-Byerly S, Tobin JR, Greenberg RS, Billett C, Zahurak M, Yaster M. Bacterial colonization and infection rate of continuous epidural catheters in children. Anesth Analg. 1998;86:712–6.

165. Bubeck J, Boos K, Krause H, Thies KC. Subcutaneous tunneling of caudal catheters reduces the rate of bacterial colonization to that of lumbar epidural catheters. Anesth Analg. 2004;99: 689–93.

166. Kinirons B, Mimoz O, Lafendi L, Naas T, Meunier J, Nordmann P. Chlorhexidine versus povidone iodine in preventing colonization of continuous epidural catheters in children: a randomized, controlled trial. Anesthesiology. 2001;94:239–44.

167. Schrock CR, Jones MB. The dose of caudal epidural analgesia and duration of postoperative analgesia. Paediatr Anesth. 2003;13:403–8.

168. Hong JY, Han SW, Kim WO, et al. A comparison of high volume low concentration ropivacaine in caudal analgesia for pediatric orchidopexy. Anesth Analg. 2009;109:1073.

169. Nishiyama T, Hanaoka K, Ochiai Y. The median approach to transsacral epidural block. Anesth Analg. 2002;95:1067–70.

170. Ballantyne JC, Carr DB, de Ferranti S. The comparative effects of

第 15 章 区域麻醉 387

postoperative analgesic therapies on pulmonary outcome: cumulative meta-analyses of randomized, controlled trials. Anesth Analg. 1998;86:598–612.

171. Ecoffey C, Lacroix F, Giaufre E, Orliaguet G, et al. Epidemiology and morbidity of regional anesthesia in children: a follow-up one-year prospective survey of the French-language society of pediatric anesthesiologists (ADARPEF). Pediatr Anesth. 2010;20:1061–89.

172. Ecoffey C, Dubousset AM, Samii K. Lumbar and thoracic epidural anaesthesia in infants and children. Anesthesiology. 1986;65:87–90.

173. Dalens BJ, editor. Pediatric regional anaesthesia. CRC: Florida; 1990. p. 375–415.

174. Ames WA, Hayes JA, Petroz GC, Roy WL. Loss of resistance to normal saline is preferred to identify the epidural space: a survey of Canadian pediatric anesthesiologists. Can J Anaesth. 2005;52:607–12.

175. Webster AC, McKishnie JD, Watson JT, Reid WD. Lumbar epidural anaesthesia for inguinal hernis in low birth weight infants. Can J Anaesth. 1993;40:670–5.

176. Kasai T, Yaegashi K, Hirose M, Tanaka Y. Spinal cord injury in a child caused by an accidental dural puncture with a single-shot thoracic epidural needle. Anesth Analg. 2003;96:65–7.

177. Aarons L, Sadler B, Pitsiu M, et al. Population pharmacokinetics analysis of ropivacaine and its metabolite 2',6'-pipecoloxylidide from pooled data in neonates, infants, and children. Br J Anaesth. 2011;107:409–24.

178. Ingelmo P, Locatelli BG, Frawley G, Knottenbelt G, Favarato M, Spotti A, Fumagalli R. The optimum initial pediatric epidural bolus: a comparison of four local anesthetic solutions. Pediatr Anesth. 2007;17:1166–75.

179. Busoni P. Single shot thoracic epidural block. In: Saint-Maurice C, Schulte-Steinberg O, editors. Regional anaesthesia in children. Switzerland: Mediglobe SA; 1990. p. 110–2.

180. Busoni P, Sarti A. Sacral intervertebral epidural block. Anesthesiology. 1987;67:993–5.

181. Busoni P, Messeri A, Sarti A. The lumbosacral epidural block: a modified Taylor approach for abdominal urologic surgery in children. Anaesth Intensive Care. 1991;19:325–8.

182. Cooper MG, Sethna NF. Epidural analgesia in patients with congenital lumbosacral spinal anomalies. Anesthesiology. 1991;75:370–4.

183. Bailey PD, Rose JB, Keswani SG, Adzick NS, Galinkin JL. Does the use of fentanyl in epidural solutions for postthoracotomy pain management in neonates affect surgical outcome? J Pediatr Surg. 2005;40:1118–21.

184. Ivani G, Mossetti V. Regional anesthesia for postoperative pain control in children: focus on continuous central and perineural infusions. Paediatr Drugs. 2008;10:107–14.

185. Dobereiner EF, Cox RG, Ewen A, Lardner DR. Evidence-based clinical update: which local anesthetic drug for pediatric caudal block provides optimal efficacy with the fewest side effects? Can J Anaesth. 2010;57:1102–10.

186. Berde CB. Convulsions associated with pediatric regional anaesthesia. Anesth Analg. 1992;75:164–6.

187. Desparmet J, Meistelman Barre J, Saint MC. Continuous epidural infusion of bupivacaine for postoperative pain relief in children. Anesthesiology. 1987;67:108.

188. Meignier M, Souron R, Le Neel JC. Postoperative dorsal analgesia in the child with respiratory disabilities. Anesthesiology. 1983;59:473–5.

189. Lonnqvist PA, Ivani G, Moriarty T. Use of caudal-epidural opioids in children: still state of the art or the beginning of the end? Pediatr Anesth. 2002;12:747–9.

190. Lonnqvist PA. Adjuncts to caudal block in children–Quo vadis? Br J Anaesth. 2005;95:431–3.

191. Willschke H, Marhofer P, Bosenberg A, Johnston S, et al. Epidural catheter placement in children: comparing a novel approach using ultrasound with the standard loss of resistance technique. Br J Anaesth. 2006;97:200–7.

192. Lowe LH, Johanek AJ, Moore CW. Sonography of the neonatal spine. Part 1 Normal anatomy, imaging pitfalls and variations that may simulate disorders. AJR. 2007;188:733–38.

193. Marhofer P, Bosenberg A, Sitzwohl C, et al. Pilot study of neuraxial imaging by ultrasound in infants and children. Pediatr Anesth. 2005;15:671–6.

194. Bosenberg AT, Kimble FW. Infraorbital nerve block in neonates for cleft lip repair. Anatomical study and clinical application. Br J Anaesth. 1995;74:506–8.

195. Schenk J-P, Herweh C, Gunther P, et al. Imaging of congenital anomalies and variations of the caudal spine and back of neonates and small infants. Eur J Radiol. 2006;58:3–14.

196. Sethuraman M, Neema PK, Rathod RC. Combined monitored anesthesia care and femoral nerve block for muscle biopsy in children with myopathies. Paediatr Anaesth. 2008;18:691.

197. Oberndorfer U, Marhofer P, Bösenberg A, Willschke H, Felfernig M, Weintraud M, Kapral S, Kettner SC. Ultrasonographic guidance for sciatic and femoral nerve blocks in children. Br J Anaesth. 2007;98:797–801.

198. Hack WW, Vos A, Okken A. Incidence of forearm and hand ischaemia related to radial artery cannulation in newborn infants. Intensive Care Med. 1990;16:50–3.

199. Bösenberg AT. Lower limb nerve blocks in children using unsheathed needles and a nerve stimulator. Anaesthesia. 1995; 50:206–10.

200. Willschke H, Bosenberg A, Marhofer P, Johnston S, Kettner S, Eichenberger U, Wanzel O, Kapral S. Ultrasonographic-guided ilioinguinal/iliohypogastric nerve block in pediatric anesthesia: what is the optimal volume. Anesth Analg. 2006;102: 1680–4.

201. Messeri A, Calamandrei M, Agostino MR, Busoni P. The use of brachial plexus block for venous catheterization in low and very low birthweight infants. Anesthesiology. 1998;88:837.

202. Breschan C, Kraschl R, Jost R, Marhofer P, Likar R. Axillary brachial plexus block for treatment of severe forearm ischemia after arterial cannulation in an extremely low birth-weight infant. Paediatr Anaesth. 2004;14:681–4.

203. Lagade MR, Poppers PJ. Stellate ganglion block: a therapeutic modality for arterial insufficiency of the arm in premature infants. Anesthesiology. 1984;61(2):203–4.

204. Elias M. Continuous cervico-thoracic sympathetic ganglion block: therapeutic modality for arterial insufficiency of the arm of a neonate. Middle East J Anesthesiol. 2001;16:359–63.

205. Simion C, Corcoran J, Iyer A, Suresh S. Postoperative pain control for primary cleft lip repair in infants: is there an advantage in performing peripheral nerve blocks? Paediatr Anaesth. 2008; 18:1060–5.

206. Mayer MN, Bennaceur S, Barrier G, Couly G. Infra-orbital nerve block in early primary cheiloplasty. Rev Stomatol Chir Maxillofac. 1997;98:246–7.

207. Shandling B, Steward D. Regional analgesia for postoperative pain in pediatric outpatient surgery. J Pediatr Surg. 1980;15: 477–80.

208. Smith T, Moratin P, Wulf H. Smaller children have greater bupivacaine plasma concentrations after ilioinguinal block. Br J Anaesth. 1996;76:452–5.

209. van Schoor AN, Bosmann MC, Bosenberg AT. Revisiting the anatomy of the ilioinguinal/iliohypogastric nerve block. Pediatr Anesth. 2013;23:390–4.

210. Weintraud M, Marhofer P, Bösenberg A, Kapral S, Willschke H, Felfernig M, Kettner SC. Ilioinguinal/iliohypogastric blocks in children: where do we administer the local anesthetic without direct visualisation? Anesth Analg. 2008;106:89–93.

211. Derrick J, Aun C. Transient femoral nerve palsy after ilioinguinal nerve block. Anaesth Intensive Care. 1996;24:115.

212. Rosario DJ, Skinner PP, Rafferty AT. Transient femoral nerve palsy complicating preoperative ilioinguinal nerve block for

inguinal herniorrhaphy. Br J Surg. 1994;81:897.

213. Johr M, Sossai R. Colonic perforation puncture during ilioingui-nal nerve block in a child. Anesth Analg. 1999;88:1051–2.

214. Jacobs A, Thies KC. Ultrasound-guided transversus abdominis plane block for reversal of ileostomy in a 2-kg premature neonate. Paediatr Anaesth. 2009;19:1237–8.

215. Bielsky A, Efrat R, Suresh S. Postoperative analgesia in neonates after major abdominal surgery: 'TAP' our way to success! Paediatr Anaesth. 2009;19:541–2.

216. Fredrickson MJ, Seal P. Ultrasound-guided transversus abdominis plane block for neonatal abdominal surgery. Anaesth Intensive Care. 2009;37:469–72.

217. Hardy CA. Transverse abdominis plane block in neonates: is it a good alternative to caudal anesthesia for postoperative analgesia following abdominal surgery? Paediatr Anaesth. 2009;19:56.

218. Mai CL, Young MJ, Quraishi SA. Clinical implications of the transversus abdominis plane block in pediatric anesthesia. Pediatr Anesth. 2012;22:831–40.

219. Jacobs A, Bergmans E, Arul GS, This KC. The transversus abdominis plane (TAP) block in neonates and infants – results of an audit. Pediatr Anesth. 2011;21:1078–80.

220. Brickler SRW, Telford RJ, Booker PD. Pharmacokinetics of bupivacaine following intraoperative intercostal nerve block in neonates and in infants aged less than 6 months. Anesthesiology. 1989;70:942–7.

221. Lehr VT, Taddio A. Topical anesthesia in neonates: clinical prac-tices and practical considerations. Semin Perinatol. 2007;31:323–9.

222. Karmakar MK, Booker PD, Franks R, Pozzi M. Continuous extra-pleural paravertebral infusion of bupivacaine for post-thoracotomy analgesia in young infants. Br J Anaesth. 1996;76:811–5.

223. Cheung SL, Booker PD, Franks R, Pozzi M. Serum concentra-tions of bupivacaine during prolonged continuous paravertebral infusion in young infants. Br J Anaesth. 1997;79(1):9–13.

224. Gunter JB. Benefits and risks of local anesthetics in infants and children. Paediatr Drugs 2002:4;649–72.

225. Berde CB. Toxicity of local anesthetics in infants and children. J.Pediatr. 1993;122: Pt 2:S14–20.

226. Lin EP, Aronson LA. Successful resuscitation of bupivacaine-induced cardiotoxicity in a neonate. Paediatr Anaesth. 2010;20:955–7.

227. Shah S, Gopalakrishnan S, Apuya J, Shah S, Martin T. Use of Intralipid in an infant with impending cardiovascular collapse due to local anesthetic toxicity. J Anesth. 2009;23:439–41.

228. Neal JM, Bernards CM, Butterworth 4th JF, Di Gregorio G, Drasner K, Hejtmanek MR, Mulroy MF, Rosenquist RW, Weinberg GL. ASRA practice advisory on local anesthetic systemic toxicity. Reg Anesth Pain Med. 2010;35:152–6.

229. Picard J, Meek T. Lipid emulsion to treat overdose of local anaes-thetic: the gift of the glob. Anaesthesia. 2006;61:107–9.

230. Weinberg GL. Lipid not propofol treats bupivacaine overdose. Reg Anesth Pain Med. 2006;31:296–303.

231. Polaner DM, Drescher J. Pediatric regional anesthesia: what is the current safety record. Paediatr Anaesth. 2011;21:737–42.

232. Yamada J, Stinson J, Lamba J, Dickson A, McGrath PJ, Stevens B. A review of systematic reviews on pain interventions in hospi-talized infants. Pain Res Manag. 2008;13:413–20.

233. Frawley G, Ragg P, Hack H. Plasma concentrations of bupivacaine after combined spinal epidural anaesthesia in infants and neonates. Paediatr Anaesth 2000;10:619–25.

第16章 新生儿麻醉并发症

作者：Pete G.Kovatsis and Monica Kleinman

译者：于威威

审译：柴军、罗贞

引言

新生儿由于循环系统发育未完全以及许多器官系统和代谢过程发育不成熟，发生围术期并发症的风险大大增加。早产儿由于所有器官系统不完全成熟，特别是肺和心血管系统，进一步增加了围术期并发症的风险。新生儿手术或介入治疗，如修复或缓解，主要先天性异常或治疗危及早产儿生命的并发症，很少属于择期手术。新生儿科医生、麻醉医生和手术团队之间良好的沟通和协作对于改善预后是至关重要的。尽管有最好的目标、完善的准备以及丰富的经验，但围术期不良事件仍然困扰着临床医生们。关于并发症以及所有流程、选择治疗方案带来的风险的讨论，超出了本章的范围。因此，本章重点是对新生儿极易发生的不良事件和麻醉药物的潜在风险进行概述。

围术期死亡率和不良事件

有关婴儿与儿童围术期发病率和死亡率的首例报道可以追溯到 20 世纪 50 年代，婴儿和儿童不良事件的发生率高于成年人 [1, 2]。1961 年的研究表明，成人及儿童围术期心脏骤停发病率的差异主要归因于儿童围术期心脏骤停的发病率更高 [3]。1959 年，研究人员发现 10 岁以下儿童的死亡，超过三分之一发生在新生儿第一周 [4]。1964 年，Baltimore 麻醉研究

委员会指出，15 岁以下儿童麻醉相关死亡率为 3.3/10 000，其中的新生儿死亡率竟然高达 20.4% [5]。

最近的一项研究表明，患儿在麻醉后第一个 24h 内发生死亡并不常见。墨尔本皇家儿童医院的一项历时 5 年半以上的研究通过观察 100 000 例患儿，发现麻醉后 24h 内患儿死亡率为 13.4/10 000，新生儿死亡率（180.1/10 000）更高（15 倍）[6]。本研究中对所有死亡病例的分析表明，麻醉相关因素导致死亡的概率非常低，约为 1/10 000，只有一例新生儿由于此原因死亡。

后续研究证实，婴儿比其年长患儿更易发生不良事件 [3, 7-24]。多数研究将新生儿不良事件归类于婴儿不良事件中，没有具体详细划分出新生儿不良事件，所以漏报是一个常见的问题。因此，报道数据低估了新生儿围术期不良事件的真实发生率 [25-28]。一些流行病学研究主要报道国家数据库中的重大事件或回顾分析医疗诉讼。然而，由于这些报道不包括总体样本数，所以无法确定危机事件的发生概率。此外，临床并发症定义不统一、难以达到统计学意义、在临床工作中很难控制或识别混杂因素和地区差异的影响因素等，都影响了不良事件的研究。这些因素限制了独立研究本身的价值和研究之间的直接对比。正如 Derrington 和 Smith 所说："此外，可能存在一个未知、不可量化的错误，它可能与导致发病和死亡的连锁事件相关，也许并不相关，但这种情况被忽视了，因此而被漏报 [29]"。

在首次公布的儿科麻醉相关发病率和死亡率的前瞻性调查中，随机抽取了1978—1982年法国440个机构中年龄小于15岁的患儿40 240例，27例在麻醉后24h内发生致命的、危及生命的或导致严重后遗症的严重并发症[23]。研究表明，发病率为7/10 000，死亡率为1/40 000。婴儿（年龄<1岁，43/10 000）的并发症发生风险高于儿童（5/10000）。新生儿没有作为单独一组从婴儿中区分出来。呼吸衰竭是导致婴儿严重并发症的最常见原因，而呼吸衰竭和心力衰竭都是儿童严重并发症的主要致病因素。更高的ASA分级、并存疾病、既往麻醉史和急诊手术史都与并发症发生率增加相关。

加拿大一所儿童医院进行了一项关于麻醉发病率和死亡率数据的回顾性研究[9]，统计了1982—1987年间16岁以下儿童术后3日内的不良事件。这些事件包括那些需要麻醉医师术中进行干预的事件、在恢复室发生的恢复室护士报告事件，以及在72小时内图表中标注的任意其他事件（没有区分事件是否与外科手术或麻醉相关）。在本研究中回顾的29 220例麻醉中，只有361例麻醉涉及新生儿。这样少量病例发生的小概率事件可能使结果和阐述出现偏差。新生儿的不良事件发生率最高（术中1468/10 000，术后早期1662/10 000，术后3815/10 000），其中包括死亡率（术中83/10 000，术后148/10 000）。ASA III级或更高，并且准备进行大的外科手术的新生儿更容易出现并发症。对新生儿而言，呼吸并发症占术中事件的主要部分（54%），而血压不稳定（44%）和呼吸事件（38%）是术后并发症的主要原因。某些事件发生不止一次和（或）在同一患者发生多个事件。尚无证据表明，术中出现呼吸或心血管事件的新生儿术后状态是否会持续不平稳或者不同新生儿会出现哪种术后不良事件。研究人员发现，体重<1 kg的新生儿从NICU到手术室的转运过程增加了低温和心血管不稳定的风险，因此修正了他们在NICU中的临床处理流程。

尽管不同研究存在设计、数据采集和分析的差异，进一步的研究综合了这些早期研究的结果，得出的结论是婴儿的风险更大，尤其是新生儿[8, 11, 13-17, 19, 22, 24]。呼吸道和气道不良事件是主要原因，其他因素如ASA分级III-V级，急诊手术和其他并发症也增加了围术期的风险。当比较手术室和非手术室之间的不良事件时，新生儿和婴儿的不良事件发生率更高，呼吸问题仍然是最常见的[12]。

麻醉期间的心脏停搏虽然少见，但结果很严重，据报道发病率为1.4/10 000至4.6/10 000，死亡率为7.5%~28%[7, 18, 30, 31]。小儿围术期心脏停搏（the pediatric perioperative cardiac arrest，POCA）登记信息是一个术中心跳骤停自动报告系统，它报道了合并及不合并心脏病（先天性或获得性）儿童发生心脏骤停的数量[31]。患有心脏病的儿童更容易出现心源性的骤停（50%比38%）。值得注意的是，合并心脏病的患者心脏停搏更容易发生在普通手术室（54%），而不是心外科手术室（26%）或导管室（17%）。尽管在6个月以内的婴儿中发生了大量的不良事件（有和没有心脏病的患者分别为47%和39%），却没有关于新生儿的特异数据。另一项研究观察在心脏手术期间发生围术期心脏停搏的合并心脏病婴儿，发现其麻醉相关心脏骤停的风险大于普通患儿[30]。在先天性心脏病患者中，新生儿比年长儿发生麻醉相关的心跳骤停概率高。

术后心脏骤停是包括新生儿在内的各类人群死亡的重要危险因素。当复杂的心脏手术后发生心脏骤停时，低体重（设定为<2.5kg）婴儿的死亡率比新生儿的总体人群高两倍（分别为6.8%、12.1%）[32]。有关新生儿重症监护病房中术后心脏骤停发生率的文献很少。儿科重症监护病房中发生心脏骤停的患儿存活出院的比率为27%[33]。

呼吸和气道并发症

呼吸系统并发症和气道不通无疑是新生儿和婴儿麻醉后最常见的不良事件[34]。研究一致表明，气道和呼吸事件是儿科麻醉中最常见的并发症，其中喉痉挛和（或）气道阻塞发生率最高[11, 12, 19, 22, 24, 31]。喉痉挛是POCA登记信息记录的呼吸亚组心脏骤停的主要致病因素[7, 18]。对所有年龄人群喉痉挛发病率的研究报道显示，1~3个月龄的婴儿风险最大[20]。

对于新生儿和小婴儿而言，气道保护性反射相对敏感、气道口径小和胸壁多由软骨组织成等因素，导致吸气相气道阻塞的风险增加。即使在正常呼吸期间，新生儿和婴儿的胸壁顺应性导致跨肺压力和肺容积下降，易并发气道塌陷。由于静态功能残气量（functional residual capacity，FRC）的阻塞倾向，婴儿（特别是新生儿)需要保持动态功能残气量(FRC)。在呼气相开始时的膈肌收缩和喉部制动(声带内收)产生动态 FRC 保证呼吸周期中更大的肺容量。镇静剂和麻醉剂削弱或消除了新生儿维持这些呼吸适应性的能力。在麻醉过程中,麻醉医生可以通过使用持续气道正压通气(CPAP)、辅助通气或带有呼气末正压(PEEP)的控制通气来补偿,以避免呼吸受损。这些发育期动力特性,以及新生儿胎儿血红蛋白的高氧耗和高氧亲和力,增加了围术期低氧血症、高碳酸血症和术后呼吸事件的风险 [9]。

新生儿呼吸中枢的特点是对 CO_2 和缺氧的反应不敏感。在胎儿期和出生后早期,新生儿通过中枢化学感受器介导的 CO_2 蓄积刺激呼吸反应的机制变得迟钝。缺氧反应是双相的,如果缺氧不能快速纠正,最初反应是过度通气,随后会出现通气不足、心动过缓和呼吸暂停。吸入麻醉药气道残留浓度会消除新生儿对缺氧最初的高通气反应。这些反应在早产儿中均被放大,特别是合并贫血、低体温、代谢紊乱、败血症、肺部疾病和麻醉药残留时,围术期呼吸暂停的风险增加。事实上,所有这些反应在围术期内都受到进一步削弱,呼吸并发症的风险增加,如呼吸暂停和低氧血症。

许多新生儿表现出周期性呼吸,相对性呼吸急促伴随着间歇性呼吸暂停,与心动过缓和(或)严重低氧血症无关 [35, 36]。严重呼吸暂停或病理性呼吸暂停的定义是呼吸停止超过 15 秒或呼吸暂停伴随心动过缓、发绀或苍白 [36,37]。这在早产儿中特别常见。因为麻醉药削弱了呼吸驱动力、抑制上呼吸道肌肉张力和维持上呼吸道通畅所需的呼吸协调性,早产儿和婴儿的术后呼吸暂停也可能表现为气道梗阻 [38]。新生儿更容易发生与头颈部位置相关的上气道梗阻,这很可能与镇静剂或镇痛剂残留有关。

1982 年,一项关于早产儿、足月新生儿和婴儿疝气手术后围术期呼吸暂停风险的回顾性分析研究报道,早产儿围术期呼吸暂停的发生率为 20%,而足月新生儿发生率为零 [39]。这促进了至少四项前瞻性试验的研究,最终在 1995 年的综合分析中指出,术前伴有呼吸暂停和贫血的新生儿,呼吸暂停的发生率与孕龄和受孕周数呈明显的负相关 [40]。作者得出结论,受孕周数超过 54~56 周的新生儿呼吸暂停的发生率下降至低于 1%,但他们结论的可信度受到质疑 [41]。已经明确的是,新生儿、早产儿和早产的婴儿需要术

后监测是否发生呼吸暂停和心动过缓。对于那些不伴有持续的病理性呼吸暂停和重要脏器疾病(如心室,内出血)等严重并发症的新生儿,普遍接受的观点是孕周 60 周以下的新生儿术后至少需要观察 12 小时,而且患儿在此期间未发生呼吸暂停。

区域麻醉(蛛网膜下隙阻滞、硬膜外麻醉、腰硬联合麻醉,局麻药中除肾上腺素以外,没有其他添加剂)不增加围术期呼吸暂停的发生率,这对于早产婴儿来说也是一项选择。然而,如果给予任何镇静剂,围术期呼吸暂停的发生率与全身麻醉相似 [42-45]。脊麻与全身麻醉相比,尽管围术期低氧饱和度和心动过缓发生概率减少,但并没有降低早产婴儿中枢性呼吸暂停的风险 [46]。某些情况下,脊髓麻醉需要补充镇静剂,或部分失败的脊麻需要复合全身麻醉,这可能与术后呼吸暂停的高风险相关 [47,48]。作者还推论,受孕 41 周或少于 41 周的婴儿,尤其是伴有并发症时,出现术后延迟性呼吸暂停的风险增加。可溶性最小的强效吸入剂地氟醚促进麻醉状态下迅速苏醒,当与区域技术合用时,可以减少手术后呼吸暂停的风险 [49-51]。尽管目前没有足够的证据支持这种观点 [52],然而,鉴于清醒局麻的失败率和相对的应激反应,作者提出进行一项前瞻性研究,将七氟烷(或地氟烷)与清醒区域阻滞技术进行比较是有必要的。

一项前瞻性研究观察了 50 例平均年龄为产后 6 周、孕龄为 48.5 周(全麻)和 46.1 周(腰硬联合)的足月儿和轻度早产儿,采用全身麻醉(general, GA)和腰硬联合麻醉(CSEA)行肠胃外科手术,全麻组术后 8 天心肺不良事件发生率明显高于腰硬联合组 [53]。需要注意的是,接受全麻的婴儿术后持续输注芬太尼用于术后镇痛,而腰硬联合组通过胸段硬膜外导管持续给予丁哌卡因镇痛。全麻组心肺不良事件高发生率可能与术后镇痛方式不同有关。

甲基黄嘌呤类药物,如咖啡因可以减少但不能消除早产婴儿术后呼吸暂停风险。新生儿入手术室后,出现持续的呼吸窘迫或者术后发生呼吸暂停,可以应用此类药物 [54, 55]。甲基黄嘌呤药物也能降低 NICU 早产婴儿的拔管失败率,但是不能降低麻醉后拔管失败率 [56]。近期研究表明,多态腺苷酸 1 受体基因或可解释咖啡因不同反应的个体差异的原因:孕龄大于 28 周、携带 rs16851030C/C A1 基因型的婴儿对咖啡因有反应 [57]。腺苷酸多态性在早产婴儿的作用还需要采用大样本人群做进一步研究。

早产儿呼吸暂停发病率与红细胞压积呈负相关已经引起广泛关注。尽管已有大量研究进行了探讨，但是携氧能力或血容量不足是否能够导致呼吸暂停仍然不明。极低体重婴儿在输血后，电脑检测到 67 次自主呼吸，这说明输血可以减少早产儿呼吸暂停的发生率[58]。不仅如此，随后的 12 小时呼吸暂停风险同步降低，这提示输血降低呼吸暂停的机制可能是输血增加携氧能力而非扩张血容量。

尽管其发生率没有被证实，但新生儿拔管后确实可能发生喘鸣。包含新生儿研究的系统综述一致认为，静脉给予类固醇或雾化吸入消旋肾上腺素都不能防止拔管后喘鸣的发生[59-62]。

众所周知，新生儿长时间气管插管会导致后天声门下狭窄。新生儿气管插管后发生声门下狭窄概率为 1%~8%[63-65]，但是其发生率随着时间发展逐渐降低[66,67]。插管时间越长和出生体重越小，发生声门下狭窄的风险越大[63,68]。行心脏手术的儿科患者中，小于 1 岁的婴儿声门下狭窄发生率为 2.3%[69]。尽管应用带有气囊和不带气囊的气管导管导致声门下狭窄的发生率没有差异，但是，插管时间在 96h 以上，是声门下狭窄的危险因素。

口腔或气道刺激可能导致轻微或严重的心动过缓，甚至心搏停止或者呼吸暂停。上述心肺反射由迷走神经支配。新生儿是心动过缓的高危人群，麻醉诱导时或插管前，给予抗胆碱能药物，可以预防和降低此反射。临床报道支持上述结论，新生儿手术发生的心动过缓已经由 2000 年前的 127/10 000[13] 降低到 2000 年后的 33/10 000[18]。临床上应用七氟烷替代氟烷可能是导致上述结果的部分原因，但是从现有数据难以判断该因素是否起决定性作用。

围术期胃内容物误吸是另一个少见但却可能致命的并发症。据报道，婴儿反流误吸发生率为 3.6/10 000 到 10.2/10 000 人[8,19,23,70,71]。研究表明，急诊手术时，肺误吸发生率高于非急诊手术，而且主要发生在麻醉诱导期[71]。与之相反，对 50 000 多例麻醉分析的研究表明，尽管急诊手术误吸发生概率会有所增加，但是反流误吸与 ASA 分级相关性更为紧密[70]。这些研究都没有报道新生儿误吸的病例。尽管有些患儿误吸后需要延长呼吸支持时间，但上述研究都未见患儿反流误吸后导致严重后果的报道。虽然误吸不会显著增加发病率和死亡率，但内部的索赔分析和国家数据库资料指出，误吸是导致严重致命的并发症原因之一[11,17,72]。

手术操作地点

新生儿，尤其是危重新生儿进行医院部门间转运时，将面临许多潜在危险（见第 13 章手术室外麻醉）。危重新生儿脱离相对安全的 NICU 和手术室环境，更容易受到多种危险因素的伤害，如设备故障，药物和输注设备中断，环境温度不稳定，甚至医务人员注意力分散等。转运过程中，往往不能提供高级的 NICU 呼吸机，危重新生儿无法采用理想通气模式进行呼吸支持。Vieira 等人统计了 1197 例新生儿院内转运后产生的并发症，其中 22.6% 的转运是因为手术的需求[73]。患儿转运后，发生并发症概率为 27%，其中转运到手术室的患儿占 40%。

以往，麻醉和较大的手术操作都是在手术室内实施，但是在过去的 20 年间，在患者床旁进行医疗操作能够减少风险，已经取得了一定收益，尤其是对于早产儿。如果将患儿从 NICU 转出的风险很高，许多医院就在 NICU 或者患儿所在位置进行手术。1993 年，有人报道了 193 例在 NICU 或者手术室进行手术的新生儿特点及其预后[74]。不出意料，在 NICU 接受手术的婴幼儿病情更严重，术前需要机械通气行呼吸支持。同样，在 NICU 接受手术的婴幼儿和手术室相比，往往都是低出生体重和低孕龄。NICU 手术组总体病死率更高（14% 比 2%），术后败血症发病率无差异。值得注意的是，新生儿在手术室比在 NICU 病房更容易出现高热（T>37.5）。两篇综述包含了 80 多例在 NICU 实施不同种类手术的新生儿，无麻醉相关的死亡事件发生[74,75]。

许多手术已经在 NICU 开展，包括动脉导管结扎术。有报道，超过 120 例患儿在 NICU 行动脉导管结扎术，尽管没有死亡病例[77]，但手术并发症发生率为 17%[76]。另有报道，42 例先天膈疝新生儿需要高频振荡（HFOV）通气模式呼吸支持，在 NICU 行膈疝修补术，NICU 组比手术组感染率高，但是两组死亡率并无差异[78]。一个回顾性研究分析了 223 例诊断为坏死性小肠结肠炎、需要行开腹手术的新生儿，由于体重小于 1500g 的婴儿被评估转运至手术室风险过高，所以在 NICU 手术，同转运到手术室手术的患儿相比，死亡率没有统计学差异[79]。死亡率没有明显差异,可能是由于危重新生儿在 NICU 手术降低了死亡率,或者病情较轻的新生儿由于转运到手术室导致死亡率增加。其他已经在 NICU 实施的操作,包括早产儿视网膜病变冷冻疗法[80]、体外膜肺(extracorporeal membrane oxygenation,ECMO)插管、球囊房间隔造口术[81],以及少见的脑积水患儿脑室分流术等[82]。

在 ICU 和手术操作地点之间转运患儿前,应查明相应设备工作状态良好、供应齐全,包括充足的氧供。转运小组成员应该明确各自职责,做好应急方案。转运过程中生理指标监测应与 ICU 或者手术室监测水平一致,以便于及早发现生命体征的改变。应用转运保温箱可以保证婴幼儿体温恒定,但是也可能影响转运团队对患儿的观察和不便于连接管路。综合考虑上述危险因素,相关医务人员应该探讨危重新生儿是否进行手术以及在哪里进行手术操作(如在 NICU 或手术室)更安全。

特异性并发症

输血

危重新生儿麻醉手术时,通常需要输血。一项对大样本极低体重新生儿的研究表明,输血一次以上将增加新生儿死亡率[83]。婴幼儿对输血相关并发症特别敏感,包括高钾血症、柠檬酸导致的电解质紊乱(低钙血症和低镁血症)及低体温。

在 POCA 最新发表的文章中指出,高钾血症是心血管病因中导致心搏骤停的首要因素[7]。血钾聚集在浓缩红细胞的游离部分(CPD 和 CPDA-1),由于保存时间过长导致钾离子从细胞内渗出,血钾浓度与血液储存时间呈线性相关。如果血液以全血的形式长时间保存,即使在输血前立即分离成各血液成分,高钾也可存在于血浆当中。低温保存或者照射可以加速钾离子从红细胞内渗出。尤其是当输注速度超过 $1mL/(kg \cdot min)$ 时,新生儿高钾血症风险与输注红细胞速度直接相关[84]。右心房容积为 $5\sim10mL$,通过中心静脉直接向右心房快速输注低温高钾红细胞可能导致心房应激性增强,诱发心房甚至心室心律不齐或心脏停搏[85]。新生儿高钾血症危险因素,包括输注陈旧、低温的血制品、快速或大量输血、低钙血症、光线照射、肾功能不全及通过中心静脉输血等[85~87]。应用新鲜血制品和照射后,保存时间最短的血液可以使血液单位中钾离子聚集最小化。洗涤、加温输注血制品,尤其是长时间储存的血制品,可以降低输血导致的高钾血症和诱发心律不齐的风险。然而,洗涤和输注红细胞间隔越长,钾离子渗出细胞数量越多。其他方法,如应用外周血管输血、避免应用陈旧的全血、保持血制品中钙离子浓度,也可以降低高钾血症的发生[84~86]。

大部分输血制品应用柠檬酸盐作为抗凝剂,它可以与钙、镁结合。冰冻血浆、全血、血小板的柠檬酸盐含量最高,其次是红细胞和冷沉淀。洗涤红细胞可以去除含柠檬酸的血浆。新生儿对柠檬酸的代谢水平低,导致新生儿与年长儿童和成年人相比,循环中柠檬酸作用时间延长[84]。临床上,快速输注含有柠檬酸的血液制品与钙离子结合后在新生儿心肌产生放大效应,导致心动过缓和低血压(详见第 2 章足月儿和早产儿的生理和发育)。静脉缓慢输入钙离子可以预防或纠正上述离子紊乱。大量输血导致的大量柠檬酸堆积可能会导致代谢性碱中毒。

血管通路

可靠的血管通路对于危重新生儿管理尤为重要,但是血管通路的开放和维持也是巨大的挑战。血管通路有许多相关并发症,需要持续监护、及时诊断,将损伤的可能性降到最低。外周通路常见并发症包括感染、通路断开、静脉炎、输液外渗等。输液外渗可能导致严重并发症,如组织坏死和间隔综合征。不常见的并发症包括神经损伤、血栓形成或栓塞等。动脉管路并发症主要有缺血性损伤、栓塞、动静脉瘘和不慎注射静脉药物等[88]。恰当的标注管路和接口可以减少动脉内给药的概率。新生儿围术期血栓性静脉炎和动脉置管不良事件发生率分别为 185/10 000 和 148/10 000,而与新生儿最为接近的婴幼儿发生率分别为 20/10 000 和 49/10 000[9]。

中心静脉通路对于许多危重新生儿来说非常重要,但是它会导致多种并发症的发生[89, 90]。置管过程中或置管后,由于导管的损伤可能会导致大血管或心房穿孔。与中心静脉置管有关的危急或致命并发症包括气胸、血胸和心脏压塞等。当新生儿突然出现心肺功能不稳定时,一定要考虑是否发生上述严重并发症。其他报道过的并发症包括血栓形成(血管或管路中)、栓塞、感染、胸腔积液、乳糜性胸腔积液及意外移位等。对 587 例新生儿、婴幼儿中心静脉置管的回顾性分析研究指出，并发症发生率为 28%（移位占 11.6%，穿孔占 5.3%，管路阻塞占 5%，感染占 4%，血栓形成占 1%），有 2 例因心脏压塞导致死亡[91]。新生儿由于凝血系统发育不完善、血管直径小和病情危重，所以存在血栓栓塞风险。一项加拿大多中心研究报道[92]，虽然新生儿发生血栓并不常见（3 年多时间，64 个中心共观察 97 例），但是发生的病例往往为置入导管（89%）和（或）全身感染（29%）的患儿。该报道指出新生儿主动脉、右心房、SVC 栓塞死亡率最高。

除了与长期置管有关的常见并发症，如感染、血栓形成以外[93, 94]，外周置入中心静脉导管（PICC）会导致特殊并发症：导管断裂和栓子形成。对 1650 例 PICC 的研究表明，有 11 例（0.67%）需要经皮介入血管内操作取出导管断端[95]。与导管断裂相关的因素包括长时间置管、管路闭塞、置入端渗漏等[96]。为了避免管腔内压力过大，只推荐应用 10mL 或以上的注射器与 PICC 相连。

氧中毒

早产儿器官的氧治疗和氧毒性关系近十年来已众所周知。早产儿出生后几周内暴露在高浓度氧中会增加视网膜病变（retinopathy of prematurity，ROP）和支气管肺发育不良的风险[96-98]。如果限制吸氧浓度，则可以减少视网膜和肺部后遗症的发生。然而，我们不能确定低浓度吸氧是否会对极低体重新生儿、早产儿或足月儿产生风险。两项随机对照试验对 24 周至 27 周孕龄高氧饱和度（91%~95%）与低氧饱和度（85%~89%）的早产儿进行比较，发现虽然低氧饱和度组存活者视网膜病变较轻微，但是死亡率增高[99]。然而，也有一篇系统综述和一项大型国内研究得出相反结论，认为氧饱和度为 85%~89% 减少 ROP，不增加死亡率或者肺部疾病发病率[100-102]。为了进一步深入探讨，进行 COT 和 BOOSTII 研究时，修正了血氧浓度软件，这些研究中受软件修改影响的婴幼儿所占比例不同，氧饱和度范围也不一致[103]。另外，对于暴露在低氧饱和度的持续时间、接受低氧饱和度处理的具体年龄、氧饱和度周期性低于设定最低值的影响等因素，研究并没有加以分析来判定它们对氧毒性研究中的大量不良事件所起的作用[103]。极低体重新生儿的最佳目标氧饱和度尚存在争议。我

们并不提倡极高或者极低的氧饱和度，而是基于当前相互矛盾的研究，倡导合理的饱和度，限制 90% 以上后遗症的发生。如果氧饱和度急剧下降，应立刻紧急采取措施。

对新生儿氧化应激方面的关注改变了分娩室复苏指南。两项随机对照试验的 Meta 分析比较用 100% 纯氧和空气进行初步复苏，证实空气组生存率更高[104,105]。然而，这些实验的方法受到质疑，导致用低氧浓度进行新生儿复苏的证据可信度降低[106]。对于早产儿，当前，最佳实践经验建议，使用 < 30% 吸入氧浓度进行复苏，并监测吸入氧浓度和血氧饱和度[107]。如果用空气通气后，婴儿仍存在心动过缓，则推荐增加氧浓度至 100%[108]。然而，并没有研究指出，新生儿麻醉时理想的吸入氧浓度。最新发表的研究普遍认为，避免新生儿吸入高浓度氧可以减少不良反应的发生率[108-111]。

不良反应的预防

人为因素

麻醉医生应当为围术期患者的生命安全负责，因此，人的主观能动性在不良反应发生中扮演着重要的角色。正如 Allnutt 所说[111]："…没有例外，所有人都会犯错。犯错是完全正常的，人性使然。对于一名医生而言，要接受自己也是常人，也会犯很严重的错误，这是预防犯错的第一步；而当你成为一名资深教授或者学术顾问后，想得到犯错后的豁免，这则是向灾难迈出的第一步。"

有研究回顾性分析了一个儿科中心已报道 668 例的麻醉事件中的人为因素，发生的麻醉事件占总麻醉例数的 2.4%[15]。分析发现麻醉事件原因中人为因素占 284 例（42.5%），其中两个最常见的错误是判断失误和忘记检查（设备、气管导管和线路）。

尽管下面这些减少严重事故（死亡与昏迷）发生的规定是通过成人数据统计而来的，但是这些麻醉管理的改进措施对小儿麻醉有同样的作用：常规使用一套设备检查程序和清单、麻醉医生需要时能够得到确切的帮助、全职的麻醉医疗团队、在急诊和转运中有 2 名麻醉医生组成团队，以及在麻醉结束后肌松的拮抗等[112]。除了检查清单，减少不良事件人为因素的

其他方法包括目标反馈和方案的及时更新[15]。1989年，NCE（National Confidential Enquiry）关于围术期死亡强调了以下三点[114,115]：

1. 外科医生和麻醉医生不应该只是偶尔从事小儿操作。

2. 从事儿科麻醉的医生必须不断提升自己并胜任小儿麻醉。

3. 负责培训的人员必须受到详细审核。

尽管这些建议目前仍在逐步实施中，但它推动了英国儿科，特别是新生儿外科管理的专业化[115]。虽然美国现在很多儿科机构中都有儿科亚专业的医生，但尚没有正规的儿科专业划分系统[116]。日本一项调查显示，每年治疗新生儿少于 12 名的医疗机构和其他治疗新生儿较多的机构相比较，新生儿总死亡率明显增加[100]。这说明更多的病例、专业化的培训与实践、高风险分类、罕见病例转入专科医院等，都是减低风险和人为失误的策略[14,18,117-122]。

医疗失误

人为失误发挥重要作用的另一个环节就是医疗过失。尽管近年来新生儿药代动力学、药效学、临床结果检测取得不断发展与进步，但知识不足的鸿沟仍然存在[123-126]。新生儿用药需要计算剂量，但所用药物的浓度和容量都是参照成人来制订的。新生儿，尤其是早产儿，由于器官发育和代谢过程不成熟，以及缺乏监测药效的快速有效方法，所以很难确定合适的给药剂量和给药频率。对很多疾病而言，在进行复杂和高风险操作时，可改变机体代谢，因此需要医生迅速做出临床决策和干预。考虑到重重阻碍，围术期发生麻醉药物不良事件是可以预见的，然而多数应当可以避免。

麻醉医生在药物管理方面的地位是独一无二的，他们自己开处方、执行、溶药、给药并且记录药物的使用情况，整个过程不需要其他人参与。麻醉住院医师和同事们曾经发表过药物计算错误的报道[127-129]。麻醉中用错药物的发生概率为 1%~4%，其中包括严重的并发症，如死亡[127]。2010 年，麻醉患者安全基金会举办的峰会上制订了一些重要决策，以此减少手术室中麻醉药物使用错误的发生率[127]。研究指出，小儿麻醉中药物使用错误的比例仍然没有改变（2%~5%）[8,9,12,15,19,22]。一篇综述报道的重症小儿麻醉不良事件中，药物使用错误占 4.4%，其中药物过敏最常见[22]。与此对比，发表在《英国国家报道与学习系统》上的一篇综述统计了 3 年中围术期患儿严重不良事件发生率，提出药物使用错误占主要因素（35.6%），几乎是第二位病因（气道和呼吸，18.8%）的 2 倍[72]。药物使用错误以给药错误为主，包括涉及麻醉医生的无意中额外给药，而麻醉医生作为守护健康的专职人士，也可能并非他的错误[72]。由于这篇综述统计的是医院内病例，所以医疗失误有很大一部分原因在于围术期从手术室转运到麻醉复苏室和 ICU 病房时，医务人员之间沟通不畅。

关于新生儿围术期风险的研究报道相对较少。然而，这些研究已证实新生儿的药物不良反应和结果都比年长儿童严重[130]。新生儿和小儿的药物使用错误发生概率相近；然而，10/300 错误会导致严重或潜在严重的后续不良反应，令人焦虑的是，许多药物说明书都没有注明新生儿用药或进行充分研究[131,132]。

一所大学附属儿童医院开展的一项大型研究内容之一，就是观察 NICU 发生的药物不良反应[133]。药物不良反应和潜在药物不良反应发生率分别为 19.18/1000 个住院日和 27.4/1000 个住院日，其中 14.38% 不良事件被认为是可以避免的。值得思考的是，NICU 中药物不良反应发生率低于所有研究部门的平均值，而小儿外科病房中发生率较高（65.01/1000 个住院日）。

新生儿治疗以给予负荷剂量和持续静脉泵注为主。给予未稀释或低度稀释的负荷剂量时，给药容量很小（一毫升的十分之一），因此很容易导致药物丢失，或滞留在静脉输液管路、注射器及其他通道的无效腔里，极大延缓了药物的起效时间并降低了作用效果。同样这也容易导致意外地药物剂量滞留并出现预料不到的并发症。当低度稀释的药物持续输注或需要反复冲击给药时，易出现药物过量[134,135]。应当使用不含防腐剂的溶液预充管路，防止新生儿苯甲醇等具有潜在毒性的防腐物质滞留[135,136]。开放静脉、输液管路的连接、药物浓度和给药速度对于达到药物稳定血药浓度，以及单次负荷给药后药物在体内的总量至关重要[134]。

避免临床给药失误的"6 大原则"包含核查患者、剂量、药物、时间、给药途径、记录（已用和废弃药物的记载）等[137]。除了这些"原则"，还需要进一步设计和完善系统来减少失误发生的概率。减少药物相关失误的方法有：严格标明注射器和药瓶上的标签，所有的药瓶粘贴条形码,不同级别的药物用不同颜色标记,将危险药品从"开放"的麻醉车或抽屉中取出,且避免将药瓶外形类似的药摆放在一起[22, 138, 139]。Merry 和 Anderson 提出 9 项减少麻醉中发生给药失误的策略,并指出其中一些策略是直接针对操作人员而言的,因为从未有任何医疗系统能完全消除医疗用药失误。依照参考文献概述如下[137]:

1. 应该采用系统的对应策略来减少麻醉中药物使用错误的概率。

2. 给药前必须认真查看安瓿或者注射器的药物标签。

3. 安瓿和注射器上药物标签的内容须统一且易辨认。

4. 所有给药注射器均须进行标记(或基本上标记);如果只是单次给药,而且抽药和给药过程中注射器一直未离开操作医生的手,那么注射器可以暂时不标记,但是给所有注射器都标记上更为稳妥。

5. 麻醉医生的药物抽屉和工作区域须统一规范,非常规使用的危险麻醉药品(如麻黄碱、氟烷、丁哌卡因),应该和常规用药分开放置(放入另一个抽屉或置于手术室外)。

6. 单独核查:在抽药和给药之前,药物标签应当由另一名医师核对或用设备进行核查(如与电脑相连的药签识别器)。

7. 麻醉中出现静脉给药错误后,应当及时汇报并且常规记录。

8. 储备药物的管理应当着重于减小用药错误的风险:强烈建议在手术室中指派一名专职的药剂师,药品包装的任何改变都应当提前通知。

9. 可能的情况下,尽量避免药物采用相似的包装和规格。

另一个避免用药错误的关键措施是给犯错的过程增加重重障碍,如持续用药的浓度标准化、小儿用药包装标准化(在成人标准剂量基础上)、预充好注射器、给药前粘贴药物标签,以及整理好给药管路,如静脉、动脉、注射器或输液管路,并且不可混用等[138, 139]。正如多数复杂问题的解决方案一样,这些步骤可能需要增加额外的花费,同时,还需要操作者付出足够的努力与辛苦。

尽管几十年来我们已经意识到麻醉中用药错误是威胁患者安全的重要因素,但用药错误的改善进展甚微。当医疗机构、企业和政府部门接受并要求儿科药品的成分、分装和使用标准化时,同时也需要个体使用者支持与执行更新的床旁标准化系统,这样药物不良事件的发生才能得到有效控制。

设备相关事件

研究指出,小儿麻醉中设备相关失误仅占不良事件或"未遂事件"中的一小部分,但却十分重要。设备相关事件对比研究十分困难,因为有些研究仅报道严重事件,而其他的研究同时报道了严重事件和潜在严重事件。另外,设备相关事件的定义在这些研究中不是完全明确,而且有时还不一致。之前,关于美国儿科诉讼研究[17]和澳大利亚事故监控研究[24]的综述指出,设备相关事件分别占所有诉讼和事故的13%和14%。最近的小儿诉讼资料分析指出,设备相关事件占总事件的15%[11]。两项研究分别收集了1994—1997年、1998—2004年POCA登记信息,研究结果表明设备相关事件占所有事件的7%和5%,其中中心静脉置管并发症最常见,其次是气管导管或呼吸回路的问题[7, 18]。最近发表的源自POCA登记信息的数据显示,1994至2005年患心脏疾病的小儿设备相关事件发生率为9%[31]。此外,中心静脉置管并发症最常见,新生儿占77.8%。《英国国家报导与学习系统》刊出的一项综述,统计分析了2006—2008年严重影响或潜在影响16岁以下小儿围术期麻醉管理的严重事件,结果表明设备相关事件发生率占总体15.7%,且没有死亡或严重伤害的病例[72]。由于这项综述包含了潜在危害,尽管设备相关事件不包括静脉通路并发症,其发生率较高并不足为奇,据报道,在单中心和多中心研究中,设备相关事件发生率为2%~10%[8, 15, 19, 22, 23]。其中大多数与麻醉机、呼吸回路或气管导管有关。

风险和不良事件的根源

理论上,追溯严重事件发生的过程可以对其经过和结局有更全面的了解。前瞻性收集这些不良事件的信息非常必要,但也很困难,尤其是发生概率极低的事件。结果的分析便于采取相应的策略和措施,管理和控制潜在的危险因素,以达到改善预后的目标。既然已公认3岁以下小儿是麻醉高危人群,以及新生儿出现围术期并发症的风险最大,那么,医疗机构、专家、有威信的麻醉亚专业人士和制订保健决策发展规划的人应当关注不良事件发生的根本原因,以及深入探讨预后方面的研究,并适当地加以干预或调整来防止或减少其发生[139]。医疗机构和部门也要着重于借鉴有关患者麻醉安全的研究[118],并采取新的策略或重新分配资源[113]。患者的医疗管理最佳化和核查医疗设备,包括必备药品的合理稀释、药签标记和麻醉诱导前两人核对,这些都是必要的、而且除了紧急情况外需要常规执行。在复杂的环境中,通过设定设备参数合理的限值和报警值,预先警告操作者防止不良事件的发生是非常必要的。由于麻醉信息系统、监护仪、麻醉机和其他设备内存的整合性发展,根据患儿年龄和麻醉不同阶段提前设置的报警限值可以同步到麻醉信息管理系统中,如患儿从诱导期进入苏醒期,相应指标限值也随之发生改变。向另一名儿科麻醉医生或者其他团队成员求助是减少不良事件发生的策略[113]。经历过专业训练、有丰富小儿麻醉经验的操作者能减少不良事件发生[14,117-120,140]。这一点适用于术前到术后的各个阶段。临床医生需要自我总结与反思,医疗机构和部门也应当建立反馈机制和程序,并采取恰当的措施预防不良事件的发生。目标导向管理在成人已被证实有助于改善预后,特别是心脏麻醉中,随着脑氧监测仪的应用和应激反应的调节,在儿科也初见成效[116]。

为了改善患者的预后,相关研究必须继续进行下去,期望最终能明确常规监测指标、维持统一的参数定义及评估并通过多中心收集数据更好地评估常见的轻微不良事件以及罕见但却后果严重的事件。由儿科麻醉协会自发组织的多中心行动——"安全苏醒"正努力达到这一理想目标。为了改善围术期麻醉质量,"安全苏醒"要求在全国范围内将围术期发生的严重不良反应进行登记[141]。应该利用多学科手段来研究不良事件,这不仅需要明确学科专业因素,还包括专业相关因素以及专业共享因素等[116]。为了达到以上目标,需要促进儿科麻醉统一标准、小儿信息集中登记、恰当的基准值、完备的基础设施等方面的发展,如同 Davis 引用当代政治家的评述:"我们应当从知道的已知和知道的未知发展到小儿不知道的未知",这同样适用于新生儿麻醉[142]。

麻醉和神经认知的发展

多年以来,由于对新生儿手术中应用镇痛药和麻醉药物的认识不足或需求减少,使得这些药物很少用于新生儿。1987 年,《美国儿科学会》发表了一个声明指出[143],越来越多的循证依据表明新生儿包括早产儿对疼痛刺激表现出适当的生理反应,而且新生儿大脑皮质功能区也比以往认为的要大得多[144]。通过这项声明可以得出结论:麻醉中应用药理学作用明确的药物,可以相对保障新生儿使用麻醉药或镇痛药的安全性,并且麻醉用药需要参考"高危、潜在不平稳患者麻醉用药的常规指南"[143]。在接下来的几十年,关于新生儿麻醉用药安全性的研究将会成为热点。目前,人们关注的焦点集中在麻醉药物可能导致新生儿神经元细胞凋亡和变性,以及对新生儿及婴儿长期神经系统发育的影响。

早期研究证实,麻醉药物导致啮齿类动物新生儿的神经元死亡与变性,并将影响未来长期认知功能[145-149]。这些研究以及后期的动物实验,包括一些灵长类动物[150],已经表明将麻醉药物给予动物的新生儿后出现一致的神经解剖和神经发育异常,这不禁让人们关注人类新生儿和婴儿是否也会发生相似的损伤。2007 年,美国食品药品监督局(FDA)回顾已发表的数据,包括研究的局限性和措施,并提出以下几点问题:① N- 甲基 -D- 天冬氨酸受体拮抗剂和GABA 氨基丁酸能的激动剂(拮抗剂)对于发育中的脑存在潜在的神经毒性(表 16-1);②尽管临床上目前没有数据显示联合用药比单独用药更易产生药物毒性,但联合用药是否会增加神经毒性尚不清楚;③这方面信息的缺乏导致难以判断小儿应用药物或联合用药的安全性[151]。2011 年 3 月,FDA 组织了第二场听证会,重申目前尚缺乏有效的研究来排除麻醉药或镇静药对人体的危害[152, 153],同时其认为:"……

表 16.1　药物对新生动物脑细胞凋亡的影响

导致细胞凋亡
* 异氟醚、七氟醚、地氟醚、氧化亚氮
* 丙泊酚、硫喷妥钠、氯胺酮、咪达唑仑、地西泮、硫酸镁、地塞米松、二氧化碳
抗凋亡
* 锂、N- 乙酰 -5- 甲氧基色胺、可乐定
无细胞凋亡
* 右旋美托嘧啶、阿片类、±氯气
未知
* 肌松药

除非放弃给 3 岁以下的儿童进行择期手术,否则目前尚缺乏足够信息来改变当前的儿科麻醉方式[154]"。数十年的临床经验表明,没有相关的临床证据可以证明麻醉药物会对人类脑发育产生危害。然而,我们也知道目前尚无关于新生儿或婴儿的麻醉药诱导神经毒性方面的前瞻性临床研究。阐明这些相关性非常困难,因为这其中有太多的混杂因素影响监测结果,包括暴露于麻醉药的发育时期不同和观察神经发育影响的时间点不同等[155]。2007 年,Anand 详细评估了关于麻醉药神经毒性的动物实验研究,并得出结论:"由于上述内容所提及的动物实验模型的局限性,使它们不适用于临床上的婴儿或儿童"[156]。这些局限性包括:实验动物不恰当或不一致的神经发育时期;使用麻醉药物的剂量和持续时间不恰当或者不可比;未采用具有可比性的生理监测指标;以及未在适当的外科手术刺激下使用麻醉药等[156,157]。把动物研究中麻醉药暴露的剂量、持续时间以及暴露时间点外推到人时,阐明不同物种间的药代动力学和药效动力学差异是"至关重要且存在争议的"[158,159]。麻醉药引起动物神经元细胞凋亡的提出者们则认为,动物实验中使用的药物剂量并不过量,他们引用了在神经细胞凋亡进程中使用亚麻醉药剂量的研究,并认为这些研究中报道的生理指标数据和对照值相比具有可比性。他们研究了不同物种神经发育和突触发生的时期,并建议进行一项酒精诱导人脑神经元细胞毒性的平行试验研究[160]。尽管我们承认动物与人体存在不同的药物剂量和年龄差异,但作者自己的研究数据表明,与对照组相比,只有在血液乙醇浓度连续 4 小时超过 200mg/dL 的情况下,乙醇才会明显增加神经细胞的凋亡[161]。这也就强调了麻醉药物导致神经细胞凋亡的时间及剂量依赖性,比如,氯胺酮与对照组相比,在 3 小时内不会导致灵长类新生儿严重的神经细胞凋亡,而大于或等于 9 小时,则会造成伤害[150,162]。关于在婴儿与儿童麻醉中须调整麻醉药的持续用量有以下几种原因:第一,麻醉药提供了神经保护和抗炎作用,但同时也有不良影响,包括不能镇痛和无法抑制外科应激反应[156,157,163,164]。第二,与无疼痛刺激的情况相比,当用氯胺酮止疼时,它能减少神经细胞变性[165,167]。第三,由成年啮齿动物创伤性脑损伤和麻醉药诱导的啮齿动物新生儿神经细胞凋亡会导致神经认知功能明显受损,如果事后让其与同窝出生幼崽一起锻炼和交流,认知功能障碍可能消

除[168,169]。第四,有证据表明,预处理可以预防或者减轻啮齿动物新生儿暴露于"有害的"麻醉药物导致的细胞凋亡和神经认知功能障碍。这些预处理包括吸入七氟醚后给予小剂量氯胺酮[170]、维生素 D3[170]、一种神经肽(NAP)[170-172]、半胱天冬酶 3 阻滞剂(TRP-601)[173]及单次给予红细胞生成素[174]。迄今为止,这些干预措施的联合使用对细胞凋亡和预后的影响还尚未被评估,但这些干预措施将为未来新生儿麻醉"安全"用药奠定基础。

从这个包含许多复杂变量的问题中得出肯定的临床数据是极为困难的。回顾性研究评估了麻醉对神经发育的影响,并展示了人们关于麻醉对神经认知以及行为学影响的关注[175-177]。这些回顾性研究存在明显的问题,包括但不仅限于以下几点:调控复杂变量的困难,如缺乏围术期监测、衡量标准不精确和测量错误等[175-179]。与此相反,一项观察同卵双胎的双胞胎实验也未证实麻醉药与认知行为表现的关系[180]。但这项研究没有直接评估学习障碍,没有检测多种麻醉药的影响,也未说明具体使用麻醉药的详细情况。该研究的作者认为,患病的小儿通常具有学习障碍,原因主要还是与其患病及需要手术和麻醉有关[180,181]。一项关于全身麻醉母亲接受剖宫产的回顾性综述,在 5 年后也未发现小儿出现手术不良反应[182]。荷兰一项回顾性队列研究表明,婴儿时期曾经接受过腹股沟疝修补手术的儿童,与随机选择、年龄一致,但无手术史的孩子相比,他们 9 年级的学业成绩分数并无差异[183]。目前,所有关于早期接受麻醉与后期出现认知功能或精神运动功能损害有关的言论都是缺乏依据的。

目前两项有前景的临床研究有助于阐明麻醉药对神经发育影响的临床相关性:其一,是一项前瞻性多中心随机对照试验;其二,是一项回顾性队列研究。第一项实验,"全身麻醉研究"(GAS),是一项多地区、多国家的随机对照试验,对全身麻醉或区域阻滞麻醉下行疝气手术的婴儿长期神经发育情况进行比较[155,184],这项实验预期在 2016 年完成。第二项研究是多地区的"儿科麻醉神经发育评估"(PANDA 研究)[185]。PANDA 是一项混合的流行病学设计,将 3 岁前接受过一次全麻的患儿与年龄发育匹配的未接受过麻醉的双胞胎兄弟姐妹组成队列研究,并进行回顾性对比分析。两组患儿长大后都要接受全面和特异的神经发育状况的前瞻性、直接的评估。

FDA 意识到麻醉药物的神经毒性研究是需要社会和个人的聪明才智以及经济合作才能完成的艰巨任务,因此已经建立机构 - 个人协作同盟,简称为 SAFEKIDS(儿科主要吸入麻醉药和静脉麻醉药的使用安全)[186]。SAFEKIDS 包含了 2010 年的 Smart-Tots (减低小儿麻醉相关神经毒性的策略)[187]。SmartTots(http: //www.smarttots.org)是一项"多年计划,关于每年数百万小儿安全使用麻醉药和镇静药的科学信息中存在的重大差距与分歧"[188] 的研究。GAS 和 PANDA 研究现在与 SmartTots 齐名。

若将来临床研究确实揭示出麻醉药具有导致神经毒性的危险,那这与没有治疗的疼痛和应激所带来的危害相比,又孰轻孰重呢? 遗憾的是,答案是未知的或存在极大争议的,这可能要等到下一代才能彻底阐明其中复杂的关系。区域阻滞麻醉通过减少具有潜在神经毒性药物的全身用药而发挥重要作用。早期外科手术干预对于患儿预后是有益的[158],因此,如果有临床适应证,外科手术和麻醉不应该延迟。当专家们继续探讨人类早期暴露于麻醉药导致的风险时,医生应该继续关注如何减少患病率和死亡率。

结论

新生儿围术期患病率和死亡率最高,随着年龄增长,到成人后逐渐下降。新生儿这种高风险性不足为奇,因为他们经常需要行急诊手术并且合并复杂得多器官疾病(呼吸和神经系统疾病)、败血症、先天性心脏病等。这些并存疾病增加了围术期的风险。手术室环境复杂多变,再加上高危人群相对敏感,使不良事件发生的概率增加。尽管更加实际、可行的目标是采取措施减少不良事件的发生和改善不良事件的后果,但成功麻醉方案的终极目标仍是防止不良事件的发生。由于麻醉期间系统管理需要人为参与和决策,那么人为失误就不可避免。围术期和麻醉期间管理需不断改善与提高,减少各种失误的发生。通过采用全球统一标准和定义对后续数据进行统计和分析、继续教育、创新策略,进一步标准化以及致力于围麻醉期的努力,麻醉安全和预后的显著改善终将在我们这些最为脆弱、最为稚嫩的患者——新生儿麻醉中实现。

参考文献

1. Beecher HK, Todd DP. A study of the deaths associated with anesthesia and surgery: based on a study of 599, 548 anesthesias in ten institutions 1948-1952, inclusive. Ann Surg. 1954;140:2–35.
2. Phillips OC, Frazier TM, Graff TD, Dekornfeld TJ. The Baltimore anesthesia study committee. Review of 1,024 postoperative deaths. JAMA. 1960;174:2015–9.
3. Rackow H, Salanitre E, Green LT. Frequency of cardiac arrest associated with anesthesia in infants and children. Pediatrics. 1961;28:697–704.
4. Smith RM. Anesthesia for infants and children. St. Louis: Mosby; 1959.
5. Graff TD, Phillips OC, Benson DW, Kelley E. Baltimore anesthesia study committee: factors in pediatric anesthesia mortality. Anesth Analg. 1964;43:407–14.
6. van der Griend BF, Lister NA, McKenzie IM, et al. Postoperative mortality in children after 101,885 anesthetics at a tertiary pediatric hospital. Anesth Analg. 2011;112(6):1440.
7. Bhananker SM, Ramamoorthy C, Geiduschek JM, et al. Anesthesia-related cardiac arrest in children: update from the pediatric perioperative cardiac arrest registry. Anesth Analg. 2007;105:344–50.
8. Bunchungmongkol N, Somboonviboon W, Suraseranivongse S, Vasinanukorn M, Chau-in W, Hintong T. Pediatric anesthesia adverse events: the Thai Anesthesia Incidents Study (THAI Study) database of 25,098 cases. J Med Assoc Thai. 2007;90:2072–9.
9. Cohen MM, Cameron CB, Duncan PG. Pediatric anesthesia morbidity and mortality in the perioperative period. Anesth Analg. 1990;70:160–7.
10. Flick RP, Sprung J, Harrison TE, et al. Perioperative cardiac arrests in children between 1988 and 2005 at a tertiary referral center: a study of 92,881 patients. Anesthesiology. 2007;106: 226–37. quiz 413-4.
11. Jimenez N, Posner KL, Cheney FW, Caplan RA, Lee LA, Domino KB. An update on pediatric anesthesia liability: a closed claims analysis. Anesth Analg. 2007;104:147–53.
12. Kakavouli A, Li G, Carson MP, et al. Intraoperative reported adverse events in children. Paediatr Anaesth. 2009;19:732–9.
13. Kawashima Y, Seo N, Morita K, et al. Anesthesia-related mortality and morbidity in Japan (1999). J Anesth. 2002;16:319–31.
14. Keenan RL, Shapiro JH, Kane FR, Simpson PM. Bradycardia during anesthesia in infants. An epidemiologic study. Anesthesiology. 1994;80:976–82.
15. Marcus R. Human factors in pediatric anesthesia incidents. Paediatr Anaesth. 2006;16:242–50.
16. Morita K, Kawashima Y, Irita K. Perioperative mortality and morbidity in 1999 with a special reference to age in 466 certified training hospitals of Japanese Society of Anesthesiologists–report of Committee on Operating Room Safety of Japanese Society of Anesthesiologists. Masui. 2001;50:909–21.
17. Morray JP, Geiduschek JM, Caplan RA, Posner KL, Gild WM, Cheney FW. A comparison of pediatric and adult anesthesia closed malpractice claims. Anesthesiology. 1993;78:461–7.
18. Morray JP, Geiduschek JM, Ramamoorthy C, et al. Anesthesia-related cardiac arrest in children: initial findings of the pediatric perioperative cardiac arrest (POCA) registry. Anesthesiology. 2000;93:6–14.
19. Murat I, Constant I, Maud'huy H. Perioperative anaesthetic morbidity in children: a database of 24,165 anaesthetics over a 30-month period. Paediatr Anaesth. 2004;14:158–66.
20. Olsson GL, Hallen B. Laryngospasm during anaesthesia. A computer-aided incidence study in 136,929 patients. Acta Anaesthesiol Scand. 1984;28:567–75.

21. Olsson GL, Hallen B. Cardiac arrest during anaesthesia. A computer-aided study in 250,543 anaesthetics. Acta Anaesthesiol Scand. 1988;32:653–64.

22. Tay CL, Tan GM, Ng SB. Critical incidents in paediatric anaesthesia: an audit of 10 000 anaesthetics in Singapore. Paediatr Anaesth. 2001;11:711–8.

23. Tiret L, Nivoche Y, Hatton F, Desmonts JM, Vourc'h G. Complications related to anaesthesia in infants and children. A prospective survey of 40240 anaesthetics. Br J Anaesth. 1988;61:263–9.

24. Van der Walt JH, Sweeney DB, Runciman WB, Webb RK. The Australian Incident Monitoring Study. Paediatric incidents in anaesthesia: an analysis of 2000 incident reports. Anaesth Intensive Care. 1993;21:655–8.

25. Leape LL. Error in medicine. JAMA. 1994;272:1851–7.

26. Smith AF, Goodwin D, Mort M, Pope C. Adverse events in anaesthetic practice: qualitative study of definition, discussion and reporting. Br J Anaesth. 2006;96:715–21.

27. Stanhope N, Crowley-Murphy M, Vincent C, O'Connor AM, Taylor-Adams SE. An evaluation of adverse incident reporting. J Eval Clin Pract. 1999;5:5–12.

28. Taylor JA, Brownstein D, Christakis DA, et al. Use of incident reports by physicians and nurses to document medical errors in pediatric patients. Pediatrics. 2004;114:729–35.

29. Derrington MC, Smith G. A review of studies of anaesthetic risk, morbidity and mortality. Br J Anaesth. 1987;59:815–33.

30. Odegard KC, DiNardo JA, Kussman BD, et al. The frequency of anesthesia-related cardiac arrests in patients with congenital heart disease undergoing cardiac surgery. Anesth Analg. 2007;105:335–43.

31. Ramamoorthy C, Haberkern CM, Bhananker SM, et al. Anesthesia-related cardiac arrest in children with heart disease: data from the pediatric perioperative cardiac arrest (POCA) registry. Anesth Analg. 2010;110:1376–82.

32. Hansen G, Joffe AR, Nettel-Aguirre A, et al. Two-year survival and neurodevelopmental outcomes after cardiopulmonary resuscitation in neonatal patients after complex cardiac surgery. Resuscitation. 2011;82:313–8.

33. Meaney PA, Nadkarni VM, Cook EF, et al. Higher survival rates among younger patients after pediatric intensive care unit cardiac arrests. Pediatrics. 2006;118:2424–33.

34. Paterson N, Waterhouse P. Risk in pediatric anesthesia. Paediatr Anaesth. 2011;21:848–57.

35. Fenner A, Schalk U, Hoenicke H, Wendenburg A, Roehling T. Periodic breathing in premature and neonatal babies: incidence, breathing pattern, respiratory gas tensions, response to changes in the composition of ambient air. Pediatr Res. 1973;7:174–83.

36. Kelly DH, Stellwagen LM, Kaitz E, Shannon DC. Apnea and periodic breathing in normal full-term infants during the first twelve months. Pediatr Pulmonol. 1985;1:215–9.

37. Hoppenbrouwers T, Hodgman JE, Harper RM, Hofmann E, Sterman MB, McGinty DJ. Polygraphic studies of normal infants during the first six months of life: III. Incidence of apnea and periodic breathing. Pediatrics. 1977;60:418–25.

38. Kurth CD, LeBard SE. Association of postoperative apnea, airway obstruction, and hypoxemia in former premature infants. Anesthesiology. 1991;75:22–6.

39. Steward DJ. Preterm infants are more prone to complications following minor surgery than are term infants. Anesthesiology. 1982;56:304–6.

40. Cote CJ, Zaslavsky A, Downes JJ, et al. Postoperative apnea in former preterm infants after inguinal herniorrhaphy. A combined analysis. Anesthesiology. 1995;82:809–22.

41. Fisher DM. When is the ex-premature infant no longer at risk for apnea? Anesthesiology. 1995;82:807–8.

42. Craven PD, Badawi N, Henderson-Smart DJ, O'Brien M. Regional (spinal, epidural, caudal) versus general anaesthesia in preterm infants undergoing inguinal herniorrhaphy in early infancy. Cochrane Database Syst Rev 2003:CD003669.

43. Gerber AC, Weiss M. Awake spinal or caudal anaesthesia in preterms for herniotomies: what is the evidence based benefit compared with general anaesthesia? Curr Opin Anaesthesiol. 2003;16:315–20.

44. Frumiento C, Abajian JC, Vane DW. Spinal anesthesia for preterm infants undergoing inguinal hernia repair. Arch Surg. 2000;135:445–51.

45. Kunst G, Linderkamp O, Holle R, Motsch J, Martin E. The proportion of high risk preterm infants with postoperative apnea and bradycardia is the same after general and spinal anesthesia. Can J Anaesth. 1999;46:94–5.

46. Krane EJ, Haberkern CM, Jacobson LE. Postoperative apnea, bradycardia, and oxygen desaturation in formerly premature infants: prospective comparison of spinal and general anesthesia. Anesth Analg. 1995;80:7–13.

47. Davidson A, Frawley GP, Sheppard S, Hunt R, Hardy P. Risk factors for apnea after infant inguinal hernia repair. Paediatr Anaesth. 2009;19:402–3.

48. Kim J, Thornton J, Eipe N. Spinal anesthesia for the premature infant: is this really the answer to avoiding postoperative apnea? Paediatr Anaesth. 2009;19:56–8.

49. O'Brien K, Robinson DN, Morton NS. Induction and emergence in infants less than 60 weeks post-conceptual age: comparison of thiopental, halothane, sevoflurane and desflurane. Br J Anaesth. 1998;80:456–9.

50. Sale SM, Read JA, Stoddart PA, Wolf AR. Prospective comparison of sevoflurane and desflurane in formerly premature infants undergoing inguinal herniotomy. Br J Anaesth. 2006;96:774–8.

51. Murphy JJ, Swanson T, Ansermino M, Milner R. The frequency of apneas in premature infants after inguinal hernia repair: do they need overnight monitoring in the intensive care unit? J Pediatr Surg. 2008;43:865–8.

52. William JM, Stoddart PA, Williams SA, Wolf AR. Post-operative recovery after inguinal herniotomy in ex-premature infants: comparison between sevoflurane and spinal anaesthesia. Br J Anaesth. 2001;86:366–71.

53. Somri M, Coran AG, Mattar I, et al. The postoperative occurrence of cardio-respiratory adverse events in small infants undergoing gastrointestinal surgery: a prospective comparison of general anesthesia and combined spinal-epidural anesthesia. Pediatr Surg Int. 2011;27(11):1173–8.

54. Welborn LG, Greenspun JC. Anesthesia and apnea. Perioperative considerations in the former preterm infant. Pediatr Clin North Am. 1994;41:181–98.

55. Henderson-Smart DJ, Steer P. Prophylactic caffeine to prevent postoperative apnea following general anesthesia in preterm infants. Cochrane Database Syst Rev 2001:CD000048.

56. Henderson-Smart DJ, Davis PG. Prophylactic methylxanthines for endotracheal extubation in preterm infants. Cochrane Database Syst Rev 2010:CD000139.

57. Kumral A, Tuzun F, Vesilirmak DC, et al. Genetic basis of apnoea of prematurity and caffeine treatment response: role of adenosine receptor polymorphisms: genetic basis of apnoea of prematurity. Acta Paediatr. 2012;101:e299–303.

58. Zagol K, Lake DE, Vergales B, et al. Anemia, apnea of prematurity, and blood transfusions. J Pediatr. 2012;161:417–21.

59. Khemani RG, Randolph A, Markovitz B. Corticosteroids for the prevention and treatment of post-extubation stridor in neonates, children and adults. Cochrane Database Syst Rev 2009:CD001000 pub3.

60. Davies MW, Davis PG. Nebulized racemic epinephrine for extubation of newborn infants. Cochrane Database Syst Rev 2002:CD000506.

61. Davis PG, Henderson-Smart DJ. Intravenous dexamethasone for

extubation of newborn infants. Cochrane Database Syst Rev 2001;(4):CD 000308.

62. de Cesar RG, Carvalho WB. L-epinephrine and dexamethasone in postextubation airway obstruction: a prospective, randomized, double-blind placebo-controlled study. Int J Pediatr Otorhinolaryngol. 2009;73:1639–43.

63. Dankle SK, Schuller DE, McClead RE. Risk factors for neonatal acquired subglottic stenosis. Ann Otol Rhinol Laryngol. 1986;95:626–30.

64. Jones R, Bodnar A, Roan Y, Johnson D. Subglottic stenosis in newborn intensive care unit graduates. Am J Dis Child. 1981;135:367–8.

65. Parkin JL, Stevens MH, Jung AL. Acquired and congenital subglottic stenosis in the infant. Ann Otol Rhinol Laryngol. 1976;85:573–81.

66. Walner DL, Loewen MS, Kimura RE. Neonatal subglottic stenosis–incidence and trends. Laryngoscope. 2001;111:48–51.

67. Miller JD, Carlo WA. Pulmonary complications of mechanical ventilation in neonates. Clin Perinatol. 2008;35:273–81.

68. Sherman JM, Lowitt S, Stephenson C, Ironson G. Factors influencing acquired subglottic stenosis in infants. J Pediatr. 1986;109:322–7.

69. Mossad E, Youssef G. Subglottic stenosis in children undergoing repair of congenital heart defects. J Cardiothorac Vasc Anesth. 2009;23:658–62.

70. Borland LM, Sereika SM, Woelfel SK, et al. Pulmonary aspiration in pediatric patients during general anesthesia: incidence and outcome. J Clin Anesth. 1998;10:95–102.

71. Warner MA, Warner ME, Warner DO, Warner LO, Warner EJ. Perioperative pulmonary aspiration in infants and children. Anesthesiology. 1999;90:66–71.

72. Maclennan AI, Smith AF. An analysis of critical incidents relevant to pediatric anesthesia reported to the UK National Reporting and Learning System, 2006-2008. Paediatr Anaesth. 2010;21(8):841–7.

73. Finer NN, Woo BC, Hayashi A, Hayes B. Neonatal surgery: intensive care unit versus operating room. J pediatr surg. 1993;28:645–9.

74. Gavilanes AW, Heineman E, Herpers MJ, Blanco CE. Use of neonatal intensive care unit as a safe place for neonatal surgery. Arch Dis Child Fetal Neonatal Ed. 1997;76:F51–3.

75. Mallick MS, Jado AM, Al-Bassam AR. Surgical procedures performed in the neonatal intensive care unit on critically ill neonates: feasibility and safety. Ann Saudi Med. 2008;28:105–8.

76. Taylor RL, Grover FL, Harman PK, Escobedo MK, Ramamurthy RS, Trinkle JK. Operative closure of patent ductus arteriosus in premature infants in the neonatal intensive care unit. Am J Surg. 1986;152:704–8.

77. Gould DS, Montenegro LM, Gaynor JW, et al. A comparison of on-site and off-site patent ductus arteriosus ligation in premature infants. Pediatrics. 2003;112:1298–301.

78. Lago P, Meneghini L, Chiandetti L, Tormena F, Metrangolo S, Gamba P. Congenital diaphragmatic hernia: intensive care unit or operating room? Am J Perinatol. 2005;22:189–97.

79. Frawley G, Bayley G, Chondros P. Laparotomy for necrotizing enterocolitis: intensive care nursery compared with operating theatre. J Paediatr Child Health. 1999;35:291–5.

80. Allegaert K, Van de Velde M, Casteels I, Naulaers G, Vanhole C, Devlieger H. Cryotherapy for threshold retinopathy: perioperative management in a single center. Am J Perinatol. 2003;20:219–26.

81. Zellers TM, Dixon K, Moake L, Wright J, Ramaciotti C. Bedside balloon atrial septostomy is safe, efficacious, and cost-effective compared with septostomy performed in the cardiac catheterization laboratory. Am J Cardiol. 2002;89:613–5.

82. Karas CS, Baig MN, Elton SW. Ventriculosubgaleal shunts at Columbus Children's Hospital: Neurosurgical implant placement

in the neonatal intensive care unit. J Neurosurg. 2007;107:220–3.

83. Dos Santos AM, Guinsburg R, de Almeida MF, et al. Red Blood Cell Transfusions are Independently Associated with Intra-Hospital Mortality in Very Low Birth Weight Preterm Infants. J Pediatr. 2011;159(3):371–6.

84. Barcelona SL, Thompson AA, Cote CJ. Intraoperative pediatric blood transfusion therapy: a review of common issues. Part I: hematologic and physiologic differences from adults; metabolic and infectious risks. Paediatr Anaesth. 2005;15:716–26.

85. Lee AC, Reduque LL, Luban NLC, Ness PM, Anton B, Heitmiller ES. Transfusion-associated hyperkalemic cardiac arrest in pediatric patients receiving massive transfusion. Transfusion. 2013;54(1):244–54. doi:10.1111/trf12192.

86. Sloan SR. Neonatal transfusion review. Paediatr Anaesth. 2011;21:25–30.

87. Vraets A, Lin Y, Callum JL. Transfusion-associated hyperkalemia. Transfus Med Rev. 2011;25:184–96.

88. Schindler E, Kowarld B, Suess H, et al. Catheterization of the radial or brachial artery in neonates and infants. Paediatr Anaesth. 2005;15:677–82.

89. Beluffi G, Periotti G, Silco C, Fiori P, et al. Central venous catheters in premature babies: radiological evaluation, malpositioning and complications. Pediatr Radiol. 2012;42:1000–8.

90. Jumani K, Advani S, Reich NG, et al. Risk factors for peripherally inserted central venous catheter complications in children. JAMA Pediatr. 2013;167:429–35.

91. Goutail-Flaud MF, Sfez M, Berg A, et al. Central venous catheter-related complications in newborns and infants: a 587-case survey. J Pediatr Surg. 1991;26:645–50.

92. Schmidt B, Andrew M. Neonatal thrombosis: report of a prospective Canadian and international registry. Pediatrics. 1995; 96:939–43.

93. Njere I, Islam S, Parish D, et al. Outcome of peripherally inserted central venous catheters in surgical and medical neonates. J Pediatr Surg. 2011;46:946–50.

94. Westergaard B, Classen V, Walther-Larsen S. Peripherally inserted central catheters in infants and children – indications, techniques complications, and clinical recommendations. Acta Anaesthesiol Scand. 2013;57:278–87.

95. Chow LM, Friedman JN, Macarthur C, et al. Peripherally inserted central catheter (PICC) fracture and embolization in the pediatric population. J Pediatr. 2003;142:141–4.

96. Hayes Jr D, Feola DJ, Murphy BS, Shook LA, Ballard HO. Pathogenesis of bronchopulmonary dysplasia. Respiration. 2010;79:425–36.

97. Mani V, Morton NS. Overview of total intravenous anesthesia in children. Paediatr Anaesth. 2010;20:211–22.

98. Tlucek PS, Corff KE, Bright BC, Bedwell SM, Sekar KC, Siatkowski RM. Effect of decreasing target oxygen saturation on retinopathy of prematurity. J AAPOS. 2010;14:406–11.

99. Carlo WA, Finer NN, Walsh MC, et al. Target ranges of oxygen saturation in extremely preterm infants. N Engl J Med. 2010;362:1959–69.

100. Stenson BJ, Tarnow-Mordi WO, Darlow BA, et al. Oxygen saturation and outcomes in preterm infants. N Engl J Med. 2013; 368:2094–104.

101. Askie LM, Henderson-Smart DJ, Ko H. Restricted versus liberal oxygen exposure for preventing morbidity and mortality in preterm or low birth weight infants. Cochrane Database Syst Rev 2009:CD001077.

102. Schmidt B, Whyte RK, Asztalos EV, et al. Effects of targeting higher vs lower arterial oxygen saturations on death or disability in extremely preterm infants: a randomized clinical trial. JAMA. 2013;309:2111–20.

103. Bancalari E, Claure N. Oxygenation targets and outcomes in premature infants. JAMA. 2013;309:2161–2.

104. Davis PG, Tan A, O'Donnell CP, Schulze A. Resuscitation of new-

born infants with 100 % oxygen or air: a systematic review and meta-analysis. Lancet. 2004;364:1329–33.

105. Rabi Y, Rabi D, Yee W. Room air resuscitation of the depressed newborn: a systematic review and meta-analysis. Resuscitation. 2007;72:353–63.

106. Brown JVE, Moe-Byrne T, Harden M, et al. Lower versus higher oxygen concentration for delivery room stabilization of preterm neonates: systematic review. PLoS One. 2012;7(12):e52033.

107. Cernada M, Cubells E, Torres-Cuevas I, et al. Oxygen in the delivery room. Early Hum Dev. 2013;8951:S11–13.

100. Kattwinkel J, Perlman JM, Aziz K, et al. Part 15: neonatal resuscitation: 2010 American heart association guidelines for cardiopulmonary resuscitation and emergency cardiovascular care. Circulation. 2010;122:S909–19.

109. Sola A. Oxygen in neonatal anesthesia: friend or foe? Curr Opin Anaesthesiol. 2008;21:332–9.

110. Sola A, Rogido MR, Deulofeut R. Oxygen as a neonatal health hazard: call for detente in clinical practice. Acta Paediatr. 2007;96:801–12.

111. van der Walt J. Oxygen - elixir of life or Trojan horse? Part 2: oxygen and neonatal anesthesia. Paediatr Anaesth. 2006;16:1205–12.

112. Allnutt MF. Human factors in accidents. Br J Anaesth. 1987;59:856–64.

113. Arbous MS, Meursing AE, van Kleef JW, et al. Impact of anesthesia management characteristics on severe morbidity and mortality. Anesthesiology. 2005;102:257–68. quiz 491-2.

114. Campling EA, Devlin HB, Lunn JN. The report of the national confidential enquiry into perioperative deaths 1989. London, 1990. http://www.ncepod.org.uk/pdf/1989/Full%20Report%201989.pdf.

115. Arul GS, Spicer RD. Where should paediatric surgery be performed? Arch Dis Child. 1998;79:65–70. discussion -2.

116. Hoffman GM. Outcomes of pediatric anesthesia. Semin Pediatr Surg. 2008;17:141–51.

117. Irita K, Tsuzaki K, Sawa T, et al. The state of pediatric anesthesia in Japan: an analysis of the Japanese society of anesthesiologists survey of critical incidents in the operating room. Masui. 2007;56:93–102.

118. Auroy Y, Ecoffey C, Messiah A, Rouvier B. Relationship between complications of pediatric anesthesia and volume of pediatric anesthetics. Anesth Analg. 1997;84:234–5.

119. Keenan RL, Shapiro JH, Dawson K. Frequency of anesthetic cardiac arrests in infants: effect of pediatric anesthesiologists. J Clin Anesth. 1991;3:433–7.

120. Mamie C, Habre W, Delhumeau C, Argiroffo CB, Morabia A. Incidence and risk factors of perioperative respiratory adverse events in children undergoing elective surgery. Paediatr Anaesth. 2004;14:218–24.

121. Stoddart PA, Brennan L, Hatch DJ, Bingham R. Postal survey of paediatric practice and training among consultant anaesthetists in the UK. Br J Anaesth. 1994;73:559–63.

122. Van Der Walt JH. Searching for the Holy Grail: measuring risk in paediatric anaesthesia. Paediatr Anaesth. 2001;11:637–41.

123. Anderson BJ. Developmental pharmacology; filling one knowledge gap in pediatric anesthesiology. Paediatric Anaesthesia. 2011;21:179–82.

124. Johnson TN, Rostami-Hodjegan A. Resurgence in the use of physiologically based pharmacokinetic models in pediatric clinical pharmacology: parallel shift in incorporating the knowledge of biological elements and increased applicability to drug development and clinical practice. Paediatr Anaesth. 2011;21:291–301.

125. Rigby-Jones AE, Sneyd JR. Propofol and children–what we know and what we do not know. Paediatr Anaesth. 2011;21:247–54.

126. Anderson BJ, Holford NH. Tips and traps analyzing pediatric PK data. Paediatr Anaesth. 2011;21:222–37.

127. Cooper L, Mossamann B. Medication errors in anesthesia: a review. Int Anesthesiol Clin. 2013;51:1–12.

128. De Oliveira GS, Rahmani R, Fitzgerald PC, et al. The association between frequency of self-reported medical errors and anesthesia trainee supervision: a survey of United States Anesthesiology residents-in-training. Anesth Analg. 2013;116:892–7.

129. Black S, Lerman J, Curia L, et al. Drug calculation errors in anesthesia residents and faculty. Abstract Anesthesiology. 2013;A4006.

130. Kaushal R, Bates DW, Landrigan C, et al. Medication errors and adverse drug events in pediatric inpatients. JAMA. 2001;285:2114–20.

131. Wong ICK, Ghaleb MA, Franklin BD, Barber N. Incidence and nature of dosing errors in paediatric medications: a systematic review. Drug Saf. 2004;27:661–70.

132. Muscolo S, Plevani L. Drug accountability and drug administration safety controls in the NICU. Early Hum Dev. 2012;88(2):S50–2.

133. Kunac DL, Kennedy J, Austin N, Reith D. Incidence, preventability, and impact of Adverse Drug Events (ADEs) and potential ADEs in hospitalized children in New Zealand: a prospective observational cohort study. Paediatr Drugs. 2009;11:153–60.

134. Ma H, Lovich MA, Peterfreund RA. Quantitative analysis of continuous intravenous infusions in pediatric anesthesia: safety implications of dead volume, flow rates, and fluid delivery. Paediatr Anaesth. 2011;21:78–86.

135. Zenk KE. Intravenous drug delivery in infants with limited i.v. access and fluid restriction. Am J Hosp Pharm. 1987;44:2542–5.

136. Humma KG. Covert administration of benzyl alcohol to neonates. Pediatrics. 1982;70:509–10.

137. Merry AF, Anderson BJ. Medication errors – new approaches to prevention. Paediatric Aanesthesia. 2011;21(7):743–53.

138. Orser BA, Hyland S, U D, Sheppard I. Improving drug safety for patients undergoing anesthesia and surgery. Can J Anaesth. 2013;60:12.

139. Paterson N, Waterhouse P. Review article: risk in pediatric anesthesia. Pediatr Anesth. 2011;21(8):848–857.

140. von Ungern-Sternberg BS, Boda K, Chambers NA, et al. Risk assessment for respiratory complications in paediatric anaesthesia: a prospective cohort study. Lancet. 2010;376:773–83.

141. WAKE UP SAFE – The pediatric anesthesia quality improvement initiative. http://wakeupsafe.org/index.iphtml. Accessed 25 May 2011.

142. Davis PJ. When assessing what we know we don't know is not enough: another perspective on pediatric outcomes. Anesth Analg. 2007;105:301–3.

143. American Academy of Pediatrics. Neonatal anesthesia. Pediatrics. 1987;80:446.

144. Anand KJ, Brown MJ, Causon RC, Christofides ND, Bloom SR, Aynsley-Green A. Can the human neonate mount an endocrine and metabolic response to surgery? J Pediatr Surg. 1985;20:41–8.

145. Fredriksson A, Archer T, Alm H, Gordh T, Eriksson P. Neurofunctional deficits and potentiated apoptosis by neonatal NMDA antagonist administration. Behav Brain Res. 2004;153:367–76.

146. Ikonomidou C, Bittigau P, Koch C, et al. Neurotransmitters and apoptosis in the developing brain. Biochem Pharmacol. 2001;62:401–5.

147. Ikonomidou C, Bosch F, Miksa M, et al. Blockade of NMDA receptors and apoptotic neurodegeneration in the developing brain. Science. 1999;283:70–4.

148. Olney JW, Wozniak DF, Jevtovic-Todorovic V, Farber NB, Bittigau P, Ikonomidou C. Drug-induced apoptotic neurodegeneration in the developing brain. Brain Pathol. 2002;12:488–98.

149. Jevtovic-Todorovic V, Hartman RE, Izumi Y, et al. Early exposure to common anesthetic agents causes widespread neurodegeneration in the developing rat brain and persistent learning deficits. J Neurosci. 2003;23:876–82.

150. Slikker Jr W, Zou X, Hotchkiss CE, et al. Ketamine-induced neuronal cell death in the perinatal rhesus monkey. Toxicol Sci. 2007;98:145–58.

151. Mellon RD, Simone AF, Rappaport BA. Use of anesthetic agents in neonates and young children. Anesth Analg. 2007;104: 509–20.

152. Summary Minutes for the March 10, 2011 Meeting of the Anesthetic and Life Support Drugs Advisory Committee. http:// www.fda.gov/downloads/AdvisoryCommittees/Committees MeetingMaterials/Drugs/AnestheticAndLifeSupportDrugs AdvisoryCommittee/UCM251282.pdf. Accessed 5 May 2011.

153. Transcript for the March 10, 2011 Meeting of the Anesthetic and Life Support Drugs Advisory Committee. 2011. http://www.fda. gov/downloads/AdvisoryCommittees/CommitteesMeeting Materials/Drugs/AnestheticAndLifeSupportDrugsAdvisory Committee/UCM251283.pdf. Accessed 5 May 2011

154. Rappaport B, Mellon D, Simone A, Woodcock J. Defining safe use of anesthesia in children. N Engl J Med. 2011;364: 1387–90.

155. Davidson AJ, McCann ME, Morton NS, Myles PS. Anesthesia and outcome after neonatal surgery: the role for randomized trials. Anesthesiology. 2008;109:941–4.

156. Anand KJ. Anesthetic neurotoxicity in newborns: should we change clinical practice? Anesthesiology. 2007;107:2–4.

157. Loepke AW, McGowan Jr FX, Soriano SG. CON: The toxic effects of anesthetics in the developing brain: the clinical perspective. Anesth Analg. 2008;106:1664–9.

158. McGowan Jr FX, Davis PJ. Anesthetic-related neurotoxicity in the developing infant: of mice, rats, monkeys and, possibly, humans. Anesth Analg. 2008;106:1599–602.

159. Berde C, Cairns B. Developmental pharmacology across species: promise and problems. Anesth Analg. 2000;91:1–5.

160. Jevtovic-Todorovic V, Olney JW. PRO: Anesthesia-induced developmental neuroapoptosis: status of the evidence. Anesth Analg. 2008;106:1659–63.

161. Ikonomidou C, Bittigau P, Ishimaru MJ, et al. Ethanol-induced apoptotic neurodegeneration and fetal alcohol syndrome. Science. 2000;287:1056–60.

162. Zou X, Patterson TA, Divine RL, et al. Prolonged exposure to ketamine increases neurodegeneration in the developing monkey brain. Int J Dev Neurosci. 2009;27:727–31.

163. Anand KJ. Effects of perinatal pain and stress. Prog Brain Res. 2000;122:117–29.

164. Loepke AW, Soriano SG. An assessment of the effects of general anesthetics on developing brain structure and neurocognitive function. Anesth Analg. 2008;106:1681–707.

165. Anand KJ, Garg S, Rovnaghi CR, Narsinghani U, Bhutta AT, Hall RW. Ketamine reduces the cell death following inflammatory pain in newborn rat brain. Pediatr Res. 2007;62:283–90.

166. Rovnaghi CR, Garg S, Hall RW, Bhutta AT, Anand KJ. Ketamine analgesia for inflammatory pain in neonatal rats: a factorial randomized trial examining long-term effects. Behav Brain Funct. 2008;4:35.

167. Liu J, Baek C, Han X, Athiraman U, Soriano SG. Differential regulation of survival kinases by noxious stimulation during ketamine-induced developmental neuroapoptosis. In: Pediatric anesthesiology. San Diego; 2011.

168. Itoh T, Imano M, Nishida S, et al. Exercise inhibits neuronal apoptosis and improves cerebral function following rat traumatic brain injury. J Neural Transm. 2011;118(9):1263–72.

169. Shih J, May LDV, Gonzalez HE, et al. Delayed environmental enrichment reverse sevoflurane-induced memory impairment in rats. Anesthesiology. 2012;116:586–602.

170. Turner CP, Gutierrez S, Liu C, et al. Strategies to defeat ketamine-induced neonatal brain injury. Neuroscience. 2012;210:384–92.

171. Oz S, Ivashko-Pachima Y, Gozes I. The ADNP derived peptide, NAP modulates the tubulin pool: implication for neurotrophic and neuroprotective activities. PLoS One. 2012;7(12):e51458.

172. Gozes I. Microtubules (tau) as an emerging therapeutic target: NAP (Davunetide). Curr Pharm Des. 2011;17:3413–7.

173. Chauvier D, Renolleau S, Holifanjaniaina S, et al. Targeting neonatal ischemic brain injury with a pentapeptide-based irreversible caspase inhibitor. Cell Death Dis. 2011;2:e203.

174. Pellegrini L, Bennis Y, Velly L, et al. Erythropoietin protects newborn rat against sevoflurane-induced neurotoxicity. Paediatr Anaesth. 2014;24:749–59.

175. DiMaggio C, Sun LS, Kakavouli A, Byrne MW, Li G. A retrospective cohort study of the association of anesthesia and hernia repair surgery with behavioral and developmental disorders in young children. J Neurosurg Anesthesiol. 2009;21:286–91.

176. Wilder RT, Flick RP, Sprung J, et al. Early exposure to anesthesia and learning disabilities in a population-based birth cohort. Anesthesiology. 2009;110:796–804.

177. Kalkman CJ, Peelen L, Moons KG, et al. Behavior and development in children and age at the time of first anesthetic exposure. Anesthesiology. 2009;110:805–12.

178. Kalkman CJ, Peelen L. Victorian water pumps and anesthetic neurotoxicity. J Neurosurg Anesthesiol. 2009;21:283–5.

179. DiMaggio C, Sun L, Li G. Early childhood exposure to anesthesia and risk of developmental and behavioral disorders in a sibling birth cohort. Anesth Analg. 2011;113:1143–51.

180. Bartels M, Althoff RR, Boomsma DI. Anesthesia and cognitive performance in children: no evidence for a causal relationship. Twin Res Hum Genet. 2009;12:246–53.

181. O'Brien G. Adult outcome of childhood learning disability. Dev Med Child Neurol. 2001;43:634–8.

182. Sprung J, Flick RP, Wilder RT, et al. Anesthesia for cesarean delivery and learning disabilities in a population-based birth cohort. Anesthesiology. 2009;111:302–10.

183. Hansen TG, Pedersen JK, Henneberg SW, et al. Academic performance in adolescence after inguinal hernia repair in infancy: A nationwide cohort study. Anesthesiology. 2011;114(5):1076–85.

184. A multi-site randomised controlled trial comparing regional and general anaesthesia for effects on neurodevelopmental outcome and apnoea in infants (GAS). http://www.clinicaltrials.gov 2006:NCT00756600.

185. Sun LS, Li G, Dimaggio C, et al. Anesthesia and neurodevelopment in children: time for an answer? Anesthesiology. 2008;109:757–61.

186. Durieux M, Davis PJ. The Safety of Key Inhaled and Intravenous Drugs in Pediatrics (SAFEKIDS): an update. Anesth Analg. 2010;110:1265–7.

187. SAFEKIDS Announces Name Change. 2010. http://www.smart-tots.org/news.html. Accessed 22 May 3011.

188. FDA Launches SAFEKIDS Initiative with Academic and Clinical Partners: Public-Private Partnership will assess safety of anesthetics and sedatives in young children U.S. Food and Drug Administration, 2009. http://www.fda.gov/NewsEvents/Newsroom/PressAnnouncements/ucm149543.htm. Accessed 25 May 2011.

第 17 章　伦理学和法医学问题

作者：Thomas J. Mancuso and Jeffrey P. Burns
译者：吴子怡
审译：左云霞

伦理学和医学法律学的困境经常出现在足月儿和早产儿的围术期管理救治中。这就要求小儿麻醉医师掌握相关伦理问题的应用知识以提供全面的救治。在这里，我们利用一个广为接受的决策框架，简洁地总结了足月儿和早产儿围术期救治中所面临的常见伦理挑战，并且讨论了新生儿救治方面的基本医学法律学问题。

伦理学问题的合理性

伦理分析的四项原则

生物伦理学家 Tom Beauchamp 和 James Childress 在其著作《生物医学伦理学原则》中提倡，在临床实践中应对伦理学困境最全面综合的解决方式是利用基于四项原则的框架，即：自主原则、不伤害原则、有利原则、公正原则[1]。也就是说，在临床实践活动中面临一个伦理学两难时，四项原则提倡临床医生通过评估各项原则显著关心问题的净平衡采取决策。由于该框架理念的基础是有自主决定权的成年患者，对于儿科执业医师面对的儿童患者而言，并不完全适用。然而，在处理棘手的伦理问题时，四项原则框架仍然被成人和小儿生命伦理学家广泛应用于患者的救治过程中。据此，小儿麻醉医生在实践中有必要熟悉这些概念。

四项原则框架的局限性

"自主性"一词源于希腊语，字面意思是自我管理，在许多方面成为了四项原则框架的基本原则。在伦理学中，自主性通常是指个体自由不受约束的情况下，有能力做出适合自己的使生命更有意义的选择。至于没有形成判断能力，不能独立决定关于人生选择的新生儿，对这一原则无法做出字面解释。另外，大多小儿伦理学家支持并且所有美国司法管辖区强制执行：即使关爱儿女的父母也无法自由地为他们的孩子自主做出任何或全部医疗决定，如危及生命的情况下拒绝血液成分治疗。重要的是，自主性／自我决定这一基本原则并没有明确地规定属于父母为孩子的决定。在某种程度上，父母的自主性被大多数国家的最高法院建立的社会规范和标准废除，以保护未成年人。

不伤害原则是指医务人员有避免伤害的义务。然而，在一些临床情境中，对伤害的理解很难达成一致意见。例如，对于一个有创操作后遭受明显疼痛的婴儿来说，不提供任何围术期镇痛，在我们这个社会被认为是极大的伤害。在其他情况下，例如在一个特殊情形下生命支持治疗是否无用，经验丰富的临床医生可能在该治疗是否成为伤害这个问题上产生分歧。有利原则是不伤害原则的连续统一体，但是有利原则对临床医生的要求更高，不仅仅是不伤害。有利原则需要临床医生采取积极的措施来确保对患者绝对有益。有利原则包括挽救患者免受伤害的义务。这一原则可以引用希波克拉底在《流行病学》中的一段来解释:"关于疾病至少有两件事,帮助或至少不伤害"。然而,关于伤害,训练有素的临床医生在特殊的情形之下可能对什么是"有利"存在不同看法。例如,在某一特定情形下,一些临床医生认为,应该尽力维持生命支持治疗,因为他们认为利大于弊;在判定同一情形时,其他人则确信进一步治疗弊大于利。第四项原则的公正原则,是指根据患者应得给予公平、公正、合理的医疗。同其他原则一样,对公正的理解,医生与家长也存在差异。总之,尽管四项原则为处理伦理学困境提供了一个框架,临床医生能够更全面彻底地考虑问题。但是,不可避免地对同一原则存在不同的解释,因而在一种既定的情形中很难达成一致的处理意见。

四项原则框架的围术期应用

自主原则

自主性的生物医学原则要求具有决策能力的成年人对于医疗操作享有知情同意的权利。在理想的过程中,知情同意涵盖拟定诊疗方案的风险和益处,可供选择的诊疗方案的风险和益处,不采取措施的风险和益处。在新生儿的救治中,父母的许可必然取代了患儿的直接知情同意。真正的知情同意不仅仅是在排版紧凑的文书上签字。父母必须自己先了解信息和救治方案,并且在无强迫和引导的条件下自愿授权给医务人员。

麻醉前谈话,虽然很匆忙,但是对于小儿麻醉医生来说是一个鼓舞信心并且和家庭建立密切联系的机会,同时可以在诊治前详细收集关于婴儿的重要信息。即使是在紧急或突发情况下,父母很可能已经和外科医生见过面。然而,小儿麻醉医生经常是在手术前匆忙见一面父母。会面地点可能在等候区,这显然不是对麻醉风险、益处和选择进行深入交谈的理想场所和时机。

和父母进行知情同意谈话的内容必须根据当时的情况决定。例如,面对足月新生儿接受基本相当于急诊的手术或紧急手术的情况,这些手术包括如幽门肌切开术、包皮环割术、疝修补术,麻醉带来的风险(即使很小)可能比手术本身的风险要大很多。在这样的情况下,父母可能会向小儿麻醉医生表达担忧:"疝修补术对我的宝贝可能不算什么,但我很担心麻醉。"有关各种麻醉药物对中枢神经系统的可能有害作用在本书的其他地方有描述。除了解释这方面和

其他麻醉相关问题外,麻醉医生应该同父母开诚布公地交流,开放式提问,且让他们有足够的时间和空间来权衡所关心的麻醉问题。

然而,许多涉及新生儿的外科病例本身都很紧急。在这些经常涉及早产儿的病例中,新生儿本身的身体状况和手术的风险将会很大,这样麻醉医师的主要工作是救治生命,而非单纯提供镇痛、无意识、生命体征平稳。此时,麻醉前谈话就应该提及心肺复苏(CPR)。在这样的病例中,小儿麻醉医生应该同外科医生及新生儿学专家充分讨论,以了解该新生儿身体状况的严重性,预测手术室可能发生的事情。麻醉医生最好在麻醉前同患儿父母、外科医生、新生儿重症监护中心(NICU)的医生和护士们进行很好的交谈,以避免在紧急情况下家长因为听到不同渠道的信息造成困惑和过度担心。Pinter建议,根据新生儿康复的机会和康复后的生活质量将外科新生儿分类[2]。和分类的细节相比,确保家长在签字同意之前尽可能理解直接及长期预后更为重要。例如,单纯强调新生儿生存和手术直接获益的重要差别[3]。在另一篇综述中,处理处于生存极限的早产新生儿的主要伦理学问题是,在难以抉择时,把新生儿的最大获益放在首位[4]。父母是最适合参与新生儿最大获益决策的人,这充分说明麻醉前谈话的重要性。

不伤害原则

不伤害原则十分重要,尤其对于处于生存极限和(或)生存不确定、预后不良的新生儿。Beauchamp和Childress定义伤害为一个人利益被不正当阻碍或损害[1]。这个定义主要指身体伤害。正如前面所提到的,普遍认为父母有权决定新生儿是否最大获益,但这方面存在不同看法。然而,一些人认为,用最大获益的标准判断病情严重的新生儿是不够的,因而提出了需要采用其他评估方法指导这些不幸新生儿的救治[5]。这一观点的支持者提出,用最大获益的标准评估时,患儿所遭受的痛苦没有得到充分的衡量,病情严重的婴儿有选择有尊严的死亡和姑息性治疗的权利,而不是父母为其选择的重症监护治疗。

美国儿科学会胎儿和新生儿委员会(COFN)提出了婴儿最大获益问题。在一份高危新生儿的政策声明中,委员会写道:"⋯⋯所有危重婴儿的重症监护治疗可能导致死亡时间的延长,伴随婴儿显著的不适或是不满意的生存质量⋯⋯非重症监护治疗可能增加死亡率和患病率⋯⋯任一手段都有不希望出现的、

不可预测的风险[6]。"COFN 提到父母在参与关于这些危重患儿救治决定的重要性,同样提出了医师对患儿来说担负着第一责任。委员会进一步声明,一个医师不必提供他认为不适宜或是有害的治疗[7]。对于确实有分歧的案例,COFN 推荐医院生物医学伦理委员会的参与。在实践中,这样做可能时间来不及。如果这样,小儿麻醉医生只有根据自己的伦理道德水准决定是否参与一个新生儿的救治。最后,委员会的政策声明:

· 生存可能性很小或没有的情况下,不应该执行 CPR。

· 有生存可能性但是预后不佳时,听取(经过知情同意)父母的意见是否执行 CPR。

· 预后良好时,执行 CPR 及重症监护的必要性需要持续重新评价[7]。

有利原则

有利原则包括两个方面:积极有利原则要求临床医生能提高患者的福利,实用性原则要求临床医生权衡利弊,采取总体有利的行动[1]。有利原则的实用性方面与小儿麻醉医生根据新生儿手术或操作时适宜的麻醉管理的风险和利益、手术中或手术后疼痛管理的判断有关[8]。由于麻醉药物具有快速的心血管抑制作用及可能对新生儿发育期中枢神经系统产生远期影响,我们不得不根据实用性原则来决策。在手术结束后,评价镇痛的充分性也存在很多疑问。现有大量的疼痛评分工具来评价新生儿急性、有创操作和慢性疼痛[9]。这些工具包括生理性和行为性评价,只有在所有医护人员通过持续培训掌握其使用的情况下,才有效。然而,镇痛药对新生儿既有有利的方面也有潜在的伤害。镇痛药在新生儿中使用不慎,可以引起显著的心肺抑制作用。必要的治疗是权衡利益和伤害后的选择,如同疼痛治疗,只有在对患者有充分的疼痛评估和使用合适的药物剂量下,才能充分缓解。

总之,利弊的伦理学考量不可避免同临床救治联系在一起。它和处于生命危机和(或)死亡边缘新生儿的姑息性治疗息息相关。这时,小儿麻醉医生独有的训练和专业知识能指导建立一套安全有效的治疗方案[10]。

公正原则

我们多元化社会存在百家争鸣,在卫生保健中,公正原则的概念颇有争议。Barnum 定义仁慈的不公正为一个婴儿出生后,艰难地幸存下来,但是明显发育不健全得靠特殊的技术手段支持生命[11]。她引用 Norman Daniel 对公正的定义,应用于卫生保健时,是正常功能的维持,对于新生儿个体而言,卫生保健不能执行基本的功能就是不公平。Barnum 详细阐述道,一个计划周密的治疗给新生儿遗留了显著的不健全或是残疾,这就是"仁慈的不公正"。最近,比较了美国和澳大利亚、加拿大、英国等国家围生期的新生儿转归,发现美国在产前护理投入相对少,更多投到了产后新生儿重症监护,花销更大。其结果显示,生后总体死亡率的相对危险度在四个国家中没有显著性差异,出生低体重儿在美国更为常见[12]。

案件举例:一个新生儿出生在一个耶和华见证人家庭,美国和加拿大的最高法院都判定如果该新生儿被认为处于危险中,血液制品不能被限制使用。默许假设是孩子将会跟随父母的宗教信仰,因此即使面临死亡危险也将会拒绝血液。然而,最高法院判定这样的假设不会生效,社会必须保护儿童并提供挽救生命的治疗,直到新生儿成年具备决策能力。

这是笔者在耶和华见证人的医疗联络委员会处理事务时的亲身经历,委员会成员面对面地和父母、医疗团队进行了交流,术前将会尽一切努力优化新生儿管理,采取一切血液保护措施以减少血液丢失,没有必要请法庭出一个新生儿手术期间的国家保护令。讨论交流过后,尽管父母坚定地拒绝答应给新生儿输血,但是他们确实理解并尊重医疗团队在维护他们利益方面所做出的努力,在多数情况下,将会答应麻醉和手术。

围术期不施行心肺复苏术
(Do-Not-Resuscitate,DNR)

存在 DNR 的新生儿需要麻醉来减轻痛苦或是为简化治疗而实施的操作,如安置胃管,气管造口,或安置中心静脉导管。DNR 决策的前提是新生儿存在临终不可挽救的状况,即使心脏骤停复苏成功了,身体状况也可能更加糟糕。因此,这种情况下,复苏是无意义的。然而,围术期不应该执行 DNR,因为麻醉药物本身在一定程度上引起心肺功能的不稳定,麻醉医师心知肚明,复苏措施,即使不能彻底扭转病情,但也会减轻伤害。

美国麻醉医师协会（ASA）颁布了为有 DNR 的患者实施麻醉的推荐处理意见[13]。该推荐意见极度反对在为有 DNR 指令的患儿麻醉下实施手术期间常规暂停 DNR 的有效性，赞同医务人员在术前同家长围绕治疗的总体目标和复苏抢救程度进行充分的讨论。

最近，美国儿科学会（AAP）也发表一个相似的声明[14]。这一声明为来手术室进行麻醉和手术的儿童指出 3 种类型 DNR 指令，分别是全面复苏，目标导向复苏、手术导向复苏。知情同意签署过程非常重要，因为外科医生和麻醉医生可能不参与 DNR 的签署。麻醉前访视中，孩子的初期保健医师（新生儿内科）和外科医生都要在场，确保所有的医疗团队成员同家长在手术室就 DNR 类型上达成共识。

手术导向的新生儿麻醉管理，术中的管理细节必须认真地与家沟通。如果 DNR 指令不执行气管插管，但是手术又必须在气管插管全身麻醉下才能完成，这就必须和家属详谈。另外，麻醉期间对一些事件的常规控制管理可能会被认为是违背 DNR 的复苏处理，如稳定生命体征，快速静脉输液，输血，或血液制品，这也必须在术前与家长沟通。

一些人支持对有 DNR 指令的儿童实施麻醉时采取目标导向管理[15]。在这种情况下，理解和尊重家长对手术的治疗目标要比围术期管理的医疗细节更为重要。没有必要像手术导向 DNR 类型那样详细说明麻醉管理的细节。相反，这里的理念是指利用所有的麻醉措施达成那些在麻醉前会谈时与家长达成的救治目标。另外一个重要概念是，任何时候为了执行某个手术，DNR 指令可能暂时有所改变，无论暂停或是改成目标导向 / 手术导向类型，必须清楚写明这些变化何时开始何时结束。必需尊重父母和医务人员在 DNR 指令恢复时间上达成的共识，除非各方均认为当前情况需要修正麻醉前治疗方案。如果不这样做，肯定会引起伦理冲突。

围生期医疗法规近代历史进展

"无名氏（Baby Doe）"法案的争鸣

很少有法案像所谓的 Baby Doe 法案[16]引起困惑和争议。1982 年，Baby Doe 出生在印第安纳州的

布鲁明顿医院，是一个患有唐氏综合征和气管食管瘘的婴儿。他的父母拒绝修补手术，理由是他永远不会达到可接受的生活质量的最低限度，后来这个孩子的生命结束了。这一案件引发了社会的争议。在一系列的上诉后，1984 年，国会通过 Baby Doe 的最终法案，通常指"最终法案（final rule）"，作为《儿童虐待预防与处理法（CAPTA）》修正法案[17]。这一立法需要所有的州创建一个法规体系来监管有生理缺陷的儿童是否放弃了应该接受的医疗，否则将面临联邦儿童救助款被撤回的风险。同样规定父母或医疗提供者如果拒绝为残疾儿童提供应有的治疗将被视为医疗不作为。立法概括了原本需要治疗但拒绝实施的 3 种情形。根据最终法案："拒绝应有的治疗"一词意味着对命悬一线的新生儿不做出反应、不提供治疗（包括适当的营养、输液和药物），而施治医师明明知道这样做可以有效减轻或纠正目前的状态。下列情况不属于"拒绝应有的治疗"，就是根据施治医师合理的医疗判断属于下列情况而不提供治疗（并非适当的营养、水分和药物）者：

1. 婴儿处于慢性或不可逆昏迷。

2. 治疗仅仅能延缓死亡，不能减轻或纠正威胁生命的状况，或对改善患儿的存活毫无作用。

3. 提供这样的救治对婴儿的存活是徒劳的，这样的情况下治疗本身是不人道的[18]。

许多人认为，Baby Doe 法案对于婴儿治疗的决策并没有太大帮助，因为该语境下"合适"一词不好鉴定。不管如何理解最终法案制定的目的，还没有一个通用的临终婴儿伦理学决策框架。美国儿科学会胎儿和新生儿委员会（COFN）强调关于复苏的艰难决策应建立在下列基础上：卫生保健团队和家庭之间简洁开放式的谈话，家庭积极参与治疗决策，如是否继续治疗和何时终止 ICU 治疗等，最终根据患儿的最大获益原则指导治疗[6]。在最近的一项临床报告中，COFN 再次强调医疗团队和父母在做出是否复苏决定上个体化考量所有因素的重要性[7]。一些人发现，从字面上理解，法规强制要求在任何情况下都应该治疗危重新生儿，甚至可能违背知情的慈父慈母的意愿或者临床医生的专业见解，不管多么难以挽回，一味实施所有婴儿的无休止治疗。这种僵化的做法很少有人认为是明智的[19]。

活产婴儿保护法案

随着 Baby Deo 法案颁布，2002 年，美国通过了《活产婴儿保护法案》（BAIPA）。这一法案延伸了人或孩子的定义：包括人类任何时期出生的活婴儿[20]。法律的颁布是为了"否定一个有瑕疵的概念，就是一个孩子的法律保护取决于孩子的母亲是否需要他/她"[21, 22]。随后，在 2005 年，美国卫生及公共服务部宣布强制执行受 BAIPA 影响的条文，提到《联邦紧急医疗救治和劳工法案》（EMTLA）。EMTLA 要求医疗从业者和机构不管个人的支付能力都要对危重患者提供救治。总之，这两个法案可以抵制或消除任何医师或父母对极低出生体重儿复苏的自由裁量权。人们对法规的真正含义存在很多困惑，有多种版本的解释。AAP COFN 在《不启动或撤回高危新生儿的重症监护》政策声明中没有提及这些法规[6]。AAP 的新生儿复苏指导委员会在给《儿科学》杂志编辑的一封信中写道："BAIPA 不应该影响医生关于极早产儿目前遵循的方法手段"[23]。AAP 的生物伦理委员会的声明《危重患儿的伦理学和救治》认为，除外不是因为治疗"确实无用"或是"几乎无用"而需要强制治疗的情况下，医生可能在更改危重儿童（新生儿）诊疗方向上具有比我们意识到的更大的裁定权[7]。AAP 进一步支持父母和具有理性医疗判断能力的新生儿内科医生参与生命或死亡决策的重要性[6, 7]。根据最近首席检察官 Eric Holder 做出的参议院证词，BAIPA 没有显著影响新生儿的救治。

结论

优质的新生儿麻醉需要具备对最小和最脆弱人群独特生理知识的渊博了解。但仅有这些还不足以为新生儿提供全面综合治疗。小儿麻醉医生还必须掌握新生儿特殊的伦理学知识和法律规范。在任何情况下，父母和新生儿医疗团队之间一个简洁开放式的交谈将有助于了解特别关注的伦理学问题，以确定个体化最佳治疗方案。

参考文献

1. Beauchamp TL, Childress JF. Principles of biomedical ethics, vol. 5. New York, NY: Oxford University Press; 2001.
2. Pinter PB. End-of-life decisions before and after birth: changing ethical considerations. J Pediatr Surg. 2008;43:430–6.
3. Caniano DA. Ethical issues in the management of neonatal surgical anomalies. Semin Perinatol. 2004;28:240–5.
4. Lorenz JM. Management decisions in extremely premature infants. Semin Neonatol. 2003;8:475–82.
5. Weisleder P. Dignified death for severely impaired infants: beyond the best interest standard. J Child Neurol. 2007;22:737–40.
6. American Academy of Pediatrics Committee of Fetus and Newborn. Noninitiation or withdrawal of intensive care for the high-risk newborn. Pediatrics. 2007;119:401–3.
7. Batton DG, Committee on Fetus and Newborn. Antenatal counseling regarding resuscitation at an extremely low gestational age. Pediatrics. 2009;124:422–7.
8. Mancuso T, Burns J. Ethical concerns in the management of pain in the neonate. Pediatr Anesth. 2009;19:953–7.
9. American Academy of Pediatrics, Committee on Fetus and Newborn, Section on Surgery, Section on Anesthesiology and Pain Medicine, Canadian Paediatric Society Fetus and Newborn Committee. Prevention and management of pain in the fetus and newborn. Pediatrics. 2006;118:2231–41.
10. American Academy of Pediatrics Committee on Bioethics and Committee on Hospital Care. Palliative care for children. Pediatrics. 2000;106:351–7.
11. Barnum B. Benevolent injustice, a neonatal dilemma. Adv Neonatal Care. 2009;9:132–6.
12. Thompson L, Goodman D, Little G. Is more intensive care always better? Insights from a cross-national comparison of reproductive care. Pediatrics. 2002;109:1036–43.
13. American Society of Anesthesiologists, Committee on ethics. Ethical guidelines for the anesthesia care of patients with do-not-resuscitate orders or other directives that limit treatment. Available at http://www.asahq.org/publicationsAndServices/standards/09.pdf. Accessed 28 Feb 2010.
14. Fallat M, Deshpande J, American Academy of Pediatrics Section on Surgery, Section on Anesthesiology and Pain Medicine and Section on Bioethics. Do-Not-Resuscitate orders for pediatric patients who require anesthesia and surgery. Pediatrics. 2004;114:1686–92.
15. Truog R, Waisel D, Burns J. DNR in the OR: a goal-directed approach. Anesthesiology. 1999;90:289–95.
16. Nondiscrimination on the basis of handicap; procedures and guidelines relating to health care for the handicapped infants-HHS final rules. Federal Register 1984;49:1622–54
17. Nondiscrimination on the basis of handicap; procedures and guidelines relating to health care for the handicapped infants-HHS final rules. Federal Register 1985;50:14879–92.
18. Child Abuse Amendments of 1984, Pub. L. No. 98-457, 98 Stat. 1749 (codified as amended at 42 U.S.C. §§ 5101–5106ii (2006) and implemented in relevant part by 45 C.F.R. § 1340.15 (b) (2) (2008)
19. Koppleman L. Are the 21-year-old baby doe regulations misunderstood or mistaken? Pediatrics. 2005;115:797–803.
20. Born Alive Infant Protection Act H.R. 2175 107th Congress 2001-2002, July 23, 2002 http://www.govtrack.us/congress/billtext.xpd?bill=h107-2175
21. Sayeed S. The marginally viable newborn: legal challenges, conceptual inadequacies and reasonableness. J Law Med Ethics. 2006;600–10.
22. Sayeed S. Baby Doe redux? The department of Health and Human Services and the Born Alive Infants Protection Act: cautionary note on the normative neonatal practice. Pediatrics. 2005;116:

e576–85.
23. Boyle D, Carol W, Goldsmith J, et al. Born-Alive Infants Protection Act, Public Law No. 107-207. Pediatrics. 2003;111:680–1.

索　引

α-2 激动剂　94

A

阿芬太尼　91
阿片类镇痛药物　88
阿托品　101
氨基酸　186

B

靶细胞　18
白质　22
膀胱外翻　238
苯二氮䓬类　94
鼻黏膜损伤　203
鼻损伤　203
鼻咽气道　155
鼻阻塞及出血　203
必备药品　397
闭合回路　85
避免暴力　3
标准化体重　34
表面麻醉　381
丙泊酚输注综合征　133
并存疾病　390
病理性呼吸　391
病理学模型　23
病区护士　371
病史和体格检查　295
病灶　2
不可逆昏迷　408
不良事件　389

不伤害原则　405

C

采样管　163
彩色多普勒仪　171
插管动作　3
产后并发症　15
产科医生　2
产前治疗　222
产时宫外治疗气道管理　155
长期护理　37
肠闭锁　227
肠内营养　188
肠外营养　43
肠旋转和扭转不良　230
常规监测　7
常规治疗手段　26
超声测量　21
超声心动图　162
超声引导　299
潮气量　38
CHD 新生儿术前评估　295
成熟度　62
持续气道正压通气　202
持续用药　396
充血性心力衰竭　318
出生后肺部的发育　31
出生后循环　271
出生后早期肝功能　40
出生时内分泌反应　187
出生体重　15
出血和创伤　262

出血后的脑积水　258
出院时间　371
初级肺泡　30
传导异常与心律不齐　319
床旁标准化系统　396
唇裂修补术　1
脆弱细胞群　23
存活　408
存活率　15

D

大分子蛋白质　39
大脑血管解剖　252
代谢过程　389
代谢紊乱　15
单侧小脑出血　28
单肺通气　212
胆道闭锁　241
胆红素升高　42
低浓度吸氧　394
低清蛋白血症　44
低溶解度麻醉药　63
低体温患儿　5
低血糖　187
低氧饱和度　70
骶管麻醉　374
骶管置管术　376
骶管阻滞　375
骶尾部畸胎瘤　239
第三间隙丢失　191
电解质　47
电信号　162

调节机制 16
丁酰胆碱酯酶活性 66
东莨菪碱 102
动脉波型 179
动脉搏动描记器 165
动脉导管结扎术 9, 392
动脉导管未闭 274
动脉低氧 16
动脉滤器 306
动脉内修复 10
动脉剖开置管 299
动脉血红蛋白氧饱和度监测 177
动脉血气机 306
动脉血压监测 298
毒性作用 37
对出血和凝血的影响 311
对数 62
多模式镇痛 355
多因素 43

E

恶性高热 84
Ebstein 畸形 293
儿科麻醉统一标准 397
儿科麻醉相关发病率和死亡率 390
儿科重症监护病房 390
儿童不良事件 389
儿童麻醉相关死亡率 389
儿童围术期心脏骤停 389
儿童围术期心脏骤停发病率 389
儿童严重并发症 390
二氧化碳监测仪 297

F

发绀 63
发光二极管 166
发育变化 45

发育期脑损伤 22
法洛四联症 279
法律规范 409
法医学 405
反应酶异常 42
反应曲线 38
非蛋白胶体 192
非体外循环下的外科手术 313
非甾体抗炎药 87
肺表面活性物质 35
肺部后遗症 394
肺的影响 312
肺动脉高压 317
肺动脉环缩术 313
肺段 30
肺发育不全 8
肺隔离症 215
肺功能检查 34
肺过度通气 33
肺和心血管系统 389
肺僵直 199
肺开放通气策略 199
肺扩张反射 38
肺内动脉 30
肺内静态弹性回缩力 199
肺泡表面积 34
肺泡管 30
肺泡期 31
肺误吸发生率 392
肺消除 66
肺叶 30
肺叶性囊肿 30
肺血管系统 16
肺血流量 16
肺循环阻力 16
肺周围面积 30
分布 63
分流 63, 77
分娩室复苏 394
分子机制 19
分子生物学 33
芬太尼 90

风险分级 218
风险与益处 369
峰值肌松效果 131
氟化物摄取率 82
氟离子排泄率 82
辅助检查 295
负相关 28
腹壁腹直肌阻滞 382
腹壁缺损 9, 235
腹股沟嵌顿疝 2
腹股沟神经阻滞 379
腹横筋膜阻滞 381

G

改善预后 389
钙离子敏感性 19
钙通道阻滞剂 69
概率 389
肝功能 39
肝外途径 66
肝细胞调节 40
感知疼痛 1
高风险分类 395
高灌流损伤 27
高钾血症 393
高频喷射通气 337
高频通气 202, 336
高溶解度药物 63
高顺应性 143
高碳酸血症 38
高位肛门闭锁手术 2
高血糖 187
格隆溴铵 102
个体化最佳治疗方案 409
给药管路 396
给药失误 395
公正原则 405
功能残气量 33, 143
宫内发育 39
共济失调 28
共同动脉干 283

股动脉置管　179
股神经阻滞　379
关键措施　396
关节弯曲　150
管理细节　408
光学测量室　163
光学技术　166
光学信号　162
国家数据库中　389
国家数据库资料　392
过渡期循环　271

H

罕见病例　395
合并心脏病　390
合理稀释　397
核除　3
横截面积　165
红外线分析仪　163
红细胞增多症　17
触摸脉搏　6
喉部　146
喉部制动　143
喉镜　32
喉镜和经口气管插管　145
喉裂　152
后鼻孔闭锁　149
后负荷　33
呼出气体　6
呼出气体装置　3
呼气端　164
呼气活瓣　143
呼吸道肌肉张力　391
呼吸道通畅　3
呼吸机　5
呼吸机械运动　32
呼吸机制的改变　319
呼吸窘迫综合征　35
呼吸困难　5
呼吸力学监测　164
呼吸驱动力　391

呼吸衰竭　33, 390
呼吸系统　161
呼吸系统疾病　15
呼吸协调性　391
呼吸循环衰竭　3
呼吸抑制　5
呼吸音　10
呼吸暂停　129, 391
琥珀胆碱　5
化学信号　162
坏死性小肠结肠炎　44, 242, 338
环路系统　6
环状软骨　32
环状软骨压迫　127
缓解　389
患儿在 NICU 施行手术的适应证　332
灰质　22
回顾性队列研究　398
活瓣　5
活盖　6
活化凝血时间监测设备　306

I

ICU 的新生儿镇痛　362

J

肌动蛋白活化　19
肌酐清除率　61
肌球蛋白　19
肌松药　4
肌小节　19
机械通气　5
机械通气的监测　205
机械通气模式　200
机械信号　162
基本医学法律学　405
基础代谢率　62
基础科学　161
基础伤害性刺激　352

基底生发中心　27
基因多样性　66
激素调节　39
极低体重新生儿　394
极低早产儿　37
急性肺部疾病　33
急诊手术史　390
急诊术式　209
脊髓超声成像　378
脊髓血管解剖　252
脊柱　373
计划和组织疼痛管理　355
剂量　375
既往麻醉史　390
甲氧氟烷代谢率下降　82
间歇性呼吸　391
监测趋势　29
监护模式　6
健康及功能　15
降解　35
降温和体温管理　307
交感神经分布　20
结肠闭锁　229
结构遗传缺陷　35
解剖　39
解剖与生理　251
近红外光谱技术　169
近尾状核头部　28
进行性骨化性纤维发育不良综合征　150
禁食时间　296
经鼻气管插管　146
经皮中心静脉置管部位　299
经食管超声心动图　301
颈部畸胎瘤　155
颈部弯曲　31
颈椎固定　150
静脉单独给予　129
静脉导管　16
静脉给药错误　396
静脉通路　297
静脉诱导　129

414　新生儿麻醉

静脉瘀滞　28
静脉贮血器　306
局部麻醉毒性反应的管理　381
局部麻醉药　96
局部血流量　64
局麻　7
决策框架　405

K

抗胆碱能药物　101
抗凝　307
可待因　92
可信度　391
空肠/回肠闭锁　228
控制麻醉深度　76
控制通气　37
控制性通气　3
快速顺序诱导　126
快速注射　130
眶下神经阻滞　379
困难气道的管理　149

L

郎飞　68
肋间神经阻滞　381
泪小管阻塞　266
理化性质　72
连续波形　171
连续硬膜外输注　377
联合静脉注射　129
临床疗效　83
临床实践　177
临床数据　398
临床相关性　398
临床意义　21
流行病学　15
硫喷妥钠　70
伦理挑战　405
伦理学　405
伦理学知识　409

氯仿　1
氯仿麻醉　1
氯乙烷　2

M

麻醉并发症　209
麻醉方案　3
麻醉费用　371
麻醉和神经认知的发展　397
麻醉后插管　127
麻醉环路　5
麻醉回路　164
麻醉机的改进　164
麻醉技术　1
麻醉监护　3
麻醉前评估　144
麻醉前用药　297
麻醉深度评估　69
麻醉实施者　296
麻醉维持　133
麻醉相关因素　389
麻醉药暴露的剂量　398
麻醉药分压　74
麻醉药摄取　76
麻醉药物的潜在风险　389
麻醉药物的神经毒性研究　399
麻醉药物和技术　12
麻醉诱导　1
麻醉诱导方法　1
麻醉住院医师　395
麻醉注意事项　219
吗啡　88
脉搏血氧饱和度　43
脉搏血氧饱和度仪　161
脉搏血氧测定　297
脉冲法　6
慢性肺疾病　35
每分钟净通气量　38
美沙酮　93
免疫抑制作用　371
面部轮廓　144

面罩通气　128
敏化作用　353
膜式氧合器　306
母乳相关性黄疸　42
目标导向复苏　408
目标氧饱和度　394

N

钠和电解质需要量　186
钠离子　47
囊性水囊状淋巴管瘤　150
囊状期　30
桡动脉　178
桡动脉穿刺　179
脑白质损伤　26
脑的异常反射　38
脑电图　167
脑功能监测仪　168
脑积水及分流　258
脑脊液与颅内压　253
脑室腹膜分流术　260
脑瘫　79
脑细胞凋亡　397
脑血流监测　26
脑血流量的新方案　20
脑血流量和脑血容量　252
脑重量　23
内皮细胞　18
内皮细胞管　30
内隐记忆　133
能力障碍　11
逆转　37
尿量监测　301
NICU中施行手术的流程　332
凝血障碍　88
浓度标准化　396
脓毒血症　17

P

哌替啶　93

旁流分析　7
旁路循环小型化　306
胚胎学　221
胚胎学和神经管缺陷的病理学　254
皮埃尔罗宾综合征　150
皮质的脑血流量　79
胼胝体　22
平衡镇痛　355
平均血压　20
平均液体　186
评估气管导管型号　148
葡萄糖　187
葡萄糖醛酸化　66
普外科手术　209

Q

脐动脉　178
脐静脉　16
脐疝　237
启动泵　306
气道变窄　4
气道解剖　31
气道相关的物理检查　144
气管导管　3
气管导管尖端的位置　148
气管内麻醉　3
气管切开　4
气管食管瘘的修复　7
气管造口　4
气体样本　163
器官功能　62
器官系统　389
前瞻性多中心随机对照试验　398
浅表　2
强制性鼻呼吸　32
抢救药物准备　297
清蛋白　192
清醒插管　127
区域麻醉　10

区域阻滞　369
去极化肌松药　5
全肠外营养　188
全麻辅助用药　79
全麻管理经验　6
全面复苏　408
全身麻醉的 RSI　126
全身炎症反应综合征　310
醛固酮反应性　186

R

热交换器　306
人工心肺机　306
容量控制通气　201
容量目标通气　201
RSI 的麻醉药物　128
乳剂　35
乳糜性胸腔积液　393
软组织　144

S

伤害性感受系统的发育　351
上颌骨　144
上颌骨畸形　149
上呼吸道通气阻力　33
上气道肌肉　32
上腔静脉血流　21
少突胶质细胞　123
设备相关事件　396
神经管闭合异常　22
神经肌肉接头　84
神经肌肉阻滞拮抗　99
神经监测　167
神经认知发育　133
神经生理学监测　172
神经外科　251
神经外科疾病　256
神经系统　161
神经系统的影响　311
神经药理学　256

神经支配能力　1
肾功能　45
肾和胃肠道的影响　312
肾小管分泌　67
肾小管功能　185
肾小球滤过　185
肾血流量　185
肾脏的生理变化　183
肾脏损伤　88
肾脏消除　67
生长停滞　16
生理性低氧环境　36
生理学变量　61
生理学监测　297
生物伦理学　405
声带功能障碍　151
声流传感器　162
声门　146
声门下先天性喉蹼　150
声学信号　162
湿度结果　6
十二指肠闭锁　227
实验结果　11
实验室指标监测　47
实验室资料　295
食道闭锁　7
食管吻合　7
使用标准化　396
室间隔完整型肺动脉闭锁　291
视网膜　394
视野　3
手术操作地点　392
手术导向复苏　408
手术室机械通气策略　205
手术室机械通气模式的应用　203
手术室外麻醉　329
手术中容量治疗　191
手术注意事项　218
舒芬太尼　92
舒更葡糖　100
输血　393

输液管路　396
数据采集　390
栓塞　393
双胞胎实验　398
双侧小脑损伤　28
双重血供　39
斯蒂克勒（Stickler）综合征　149
苏醒期躁动　83
酸碱失衡　186
酸血症　44
损伤模式　22

T

胎儿宫内发育迟缓　16
胎儿神经外科　262
胎儿循环　269
胎粪性肠梗阻　229
胎龄　15
探针　382
碳水化合物　35
唐氏综合征　150
特殊病例　194
特异性并发症　393
疼痛测量工具　354
疼痛处理机制　352
疼痛管理计划　355
疼痛敏感性　133
疼痛评估和管理　351
疼痛体验　133
体肺动脉分流术　314
体格大小　61
体外循环的影响及相关策略 310
体温监测　180，298
体系结构　39
体循环低血压　318
体循环空气栓塞　319
体液　47
体液管理和术前禁食　188
通气模式　5
通气设计技术　5

同步测量　21
统计学　392
透明隔　22
透明膜病　35

W

外科手术刺激　398
外源性钙　69
外周神经阻滞　379
弯喉镜片　145
完全型大动脉转位　277
晚期早产儿　15
威胁患者安全　396
微量肠内营养　188
围生期　64
围生期脑室周围白质软化　79
围生期损伤　15
围术期并发症　389
围术期不良事件　389
围术期不施行心肺复苏术　407
围术期代谢管理　183
围术期管理救治　405
围术期麻醉管理　3
围术期死亡率　389
围术期胃内容物误吸　392
围术期应激反应　319
维持性液体治疗　186
未成熟心肌细胞　19
胃肠道刺激　88
胃肠吻合　2
胃排空　128
胃食管反流　151
稳定性　84
无残疾儿童　79
无创　80
无创监测　298
无创通气　202
无菌观念　2

无麻醉下实施　1

X

吸气端　164
吸入分压比率　74
吸入麻醉药　71
吸入麻醉药代谢率　82
吸入速度差异　75
吸收　62
吸收装置　6
细胞保存　306
细胞线粒体水平　36
细肌丝结合　19
下颌骨　144
下颌结构　32
下腔静脉　16
先天性白内障　266
先天性大叶性肺气肿　215
先天性膈疝　8，340
先天性膈疝患儿　9
先天性畸形　3
先天性巨结肠　232
先天性囊性腺瘤样畸形　213
先天性青光眼　266
先天性心脏病的分类　273
先天性心脏病的流行病学　272
先天性心脏病新生儿机械循环支持　315
先天性胸廓畸形　213
限制值　20
相对性呼吸　391
相关肺部并发症　36
橡胶阀　5
消除　65
消毒　2
消化道梗阻　128
胶体液　192
小儿信息集中登记　397
小儿用药包装标准化　396
小口畸形　150
小脑损伤　28

小球滤过 67
小头畸形 28
小下颌畸形 149
小叶内隔离症 215
效果及预后 12
笑气 132
叶外型隔离症 215
斜率 38
血管环分离术 315
血管舒张剂 18
血管通路 393
血浆胆碱酯酶活性 66
血浆蛋白 63
血浆清蛋白浓度 64
血流动力学 29
血脑屏障 64
血糖监测 181
血压监测 178
血氧饱和度 6
血氧定量仪 166
血氧监测探头 178
血液浓缩器 306
血液循环 16
血液置换 44
泄殖腔外翻 238
心导管检查 342
心电图 297
心动过缓 37, 70, 391
心房利钠肽 183
心肺监测 177
心肺转流降温过程 10
心肌的发育 271
心肌的影响 312
心肌缺血 318
心肌收缩力 19, 69
心肌顺应性 19
心肌系统解剖和功能 18
心肌细胞 18
心力衰竭 390
心室功能 20
心室容量负荷过重 318
心室压力超负荷 318

心血管不稳定 390
心血管功能 18
心血管生理 269
心血管系统 161
心脏磁共振 342
心脏停搏 390
心脏移植术后 319
新生儿 Airtraq 视频喉镜 153
新生儿伴硬腭错构瘤 155
新生儿 Bonfils 纤维可视喉镜 154
新生儿肠胃动素受体表达 68
新生儿 CHD 的临床表现和诊断 273
新生儿出血性疾病 41
新生儿的会厌 3
新生儿的周围神经阻滞 372
新生儿二氧化碳浓度监测 179
新生儿肝脏疾病 41
新生儿 Glide 视频喉镜 152
新生儿恒温箱 2
新生儿呼吸暂停 38
新生儿呼吸中枢 391
新生儿及早产儿护理 2
新生儿监测 177
新生儿快速诱导插管 149
新生儿麻醉 1
新生儿麻醉并发症 389
新生儿麻醉的目标 121
新生儿迷走神经反应 102
新生儿气道管理 143
新生儿气道管理策略 143
新生儿上呼吸道反射 143
新生儿肾功能 185
新生儿生理性黄疸 41
新生儿 Shikani 可视探针 154
新生儿手术 2
新生儿手术量 1
新生儿手术中的应激反应 193
新生儿 Storz 视频喉镜 152
新生儿外科管理 395
新生儿小颌畸形 144

新生儿血管丰富组织 74
新生儿心导管的麻醉前评估 343
新生儿心肺转流术 10, 304
新生儿心肌内质网 69
新生儿心血管手术 9
新生儿心脏手术的术中管理 303
新生儿心脏手术麻醉 269
新生儿心脏手术围术期问题及具体思考 317
新生儿胸腔手术 6
新生儿药代动力学差异 62
新生儿药代动力学协变量 61
新生儿药效动力学差异 68
新生儿重症监护时间 371
新生儿重症监护室内的手术 211
新生时期疼痛 133
新斯的明拮抗 100
新鲜气体 6
新鲜气体入口 164
新型婴儿气管导管 4
兴趣变量 61
行为改变 133
行为学影响 398
性别建立 15
胸壁肌肉张力 33
胸壁机械效能 33
胸壁僵硬 130
胸壁解剖结构 32
胸壁顺应性 32
胸部手术 10
胸腹部手术 209
胸科手术麻醉 2
胸廓软骨 32
胸腔积液 393
胸外负压 33
胸腰椎硬膜外麻醉 376
修复 389
袖带宽度 6
需水量 186

选择治疗方案 389
循环类型 269

Y

延长麻醉时间 2
严重呼吸 391
严重认知障碍 28
严重智力发育迟缓 79
眼科麻醉原则 264
羊实验模型 32
氧毒性 36, 394
氧合 129
氧化亚氮 79
氧浓度 394
氧气混合气体 79
氧消耗 7
氧张力 16
氧治疗 394
氧中毒 394
药理学差异 372
药签识别器 396
药物标签 396
药物剂量 61
药物使用错误 395
药效动力学 69
药效动力学检测方法 69
胰岛素抵抗 16
乙醚麻醉 7
乙酰氨基酚 87
异计系数 61
异速生长指数 61
异位肺叶 30
医疗失误 395
医学治疗 222
意外移位 394
婴儿反流误吸发生率 392
婴儿喉结构 4
婴儿外科 2
婴儿血压和心率 20
婴幼儿腹部外科 2
应激和氧 21

硬膜外辅助用药 378
用于气管插管的肌松药 131
幽门闭锁 227
幽门切开手术 6
幽门狭窄的诊断 225
有创 80
有创操作疼痛 363
有创动脉监测 298
有创监测部位 298
有利原则 405
有效回弹 143
有效效应 75
右心室 165
诱导方法 83
诱导药物 69
诱发因素 84
预充氧 127
预后 221
预先优化 78
远曲小管 46

Z

早产儿 394
早产儿的眼科病症 264
早产儿器官 394
早产儿视网膜病变 340
早期神经管发育异常 22
早期新生儿麻醉 1
早期研究 390
择期手术 389
择期手术的全麻诱导 129
择期术式 209
针头 382
振幅整合脑电图 167
镇静剂 94
镇痛药 85
镇痛药物的发育药理学 356
镇痛药效学 85
正常的肠内营养 188
正常呼吸速率 34
正常体温 7

正压通气 33
正中位 144
支气管肺发育不良 36
支气管收缩 88
知情同意 295
脂质 35
直肠肛门畸形 233
直喉镜片 145
直接喉镜法 145
直接经胸腔测压 300
止血 39
中枢神经系统 79
中枢神经系统功能 21
中枢神经兴奋 83
中枢兴奋剂 144
中心静脉通路 393
中心静脉压监测 179
中心静脉压力监测 299
中心静脉置管并发症 396
中性粒细胞功能障碍 88
终末静脉 28
肿瘤囊壁完整 3
重度肺动脉瓣狭窄 291
重度主动脉瓣狭窄 284
重症新生儿器官移植 9
周期性呼吸 391
周围循环系统 20
术后败血症发病率 392
术后代谢需求 193
术后疼痛管理 361
术后液体维持 192
术后窒息 37
术前评估 47
术前准备 144
术中体温管理 7
术中液体需求 190
主动脉弓离断 289
主动脉开放和心肌再灌注 307
主动脉缩窄 4, 276
主动脉缩窄修复术 314
主动脉阻断和心肌保护 307
主肺动脉窗 293

主气道梗阻 177
主腺泡 30
贮气囊 164
专业共享因素 397
专业相关因素 397
转流前期 304
转送至手术室 296

椎管内麻醉 125
椎旁神经阻滞 381
自发性肠穿孔 339
自主呼吸 3
自主原则 405
总体病死率 392
纵轴 62

足月儿 394
足月儿颅内出血 27
阻抗容积描记术 162
最大湿化程度 6
左心发育不全综合征 286
左心室 165
作用机制 86

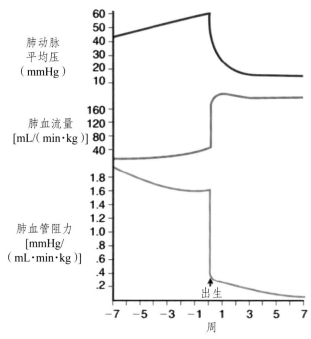

图 2.1　胎儿血循环的特点是高肺动脉平均压、高肺血管阻力以及肺血流量少。出生时,肺血管阻力的显著降低,伴有肺动脉压的平行降低和肺血流量的增加。值得注意的是,肺血管阻力在出生后的前 6 周逐步降低(Rudolph[31])。

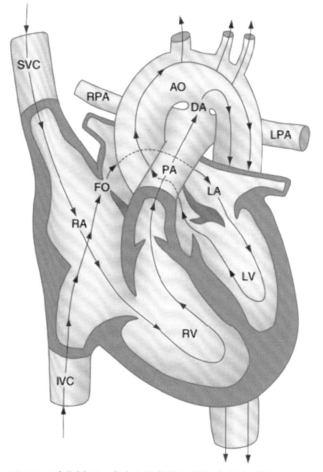

图 2.2　胎儿循环。来自上腔静脉的低氧合血液,首先流经右心室进入肺动脉,然后通过动脉导管经降主动脉回流入胎盘。相应地,来自静脉导管的高氧合血液进入下腔静脉,并优先经卵圆孔进入左心房、左心室,汇入脑循环(Marx[32])。

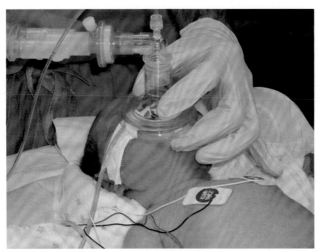

图 5.1 为较小婴儿进行面罩通气时,操作者中指置于下颌部,在提起下颌的同时避免重压下颌角的软组织。

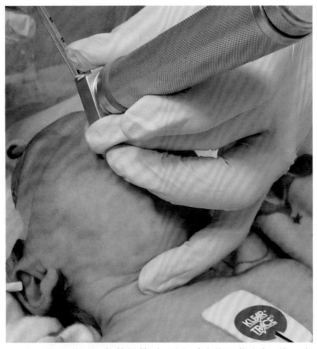

图 5.2 新生儿经口气管插管时,用左手小指压住喉部,给一个向后向外的轻微的压力,易于暴露声门。

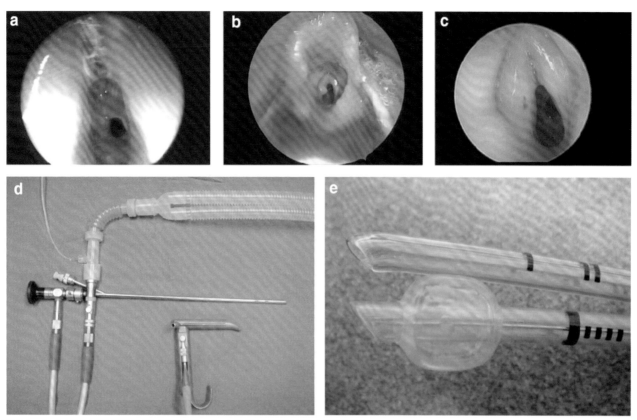

图 5.3 （a）声门下型喉蹼的纤支镜图像。（b）声门下囊肿的纤支镜图像（Courtesy of Dr.M.Benoit，Department of Otolaryngology，Strong Hospital，University of Rochester NY）。（c）长期留置气管导管后声门下狭窄的纤支镜图像（Courtesy of Dr.M.Benoit，Department of Otolaryngology，Strong Hospital，University of Rochester NY）。（d）带有光源和镜头的硬质纤支镜。带有可变形接头的麻醉机呼吸管路连接于纤支镜的通气孔。图片右下角是一个前连合喉镜。（e）无套囊气管导管和充气的 Microcuff 气管导管。小套囊气管导管上黑色的粗线与新生儿声带的位置一致。

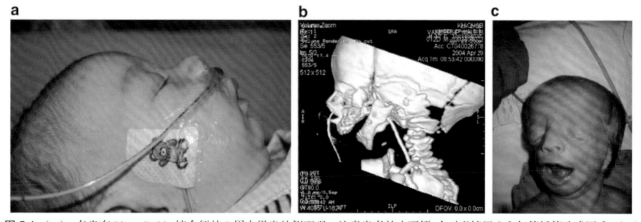

图 5.4 （a）一名患有 Pierre Robin 综合征的 3 周大男患的侧面观。注意患者的小下颌，会对喉镜置入和气管插管造成困难。（b）一名患有 Pierre Robin 综合征的新生儿的三围 CT 重建图。注意患者下颌骨长度发育不全切且下颌角的钝角角度很大（见文中内容）。Courtesy of Dr. J. Girotto，Department of Plastic Surgery，Strong Hospital，University of Rochester，NY.（c）患有特柯二氏综合征的新生儿。注意患者下颌小、外耳畸形、泪滴状眼睑，这些都是该综合征特有的面部畸形。

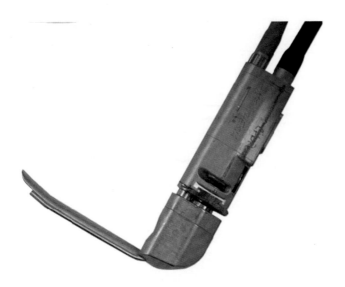

图 5.5 新生儿 Storz 视频喉镜。

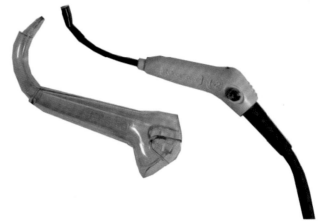

图 5.6 新生儿 Glide 视频喉镜。

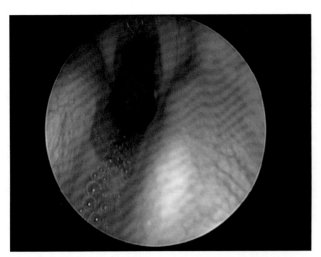

图 5.7 喉裂。

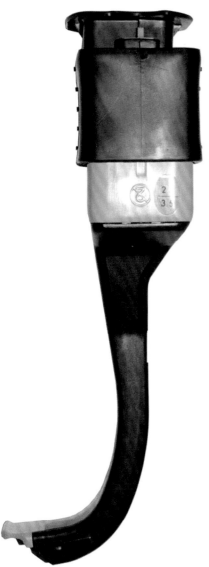

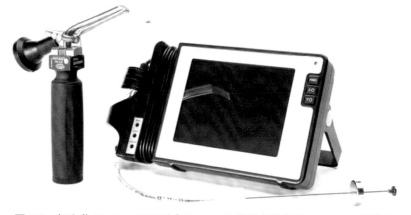

图 5.9　新生儿 Truview EVO2(由 Truphatek 股份有限公司 Dan White 提供)。

图 5.8　新生儿 Airtraq 视频喉镜。

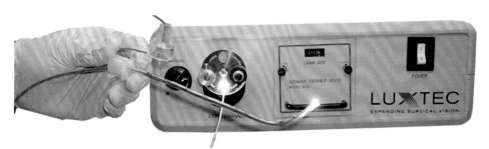

图 5.10　把一根纤维可视光束连接在冷光源上并置于气管导管内可以作为自制的光棒使用。

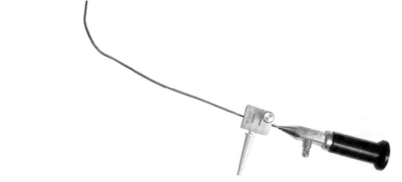

图 5.11 新生儿 Shikani 可视探针。

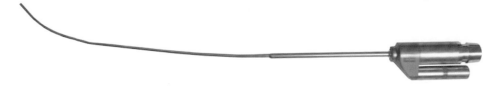

图 5.12 新生儿 Bonfils 纤维可视喉镜。

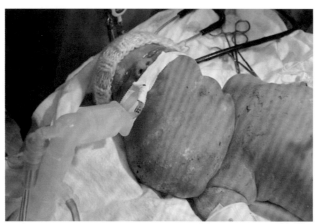

图 5.13 颈部畸胎瘤。

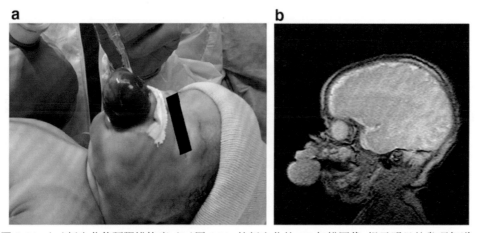

图 5.14 （a）新生儿伴硬腭错构瘤；（b）图 5.14a 的新生儿的 CT 扫描图像，提示明显的鼻咽气道。

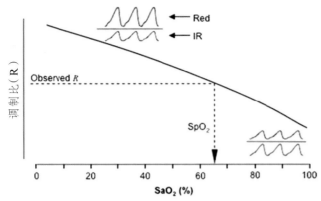

图 6.1 脉搏血氧仪 SpO_2 是由动脉血氧饱和度与 R 值的关系曲线计算得出,R 是红光和红外光处的光吸收值比率。

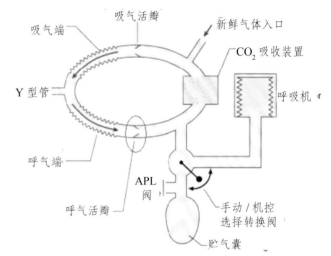

图 6.3 麻醉工作站中的麻醉呼吸回路、呼吸机和贮气囊。

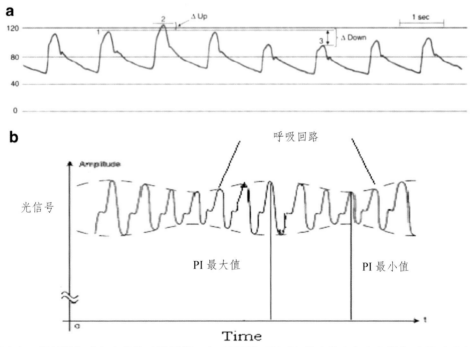

图 6.4 (a)记录来自一机械通气成年人的桡动脉置管。在正压通气吸气相,肺血流入左心室增多,必然造成左心室前负荷增加和左心室后负荷下降,从而导致每搏量和收缩压的增加(ΔUp 2)。呼气相与之相反(ΔDown 3)。通常呼吸造成的收缩压波动不超过 10mmHg,然而,在血容量减少时,此值会增加,即使动脉压和心率仍正常。(b)示意图说明 PI 和 PVI。PI 是搏动与非搏动部位吸光度的比值百分比。PVI 则利用伴随呼吸周期的光学信号变化。注意其与(a)的相似之处。

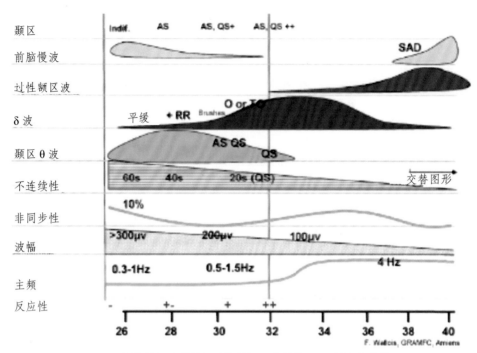

图6.5 早产儿和足月儿生后的最初几个月的 EEG 特征性变化。

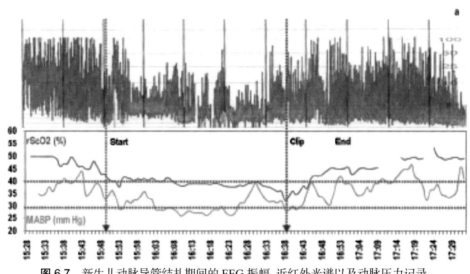

图6.7 新生儿动脉导管结扎期间的 EEG 振幅、近红外光谱以及动脉压力记录。

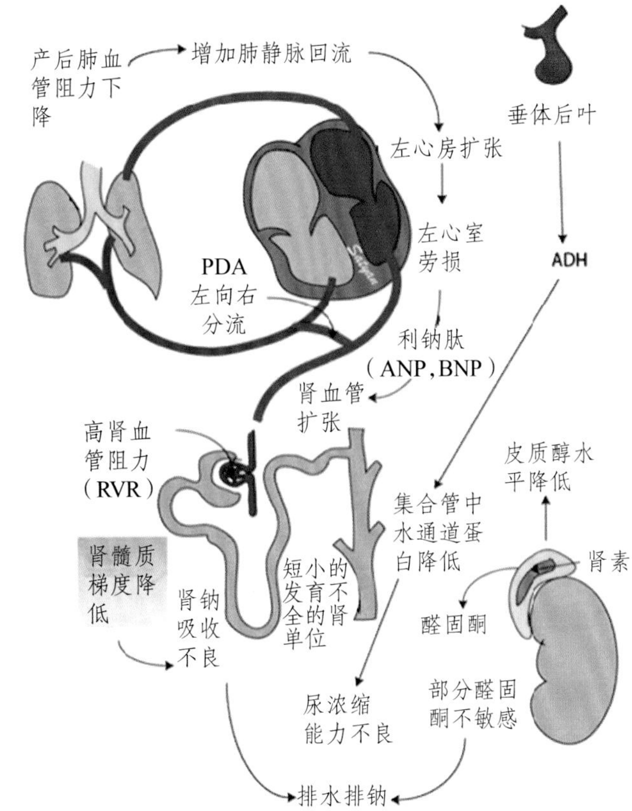

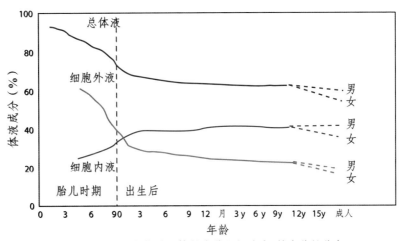

图 8.1 新生儿(特别是早产新生儿)体内液体稳态和调节的变化导致浓缩能力差和钠尿损失。出生后,肺血管阻力的下降增加了左心房肺静脉的回流,从而扩张心房。心房扩张和心室劳损导致利钠肽水平增高,引起肾血管舒张和利尿。尽管存在 ADH 分泌,但集合管中的水通道蛋白减少限制了尿浓缩能力,特别是在早产儿中。虽然肾素 - 血管紧张素系统在醛固酮水平正常 / 平高时发挥功能,新生儿对部分醛固酮不敏感仍导致尿钠排泄。导管分流(从左到右分流越过双动脉导管 -PDA 减少肾灌注),增加肾血管阻力,减少髓质渗透梯度,减小未成熟肾单位并且减少皮质醇浓度,可协同限制早产儿保存钠和水。详情请见正文。

图 8.2 随年龄变化总机体的水分和细胞内,外水分的分布。

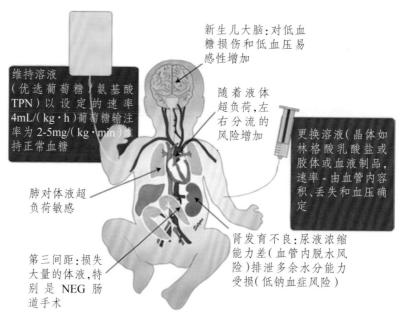

图 8.3 术中液体管理原则。手术室中的液体治疗由两个部分组成:维持液的替代液。维持液由维持非降血糖的溶液(优选相同的术前 TPN 溶液)组成。维持液应与术前相同。替代液应该是平衡的盐溶液,如乳酸林格液或胶体(清蛋白)或血液制品,并用于维持足够的血管内体积和压力,并改善任何已有或持续的损失。有支气管肺发育不良(BPD)和(或)PDA 的早产儿容易受补液过量影响。新生儿的大脑特别容易受到低血糖的损伤。脑循环压力有限的自动调节容易发生低血压。腹部手术(特别是NBC)可以增加"第三空间"液体损失,需要加大替换液体补给。未成熟的肾脏不能处理增加的水负荷,从而增加低钠血症的风险。详情请见正文。

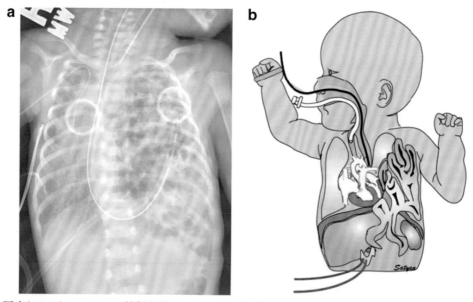

图 10.6 先天性膈疝(CDH): Bochdalek 缺损的孔口。(a)患有先天性膈疝的新生儿胸片(典型的 Bochdalek 缺损)胃和小肠疝入左侧胸腔,心脏向右侧移位。注意,在食道中的多孔口胃管(一侧有小孔),弯曲向上然后穿过膈肌终止于位于左侧胸腔的胃中。气管导管终止在胸腔入口。PICC 线进入右侧胸腔,终止于上腔静脉。(b)如图所示,一个患有 CDH 的新生儿,小肠出现在左侧胸腔内;右肺被压迫,心脏向右侧胸腔移位(由纽约 Buffalo 妇女儿童医院新生儿科的 Satyan Lakshminrusimha 医生提供)。

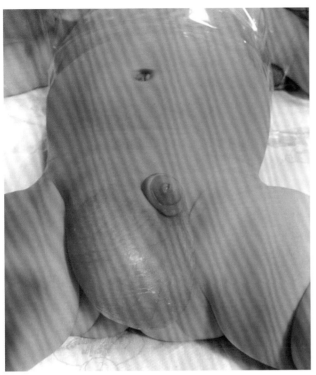

图 10.8　新生儿腹股沟疝。右腹股沟疝的特写镜头（由纽约 Rochester 大学 Strong 医院儿外科的 YH Lee 医生提供）。

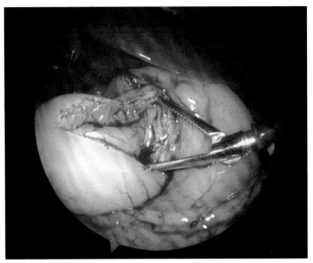

图 10.9　幽门切开术。可以看到幽门增厚的肌肉层，向内切割到黏膜。为了确保肌肉已经完全切开，腹腔镜抓钳分开了肌肉层壁。注意已经从幽门剥离的非常厚的肌肉壁。图片顶部的幽门上方为肝缘。

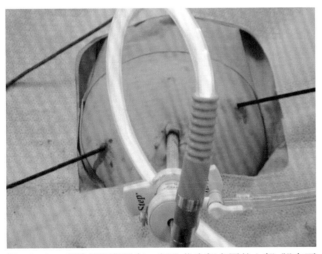

图 10.10　腹腔镜腹部注气。新生儿头部在图的上部，腿在下部。腹腔镜幽门切开术中开三个切口：最大的穿刺套管（5mm 的微型款）通过脐插入，而两个较小的抓持器于两侧横向通过简单的皮肤切口进入。腹腔充入压力为 8mmHg 的二氧化碳。

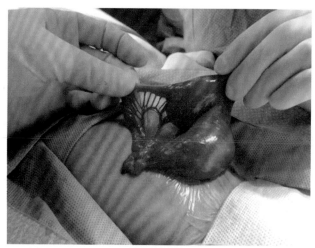

图 10.11 所示的空肠闭锁中,染色体畸形非常少见。剖腹手术中图片右侧的正常空肠被保留。空肠内腔在图片中部的梗阻处变窄,此后的内腔非常狭窄。为空肠提供血供的肠系膜完好(由纽约 Rochester 大学 Strong 医院儿外科的 YH Lee 医生提供)。

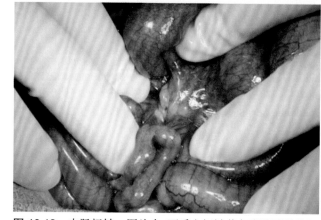

图 10.12 中肠扭转。图片中,两手之间被黄色脂肪覆盖的肠管扭转的十分明显(由纽约 Rochester 大学 Strong 医院儿外科的 YH Lee 医生提供)。

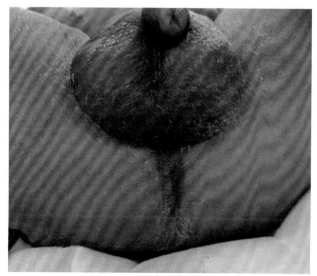

图 10.13 肛门闭锁。一例男婴会阴的特写照片。注意,正常阴茎和阴囊的正下方紧邻处,可观察到肛门闭锁的轮廓以及色素沉着(由纽约 Rochester 大学 Strong 医院儿外科的 YH Lee 医生提供)。

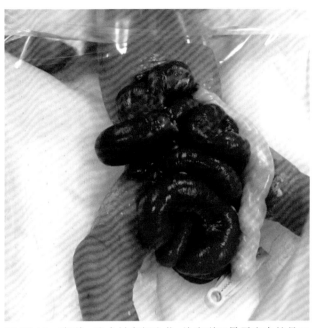

图 10.14 腹裂。这个早产新生儿,从腹裂口暴露出来的是已经增厚并且发红的肠管。值得注意的是该腹裂位于前腹壁的右侧,它的旁边是完整脐带(由纽约 Rochester 大学 Strong 医院儿外科的 YH Lee 医生提供)。

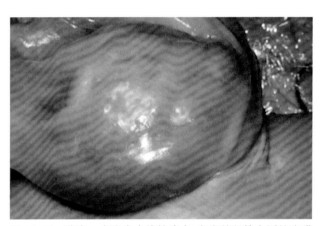

图 10.15 脐疝。在这个中线缺陷中,突出的肠管由厚的腹膜覆盖(由纽约 Rochester 大学 Strong 医院儿外科的 YH Lee 医生提供)。

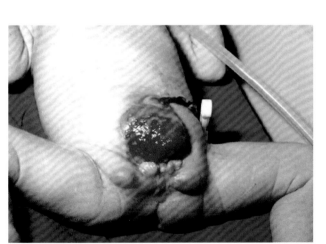

图 10.16 膀胱外翻。位于前腹壁的先天性缺陷显示出膀胱壁、畸形的生殖器和扩大的骨盆与不存在的耻骨联合(由芝加哥 Illinois 大学儿童医院的 RJ. Banchs 医生提供)。

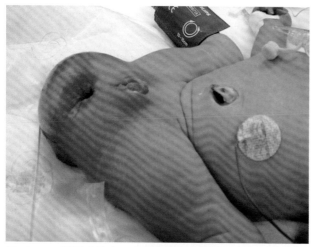

图 10.17 骶尾畸胎瘤。这种肿瘤位于骶骨的外侧,完全在骨盆外部。与女性骶尾部畸胎瘤的发生率更高相一致,这个新生儿是一名女婴(由纽约 Rochester 大学 Strong 医院儿外科的 Pegoli 医生提供)。

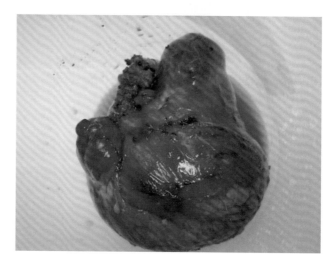

图 10.18 切除的骶尾畸胎瘤。该病例中,肿瘤似乎是多腔的,但大部分还是实体的。

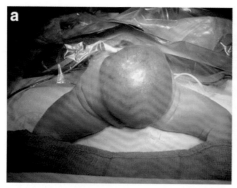
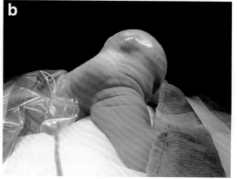

图 10.19 骶尾部畸胎瘤。(a)尾视图;(b)侧视图。麻醉中的新生儿,气管插管,并且将新生儿定位于易手术的体位。注意肿瘤相对于新生儿的巨大尺寸(由纽约 Rochester 大学 Strong 医院儿外科的 W.Pegoli 医生提供)。

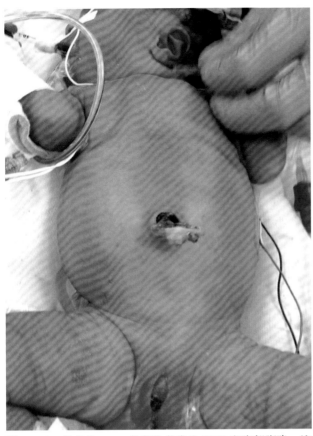

图 10.20 早产儿 NEC,此新生儿发生 NEC 和腹部膨隆。注意,被前腹壁红斑分离的"腹直肌"线(由纽约 Rochester 大学 Strong 医院儿外科的 YH Lee 医生提供)。

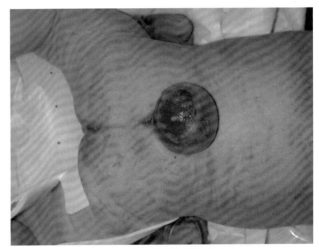

图 11.4 腰部脊髓脊膜膨出患儿。

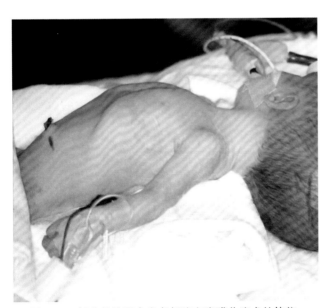

图 11.7 新生儿脑积水患者行脑室腹膜分流术的体位。

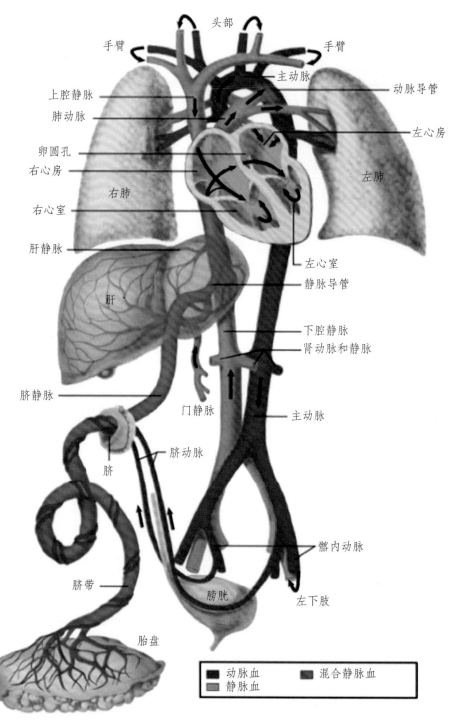

图 12.1 孕晚期的胎循环过程示意图。注意通过卵圆孔和动脉导管的血流形态(Greeley WJ, Berkowitz DH. Nathan AT.Anesthesia for pediatric cardiac surgery. In：Miller RD，editor，Anesthesia.7th ed. Philadelphia：Churchill Livingstone；2010：with permission)。

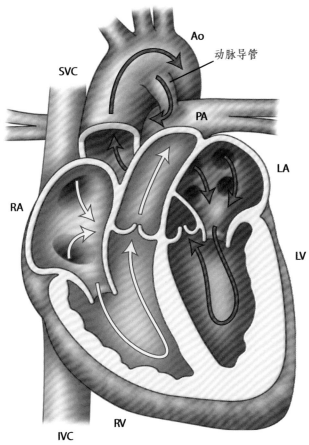

图 12.2 动脉导管未闭的示意图。可见主动脉和肺动脉之间的交通，缺损处分流方向通常是从左到右。IVC：下腔静脉；LA：左心房；LV：左心室；RA：右心房；RV：右心室；SVC：上腔静脉。

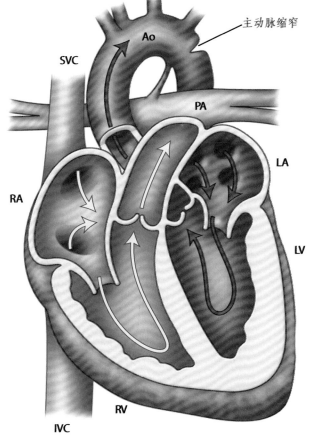

图 12.3 主动脉缩窄的示意图，可见狭窄部位在胸降主动脉。IVC：下腔静脉；LA：左心房；LV：左心室；RA：右心房；RV：右心室；SVC：上腔静脉；PA：肺动脉。

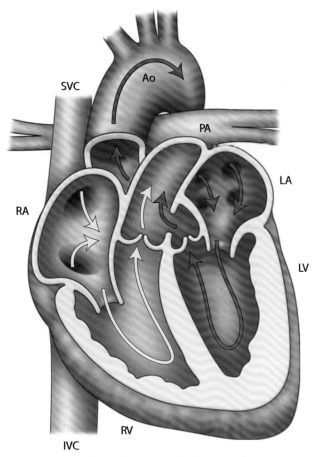

图 12.18　主肺动脉窗（AP）的示意图，可见大动脉之间存在从左到右的分流。Ao：主动脉；IVC：下腔静脉；LA：左心房；LV：左心室；PA：肺动脉；RA：右心房；RV：右心室；SVC：上腔静脉。

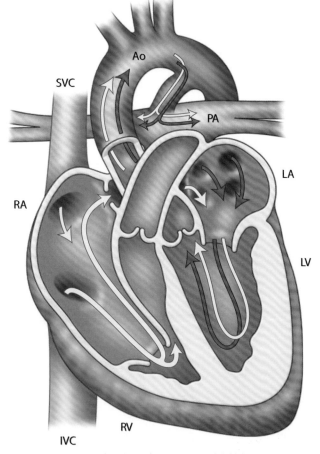

图 12.19　Ebstein 畸形的示意图，可见三尖瓣瓣叶移位、三尖瓣反流和从右至左的心房水平分流。存在功能性肺动脉狭窄/闭锁的新生儿中，动脉导管动脉是肺血流的主要来源。Ao：主动脉；IVC：下腔静脉；LA：左心房；LV：左心室；PA：肺动脉；RA：右心房；RV：右心室；SVC：上腔静脉。

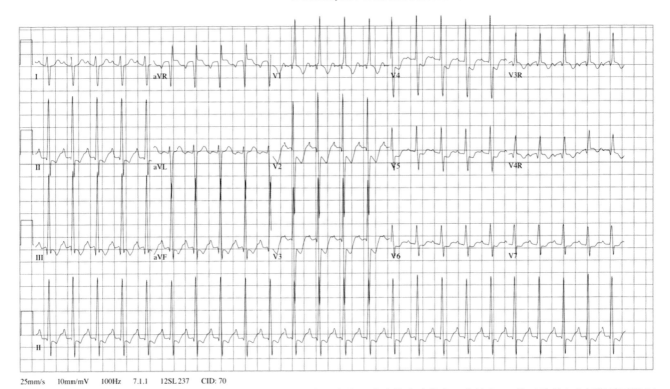

24-JAN-2013 (4 days)	Vent. rate	145	BPM	** ** ** ** * Pediatric ECG Analysis * ** ** ** **
Male	PR interval	150	ms	Normal sinus rhythm
	QRS duration	86	ms	Right atrial enlargement
	QT/QTc	258/400	ms	Right ventricular hypertrophy
	P-R-T axes	71 105	-35	Possible Biventricular hypertrophy

ST depression in anterolateral leads
ST abnormality and T-wave inversion in Inferolateral leads

25mm/s　　10mm/mV　　100Hz　　7.1.1　　12SL 237　　CID: 70

图 12.20 动脉干畸形新生儿的术前心电图记录。Ⅱ导联中的高尖 P 波峰值意味着右心房扩大，心前区导联高电压提示可能存在双心室肥大，以及广泛的 ST-T 段改变提示可能存在心肌缺血。

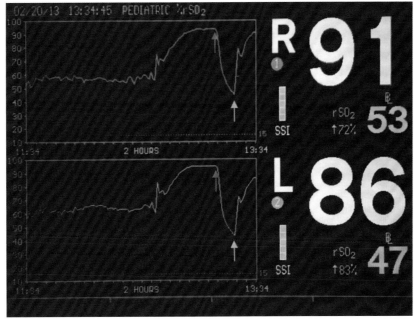

图 12.24 近红外光谱仪图片显示新生儿心脏外科手术中的左右大脑氧合情况。红色箭头标示停循环开始，大脑两个半球的氧合相应降低。随着循环恢复（绿色箭头），大脑的血氧饱和度也开始上升。非常短暂的循环暂停即可导致脑血氧饱和度短暂轻微的下降。

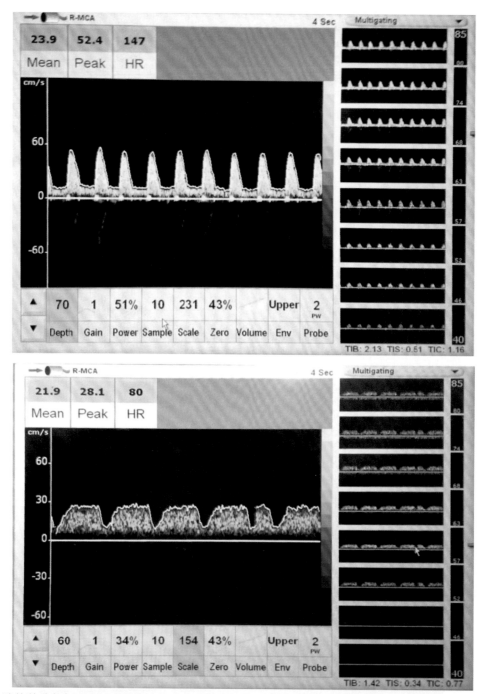

图 12.25 在心脏外科手术中,经颅多普勒超声探头通过婴儿的前囟监测右侧的大脑中动脉。上图显示在体外循环前的波形,下图显示体外循环中的波形。注意体外循环下各种不同的流量形态。

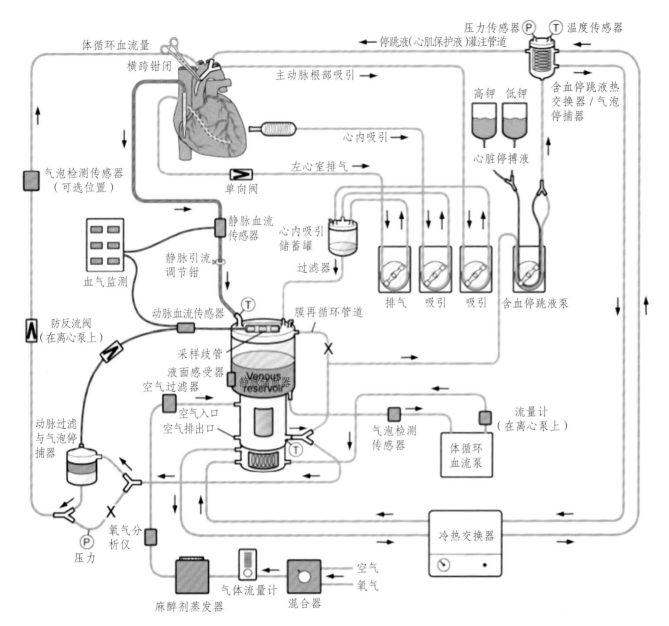

图 12.26 这个示意图描述了一个心肺旁路回路。带有膜氧合器的静脉贮血器。回路的其他元件包括心脏停搏液和泵、水加热器/冷却器、安全设备和监视器。转头或离心泵给予血流驱动力。在小儿心外科手术中静脉回流需要双腔管，而非图中所示单腔管。二氧化碳加入混合气体中供吸入，方便 pH-stat 血气管理。箭头标示血流方向，P：压力传感器；T：温度传感器；X：控制夹位置（From Hessel EA.Circuitry and cannulation techniques. In：Gravlee GP，Davis RF，Stammers AH，Ungerleider RM，editors. Cardiopulmonary Bypass：Principles and Practice. 3rd ed. Philadelphia：Lippincott Williams & Wilkins；2007；with permission）。

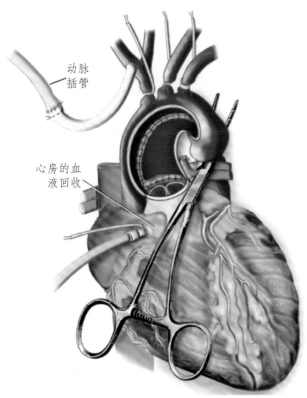

动脉插管

心房的血液回收

图 12.27 图片描述了选择性(顺行)脑灌注技术。注意人工移植血管(主要材料为聚四氟乙烯)被缝合到右无名动脉根部,并连接到体外循环回路的动脉流入套管上。这样可使血液流向大脑并在主动脉弓重建时提供无血的术野(From Gertler R, Andropoulos DB. cardiopulmonary bypass and Management. In: Cote CJ, Lerman J, Anderson B, editors. A Practice of Anesthesia for Infants and Childeren. Phiadelphia: Saunders; 2013;with permission)。

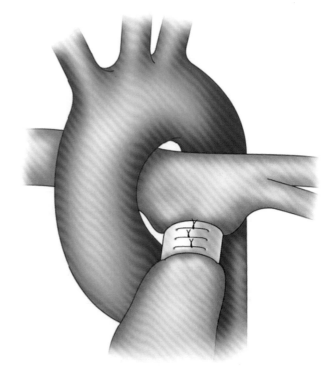

图 12.28 肺动脉环缩术示意图。

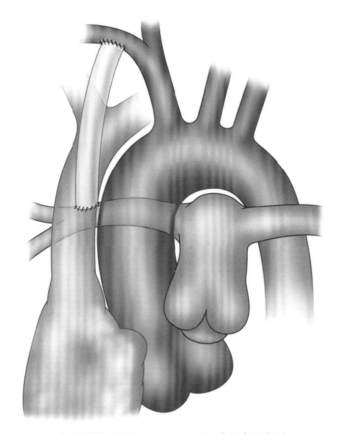

图 12.29　改良 Blalock Taussig 分流术示意图。

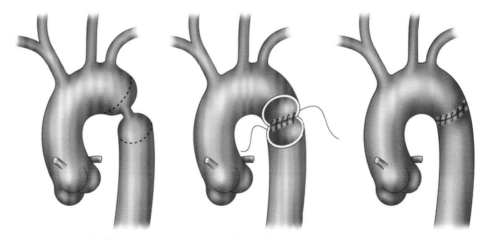

图 12.30　主动脉缩窄修复术示意图。图示切除病变和狭窄的主动脉段和主动脉弓近远段的端端吻合。

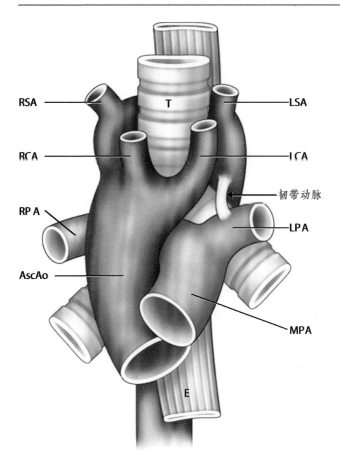

图 12.31 双主动脉弓血管环示意图。注意气管和食管周围右侧和左侧主动脉弓的关系。AscAo 升主动脉，E 食管，LCA 左颈总动脉，LPA 左肺动脉、LSA 左锁骨下动脉，Lig Art 动脉韧带、MPA 肺动脉干、RCA 右颈总动脉，RPA 右肺动脉，RSA 的右锁骨下动脉，T 气管。

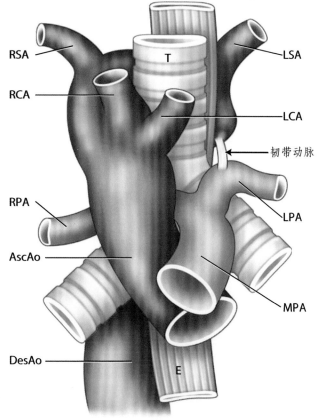

图 12.32 右位主动脉弓血管环及异常的锁骨下动脉示意图。在此畸形中，左位动脉导管起源于左锁骨下动脉基底的球状区域（Kommerell diverticulum）并附着于左肺动脉。AscAo：升主动脉；DesAo：降主动脉；E：食管；LCA：左颈总动脉；LPA：左肺动脉；LSA：左锁骨下动脉；Lig Art：动脉韧带；MPA：肺动脉干；RCA：右颈总动脉；RPA：右肺动脉；RSA：右锁骨下动脉；T：气管。

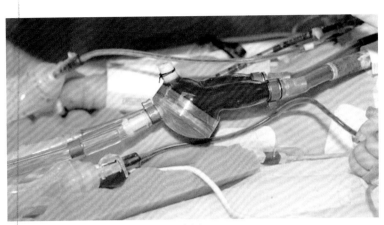

图 12.33 新生儿心室辅助装置示意图。

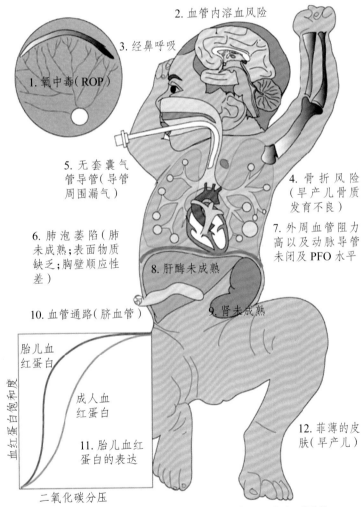

图 13.1 足月儿和早产儿影响麻醉及手术处理的生理因素。

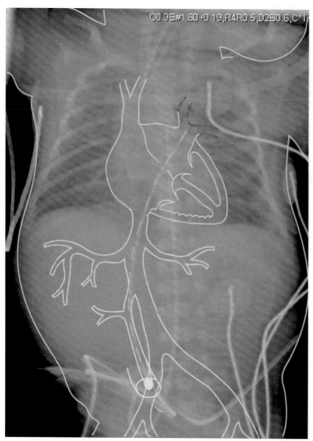

图 13.3 脐静脉导管依次通过右心房、未闭的卵圆孔、左心房及肺静脉（虚线所示）。这是脐静脉导管不适宜的位置。

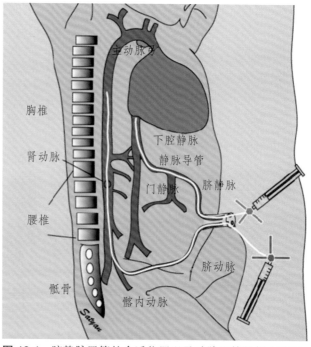

图 13.4 脐静脉置管的合适位置以及动脉置管的侧方位图。脐静脉置管横穿脐静脉和门静脉，通过静脉导管进入下腔静脉。导管尖端进入下腔静脉的最佳位置为右心房下端。脐动脉导管依次通过脐动脉，髂内动脉以及髂总动脉进入主动脉。腹主动脉分支腹腔干、上/下肠系膜动脉以及肾动脉均位于T12-L3。脐动脉置管应低于这个区间（低于L3-L4）或高于这个区间（T6-9，如图所示）。

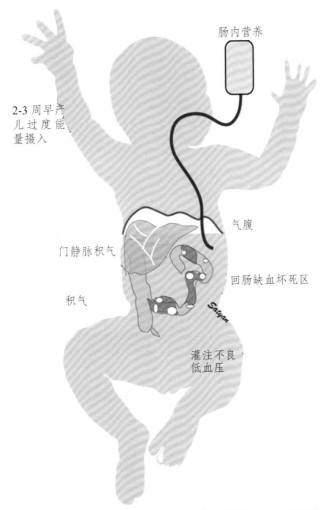

图 13.5 坏死性小肠结肠炎需手术治疗,早产儿在出生后约2-3周出现典型的表现,回肠末端常常受累,缺血性坏死和积气的区域常常发生在回肠。X线显示门静脉积气。气腹是最常见的手术指证。

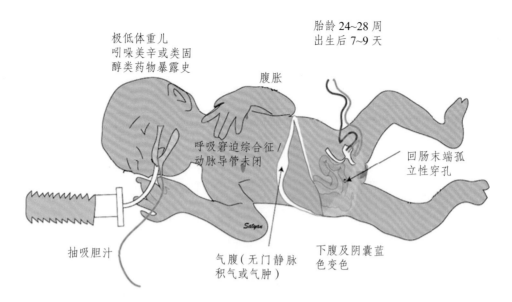

极低体重儿
吲哚美辛或类固醇类药物暴露史

胎龄 24~28 周
出生后 7~9 天

腹胀

呼吸窘迫综合征 /
动脉导管未闭

回肠末端孤立性穿孔

抽吸胆汁

气腹（无门静脉积气或气肿）

下腹及阴囊蓝色变色

图 13.7 典型的自发性肠穿孔（SIP）表现。这些患儿普遍胎龄较小（平均 28 周），7~9 天时表现为无症状的气腹，一些患儿表现为腹部呈蓝色，无气肿和静脉积气表现。许多患儿在出生早期都由于 RDS 和（或）PDA 而进行呼吸机治疗，生后留置脐静脉。病理学表现为回肠穿孔而无任何凝固性坏死表现，这与 NEC 和缺血有关。

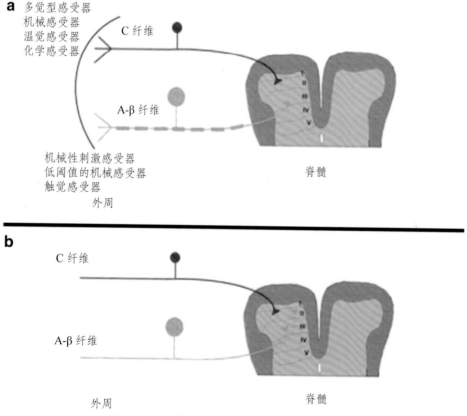

a

多觉型感受器
机械感受器
温觉感受器
化学感受器

C 纤维

A-β 纤维

机械性刺激感受器
低阈值的机械感受器
触觉感受器
外周

脊髓

b

C 纤维

A-β 纤维

外周

脊髓

图 14.1 （a）成人感觉传入；（b）新生儿感觉传入。

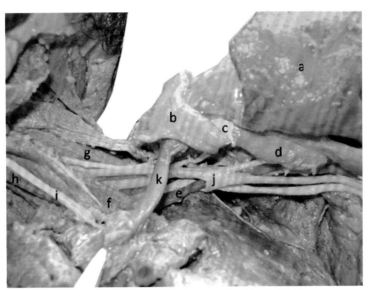

图 15.1 新生儿腋窝尸体解剖展示了腋动脉与臂丛神经及分支的密切关系,极小剂量的局部麻醉也可以囊括肌皮神经分支。腋窝及颈根部臂丛神经(j)及相关结构。结构包括:(a)胸大肌;(b)胸小肌;(c)喙突;(d)喙肱肌;(e)腋动脉;(f)前部及(g)中部斜角肌;(h)颈总动脉;(i)迷走神经;(k)锁骨。

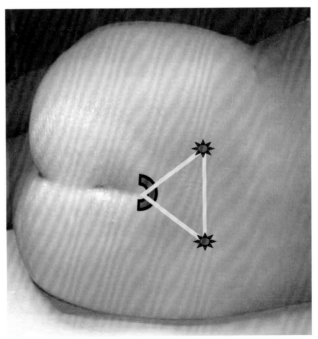

图 15.2 骶管阻滞。管裂孔位于以髂后上嵴连线为底边的等边三角形的顶点。

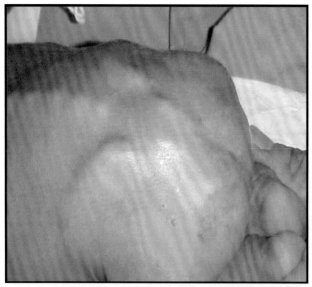

图 15.3 骶管阻滞。膝胸位可以用来找寻清醒新生儿的骶尾。

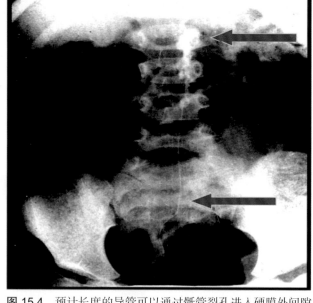

图 15.4 预计长度的导管可以通过骶管裂孔进入硬膜外间隙达到需要的麻醉平面。可以应用超声和硬膜外增强显像确认位置。硬膜外增强显像是用造影剂通过骶管裂孔（下箭头）向上填充骶管到 L1 水平（上箭头）。

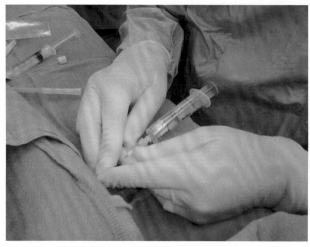

图 15.5 新生儿侧卧位，背部弯曲，硬膜外穿刺针可以几乎垂直皮肤进针。在硬膜外间隙 1~2mm 处可有明显落空感。

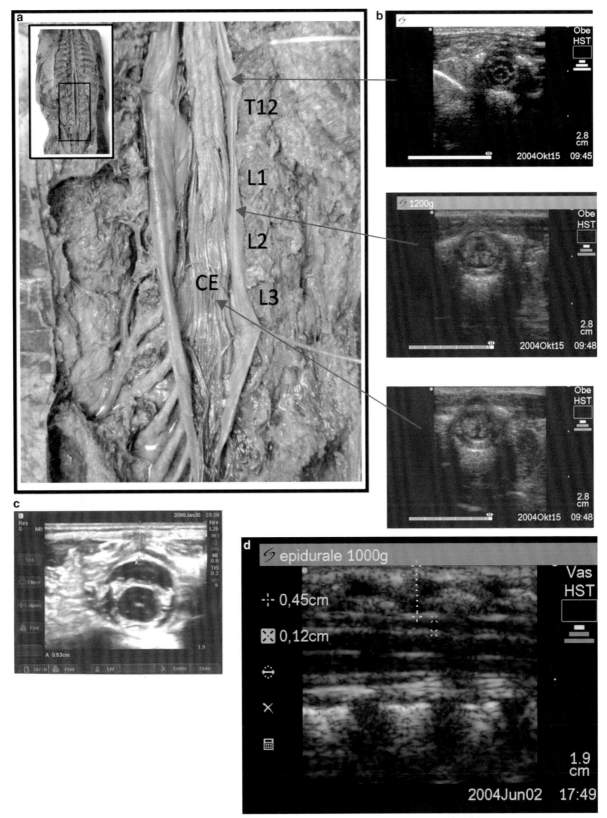

图 15.6 （a）第 4 腰椎尸解分析：12 胸椎，第 1，2，3 腰椎和开放的硬脑膜标志马尾。注意圆锥在第 2 腰椎结束（图片和分层来自 A van Schoor, PhD）。（b）脊柱周祥超声图像对应三个解剖层次。从上到下箭头标志的为胸髓、脊髓圆锥和马尾。（c 和 d）硬膜外间隙的深度可以预先测量，在硬膜外处置之前，可以排除相关解剖的异常和正常变异。（d）为 1kg 新生儿的脊髓矢状纵向超声图像，从皮肤到硬膜外间隙的距离为 4.5mm，脑脊液到脊髓的距离为 1.2mm。

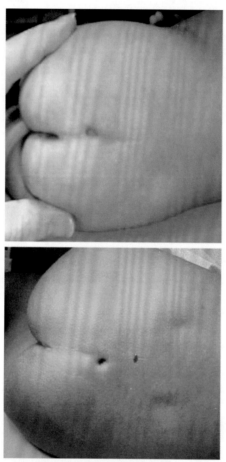

图 15.7　皮肤凹陷和坑提示潜在脊柱裂和脊髓发育异常。超声可以在骶管或硬膜外置管前排除这些异常。